【電子版のご案内】

■タブレット・スマートフォン（iPhone, iPad, Android）向け電子書籍閲覧アプリ
「南江堂テキストビューア」より，本書の電子版をご利用いただけます．

シリアル番号：

コンパス衛生薬学
改訂第4版 第1刷

■シリアル番号は南江堂テキストビューア専用サイト（下記URL）より
ログインのうえ，ご登録ください．（アプリからは登録できません．）

https://e-viewer.nankodo.co.jp

※初回ご利用時は会員登録が必要です．登録用サイトよりお手続きください．
詳しい手順は同サイトの「ヘルプ」をご参照ください．

■シリアル番号ご登録後，アプリにて本電子版がご利用いただけます．

■注意事項

・シリアル番号登録・本電子版のダウンロードに伴う通信費などはご自身でご負担ください．
・本電子版の利用は購入者本人に限定いたします．図書館・図書施設など複数人の利用を前提とした利用はできません．
・本電子版は，1つのシリアル番号に対し，1ユーザー・1端末の提供となります．一度登録されたシリアル番号は再登録できません．権利者以外が登録した場合，権利者は登録できなくなります．
・シリアル番号を他人に提供または転売すること，またはこれらに類似する行為を禁止しております．
・南江堂テキストビューアは事前予告なくサービスを終了することがあります．

■本件についてのお問い合わせは南江堂ホームページよりお寄せください．

［コンパス衛生薬学 改訂第4版 第1刷］

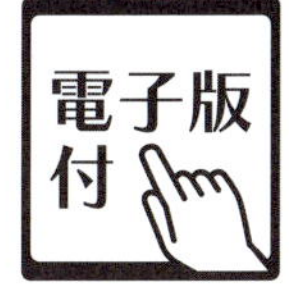

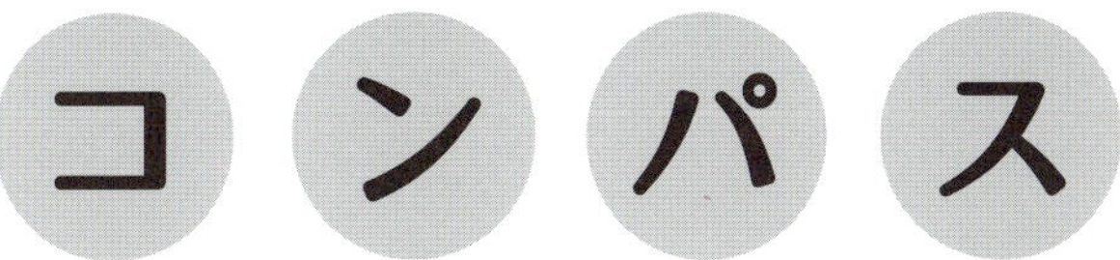

衛生薬学

― 健康と環境 ―

改訂第4版

編集 山本 千夏・藤原 泰之

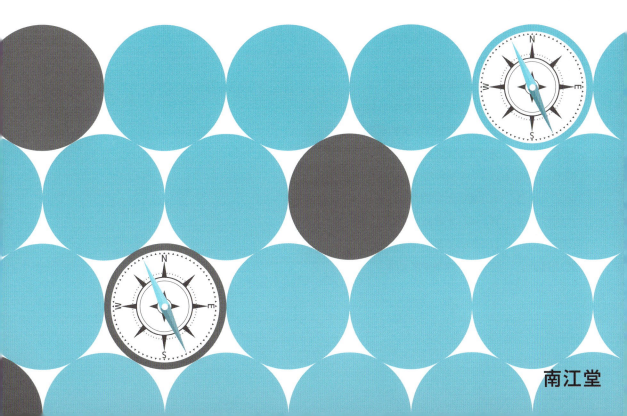

南江堂

◆執筆者一覧（執筆順）

原　　崇人　東邦大学薬学部 講師
徳本　真紀　愛知学院大学薬学部 講師
山本　千夏　東邦大学薬学部 教授
長谷川　潤　神戸薬科大学 教授
三浦　伸彦　横浜薬科大学 教授
木村　朋紀　摂南大学薬学部 教授
野口　耕司　東京理科大学薬学部 教授
藤原　泰之　東京薬科大学薬学部 教授
中川　公恵　神戸学院大学薬学部 教授
鈴木　紀行　東邦大学薬学部 教授
篠原　康郎　金城学院大学薬学部 教授
礒部　隆史　横浜薬科大学 准教授
李　　辰竜　愛知学院大学薬学部 准教授
酒井　健介　城西国際大学薬学部 教授
瀧口　益史　広島国際大学薬学部 教授
早川磨紀男　東京薬科大学薬学部 教授
清宮　健一　兵庫医科大学薬学部 教授
埴岡　伸光　横浜薬科大学 教授
吉成　浩一　静岡県立大学薬学部 教授
永澤　明佳　千葉大学大学院薬学研究院 講師
角　　大悟　徳島文理大学薬学部 教授
坂根　　洋　福山大学薬学部 准教授
中西　　剛　岐阜薬科大学 教授
竹田　修三　福山大学薬学部 教授
小林　章男　国際医療福祉大学薬学部 教授
髙石　雅樹　国際医療福祉大学薬学部 講師
月本　光俊　東京理科大学薬学部 教授
緒方　文彦　近畿大学薬学部 准教授
藤江　智也　東京理科大学薬学部 講師
大河原　晋　横浜薬科大学 教授
河野　貴子　立命館大学薬学部 准教授
江川賀英子　元 北陸大学薬学部 助教

改訂第4版の序

17世紀から18世紀にかけて，医学・薬学が近代科学として確立していった．医学の発展にともない，19世紀後半に結核菌やコレラ菌が発見され，これまで原因不明の病気，特に感染症が細菌によって発症することが明らかになった．伝承薬であった身近な植物から有効成分が単離されるようになり，1804年にドイツの薬剤師であるフリードリッヒ・ヴィルヘルム・アダム・ゼルチュルネルが植物であるアヘンからモルヒネの単離に成功した．薬として取り出された史上初めての化合物であるといわれている．その後，次々に有効成分が単離されるようになり，我が国の近代薬学も確立されていった．医学・薬学の発展の過程で確立された衛生薬学は，古い伝統と歴史を持つ領域の一つである．衛生学の流れを汲む領域は，医学・歯学・看護学・獣医学などの関連学部にも存在するが，人の健康の維持増進の観点から，公衆衛生学，栄養学・食品衛生学，毒性学，環境衛生学の4分野から統合的に確立されたのは薬学の衛生薬学だけである．薬剤師法第一条は薬剤師の任務を「薬剤師は，調剤，医薬品の供給その他薬事衛生をつかさどることによって，公衆衛生の向上及び増進に寄与し，もつて国民の健康な生活を確保するものとする」と定めているが，これは調剤や医薬品の供給だけでなく衛生薬学を通じた国民の健康への貢献が薬剤師の任務であることを示したものである．

2006年に薬学部では，医療薬学教育の充実に基づく薬剤師養成を行う6年制と，これまでの薬学研究を活かした学部教育・大学院教育を通じて薬学研究者養成を目指す4年制(4+2年制)の2つの教育制度が始まった．ちょうどその頃から我が国は超高齢社会に移行した．総人口の減少に伴う社会保障制度や財政の問題，医療・福祉のあり方，労働力不足だけでなく，新興・再興感染症，自然災害や人災などさまざまな問題の発生・拡大が今後想定される中で，薬剤師は医療の実務家であると同時に問題を発見しその解決に立ち向かう科学者でなければならない．

さて，本書の初刊は2011年4月であり，すでに14年が経過した．この度，薬学教育モデル・コア・カリキュラム(令和4年度改訂版)に合わせて，改訂第4版を上梓することとなった．「未来の社会や地域を見据え，多様な場や人を繋ぎ活躍できる医療人の養成」がキャッチフレーズの薬学教育モデル・コア・カリキュラムである．この改訂では衛生薬学が関連する学修内容も多いが，衛生薬学研究が長年積み重ねてきた幅広い分野に及ぶ膨大な学と術を基礎とし，高い専門性を維持しつつ，分かりやすく解説することは非常に難しい．しかしながら，本書は執筆者の並々ならぬ尽力によってそれを成し遂げたものであり，高い評価はそこに基づいている．「コンパス」はミニマムエッセンスで分かりやすいをコンセプトにした教科書シリーズであるが，本書で衛生薬学を学んだ学生諸氏がその知識を活かして将来活躍されることを祈念している．

最後に，編者らは，前編者である鍜冶利幸先生と佐藤雅彦先生から，「学生を第一に考えた分かりやすい教科書を」という熱い思いを引継いだ．執筆者各位が分かりやすく理解しやすいということを最優先に執筆してくださったこと，また，南江堂の野澤美紀子氏，松本岳氏をはじめとする出版部各位が編者の至らない部分を適切にご支援してくださったことに深く謝意を表する．

2025年3月

編　者

初版の序

衛生薬学はわが国の薬学において伝統と歴史をもった領域である．衛生薬学は，生物化学，有機化学，物理化学の基礎薬学はもちろん，ほかのあらゆる学問領域を活用して人の健康を総合的に学び研究するところにその特徴がある．たとえば，環境汚染物質と呼ばれる化学物質が人の健康に悪影響を及ぼすとき，われわれはこの化学物質に汚染された環境(身近な居住環境から地球環境にまで及ぶ場合がある)を調べ，その健康影響を人の集団単位で分析し，個々の健康障害事例を研究し，人の体内における化学物質の動態を解明し，その化学物質の有害性を分子構造や代謝反応から理解する．すなわち，人の健康を守るためには，地球環境～地域環境～居住環境～社会～人～原子・分子という幅広い視点からの研究が必要になるのである．これはきわめて困難なことであるが，この困難を時代の要請に応えながら新しい領域として発展させてきたことは，衛生薬学の誇るべき伝統である．

衛生薬学(健康と環境)は，疾病予防と健康増進を目的とする薬学領域である．そもそも薬学は，「薬を創る」ための科学や「薬を正しく有効に使う」疾病治療の科学だけではなく，「人の健康の維持・増進に貢献する」ための疾病予防の科学を含んでいる．これが衛生薬学である．衛生薬学は，栄養と健康，社会・集団と健康，化学物質の生体への影響，および生活環境と健康，の4分野から成り立っている．これらは，栄養状態の改善，食の安全性の確保，生活習慣病の広がり，環境汚染，などの時代が要請する健康に関する諸問題に，衛生薬学が科学的根拠をもって応えてきた学と術の結晶ともいうべきものである．疾病の原因究明や化学物質の毒性発現機構の解明を通じて人の健康の維持・増進に貢献しようとする科学は衛生薬学以外にはなく，これは原子・分子から地球環境までを網羅する幅広い視点を有する薬学だからこそなし得たものである．

このような衛生薬学を一冊の教科書にまとめることは簡単ではないが，今回，全国の大学で衛生薬学の講義・実習を担当し，それぞれの専門分野で独自の研究を発展させている新進・中堅の教員諸氏の協力を得ることができた．学生諸君が衛生薬学をかなり専門的なところまで堅苦しい思いをせずに学ぶことができる教科書をつくろうという編者のお願いを快諾していただいた先生ばかりである．本書がわかりやすく，それでいて専門性を失わない教科書となっているのは，ひとえに執筆者諸氏の力量と努力の賜物である．読者は，本書の随所に多くの工夫が凝らされていることに気付くであろう．編者の高い要望に見事に応えてくださった執筆者諸氏に心より御礼申し上げる．

2006(平成18)年度より薬学部は医療薬学教育の充実に基づく薬剤師養成を行う6年制と，これまでの薬学研究を活かした学部教育・大学院教育を通じて薬学研究者養成をめざす4年制(4＋2制)の2つの教育制度をもつことになった．それぞれの特色が活かされ，多様な職種によき人材が輩出されていくことが期待されている．しかしながら，薬学で学んだことを活かしながら社会で活躍するときに，衛生薬学が不要な場所は存在しない．本書で衛生薬学を学ぶ若き諸君が，衛生薬学の伝統ある成果を身に付け，社会で活躍することを心から念願している．

末筆ながら，本書は南江堂出版部の適切で粘り強い支援のもとで上梓に至ったことをしるしておきたい．とくに野澤美紀子さんの並々ならぬ努力がなければ，本書がこのような立派なものにはならなかったであろう．心より謝意を表する．

2010年12月

編　者

目　次

Ⅱ部 健康の維持・増進につながる栄養と食品衛生

Ⅱ-1 食品機能と疾病の予防・治療における栄養

9章 栄 養 165

Ⅱ-2 健康をまもる食品衛生

Ⅲ部 化学物質の管理と環境衛生

Ⅲ-1 化学物質の管理と使用

電子版限定付録

本書で対応する薬学教育モデル・コア・カリキュラム一覧

1）薬学教育モデル・コア・カリキュラム（令和4年度改訂版）対応一覧

学修目標	学修事項	本書の対応章
E-1　健康の維持・増進をはかる公衆衛生 **E-1-1　環境要因によって起こる疾病の予防と健康被害の防止**		
1）人の健康の維持・増進のために，公衆衛生上の課題の疫学的解析の手法と，これに基づいて解決策を見出すプロセスについて説明する． 2）社会や集団において環境要因によって起こる様々な疾病や健康被害について，関連する情報の収集・解析と評価に基づいて適切に予防・防止することの必要性を説明する． 3）環境要因によって起こる疾病や健康被害について，社会的な影響や国際的な動向の解析と関連する規制・制度や関連法規の理解のもとに，実効性のある予防策や防止策を立案する． 4）環境要因によって起こる疾病や健康被害に対する予防策や防止策の効果を検証・評価する．	（1）社会や集団における有害事象の発生とリスク因子との因果関係を解析する疫学【1）】	3章
	（2）環境要因によって起こる疾病や健康被害【2）】	5，7章
	（3）環境要因によって起こる疾病や健康被害の基本的な予防法・防止法【2）】	4，5章
	（4）保健統計及び疫学的手法を用いた疾病や健康被害の背景や原因の解析【2），3）】	2章
	（5）疾病や健康被害に関する社会的な影響・国際的な動向【3）】	1章
	（6）疾病や健康被害の予防・防止に係る規制・制度や関連法規【3）】	5章
	（7）社会的要因によって起こる職業病やストレス関連障害等に対する予防策・防止策【3）】	7章
	（8）環境要因によって起こる疾病や健康被害に関するリスクコミュニケーション【4）】	5章
E-1-2　人の健康を脅かす感染症の予防とまん延防止		
1）人の健康の維持・増進のために，人の健康を脅かす感染症について，関連する情報の収集・解析と評価に基づいて適切に予防・まん延防止することの必要性を説明する． 2）発生した感染症について，感染状況や保健・医療体制の把握，社会的な影響や国際的な動向の解析と関連する規制・制度や関連法規の理解のもとに，実効性のある予防策やまん延防止策を立案する． 3）感染症に対する予防策やまん延防止策の効果を検証・評価する．	（1）感染症の病原体とその感染経路【1）】 （2）感染症に対する基本的な予防法【1）】 （3）保健統計及び疫学的手法を用いた感染症発生の背景や原因の解析【1），2）】 （4）感染症の発生・まん延に関する社会的な影響・国際的な動向【2）】 （5）感染症の予防・まん延防止に係る規制・制度や関連法規【2）】 （6）ワクチンにより感染症を予防する意義と課題，副反応への対応【2）】 （7）発生した感染症に対する予防策・まん延防止策【2）】 （8）薬剤師によるワクチン接種のコーディネート【2），3）】 （9）感染症に関するリスクコミュニケーション【3）】	8章
E-2　健康の維持・増進につながる栄養と食品衛生 **E-2-1　食品機能と疾病の予防・治療における栄養**		
1）食品や栄養について，適切な摂取により人の健康の維持・増進をはかることの必要性を説明する． 2）食品や栄養について，疾病の予防・治療に向けて評価・管理を適切に行うことの必要性を説明する． 3）栄養素の過不足による疾病や健康障害について，食習慣や生活環境等の把握，健康状態の解析と，関連するエネルギー代謝や摂取基準等の理解のもとに，効果的な方策を立案する．	（1）健康の維持・増進における栄養の役割・機能【1）】 （2）栄養素の過不足によって起こる疾病や健康障害【1），2），3）】 （3）食薬区分【1），2），3）】 （4）疾病の予防や治療における栄養管理【1），2），3）】 （5）特別用途食品と保健機能食品【1），2）】 （6）保健統計及び疫学的手法を用いた国民健康・栄養調査と解析【1），2），3）】	9章

学修目標	学修事項	本書の対応章
E-2-2　健康をまもる食品衛生		
1）人の健康の維持・増進のために，食品や食品添加物等について，関連する情報の収集・解析と評価に基づいて適切に衛生管理及び安全性管理を実施することの必要性を説明する． 2）食品の変質や食品汚染によって起こる健康被害や食中毒について，被害状況把握，社会的な影響の解析と関連する規制・制度や関連法規の理解のもとに，実効性のある防止策を立案する． 3）食品の変質，食品汚染による健康被害や食中毒に対する防止策の効果を検証・評価する．	(1) 食品の変質や食品汚染による健康被害と食中毒【1)】 (2) 食品の変質， 食品汚染による健康被害や食中毒に対する基本的な対処法【1)，2)】 (3) 食品添加物の働きと安全性【1)】 (4) 食物アレルギーによる健康被害と安全性管理【1)】 (5) 遺伝子組換え食品の安全性管理【1)】 (6) 食品の安全性確保のためのリスク分析の意義【1)，2)】 (7) 食品の安全性管理に係る規制・制度や関連法規【2)】 (8) 食品に起因する健康被害に関する社会的な影響の解析【2)】 (9) 食品に起因する健康被害に対する防止策【2)】 (10) 食品の安全性に関するリスクコミュニケーション【3)】	10章
E-3　化学物質の管理と環境衛生 **E-3-1　人の健康に影響を及ぼす化学物質の管理と使用**		
1）人の健康の維持・増進のために，健康に影響を及ぼす化学物質について， 関連する情報の収集・解析と評価に基づいて適正な管理・使用の必要性，保管・廃棄の方法を説明する． 2）化学物質による健康被害について，被害状況の把握，社会的な影響や国際的な動向の解析と関連する規制・制度や関連法規の理解のもとに，実効性のある防止策を立案する． 3）死因究明に関する社会的な影響，国際的な動向の解析，関連する規制・制度，及び関連法規の理解のもとに，実効性のある薬学的アプローチを立案する． 4）化学物質による健康被害に対する防止策の効果を検証・評価する．	(1) 健康に影響を及ぼす様々な化学物質の体内動態と毒性【1)】	12, 14章
	(2) 保健統計及び疫学的手法を用いた化学物質による健康被害の背景や原因の解析【1)，2)】	12章
	(3) 化学物質の適正な管理・使用， 保管・廃棄方法と安全性評価【1)】	13章
	(4) 化学物質による健康被害に関する社会的な影響・国際的な動向【2)】	13章
	(5) 化学物質の管理・使用・廃棄や， 薬物乱用，死因究明に係る規制・制度や関連法規【2)】	12, 13章
	(6) 化学物質による健康被害に対する防止策【2)】	13章
	(7) 死因究明における毒性学・法中毒学的アプローチ【3)】	12章
	(8) 化学物質による健康被害に関するリスクコミュニケーション【4)】	13章
E-3-2　生活環境・自然環境の保全		
1）人の健康の維持・増進や生態系の維持のために，健康に影響を与える生活環境や自然環境について，関連する情報の収集・解析と評価に基づいて適正に保全することの必要性を説明する． 2）環境汚染や生活環境の悪化による健康被害について，被害状況の把握，社会的な影響や国際的な動向の解析と関連する規制・制度や関連法規の理解のもとに，実効性のある防止策・対応策を立案する． 3）環境汚染や環境の悪化による健康被害に対する防止策や対応策の効果を検証・評価する．	(1) 環境汚染や生活環境の悪化による人の健康や生態系に対する影響【1)】	15, 18, 19, 20, 21章
	(2) 電離放射線・電磁波の健康に対する影響【1)】	16章
	(3) 保健統計及び疫学的手法を用いた環境汚染や環境の悪化による健康被害の背景や原因の解析【1)，2)】	17章
	(4) 環境汚染や生活環境の悪化による健康被害に関する社会的な影響・国際的な動向【2)】	17章
	(5) 環境保全に係る規制・制度や関連法規【2)】 (6) 環境汚染や生活環境の悪化による健康被害に対する防止策・対応策【2)】	17, 18, 19, 20, 21章
	(7) 環境汚染や生活環境の悪化による健康被害や生態系に対する有害な影響に関するリスクコミュニケーション【3)】	17章

2)薬学教育モデル・コアカリキュラム(平成25年度改訂版)対応一覧

到達目標		本書の対応章
D1 健　康		
(1)社会・集団と健康		
①健康と疾病の概念	1. 健康と疾病の概念の変遷と，その理由を説明できる.	1章
②保健統計	1. 集団の健康と疾病の現状およびその影響要因を把握する上での人口統計の意義を概説できる. 2. 人口統計および傷病統計に関する指標について説明できる. 3. 人口動態(死因別死亡率など)の変遷について説明できる.	2章
③疫学	1. 疾病の予防における疫学の役割を説明できる. 2. 疫学の三要因(病因，環境要因，宿主要因)について説明できる. 3. 疫学の種類(記述疫学，分析疫学など)とその方法について説明できる. 4. リスク要因の評価として，オッズ化，相対危険度，寄与危険度および信頼区間について説明し，計算できる.(知識・技能)	3章
(2)疾病の予防		
①疾病の予防とは	1. 疾病の予防について，一次，二次，三次予防という言葉を用いて説明できる. 2. 健康増進政策(健康日本21など)について概説できる.	4章
②感染症とその予防	1. 現代における感染病(日和見感染，院内感染，新興感染症，再興感染症など)の特徴について説明できる. 2. 感染症法における，感染症とその分類について説明できる. 3. 代表的な性感染症を列挙し，その予防対策について説明できる. 4. 予防接種の意義と方法について説明できる.	8章
③生活習慣病とその予防	1. 生活習慣病の種類とその動向について説明できる. 2. 生活習慣病の代表的なリスク要因を列挙し，その予防法について説明できる. 3. 食生活や喫煙などの生活習慣と疾病の関わりについて討議する.(態度)	5章
④母子保健	1. 新生児マススクリーニングの意義について説明し，代表的な検査項目を列挙できる. 2. 母子感染する代表的な疾患を列挙し，その予防対策について説明できる.	6章
⑤労働衛生	1. 代表的な労働災害，職業性疾病について説明できる. 2. 労働衛生管理について説明できる.	7章
(3)栄養と健康		
①栄養	1. 五大栄養素を列挙し，それぞれの役割について説明できる. 2. 各栄養素の消化，吸収，代謝のプロセスを概説できる. 3. 食品中の三大栄養素の栄養的な価値を説明できる. 4. 五大栄養素以外の食品成分(食物繊維，抗酸化物質など)の機能について説明できる. 5. エネルギー代謝に関わる基礎代謝量，呼吸商，推定エネルギー必要量の意味を説明できる. 6. 日本人の食事摂取基準について説明できる. 7. 栄養素の過不足による主な疾病を列挙し，説明できる. 8. 疾病治療における栄養の重要性を説明できる.	9章
②食品機能と食品衛生	1. 炭水化物・タンパク質が変質する機構について説明できる. 2. 油脂が変敗する機構を説明し，油脂の変質試験を実施できる.(知識・技能) 3. 食品の変質を防ぐ方法(保存法)を説明できる. 4. 食品成分由来の発がん性物質を列挙し，その生成機構を説明できる. 5. 代表的な食品添加物を用途別に列挙し，それらの働きを説明できる. 6. 特別用途食品と保険機能食品について説明できる. 7. 食品衛生に関する法的規制について説明できる.	9，10章

到達目標		本書の対応章
③食中毒と食品汚染	1. 代表的な細菌性・ウイルス性食中毒を列挙し，それらの原因となる微生物の性質，症状，原因食品および予防方法について説明できる. 2. 食中毒の原因となる代表的な自然毒を列挙し，その原因物質，作用機構，症状の特徴を説明できる. 3. 化学物質(重金属，残留農薬など)やカビによる食品汚染の具体例を挙げ，ヒトの健康に及ぼす影響を説明できる.	11章
D2環　境		
(1)化学物質・放射線の生体への影響		
①化学物質の毒性	1. 代表的な有害化学物質の吸収，分布，代謝，排泄の基本的なプロセスについて説明できる. 2. 肝臓，腎臓，神経などに特異的に毒性を示す代表的な化学物質を列挙できる. 3. 重金属，PCB，ダイオキシンなどの代表的な有害化学物質や農薬の急性毒性，慢性毒性の特徴について説明できる. 4. 重金属や活性酸素による障害を防ぐための生体防御因子について具体例を挙げて説明できる. 5. 薬物の乱用による健康への影響について説明し，討議する.(知識・態度) 6. 代表的な中毒原因物質の解毒処置法を説明できる. 7. 代表的な中毒原因物質(乱用薬物を含む)の試験法を列挙し，概説できる.	12章
②化学物質の安全性評価と適正使用	1. 個々の化学物質の使用目的に鑑み，適正使用とリスクコミュニケーションについて討議する.(態度) 2. 化学物質の毒性を評価するための主な試験法を列挙し，概説できる. 3. 毒性試験の結果を評価するのに必要な量–反応関係，閾値，無毒性量(NOAEL)などについて概説できる. 4. 化学物質の安全摂取量(1日許容摂取量など)について説明できる. 5. 有害化学物質による人体影響を防ぐための法的規制(化審法，化管法など)を説明できる.	13章
③化学物質による発がん	1. 発がん性物質などの代謝的活性化の機構を列挙し，その反応機構を説明できる. 2. 遺伝毒性試験(Ames試験など)の原理を説明できる. 3. 発がんに至る過程(イニシエーション，プロモーションなど)について概説できる.	14章
④放射線の生体への影響	1. 電離放射線を列挙し，生体への影響を説明できる. 2. 代表的な放射性核種(天然，人工)と生体との相互作用を説明できる. 3. 電離放射線を防御する方法について概説できる. 4. 非電離放射線(紫外線，赤外線など)を列挙し，生体への影響を説明できる.	16章
(2)生活環境と健康		
①地球環境と生態系	1. 地球規模の環境問題の成因，人に与える影響について説明できる. 2. 生態系の構成員を列挙し，その特徴と相互関係を説明できる. 3. 化学物質の環境内動態(生物濃縮など)について例を挙げて説明できる. 4. 地球環境の保全に関する国際的な取り組みについて説明できる. 5. 人が生態系の一員であることをふまえて環境問題を討議する.(態度)	15章
②環境保全と法的規制	1. 典型七公害とその現状，および四大公害について説明できる. 2. 環境基本法の理念を説明できる. 3. 環境汚染(大気汚染，水質汚濁，土壌汚染など)を防止するための法規制について説明できる.	17章

到達目標		本書の対応章
③水環境	1. 原水の種類を挙げ，特徴を説明できる. 2. 水の浄化法，塩素処理について説明できる. 3. 水道水の水質基準の主な項目を列挙し，測定できる.（知識・技能） 4. 下水処理および排水処理の主な方法について説明できる. 5. 水質汚濁の主な指標を列挙し，測定できる.（知識・技能） 6. 富栄養化の原因とそれによってもたらされる問題点を挙げ，対策を説明できる.	18章
④大気環境	1. 主な大気汚染物質を列挙し，その推移と発生源，健康影響について説明できる. 2. 主な大気汚染物質を測定できる.（技能） 3. 大気汚染に影響する気象要因（逆転層など）を概説できる.	19章
⑤室内環境	1. 室内環境を評価するための代表的な指標を列挙し，測定できる.（知識・技能） 2. 室内環境と健康との関係について説明できる.	20章
⑥廃棄物	1. 廃棄物の種類と処理方法を列挙できる. 2. 廃棄物処理の問題点を列挙し，その対策を説明できる. 3. マニフェスト制度について説明できる.	21章

本書の使い方

C 三大栄養素の栄養的価値

三大栄養素はどれもエネルギー源となることができるが，ヒトが健康な状態を維持するためにはどの栄養素から何%のエネルギーを摂取すべきか，適切なエネルギー産生栄養バランスが存在する．日本人の食事摂取基準（以下，食事摂取基準）2015年版より，生活習慣病の予防の観点からこのエネルギー産生栄養バランスの目標値が設定され，成人では糖質から50～65%，脂質から20～30%，タンパク質から13～20%のエネルギーを摂取することとされた．さらに食事摂取基準2020年版と

ここにつながる
・日本人の食事摂取基準 ☞p.206
・フレイル ☞p.215

ここにつながる

本文内容と関連するほかの項目．
✔つながりを意識すればより深い理解が得られます．学習効率もアップ！

b 肝臓からの排泄

化学物質は，肝小葉間静脈（門脈：腸から吸収）と肝小葉間動脈（腸以外の部位から吸収）の血管（類洞）側の膜から肝実質細胞に取り込まれ代謝を受けて血管側または胆管側へ排泄される．これらの化学物質の取り込みや排泄はトランスポーターによって能動的に行われる．肝実質細胞で代謝された後，グルクロン酸や硫酸などで抱合された物質は，腸管内の腸内細菌によって加水分解（脱抱合）されなければ糞中に排泄される．胆汁中に排泄されたグルクロン酸抱合体，硫酸抱合体の一部は，腸内細菌のβ-グルクロニダーゼ，アリルスルファターゼによって加水分解（脱抱合）される．脱抱合によって脂溶性が高くなるために腸管から再吸収されて，門脈を経て肝臓に戻る（腸肝循環[*4]，図12・1）ために，排泄

おさえておこう
・肝臓の構造と機能

*4 腸肝循環　生体内物質や化学物質が抱合を受けて胆汁中に排泄されて十二指腸に分泌された後，腸内細菌の酵素によって加水分解を受けて脱抱合体となり，極性が低くなるために腸管から再吸収されて門脈を経て肝臓に戻るサイクル．腸肝循環する薬物としてインドメタシン，ジクロフェナク，強心配糖体，モルヒネ，経口避妊薬（黄体，卵胞ホルモン）などがある．

おさえておこう

本文内容を学ぶ前に知っておくべき項目．
✔本文の内容が難しいなと思ったら，まずはこの項目をチェック！本書に載っていない事項については，他の本などを参照して，復習をしてみることが理解への近道です．

用語解説

✔わからない用語はここをチェック！

494　17章　環境保全と法的規制

ポイント

- 典型七公害や環境汚染を防止するために，環境基本法の下に個別の法律が整備されている．
- 工場や事業場などの固定発生源から排出される大気汚染物質については，大気汚染防止法により排出規制されている．
- 自動車排出ガス規制については，自動車NO_x・PM法により排出規制されている．
- 公共用水域に排出される排水については，水質汚濁防止法により排出規制されている．

Exercise

1　(　　)に適切な語句を記入せよ．
① 典型七公害の中で，現在苦情件数が最も多いものは(　　　　)である．
② 四大公害とは，イタイイタイ病，水俣病，(　　　　)，四日市喘息のことである．
③ イタイイタイ病の主要原因物質は(　　　　)である．
④ 水俣病は(　　　　)を主症状とする．
⑤ 健康に係る有害物質についての排出基準で「検出されないこと」となっている物質は(　　　　)である．

2　次の記述のうち，正しいものには○，誤っているものには×を(　　)に入れよ．
① 水俣病の主要原因物質はPCBである．(　　)
② イタイイタイ病は中枢神経障害と骨軟化症を主症状とする．(　　)
③ 四日市喘息の主要原因物質は窒素酸化物である．(　　)
④ 健康に係る有害物質についての排水基準において，すべての都道府県で上乗せ基準が設定されている．(　　)
⑤ 環境基本法において，環境基準が定められている典型七公害は，大気汚染，水質汚濁および土壌汚染の3項目のみである．(　　)

ポイント

項ごとの重要項目のまとめ．
✔ここがしっかり理解できれば，まずはOK！さらに踏み込んで，「なぜそうなるのか」まで把握できればさらによし．

Exercise

復習のための練習問題．章ごとに設置．
✔まずは解いてみよう．つぎに巻末(p.593)の解答で答えあわせ．間違えたところは復習しよう．

I

健康の維持・増進をはかる公衆衛生

健康と疾病の概念

A 疾病構造の変遷

第二次世界大戦より以前は，結核や肺炎に代表される感染症に罹患する人が多く，これらの疾病が死因の上位を占めていた．しかしながら，戦後，医療技術の向上，上下水道など生活環境の整備，医薬品の開発，栄養状態の改善などの結果，感染症患者も減少し粗死亡率が低下したため，わが国の平均寿命[*1]は延伸した（図1・1）．

*1 平均寿命 ☞p.27

戦前 → 戦後

胃腸炎
結核
肺炎
など
（感染症）

第二次世界大戦

・医学の進歩
・上下水道の整備（環境の改善）
・医薬品開発（抗生物質，ワクチン）
・栄養状態の改善

悪性新生物
心疾患
脳血管疾患
など
（慢性疾患）

糖尿病
脂質異常症
高血圧症
アルコール性肝炎
など

（生活習慣病）

図1・1 疾病構造の変遷

第二次世界大戦前後では，死因順位第1位は結核であったが，わが国の疾病構造はその後急激に変化してきた[*2]．1951年では脳血管疾患が第1位となり脳血管疾患，悪性新生物（がん），心疾患が三大死因となった．1981年には悪性新生物が第1位となり，1955年頃に悪性新生物，心疾患，脳血管疾患といった疾患を含めて40～60歳の中高年で発症する疾患の総称を「**成人病**」とし，これら慢性疾患に対する国民の関心も高まった．これに加え，糖尿病，脂質異常症，高血圧症などに罹患している人が増加してきた．これらの疾患は初期では自覚症状がまったくなく，悪化してからは完治が不可能であるために予防が重要である．1996年に公衆衛生審議会において「生活習慣に着目した疾病対策の基本的方向性について」が取りまとめられ，「成人病」の総称に代わって，新たに「**生活習慣病**[*3]」という概念が導入され，生活習慣を改善することで予防が可能であることが認識できる呼称に変更された．現在でも悪性新生物，心疾患，脳血管疾患が死因の上位を占め，その割合は全死因のおよそ50％を占めている．

*2 死因別死亡率の変遷 ☞p.34

*3 生活習慣病 ☞p.67

さらに，より快適に生活できるように生活習慣が変化し，とくに食習慣の欧米化が問題となっている．かつて日本人の食事は和食に代表されるように脂肪分の少ない食事であったが，現在では欧米化された脂肪分の多い食事へと変化している．その結果，糖尿病，脂質異常症，高血圧症の罹患率が増加した．これらの疾患は，動脈硬化性疾患（心筋梗塞や脳梗塞など）の危険性を高める複合型リスク症候群であり，**メタボリックシンドローム**[*4]とよばれる．2005年にメタボリックシンドロームの診断基準が提唱された．現在では集団検診に**特定健康診査**[*5]（いわゆるメタボ健診）・**特定保健指導**[*6]が取り入れられている．

*4　**メタボリックシンドローム**　☞p.80
*5　**特定健康診査**　☞p.84
*6　**特定保健指導**　☞p.84

わが国は欧米諸国に比べ急速に高齢社会へと進行した．そのため国民医療費は年々増加し，2022年度には46兆6,967億円（前年度45兆359億円）となっている．

B　健康の概念

「健康」の概念としては世界保健機関（WHO）憲章で「**健康とは肉体的，精神的ならびに社会的に完全に良好な状態であって，単に病気にかかってない，あるいは虚弱でないということではない**」と定義されている．

第二次世界大戦より前の時代のように治療方法も確立していなかった時代では，結核や肺炎などの感染症にかかった場合，他の人へ感染しないように隔離されるなど，病気になる＝「健康ではない」とその判断が明らかであった．しかしながら現在では，病気になる＝「健康ではない」とは必ずしも判断できない．たとえば慢性疾患の高血圧症であっても食事中の塩分に気を付け，薬を服用するなど病気がきちんとコントロールされていれば「健康」と考える人もいる．このように生活習慣病では病気と健康との境界線が不明瞭である[*7]．糖尿病や高血圧症を抱えても日常生活が送られれば健康であるという考えがあり，国民の健康に対する考え方も「無病息災」から「一病息災」と移り変わってきたように，健康の概念も変化してきている．

*7　半健康状態，半病人状態のように境界領域が増大．

ポイント

- WHO憲章では「健康とは肉体的，精神的ならびに社会的に完全に良好な状態であって，単に病気にかかってない，あるいは虚弱でないということではない」と定義している．

C　疾病や健康被害に関する国際的な動向や社会的な影響

❶ WHOの活動

地球上ではいまだに貧困，飢餓，疾病が残っており，世界人口の半数以上は適切な保健医療サービスを受けることができない状態である．

WHO憲章の中で「世界のすべての人民が可能な最高の健康水準に到達すること」を目的と定めている．WHOはその目的実現のために，下記項目を実施している．

- 国際保健事業の指導・調整機関としての活動
- 保健事業の強化についての世界各国への技術協力
- 感染症およびその他の疾病の撲滅事業の推進
- 医学情報の総合調整
- 保健分野における研究の促進・指導
- 生物学的製剤および類似の医薬品，食品に関する国際的基準の発展・向上
- 健康に関する持続可能な開発目標（SDGs）到達に向けた各国の支援

こうした活動が，天然痘の世界根絶（1980年），アフガニスタンとパキスタン以外の国でのポリオ野生株根絶（2021年現在），国連合同エイズ計画（UNAIDS）を設立し，エイズに関する政策立案，研究，人材養成などの技術支援や普及啓発事業を開始（1996年），たばこ規制枠組条約を採択（2003年：日本は2004年批准，翌年発効）などにつながっている．そのほか，近年では地球規模で問題となる感染症への取り組みとして，WHOは地球規模感染症に対する警戒と対応ネットワークなどを通じて，新型コロナウイルスやエボラウイルスをはじめとする感染症対策に積極的に関与している．

❷ 健康とSDGs

SDGs（Sustainable Development Goals）は，2015年9月の国連総会で採択された「我々の世界を変革する：持続可能な開発のための2030アジェンダ」に記載された国際目標であり，「誰ひとり取り残さない（Leave no one behind）」のもと，途上国・新興国・先進国を問わず，すべての国において，人間が持続可能な形で地球上において発展・繁栄していくための行動計画である．SDGsには17の目標が掲げられ（表1・1），それぞれの目標をより具体化した169のターゲットから構成されている．17の目標は互いに密接に関係しており，この分類の仕方として，人間（People），豊かさ（Prosperity），地球（Planet），平和（Peace），パートナーシップ（Partnership）の頭文字をとった「5つのP」の視点（表1・1）や，環境・社会・経済の観点から17の目標を階層化した「ウェディングケーキモデル」があげられる（図1・2）．

表1・1　SDGs 17の目標と5つのP

目　標		5つのP	内　容
1	貧困をなくそう	People	あらゆる形態の貧困と飢餓に終止符を打ち，尊厳と平等を確保する
2	飢餓をゼロに		
3	すべての人に健康と福祉を		
4	質の高い教育をみんなに		
5	ジェンダー平等を実現しよう		
6	安全な水とトイレを世界中に		
7	エネルギーをみんなにそしてクリーンに	Prosperity	自然と調和した，豊かで充実した生活を確保する
8	働きがいも経済成長も		
9	産業と技術革新の基盤をつくろう		
10	人や国の不平等をなくそう		
11	住み続けられるまちづくりを		
12	つくる責任つかう責任	Planet	将来の世代のために，地球の天然資源と気候を守る
13	気候変動に具体的な対策を		
14	海の豊かさを守ろう		
15	陸の豊かさも守ろう		
16	平和と公正をすべての人に	Peace	平和で公正，かつ包囲的な社会を育てる
17	パートナーシップで目標を達成しよう	Partnership	確かなグローバルパートナーシップを通じ，アジェンダを実施する

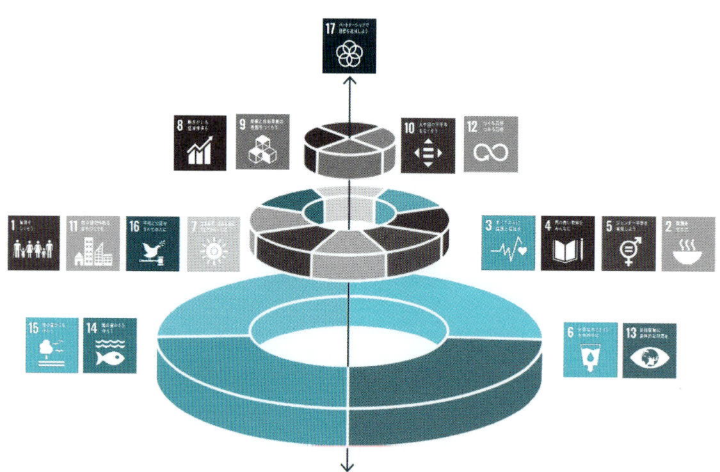

図1・2　SDGs17の目標：ウエディングケーキモデル
[Stockholm Resilience Centre：https://www.stockholmresilience.org/research/research-news/2016-06-14-the-sdgs-wedding-cake.html（2024年5月7日アクセス）より引用]

とくに，目標3の「すべての人に健康と福祉を（Establish Good Health and Well-Being）」には14のターゲット（妊産婦の健康，乳幼児の健康，感染症，非感染性疾患，ドラッグとアルコール問題，交通事故問題，性と生殖に関する健康と権利，ユニバーサル・ヘルス・カバレッジ，公害問題，たばこの規制，途上国における医薬品提供，途上国における保健組織，途上国における保健組織，パンデミック等健康危険因子対策）が設定されている．

ポイント

- WHOの活動は，感染症対策，衛生統計，基準づくり，技術開発など内容は広範囲にわたる．
- SDGsは，2030年までに持続可能でよりよい世界を目指す17項目からなる国際目標である．

Exercise

1 (　　)に適切な語句を入れよ．

① 悪性新生物，心疾患，脳血管疾患などの(　　　)が現在の死因の上位を占めている．

② 世界保健機関(WHO)憲章では，『肉体的，精神的ならびに(　　　)に完全に良好な状態』を健康という．

③ SDGsには，2030年までに持続可能でよりよい世界を目指すための(　　　)項目からなる目標が掲げられている．

2 保健統計

A 公衆衛生学における保健統計の意義

❶ 健康水準

世界保健機関（World Health Organization, WHO）は，1947年のWHO憲章において，「健康とは肉体的，精神的ならびに社会的に完全に良好な状態であって，単に病気にかかっていない，あるいは虚弱でないということではない」と定義している．さらに，「到達しうる最高基準の健康を享有することは，人種，宗教，政治的信念または経済的もしくは社会的条件の差別なしに万人の有する基本的権利の1つである」，「すべての人民の健康は，平和と安全を達成する基礎であり，個人と国家の完全な協力に依存する」とされている．

公衆衛生学は，「個人」ではなく「集団」を対象に物事を考察する学問であり，「集団」の健康状態について把握することが必要となる．集団の健康の程度を**健康水準**といい，健康水準を知るために用いられる指標を**健康指標**という．公衆衛生行政では，健康水準を向上・維持させるための施策を打ち立てるために，さまざまな健康指標が活用されている．

❷ 健康指標

主な健康指標を表2・1に示す．これらの健康指標を用いて集団の健康水準を求める．健康指標は都道府県間や国家間といった地域での比較や，過去と現在の比較に有用であり，公衆衛生活動の改善目標とされる．

表2・1　主な健康指標

	定　義	わが国における数値				
		年	1990	2000	2010	2023
出生統計						
出生率	人口1,000人に対する出生数		10.0	9.5	8.5	6.0
合計特殊出生率（粗再生産率）	1人の女性が一生の間に産む平均子ども数		1.54	1.36	1.39	1.20
総再生産率	1人の女性が一生の間に産む平均女児数		0.75	0.66	0.67	0.61
死亡統計						
粗死亡率	人口1,000人に対する死亡数	総数	6.7	7.7	9.5	13.0
		男性	7.4	8.6	10.3	13.6
		女性	21.3	17.6	15.6	12.4
年齢調整死亡率	年齢構成の影響を除いた人口1,000人に対する死亡率	男性	13.4	9.8	8.3	14.1
		女性	4.2	3.2	2.7	7.8
平均寿命	0歳児が平均してあと何年生きられるかの期待値	男性	75.92	77.72	79.64	81.09
		女性	81.90	84.60	86.39	87.14
1歳平均余命	1歳児が平均してあと何年生きられるかの期待値	男性		76.99	78.83	80.24
		女性		83.86	85.57	86.29
死因別死亡率	人口10万人に対するある死因で死亡した人の数	悪性新生物	177.2	235.2	279.7	315.6
傷病統計						
罹患率	一定期間内に新たにある疾病にかかった人の単位人口（10万人など）に対する割合					
有病率	ある1日にある疾病にかかっていた人の単位人口（1,000人など）に対する割合					
有訴者率	国民生活基礎調査で，病気やけがなどの自覚症状があると訴える人の数を人口1,000人あたりで示した数		259.3[1)]	322.5[3)]	322.2	276.5[6)]
通院者率	国民生活基礎調査で，医療施設に通院しているとした人の数を人口1,000人あたりで示した数		264.8[1)]	313.8[3)]	370.0	417.3[6)]
受療率	患者調査で，抽出された医療機関をある1日に受療した人の数を人口10万人あたりで示した数		6,768	6,566[2)]	6,852[4)]	6,618[5)]

1) 1992年，2) 1999年，3) 2001年，4) 2011年，5) 2020年，6) 2022年
［資料　厚生労働省：人口動態統計，完全生命表，簡易生命表，国民生活基礎調査，患者調査，国立社会保障・人口問題研究所：人口統計資料集］

ポイント

- 公衆衛生学は，「個人」ではなく「集団」を対象に物事を考察する学問である．
- 集団の健康の程度を健康水準といい，健康水準を知るために用いられる指標を健康指標という．

B　人口統計

人口統計とは，ある人口集団に対し，ある一時点おける人口の分布や構造，あるいは一定期間におけるその変動を明らかにするために行う統計調査を指す．人口統計は人口静態統計と人口動態統計とに大別される．

❶ 人口静態統計

ⓐ 人口静態統計とは

人口静態統計とは，ある一時点における人口規模および人口構造などを調査するものである．代表的な人口静態統計として国勢調査がある．

ⓑ 国勢調査

国勢調査は1920年に開始され，以降5年ごとに調査が行われている[*1]．西暦の末尾が「0」の年（2030年など）には大規模調査が，「5」の年（2025年など）には簡易調査が行われる．調査が行われる年の10月1日午前0時の時点において3ヵ月以上わが国に常住しているすべての人および世帯が調査の対象となり，国籍は問わない[*2]．

基本的な調査項目は男女の別，出生の年月，国籍，現住居の居住期間，就業状態など人に関する事項や，世帯の種類，世帯員の人数，住居の種類など世帯に関する事項である．また，1929年の世界恐慌後に行われた1930年の国勢調査では「失業」の調査項目が加えられたり，第二次世界大戦の後に行われた1947年の臨時国勢調査では海外からの引き揚げ者か否かを問う調査事項が加えられたりするなど，社会情勢に合わせた調査項目が設定されている．また，2015年からはインターネットによる回答方式が導入された．2015年の簡易調査および2020年の大規模調査における調査事項は以下のとおりであった（**太字**は簡易調査・大規模調査共通の調査事項）．

*1　1945年（第6回）は第二次世界大戦のため中止．1947年に第6回国勢調査が臨時で行われた．

*2　ただし，外国政府の外交使節団・領事機関の構成員（随員を含む）等およびその家族と，外国軍隊の軍人・軍属およびその家族は調査から除外される．

世帯員に関する事項

1. **氏名**
2. **男女の別**
3. **出生の年月**
4. **世帯主との続き柄**
5. **配偶の関係**
6. **国籍**
7. **現在の住居における居住期間**
8. **5年前の住居の所在地**
9. 在学，卒業等教育の状況
10. **就業状態**
11. **所属の事業所の名称及び事業の種類**
12. **仕事の種類**
13. **従業上の地位**
14. **従業地又は通学地**
15. 従業地又は通学地までの利用交通手段

世帯員に関する事項

1. **世帯の種類**
2. **世帯員の数**
3. **住居の種類**
4. **住宅の建て方**

❷ 人口構成を表す指標

ⓐ 年齢3区分別人口

集団の人口の年齢構成を知るために，人口を年齢区分により以下の3つの群に分けた年齢3区分別人口が用いられる．0～14歳を**年少人口**，15～64歳を**生産年齢人口**，65歳以上を**老年人口**という．さらに，年少人口と老年人口の和を**従属人口**という．

年齢構成の特徴を示す指標として，これら年齢3区分別人口の総人口に対する割合や人口構成の若さや高齢化を表す指数が用いられる（表2・2）．

NOTE

年少人口　：0～14歳
生産年齢人口：15～64歳
老年人口　：65歳以上
従属人口　：年少人口＋老年人口

表2・2　年齢3区分別人口および人口構成指標

		計算式	意　味	わが国における値					
				1950年	1970	1990	2000	2010	2023
年齢3区分別構成割合	年少人口割合	$\frac{年少人口}{総人口}\times100$	主に義務教育を受けている人の割合	35.4	23.9	18.2	14.6	13.1	11.4
	生産年齢人口割合	$\frac{生産年齢人口}{総人口}\times100$	労働で社会を支えている人の割合	59.7	69.0	69.7	68.1	63.8	59.5
	老年人口割合	$\frac{老年人口}{総人口}\times100$	高齢者の割合	4.9	7.1	12.1	17.4	23.0	29.1
指数	年少人口指数	$\frac{年少人口}{生産年齢人口}\times100$	人口年齢構成の若さの程度	59.3	34.7	26.2	21.4	20.6	19.2
	老年人口指数	$\frac{老年人口}{生産年齢人口}\times100$	人口構成の高齢化の程度	8.3	10.2	17.3	25.5	36.1	49.0
	従属人口指数	$\frac{年少人口+老年人口}{生産年齢人口}\times100$	生産年齢人口が扶養すべき負担の指標	67.5	44.9	43.5	46.9	56.7	68.2
	老年化指数	$\frac{老年人口}{年少人口}\times100$	高齢化の程度	14.0	29.5	66.2	119.1	175.1	255.6

［資料　総務省統計局：国勢調査報告］

表2・2に示す通り，1950年と2023年の従属人口指数は同程度であるが，その人口構成は異なる．1950年は年少人口割合および年少人口指数が高く，老年人口割合ならびに老年人口指数が低いため，将来における生産年齢人口の増加に期待がもてる成長型の人口構成であったことがうかがえる．しかしながら近年では，年少人口割合および年少人口指数は減少の一途をたどる一方，老年人口割合ならびに老年人口指数は顕著に増加し続けており，将来の生産年齢人口および総人口の減少が予想される．

b 人口ピラミッド

人口ピラミッドとは，縦軸を年齢，横軸を性別人口（左：男性，右：女性）として，年齢別人口を積み上げたヒストグラムのことをいう．人口ピラミッドを図示して視覚化することにより，その集団の人口構成が類型化されやすくなる．また，集団内の経時的変化や，別の集団の人口構成との比較も容易である．特徴的な人口ピラミッドのパターンを図2・1に示す．

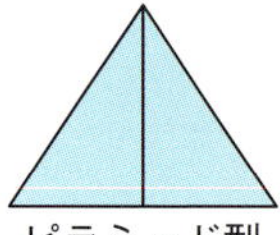

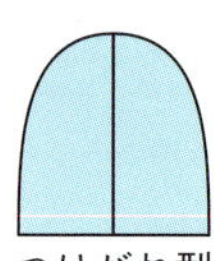

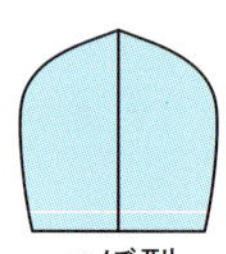

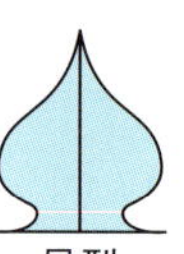

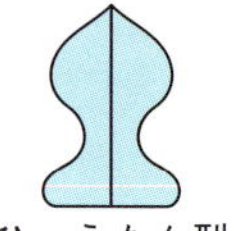

図2・1　代表的な人口ピラミッドパターン

①ピラミッド型：多産多死型．出生率は高いが，乳幼児期およびその後の死亡率も高いため，人口はあまり変わらないか漸増する．また，出生率が高いまま，乳幼児期およびその後の死亡率が低下してくると多産少死型となり，人口の急激な増加（**人口爆発**）が起こる．後発発展途上

国[*3]や開発途上国[*4]がこの類型を示す.

②**つりがね型**：少産少死型．ピラミッド型より出生率が低下して年少人口が減少し，死亡率が低下して老年人口が増加した集団にみられる．人口は安定してほぼ静止しており，米国など多くの先進国がこの類型を示す.

③**つぼ型**：少産少死型．出生率が著しく低下し，集団の老年化により見かけの死亡率（粗死亡率）が高い．将来人口は減少する．現在のわが国やイタリアがこの類型である.

④**星形**：都市型の類型で，若年層が流入して多くなることによって生じる．大学周辺都市や，企業や商業施設が集まる都市でみられる．また，減少していた出生率が持続的に増加に転じた場合にもみられる.

⑤**ひょうたん型**：農村でみられる類型で，進学や就職による若年層の流出により，相対的に子どもや中高年が多い集団である.

わが国の人口ピラミッドは，第二次世界大戦前はピラミッド型であったが，戦後の復興とともにつりがね型となり，最近は少子高齢化によりつぼ型となっている．このように，社会の発展に伴い，人口動態が多産多死型から多産少死型を経て，少産少死型に至る過程を**人口転換**という．図2・2に2023年10月1日時点のわが国の人口ピラミッドを示す．1938年，1939年に日中戦争の動員による出生数減少，1945年，1946年に第二次世界大戦終戦前後の出生数減少があった．その後，出征者の復員や，戦後の復興に合わせて1947～1949年に**第一次ベビーブーム**が起こった．この時生まれた人々が結婚・出産適齢期となった1971～1973年には**第二次ベビーブーム**が起こった．これ以降，出生数は減少の一途をたどっている.

*3　**後発発展途上国**　国連開発計画委員会（Committee for Development Policy, CDP）が認定した基準に基づき，国連経済社会理事会の審議を経て，国連総会の決議により認定されたとくに開発の遅れた国々．3年に一度見直しが行われる．2022年8月現在，エチオピア，ウガンダ，カンボジア，ネパール，キリバス，ハイチなど46ヵ国が認定されている.

*4　**開発途上国**　発展途上国ともいう．明確な線引きはないが，一般的には経済協力開発機構（Organisation for Economic Co-operation and Development, OECD）が発表する政府開発援助（Official Development Assistance, ODA）受け取りリスト（通称DACリスト）に掲載されている国を開発途上国とよぶことが多い.

コラム

丙午（ひのえうま）の迷信

1966年の突然の出生数減少は「丙午の迷信」による．10種の十干（じっかん）と12種の十二支からなる干支（えと）60種のうち，丙午年に生まれた女性は気性が激しく，夫の寿命を縮めるという迷信が江戸時代に興った．そのため，丙午年生まれの新生女児は殺されたり，成長しても虐げられたりしたため，出産控えや中絶が増加するなどした．この迷信が明治・大正・昭和まで脈々と続き，1966年にも影響を及ぼしたのである．なお，次回の丙午は2026年である.

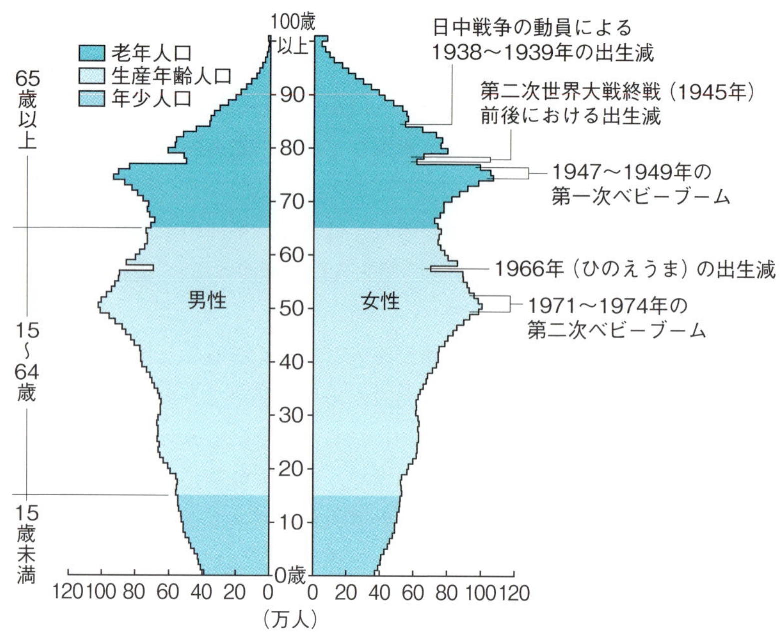

図2・2　わが国の人口ピラミッド（2023年10月1日時点）
［資料　総務省統計局］

コラム

幻の第三次ベビーブーム

第二次ベビーブームで生まれた世代が出産適齢期を迎える2000年前後には，第三次ベビーブームが起こるのではないかと予想されていたが，実際は起こらなかった．それはなぜだろうか．1986年に「男女雇用機会均等法」が施行され，女性の社会進出が加速した．1994年には少子化対策として「エンゼルプラン」が打ち出されたが，ワーク・ライフ・バランスの見直しはほとんどされず，家事や子育ては女性の役割であるという考えは根強かった．一方，高齢化社会に対応した介護保険助成にはエンゼルプランよりも多くの財源が割かれており，エンゼルプランの質・量ともに十分ではなかったといえるだろう．さらに，1990年代後半のバブル崩壊により経済・雇用情勢が悪化し，財政的不安が若者世代に大きくのしかかった．こうした状況が，出生数の減少や，未婚率の上昇および晩婚化の進行につながり，第三次ベビーブームは起こらなかったのではないかと考えられる．

❸ 人口動態統計

人口動態統計とは，絶えず変化する集団の人口規模および人口構造を，一定期間における動きとして調査するものである．人口規模は出生によって増加し，死亡によって減少するが，出生数と死亡数の差を**自然増減**という．また，出生率と死亡率の差を**自然増減率**という．出生および死亡は自然増減を直接的に左右するが，婚姻ならびに離婚も間接的に自然増減を左右する．また，出生数にも死亡数にも含まれない死産[*5]についても，人口構造を把握するには必要である．したがって，人口動態統計では**出生**，**死亡**，**婚姻**，**離婚**に**死産**を加えた5要因について，一定期間（通常1年間）における動きを調査する．

NOTE　自然増減＝出生数－死亡数
自然増減率＝出生率－死亡率

＊5　**死産率**　☞p.21

❹ 出生統計

ⓐ 出生率

人口あたりの1年間の出生数を**出生率**といい，通常1,000人あたりで表す．出生率は，妊娠可能年齢女子人口の多寡を加味していないため，人口の将来予測には適さない．

$$出生率 = \frac{出生数}{人口} \times 1{,}000$$

ⓑ 再生産率

人口の将来予測には**合計特殊出生率**（**粗再生産率**），**総再生産率**，**純再生産率**の3つの再生産率が用いられる．これらの指標のうち，将来の人口を一番正確に予測できるのは純再生産率である．再生産率とは，妊娠可能な年齢（**再生産年齢**）の女性人口を分母として出生率を求めたものであり，WHOでは再生産年齢を**15～49歳**に限定している．

①**合計特殊出生率（粗再生産率）**：1人の女性が一生の間に産む平均子ども（男女児）数を表す．

$$合計特殊出生率 = \frac{母親の年齢別出生数}{年齢別女性人口} の15～49歳までの合計$$

②**総再生産率**：1人の女性が一生の間に産む平均女児数を表す．合計特殊出生率のほぼ1/2となる．

$$総再生産率 = \frac{母親の年齢別出生数}{年齢別女性人口} の15～49歳までの合計$$

③**純再生産率**：1人の女性が一生の間に産む平均女児数に，その女児が再生産年齢を過ぎるまでの平均生存確率を考慮したものである．

$$純再生産率 = \left[\frac{母親の年齢別女児出生数}{年齢別女性人口} \times 各年齢における女性の死亡率\right] の15～49歳までの合計$$

ⓒ 人口置換水準

人口置換水準とは，ある死亡水準の下で，人口が長期的に増減せず，親世代と同数で置き換わっていくための大きさを表す指標である．人口置換水準は，再生産年齢以前の女性の死亡率や男女の出生比によって変動する．2022年のわが国において，再生産年齢以前の女性の死亡率は低く（5歳階級ごとの分類で0.1～0.5），男女の出生比は105：100であり，人口置換水準に見合う合計特殊出生率は2.07である．したがって将来人口は，合計特殊出生率が2.07を超えれば増加，2.07で静止，2.07未満であれば減少する．また，純再生産率が1.0を超えれば増加，1.0で静止，1.0

未満であれば減少する．人口置換水準は以下の式で求められる．

$$人口置換水準 = \frac{合計特殊出生率}{純再生産率}$$

d わが国における再生産率の推移

わが国の再生産率の推移を表2・3に示す．1950年までは，合計特殊出生率が人口置換水準を超え，総再生産率・純再生産率も1.0を超えており，将来人口の増加が見込まれる状況であった．しかしながら，1970年の合計特殊出生率が人口置換水準と等しくなり，純再生産率が1.0となって以降，各再生産率は減少の一途をたどっている．2022年の合計特殊出生率は1.26（人口置換水準：2.07），純再生産率は0.61であり，将来人口が減少することは確実である．

表2・3　わが国における再生産率の値の推移

	1930年	1950	1970	1990	2010	2022
合計特殊出生率	4.70	3.65	2.13	1.54	1.39	1.26
総再生産率	2.29	1.77	1.03	0.75	0.67	0.61
純再生産率	1.52	1.50	1.00	0.74	0.67	0.61
人口置換水準	3.09	2.43	2.13	2.08	2.07	2.07

［資料　国立社会保障・人口問題研究所：人口統計資料集］

5 死亡統計

a 死亡率（粗死亡率）

人口あたりの1年間の死亡者数を**死亡率**（**粗死亡率**）といい，通常人口1,000人あたりで表す．

$$（粗）死亡率 = \frac{死亡数}{人口} \times 1,000$$

近年のわが国の粗死亡率は，男女ともに老年人口割合の増加に伴って上昇している（図2・3）．

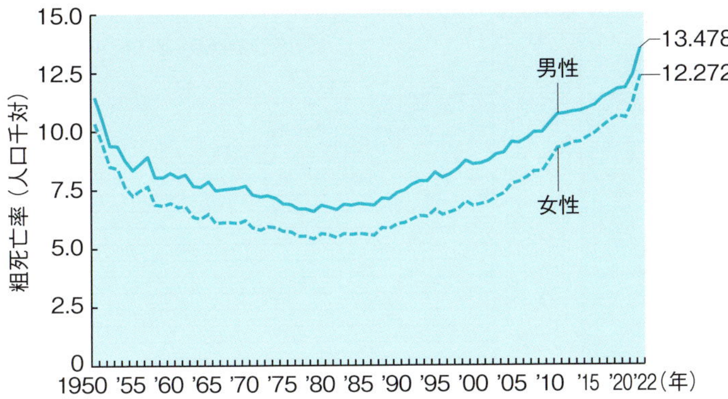

図2・3 粗死亡率の年次推移（人口千対）
［資料 厚生労働省：令和5年度（2023）人口動態統計特殊報告］

b 年齢調整死亡率

死亡の状況は年齢によって異なっており，年齢別人口に対する年齢階級別死亡数は高齢になるほど高くなる．したがって，老年人口割合が高い集団Aと年少人口割合が高い集団Bを比較した場合，集団Aの粗死亡率が高くなる．このように粗死亡率を用いた比較では，人口構成が大きく影響する．そこで，観察したい集団の人口構成が基準となる集団の人口構成と同一だと仮定し，観察集団の死亡確率を用いて計算し直したものが**年齢調整死亡率**[*6]である．現在，わが国の**基準人口**[*7]として**2015年（平成27年）モデル人口**が用いられている．近年のわが国の年齢調整死亡率は男女ともに減少傾向にある（図2・4）．

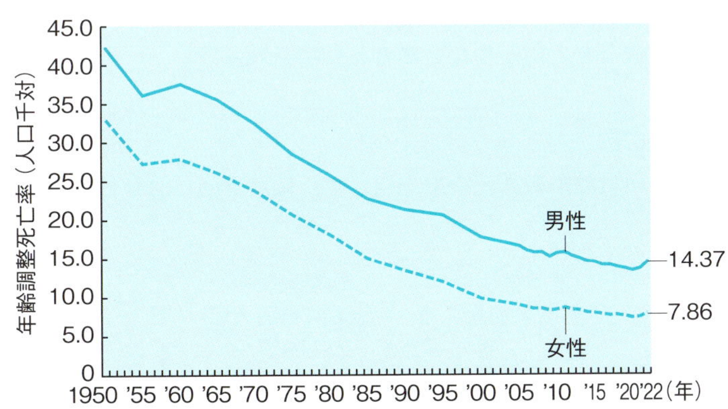

図2・4 年齢調整死亡率の年次推移（人口千対）
注 1980年から2015年はさかのぼって2015（平成27）年人口モデルで計算している．
［資料 厚生労働省：令和5年度（2023）人口動態統計特殊報告］

*6 **年齢調整死亡率** 年齢調整死亡率の国際比較では，基準人口をWHOが作成した世界標準人口として算出する．

*7 **基準人口**（図2・5） 1990年から2019年までは，基準人口として1985（昭和60）年モデル人口が用いられていた．高齢社会を反映し，2020年から2015（平成27）年モデル人口が使用されることになった．

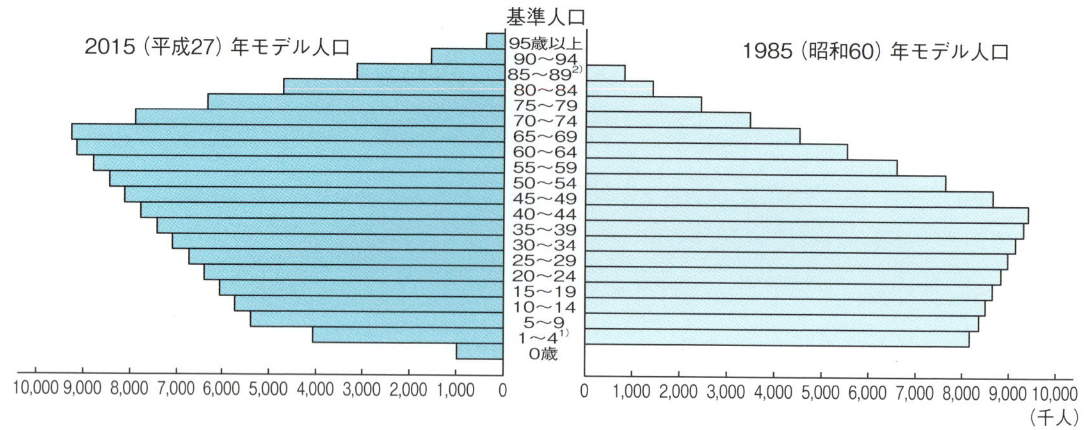

図2・5　人口モデルの変化

注　1）1985（昭和60）年モデル人口の階級は，0～4歳である.
　　2）1985（昭和60）年モデル人口の階級は，85歳以上である.
［資料　厚生労働省：令和5年度（2023）人口動態統計特殊報告］

（1）年齢調整死亡率の直接計算法

単に「年齢調整死亡率」といった場合は直接法で計算されたものを指し，国家間や年代間の比較に使用される.

$$\text{年齢調整死亡率} = \frac{\left[\begin{matrix}\text{観察集団の}\\\text{年齢階級別死亡率}\end{matrix} \times \begin{matrix}\text{年齢階級別}\\\text{基準人口}\end{matrix}\right]\text{の各年齢階級の総和}}{\text{基準人口の総数}}$$

（2）年齢調整死亡率の間接計算法

観察集団の年齢階級別死亡率が不明でも計算可能な方法である．都道府県間の比較など人口が少ない場合に使用される.

①期待死亡数

基準集団の年齢階級別死亡率を用いて，観察集団における**期待死亡数**を求める.

$$\text{期待死亡数} = \frac{\left[\begin{matrix}\text{基準集団の}\\\text{年齢階級別死亡率}\end{matrix} \times \begin{matrix}\text{観察集団の}\\\text{年齢階級別人口}\end{matrix}\right]\text{の各年齢階級の総和}}{1{,}000}$$

②標準化死亡比

観察集団の実際の死亡数に対する期待死亡数の比である**標準化死亡比**（standardized mortality ratio, SMR）を求める.

$$\text{標準化死亡比} = \frac{\text{観察集団の死亡数}}{\text{期待死亡数}}$$

③年齢調整死亡率

基準集団の死亡率に標準化死亡比をかけ，**年齢調整死亡率**を求める．

年齢調整死亡率＝基準集団の死亡率×標準化死亡比

【例題】　年齢調整死亡率を求める

年齢集団	基準人口			観察集団A			観察集団B		
	人口	死亡数	死亡率	人口	死亡数	死亡率	人口	死亡数	死亡率
0～14歳	7,000	140	20	200	4	20	300	3	20
15～64歳	8,000	80	10	300	3	10	400	4	10
65歳以上	5,000	250	50	500	40	80	300	27	90
計	20,000	470	23.5	1,000	47	47	1,000	34	34

観察集団A，観察集団Bの粗死亡率はそれぞれ47，34である．

〔直接法による年齢死亡率の計算〕

観察集団Aは

$$\frac{20 \times 7{,}000 + 10 \times 8{,}000 + 80 \times 5{,}000}{20{,}000} = 31$$

観察集団Bは

$$\frac{20 \times 7{,}000 + 10 \times 8{,}000 + 90 \times 5{,}000}{20{,}000} = 33.5$$

〔間接法による年齢死亡率の計算〕

観察集団Aの標準化死亡率は

$$\frac{47 \times 1{,}000}{200 \times 20 + 300 \times 10 + 500 \times 50} = 1.306$$

年齢調整死亡率は

$$23.5 \times 1.306 = 30.7$$

観察集団Bの標準化死亡比は

$$\frac{34 \times 1{,}000}{300 \times 20 + 400 \times 10 + 300 \times 50} = 1.36$$

年齢調整死亡率は

$$23.5 \times 1.36 = 32.0$$

直接法で計算した値と間接法で計算した値は若干異なるが，いずれにおいても高齢者が多い集団（観察集団 A）の方が，粗死亡率に比べて年齢調整死亡率がより低くなることがわかる．

c Proportional mortality indicator (PMI)

年齢調整死亡率を用いることにより，年齢構成の影響を受けずに集団間の死亡状況を比較することが可能であるが，年齢調整死亡率を求めるためには観察集団の人口統計データが必須となる．人口統計が十分発達していないような開発途上国や，戦争中の国家では，人口統計データがそろっていないことも少なくない．この様な国でも年齢階級別死亡数が分かれば求められる指標として proportional mortality indicator（PMI）がある．かつてはPMIとして50歳以上死亡割合（全死亡数のうち50歳以上の死亡が占める割合）が用いられてきた．しかしながら，わが国を始め集団の健康水準が高い先進国では，50歳以上死亡割合は軒並み90％前後と飽和状態にあり，先進国間での比較には適さなくなっていた．そこで近年では，先進国間の比較に**65歳以上死亡割合**が使用されている（表2・4）．

$$\text{65歳以上死亡割合（PMI）} = \frac{\text{65歳以上死亡数}}{\text{全死亡数人口}} \times 100$$

表2・4　65歳以上死亡割合の国際比較

	65歳以上死亡割合
日本（2022年）	91.8
米国（2019年）	74.2
カナダ（2020年）	80.3
フランス（2020年）	85.3
ドイツ（2020年）	86.0
イタリア（2020年）	90.0
スウェーデン（2020年）	89.3
英国（2020年）	84.7
オーストラリア（2020年）	82.1
ニュージーランド（2021年）	81.0

[資料　厚生労働統計協会：国民衛生の動向，厚生労働省：人口動態統計，UN：Demographic Yearbook]

❻ 母子保健に関する死亡統計

a 母子保健における人口動態統計

出産に関する人口統計は，集団の衛生状況を反映し，健康水準を示す重要な指標となる．母子保健における人口動態に関する語句と期間に関して図2・6にまとめた．妊娠満12週以後の死児の出産を**死産**という．生まれた児は，生後1週間未満を**早期新生児**，生後4週未満を**新生児**，生後1年未満を**乳児**とよぶ．また，妊娠満22週から生後1週間未満までの期間を**周産期**という．

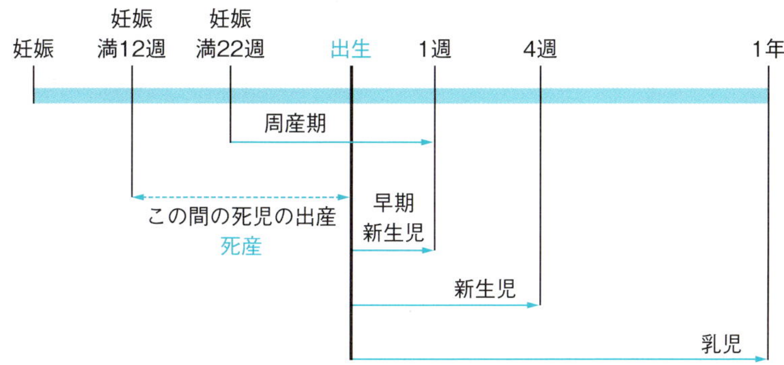

図2・6 母子保健に関する各期間と名称

b 死産率

死産率とは，出産 1,000 に対する死産数をいう．出産には，児が生きている場合（出生）と死んでいる場合（死産）がある．したがって，出産数＝出生数＋死産数となる．

$$\text{死産率} = \frac{\text{死産数}}{\text{出産数}} \times 1{,}000$$

死産は**人工死産**（いわゆる人工妊娠中絶）と**自然死産**に区分される．人工死産とは，胎児の母体内生存が確実であるときに，人工的処置を加えたことにより死産に至った場合をいい，それ以外はすべて自然死産である．なお，人工的処置を加えた場合でも，胎児を出生させることを目的とした場合，および母体内の胎児が生死不明または死亡している場合は自然死産である．母体保護法に則った人工妊娠中絶は妊娠満 22 週未満について行われるが，妊娠満 12 週以後の場合は死産として届け出なくてはならない．

わが国の死産率の年次推移を図２・７に示す．死産率は 1960 年代以降低下傾向を示し，近年は横ばいとなっており，2023 年の死産率は 20.9 であった．1966 年の死産率の急激な上昇は，同年が丙午であったことによる異常な出生減少に起因している．人工死産率は 1974 年から上昇傾向を示し，1985 年に自然死産率を上回ったが，その後は低下傾向にあり，自然死産率と同等となっている．2023 年の人工死産率は 11.3，自然死産率は 9.6 であった．

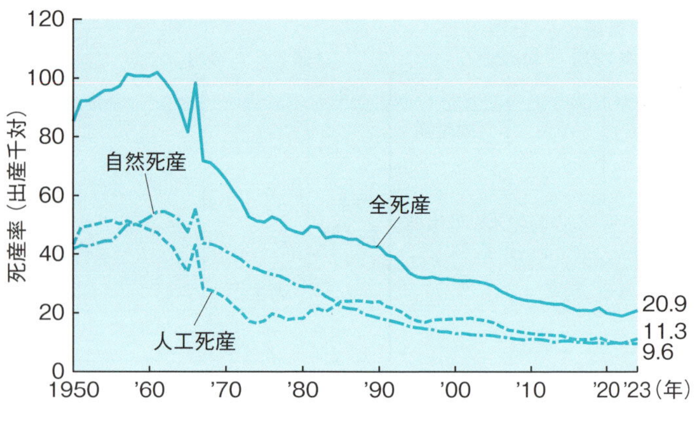

図2・7　死産率の年次推移
［資料　厚生労働省：人口動態統計］

ⓒ 早期新生児死亡率，新生児死亡率，乳児死亡率

早期新生児死亡率，**新生児死亡率**，**乳児死亡率**はいずれも出生 1,000 に対する値で示される．

$$早期新生児死亡率 = \frac{早期新生児死亡数}{出生数} \times 1{,}000$$

$$新生児死亡率 = \frac{新生児死亡数}{出生数} \times 1{,}000$$

$$乳児死亡率 = \frac{乳児死亡数}{出生数} \times 1{,}000$$

わが国の早期新生児死亡率，新生児死亡率，乳児死亡率はいずれも第二次世界大戦後から一貫して減少しており，近年ではこれ以上下げられないレベルまで低下している（図２・８）．これは世界的にみてもトップクラスの低率である．2023 年における早期新生児死亡率は 0.6，新生児死亡率は0.8，乳児死亡率は1.8であった（図2・8，表2・5）．

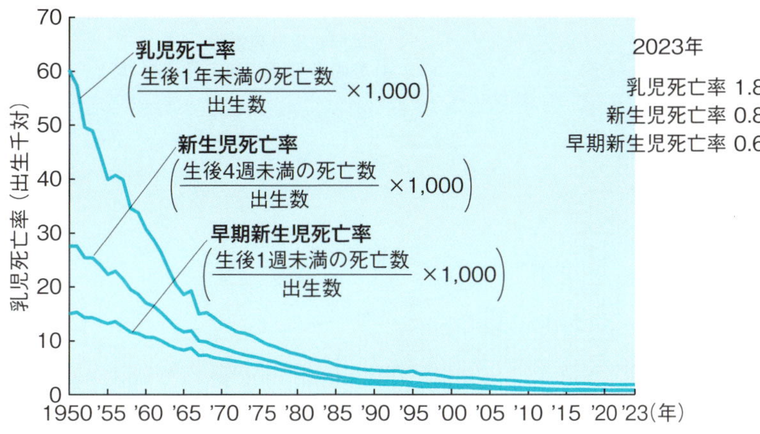

図2・8　出生後期間別死亡率の年次推移
［資料　厚生労働省：人口動態統計］

表2・5　新生児・乳児死亡率（出生千対）の国際比較

	新生児死亡率	乳児死亡率
日本（2023年）	0.8	1.8
米国（2019年）	3.8[1)]	5.6
カナダ（2020年）	3.5	4.5
フランス（2020年）	2.5	3.4
ドイツ（2020年）	2.2	3.0[2)]
イタリア（2018年）	2.0	2.3[2)]
スウェーデン（2020年）	1.7	1.8[2)]
英国（2020年）	2.8	4.0[2)]
オーストラリア（2020年）	2.4	3.1[2)]
ニュージーランド（2020年）	2.7	3.5[3)]

1）2018年の数値，2）2021年の数値，3）2022年の数値
［資料　厚生労働統計協会：国民衛生の動向，厚生労働省：人口動態統計，UN：Demographic Yearbook，国立社会保障・人口問題研究所：人口統計資料集］

d 周産期死亡率

妊娠満22週以後の死産と生後1週未満の早期新生児死亡を合わせたものを**周産期死亡**といい，妊娠満22週以後の死産数に出生数を加えたものの1,000対で**周産期死亡率**を表す．

$$周産期死亡率 = \frac{妊娠満22週以後の死産数 + 早期新生児死亡数}{妊娠満22週以後の死産数 + 出生数} \times 1{,}000$$

妊娠満22週以後の死産と早期新生児死亡は，ともに母体の健康状態に強く影響を受けるため，WHOは1950年以降，周産期死亡を母子保健の指標とすることを提唱している[*8]．わが国では周産期死亡率は減少しており，そのうち多くを占めるのは妊娠満22週以後の死産となっている（図2・9）．

*8　WHOでは国際比較用として出産体重1,000 g以上の胎児と新生児に限定し，率の分母には死産も含めた出産で行う考え方が勧告されているが，わが国では従来との比較なども考慮して，この統計は適用していない．

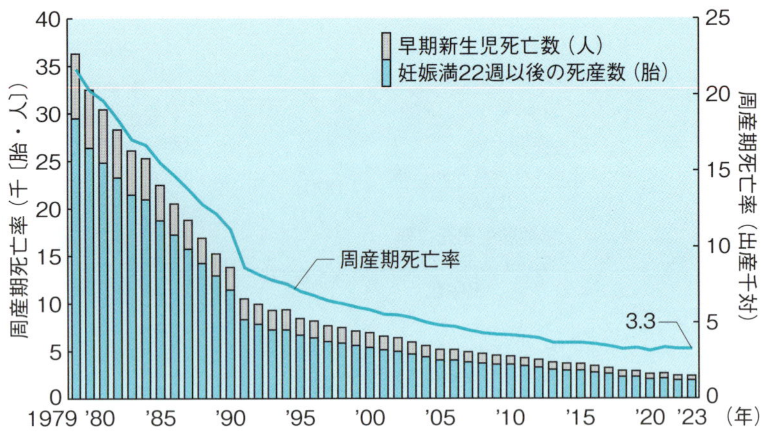

図2・9　周産期死亡数および周産期死亡率の年次推移
［資料　厚生労働省：人口動態統計］

e 妊産婦死亡率

妊婦がおかれている保健水準を反映する指標として**妊産婦死亡率**[*9]が用いられられる.

*9　**妊産婦死亡率**　妊産婦死亡率の国際比較では，分母を「出生数」とすることもある.

$$妊産婦死亡率 = \frac{妊産婦死亡数}{出産数} \times 100{,}000$$

わが国の妊産婦死亡率は第二次世界大戦以降確実に低下しており，諸外国と同程度の低いレベルを誇っている（表2・6，2・7）.

表2・6　妊産婦死亡率（出産10万対）の推移

	妊産婦死亡率		妊産婦死亡率
1960年	117.5	1995年	6.9
1965年	80.4	2000年	6.3
1970年	48.7	2005年	5.7
1975年	27.3	2010年	4.1
1980年	19.5	2015年	3.8
1985年	15.1	2020年	2.7
1990年	8.2	2022年	4.2

［資料　厚生労働省：人口動態統計］

表2・7　妊産婦死亡率（出生10万対）の国際比較

	妊産婦死亡率（出生10万対）
日本（2022年）	4.2
米国（2020年）	35.6
カナダ（2019年）	7.5
フランス（2016年）	4.4
ドイツ（2020年）	3.6
イタリア（2017年）	3.5
スウェーデン（2018年）	4.3
英国（2019年）	3.9
オーストラリア（2020年）	2.0
ニュージーランド（2016年）	1.7

[資料　厚生労働統計協会：国民衛生の動向，厚生労働省：人口動態統計，UN：Demographic Yearbook]

❼ 生命表と生命関数

ⓐ 生命表

生命表とは，死亡状況が変化しないと仮定したとき，同一時点で出生した集団が加齢とともに死亡減少していく過程で，各年齢の生存者が平均してあと何年生きられるかや，定常状態の人口構造がどのような様相を示すかなどを，死亡率，生存数，平均余命などの生命関数によって表したものである．これらの指標は，男女別に各年齢の人口と死亡数を基にして計算されており，現実の年齢構成には左右されず，死亡状況のみを表している．したがって，死亡状況を厳密に分析する上で不可欠なものとなっている．また，0歳の平均余命である平均寿命は，すべての年齢の死亡状況を集約したものとなっており，保健福祉水準を総合的に示す指標として広く活用されている．厚生労働省は完全生命表と簡易生命表の2種類の生命表を作成し，公表している．

①**完全生命表**：国勢調査によって得られた人口動態統計（確定数）に基づいて作成されるため，5年ごとの作成となる．作成・公表までに時間がかかるが，使用される数値は確定数であるため，確定版の生命表となる．2020年には第23回生命表が作成された（表2・8）．

②**簡易生命表**：人口動態統計（概数）と推計人口を用いて作成され，計算方法も簡略化されているが，毎年作成される．完全生命表との数値のずれはほとんどないため，完全生命表の間を埋めるため，また最新の動向を把握することに活用されている．

表2・8　第23回生命表の一部

2020（令和）2年

	年齢 X	生存数 l_x	死亡数 ${}_nd_x$	生存率 ${}_np_x$	死亡率 ${}_nq_x$	死力 μ_x	定常人口		平均余命 $\mathring{e}_x$
							${}_nL_x$	T_x	
男	0週	100 000	67	0.99933	0.00067	0.07181	1 917	8 156 116	81.56
	1	99 933	5	0.99995	0.00005	0.00991	1 916	8 154 199	81.60
	2	99 928	8	0.99992	0.00008	0.00085	1 916	8 152 283	81.58
	3	99 920	4	0.99996	0.00004	0.00367	1 916	8 150 367	81.57
	4	99 916	20	0.99980	0.00020	0.00174	8 987	8 148 450	81.55
	2月	99 896	13	0.99987	0.00013	0.00197	8 324	8 139 463	81.48
	3	99 883	30	0.99970	0.00030	0.00137	24 967	8 131 139	81.41
	6	99 852	36	0.99964	0.00036	0.00100	40 916	8 106 172	81.18
	0年	100 000	184	0.99816	0.00184	0.07181	99 860	8 156 116	81.56
	1	99 816	24	0.99976	0.00024	0.00048	99 801	8 056 256	80.71
	2	99 792	17	0.99983	0.00017	0.00014	99 784	7 956 455	79.73
	3	99 775	11	0.99989	0.00011	0.00014	99 769	7 856 671	78.74
	4	99 764	8	0.99992	0.00008	0.00009	99 760	7 756 902	77.75
	中略								
	100	2 110	703	0.66676	0.33324	0.39037	1 739	4 654	2.21
	101	1 407	497	0.64654	0.35346	0.42050	1 143	2 916	2.07
	102	909	340	0.62606	0.37394	0.45198	728	1 773	1.95
	103	569	225	0.60537	0.39463	0.48487	449	1 045	1.83
	104	345	143	0.58448	0.41552	0.51922	267	596	1.73
	105	201	88	0.56342	0.43658	0.55512	154	328	1.63
	106	113	52	0.54223	0.45777	0.59261	85	175	1.54
	107	62	29	0.52095	0.47905	0.63179	45	89	1.45
	108	32	16	0.49961	0.50039	0.67271	23	44	1.37
	109	16	8	0.47824	0.52176	0.71547	11	21	1.30
	110	8	4	0.45690	0.54310	0.76013	5	9	1.23
	111	4	2	0.43562	0.56438	0.80680	2	4	1.16
	112	2	1	0.41444	0.58556	0.85554	1	2	1.10
	113	1	0	0.39342	0.60658	0.90647		1	1.05
女	0週	100 000	64	0.99936	0.00064	0.06362	1 917	8 771 274	87.71
	1	99 936	8	0.99992	0.00008	0.01225	1 916	8 769 357	87.75
	2	99 927	5	0.99995	0.00005	0.00096	1 916	8 767 441	87.74
	3	99 923	6	0.99994	0.00006	0.00247	1 916	8 765 524	87.72
	4	99 917	16	0.99984	0.00016	0.00293	8 987	8 763 608	87.71
	2月	99 901	12	0.99988	0.00012	0.00138	8 325	8 754 621	87.63
	3	99 889	28	0.99972	0.00028	0.00125	24 969	8 746 297	87.56
	6	99 861	33	0.99967	0.00033	0.00093	49 921	8 721 328	87.33
	0年	100 000	172	0.99828	0.00172	0.06362	99 868	8 771 274	87.71
	1	99 828	17	0.99983	0.00017	0.00042	99 817	8 671 407	86.86
	2	99 811	12	0.99988	0.00012	0.00007	99 806	8 571 590	85.88
	3	99 800	9	0.99991	0.00009	0.00010	99 795	8 471 784	84.89
	4	99 791	7	0.99993	0.00007	0.00008	99 787	8 371 988	83.90
	中略								
	105	1 071	438	0.59097	0.40903	0.50388	836	1 854	1.73
	106	633	276	0.56436	0.43564	0.54855	484	1 018	1.61
	107	357	165	0.53737	0.46263	0.59606	267	534	1.50
	108	192	94	0.51007	0.48993	0.64660	140	267	1.39
	109	98	51	0.48255	0.51745	0.70036	70	127	1.30
	110	47	26	0.45491	0.54509	0.75755	33	57	1.21
	111	21	12	0.42724	0.57276	0.81838	15	24	1.13
	112	9	6	0.39965	0.60035	0.88310	6	10	1.05
	113	4	2	0.37226	0.62774	0.95193	2	4	0.98
	114	1	1	0.34518	0.65482	1.02515	1	1	0.92

b 生命関数

毎年，同時に10万人が出生する人間集団を想定し，この集団が各年齢別死亡率（毎年不変とする）に従って年々死亡していくと仮定すると，この集団の人口はやがて定常状態に達する．この定常状態における人口構造の様相を明らかにすることができるのが生命表である．この定常状態の集団の生存者数曲線を図2・10に示す．生命表に用いられる関数は以下の通り定義される．

①生存数 (l_x)：x歳における生存数

②死亡数 ($_nd_x$)：x歳の生存数のうち，$x + n$歳に達しないで死亡する人数の期待数

③生存率 ($_np_x$)：ちょうどx歳の者が$x + n$歳に達するまで生存する確率

④死亡率 ($_nq_x$)：ちょうどx歳の者が$x + n$歳に達しないで死亡する確率

⑤死力 (μ_x)：x歳における瞬間の死亡率

⑥定常人口 ($_nL_x$)：年齢構造が一定の型に収束した（定常状態）人口集団におけるx歳以上$x + n$歳未満の人口

⑦定常人口 (T_x)：x歳以上の定常人口

⑧**平均余命** ($\dot{e}_x$)：ちょうどx歳の者のその後の生存年数の期待値 (T_x/l_x)．とくに，0歳における平均余命を**平均寿命**という．

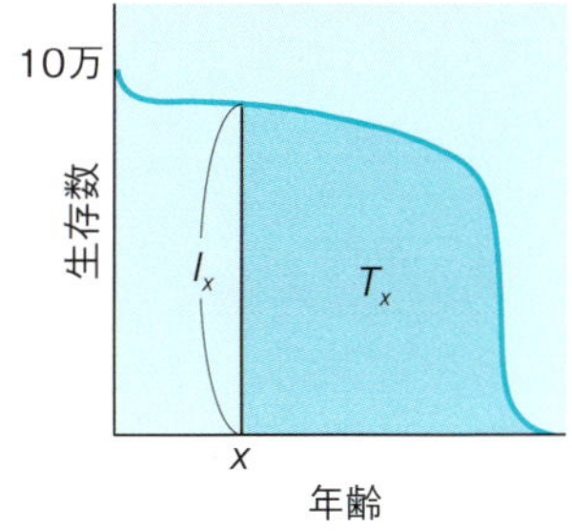

図2・10　生命表で得られる年齢別生存数の模式図

T_x＝x歳以上の定常人口

x歳の平均余命＝$\frac{T_x}{l_x}$

c 平均余命

わが国の平均寿命は1955年において男：63.60歳，女：67.75歳であったが，その後緩やかな上昇を続け，2023年には男：81.09歳，女：87.14歳となっている．

平均余命は単純に平均寿命から年齢を差し引いた数値ではなく，生命関数を用いて求められる．通常0歳以外では常に平均寿命から年齢を差し引いた数値よりも大きな値となる．たとえば2021（令和3）年における40歳の平均余命は，平均寿命の値（男：81.47歳，女：87.57歳）から40を引いた値よりも大きい（男：42.40歳，女：48.24歳）（図2・11）．

平均寿命は全年齢の死亡状況を集約したものであり，保健福祉水準の指標として広く用いられている．しかしながら，人口統計が発達していない国では平均寿命の算出に必要な0歳時死亡率が不明なことが多い点を考慮し，WHOは健康水準を測る包括的指標の1つとして**1歳平均余命**を推奨している．

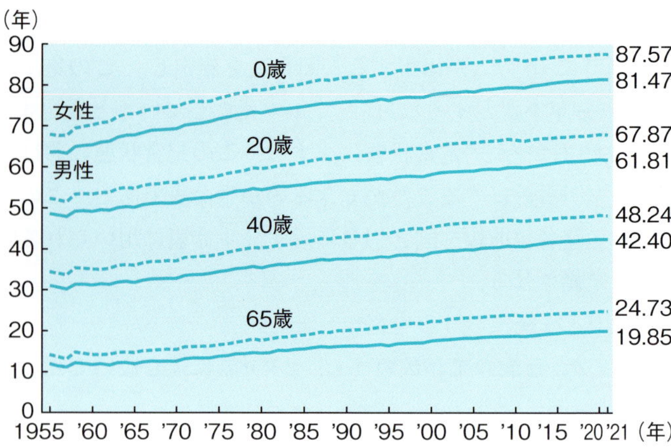

図2・11　平均余命の推移

[資料　厚生労働統計協会：国民衛生の動向，厚生労働省：簡易生命表，完全生命表]

8 傷病統計

a 罹患率

罹患率とは，一定期間内（通常1年間）に，新たにある疾病にかかった人の単位人口（人口10万人対で用いることが多い）に対する割合のことである．図2・12に罹患率の考え方を例示する．この図では，1年間に疾病に罹患した人は10人中5人であるから，罹患率は5/10となる．罹患率は，一定の幅を持った期間内の疾病発生状況を調査するため，インフルエンザなどの季節性のある疾患や，食中毒などの急性疾患の発生状況の把握に適している．

b 有病率

有病率とは，ある一時点（ある1日）に，ある疾病にかかっていた人の単位人口（人口10万人対で用いることが多い）に対する割合のことである．図2・12に有病率の考え方を例示する．この図では，有病率調査時点での有病者は10人中3人であるから，有病率は3/10となる．有病率の大小は，罹患率および有病期間によって決まる．罹患率が同じであっても，有病期間が長いと一般に有病率は高くなる．また，有病率は，糖尿病や高血圧などの生活習慣病や，結核のような慢性疾患の発生状況の把握に適しており，医療の需要と供給を評価し，公衆衛生的施策を計画する際に用いられる．

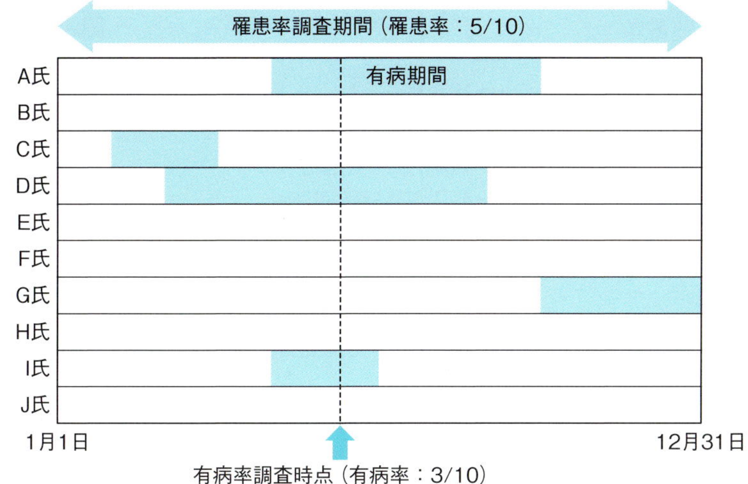

図2・12 罹患率および有病率の考え方

c 有訴者率および通院者率

厚生労働省は，保健・医療・福祉・年金・就業・所得などに関する国民の生活実態を把握し，行政施策に活かす目的で1986年から統計法に基づいて**国民生活基礎調査**を実施している．調査は3年に一度の大規模調査と，間の各年の簡易調査があり，調査対象は全国から無作為に抽出される．

国民生活基礎調査において，病気やけがなどの自覚症状があると訴える人，ならびに医療施設に通院しているとした人の数を，人口1,000人あたりで示した指標をそれぞれ**有訴者率**および**通院者率**という．2022年における有訴者率，通院者率はともに年齢階級が上がるごとに増加している（図2・13，2・14）．また，症状別にみると腰痛および肩こりに対する有訴者率が高く，高血圧による通院者率が高い（表2・9，2・10）．

d 受療率

厚生労働省は，病院および診療所（以下「医療施設」という．）を利用する患者について，その傷病の状況等の実態を明らかにするために，統計法に基づいて**患者調査**を実施している．調査は3年に1回実施され，層化無作為抽出した医療施設を利用した患者について，入院・外来の種別，受療の状況，診療費等支払方法などが調査される．

患者調査において，抽出された医療機関をある1日に受療した人数を人口10万人あたりで示した値を**受療率**という．2020年における受療率を傷病分類別にみると，入院では「精神および行動の障害」，「循環器系の疾患」の順で高く，外来では「消化器系の疾患」，「健康状態に影響を及ぼす要因および保健サービスの利用」の順で高くなっている（表2・11）．また，年齢階級別にみると，入院，外来ともに「65歳以上」が最も高くなっており，年次推移では低下傾向となっている（図2・15）．

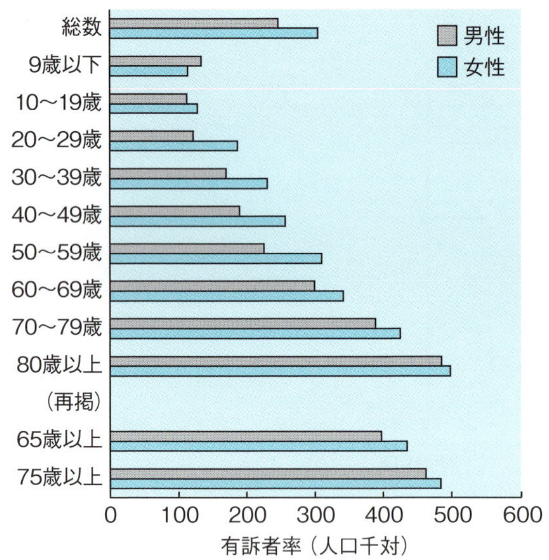

図2・13 年齢階級別にみた有訴者率（2022年）
1）有訴者には入院者は含まないが，有訴者率を算出するための分母となる世帯人員には入院者を含む．
2）「総数」には，年齢不詳を含む．
［資料 厚生労働省：国民生活基礎調査］

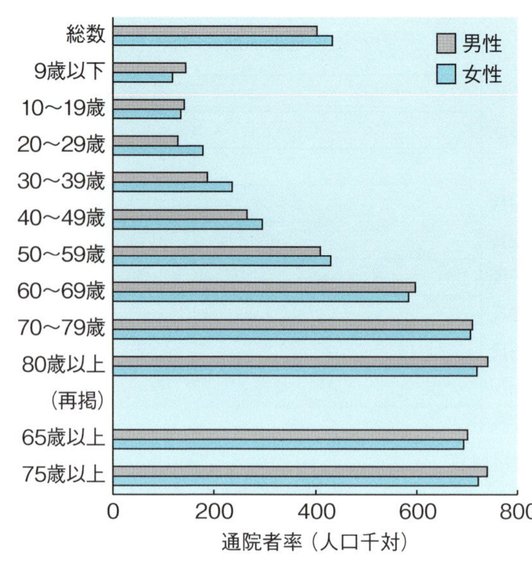

図2・14 年齢階級別にみた通院者率（2022年）
1）通院者には入院者は含まないが，通院者率を算出するための分母となる世帯人員には入院者を含む．
2）「総数」には，年齢不詳を含む．
［資料 厚生労働省：国民生活基礎調査］

表2・9 有訴者率（人口千対）の上位5症状（2022年）

順位	症状	有訴者率
第1位	腰痛	102.1
第2位	肩こり	80.3
第3位	手足の関節が痛む	55.8
第4位	目のかすみ	43.4
第5位	頻尿（尿の出る回数が多い）	38.8

1．複数回答可
2．有訴者には入院者は含まないが，分母となる世帯人員数には入院者を含む．
［資料 厚生労働省：国民生活基礎調査，厚生労働統計局：国民衛生の動向］

表2・10 通院者率（人口千対）の上位5傷病（2022年）

順位	傷病	通院者率
第1位	高血圧症	141.0
第2位	脂質異常症（高コレステロール血症等）	65.9
第3位	眼の病気	57.7
第4位	糖尿病	55.7
第5位	歯の病気	52.5

1．複数回答可
2．通院者には入院者は含まないが，分母となる世帯人員数には入院者を含む．
［資料 厚生労働省：国民生活基礎調査，厚生労働統計局：国民衛生の動向］

表2・11 傷病分類別にみた受療率(人口10万対)(2020年)

2020年10月

	入院			外来		
	総数	男	女	総数	男	女
総 数	960	910	1,007	5,658	4,971	6,308
I 感染症及び寄生虫症	13	13	13	103	96	110
結核(再掲)	2	2	1	1	1	1
ウイルス性肝炎(再掲)	0	0	0	7	7	8
II 新生物〈腫瘍〉	100	115	87	196	178	212
悪性新生物〈腫瘍〉	89	106	74	144	148	141
胃の悪性新生物〈腫瘍〉(再掲)	8	11	5	13	17	9
結腸及び直腸の悪性新生物〈腫瘍〉(再掲)	14	16	12	21	24	19
肝及び肝内胆管の悪性新生物〈腫瘍〉(再掲)	4	5	2	3	5	2
気管,気管支及び肺の悪性新生物〈腫瘍〉(再掲)	13	17	8	15	19	11
乳房の悪性新生物〈腫瘍〉(再掲)	4	0	8	28	1	53
III 血液及び造血器の疾患並びに免疫機構の障害	4	4	5	14	8	20
IV 内分泌,栄養及び代謝疾患	24	21	26	343	312	373
糖尿病(再掲)	12	12	12	170	199	143
脂質異常症(再掲)	0	0	0	122	76	165
V 精神及び行動の障害	188	185	190	211	198	224
血管性及び詳細不明の認知症(再掲)	20	17	23	11	6	15
統合失調症,統合失調症型障害及び妄想性障害(再掲)	113	112	114	40	42	38
気分[感情]障害(躁うつ病を含む)(再掲)	22	16	28	72	61	83
VI 神経系の疾患	100	88	111	131	115	147
アルツハイマー病(再掲)	40	28	51	36	18	53
VII 眼及び付属器の疾患	8	7	9	237	192	279
VIII 耳及び乳様突起の疾患	2	1	2	76	68	83
IX 循環器系の疾患	157	151	163	652	609	693
高血圧性疾患(再掲)	4	2	5	471	418	522
心疾患(高血圧性のものを除く)(再掲)	46	44	48	103	112	94
脳血管疾患(再掲)	98	94	101	59	61	57
X 呼吸器系の疾患	59	69	50	371	363	379
肺炎(再掲)	19	21	17	3	4	3
慢性閉塞性肺疾患(再掲)	5	7	3	12	18	7
喘息(再掲)	1	1	2	71	67	75
XI 消化器系の疾患	48	53	43	1,007	870	1,137
う蝕(再掲)	0	0	0	231	208	252
歯肉炎及び歯周疾患(再掲)	0	0	0	401	319	478
肝疾患(再掲)	5	6	4	20	22	18
XII 皮膚及び皮下組織の疾患	9	9	10	247	225	268
XIII 筋骨格系及び結合組織の疾患	59	46	71	718	556	872
XIV 腎尿路生殖器系の疾患	41	40	41	241	232	250
慢性腎臓病(再掲)	18	21	16	99	134	65
XV 妊娠,分娩及び産じょく	11	・	22	10	・	20
XVI 周産期に発生した病態	5	6	4	3	3	2
XVII 先天奇形,変形及び染色体異常	4	5	4	11	10	11
XVIII 症状,徴候及び異常臨床所見・異常検査所見で他に分類されないもの	10	8	12	59	48	69
XIX 損傷,中毒及びその他の外因の影響	107	80	132	229	233	225
骨折(再掲)	77	45	108	77	62	91
XXI 健康状態に影響を及ぼす要因及び保健サービスの利用	8	6	10	794	650	930
XVII 特殊目的用コード	2	3	2	3	4	3

[資料 厚生労働省:患者調査,厚生労働統計局:国民衛生の動向]

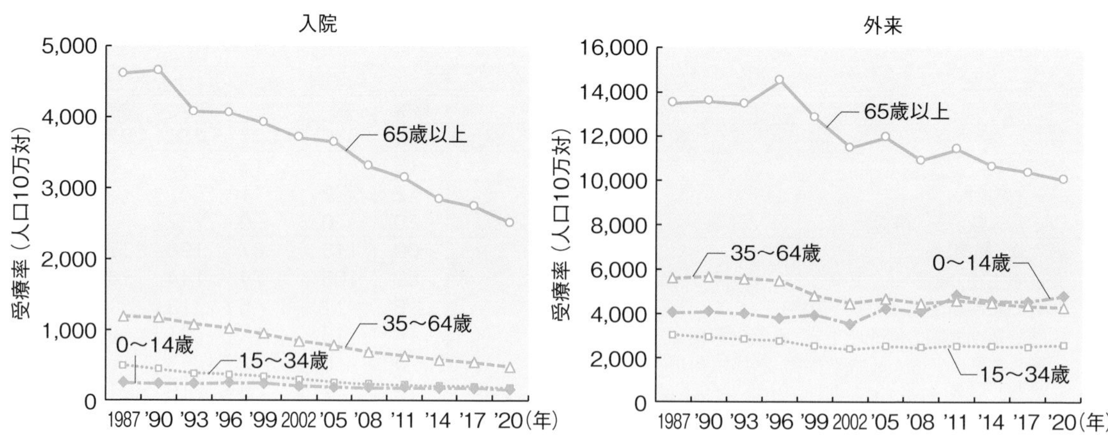

図2・15　年齢階級別にみた受療率（人口10万対）の年次推移

注　1）2011年は，宮城県の石巻医療圏，気仙沼医療圏および福島県を除いた数値である.

［資料　厚生労働省：患者調査］

ポイント

- 人口静態統計とは，ある一時点における人口規模および人口構造などを調査するものである．国勢調査は代表的な人口静態統計である.
- 国勢調査は5年ごとに行われ，調査が行われる年の10月1日午前0時の時点において3ヵ月以上わが国に常住しているすべての人および世帯が調査の対象となり，国籍は問わない.
- 年齢3区分別人口において，0〜14歳を年少人口，15〜64歳を生産年齢人口，65歳以上を老年人口という．また，年少人口と老年人口の和を従属人口という.
- 人口ピラッミッドの類型にはピラミッド型，つりがね型，つぼ型，星形，ひょうたん型があり，現在のわが国の類型はつぼ型である.
- 人口動態が多産多死型から多産少死型を経て，少産少死型に至る過程を人口転換という.
- 人口動態統計とは，集団の人口規模および人口構造を，一定期間における動きとして調査するものである.
- 人口動態統計では出生，死亡，婚姻，離婚に死産を加えた5要因について，一定期間（通常1年間）における動きを調査する.
- 人口の将来予測には合計特殊出生率（粗再生産率），総再生産率，純再生産率の3つの再生産率が用いられる.
- 再生産率とは，妊娠可能な年齢（再生産年齢：15〜49歳）の女性人口を分母として出生率を求めたものである.
- 人口置換水準とは，ある死亡水準の下で，人口が長期的に増減せず，親世代と同数で置き換わっていくための大きさを表す指標である.
- 観察したい集団の人口構成が基準となる集団の人口構成と同一だと仮定し，観察集団の死亡確率を用いて計算し直したものが年齢調整死亡率である．現在，わが国の基準人口として2015（平成27）年モデル人口が用いられている.
- 妊娠満12週以後の死児の出産を死産という．生まれた児は，生後1週間未満を早期新生児，生後4週未満を新生児，生後1年未満を乳児とよぶ．また，妊娠満22週から生後1週間未満までの期間を周産期という.
- 死産率とは，出産1,000に対する死産数をいう．出生数と死産数の和が出産数となる.
- 母体保護法に則った人工妊娠中絶は妊娠満22週未満について行われるが，妊娠満12週以後の場合は死産として届け出なくてはならない.
- 早期新生児死亡率，新生児死亡率，乳児死亡率はいずれも出生1,000に対する値で示される.

- 妊娠満22週以後の死産と生後1週未満の早期新生児死亡を合わせたものを周産期死亡といい，妊娠満22週以後の死産数に出生数を加えたものの1,000対で周産期死亡率を表す．
- 生命表とは，死亡率，生存数，平均余命などの生命関数によって表したものである．
- ちょうど x 歳の者のその後の生存年数の期待値を平均余命という．とくに，0歳における平均余命を平均寿命という．
- 罹患率とは，一定期間内（通常1年間）に，新たにある疾病にかかった人の単位人口（人口10万人対で用いることが多い）に対する割合のことである．
- 有病率とは，ある一時点（ある1日）に，ある疾病にかかっていた人の単位人口（人口10万人対で用いることが多い）に対する割合のことである．
- 厚生労働省は，国民生活基礎調査を実施しており，調査は3年に一度の大規模調査と，間の各年の簡易調査がある．
- 国民生活基礎調査において，病気やけがなどの自覚症状があると訴える人，ならびに医療施設に通院しているとした人の数を，人口1,000人あたりで示した指標をそれぞれ有訴者率および通院者率という．
- 厚生労働省は，患者調査を3年に1回実施している．
- 患者調査において，抽出された医療機関をある1日に受療した人数を人口10万人あたりで示した値を受療率という．

C　わが国における人口動態の変遷と将来人口予測

❶ 死因別統計

a 死因別死亡率の変遷

図2・16に2022（令和4）年におけるわが国における死因順位上位10疾患による死亡割合を示す．2022（令和4）年の死亡数を死因順位別にみると，第1位は**悪性新生物**（**腫瘍**）であり，総死亡数の約1/4を占める．第2位は**心疾患**（高血圧性を除く），第3位は**老衰**，第4位は**脳血管疾患**，第5位は**肺炎**となっている．肺炎による死亡数は7万4,002人で，そのうち新型コロナウイルス感染症は4万7,635人であった．

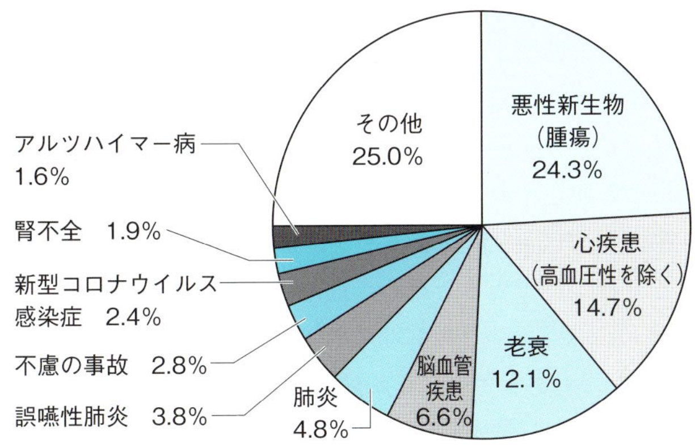

図2・16　わが国における死因上位10疾患による割合
［資料　厚生労働省：令和5年（2023）人口動態統計月報年計（概数）の概況］

図2・17に主な死因別の死亡率の年次推移を示す．第二次世界大戦前後，わが国の死因別死亡率の第1位は**結核**であった．肺炎や気管支炎による死亡率も上位に位置しており，感染症が生死の脅威となる時代であった．その後の医療の発達と公衆衛生の改善により，感染症に代わって脳血管疾患，悪性新生物（腫瘍），心疾患の**三大生活習慣病**が死因順位の上位を占めるようになった．

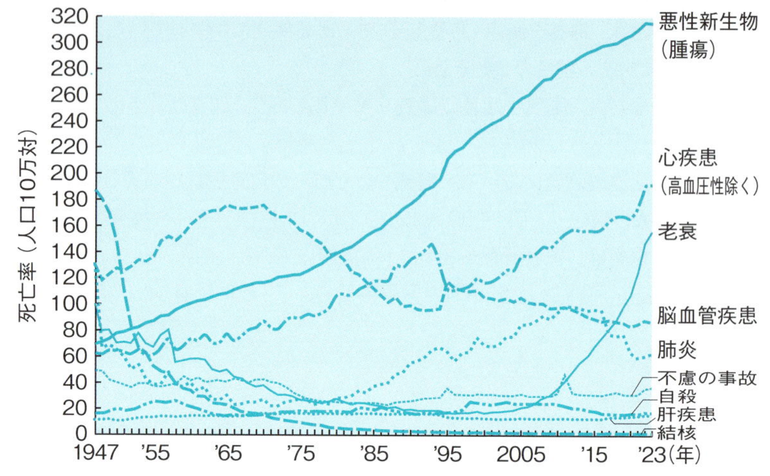

図2・17　主な死因別にみた死亡率（人口10万対）の年次推移
［資料　厚生労働省：令和5年（2023）人口動態統計月報年計（概数）の概況］

①脳血管疾患による死亡率は戦後上昇し，1951年に第1位となり，1965年～1970年にピークを迎えた後は減少傾向である．

②悪性新生物（腫瘍）による死亡率は一貫して上昇しており，1981年以降死因順位第1位である．

③心疾患（高血圧性を除く）による死亡率は1985年以降第2位となっている．1993年をピークに心疾患による死亡率が急激に減少し，1995年に脳血管疾患による死亡率の上昇が認められるが，これは**ICD-10**[*10]の導入と死亡診断書の改正の実施による影響[*11]と考えられる．

④老衰による死亡率は1947年をピークに低下傾向が続いたが，2001年以降上昇しており，2018年に脳血管疾患にかわり第3位となった．

⑤肺炎による死亡率は1980年以降上昇を続け，死因順位は第4位となった．2011年には第3位になったが，2017年に誤嚥性肺炎による死亡を別分類とすることになったため，近年の値は減少している．

図2・18に三大生活習慣病による性別年齢調整死亡率の年次推移を示す．いずれの疾患も男女ともに年齢調整死亡率は減少傾向を示しており，粗死亡率の上昇は人口構成の高齢化を反映していることが推察される．

＊10　**ICD-10**　International Statistical Classification of Diseases and Related Health Problem 10th Revision（疾病及び関連保健問題の国際統計分類第10回修正）．ICDとは，死因等統計を国際比較および年次比較できるように約100年前から国際的に導入された分類であり，第二次世界大戦後はWHOが定め，加盟国に使用勧告している．ICDは医学の進歩と多様化する用途に応えて適宜改正されており，ICD-10は1990年に採択された．2022年にはICD-11が発効され，わが国の「疾病，傷害及び死因の統計分類」についてもこれに準拠したものに変更される予定である．

＊11　具体的には「疾患の終末期としての心不全，呼吸不全等を死亡原因としないこと」とされた．

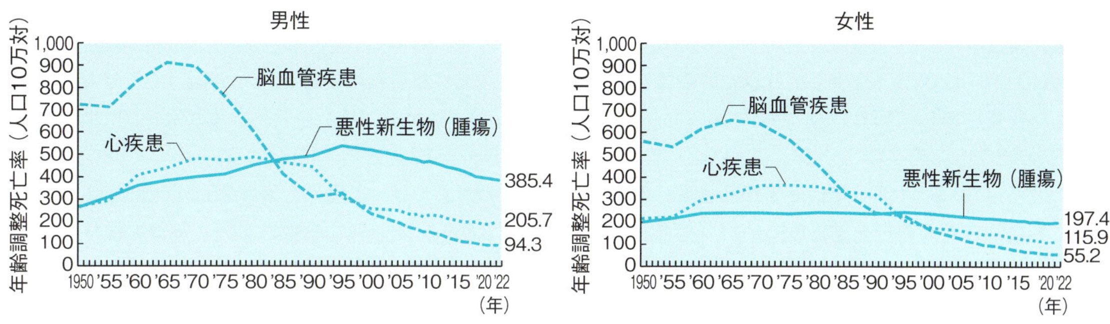

図2・18　性別にみた三大生活習慣病による年齢調整死亡率（人口10万対）の年次推移
［資料　厚生労働省：令和５年度（2023）人口動態統計特殊報告］

b 年齢階級別死因

５歳ごとの年齢階級別の死因第１位・第２位を表２・12に示す．わが国の死因第１位は悪性新生物（腫瘍）であるが，０～４歳では**先天奇形，変形及び染色体異常**が1位となっている．10～39歳の死因第1位は**自殺**となっており，こども家庭庁をはじめとした関係省庁が連携して子ども・若者の自殺対策を推進する体制の整備が進められている．40～89歳の死因第1位は悪性新生物（腫瘍），90歳以上では老衰となっている．

表2・12　わが国における年齢階級別の死因上位２位（2023年）

	第１位	第２位
0歳[1]	先天奇形，変形及び染色体異常	周産期に特異的な呼吸障害及び心血管障害
1～4歳	先天奇形，変形及び染色体異常	悪性新生物（腫瘍）
5～9歳	悪性新生物（腫瘍）	不慮の事故
10～14歳	自殺	悪性新生物（腫瘍）
15～19歳	自殺	不慮の事故
20～24歳	自殺	不慮の事故
25～29歳	自殺	悪性新生物（腫瘍）
30～34歳	自殺	悪性新生物（腫瘍）
35～39歳	自殺	悪性新生物（腫瘍）
40～44歳	悪性新生物（腫瘍）	自殺
45～49歳	悪性新生物（腫瘍）	自殺
50～54歳	悪性新生物（腫瘍）	心疾患（高血圧性を除く）
55～59歳	悪性新生物（腫瘍）	心疾患（高血圧性を除く）
60～64歳	悪性新生物（腫瘍）	心疾患（高血圧性を除く）
65～69歳	悪性新生物（腫瘍）	心疾患（高血圧性を除く）
70～74歳	悪性新生物（腫瘍）	心疾患（高血圧性を除く）
75～79歳	悪性新生物（腫瘍）	心疾患（高血圧性を除く）
80～84歳	悪性新生物（腫瘍）	心疾患（高血圧性を除く）
85～89歳	悪性新生物（腫瘍）	心疾患（高血圧性を除く）
90～94歳	老衰	心疾患（高血圧性を除く）
95～99歳	老衰	心疾患（高血圧性を除く）
100歳以上	老衰	心疾患（高血圧性を除く）

1）0歳の死亡率は出生10万に対する率
［資料　厚生労働省：人口動態統計，国立社会保障・人口問題研究所：人口統計資料集］

コラム

自殺大国日本

WHO資料（2023年2月）から厚生労働省自殺対策推進室作成した資料によると，わが国はG7の中で最も自殺死亡率（人口10万対）の高い国である（2020年：16.4）．わが国よりも自殺死亡率が高い国には，韓国（2020年：25.7），リトアニア（2021年：20.1），ベラルーシ（2018年：19.0），スロベニア（2020年：17.5）がある．1990年代後半から2000年代にかけてのわが国では，自殺死亡率は25.0前後を示し，死亡者数は3万人前後を推移していた．近年の自殺死亡率は16.0前後，死亡者数は2万人前後を推移している．国は2006年に自殺対策基本法を制定し，その翌年には「誰も自殺に追い込まれることのない社会の実現を目指す」ことを基本理念に自殺総合対策大綱を策定した．大綱では2026年までに自殺死亡率を13.0以下にするという目標を掲げている．特定できた自殺原因のうち，最も多いのは健康問題であり，次いで家庭問題や経済・生活問題があげられている．

c 新生児・乳児の死因とその推移

1950年および1960年のわが国における乳児死亡数は肺炎ならびに腸管感染症による死亡が上位を占めていたが，近年ではこれら感染症による乳児死亡数はわずかとなっている（表2・13）．これは医学の進歩，公衆衛生の向上によるところが大きく，新生児・乳児死亡率がこれ以上下げられないほどに低くなった要因でもある．近年，乳児死亡の最大の原因となっているのは**先天奇形，変形及び染色体異常**であり，次いで周産期に特異的な呼吸障害及び心血管障害となっている（表2・14，2・15）．

表2・13 主な死因別乳児死亡数の推移

死 因	1950	1960	1970	1980	1990	2000	2010	2021
全死因	140,515	49,293	25,412	11,841	5,616	3,830	2,450	1,308
腸管感染症	19,160	3,745	909	108	15	11	11	4
肺炎	23,996	12,877	3,102	553	136	73	42	9
急性気管支炎	7,159	884	193	35	12	8	6	—
先天奇形，変形および染色体異常	5,540	3,056	3,914	3,131	2,028	1,385	916	491
周産期に特異的な呼吸障害および心血管障害	2,462	2,494	3,757	3,397	987	603	341	213
乳幼児突然死症候群	—	—	—	108	323	317	140	74
不慮の事故	2,189	1,315	1,142	659	346	217	113	61

［資料 厚生労働省：人口動態統計］

表2・14 新生児の死因別順位（2021年）

死因順位	死因	死亡数	死亡率（出生10万対）	新生児死亡総数に対する死亡数の割合（%）
第1位	先天性奇形，変形及び染色体異常	252	31.0	38.3
第2位	周産期に特異的な呼吸障害及び心血管障害	193	23.8	29.3
第3位	胎児及び新生児の出血性障害及び血液障害	48	5.9	7.3
第4位	周産期に特異的な感染症	30	3.7	4.6
第5位	妊娠期間及び胎児発育に関連する障害	29	3.6	4.4

［資料 厚生労働省：人口動態統計］

表2・15　乳児の死因別順位（2021年）

死因順位	死因	死亡数	死亡率（出生10万対）	乳児死亡総数に対する死亡数の割合（%）
第1位	先天性奇形，変形及び染色体異常	491	60.5	35.1
第2位	周産期に特異的な呼吸障害及び心血管障害	213	26.2	15.2
第3位	乳幼児突然死症候群	74	9.1	5.3
第4位	不慮の事故	74	7.5	4.4
第5位	胎児及び新生児の出血性障害及び血液障害	61	6.7	3.9

［資料　厚生労働省：人口動態統計］

❷ わが国の人口の現状と将来予測

ⓐ わが国の将来人口予測

表2・16にわが国の人口推移を示す．第二次世界大戦後，わが国の総人口は増加を続け，1968年に1億人を超えた．しかしながら人口増減率は減少しており，今後の総人口は今後も減少していくことが予測される．国立社会保障・人口問題研究所は，将来の出生推移・死亡推移についてそれぞれ中位，高位，低位の仮定を設け，それらの組み合わせにより9通りの推計を行っている．国立社会保障・人口問題研究所が推計した将来推計によると，年少人口割合および生産年齢人口割合は緩やかに減少を続け，老年人口割合が増加し続けると考えられる（図2・19）．その結果，2030年には老年人口割合が30％を超え，2050年には年少人口割合が10％を切り，2060年には総人口が1億人を割り込むと予測される（表2・17）．

NOTE　2024年6月1日現在のわが国の人口：123,979,444人

表2・16　わが国の人口推移

	総人口数（千人）	人口増減率（%）		総人口数（千人）	人口増減率（%）
1950年	83,200	1.75	1990年	123,611	0.33
1955年	89,276	1.17	1995年	125,570	0.24
1960年	93,419	0.84	2000年	126,926	0.20
1965年	98,275	1.13	2005年	127,768	△0.01
1970年	103,720	1.15	2010年	128,057	0.02
1975年	111,940	1.24	2015年	127,095	△0.11
1980年	117,060	0.78	2020年	126,146	△0.32
1985年	121,049	0.62			

［資料　総務省統計局：国勢調査報告］

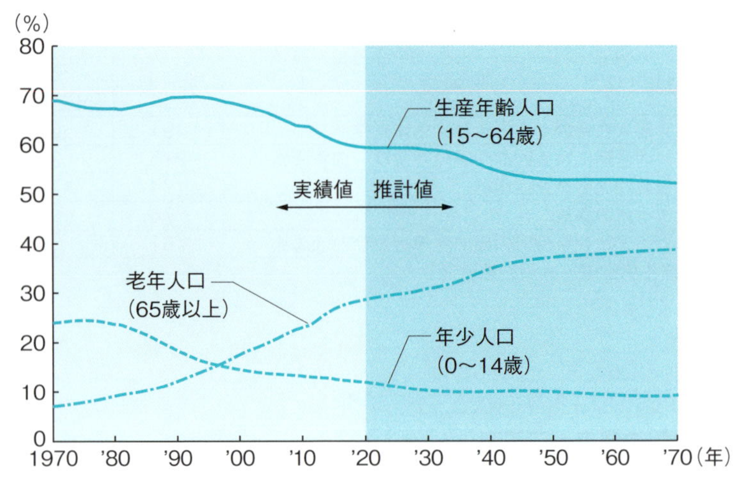

図2・19　わが国の年齢3区分別人口割合の推移と将来予測
[資料　1970～2020年は総務省統計局「国勢調査報告」, 2021年以降は国立社会保障・人口問題研究所「日本の将来推計人口」(令和5年推計) の推計値 (出生中位・死亡中位仮定)]

表2・17　わが国の将来推計人口 (出生中位・死亡中位推計)

2020～2070年

	人口 (千人)		年齢3区分割合 (%)			指数 (%)		
	総　数	うち65歳以上	0～14歳	15～64歳	65歳以上	年少人口	老年人口	従属人口
2020	126,146	36,027	11.9	59.5	28.6	20.0	48.0	68.0
2030	120,116	36,962	10.3	58.9	30.8	17.5	52.2	69.8
2040	112,837	39,285	10.1	55.1	34.8	18.4	63.2	81.6
2050	104,686	38,878	9.9	52.9	37.1	18.8	70.2	89.0
2060	96,148	36,437	9.3	52.8	37.9	17.6	71.8	89.3
2070	86,996	33,671	9.2	52.1	38.7	17.6	74.2	91.8

注　年齢3区分割合は, 年齢不詳を案分補正した人口を分母として算出している.
[資料　国立社会保障・人口問題研究所：日本の将来推計人口 (令和5年推計)]

b 老年人口割合の増加

NOTE　老年人口割合 (高齢化率)
7%以上：高齢化社会
14%以上：高齢社会
21%以上：超高齢社会

2023年におけるわが国の老年人口割合は29.1%であり, **超高齢社会**である. また, 老年人口割合が7%から14% (あるいは10%から20%) に倍増するのに要する年数を**倍加年数**という. わが国の高齢化スピードは諸外国と比較しても非常に早い (表2・18). 表2・17に示す通り, 将来の老年人口指数の上昇が予測される. この推計において, 2025年には老年人口指数が50.0%となることが予測されるが, これは生産年齢人口 (現役世代) の2人で老年人口 (高齢者) の1人を養っていくことを意味している. 2070年の老年人口指数は74.2%になると推測され, 1.35人の現役で1人の老人を支えなければならなくなる. 今後, 老人医療費の上昇, 介護や福祉の需要増加, 労働力の減少など, 解決すべき課題が山積しており, どのように社会を維持していくのか早急な対策の構築が急務となっている.

表2・18　倍加年数の国際比較

	倍加年数	
	7％→14％	10％→20％
日本	24	20
シンガポール	15	10
中国	22	18
ドイツ	40	55
スペイン	45	49
英国	46	79
イタリア	61	43
米国	72	56
スウェーデン	85	72
フランス	115	75

［資料　国立社会保障・人口問題研究所：人口統計資料集（2023）改訂版］

ポイント

- 2023年におけるわが国の死因別死亡数の順位は，悪性新生物（腫瘍），心疾患（高血圧性を除く），老衰，脳血管疾患，肺炎となっている．
- わが国の三大生活習慣病（悪性新生物，心疾患，脳血管疾患）による粗死亡率の年次推移では，いずれの疾患も男女ともに上昇しているが，これは人口構成の高齢化を反映していることが推察される．一方，これらの年齢調整死亡率は減少傾向を示している．
- わが国の年齢階級別死因は，0～4歳では先天奇形，変形及び染色体異常，10～39歳では自殺，40～89歳では悪性新生物（腫瘍），90歳以上では老衰が第1位である．
- わが国の将来人口の推移予測として，年少人口割合および生産年齢人口割合は緩やかに減少を続け，老年人口割合が増加し続け，総人口は減少し続けていくことが予測される．
- 2024年6月1日現在のわが国の人口は123,979,444人である．
- 老年人口割合が7％から14％（あるいは10％から20％）に倍増するのに要する年数を倍加年数という．
- 老年人口割合（高齢化率）が7％以上を高齢化社会，14％以上を高齢社会，21％以上を超高齢社会という．

Exercise

1　次の記述のうち，正しいものには○，誤っているものには×を（　）に入れよ．

① WHO憲章において，健康とは「肉体的，精神的ならびに社会的に完全に良好な状態である」と定義されている．（　）
② 国勢調査は人口動態統計である．（　）
③ 従属人口指数とは，年少人口と老年人口の和を生産年齢人口で割って100をかけた値である．（　）
④ 現在のわが国の粗死亡率は減少傾向にある．（　）
⑤ 現在のわが国の年齢調整死亡率の算出には，2015年（平成27年）の人口が基準人口として用いられる．（　）
⑥ 0歳の平均余命を平均寿命という．（　）
⑦ 罹患率とは，ある一時点に，新たにある疾病にかかった人の単位人口に対する割合のことである．（　）
⑧ 現在のわが国において，乳児死亡の最大の原因となっているのは先天奇形，変形及び染色体異常である．（　）
⑨ 現在のわが国は高齢化社会である．（　）

2　（　）に適切な語句を記入せよ．

① 現在のわが国の人口ピラミッドの類型は（　）型である．
② 人口動態統計では，出生，死亡，婚姻，離婚，（　）の5要因について，一定期間における動きを調査する．
③ 人口の将来予測には（　），総再生産率，純再生産率の3つの再生産率が用いられる．
④ 妊娠満（　）以後の死産と生後（　）未満の早期新生児死亡を合わせたものを周産期死亡という．
⑤ （　）により受療率が求められる．
⑥ 現在のわが国における死因別死亡率の第1位は（　）である．
⑦ 老年人口割合が7％から14％（あるいは10％から20％）に倍増するのに要する年数を（　）という．

3 疫　学

A 疫学とは

1 疫学を用いた実例

疫学（epidemiology）は，疫病（epidemic）すなわち「流行病」予防の学問（-ology）である．疫学では，人間集団における疾病の発生頻度や程度を把握し，その原因を調べ，有効な予防対策を立てることを目的とする．この疾病の発症に関与する要因を**危険因子**（risk factor，リスクファクター）といい，その疾病の危険因子を特定できれば，それを取り除くことで疾病の発症を防止あるいは低減することが可能であるとの考え方に基づく．その典型的な疫学研究の例としてコレラの疫学が有名である．

1854年にロンドンでコレラが大流行したが，当時はまだコレラ菌が発見されてはいなかった．医師であった**ジョン・スノウ**[*1]は死亡者の発生を地図上にプロットし（図3・1），ブロード・ストリートの周辺に集中していることを見いだした．このとき死亡者に関わる共通点が，共同井戸水を飲用（ポンプを使用）していることを明らかにした．そこでこのブロード・ストリートの共同井戸を閉鎖したところ，新たな患者の発生が防止された．これは病原体が不明であっても，その感染経路を断つことで疾病の発生を予防できることを明らかにした実例である．

当時，微生物による感染症（病因）がまだよく知られておらず，感染源や感染経路についても明らかでなかった．しかしながらこのような時代に疫学的手法を用いて感染源が井戸水であることを推定し（仮説を立て），感染経路を断つことによってコレラの感染拡大を防止できることを証明した．この偉大な功績により，スノウは「疫学の父」ともよばれている．

*1　ジョン・スノウ　John Snow

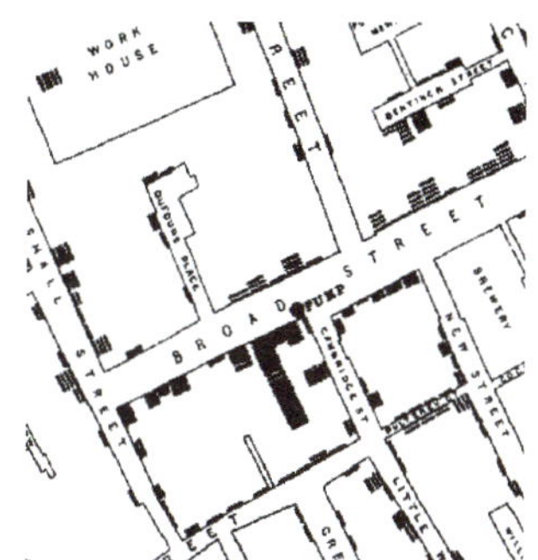

図3・1　ブロード・ストリート周辺でのコレラの発生
［J. Snow：On the Mode of Communication of Cholera, John Churchill, 1855より引用］

コラム

わが国における最初の分析疫学

わが国では，江戸～明治時代に病因不明の脚気病が流行し，とくに明治時代の軍隊でまん延し問題となっていた．海軍医の高木兼寛が2隻の軍艦を用いて，1隻には麦飯食を，もう1隻には白米食中心の食事で遠洋航海に出た．食事以外はまったく同じ航海で，乗組員の食事と脚気の発生について検証した．麦飯食を中心とした乗組員には脚気の発症はほとんど認められず，食事の栄養欠陥説を立証した．これはわが国で最初の疫学調査（要因対照研究（コホート研究））の実施であった．その後，脚気病はビタミンB_1の欠乏により発症することが明らかになった．

表3・1　疾病構造の変化

過去：非慢性疾患（感染性疾患）
↓ 衛生水準の向上，医療技術の進歩，抗生物質など医薬品の開発 疾病構造の変化（感染症患者の減少）
現在：慢性疾患，生活習慣病

❷ 疾病予防と疫学

かつては，死亡率の上位を占めるのは病原体によって発生していた感染症であった．このような時代では，まさに疾病の予防に疫学が用いられてきた．感染症であれば，感染源は病原体（危険因子）1つであり疫学的な考え方としては非常に予防策が立てやすかった．第二次世界大戦後，わが国は戦後復興をなし遂げるとともに，衛生水準や栄養状態が向上し医学や医薬品の研究開発などの発展も目覚ましいものがあった．それに伴い，現代では死因の上位を占める疾病も慢性疾患のように複数の要因（危険因子）で発症する疾病に変化してきた（表3・1）．このような慢性疾患に対しても疫学が用いられている．そのほかにも医薬品の作用・副作用の調査にも疫学的手法が利用されている．

B 疫学の要因

感染症が疫学の対象であった頃の考え方に，疫学の三要因があった．**病因**（病原体，感染源），**宿主**（ヒトの素因），**環境**（感染経路）があり，この3つのバランスが崩れると疾病にかかるという考え方である．この三要因は予防を考える上で重要である．しかしながら，疾病構造の変化によって対象疾患が現代の生活習慣病といわれる慢性疾患になると，病因が複数存在することも多くあり三要因を分類することがむずかしくなった．そこで，病因を環境に含める考え方（図3・2，表3・2）が現代の疾病発症を理解する上で有効となった．**宿主要因**は先天的あるいは後天的に獲得する要因である．これに対し，広義での**環境要因**としては，病因・環境が含まれる．

NOTE　2型糖尿病を例にとると，宿主要因としては遺伝要因や加齢などが考えられ，病因として病原菌は存在しないが，環境要因としては食事（嗜好），運動，など生活習慣が考えられる．

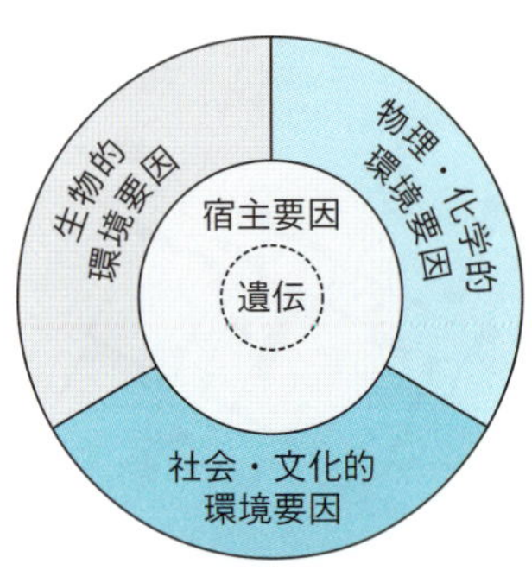

図3・2　疫学調査の車輪モデル

表3・2　疾病発症要因の例

広義の環境要因	病因	生物的：病原体（ウイルス，細菌，寄生虫，ほか）など 物理的：気温，気圧，騒音，紫外線など 化学的：化学物質（薬剤，重金属，ほか）など 心理的：ストレスなど
	環境	生物的：媒介動物など 社会・文化的：経済，教育，宗教など 習慣：生活習慣（食習慣，喫煙，ほか）など その他：災害（地震，水害，台風，ほか），人災（戦争，犯罪，ほか）など
宿主要因		先天的（遺伝）：遺伝的素因，性別など 後天的（獲得）：年齢，体質・体格，性格・性質など

ポイント

- 疫学の要因は，宿主要因および環境要因である．
- 疫学調査では，個人ではなく集団を対象に行う．
- 慢性疾患に対しても，疫学的な手法を使用している．

C 疫学調査

❶ 疫学の種類

疫学研究は，**観察的研究**と**介入研究**に分けることができる（表3・3，図3・3）．観察的研究は，介入することなく観察対象者を観察するのみである．これに対し介入研究では，観察集団に介入することで，疾病の発生率が変化するかについて調べ，因果関係について検証する．

また，観察的研究には，**記述疫学**と**分析疫学**が含まれる．記述疫学は疾病の発症状況や死亡率など情報を集め，発症原因が不明なときに疾病と要因に関連する仮説を立てることである．一方，分析疫学は記述疫学によって立てられた仮説を検証することである．

表3・3 疫学の種類

観察的研究：現状を観察する
・記述疫学
・分析疫学
介入研究：研究者が集団に対し意図的に介入する
・介入疫学

❷ 記述疫学

記述疫学は，疾病の発生頻度とその分布について把握することを目的とし，時間，場所，誰が，どのような健康異常を，など疫学的な特性を明らかにする．さらに，疾病の発症要因に関する仮説を立てることである．前述したスノウのコレラに関する疫学調査は，記述疫学に該当する．

❸ 分析疫学

分析疫学では，疾病の発症などの健康事象とその要因との関連性を検討し，仮説を立証することである．すなわち，ある要因に曝露した場合，特定の疾病にかかる危険性が増す可能性があり，それを調べるものである．その特定の疾患にかかる危険性をリスク（危険度）という．

分析疫学の手法としては，**症例対照研究**（図3・4）と**要因対照研究**（**コホート研究**）が代表的である（表3・4）．この2つの研究方法は時勢の方向性が反対である．すなわち，症例対照研究は，現時点から過去へさかのぼって調査を行うのに対し，要因対照研究（コホート研究）では，現時点から未来へ向かって調査を行う（図3・6参照）．

表3・4 分析疫学の種類

症例対照研究：患者対照研究，履歴研究，後ろ向き研究
要因対照研究：コホート研究*2，追跡研究，前向き研究

*2 コホート（cohort）とは，古代ローマにおける300～600人の歩兵隊のこと．ある共通の性格をもつ集団を意味する．
出生コホート：同じ年に出生した集団を調べること．

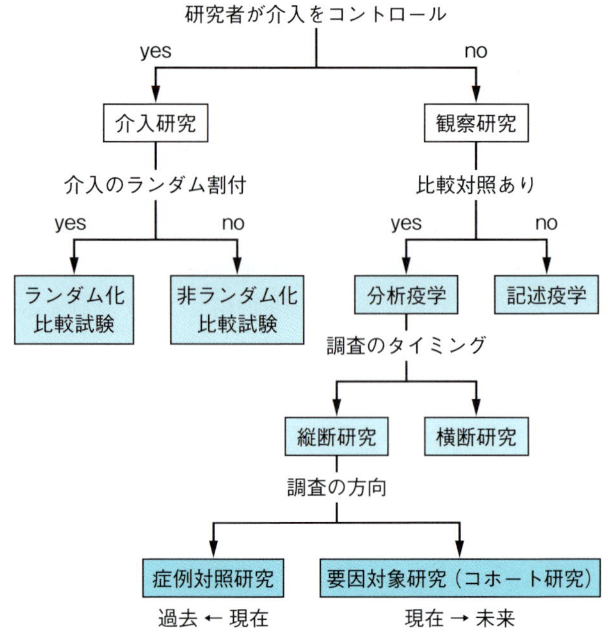

図3・3 代表的な疫学デザイン

a 症例対照研究

結果から原因を推定するのが症例対照研究（case control study，図3・4）である．この場合の結果は疾病で，すでに病気を発症したヒトと，病気のないヒトの集団について，過去にどのような要因曝露があったかを調べる．以下に示すような手順で調査が行われる．

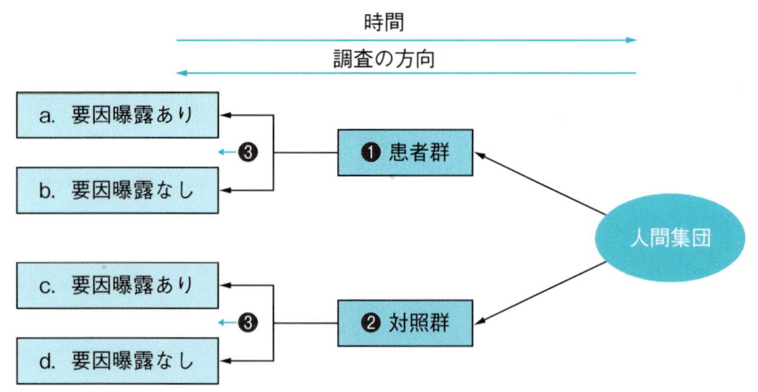

図3・4 症例対照研究の考え方

*3 **マッチング** 疫学の場合，疾病以外の特徴を合わせること．年齢，喫煙の有無など．☞p.52

❶ ある集団の中から，調査したい疾病の患者群を選び出す．

❷ 病気のない対照群を患者群にマッチング*3させて選び出す．

❸ この両群について，要因に対する曝露の有無や程度について，過去にさかのぼって調査する．

❹ 調査結果から，発症した疾病が要因曝露と関連性があるか検定す

る．下記の2×2分割表からオッズ比[*4]を求める．

■ 2×2分割表（クロス統計表）

		疾病 あり	疾病 なし	計
要因	あり	a	c	a+c
	なし	b	d	b+d
計		a+b	c+d	a+b+c+d

*4　オッズ比　オッズは，確率論で確率を示す数値であり，「見込み」という意味を含むため，古くから賭けごとで使われてきた．オッズ比とは，疫学では主に症例対照研究で使用され，ある事象が起こる確率（症例群の要因曝露のオッズ）と起こらない確率（対照群の要因曝露のオッズ）との比のことである．オッズ比の値が大きいとその事象が起きやすく，因果関係（関連の強さ）があることを示す．

表3・5に症例対照研究の例を示す．肺がん患者とその対照である健常者について喫煙という要因の曝露程度について，患者への聞き取りなど，これまで（過去）について調査する．

表3・5　症例対照研究の例

	要因曝露あり（喫煙）	要因曝露なし（非喫煙）	調査人数
患者群（肺がん患者）	75人	25人	100人
対照群（健常者）	10人	90人	100人

このときの，肺がんの発生と喫煙の関連性を評価する場合，危険度の指標としてオッズ比を求める（図3・5）．症例対照研究の場合，調査のスタイルからも，罹患率を求めることができない．それは，要因の有無によって一定期間内に罹患率がどのように変わるかといったことを調べることはできないからである．患者群あるいは対照群について，過去にどのような要因曝露があったかを調べる．ここではある事象が起こる確率と起こらない確率の比をオッズ比としている．

例を2×2分割表で表すと

		疾病 あり（患者群のオッズ）	疾病 なし（対照群のオッズ）	計
要因	あり	75	10	85
	なし	25	90	115
計		100	100	200

$$\text{オッズ比} = \frac{(\text{患者群})\ \frac{75}{25}}{(\text{対照群})\ \frac{10}{90}} = \frac{75\times 90}{25\times 10} = 27.0$$

図3・5　2×2分割表からのオッズ比の求め方

$$\text{オッズ比} = \frac{(\text{患者群})\quad \dfrac{\text{要因曝露あり}}{\text{要因曝露なし}}}{(\text{対照群})\quad \dfrac{\text{要因曝露あり}}{\text{要因曝露なし}}} = \frac{\text{患者群のオッズ}}{\text{対照群のオッズ}}$$

b 要因対照研究（コホート研究）

要因対照研究（コホート研究）は，ある時点で疾病のない集団に対し，調査の目的とする要因曝露群と要因非曝露群とに分け，この両群を追跡調査して新たな疾病（事象）の発生を確認する方法である（図3・6）．

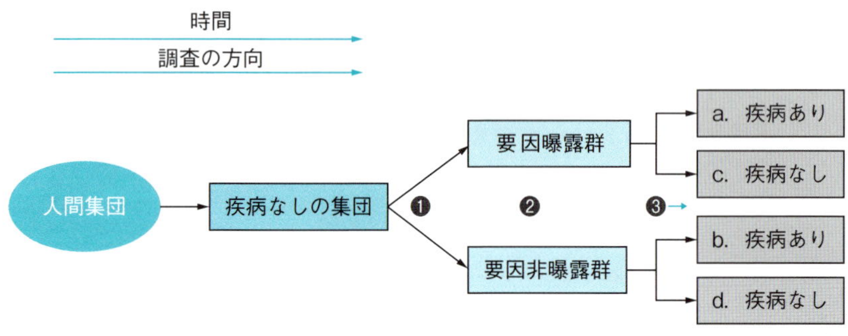

図3・6　要因対照研究（コホート研究）の考え方

❶ある人口集団の中から疾病のない，要因曝露群と要因非曝露群を選び出す．

❷現時点での曝露内容を調べる．

❸要因曝露群と要因非曝露群について罹患率あるいは死亡率について未来へ追跡調査．

❹曝露要因と疾病との関連の強さを解析する．**相対危険度**と**寄与危険度**を求める．

要因対照研究（コホート研究）では，調査のスタイルのように疾病のない集団の要因曝露群と要因非曝露群から未来に向かって調査をするので，その集団の中から，何人疾病にかかったかを求めることができる．すなわち罹患率（あるいは死亡率）を求めることができる．長期間におよぶ調査では，**累積罹患率**[*5]で表す．この要因曝露群と要因非曝露群のそれぞれの罹患率から，2 × 2 分割表を用いて相対危険度および寄与危険度を求める（図3・7）．

*5 **累積罹患率**　一定期間にどれだけの疾病者が発生したかを示す指標．一定期間内に新たに発生した患者数を，危険曝露人口の観察開始時点での人口で除した値．

■ 2×2分割表（クロス統計表）

		疾病		計	罹患率
		あり	なし		
要因	あり	a	c	a＋c	$\frac{a}{a+c}$
	なし	b	d	b＋d	$\frac{b}{b+d}$
計		a＋b	c＋d	a＋b＋c＋d	

例）喫煙群と非喫煙群の各10万人について追跡調査し，30年後に脳梗塞の罹患率を調べた．喫煙群では1,200人が，非喫煙群では100人が罹患した．この例の相対危険度および寄与危険度を求めると，以下のようになる．

		疾病		計	計算	罹患率（人口10万対）
		あり	なし			
要因	あり	1,200	98,800	100,000	$\frac{1{,}200}{100{,}000} \times 100{,}000$	1,200
	なし	100	99,900	100,000	$\frac{100}{100{,}000} \times 100{,}000$	100

・相対危険度＝$\dfrac{\text{要因曝露群における疾病の罹患率}}{\text{要因非曝露群における疾病の罹患率}} = \dfrac{1{,}200}{100} = 12$

・寄与危険度 ＝要因曝露群における疾病の累積罹患率－要因非曝露群における疾病の累積罹患率
＝1,200－100＝1,100

図3・7 2×2分割表からの相対危険度および寄与危険度の求め方

相対危険度：要因曝露によって，その疾病になる危険性が何倍になったか（関連の強さ）を表し，この危険度は，要因曝露と疾病の発症について個人への影響をみるものである．相対危険度が高いと，要因曝露と疾病の発症の因果関係が高いことを意味する．以下の式の通りそれぞれの罹患率の比を相対危険度とする．

$$\text{相対危険度} = \frac{\text{要因曝露群における疾病の罹患率}}{\text{要因非曝露群における疾病の罹患率}}$$

寄与危険度：要因曝露によって，その疾病の発生がどれだけ増加したかを表し，この危険度は，その要因曝露によって疾病に罹患するヒトの数を表し，集団への影響をみるものである．寄与危険度が高いと，その要因曝露によって何人その疾病にかかったかを表している．一方で，その要因曝露をやめれば，その疾病にかからなくてすむ人数も表している．以下の式のようにそれぞれの罹患率の差を寄与危険度とする（図3・8）．

NOTE 寄与危険度割合
寄与危険度割合（attributable risk percent, ARP）は，要因曝露群から疾病にかかる人のうち何%が曝露によるものかを表している．

$$寄与危険度割合 = \frac{寄与危険度}{要因曝露群における疾病の累積罹患率}$$

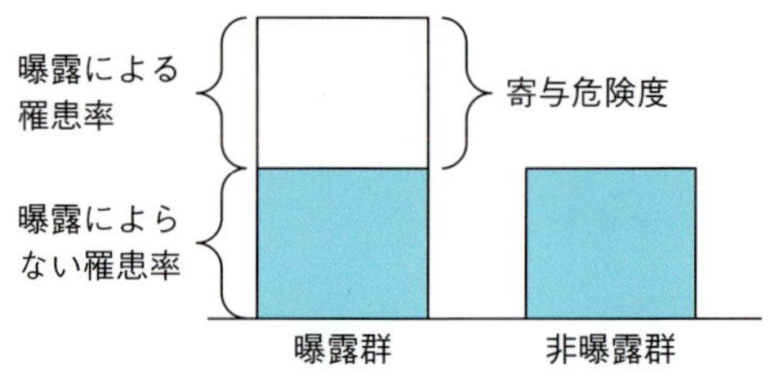

図3・8 曝露群と非曝露群のリスク

寄与危険度＝要因曝露群における疾病の累積罹患率
－要因非曝露群における疾病の累積罹患率

NOTE 信頼区間
信頼区間（confidence interval：CI）は母集団の性質を推定するために，母集団から標本を抽出し調査を行う．**点推定**は，標本平均をその母集団の平均の推定値とするのに対し，**区間推定**は，母集団の平均を点ではなく幅をもたせて（区間）推定する．**95 %信頼区間**（95 % CI）は区間推定の代表的なものである．データ（n）が多く正規分布の場合の 95 % CI は標本の平均± 1.96 × SEM で表すことができる．

信頼区間：データの統計的な安定性の指標である．多人数の調査で得られた結果のほうが，少人数で得られた結果よりも統計学的に安定している．この安定性の程度を定量的に示したものが信頼区間である．調査対象者の人数が多くなればなるほど 95% 信頼区間の範囲は狭くなり，データの統計的な安定性は高くなる．たとえば，ある調査で相対危険度を求めると「3」で 95% 信頼区間が「2.5 ～ 5.5」である場合，同じ人数で 100 回調査を行えば，少なくとも 95 回は「2.5 ～ 5.5」の範囲の相対危険度を観察することができることを意味する．因果関係の有無を解釈する場合，相対危険度のみで判断するのではなく，95% 信頼区間を確認して，その調査結果の安定性を評価することが必要である．

母集団の中から標本を抽出して疫学調査を行う．母集団（平均 μ，標準偏差 s）から抽出された標本は，標本数 n（30 以上），標本の平均 $\bar{x}$，標本の標準偏差 $\frac{s}{\sqrt{n}}$ で正規分布に従う．このとき，標本の標準偏差 $\frac{s}{\sqrt{n}}$ のことを標本の標準誤差（standard error of the mean：SEM）という．標本の平均 x のうち 95 % は**母平均 μ ± 1.96 × SEM** の範囲にある．また，母平均は 95 % の確率で **$\bar{x}$ ± 1.96 × SEM** の範囲にあり，この範囲のことを 95 % CI という．

次に，喫煙が死亡率に与える影響を調べた要因対照研究（コホート研究）の例を示す（表3・6）．

表3・6 要因対照研究（コホート研究）の例

	死亡率（人口10万対）		相対危険度	寄与危険度
	喫煙者	非喫煙者		
疾患A	1,750	125	14	1,625
疾患B	5,500	550	10	4,950
疾患C	150	50	3	100

このように要因対照研究（コホート研究）は要因（喫煙）の有無と疾病の罹患率（死亡率）との関係を直接比較することができるという利点がある．喫煙による相対危険度は，疾患 A で 14 と最も高く，次いで疾患

Bでは10と高い．これら疾患の発症要因として喫煙が偶然ではないことを示唆している．

一方，寄与危険度は，疾患Bが人口10万人あたり4,950と，疾患Aの1,625，疾患Cの100に比べて最も高くなっている．これはたとえば喫煙群の5,500人がもし喫煙をやめたら，疾患Bに罹患した5,500人という数字のうち4,950人が減少するはずである．言い換えれば，公衆衛生上予防を考える場合，この寄与危険度の高い疾病はその要因曝露（喫煙）をやめれば，予防が可能であることを表している．つまり，要因が取り除かれた場合減少する患者数が大きい．

このように一要因を取り除くことで，大きな集団の中での罹患者の実数がどのくらい減少するかという公衆衛生学的見地に立つと，寄与危険度が重要な意味をもつ場合がある．これに対し，相対危険度は要因と疾病の因果関係を推定する際に用いられることが多い．

c 症例対照研究と要因対照研究（コホート研究）の特徴

症例対照研究と要因対照研究（コホート研究）は長所，短所がある．そこで両研究の特徴の比較を表3・7にまとめた．

症例対照研究ならびに要因対照研究（コホート研究）の調査モデル図（図3・4，図3・6）のように調査を設定するので，それぞれの特徴が生じることになる．

表3・7 症例対照研究と要因対照研究（コホート研究）の特徴

	症例対照研究	要因対照研究（コホート研究）
調査方法	後ろ向き	前向き
要因に関する情報の信頼性	低い	高い
要因に関する偏り（バイアス）	大きい	小さい
観察期間	短い	長い
費用と労働	小さい	大きい
罹患率	求められない	求められる
相対危険度	不可能，近似的計算（オッズ比）	直接計算，計算可能
寄与危険度	不可能	直接計算，計算可能
まれな疾病の調査	可能	不向き
検討できる疾病数	1つの疾病について検討	同時に複数検討可能
検討できる要因	同時に複数の要因の検討可能	1つの要因のみ検討
疾病の判定	確実（すでに診断済）	調査期間に診断基準が変わったり，追跡不能例が生じたりする

❹ 介入疫学

分析疫学によって，ある疾患とある要因との関連性が明らかにされた場合，要因となるものを人為的に与えたり，あるいは取り除いたりすることで，実際に発症頻度がどう変化するかを観察することである（実験によって証明する）（図3・9）．実験疫学を行えばある要因の負荷や除去によって疾病の発生率がどう変化するかを直接証明できるという利点がある．しかし，人間集団を対象に介入疫学調査をする場合，当然倫理上の配慮が必要である．

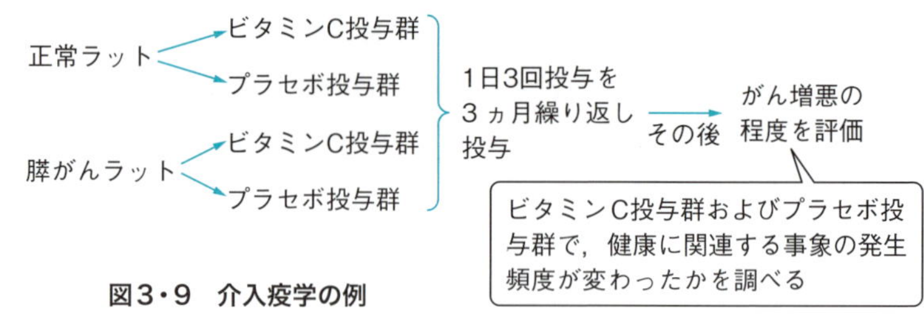

図3・9 介入疫学の例

a 臨床試験

新薬などの新しい治療効果を評価する臨床試験も介入研究（疫学）に含まれる．**臨床研究**は，ヒト（血液などの検体や検査データを含む）を対象とした医学研究で，疾患の基礎病態の解明，診断・治療・予防方法の開発，あるいは健康増進方法の開発などを目的とする．**臨床試験**は，臨床研究のうち，ヒトに対して医薬品の投与（あるいは医療機器の使用）などの介入行為を行い，ある決められた時点から情報を収集するものをとくにいう．わが国で新しい医薬品や医療機器を製造・販売するためには，疾患ごとに厚生労働省の承認が必要である．臨床試験のうち，厚生労働省から医薬品や医療機器として承認を受けるために行う試験を「治験」という（図3・10）．

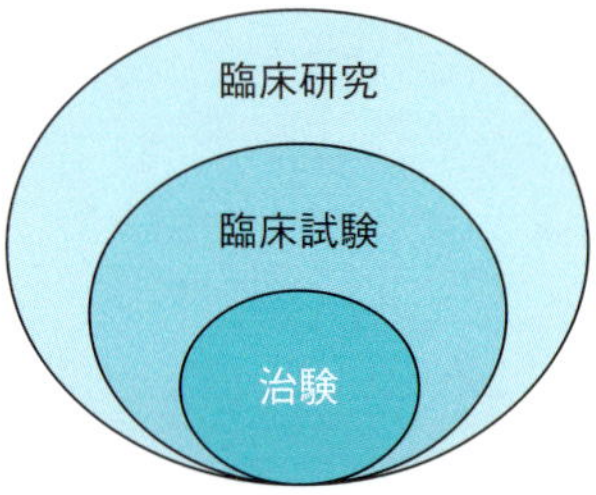

臨床研究
臨床試験
治験

図3・10 治験の概念図
臨床研究：ヒトおよびヒトの試料を用いた研究．
臨床試験：ヒトを対象とした介入研究．

医薬品や医療機器の開発は実施時期および目的によって4つの段階に大別され，この段階をフェーズPhase（相）という．

（1） 第Ⅰ相試験（Phase Ⅰ Trial）

最初の段階の臨床試験．健常者（ボランティア）に対して開発中の薬物を投与し，その安全性や薬物動態（薬物の吸収，分布，代謝，排泄，標的器官への到達時間・到達量など）を確認する．ただし，抗がん薬に関する第Ⅰ相試験では健常者を被験者とすることが禁じられており，この段階からがん患者を対象として行われる．

（2） 第Ⅱ相試験（Phase Ⅱ Trial）

2番目の段階の臨床試験．比較的少数の患者に対して第Ⅰ相試験で安全性が確認された用量の範囲内で薬物を投与し，その①安全性と有効性，②薬物動態，③最適な用法（投与回数，投与期間，投与間隔など）・用量（最も効果的な投与量）などを，段階的，漸踏み的に調べる．この結果から，用法，用量，至適用量幅が決められ，第Ⅲ相試験で検証される．

（3） 第Ⅲ相試験（Phase Ⅲ Trial）

3番目の段階の臨床試験．多数の患者に対して，第Ⅱ相試験で得られた結果に基づく用法・用量に従い薬物を投与し，実際の治療に近い形で，その

①有効性と安全性，②適応疾患における用法・用量，③副作用，他剤との相互作用などを，既存薬やプラセボとの薬効比較により評価・検証する．

(4) 第Ⅳ相試験 (Phase Ⅳ Trial)

市販後に行われる臨床試験．承認された適応，用法の範囲内の治療的使用について，有効性，安全性および品質に関するさらなる情報を収集する．長期使用による影響も確認する．

❺ EBM

EBM (evidence-based medicine) とは，「科学的根拠に基づく医療」を意味する．単に研究結果やデータだけを頼りにするものではなく，「最善の根拠」と「医療者の経験や技能」，そして「患者の価値観」を統合して，患者にとってよりよい医療を目指すものである．

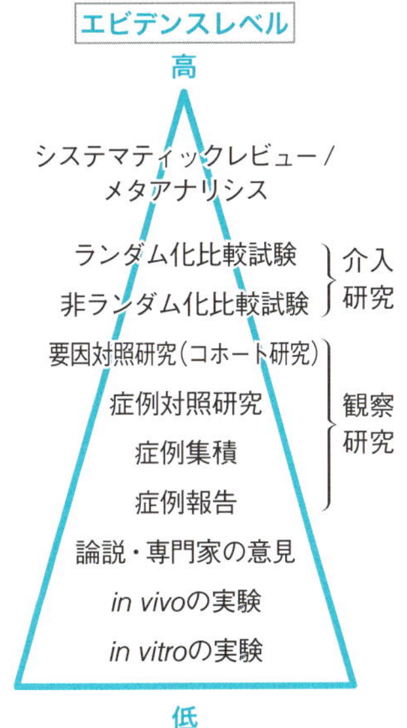

図 3・11 EBM におけるエビデンスレベル

a システマティックレビュー (systematic review)

ランダム化比較試験 (RCT) などの質の高い複数の臨床研究を複数の専門家や研究者が作成者となって，あるテーマに関して，一定の基準と一定の方法に基づいてとりまとめた総説のことをいう．網羅的に論文データを収集し EBM の検証手順に則ってまとめられる．1992 年に英国ではじまったコクラン共同計画から発展した手法である．研究の信頼性や妥当性などを客観的に統合し，バイアスや偶然誤差を排除し，より信頼性の高い結果を得ることができる．

b メタアナリシス (meta-analysis，メタ分析)

統計的手法を用いてランダム化比較試験など，過去の複数の原著論文のデータを定量的に結合させる総説論文のことを意味する．個々の原著論文の研究成果についてオッズ比などを用いて定量的に統合し，まとめる手法である．サンプル数が少ない研究結果などについてメタアナリシスを行うことで，全体として明確な結果を得ることができる．

(1) フォレストプロット (forest plot)

図3・12はメタナリシスの結果を図に表したもので，複数の研究結果とそれらを統合した結果を視覚的に確認することができる．フォレストは森林という意味であり，1つ1つの研究は木にたとえられている．■は個々の研究で報告されているアウトカムの点推定値（オッズ比，リスク比，平均値など）を，横棒の長さは95％信頼区間を示している．なお，■の大きさはサンプルサイズを表しており，サンプルサイズが大きく信頼区間が狭い研究が集まることで，統合結果を示す◆の信頼性が高くなるとされている．研究間の結果にばらつきがあるかどうかは，異質性の検定で確認することができる．◆の横幅は統合結果の 95% 信頼区間を示しており，アウトカム（結果）がオッズ比の場合，◆が1をまたいでいなければ有意差ありとなる．

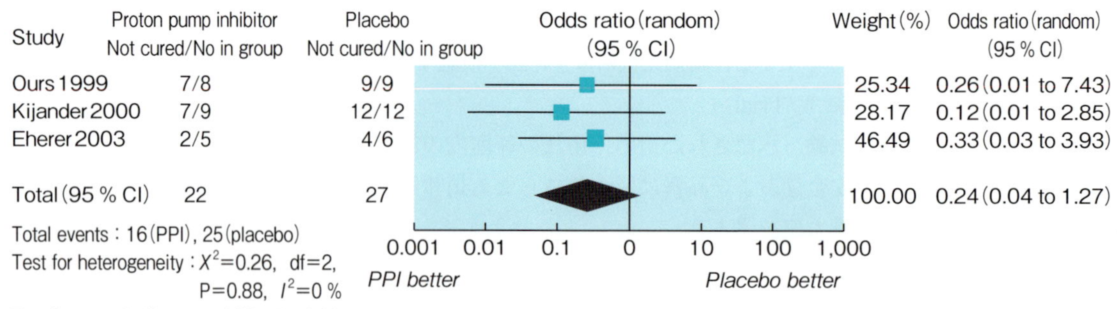

図3・12　フォレストプロットの例

[A. B. Chang et. al.: Systematic review and meta-analysis of randomised controlled trials of gastro-oesophageal reflux interventions for chronic cough associated with gastro-oesophageal reflux. BMJ **332**: 11-17, 2006 より引用]

❻ 疫学調査データの解釈

ⓐ 誤　差

誤差とは真の値と観察値の差をいう．実験や調査では測定値のような実験誤差は避けることができない．疫学では人間集団を対象とするので，集団の特定の方法や，集団からの群の抽出方法によっては観察値に**バイアス**（偏り）が生じる危険性がある．バイアスとは方向性をもった誤差をいい，誤差を生み出す原因にはさまざまな要因がある．その中の1つに**交絡因子**（こうらく）がある（図3・13）．

交絡因子とは，1つの要因の効果に歪みを与えるような，別の要因をいう．たとえば，飲酒と肺がんを調査すると，普段は喫煙をしないが，飲酒すると喫煙したくなる人がいる．そうすると肺がんになるという要因に飲酒ではなく喫煙で肺がんに罹患している可能性も含まれてしまう．このように，飲酒と肺がんの調査を行う場合，喫煙が交絡因子となり得る．できるだけ交絡因子の影響を含まないように計画することが重要である．

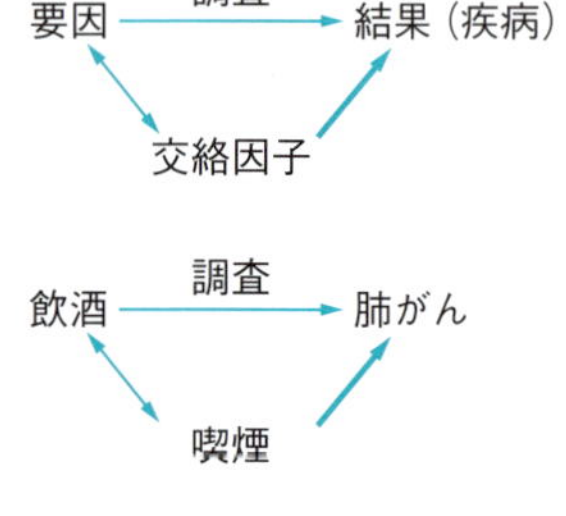

図3・13　交絡因子の例

ⓑ バイアスの原因

集団を抽出する際に，可能な限り集団の特徴をそろえることで，バイアスを少なくすることは可能である．集団間で特性（年齢，性別，社会階層など）を一致させることを**マッチング**という．マッチングを行わないとバイアスが生じる原因となる．

そのほかに，選択バイアスや情報バイアスが存在すると集団のデータ値は真の値から解離してしまうこともある．

（1） 選択バイアス

調査対象者を選定する際に生じるバイアス．たとえば，ある化学物質の人体への作用についての調査を仮定する．工場でその化学物質に曝露されている者を選び，その対象者を選んで調査する．しかし，その工場で働いている者の中には，その物質ですでに健康を害してやめた人は含まれず，その物質に曝露しても働くことができる抵抗力がある人のみが曝露群として選ばれるかもしれない．この工場で働いている者は，すでにバイアスが生じている場合もある．

(2) 情報バイアス

対象者から情報を得る際に起こるバイアス．たとえば，心疾患と運動について疫学調査を行うと仮定する．心疾患患者は，自分が運動不足で肥満となったから病気になったと思い込んでいるとすると，自分の運動不足を過剰に報告する可能性がある．逆に，対照群の者は現在心疾患が現れていないので，実際は別として，自分の運動不足を過小評価するかもしれない．このような集団の調査を行っても，運動の程度を正確に評価することはできない場合もある．

このようなバイアスを減らすには，疫学調査を行う者がバイアスが起こる可能性を考えて調査計画を立てる必要がある．計画の段階でバイアスの存在を予測し，できるだけバイアスの影響が小さくなるよう計画することが重要である．

(3) 出版バイアス（公表バイアス）

研究結果の方向や，統計的に有意か否かによって研究が出版されるかどうかが決まる場合に発生するバイアスのこと．有意差のない結果になった場合は，論文として発表されない可能性が高くなり，一方で有意差のある結果ばかりが発表されていると，偏った情報しか公表されないことになる．システマティックレビューやメタ分析で，出版バイアスの有無を視覚的に判断するためにファンネルプロット（funnel plot）が用いられる（図3・14）．横軸は効果の大きさ（オッズ比，相対リスクなど）を縦軸は精度（サンプルサイズ，分散など）をプロットしていき，出版バイアスがない場合には，左右対称にプロットされるが，効果が小さい側のプロットが少ない場合には出版バイアスがあることが考えられる．

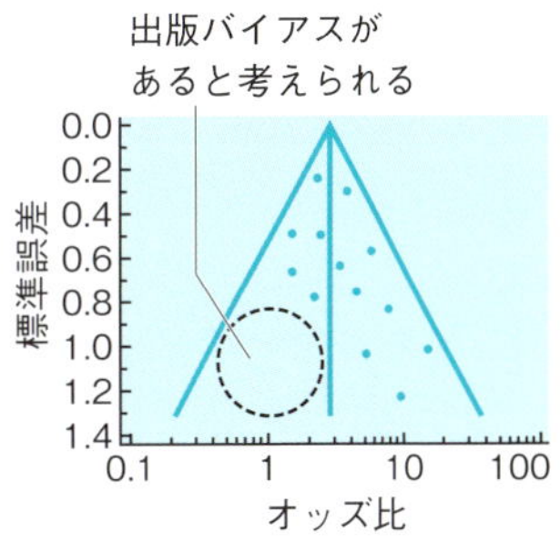

図3・14 ファンネルプロットの例

❼ 疫学における因果関係

要因と結果（疾病）との関係を表す場合に，因果関係があると表現する（表3・8）．疫学においては，感染症のように要因が1つでその結果も1つであれば単純に因果関係ありと判断できるが，生活習慣病のような慢性疾患である場合，1つの結果であっても複数の要因によって発症する場合あるいは，1つの要因であっても複数の疾病に関与していることも考えられる．このような場合，判定は単純ではない．しかしながら時間的関係は重要な項目である．すべての項目に該当することはむずかしいが，複数該当すれば因果関係があると判定可能である．

表3・8 因果関係を判断するための条件

①時間的関係	要因曝露が疾病に先立っているか
②関連の強さ	相対危険度，オッズ比が高いか 量-反応関係が認められるか
③関連の特異性	要因があれば疾病が起こり，要因がなければ疾病が起こらないか
④関連の一致性	調査対象，時間，場所，方法が違っても同じ結果が得られるか
⑤関連の整合性	得られた結果が疫学以外の分野の知見と矛盾しないか

①時間的関係：
　疾病発生より以前に要因に曝露していること
　肺がんの前に喫煙していたか
②関連の強さ：
　要因曝露と疾病との間に強い関連性があること
　相対危険度やオッズ比が高い．量-反応関係がある
　肺がんと喫煙：1日の喫煙本数が多い人ほど肺がんの罹患率が高いか
③関連の特異性：
　要因への曝露の有無によって疾病発症が予測可能か
　要因Aに曝露→疾患Bに罹患する率が高い
　Aに曝露なし→疾患Bに罹患しにくい
　疾患Bの患者は要因Aに曝露されている
　病原性微生物による感染症なら…高い特異性ありかも
　非感染性だと…特異性は高くないかも
④関連の一致性：
　同じ要因と疾病に関して，調査時期，場所，対象，方法が異なる複数の疫学調査でも一致した結果が得られる．ほかの調査と一致，前向き調査と後ろ向き調査でも一致
⑤関連の整合性：
　実験的研究で得られた知見と矛盾しない
　メチル水銀→中枢神経障害（水俣病）
　ネコがメチル水銀を含む魚を食べた→中枢神経障害の症状が現れた
　水俣病の症状が動物で再現できた：因果関係があるといえる

❽ スクリーニング

集団を対象に検査を行い，疾病に罹患している者やその可能性が高い者をふるい分ける検査方法をいう．目的とする疾患の罹患者や発症が予測される患者を検出するための検査．選別試験，ふるい分け試験ともいう．スクリーニング検査の例としては，新生児マススクリーニング，大腸がんスクリーニング検査，腫瘍マーカー試験（血液で検査），などである．

スクリーニング検査実施の要点には，①対象となる疾患の重大性：発見が遅れると死亡，発症，健康状態の悪化，生活の質の低下などが起こ

る．②検査の妥当性：被験者が受容できる検査で，簡易性（簡単・安価・安全），有効性（感度や特異性が高い），信頼性（再現性が高い）がある．③事後措置の妥当性：被験者が受容できる治療・予防法があり，早期発見の対応が有効である場合などがある．

a 感度と特異度

		疾患		
		あり	なし	
検査	＋	A（真陽性）	B（偽陽性）	A+B
	－	C（偽陰性）	D（真陰性）	C+D
		A+C	B+D	A+B+C+D

真陽性：疾患あり・検査陽性
偽陽性：疾病なし・検査陽性
偽陰性：疾病あり・検査陰性
真陰性：疾病なし・検査陰性

感　度＝病気をもった人のうち，その所見がある人の割合＝A/（A＋C）
特異度＝病気をもたない人で，その所見がない人の割合＝D/（B＋D）

(1) 感　度

実際に疾病にかかっている者が検査で陽性となる割合．検査による疾病発見の能力を表す．値が高いほどよいと判断される．

$$\text{敏感度} = \frac{\text{検査で正しく発見された罹患者}}{\text{全罹患者}} = \frac{A}{A+C}$$

(2) 特異度

疾病にかかっていない者が検査で正しく陰性となる割合．非罹患者を陽性としない能力を表す．値が高いほどよいものと判断される．

$$\text{特異度} = \frac{\text{検査で正しく発見された非罹患者}}{\text{全非罹患者}} = \frac{D}{B+D}$$

(3) 偽陽性率

疾病がない者を検査で陽性とする割合．

$$= \frac{B}{B+D}$$

(4) 偽陰性率

疾病がある者を検査で陰性とする割合．

$$\text{偽陰性率} = \frac{C}{A+C}$$

(5) 有病率

対象集団中に疾病罹患者が存在する割合．検査前より疾病が存在する確率を示すので事前確率ともいう．

$$有病率 = \frac{A+C}{A+B+C+D}$$

(6) 有効度

疾病の有無を正しく反映している割合．

$$有効度 = \frac{A+D}{A+B+C+D}$$

(7) 陽性反応適中度

感度や特異度はその検査自体の有効性を示す指標であるが，現実の現場で関心があるのは陽性所見者が本当に疾病をもっているかということである．このため，検査結果で陽性となった場合に疾病が存在する割合を示す陽性反応適中度が用いられる．

$$陽性反応適中度 = \frac{実際に疾病を有する対象者}{全陽性所見者} = \frac{A}{A+B}$$

(8) 陰性反応適中度

陽性反応適中度と同様に，検査結果で陰性となった場合に疾病が存在しない割合を示す．陽性反応適中度，陰性反応適中度ともに検査を行った結果に基づいて新たにわかった確率という意味で事後確率ともいう．

$$陰性反応適中度 = \frac{実際に疾病がない対象者}{全陰性所見者} = \frac{D}{C+D}$$

ポイント

- 疫学は，記述疫学，分析疫学，介入疫学に分類される．
- 分析疫学は，要因対照研究（コホート研究）と症例対照研究に分類される．
- 要因対照研究（コホート研究）は，前向き研究ということもある．
- 要因対照研究（コホート研究）では，寄与危険度および相対危険度を求めることができる．
- 症例対照研究は，患者対照研究あるいは後ろ向き研究ということもある．
- 症例対照研究では，寄与危険度および相対危険度を求めることができない．そのため，相対危険度の近似値としてオッズ比を求める．
- 要因対照研究（コホート研究）の長所としては，1つの要因に対し複数の疾病について調査でき，要因に対する情報の信頼性が高く，バイアス（偏り）が起こりにくい点である．
- 症例対照研究の長所としては，調査期間が短く，労力と費用が比較的小さく，まれな疾患についても調査が可能で，1つの疾病に対し複数の要因について調査でき，疾病の判定が確実である点である．
- バイアス（偏り）とは方向性をもった誤差のことである．
- 交絡因子があると結果を歪めて判断することがある．

Exercise

1 次の記述のうち，正しいものには○，誤っているものには×を（　）に入れよ．

① 流行とは，問題とする疾患の，時と人と場所における異常な集積をいう．（　）

② 要因対照研究（コホート研究）では，ある疾患の患者群と対照群について，特定の要因に対する過去の曝露の程度を比較する．（　）

③ 症例対照研究は，要因の曝露情報のバイアスは小さく，信頼度は高い．（　）

④ 症例対照研究は，発生頻度のまれな疾患の調査に適している．（　）

⑤ 要因曝露者の罹患率から要因非曝露者の罹患率を差し引いた値が相対危険度である．（　）

2 下表は，喫煙と疾病罹患の要因対照研究（コホート研究）の結果を示したものである．この結果に関する記述のうち，正しいものには○，誤っているものには×を（　）に入れよ．ただし，交絡因子，喫煙中断者，追跡不能者はないものとする．

	罹患率（人口1万対）	
	喫煙者	非喫煙者
肺がん	414	115
慢性気管支炎	153	85
虚血性心疾患	1,491	994
肝硬変	30	25

注）1日25本以上喫煙する人を喫煙者とした．

① 相対危険度が最も高い疾病は慢性気管支炎である．（　）

② 寄与危険度が最も高い疾病は虚血性心疾患である．（　）

③ オッズ比が最も高い疾病は肝硬変である．（　）

④ 喫煙と疾病罹患の関連性が最も強い疾病は肺がんである.　(　　)

⑤ 喫煙をやめると，罹患しなくなると想定される人数が最も多い疾病は肺がんである.　(　　)

3 喫煙者と非喫煙者における脳血管疾患の年齢階級別発生率を調べ，喫煙と脳血管疾患との関係を調べたところ，表に示す結果が得られた．この結果に関する記述のうち，正しいものには○，誤っているものには×を(　　)に入れよ.

年齢(歳)	脳血管疾患の発生率(対千人)		相対危険度	寄与危険度(対千人)
	喫煙者*	非喫煙者*		
45～49	29.7	7.4	4.0	22.3
50～54	37.0	17.2	2.2	19.8
55～59	64.7	27.9	2.3	36.8
60～64	76.9	47.4	1.6	29.5
65～69	110.4	80.2	1.4	30.2
全年齢階級			2.0	24.1

*過去1ヵ月にわたり1日平均5本以上の喫煙をしている者を喫煙者，それ以外を非喫煙者とする.

① この表は，症例対照研究の結果を示している.　(　　)

② この表における相対危険度は，喫煙をやめることによって脳血管疾患発症数がどれくらい減少できるかを示している.　(　　)

③ すべての年齢群のうち，55～59歳の群は，喫煙が脳血管疾患を発症させるリスクが最も高いと考えられる.　(　　)

④ 65～69歳の群の相対危険度の値がすべての年齢群の値より低いのは，加齢によって脳血管疾患の発症率が喫煙の有無にかかわらず高くなるためであると考えられる.　(　　)

⑤ 喫煙と脳血管疾患発生率との関係を解析する上で，年齢が交絡因子となっている.　(　　)

疾病の予防とは

A 疾病の予防

疾病の発症にはさまざまな要因が関係している．昭和30年代(1955～64年)のわが国では，病気を早く発見し治療するという，二次予防に重点がおかれ，胃がん検診，子宮がん検診などのがん検診が盛んに行われた．そのため，がんの早期発見につながり，部位別にみた悪性新生物の年齢調整死亡率の推移[*1]では胃がん，子宮がんなどは減少してきている．しかしながら，気管，気管支および肺がん，あるいは大腸がん，乳がんは昭和30年代に比べて増加している．

また，喫煙と肺がんや心疾患，動物性脂肪の過剰摂取と大腸がん，肥満と糖尿病などのように，疾病の発症と食生活や運動などを含めた生活習慣との関連が明らかになってきた．これらの疾患は「生活習慣病」と総称され，生活習慣を改善すればある程度は予防が可能であることもわかってきた．生活習慣病は慢性疾患であり，多くの場合発症すると完治することはむずかしく，悪化して死亡する場合もある．あるいは死亡は免れても後遺症が残り，QOL[*2]の低下が起こる．そうならないためにも，生活習慣の改善は最も重要なことであり，現在取り組まれている健康増進対策では一次予防に重点がおかれている．

表4・1に一次予防，二次予防，三次予防の例を示す．

一次予防：健康増進と特異的予防が含まれるが，健康な段階で行う予防である．対策の例をみても，健康増進の内容は生活習慣の改善である．特異的予防では予防接種，母子健康手帳交付などが含まれる．

二次予防：疾病が**不顕性**[*3]の段階で行う予防である．不顕性とは疾病が現れていない状態を指し，自覚症状が出ていない段階であって，疾病の初期段階およびいわゆる予備軍の段階を指す．二次予防の目的は「早期発見」「早期治療」であるので，病気にかかっている場合は，早期に発見でき，軽症であれば治療も比較的緩慢なもので対処できるはずである．さらに治療にかかる時間も経費も，重症な場合に比べ抑えることができる．また，疾病予備群を発見できれば，生活習慣の改善だけで投薬や通院などを行わなくても予防が可能となる．

＊1　**部位別にみた悪性新生物の年齢調整死亡率の推移** ☞p.71

＊2　**QOL**　quality of life，生活の質

＊3　**不顕性**　症状が現れていない状態を指す．もともとは病原体に感染した際に症状が現れていない状態を指す語句である．

表4・1　一次・二次・三次予防の例

	予防手段の段階	目的	具体例
一次予防	第一段階	健康増進	健康教育，衛生教育，禁煙，栄養基準の設定，食事指導，適度な運動，性教育，居住環境・職場環境の整備，ポピュレーションアプローチ（集団全体に対する対策）　等
	第二段階	特異的予防	予防接種，母子手帳の交付，母親教室，特殊栄養食品の摂取，特定の感染症に対する個人衛生，職業病予防　等
二次予防	第三段階	早期発見・早期治療	特定の疾患に対する検診（例：がん検診），新生児マススクリーニング，疾病の発生動向調査（患者発生および病原体サーベイランス），ハイリスクアプローチ（疾病発症リスクの高い個人・集団に対する対策）　等
三次予防	第四段階	能力低下防止：傷病の進行を阻止し，合併症の発症を予防する	理学療法，作業療法，定期検診（再発・合併症など防止），QOLの向上，傷病からの社会復帰，雇用促進と適正配置，傷病者への理解を深めるための一般社会や雇用受け入れ側に対する教育　等
	第五段階	リハビリテーション：残存能力を最大限利用できるような訓練，社会復帰	

三次予防：疾病が**顕性化**[*4]している段階で行う予防である．顕性化とは，自覚症状など，疾病の症状が現れている場合あるいは医療機関などで診断がつく段階である．三次予防では，疾病の進行・悪化を防御するために，がんなどの場合は再発や転移防止のための定期検診，理学療法や作業療法などのリハビリテーションなどが含まれる．いずれも三次予防の対象者は，疾病が顕性化している人である．

＊4　**顕性化**　症状が現れている状態を指す（診断ができる状態）．もともとは病原体に感染した際に症状が現れている状態を指す語句である．

NOTE　健診と検診
健診：健康診断あるいは健康診査の略語で，全身の健康状態を総合的に検査すること（一次予防に重点をおいているが二次予防も含む）．
検診：特定の臓器や疾患を対象に，異常を早期発見することを目的とする（二次予防，例：がん検診）．

B　健康増進政策

わが国では2019年の**平均寿命**[*5]は男性81.41年，女性87.45年であるのに対し，**健康寿命**は男性72.68年，女性75.38年であり，平均寿命と健康寿命の差は男性で8.73年，女性12.06年であった（図4・1）．この平均寿命と健康寿命の差は日常生活に制限のある「不健康な期間」を示唆する．わが国では今後，平均寿命の延伸に伴い健康な期間だけではなく，この不健康な期間も伸びることが予測される．そのため国民の健康づくりの一層の推進をはかり，平均寿命の伸び以上に健康寿命を伸ばす（不健康な状態になるのを遅らせる）ことは，個人のQOLの低下を防ぐ観点からも，社会的負担を軽減する観点からも，重要である．

＊5　**平均寿命**　☞p.27

NOTE　健康寿命
健康上の問題等で日常生活が制限されることなく生活できる期間．

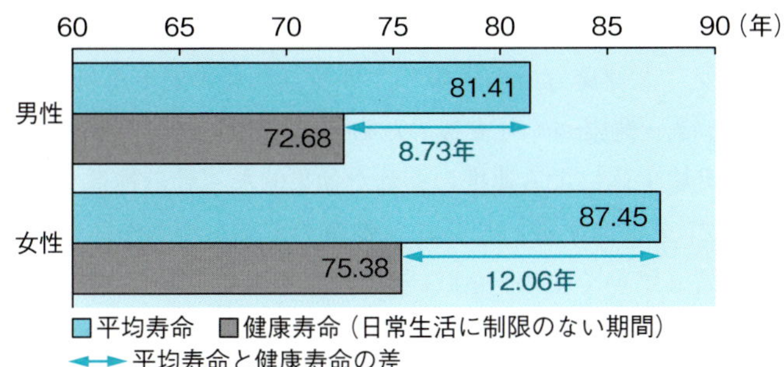

図4・1 平均寿命と健康寿命の差（2019年）
［厚生労働省：簡易生命表，健康日本21（第二次）分析評価事業より作成］

第二次世界大戦までのわが国では，コレラや結核などの感染症対策および公衆衛生の向上に重点を置いた施策が行われていた．終戦直後には予防接種を広範に実施し，結核予防法を制定するなどして，感染症による死亡者数を著しく減少させた．一方で，生活習慣病による死亡者数が上昇していった．1964年の東京オリンピックを契機に健康・体力づくりの機運が高まり，「国民の健康・体力増強対策について」が閣議決定された．そして1978年，第一次国民健康づくり対策が策定された．表4・2に，わが国の国民健康づくり対策の流れを示した．第一次国民健康づくりでは国民の健康を守るための環境が整備され，一次予防および二次予防の要性と，健康づくりへの意識の醸成が行われた．1988年の第二次国民健康づくりでは，運動習慣を普及することにより健康増進政策を

表4・2 国民健康づくり対策の流れ

年	健康づくり対策
1978年〜	**第一次国民健康づくり対策** ・健康診査の充実 ・市町村保健センターなどの整備 ・保健師，栄養士などマンパワーの確保
1988年〜	**第二次国民健康づくり対策** 〜アクティブ80ヘルスプラン〜 ・運動習慣の普及に重点を置いた対策 （運動指針の策定，健康増進施設の推進など）
2000年〜	**第三次国民健康づくり対策** 〜21世紀における国民健康づくり運動（健康日本21）〜 ・「一次予防」の重視 ・健康づくり支援のための環境整備 ・目標等の設定と評価 ・多様な実施主体による連携のとれた効果的な運動の推進
2003年	**健康増進法**施行
2006年	医療制度改革関連法成立
2008年	**特定健康診査・特定保健指導**開始
2013年〜	**第四次国民健康づくり対策** 〜健康日本21（第二次）〜
2024年〜	**第五次国民健康づくり対策** 〜健康日本21（第三次）〜

［厚生労働省：健康日本21（第三次）参考資料スライド集をもとに作成］

発展させた．2000～2012年に実施された**健康日本21**の方針は，①壮年期死亡の減少，②健康寿命の延伸*6，③生活の質の向上を目的に，**「一次予防」の重視**，健康づくり支援のための環境整備，目標等の設定と評価，多様な実施主体による連携のとれた効果的な運動の推進であった．

健康日本21を推進するとともに，健康づくりや疾病予防に重点をおいた施策を講じていくため，2003年に**健康増進法**が施行された．健康増進法では，国民の健康増進の総合的な推進をはかるための基本的な方針を定めること，健康診査の実施等に関する指針を定めること，**国民健康・栄養調査***7の実施に関すること，保健指導等の実施に関すること，受動喫煙の防止に関することなどが定められた．また，2006年に医療制度改革関連法が成立，2008年に**特定健康診査・特定保健指導**が開始された．

健康日本21の最終評価を受けて，2013～2023年には「第四次国民健康づくり対策」として新たに**健康日本21（第二次）**が進められた．その方針は①**健康寿命の延伸と健康格差の縮小***8，②主要な生活習慣病の発症予防と重症化予防の徹底，③社会生活を営むために必要な機能の維持及び向上，④健康を支え，守るための社会環境の整備，⑤栄養・食生活，身体活動・運動，休養，飲酒，喫煙及び歯・口腔の健康に関する生活習慣及び社会環境の改善などであった（図4・2）．2019年に最終評価が取りまとめられ，健康寿命の延伸を始め，目標項目の過半数が「目標値に達した」あるいは「改善傾向にある」と評価された一方，メタボリックシンドロームに関する項目などは悪化していた．これらを受け，新たな国

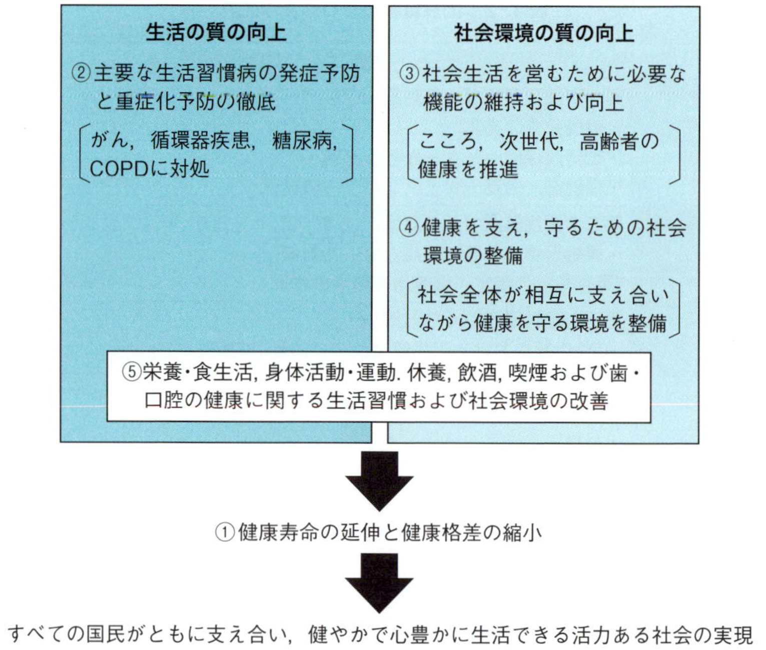

*6 **健康寿命の延伸** 「日常生活に制限のない期間の平均」のみならず，「自分が健康であると自覚している期間」についても延伸を目標とする．

*7 **国民健康・栄養調査** 国民の身体の状況，栄養摂取量および生活習慣の状況を明らかにし，国民の健康の増進の総合的な推進をはかるための基礎資料を得ることを目的として，毎年実施している．健康増進法に基づき，層化無作為抽出した約6,000世帯（約18,000人）を対象に身体状況（身長，体重，腹囲，血圧測定，血液検査など），栄養摂取状況［食品摂取量，栄養素等摂取量，食事状況（欠食・外食など）］，生活習慣［食生活，身体活動・運動，休養（睡眠），飲酒，喫煙，歯の健康などに関する生活習慣全般］について調査する．

*8 **健康格差の縮小** 健康寿命の最も長い都道府県の数値を目標として，各都道府県において健康寿命の延伸をはかる．

生活の質の向上

②主要な生活習慣病の発症予防と重症化予防の徹底
［がん，循環器疾患，糖尿病，COPDに対処］

社会環境の質の向上

③社会生活を営むために必要な機能の維持および向上
［こころ，次世代，高齢者の健康を推進］

④健康を支え，守るための社会環境の整備
［社会全体が相互に支え合いながら健康を守る環境を整備］

⑤栄養・食生活，身体活動・運動．休養，飲酒，喫煙および歯・口腔の健康に関する生活習慣および社会環境の改善

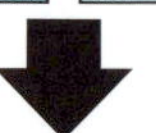

①健康寿命の延伸と健康格差の縮小

すべての国民がともに支え合い，健やかで心豊かに生活できる活力ある社会の実現

図4・2 健康日本21（第二次）概念図

表4・3　健康日本21（第三次）の主な目標

	項　目	評価指標	目標値 2032（令和14）年度
健康寿命・健康格差	健康寿命の延伸	日常生活に制限のない期間の平均	平均寿命の増加分を上回る健康寿命の増加
	健康格差の縮小	日常生活に制限のない期間の平均の下位4分の1の都道府県の平均	日常生活に制限のない期間の平均の上位4分の1の都道府県の平均の増加分を上回る下位4分の1の都道府県の平均の増加
栄養・食生活	適正体重を維持している者の増加（肥満，若年女性のやせ，低栄養傾向の高齢者の減少）	BMI 18.5以上25未満（65歳以上はBMI 20を超え25未満）の者の割合（年齢調整値）	66%
身体活動・運動	運動習慣者の増加	運動習慣者の割合（年齢調整値）	40%
休　養	睡眠で休養がとれている者の増加	睡眠で休養がとれている者の増加（年齢調整値）	80%
飲　酒	生活習慣病のリスクを高める量を飲酒している者の減少	1日あたりの純アルコール摂取量が男性40 g以上，女性20 g以上の者の割合	10%
喫　煙	喫煙率の減少（喫煙をやめたい者がやめる）	20歳以上の者の喫煙率	12%
歯・口腔の健康	歯周病を有する者の減少	40歳代における歯周炎を有する者の割合（年齢調整値）	40%
が　ん	がんの年齢調整死亡率の減少	がんの年齢調整死亡率（人口10万人あたり）	減少 2028（令和10）年度
循環器病	脳血管疾患・心疾患の年齢調整死亡率の減少	脳血管疾患・心疾患の年齢調整死亡率（人口10万人あたり）	減少 2028（令和10）年度
糖尿病	糖尿病有病者の増加の抑制	糖尿病有病者数（糖尿病が強く疑われる者）の推計値	1,350万人
慢性閉塞性肺疾患（COPD）	COPDの死亡率の減少	COPDの死亡率（人口10万人あたり）	10.0
生活機能の維持・向上	ロコモティブシンドロームの減少	足腰に痛みのある高齢者の人数（人口千人あたり）（65歳以上）	210人
社会とのつながり・こころの健康の維持および向上	地域の人々とのつながりが強いと思う者の増加	地域の人々とのつながりが強いと思う者の割合	45%

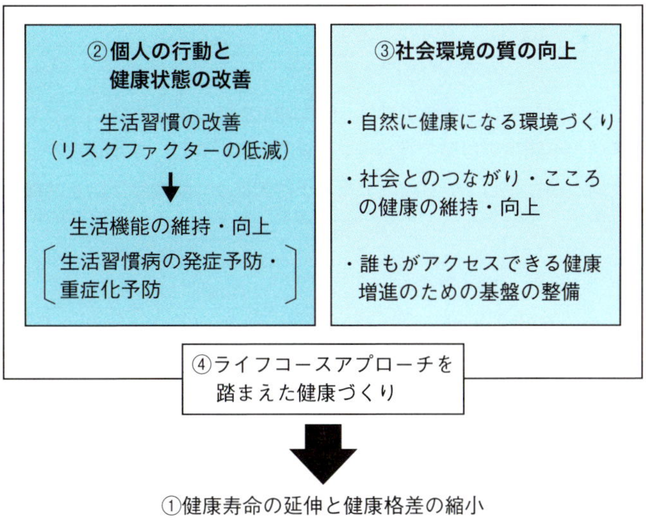

②個人の行動と健康状態の改善

生活習慣の改善（リスクファクターの低減）

生活機能の維持・向上

（生活習慣病の発症予防・重症化予防）

③社会環境の質の向上

・自然に健康になる環境づくり

・社会とのつながり・こころの健康の維持・向上

・誰もがアクセスできる健康増進のための基盤の整備

④ライフコースアプローチを踏まえた健康づくり

①健康寿命の延伸と健康格差の縮小

図4・3　健康日本21（第三次）概念図

民健康づくり対策として，2024～2035年の期間を対象に**健康日本21（第三次）**が開始された（表4・2）．健康日本21（第三次）では，すべての国民が健やかで心豊かに生活できる持続可能な社会の実現に向け，誰一人取り残さない健康づくりを展開し，より実効性をもつ取り組みを推進することとなっている．この実現のため，①健康寿命の延伸・健康格差の縮小，②個人の行動と健康状態の改善，③社会環境の質の向上，④ライフコースアプローチを踏まえた健康づくりの4つを掲げている（表4・3，図4・3）．

コラム

ラジオ体操

多くの日本人がラジオ体操の音楽やかけ声に合わせて決まった運動をすることができるであろう．子どもからお年寄りまで親しまれているラジオ体操は，世界一の長寿国であるわが国の健康維持・増進に一役買ってきた．ラジオ体操は1920年代に米国で行われていたが，これを逓信省簡易保険局（現 かんぽ生命保険）の職員が「国民の健康保持に基づく社会的幸福増進事業」としてわが国に紹介したことをきっかけに，逓信省簡易保険局，日本放送協会（NHK），文部省（現 文部科学省）などの協力のもと，「国民保健体操（ラジオ体操）」が制定され，1928年にNHKラジオで放送が開始された．第二次世界大戦直後は，GHQから「号令に合わせて皆で一斉に同じ運動をする様子が全体主義的」だとして規制されたり，新しく制定し直したラジオ体操がいまひとつ普及しなかったりして放送が中止された時期もあったが，1951年より放送が再開された．子どもの頃は簡単すぎて何に効いているのかよくわからなかった運動も，歳を経て挑戦すると体の各所が刺激され，割りと辛い運動となっていて驚かされる．一つひとつの運動の目的を正しく理解し，おのおのの身体状況に合わせて継続的に無理なく行うことにより，健康の維持・増進効果が期待される運動法として，これからも期待の厚い運動法である．

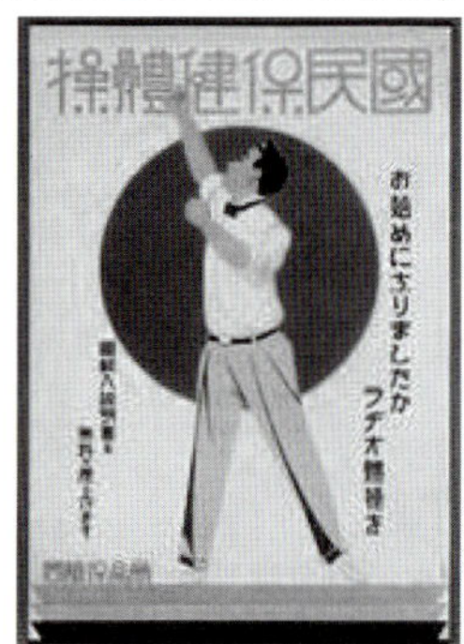

1929年「国民保健体操」ポスター

ポイント

- 疾病の一次予防は，健康な段階で行う予防であり，健康増進と特異的予防を目的とする．
- 疾病の二次予防は，疾病が不顕性の段階で行う予防であり，早期発見・早期治療を目的とする．
- 疾病の三次予防は，疾病が顕性化している段階で行う予防であり，能力低下防止や機能回復を目的とする．

Exercise

1 次の記述のうち，正しいものには○，誤っているものには×を（　）に入れよ．

① 健康増進法は，健康づくりや疾病予防に重点を置いた施策を講じていくために，2003 年に施行された．（　）

② 病気や衰弱などで要介護状態となった期間から平均寿命を差し引いた期間を健康寿命とよぶ．（　）

③ 健康日本21（第三次）では，健康寿命の延伸と健康格差の縮小が目標の1つとして掲げられている．（　）

2 疾病の予防について，以下の（　）の中に，該当する予防（一次，二次，または三次）を入れよ．

① 新生児マススクリーニング（　　）

② 予防接種（　　）

③ 婦人科検診（乳がん検診と子宮がん検診）（　　）

④ 作業環境における有害物質の除去（　　）

⑤ 糖尿病合併症患者の人工透析（　　）

⑥ 母子健康手帳の交付（　　）

⑦ がん患者に対する疼痛緩和ケア（　　）

生活習慣病とその予防

A 生活習慣病

生活習慣病は，「食習慣，運動習慣，休養，喫煙，飲酒等の生活習慣が，その発症・進行に関与する疾患群」と定義されている疾患群である．多くの生活習慣病は病気が進行すると完治が困難であるため，その克服には，発症を予防するために生活習慣を改善する**一次予防**と，早期発見・早期治療を目指した**二次予防**が重要である．感染症や精神疾患の発症・進行も生活習慣の影響を受けるが，これらは生活習慣病には含まない．

おさえておこう
- 死因別死亡率の変遷 p.34
- 一次予防，二次予防，三次予防 p.59

❶ 生活習慣病のリスク要因

疾患の発症や進展との関連が強い要因を**リスク要因**（リスク因子，リスクファクター）という．リスク要因は，環境側の因子である**外的要因**と宿主側の因子である**内的要因**があり，それぞれが複雑に相互作用することで疾患の発症・進展に影響を与える．

外的要因：有害化学物質，喫煙，病原微生物，温度，騒音など
内的要因：性，加齢，遺伝的要素，エネルギーの過剰摂取，運動不足，ストレス，肥満，高血圧，過労など

生活習慣病は，それぞれ影響のあるリスク要因が異なる．一方，ほとんどの生活習慣病は単一の原因で発症するわけではない．したがって，リスク要因とは，その要因と各疾患の発症の間に相関関係があり，疾患発症や増悪の原因となる因子群の1つであって，リスク要因が単独で疾患の原因となるわけではない．1つの生活習慣病を発症すると，他の生活習慣病の発症リスクが上昇する．そのため，多くの生活習慣病は他の生活習慣病のリスク要因となる．

❷ 代表的な生活習慣病

生活習慣が影響する代表的な疾患や状態として，**悪性新生物（がん）**，**心疾患**，**脳血管疾患**，**糖尿病**，**脂質異常症**，**高血圧**，**肥満**がある．さらに近年は，**慢性閉塞性肺疾患（COPD）**，**逆流性食道炎**，**通風**，**骨粗鬆症**，**歯周病**，前立腺肥大症，アルコール性肝障害なども，発症や病気の進行に生活習慣が関わることが知られるようになり，生活習慣病として認識

されている．

*1　**「悪性新生物」と「がん」**　使い分けられることもあるが，衛生薬学の領域では同義として用いられている．

おさえておこう

・**死因別死亡率**　☞p.33
・**年齢調整死亡率**　☞p.17

ⓐ 悪性新生物（がん）[＊1]

悪性新生物は，1981 年以来，現在まで日本人の死因第 1 位であり，2022 年では全死亡の約 4 分の 1（24.6 %）を占める．悪性新生物による粗死亡率は年々増え続けているが（☞図2・17），年齢調整死亡率をみると減少している（図5・1）．このことから，悪性新生物による死亡のリスク要因として，加齢の影響が大きいことがわかる．一方，悪性新生物の年齢調整罹患率は横ばいからむしろ上昇傾向にあるため，年齢調整死亡率の減少は罹患する人が減っているために起きているものではないことがわかる（図5・2）．したがって，悪性新生物による死亡者数は，社会の高齢化により増加しているものの，検査技術や医療の発達により罹患が死に直結することが減りつつあるといえる．

総数（男・女）｝右軸
悪性新生物（腫瘍）（男・女）
心疾患（男・女）
脳血管疾患（男・女）
老衰（男・女）
肺炎（男・女）
結核（男・女）｝左軸

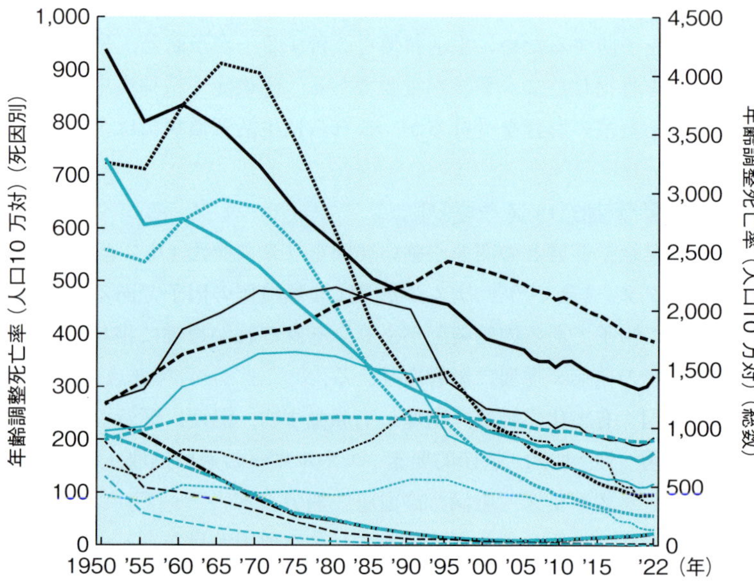

図5・1　日本人の年齢調整死亡率の推移
［資料　厚生労働省：人口動態統計］

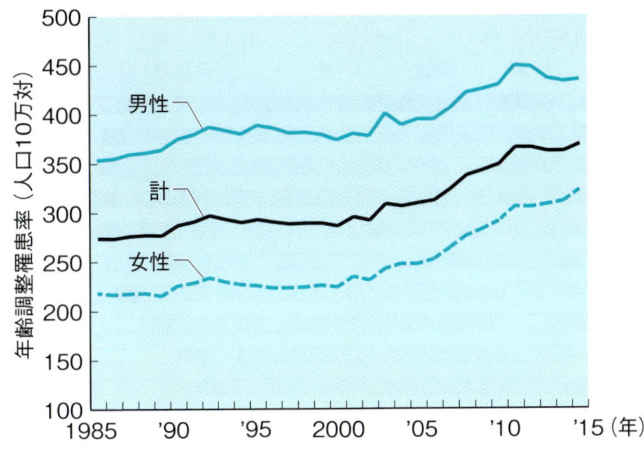

図5・2　悪性新生物の年齢調整罹患率の推移
［資料　国立がん研究センターがん情報サービス］

悪性新生物の罹患リスクは，発生部位により大きく異なる．2023年の部位別がん死亡数は，男性では，**肺**，**大腸**，**胃**の順に多く，女性では，**大腸**，**肺**，**膵臓**の順である．一方，罹患率をみると，男性では前立腺，胃，大腸，肺の順であり，**前立腺がん**は罹患率が高いものの死亡率が低い．また女性の罹患率は，乳房，大腸，肺，胃の順であり，**乳がん**は罹患率が高いものの死亡率が低いことがわかる．悪性新生物の合計の罹患率は加齢とともに増加するが，年齢に応じてリスクが高いがんの発生部位が異なる（図5・3）．年齢層別の死亡割合をみると，男女ともに0歳～14歳までの小児では，**脳・中枢神経系のがん**および**白血病**が多い．15歳以上では脳・中枢神経系のがんはほとんどみられなくなる．男性では30代までのがんは白血病が最も多く，その後，肺がんや大腸がんが増加してくる．前立腺がんは，60歳代以降に大きく増加するのが特徴である．女性では，10歳代から50歳代までの世代で，乳がん，子宮がん，卵巣がんといった女性ホルモンとの関連が強いがんが多いのが特徴である．その後，これらのがんの割合は減少し，肺がんや膵臓がんの割合が上昇してくる．がんの部位別に年齢調整死亡率の推移をみると，程度の差はあるもののほぼすべてのがんで減少しており，検診の普及による早期発見や治療技術が発達していることがわかる（図5・4）．

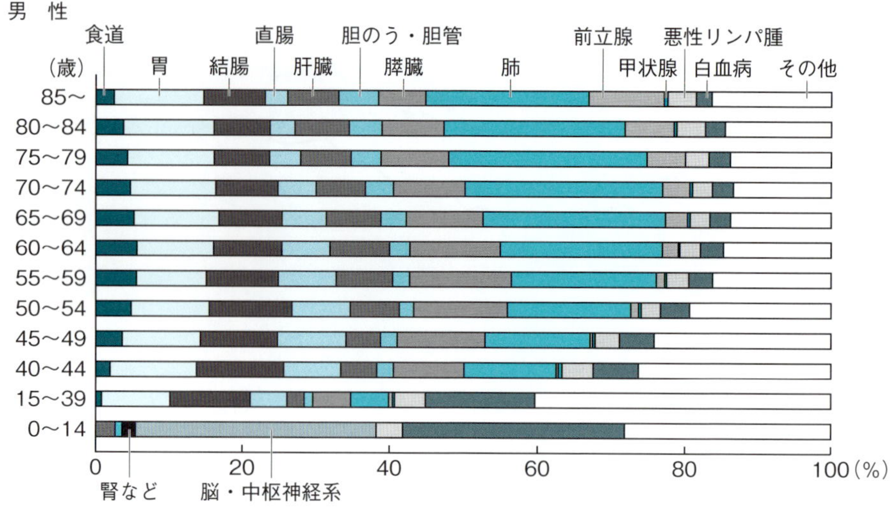

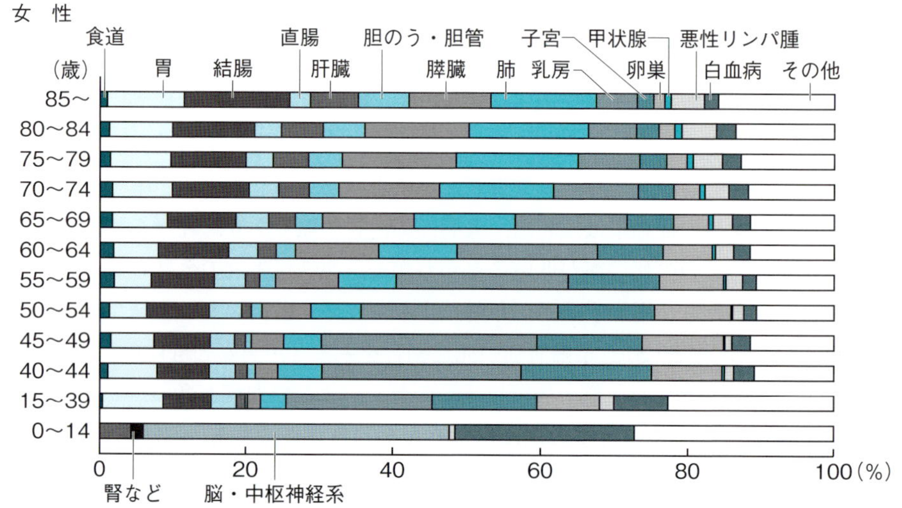

図5・3　部位別がん死亡率(年齢階級別)(2022年)
[資料　厚生労働省：人口動態統計]

若い世代のがんは，社会的に大きな課題となっている．AYA (adolescent and young adult) 世代とは思春期(15歳頃)から30歳代までの世代を指す言葉である．わが国では，毎年約2万人のAYA世代ががんを発症すると推定されている．この世代は，小児に好発するがんと成人に発生しやすいがんをともに発症する可能性がある．また骨軟部肉腫のように，AYA世代にとくに多い希少がんも存在し，診療できる医師が少ないという問題が存在する．また，AYA世代のがんは進展が速く，一般的に予後不良となることがわかっている．AYA世代は，社会を支える世代であるとともに，就学や就労，結婚，出産，育児といったさまざまなライフイベントが起きる世代でもある．がんに罹患することで通学や仕事の継続に支障が起こること，経済的にもまだ不安定なケースが多いことなどから，生活への影響が大きい．そのため，AYA世代のがん診

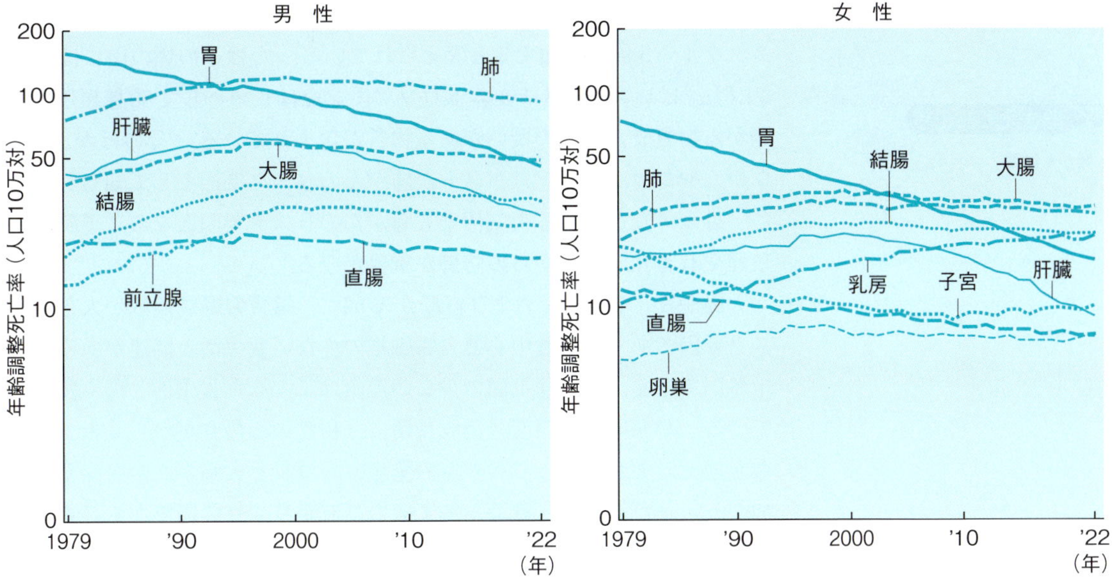

図5・4 主要ながんの年齢調整死亡率の推移
［資料 厚生労働省：人口動態統計］

療は，医学的な問題とともに社会的サポートや精神的なサポートが重要となる．

主ながんの種類とリスク要因の関係は，表5・1の通りである．胃がんはかつてのわが国では罹患率が高く，それは和食が欧米食に比べて塩分を多く含むため，日本人の**塩分摂取量**が高かったことに起因すると考えられている．また，細菌である**ヘリコバクター・ピロリ**の感染は胃がんのリスク要因となる．

表5・1 主ながんのリスク要因

がんの種類	リスク要因
口腔	喫煙，飲酒，熱い飲食物
咽頭	喫煙，飲酒，熱い飲食物
喉頭	喫煙，飲酒
肺	喫煙，受動喫煙，アスベスト（石綿），ビス（クロロメチル）エーテル，ニッケル，6価クロム，大気汚染物質
食道	喫煙，飲酒，熱い飲食物
胃	喫煙，ヘリコバクター・ピロリ感染，高塩分食の摂取
肝臓（肝細胞）	喫煙，飲酒，肝炎ウイルス感染（B，C型），アフラトキシン，糖尿病
胆管	1,2-ジクロロプロパン，ジクロロメタン
肝血管肉腫	塩化ビニルモノマー
大腸（結腸・直腸）	喫煙，飲酒，肥満，糖尿病，動物性脂肪が豊富な食事（牛，豚，羊など），加工肉（ベーコン，ハム，ソーセージなど），食物繊維の摂取不足
腎臓	喫煙，肥満
尿路・膀胱	ベンジジン，β-ナフチルアミン，o-トルイジン，4-アミノジフェニル，4-ニトロジフェニル
乳房	閉経後の肥満，喫煙，受動喫煙，飲酒
子宮体部	閉経後の肥満，喫煙，受動喫煙，糖尿病
子宮頸部	喫煙，ヒトパピローマウイルス感染（HPV16, HPV18）
前立腺	加齢
皮膚	紫外線，ヒ素
急性骨髄性白血病	喫煙，ヒトT細胞白血病ウイルス感染，ベンゼン，放射線

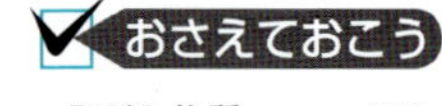

・発がん物質　☞p.423

肺がんのリスク要因としては，**喫煙**が最もよく知られており，罹患リスクを4～5倍に増加すると考えられている．たばこの煙の中には，ベンゾ[*a*]ピレン，ジメチルニトロソアミンをはじめとして50種類以上の発がん物質またはその疑いがある物質が含まれている．そのほか，**6価クロム**や**ニッケル**，**アスベスト**が肺がんのリスク要因として知られている．排ガスなどによる大気汚染も肺がんのリスク要因となる．予防は，禁煙や有害化学物質からの防御が重要となる．

大腸がん（結腸がんおよび直腸がん）は，**脂質の過剰摂取**が大きなリスク要因であり，肉食中心で食物繊維の少ない食生活と関連がある．欧米各国で多く，開発途上国で少ない理由はこうした食生活と深く関わっている．わが国では高度経済成長期に，和食中心の食事から欧米食の割合が増え，それに伴って胃がんの発症率の減少と大腸がんの発症率の増加がみられた．また，**飲酒**や**加工肉**の摂取がリスク要因であるので，これらの摂取が過剰にならないようにすることが予防に繋がる．

肝臓がんは，肝炎ウイルスの持続感染と深い関わりがある．1990年代までは，肝臓がんの90％がウイルス性であり，そのうち80％弱が**C型肝炎ウイルス**，20％程度が**B型肝炎ウイルス**によるものであった．2000年代以降，C型肝炎ウイルスのキャリア患者が減少したため，現在はC型肝炎ウイルスによる肝臓がんは全体の約50％になっている．その代わりに増加してきたのが，非ウイルス性の**アルコール関連肝疾患**および**非アルコール性脂肪性肝疾患**（non-alcoholic fatty liver disease, **NAFLD**）を背景とした肝臓がんであり，現在大きな問題となっている．これら非ウイルス性肝疾患のリスク要因は，アルコールの摂取や肥満，糖尿病，脂質異常症などであり，生活習慣の改善が予防に重要である．そのほか，国内での発症はほとんどないが，カビ毒である**アフラトキシン**＊2の摂取は肝臓がんのリスク要因である．東南アジアなどでは重要なリスク要因である．

＊2　アフラトキシン　☞p.309

乳がんは，体内**エストロゲン**量との関連が深い．卵巣機能が活発な40歳代から50歳代までの罹患リスクが高い．また，初経年齢が早い，閉経年齢が遅いといった体内エストロゲン量が多い人でリスクが高いことが知られている．閉経すると体内エストロゲン量が減少するが，更年期症状の治療などでホルモン補充療法を行うと乳がんのリスクが上昇する．そのほか，経口避妊薬の服用や高齢出産がリスク要因となる．大腸がんと同様に，**脂質の過剰摂取**や**食物繊維の摂取不足**，**喫煙**，**飲酒習慣**なども乳がんのリスク要因となる．予防は，食生活を含む生活習慣の改善が中心となるが，同時に乳がん検診による早期発見も重要になる．

子宮がんは，子宮体がんと子宮頸がんでリスク要因がまったく異なる．子宮体がんは乳がんと同様に**エストロゲン**との関連が深い．早い初経年齢や遅い閉経年齢，出産歴がないことなどが発症頻度と相関する．また，**肥満**や**糖尿病**，**高血圧**との関連も知られている．一方，子宮頸がんは体内エストロゲン量との関連は薄い．子宮頸がんは，**ヒトパピローマウイルス（HPV16，HPV18）**の感染があると発症しやすい．そのため，ヒトパピローマウイルスに対するワクチンは，子宮頸がんの予防として効果的である．また**喫煙**も子宮頸がんのリスクを上昇させる．子宮体がんの予防には生活習慣の改善，子宮頸がんの予防には禁煙や子宮頸がん予防ワクチンの接種が効果的である．

おさえておこう
・子宮頸がん予防ワクチン ☞ p.143

前立腺がんは，**加齢**が最大のリスク因子である．また家族の罹患歴や人種による発症リスクの差が知られており，**遺伝的要素**が大きいと考えられている．男性ホルモンであるアンドロゲンは，前立腺がんの進行には関与するものの，発症に関わるリスク要因であるかははっきりしない．前立腺がんの発症予防には決め手がなく，検診による早期発見・早期治療が重要となる．

b 心疾患

心疾患は，全世界の統計では，死因別死亡割合の第1位である．わが国においては悪性新生物に次ぐ第2位（2022年度は14.8％）である．心疾患は大きく，虚血性心疾患，慢性リウマチ性心疾患，慢性非リウマチ性心内膜疾患，心筋症，不整脈および電導障害，心不全に分類される．これらのうち，死因別死亡率が最も高いものは**心不全**である．心不全は，何らかの異常により心臓のポンプ機能が低下して，全身の臓器が必要とする血液を十分に送り出せなくなった状態をいい，疾病の名称ではない．続いて，**虚血性心疾患**が多い．虚血性心疾患には，急性心筋梗塞とその他の虚血性心疾患が含まれる．第3位は**不整脈**および**伝導障害**である．近年は，心不全による死亡率が上昇しており，虚血性心疾患の割合は減少している（図5・5）．

心不全による死亡率は1995年に大きく減少している．これは1995年

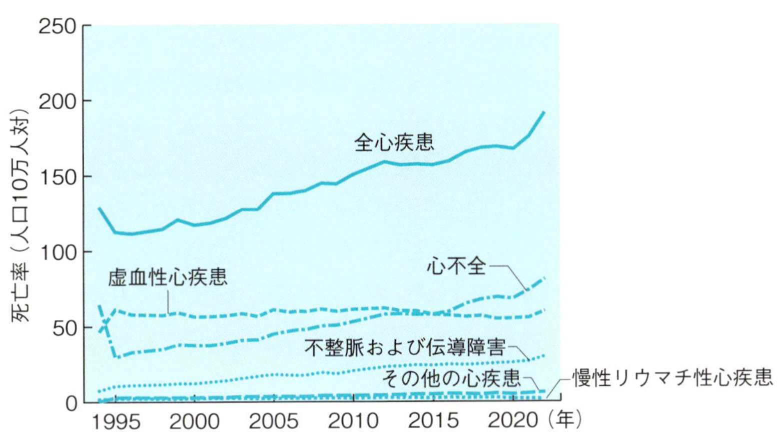

図5・5 心疾患のタイプ別死亡率の推移
［資料 厚生労働省：人口動態統計］

*3 **ICD-10** 国際疾病分類第10版．異なる国や地域，異なる時点での死亡や疾病の比較をするために世界保健機関（WHO）が作成した分類基準．

に国際疾病分類第10版（**ICD-10**）*3 が採用されたことによるものである．ICD-10では，「疾患の終末期としての心不全は記載しない」というルールが記載されたため，それまで心不全による死亡とされていた多くが，虚血性心疾患または虚血性脳血管疾患に分類されることになった．**慢性リウマチ性心疾患**は，A群レンサ球菌の感染で起こる自己免疫炎症反応の結果，心臓弁が損傷されることにより発症する疾患である．25歳未満に好発し，毎年2,000名程度が死亡している．

心疾患のうち，虚血性心疾患は生活習慣の影響を受けるため，生活習慣病とされている．虚血性心疾患は，心臓に血液を送る冠動脈が閉塞または狭窄することで，心筋に血液が十分に行き渡らなくなる疾患である．すなわち血管が狭窄することが虚血性心疾患のリスクとなる．**脂質異常症**があると血管が肥厚・狭窄しやすくなるため，脂質異常症は心疾患のリスク要因である．また，**高血圧**や**高血糖**は血管壁を傷つけ，**動脈硬化**を促すためリスク要因となる．**肥満**，**喫煙**，**睡眠不足**，**精神的ストレス**も心疾患のリスク要因である．心疾患の予防法としては，高血圧予防のための減塩，糖尿病や脂質異常症予防のための糖質・脂質制限，運動，精神的ストレスの低減などがあげられる（一次予防）．早期発見，早期治療のための定期健康診断も重要である（二次予防）．

・疾病の予防 ☞p.59

c 脳血管疾患

脳血管疾患は，1970年代まで死因別死亡率の第1位であったが，その後，減少してきた．現在は第3位の老衰に続いて，第4位となっている（図5・1）．脳血管疾患は大きく，**脳梗塞**，**脳内出血**，**くも膜下出血**，その他の脳血管疾患に分類される（図5・6）．近年は，脳血管疾患での死亡のうち，脳梗塞が50～60％を占める．脳内出血が30％程度，くも膜下出血が10％程度である．1960年代までは，脳血管疾患の大半が**脳内出血**であったが，その後高度経済成長期に減少し，1990年以降は横ばいである．この減少は，栄養状態がよくなってきたことや，塩分が多い和食中心の食生活から塩分の少ない洋食中心の食生活に変わってきたことが影響していると考えられている．脳内出血の減少とは反対に，**脳梗塞**は1960年代から1980年代にかけて上昇してきたが，近年は脳梗塞も減少傾向にある．死亡率だけでなく患者数も減少していることから，これは医療の発達とともに食生活やストレスの状況改善による発症率減少が主な理由となっていると考えられる．1995年に脳梗塞での死亡率が急激に上昇しているが，これはこの年に**ICD-10**が採用されたことによるものである．

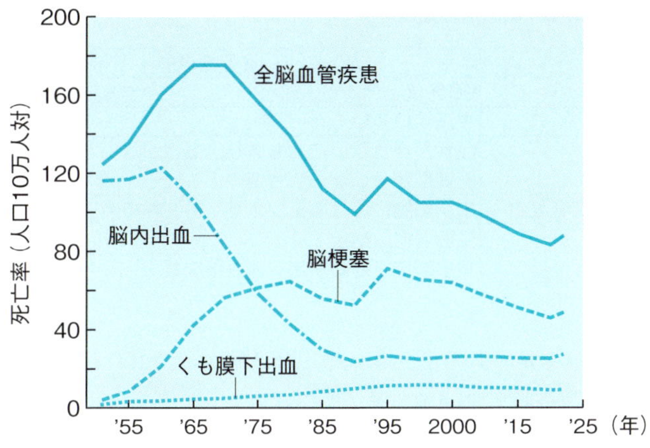

図5・6　脳血管疾患のタイプ別死亡率の推移
［資料　厚生労働省：人口動態統計］

脳梗塞は，脳内の血管が閉塞することで，脳の一部が虚血状態となり壊死する疾患である．すなわち，虚血性心疾患と同様に**脂質異常症**や**糖尿病**，**高血圧**，**肥満**，**喫煙**などの生活習慣や生活習慣病がリスク因子となる．脳内出血は，**動脈硬化**で血管壁が硬くなることや**高血圧**により血管壁に負荷がかかることが発症のきっかけになる．したがって，高血圧やそれを促す**塩分の多い食生活**，**過労**がリスク要因となる．また，**寒冷刺激**は血管の急激な収縮を促し，脳内出血発症のリスクを高める．

d 糖尿病

健康な人においては，血液中のブドウ糖の濃度（血糖値）は一定に保たれている．糖尿病はこの調節がうまくいかず，血糖値が高くなりすぎる疾患である．糖尿病の診断基準は，空腹時血糖値 126 mg/dL 以上，食後血糖値200 mg/dL以上，またはHbA1c値6.5％以上である*4．糖尿病初期にはほとんど症状がないが，進行すると動脈硬化が進み，血栓性疾患のリスクが上昇する．とくに網膜，腎臓，末梢神経が障害を受けやすく，**糖尿病性網膜症**，**糖尿病性腎症**，**糖尿病性神経障害**が三大合併症として知られている．糖尿病には，膵臓のβ細胞が障害を受けてインスリンの分泌が不全になる**1型糖尿病**と，生活習慣や遺伝的な影響によりインスリンが分泌されにくい，またはインスリンが効きにくくなる**2型糖尿病**が存在する（表5・2）．2型糖尿病が生活習慣病であり，1型糖尿病は生活習慣病ではない．糖尿病は，脳血管疾患や心疾患などさまざまな他の生活習慣病のリスク要因となる．

*4　糖尿病と診断するための血糖値の基準は本文の通りであるが，最終診断は血糖値だけでなく，症状，臨床所見，家族歴，体重歴などを参考にして総合判断される．

表5・2 糖尿病の類型

	1型糖尿病	2型糖尿病
患者数の割合	10％以下	90％以上
発症年齢	若年に多い	中高年に多い
症状	急激に発症する	症状が現れないこともあり，気付かないうちに進行する
体型	やせ型が多い	肥満型が多いが，やせ型の人もいる
原因	β細胞の障害によるインスリン分泌の不全	末梢細胞におけるインスリン応答性の減少
リスク	遺伝	生活習慣，遺伝
初期治療	インスリン注射	食事療法，運動療法，飲み薬など

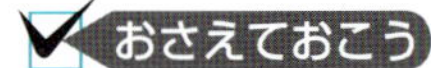

・健康日本21 ☞p.62

「糖尿病が強く疑われる者」は，2019年の時点で1,150万人程度と推定されている（健康日本21（第二次）最終評価）．糖尿病の患者数は増加傾向にあり，今後も増え続けると予想されている．糖尿病は高齢になるほど患者数が増加し，70歳以上の男性では4人に1人程度，女性では5人に1人程度が糖尿病の疑いがあるとされる（図5・7）．

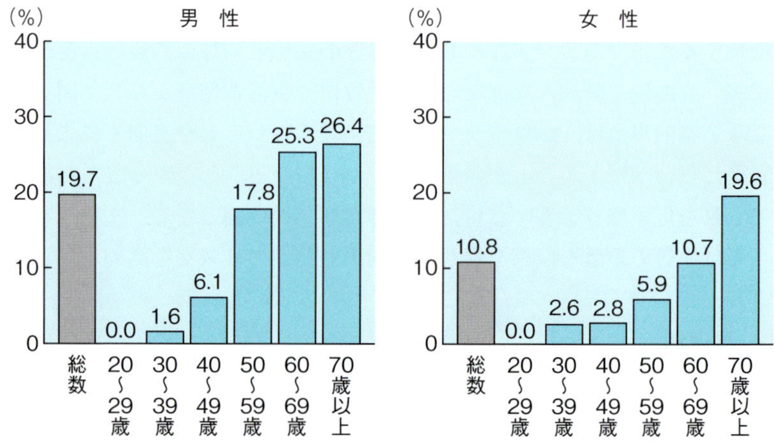

図5・7 糖尿病が強く疑われる者の割合（20歳以上）
［資料 厚生労働省：国民健康・栄養調査（令和元年）］

2型糖尿病のリスク要因は，**過剰なエネルギー摂取**，**エネルギー消費の不足**（運動不足），**肥満**，**喫煙**，**精神的ストレス**などである．**遺伝的要素**も発症に関与することが知られており，アジア人は欧米人に比べて発症リスクが高い．予防には，適切な食事（1日3食，就寝前には食べないなど），運動（とくに有酸素運動），禁煙，精神的なストレスの軽減が重要である．

ⓔ 脂質異常症

脂質異常症は，血液中の脂質量が基準値から外れた状態をいう．血液中の**LDLコレステロール**（いわゆる悪玉コレステロール）の高値，**HDLコレステロール**（いわゆる善玉コレステロール）の低値，**トリグリセリド**（トリグリセライド，中性脂肪）の高値，non-HDLコレステロール（血中脂質からHDLコレステロールを除いたもの）の高値の4種類がある

(表５・3)．脂質異常症の罹患率は加齢により上昇するが，男性では若年からゆるやかに上昇するのに対して，女性では50歳代から急激に上昇する(図5・8)．

表5・3 脂質異常症の診断基準

LDLコレステロール(LDL-C)	140 mg/dL以上	高LDLコレステロール
	120～139 mg/dL	境界域高LDLコレステロール血症**
HDLコレステロール(HDL-C)	40 mg/dL未満	低HDLコレステロール血症
トリグリセライド(TG)	150 mg/dL以上(空腹時採血*)	高トリグリセライド血症
	175 mg/dL以上(随時採血*)	
non-HDLコレステロール(non-LDL-C)	170 mg/dL以上	高non-HDLコレステロール血症
	150～169 mg/dL	境界域高non-HDLコレステロール血症

* 基本的に10時間以上の絶食を「空腹時」とする．ただし水やお茶などカロリーのない水分の摂取は可とする．空腹時であることが確認できない場合を「随時」とする．

** スクリーニングで境界域高LDL-C血症，境界域高non-HDL-C血症を示した場合は，高リスク病態がないか検討し，治療の必要性を考慮する．

- LDL-CはFriedewald式(TC−HDL-C−TG/5)(ただし空腹時採血の場合のみ)．または直接法で求める．
- TGが400 mg/dL以上や随時採血の場合はnon-HDL-C(TC−HDL-C)かLDL-C直接法を使用する．ただしスクリーニングでnon-HDL-Cを用いるときは，高TG血症を伴わない場合はLDL-Cとの差が＋30 mg/dLより小さくなる可能性を念頭においてリスクを評価する．
- TGの基準値は空腹時採血と随時採血により異なる．
- HDL-Cは単独では薬物介入の対象とはならない．

[日本動脈硬化学会編：動脈硬化性疾患予防ガイドライン2022年版，p.22，表2-1，日本動脈硬化学会，2022より許諾を得て転載]

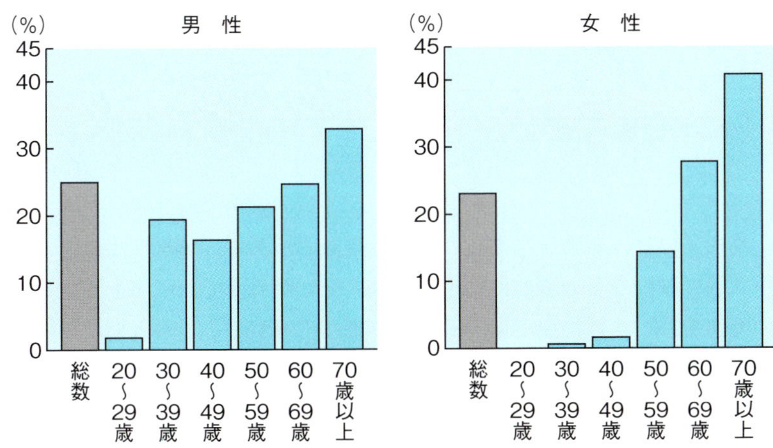

図5・8 脂質異常症の人の割合(年齢階級別)
[資料 厚生労働省：国民健康・栄養調査(令和元年)]

脂質異常症は自覚症状が乏しいため，定期健康診断等でみつかることが多い．脂質異常症は**動脈硬化**の重要なリスク要因である．LDLコレステロールは，血管内のマクロファージが変化した泡沫細胞に集積し，血管を肥厚化させ動脈硬化を進展させる．HDLコレステロールは末梢の余剰なコレステロールを除去し，肝臓に返送させるため，HDLコレステロールの低値は末梢のコレステロール残量を増加させることで動脈硬化に繋がる．

脂質異常症のリスク要因として最も重要なのは食生活であり，とくに**動物性脂肪（*n*–6系必須脂肪酸）**や**糖分**の過剰な摂取と**食物繊維の摂取不足**の影響が大きい．**運動不足**や**喫煙**もリスク要因である．したがって予防のためには，脂肪摂取の適正化（脂質エネルギー比率の減少，動物性脂肪摂取の抑制），食物繊維の摂取，有酸素運動，禁煙などの生活習慣の改善が必要である．

f 高血圧

高血圧は，喫煙とともに日本人の生活習慣病死亡に最も深く関わる要因の1つである．高血圧が完全に予防できると，年間約10万人の死亡が減少すると見込まれている．高血圧の診断基準は，診察室における収縮期血圧が140 mmHg以上かつ/または，拡張期血圧が90 mmHg以上である（表5・4）．現在，国内で約4,000万人が高血圧に該当すると考えられている．

表5・4 高血圧の診断基準：成人における血圧値の分類

分 類	診察室血圧（mmHg）			家庭血圧（mmHg）		
	収縮期血圧		拡張期血圧	収縮期血圧		拡張期血圧
正常血圧	＜120	かつ	＜80	＜115	かつ	＜75
正常高値血圧	120～129	かつ	＜80	115～124	かつ	＜75
高値血圧	130～139	かつ/または	80～89	125～134	かつ/または	75～84
Ⅰ度高血圧	140～159	かつ/または	90～99	135～144	かつ/または	85～89
Ⅱ度高血圧	160～179	かつ/または	100～109	145～159	かつ/または	90～99
Ⅲ度高血圧	≧180	かつ/または	≧110	≧160	かつ/または	≧100
（孤立性）収縮期高血圧	≧140	かつ	＜90	≧135	かつ	＜85

［日本高血圧学会高血圧治療ガイドライン作成委員会編：高血圧治療ガイドライン2019，ライフサイエンス出版，p.18，表2-5より許諾を得て転載］

高血圧には，**本態性高血圧**と**二次性高血圧**がある．二次性高血圧は，甲状腺や副腎などの臓器に疾患があり，それが原因で血圧が上昇するものである．二次性高血圧は，その原疾患を治療することが重要となる．一方，約90％の高血圧は本態性高血圧であり，明確な原因が不明である．本態性高血圧は遺伝要因と環境要因の複合により発症すると考えられている．**食塩の過剰摂取**，**肥満**，**飲酒**，**運動不足**，**精神的ストレス**などがリスク要因である．日本人においては，とくに食塩の過剰摂取が重要なリスクである．予防で重要なものは，食塩摂取量の抑制である．日本人の平均食塩摂取量は減少しつつあるが，いまだ目標値に比べると高い値を維持している．そのほかには，脂質摂取の抑制，運動，禁煙が主な予防策としてあげられる．

おさえておこう

・**日本人の食塩摂取量** ☞p.212

g 肥 満

肥満[*5]とは，体内に脂肪が過剰に蓄積した状態である．肥満は，糖尿病や高血圧，脂質異常症の発症リスクを上昇させるため，生活習

＊5 **肥満症** は肥満に加えて健康を脅かす合併症がある場合，または合併症になるリスクが高い場合に診断される疾患であり，体の状態を示す「肥満」とは意味が異なる．

慣病発症予防の観点から対策が必要な状態である．肥満度の判定には **BMI** (body mass index) = [体重 (kg)] ÷ [身長 (m) ^{2}] が用いられる．BMIが25以上の場合，肥満と判定される．年齢層別にみると，肥満者の割合が多いのは，男性では40歳代から50歳代，女性では60歳代から70歳代である (図5・9)．後期高齢者になると，エネルギー摂取量やエネルギー吸収量の減少により肥満者の割合は減少する．

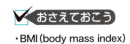

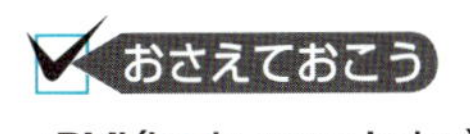

・BMI (body mass index)

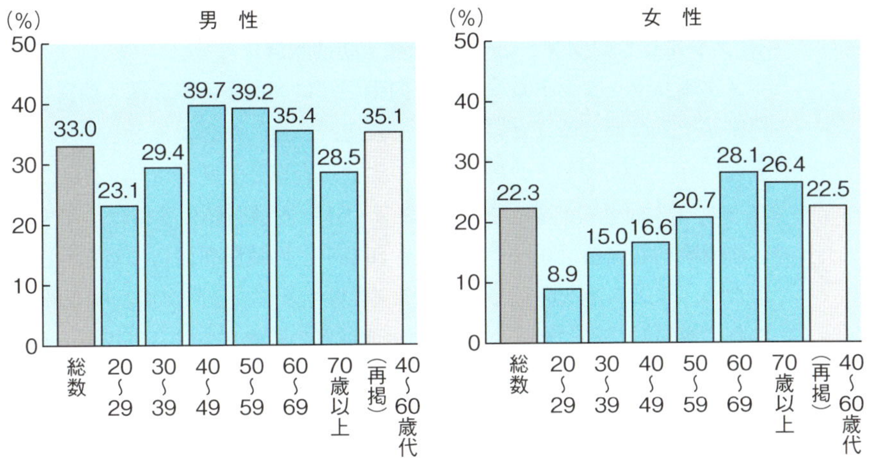

図5・9 肥満者 (BMI25 以上) の年齢階級別分布
［資料 厚生労働省：国民健康・栄養調査 (令和元年)］

健康日本21 (第二次) では，成人の肥満者の割合を減少させることが目標となっていた．しかし近年は，男女ともに肥満者の割合はむしろ増加しており，状況は悪化している (図5・10)．女性や高齢者においては，肥満とともに低体重 (**やせ**) も問題になる．これらを踏まえて，2024年に開始された健康日本21 (第三次) では，BMIが18以上25未満である適正体重の人の割合が66%となることを目標としている*6．

おさえておこう

・健康日本21 (第三次) ☞p.63

*6 65歳以上の高齢者における適正体重は，BMIが20を超え25未満になる値とされる．

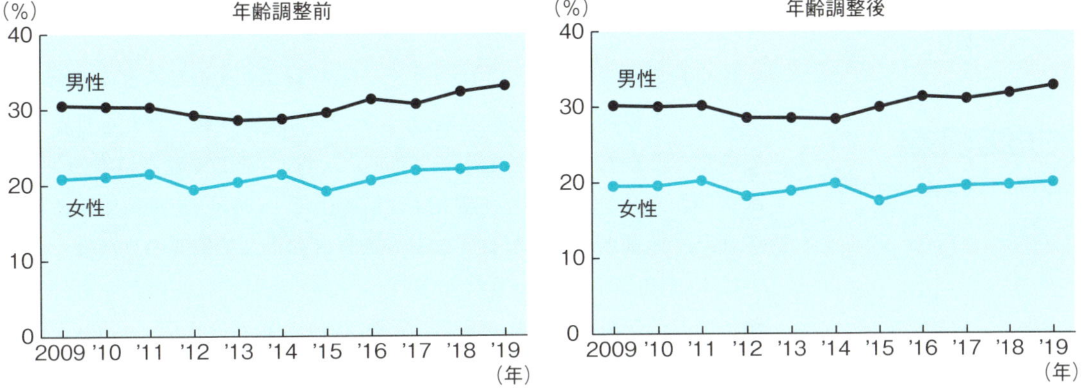

図5・10 肥満者 (BMI25 以上) の割合の年次推移 (20歳以上)
［資料 厚生労働省：国民健康・栄養調査］

　また，小児期の肥満は成人になってからの糖尿病や脂質異常症のリスクを上昇させることから，肥満傾向にある子どもの割合の減少が健康日本21（第二次）の目標となっていた．しかし近年は，小児の肥満傾向時の割合はむしろ上昇しており，引き続きの課題とされている．

　肥満のリスク要因は，**エネルギーの過剰摂取**と**消費不足**，すなわち運動不足である．

h メタボリックシンドローム（内臓脂肪症候群）

　メタボリックシンドロームは，**内臓肥満**に**高血圧**・**高血糖**・**糖質代謝異常**が組み合わさることにより，心疾患や脳血管疾患に罹患しやすい状態をいう．2005年に8つの医学系の学会が合同してメタボリックシンドロームの診断基準が策定された（表5・5）．内臓脂肪の蓄積は，男女ともに内臓脂肪面積100 cm^2以上とされるが，内臓脂肪面積の測定は困難なため，**ウエスト周囲径**で代用される（男性≧85 cm，女性≧90 cm）．これに該当し，かつ**血圧**，**血糖**，**血清脂質**のうち2つ以上が基準値から外れているとメタボリックシンドロームであると診断される．

表5・5　メタボリックシンドロームの診断基準

内臓脂肪（腹腔内脂肪）蓄積	
ウエスト周囲径	男性≧85 cm 女性≧90 cm
（内臓脂肪面積　男女とも≧100 cm^2に相当）	
上記に加え以下のうち2項目以上	
高トリグリセライド血症 かつ/または 低HDLコレステロール血症	≧150 mg/dL ＜40 mg/dL 男女とも
収縮期血圧 かつ/または 拡張期血圧	≧130 mmHg ≧85 mmHg
空腹時高血糖	≧110 mg/dL

- CTスキャンなどで内臓脂肪量測定を行うことが望ましい．
- ウエスト径は立位，軽呼気時，臍レベルで測定する．脂肪蓄積が著明で臍が下方に偏位している場合は肋骨下縁と前上腸骨棘の中点の高さで測定する．
- メタボリックシンドロームと診断された場合，糖負荷試験がすすめられるが診断には必須ではない．
- 高TG血症，低HDL-C血症，高血圧，糖尿病に対する薬剤治療を受けている場合は，それぞれの項目に含める．
- 糖尿病，高コレステロール血症の存在はメタボリックシンドロームの診断から除外されない．

［メタボリックシンドローム診断基準検討委員会：メタボリックシンドロームの定義と診断基準．日内会誌 **94**：188-203，2005より許諾を得て転載］

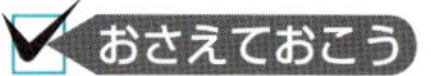

・**健康日本21（第三次）** ☞p.63

　健康日本21（第二次）においては，メタボリックシンドロームの該当者および予備群の人数を，2008年比で25％減少させることを目標としていた．しかし近年は，むしろ増加している．そこで健康日本21（第三次）では，引き続きこの目標（2008年度比で25％減）を維持することとされた．メタボリックシンドローム該当者および予備群の人数は，男性では40歳代後半から50歳代が多い．一方，女性では高齢になるにしたがって人数が増える傾向がある（図5・11）．現在は，とくに60歳代男性の増加率が顕著であることから，メタボリックシンドローム対策としては，男性，とくに前期高齢者を中心とした対策が必要である．予防には，エネルギーの過剰摂取の防止，バランスのよい食事，エネルギー消費量の増加（運動）が重要である．

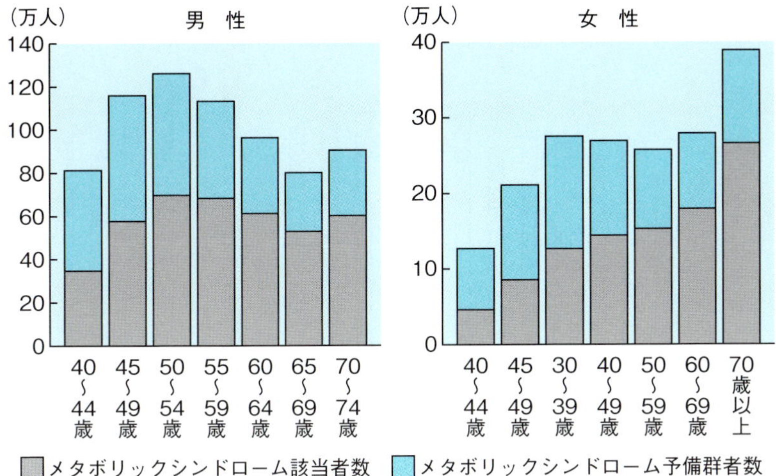

図5・11 メタボリックシンドローム該当者および予備群の人数(2021年，性・年齢階級別)

［資料 厚生労働省：特定健診・特定保健指導の実施状況］

i 慢性閉塞性肺疾患

慢性閉塞性肺疾患(chronic obstructive pulmonary disease，COPD)は，たばこ煙を主とする有害物質を長期に吸入曝露することで生じた肺の炎症性疾患である．慢性気管支炎や肺気腫を含み，咳，痰，息切れを主症状として，難治性の閉塞性換気障害に進行する．40歳以上の人口の8.6％，約530万人の患者が存在すると推定されており，近年増加傾向にある(図5・12)．COPD患者は男性が多く，これは男性のほうが喫煙率が高いことの影響によるものと考えられている．COPDは20年以上の喫煙歴を経て発症する疾患であり，現在の発症率は20年以上前の喫煙率を反映したものと考えられる．健康日本21(第二次)では，COPDの認知度を80％にするという目標が立てられたが，2019年時点で27.8％にとどまっており，目標に遠く及んでいない．健康日本21(第三次)では，認知度の設定はなくし，COPDの死亡率を減少させるという目標が設定された．COPDの最大のリスク因子は喫煙であり，禁煙や受動喫煙対策を進めることでCOPDのリスクを低減することができる．

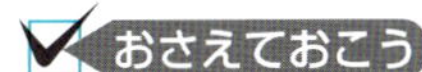

・健康日本21(第三次) ☞p.63

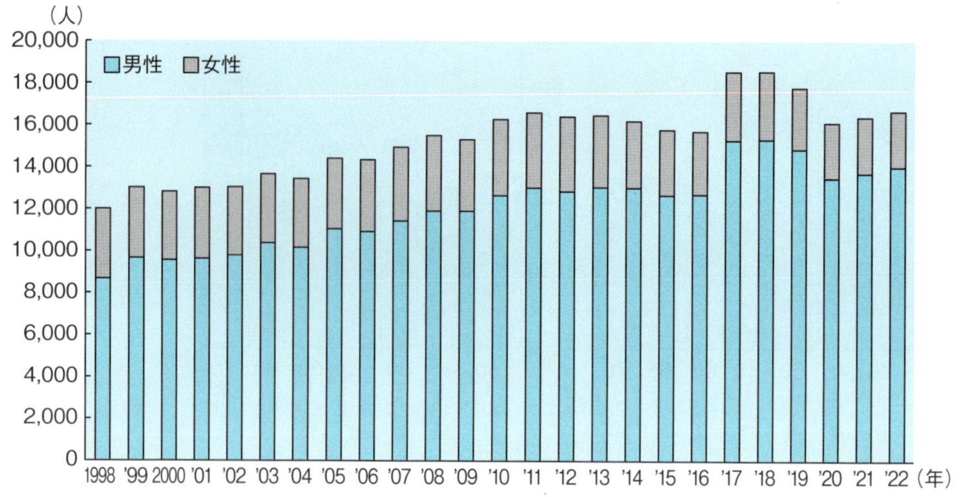

図5・12　COPD の死亡者数の推移
[資料　厚生労働省：人口動態統計]

j 逆流性食道炎

逆流性食道炎は，近年になって生活習慣病として認識されるようになった疾患で，胃の内容物（主に胃酸）が食道に逆流することで，食道に炎症を引き起こす疾患である．健康な人でも胃内容物が逆流することはあるが，短時間かつ頻度が低ければ問題にはならない．逆流の時間や頻度が多くなると，食道粘膜が傷害され，逆流性食道炎となる．リスク要因としては，**喫煙**や**肥満**，**脂肪分の多い食事の摂取**，**アルコールや炭酸飲料の摂取**，**精神的ストレス**などがあげられる．予防には，食事の見直しをするほか，食べ過ぎや早食いを避ける，食後すぐに横になることを避ける，肥満による腹部の圧迫を防ぐ，などがあげられる．

k 骨粗鬆症

骨粗鬆症は，骨がもろくなり骨折しやすい状態になる疾患である．骨量（骨塩量）は20歳頃に最大量に達し，その後，加齢に伴って減少する．骨量が少なくなりすぎると骨粗鬆症に進行する．骨粗鬆症は女性の罹患が多く，それはピーク時の骨量が男性より少ないこと，また骨形成を促進し，骨吸収を抑制するエストロゲンの分泌量が閉経に伴い大幅に減少することによる．骨粗鬆症患者の数は，近年，高齢者人口の増加に伴い激増している（図5・13）．骨粗鬆症と，**ロコモティブシンドローム**，**サルコペニア**[*7]，**フレイル**[*7]は重なり合う部分が多く，これらが悪循環を起こすと要介護状態に陥りやすいので適切な対策が必要である．

*7　フレイル，サルコペニア ☞ p.215

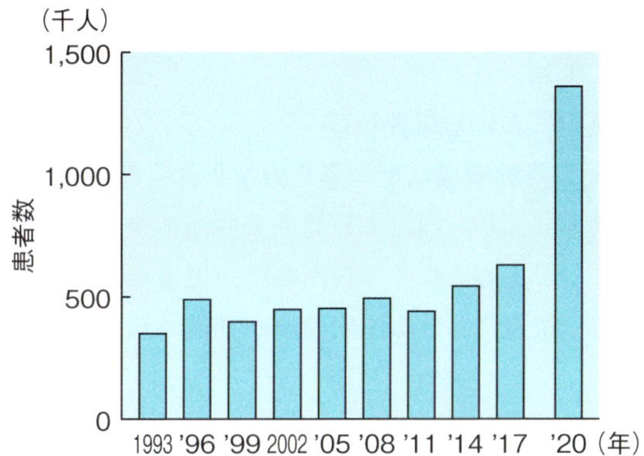

図5・13 骨粗鬆症患者数の年次推移
[資料 厚生労働省：令和2年患者調査]

骨粗鬆症のリスク要因は，加齢，性，遺伝的背景（家族歴）などの除去できないもののほか，極端な食事制限（ダイエット），カルシウム不足，ビタミンD不足，ビタミンK不足，リンの過剰摂取，食塩の過剰摂取，多量のコーヒー摂取など食生活に関わるものが多い．そのほか，喫煙，日照不足，運動不足などがある．したがって予防としては，カルシウムやビタミンDの摂取，日光を浴びること，禁煙があげられる．適度に運動を行うことは予防に有効であるが，骨粗鬆症になっている場合は骨折の危険性があるので，個々の状態に応じて適度な質や量にとどめることが重要である．

❸ 生活習慣病の予防・防止に係る規制・制度や関連法規

生活習慣病の克服のためには，健康増進による発症予防（一次予防）と早期発見・早期対応（二次予防）が重要となる．適切な食生活や運動習慣，禁煙などの個人レベルの取り組みに加え，保健活動や医療・福祉サービスなどの社会レベルの取り組みが必要である．

おさえておこう
・疾病の予防 ☞p.59

a 健康日本21と健康増進法

こうした生活習慣病対策のために，2000年より**21世紀における国民健康づくり運動**（**健康日本21**）が推進されてきた．2003年には，健康日本21の法的基盤として**健康増進法**が制定された．健康増進法の目的は，「日本における急速な高齢化の進展と疾病構造の変化に伴う健康増進の重要性を鑑み，国民の健康の増進の総合的な推進に関し基本的な事項を定めるとともに，国民の栄養の改善その他の国民の健康の増進を図るための措置を講じ，もって国民保健の向上を図ること」，とされた．主な内容は以下の通りである．

①受動喫煙の防止
②特定保健用食品を特別用途食品の1つとして定義
③国民健康・栄養調査の実施

おさえておこう
・健康日本21 ☞p.62
・健康増進法 ☞p.276

④食事摂取基準の設定
⑤がん検診の実施
⑥特定求職施設における栄養管理

健康増進法は，**受動喫煙防止**の考え方を推進するため2020年に改正された．この改正により，国および地方公共団体が受動喫煙防止のための措置を行うことが定められ，学校や病院，児童福祉施設などの敷地内禁煙や，飲食店や鉄道における屋内禁煙が推進された．

b 特定健康診査・特定保健指導

メタボリックシンドロームは多くの生活習慣病の発症に関与するため，早期発見・早期対策が重要である．そこで，メタボリックシンドロームの該当者および予備群を減少させるため，2008年にメタボリックシンドローム（内臓脂肪症候群）に着目した「**特定健康診査・特定保健指導**」が導入された．

特定健康診査の対象者は，40～74歳の医療保険加入者である．特定健康診査の結果，メタボリックシンドロームまたはその予備群に該当した場合，特定保健指導の対象となる．ただし，メタボリックシンドロームの診断基準値と特定保健指導の選定基準値が異なるので，注意が必要である．

特定保健指導の対象となった場合，リスクの程度に応じて，**積極的支援**，**動機付け支援**，情報提供に**階層化**される（表5・6）．積極的支援，動機付け支援の場合は，医師，看護師，栄養士等の面談指導のもとに，対象者自身が生活習慣改善の「行動目標」を立案する．6ヵ月の後，行動目標の実績を評価する．積極的支援の場合は，この6ヵ月の間に，薬剤師を含む専門家が，電話などを介したサポートを3ヵ月以上行う（図5・14）．

表5・6　特定保健指導対象者の階層化

<table>
<tr><th rowspan="2">腹　囲</th><th>追加リスク</th><th rowspan="2">④喫煙歴</th><th colspan="2">対　象</th></tr>
<tr><th>①血糖 ②脂質 ③血圧</th><th>40～64歳</th><th>65～74歳</th></tr>
<tr><td rowspan="3">≧85 cm（男性）
≧90 cm（女性）</td><td>2つ以上該当</td><td>不問</td><td rowspan="2">積極的支援</td><td rowspan="3">動機付け支援</td></tr>
<tr><td rowspan="2">1つ該当</td><td>あり</td></tr>
<tr><td>なし</td><td></td></tr>
<tr><td rowspan="4">＜84 cm（男性）
＜90 cm（女性）
かつ BMI≧25</td><td>3つ該当</td><td>不問</td><td rowspan="2">積極的支援</td><td rowspan="4">動機付け支援</td></tr>
<tr><td rowspan="2">2つ該当</td><td>あり</td></tr>
<tr><td>なし</td><td></td></tr>
<tr><td>1つ該当</td><td>不問</td><td></td></tr>
</table>

①血糖：(a) 空腹時血糖100 mg/dL以上または (b) HbA1cの場合5.6％以上または (c) 薬剤治療を受けている場合
②脂質：(a) 中性脂肪150 mg/dL以上または (b) HDLコレステロール40 mg/dL未満または (c) 薬剤治療を受けている場合
③血圧：(a) 収縮期血圧130 mmHg以上または (b) 拡張期血圧85 mmHg以上または (c) 薬剤治療を受けている場合
[厚生労働省：特定健診・保健指導について，https://www.mhlw.go.jp/file/05-Shingikai-12401000-Hokenkyoku-Soumuka/0000099071.pdf（2024年5月アクセス）p.8を参考に著者作成]

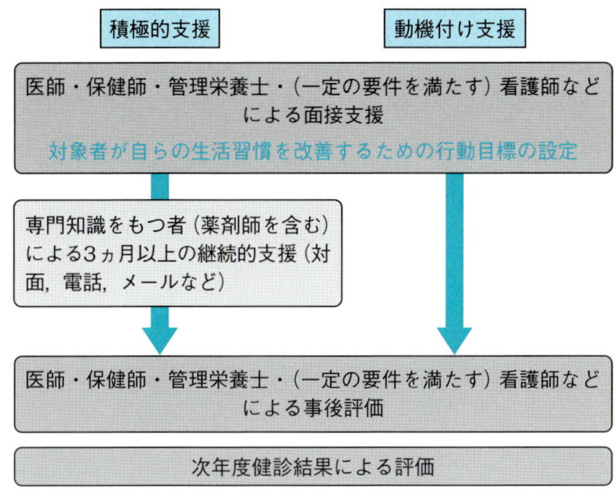

図5・14　特定保健指導の流れ
[厚生労働省：特定健診・保健指導について，https://www.mhlw.go.jp/file/05-Shingikai-12401000-Hokenkyoku-Soumuka/0000099071.pdf (2024年5月アクセス)，p.11を参考に著者作成]

特定健康診査・特定保健指導は，「高齢者の医療の確保に関する法律」に規定され，医療保険者にその実施が義務づけられている．ただし，対象者が受診することは義務ではない．医療保険者が，特定健康診査の結果を保険料に反映させることは禁止されている．

❹ 生活習慣病の代表的なリスク要因について

a 食生活

食習慣は生活習慣病のリスク要因として，きわめて重要なものである．過剰なエネルギー摂取やエネルギー消費の不足は，肥満や糖尿病，脂質異常症を引き起こし，さまざまな生活習慣病のリスク要因となる．また，脂肪エネルギー比率 (摂取エネルギーに占める脂質の割合) が高い食事や過剰な飽和脂肪酸の摂取は，脂質異常症や心疾患のリスク要因である．食物繊維の不足は，糖質や脂質の吸収を増加させ，肥満や脂質異常症，脳血管疾患のリスクを上昇させる．食物繊維の不足は，大腸がんのリスク要因であるが，なぜ食物繊維の不足が大腸がんのリスクを上昇させるのかはよくわかっていない．塩分の高い食事の摂取は，高血圧や胃がんのリスクを上昇させる．

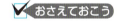

おさえておこう
・日本人の食塩摂取量 ☞p.212

b 喫煙の状況

喫煙は，肺がんや循環器系疾患，COPDの最大のリスク要因であり，循環器疾患や糖尿病を含むその他の生活習慣病の罹患リスクも上昇させる．近年，喫煙率は減少傾向であるが，2021年時点で，いまだ男性は4人に1人以上が喫煙者である (図5・15)．健康日本21 (第三次) では，20歳以上の喫煙率を12％にすることが目標とされた．喫煙開始時の年

おさえておこう
・健康日本21 (第三次) ☞p.63

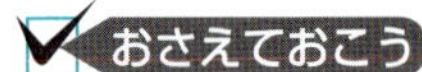

齢が早いほど，健康被害が大きく，またニコチン依存が強くなるため，健康日本21（第三次）では，中学生・高校生の喫煙者の割合を0％にすることも目標とされた．妊娠中の喫煙は，**低出生体重児**（2,500 g未満で生まれた児）の出産や，流産，早産のリスク要因となる．健康日本21（第二次）での目標値は2022年度に0％であったが，現在も妊婦喫煙率は2％を超えている．健康日本21（第三次）においても，妊婦の喫煙をなくすことが目標とされている．

おさえておこう
・低出生体重児

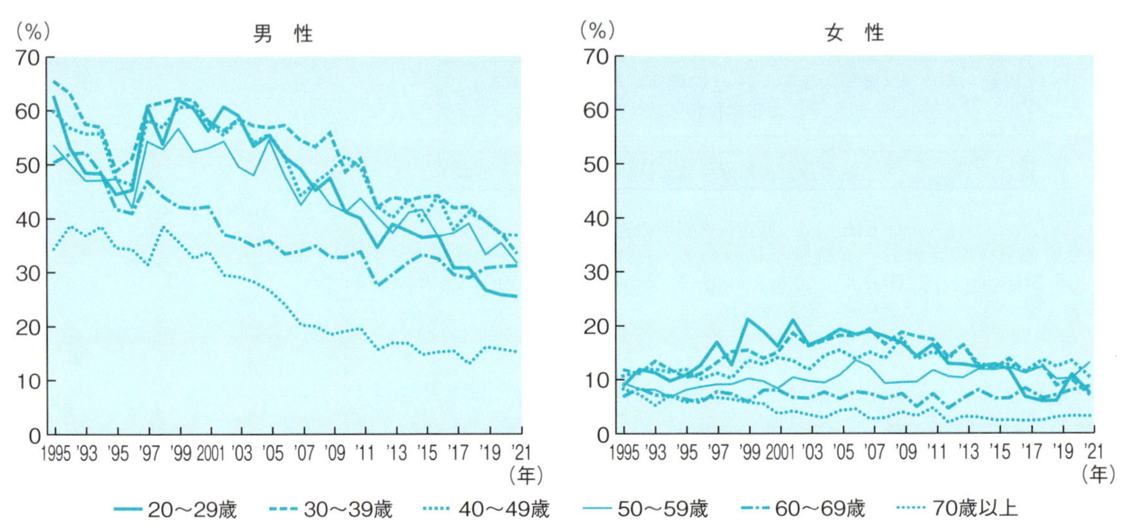

図5・15　喫煙率の年次推移
［資料　厚生労働省：国民健康・栄養調査］

c 飲酒の状況

過度の飲酒は，乳がん，大腸がん，肝臓がんの罹患リスクを上昇させるほか，高血圧や高尿酸血症など，多くの生活習慣病のリスク要因となる．健康日本21（第二次）では，生活習慣病のリスクを高める量を飲酒している者の率を飲酒率として，その減少が目標とされた．しかし，近年の飲酒率は，男性では横ばい，女性ではむしろ増加している．健康日本21（第三次）ではこの結果を受けて，2032年度の飲酒率の目標値が10％（男女計）および6.4％（女性）に設定された．妊娠中の飲酒は胎児の発育に影響を与え，**胎児性アルコール・スペクトラム障害**（fetal alcohol spectrum disorders, **FASD**）などの疾患を引き起こす原因となる．近年の妊婦飲酒率は1％程度であり，減少傾向にある．健康日本21（第三次）では，妊娠中の飲酒率に対する目標値は立てられていない．

おさえておこう
・健康日本21（第三次） ☞p.63

❺ 生活習慣病に関するリスクコミュニケーション

リスクコミュニケーションとは，リスク分析の一過程であり，消費者，事業者，行政担当者などの関係者の間で情報や意見を共有することをいう．生活習慣病は，発症すると完治が困難であることから，生活の質的

おさえておこう
・リスクコミュニケーション ☞p.395，396
・健康サポート薬局

負担や経済的負担が大きい．一方で，生活習慣の改善により予防が可能であるため，いかにして発症を予防できるかが，個人レベルでも国家レベルでも重要な課題である．たとえば，がんによるわが国全体の経済的負担は年間約2兆8,600億円に上るが，このうち予防できる可能性があるリスクが原因でがんに罹患したことによる負担は1兆円超である．生活習慣病のリスクコミュニケーションとしては，このような生活習慣病に関する社会問題の知識の普及が必要である．

また，個々の生活習慣病のリスク要因に関する知識の普及も必要であるが，生活習慣病の発症リスクは個人の体質や生活習慣に深く関わっているため，それぞれの人に適した情報提供が望ましい．そのような背景のもと，2016年に**健康サポート薬局**制度が開始された．健康サポート薬局では，服薬に関するサポートに加えて，「国民による主体的な健康の保持増進を積極的に支援する（健康サポート）機能」を備えることが必要とされており，薬剤師が正しい知識の普及や個人レベルでのサポートを行うことで，地域における健康増進の役割を担うことが期待されている（図5・16）．

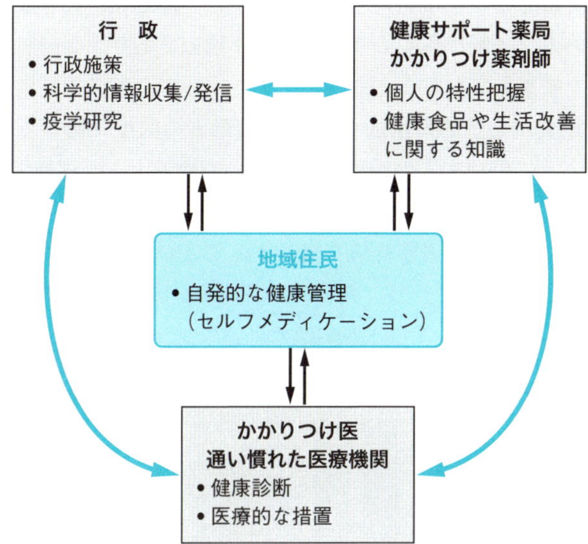

図5・16　生活習慣病克服のためのリスクコミュニケーション（健康サポート薬局制度）

ポイント

- 生活習慣病は，食事，運動，休養，喫煙，飲酒などの生活習慣を改善することで予防できる慢性疾患のことである．
- 生活習慣病は単一の原因で発症する疾患ではなく，リスク要因は発症の可能性を高める要因の1つである．
- 悪性新生物（がん）のリスク要因は，生活習慣や有害物質への曝露などさまざまなものがあり，がんの種類によって異なる．
- 虚血性心疾患や脳血管疾患のリスク要因には，喫煙，高血圧，糖尿病，脂質異常症，動脈硬化などがある．
- 糖尿病の大部分は2型糖尿病であり，その発症には食事や運動などの生活習慣が関わる．
- 脂質異常症は，虚血性心疾患や脳血管疾患のリスク要因である．
- 肥満は，糖尿病や脂質異常症，高血圧などのリスクを上昇させる．
- 喫煙は，肺がんやCOPDをはじめとするさまざまな生活習慣病のリスク要因である．
- 生活習慣病予防のためにはリスクコミュニケーションが重要であり，薬剤師の活躍が期待されている．

B　老人保健

おさえておこう

・高齢化　☞p.38

わが国をはじめとする先進各国においては，高齢化が大きな社会問題となっている．加齢は多くの疾患のリスク要因であり，高齢者はさまざまな疾患を罹患していることが多い．したがって，社会の高齢化に伴い必要な医療費は必然的に増加するが，高齢者の医療に関わる費用の増加をどのように抑制するのかは高齢社会における大きな課題である（図5・17）．高齢者医療にかかる費用を減少させ，わが国の社会経済を維持するためには，高齢者が健康を維持することが重要になる．

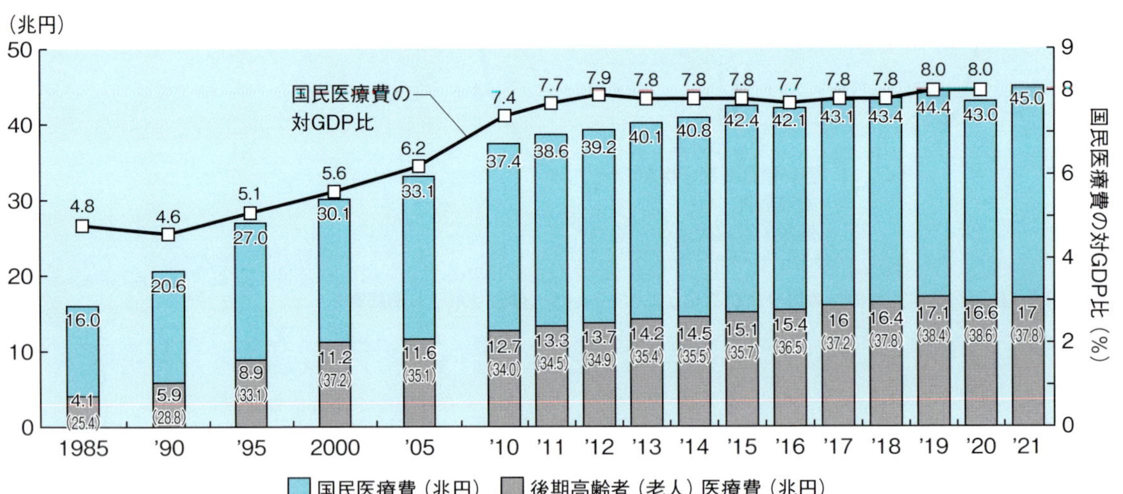

図5・17　後期高齢者の医療費推移

後期高齢者（老人）医療費の（　）内は国民医療費に占める割合．

［厚生労働省：医療保険に関する基礎資料 医療費の動向（令和２年度），https://www.mhlw.go.jp/content/doukou_r02.pdf（2024年5月アクセス）より引用］

わが国では高齢社会がみえてきた1982年に，増加する高齢者のための健康保持と適切な医療の確保を目的とした**老人保健法**が制定された．その後2006年に，老人保健法は「**高齢者の医療の確保に関する法律（高齢者医療確保法）**」へと改正された．前述のように，40～74歳を対象とした特定健康診査・特定保健指導は本法に基づく．また，75歳以上の者を対象に，高齢者医療確保法は「**後期高齢者医療制度**」を定めている（図5・18）．本制度は，すべての市町村が加入する後期高齢者医療広域連合が運営主体となり，高齢者の医療保険と健康診査を実施する制度である．後期高齢者[*8]の健康に関しては，心身の機能の減衰が顕在化していること，複数の疾患が慢性的に共存しているケースが多いこと，老年症候群や認知症などが増加していることなどから，積極的な健康増進を目指すのではなく生活機能を向上させることに重点がおかれる．

＊8　**前期高齢者**：65～74歳
後期高齢者：75歳以上

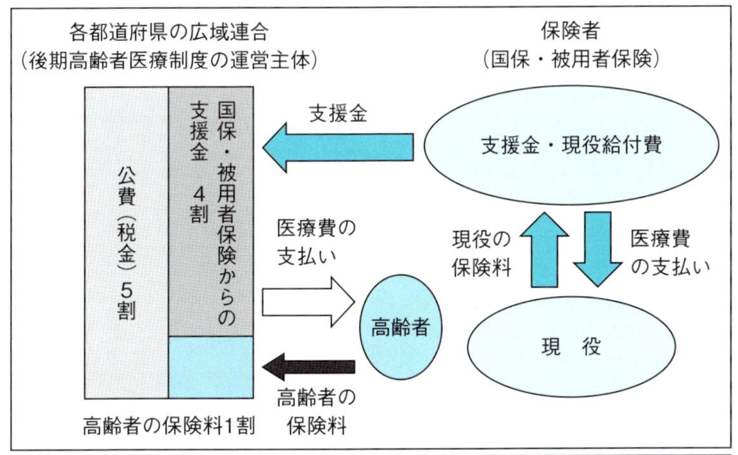

図5・18　後期高齢者医療制度
［厚生労働省：後期高齢者医療制度について，https://www.mhlw.go.jp/bunya/shakaihosho/iryouseido01/info02d-35.html（2024年5月アクセス）より引用］

また，高齢化の進展に伴い，要介護高齢者の増加や介護期間の長期化が問題となってきた．その対策のため，2000年に**介護保険法**が施行され，要介護者の自立支援と福祉サービス，介護保険のしくみが構築された．介護保険の被保険者は，40～64歳までの医療保険加入者と65歳以上のすべての者であり，受給条件に該当した場合は介護サービスを受けることができる[*9]（図5・19）．

＊9　65歳以上は，要介護・要支援状態と認定された場合はすべて受給対象となるが，40～64歳までは，要介護・要支援状態が特定疾病によるものである場合のみ受給対象となる．

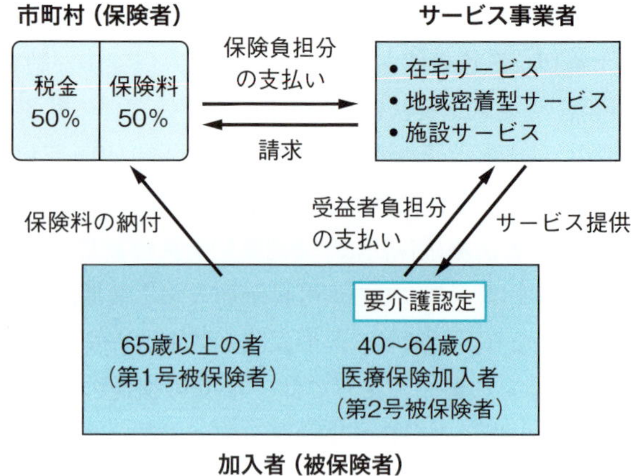

図5・19　介護保険のしくみ

ポイント

- 高齢社会を維持するためには，高齢者が健康を維持することが必要であり，その施策として「高齢者医療確保法」が制定された．
- 75歳以上の医療と健康診査は，後期高齢者医療広域連合による「後期高齢者医療制度」が担っている．
- 介護保険法は，要介護者の自立支援，福祉サービス，介護保険（費用負担）のしくみを構築している．

Exercise

1 次の記述のうち，正しいものには○，誤っているものには×を（　）に入れよ.

① 生活習慣病は，偏った食事，喫煙，飲酒，運動不足など，生活習慣が発症と密接に関わっている.（　）

② わが国の死因別死亡率は，男女とも心疾患が第1位である.（　）

③ わが国の胃がんの年齢調整死亡率は，男女とも10年前より上昇している.（　）

④ ヘリコバクター・ピロリの感染は，大腸がんのリスク要因である.（　）

⑤ 悪性新生物に対するワクチンは，存在しない.（　）

⑥ 近年，わが国における虚血性心疾患の年齢調整死亡率は，上昇している.（　）

⑦ 脂質異常症は，心疾患のリスク因子である.（　）

⑧ 塩分の多い食生活は，脳内出血のリスク要因である.（　）

⑨ 1型糖尿病および2型糖尿病のいずれも，生活習慣病である.（　）

⑩ 糖尿病の罹患者は，40歳代から50歳代が最も多い.（　）

⑪ 血中HDLコレステロール値の高い人は，虚血性心疾患の発症リスクが高い.（　）

⑫ 肥満は，がんのリスク要因ではない.（　）

⑬ 現在，わが国の40～74歳の男性の5人に1人が，メタボリックシンドロームまたはその予備群となっている.（　）

⑭ メタボリックシンドロームの判定は，ウエスト周囲径に加え，血圧，血糖，血清脂質，尿酸値で行われる.（　）

⑮ 逆流性食道炎は感染性疾患であり，生活習慣の影響を受けない.（　）

⑯ 公共施設における受動喫煙を防止するためのルールは，「高齢者の医療の確保に関する法律」に規定されている.（　）

⑰ 特定健康診査・特定保健指導の対象は，40～64歳のすべての国民である.（　）

⑱ わが国の未成年による喫煙率は，10年前に比べて上昇している.（　）

⑲ 妊娠前に過度に飲酒していた女性から生まれた児は，胎児性アルコール・スペクトラム障害の罹患リスクが高い.（　）

⑳ 薬剤師は，薬の調剤が職務であるため，患者の生活習慣病予防に気を配る必要はない.（　）

2 次の記述のうち，正しいものには○，誤っているものには×を（　）に入れよ.

① わが国における高齢者の医療にかかる費用は，人口減少に伴い減少傾向にある.（　）

② 40～74歳が対象となる特定健康診査・特定保健指導は，高齢者医療確保法に規定されている.（　）

③ 後期高齢者医療制度は，都道府県が運営主体である.（　）

④ 後期高齢者であっても，積極的な運動や病気の治療を行うことで，心身の機能を向上させることが目標とされている.（　）

⑤ 介護保険の保険者は，国である.（　）

母子保健

A 新生児マススクリーニング

先天的にある種の酵素の欠損などにより，アミノ酸や糖の代謝あるいはホルモンの分泌異常による内分泌疾患が生じることがある．これらの疾病の中で，早期に発見し，早期に治療を行うことで知的障害や心身障害の発生を予防することが可能なフェニルケトン尿症，メープルシロップ尿症，ホモシスチン尿症，ガラクトース血症，先天性甲状腺機能低下症（クレチン症），先天性副腎過形成症の6疾患について新生児マススクリーニング[*1]が行われていたが，2014年にタンデムマス法が導入され，20の疾患について検査が行われている．

わが国では，出生後1週間程度は母子ともに病院にいるので，その期間中に検査を行い（未熟児の場合，2回検査を受けることが多い），その受検率は100％以上である．

検査は都道府県，指定都市および中核市が実施主体となり，すべての新生児を対象とするが，保護者の希望によって実施されている．新生児のかかとから採取した血液を用いて検査が実施されている．その検査費用の一部は政府が負担し，疾病が発見された場合は，小児慢性特定疾病対策によって18歳未満（引き続き治療が必要と認められる場合には20歳未満）までを対象に医療費の自己負担分の一部の助成を受けることができる．

❶ タンデムマス・スクリーニング

これまでの新生児マススクリーニングに加え，2014年よりすべての都道府県・指定都市においてタンデムマス法が導入された．新生児期に発見でき得る疾患で，早期に適切な処置を行えば代謝異常による突然死や精神運動発達障害の遅滞を予防できる疾患がタンデムマス法の対象疾患（25疾患）とされた（図6・1，表6・1）．このうち，これまで行われていた新生児マススクリーニングの対象疾患であるフェニルケトン尿症，メープルシロップ尿症，ホモシスチン尿症の3疾患もタンデムマス法の対象に含め，一次対象疾患としては，見逃し例，治療効果などを考慮して現時点では17疾患が選択されている．

＊1 **マススクリーニング** 集団を対象とした選別検査．新生児マススクリーニングは，すべての新生児を対象に標記（図6・1）疾病を見つけ出す検査．

NOTE 神経芽細胞腫については現在休止中で，マススクリーニングの対象疾患に該当していない．

NOTE 1968年以降いくつかの制度のもとで小児慢性疾病対策が行われてきたが，1974（昭和49）年に疾患別事業が「小児慢性特定疾患治療研究事業」に統合され，糖尿病，膠原病，慢性心疾患，内分泌疾患を加えた9疾患群を対象とし事業拡大が行われた．その後も，神経・筋疾患を加え10疾患群が対象となったが，法律上の根拠を有していない予算事業であり，次世代育成支援の観点から安定的な制度と必要性等が検討され，「児童福祉法の一部を改正する法律」が2014年5月に公布され，2015年1月1日より施行された．この法改正により，小児慢性特定疾病対策はより公平かつ安定的な医療費助成の制度となり，さらに小児慢性特定疾病の児童等の自立を支援するための事業を法定化する等の措置も講じられ，小児慢性特定疾病対策の充実が図られることとなった．

NOTE タンデムとは「直列に2つ並んでいる」，マスとは「質量」の意味である．タンデムマスとは質量分析装置が2つ直列に配置されている分析計のことを指す．

NOTE
一次対象疾患：精度よく発見でき，早期治療が有効な疾患．
二次対象疾患：精度よく発見できず，早期治療が有効な疾患．

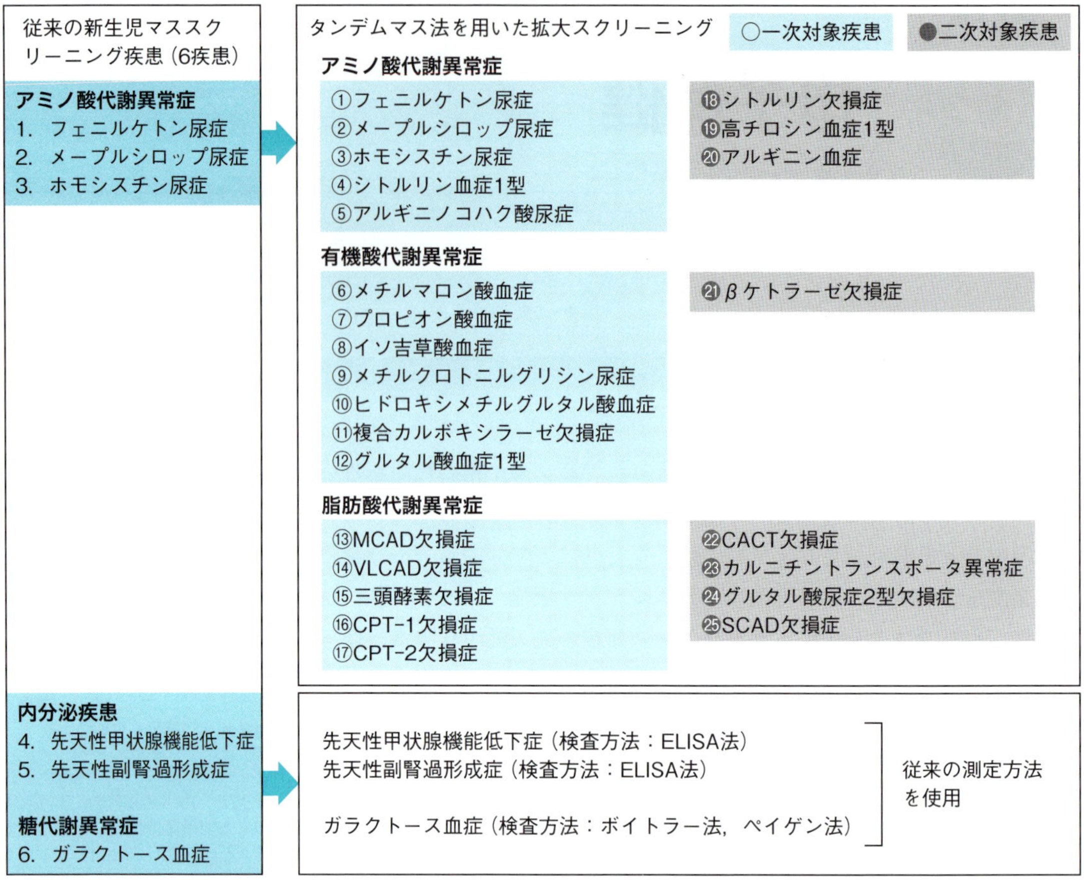

従来の新生児マススクリーニング疾患（6疾患）	タンデムマス法を用いた拡大スクリーニング　○一次対象疾患	●二次対象疾患
アミノ酸代謝異常症 1. フェニルケトン尿症 2. メープルシロップ尿症 3. ホモシスチン尿症	**アミノ酸代謝異常症** ①フェニルケトン尿症 ②メープルシロップ尿症 ③ホモシスチン尿症 ④シトルリン血症1型 ⑤アルギニノコハク酸尿症	⑱シトルリン欠損症 ⑲高チロシン血症1型 ⑳アルギニン血症
	有機酸代謝異常症 ⑥メチルマロン酸血症 ⑦プロピオン酸血症 ⑧イソ吉草酸血症 ⑨メチルクロトニルグリシン尿症 ⑩ヒドロキシメチルグルタル酸血症 ⑪複合カルボキシラーゼ欠損症 ⑫グルタル酸血症1型	㉑βケトラーゼ欠損症
	脂肪酸代謝異常症 ⑬MCAD欠損症 ⑭VLCAD欠損症 ⑮三頭酵素欠損症 ⑯CPT-1欠損症 ⑰CPT-2欠損症	㉒CACT欠損症 ㉓カルニチントランスポータ異常症 ㉔グルタル酸尿症2型欠損症 ㉕SCAD欠損症
内分泌疾患 4. 先天性甲状腺機能低下症 5. 先天性副腎過形成症 **糖代謝異常症** 6. ガラクトース血症	先天性甲状腺機能低下症（検査方法：ELISA法） 先天性副腎過形成症（検査方法：ELISA法） ガラクトース血症（検査方法：ボイトラー法，ペイゲン法）	従来の測定方法を使用

図6・1　新生児マススクリーニング対象疾患

❷ 代表的な新生児マススクリーニング対象疾患

a フェニルケトン尿症

［発見率］約6万人に1人.

［原因］フェニルアラニンをチロシンへ転換するフェニルアラニン水酸化酵素の欠損あるいは補酵素（テトラヒドロビオプテリン：BH_4）の欠乏のために，血中や組織中のフェニルアラニンが増加する.

［症状］知能の発達障害，チロシン欠乏によりメラニン色素欠乏症状が現れるために，赤毛，色白となる.

［療法］早期に低フェニルアラニンミルクなどの食事療法が行われる.

b メープルシロップ尿症

［発見率］約50万人に1人.

［原因］分岐鎖アミノ酸（ロイシン，イソロイシン，バリン）のα-ケト酸脱炭酸酵素欠損のために，血中に分岐鎖アミノ酸やケト酸が増加する．そのため尿，唾液，汗などがメープルシロップに似た特有の甘い臭いを発する.

表6・1 新生児マススクリーニングにおけるタンデムマス法対象疾患

分類・特徴	対象疾患 ○一次対象疾患，●二次対象疾患	発見率
アミノ酸代謝異常症		
アミノ酸代謝に関わる酵素の異常を原因として毒性物質の蓄積あるいは必要なアミノ酸の欠乏を引き起こし，種々の臓器障害（とくに脳，肝臓，腎臓）をきたす疾患．食事療法（特定のアミノ酸除去ミルク）で治療する．脳に障害を起こす尿素サイクルに関係した酵素の障害では，食事のタンパク質を最小限に抑え，アンモニアを解毒する薬などを使って治療を行う．	①フェニルケトン尿症	約6万人に1人
	②メープルシロップ尿症	約50万人に1人
	③ホモシスチン尿症	約80万人に1人
	④シトルリン血症1型（アルギノコハク酸合成酵素欠損症）	非常にまれ
	⑤アルギニノコハク酸尿症（アルギニノコハク酸リアーゼ欠損症）	約20万人に1人
	⑱シトルリン欠損症	約80万人に1人
	⑲高チロシン血症1型*	非常にまれ
	⑳アルギニン血症*	非常にまれ
有機酸代謝異常症		
有機酸の代謝酵素の機能障害のため，有機酸が体に蓄積し血液が酸性になり脳障害などをきたす疾患．嘔吐，哺乳力低下，筋緊張低下，けいれん，意識障害などの症状が現れる．有機酸の蓄積を防ぐため，食事のタンパク質などを抑え十分なカロリー摂取を行う．体内の有機酸を尿に出やすくする薬を使う治療が行われる．	⑥メチルマロン酸血症	約11万人に1人
	⑦プロピオン酸血症	約4万人に1人
	⑧イソ吉草酸血症	約43万人に1人
	⑨メチルクロトニルグリシン尿症	約14万人に1人
	⑩ヒドロキシメチルグルタル酸血症（HMG血症）	非常にまれ
	⑪複合カルボキシラーゼ欠損症	約60万人に1人
	⑫グルタル酸血症1型	約18万人に1人
	㉑βケトラーゼ欠損症	非常にまれ
脂肪酸代謝異常症		
通常の脂肪を体のエネルギー源として利用する脂肪酸β酸化に関係した酵素の欠損あるいは障害のために，筋力低下や筋痛をきたしたり，乳幼児期に空腹時の低血糖のために突然死したりする疾患．哺乳や食事の間隔の空き過ぎで空腹な期間をつくらないようにする．中鎖脂肪酸を使い治療を行う．	⑬中鎖アシルCoA脱水素酵素（MCAD）欠損症	約12万人に1人
	⑭極長鎖アシルCoA脱水素酵素（VLCAD）欠損症	約13万人に1人
	⑮三頭酵素欠損症	非常にまれ
	⑯カルニチンパルミトイルトランスフェラーゼ-1（CPT-1）欠損症	約32万人に1人
	⑰カルニチンパルミトイルトランスフェラーゼ-2（CPT-2）欠損症	約26万人に1人
	㉒カルニチンアシルカルニチントランスロカーゼ（CACT）欠損症	非常にまれ
	㉓カルニチントランスポータ異常症（遊離カルニチン）	約26万人に1人
	㉔グルタル酸尿症2型欠損症	約32万人に1人
	㉕短鎖アシルCoA脱水素酵素（SCAD）欠損症*	非常にまれ

*わが国ではほとんどなく，確実な診断が困難なため，二次対象疾患からも外される予定．

[症状] 重症な場合，意識障害やケトアシドーシス発作のけいれんなどを起こし死亡することもある．慢性症状として，発達障害，精神運動発達遅滞，失調症，けいれんなどを起こす．

[療法] 急性期は80 kcal/kg以上のカロリーと電解質輸液，ビタミン投与（ビタミンB_1），タンパク質制限を行う．アシドーシスが強い場合は血液ろ過透析を行い，慢性期は分岐鎖アミノ酸制限の食事療法が行われる．

c ホモシスチン尿症

[発見率] 約80万人に1人．

[原因] メチオニンの代謝産物であるホモシステインを代謝するシスタチオニン合成酵素欠損のために，血中のホモシステインやメチオニン

が増加する.

[症状] 進行性の知的障害, 精神症状, 骨格異常や水晶体亜脱臼などが起こり, 血栓症で死亡することもある.

[療法] 早期にメチオニン制限ミルクやシステイン強化食などの食事療法が行われる.

d ガラクトース血症

[発見率] 約3万人に1人.

[原因] ガラクトースキナーゼ欠損のために, 血中にガラクトースが増加する. ガラクトースは乳糖の成分であり, 母乳やミルクや乳製品などに含まれている. ガラクトース血症には欠損している酵素の種類により1型, 2型, 3型の3種類に分類することができる.

[症状] 1型：新生児期から哺乳力低下, 体重減少, 肝腫, 黄疸などがみられ肝硬変を発症し感染症などで死亡することもある. また早期のうちに白内障を伴う場合もある. 2型：白内障が主な症状である. 3型：ほとんど無症状である.

[療法] 早期にガラクトース制限ミルクなどの食事療法が行われる.

e 先天性甲状腺機能低下症

[発見率] 約3千人に1人.

[原因] 甲状腺ホルモン合成酵素欠損などの原因で, 胎児期, 新生児期の脳の分化・発達に必須な甲状腺ホルモンは減少あるいは欠乏する内分泌疾患である.

[症状] 身体や知能の発達障害が起こる.

[療法] 早期にホルモン補充などの治療が行われる.

f 先天性副腎過形成症

[発見率] 約2万人に1人.

[原因] 副腎皮質におけるステロイドホルモン合成過程に関与する21-ヒドロキシラーゼ欠損あるいは活性の低下などで起こる内分泌異常症である.

[症状] 発達不良や女児に外性器男性化などがみられ, 重篤な場合脱水症状で死亡することもある.

[療法] 早期にホルモン補充などの治療が行われる.

ポイント

- フェニルケトン尿症, メープルシロップ尿症, ホモシスチン尿症, ガラクトース血症, 先天性甲状腺機能低下症, 先天性副腎過形成症は新生児マススクリーニング対象疾患である.

B 母子感染

母子感染とは，病原体をもつ母体から胎児または新生児に病原体が直接伝播することをいう．これまでは**垂直感染**には経胎盤感染（子宮内感染）と産道感染（分娩時に胎児が産道を通過する際に母体血や膣，外陰部に存在する病原体に感染）が含まれたが，現在では授乳時に母乳を介して新生児に病原体が感染（母乳感染）するものも含めるようになった．すなわち，母子感染と垂直感染は広義では同意語である．母子感染を引き起こす病原体は，その感染経路によって経胎盤感染，経産道感染および経母乳感染に分類される（表6・2）．トキソプラズマ原虫，梅毒トレポネーマ（細菌），風しんウイルス，単純ヘルペスウイルス，サイトメガロウイルスなど，とくに妊娠中の感染によって胎児に奇形や後遺症を引き起こす重篤な母子感染症の総称を**TORCH症候群**[*2]という．

*2 **TORCH症候群**
Toxoplasmosis：先天性トキソプラズマ症
Others：梅毒，パルボウイルスB19（胎児水腫），水痘・帯状疱疹，B型肝炎，AIDSなど
Rubella：先天性風しん症候群
Cytomegalo virus：サイトメガロウイルス感染症（先天性巨細胞封入体症）
Herpes simplex virus：単純ヘルペスウイルス感染症

表6・2 代表的な母子感染の病原体と感染経路

病原体		経胎盤感染	経産道感染	経母乳感染
ウイルス	風しんウイルス	●	−	−
	サイトメガロウイルス（CMV）	●	◎	●
	ヒトパルボウイルスB19	●	−	−
	水痘・帯状疱疹ウイルス（HSV）	○	●	−
	単純ヘルペスウイルス	○	●	−
	エイズウイルス（HIV）	△	●	○
	成人T細胞白血病ウイルス（HTLV-1）	△	−	●
	B型肝炎ウイルス（HBV）	△	●	−
	C型肝炎ウイルス（HCV）	△	○	−
	ヒトパピローマウイルス	−	●	−
細　菌	梅毒トレポネーマ	●	◎	−
	淋菌	−	◎	−
	B群溶血性連鎖球菌	−	●	−
原　虫	トキソプラズマ	●	−	−
真　菌	カンジダ・アルビカンス	−	◎	−
クラミジア	クラミジア・トラコマティス	−	◎	−

●最も重要な感染，○重要な感染，△時に感染，−ほとんど感染しない

❶ 母子感染の予防[*3]

母子感染の予防としては，予防接種が効果的な場合は妊娠以前に接種することや感染経路をできるだけ断つことが望ましい．予防接種が可能である風しんはワクチンの接種が重要である．妊娠初期に胎児が風しんウイルスに感染すると，生後に先天性心疾患，白内障や難聴を特徴とする先天性風しん症候群を発症する場合がある．トキソプラズマはペットなどが保有する原虫であり，妊婦は濃密な接触を避ける必要がある．また，妊婦が成人T細胞白血病（adult T cell leukemia，ATL），B型肝炎（HB），HIVなどのウイルスのキャリアである場合は，母子感染によって胎児や新生児が感染する可能性が高い．ATLは九州や四国西南部で

*3 **母子感染の予防** 妊娠以前の検査が有効である．
ワクチン接種で予防可能：風しんワクチン，水痘ワクチン，B型肝炎ワクチン，ヒトパピローマウイルスワクチン（HPV）
手洗い，うがいなどで予防：サイトメガロウイルス，トキソプラズマ
定期的な妊婦健診の受診で早期発見・早期治療：梅毒，HIV，B群溶血性連鎖球菌など

多発した疾患であり，原因ウイルスのHTLV-1は母乳に含まれ，授乳することで母から新生児へ伝播することが知られている．

a B型肝炎母子感染防止対策

B型肝炎ウイルスは主に経産道感染により伝播される．妊婦がHBs抗原陽性かつHBe抗原陽性の場合で，生まれた児に適切な処置をしなかった場合，その感染率は100％，キャリア化率は80～90％である．また，妊婦がHBs抗原陽性でHBe抗原陰性であっても，肝細胞内にはB型肝炎ウイルスが存在するので，HBs抗原陽性でHBe抗原陰性の妊婦から生まれた児であっても，その10％程度に一過性感染が起こり，急性肝炎や劇症肝炎が発生していることが明らかとなっている．このことから，乳児のキャリア化防止を目的として感染防止対策がとられてきており，現在はHBs抗原陽性の妊婦から出生したすべての児を対象にB型肝炎ワクチン，抗HBsヒト免疫グロブリンの投与が行われている（図6・2）．妊婦および乳児の抗原検査，乳児のB型肝炎ワクチン，抗HBsヒト免疫グロブリンの投与は医療保険が適用される．

NOTE　B型肝炎は2016年10月1日から定期接種[*4]化された．
母子感染予防のために抗HBsヒト免疫グロブリンと併用してB型肝炎ワクチンの接種を受ける場合は，健康保険が適用されるため，定期接種の対象外となる．
＊4　定期接種　☞p.145

定期接種（予防接種法による施行）

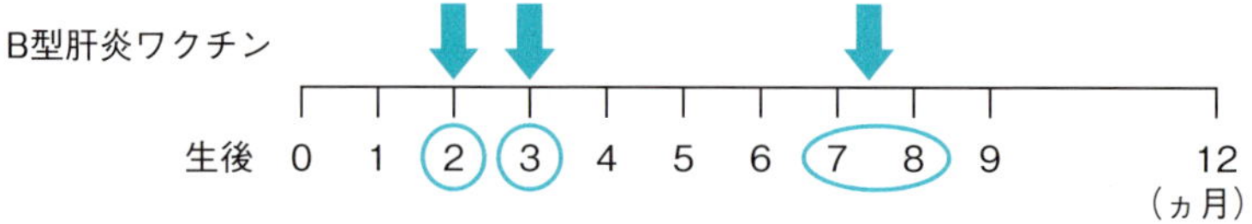

B型肝炎母子感染防止事業（健康保険による施行）
HBs抗原陽性妊婦から出生した児を対象　生後0，1，6ヵ月

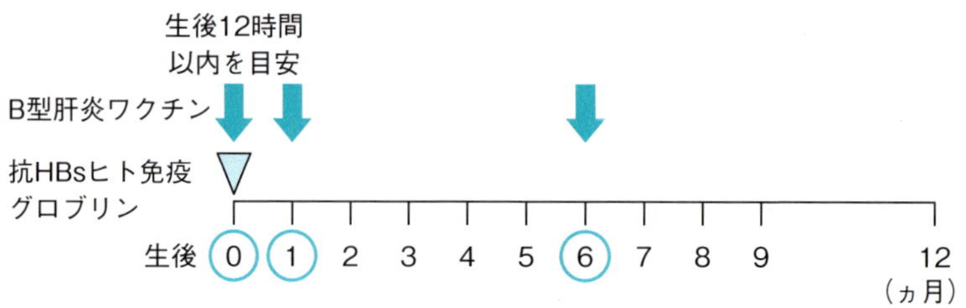

図6・2　B型肝炎ワクチン接種の標準的スケジュール

ポイント

- 新生児マススクリーニングは，早期発見・早期治療を行うことで，精神発達遅滞や心身発達障害を予防できる疾患を対象に行われている．
- 母子感染とは，経胎盤感染，経産道感染，経母乳感染による母から子への感染をいう．
- B型肝炎母子感染防止事業は，出生児のB型肝炎キャリア一化を防ぐことを目的に行われている．

Exercise

1 次の記述のうち，正しいものには○，誤っているものには×を（　）に入れよ．

①新生児マススクリーニングを行う目的は，先天的性代謝異常症と遺伝的な一部の内分泌疾患を早期に発見し早期に治療することで障害を予防することである．（　）

②新生児マススクリーニングの受検は法律で義務づけられている．（　）

③新生児マススクリーニングで発見された疾患児の治療は，公費で行われる．（　）

④新生児マススクリーニングの検査には新生児の尿が用いられる．（　）

⑤タンデムマス法では，新生児マススクリーニング対象疾患であるガラクトース血症，先天性甲状腺機能低下症，先天性副腎過形成についても測定が可能である．（　）

⑥メープルシロップ尿症の患者は，糖質を代謝する酵素が先天的に欠損している．（　）

⑦フェニルケトン尿症の患者は，アスパラテームなどの合成甘味料を利用したほうがよいとされる．（　）

⑧新生児マススクリーニング対象疾患のうち，陽性者発見率が最も高いのは先天性甲状腺機能低下症である．（　）

⑨母子感染は，ウイルス以外の病原体は感染しない．（　）

⑩母乳による母から子への感染は，母子感染に含まれない．（　）

⑪妊娠初期の妊婦が風しんに感染した場合は，ただちに風しんワクチンを妊婦に接種する必要がある．（　）

⑫サイトメガロウイルスは，経胎盤感染することがある．（　）

⑬トキソプラズマは，経胎盤感染することがある．（　）

⑭妊婦が梅毒トレポネーマに罹患すると，胎盤を介して胎児に感染し先天梅毒を起こすことがある．（　）

⑮妊娠初期の妊婦が風しんに罹患すると，胎盤を介して胎児に感染し先天性風しん症候群を起こすことがある．（　）

⑯先天性風しん症候群の代表的な症状には，難聴，心臓奇形，白内障などが認められる．（　）

⑰妊婦がHBs抗原陽性であった場合，出産までに妊婦にB型肝炎ワクチンと抗HBV免疫グロブリンを接種する．（　）

⑱新生児に対するB型肝炎の検査および治療には保険が適用される．（　）

7 労働衛生

A 労働衛生とは

衛生は「生を衛る（まもる）」と書き，さまざまな障害から健康を守ることを意味する．衛生には，関わる分野に応じて労働衛生や公衆衛生のほか，精神衛生，食品衛生などがある．労働衛生は労働者を対象として労働者の健康を守る領域である．

総務省統計局によれば，現在のわが国の総人口の半数以上が労働者である．職種や職場によっては健康に悪影響を及ぼす有害物質を取り扱う場合があり，一般的にこれら有害物質の濃度や取り扱い量は通常の生活環境に比べて著しく高い．また労働者は1日の大半を勤労に費やし，就労年数は平均して40年を超えることから，人生の大半を職場で過ごすことがわかる．つまり有害物質を使用する職場では，一般環境よりも高い濃度の有害物質に長期間曝露され続ける可能性がある．そのため労働者に生じる職業性疾病を予防し，職業性疾病が発生した場合は医学的に解明して労働者の健康を維持する必要がある．一方で，現代社会では精神的な面でもストレスを感じる人が多い．そのため労働者の心身的，精神的ストレスを与えない職場環境づくりが大切になっている．以上の観点から，労働衛生の目的は，労働環境に起因する健康障害を予防すること，また労働者の健康を維持増進することにある．

B 労働災害と業務上疾病

労働災害とは，「労働者の就業に係る建設物，設備，原材料，ガス，蒸気，粉じん等により，又は作業行動その他業務に起因して，労働者が負傷し，疾病にかかり，又は死亡すること」（労働安全衛生法第1章2条1項）と定義され，労働者の業務上の負傷，疾病，障害または死亡による災害いわゆる「業務災害」をいう．

業務に起因する疾病は**業務上疾病**とよばれ，災害性疾病と非災害性疾病に区別される．**災害性疾病**は，災害（業務に関連する事象）を原因とする疾病であり，発症を時間的・場所的に明確にし得る．非災害性疾病は，特定の職種や作業により発症しやすくなる病気の総称であり，**職業性疾病**（**職業病**）が相当する．たとえば，突発的な腰痛（ぎっくり腰）はどの職業でも起こり得る災害性疾病であるが，重量物を取り扱う業務や腰部に過度の負担を与える業務による腰痛は非災害疾病に区別される．

業務上疾病が生じた場合には労災保険の給付対象となる場合があるが，とくに非災害性疾病については病気の発症と業務との関連の判断が難しい．労災保険の対象となる業務上疾病は厚生労働省によって「職業病リスト」として定められており，このリストにない場合には労災保険給付を受けることができない．「職業病リスト」は「労働基準法施行規則別表第1の2」と，これに基づく厚生労働大臣告示で構成され，物理的，化学的因子，作業様態によるもののほか，ウイルス感染，心疾患などの血管病変，精神疾患も含まれる（表7・1）．なお，労災保険は労働者災害補償保険法で定められている．

表7・1　職業病リスト（労働基準法施行規則別表第1の2）

①業務上の負傷に起因する疾病
②物理的因子による疾病
③身体に過度の負担のかかる作業態様に起因する疾病
④化学物質等による疾病
⑤粉じんを飛散する場所における業務によるじん肺症またはじん肺法に規定するじん肺合併症
⑥細菌，ウイルス等の病原体による疾病
⑦がん原性物質もしくはがん原性因子またはがん原性工程における業務による疾病
⑧長期間にわたる長時間の業務その他血管病変等を著しく増悪させる業務による脳出血，くも膜下出血，脳梗塞，高血圧性脳症，心筋梗塞，狭心症，心停止（心臓性突然死を含む），重篤な心不全もしくは大動脈解離またはこれらの疾病に付随する疾病
⑨人の生命に関わる事故への遭遇その他心理的に過度の負担を与える事象を伴う業務による精神および行動の障害またはこれに付随する疾病
⑩前各号に掲げるもののほか，厚生労働大臣の指定する疾病
⑪その他業務に起因することの明らかな疾病

❶ 業務上疾病発生件数の動向

わが国の労働災害による死亡数は年々減少しており（図7・1），これはわが国の労働環境が改善されていることを示す．しかしながら休業4日以上の傷病者の数は横ばい状態である．

業務上疾病発生状況（図7・2）をみると，災害性疾病が約70％，職業性疾病が約30％の比率であるが，業務上疾病の中で災害性腰痛（ぎっくり腰）の発生率が約60％と際立って高値を示してきたことは特筆すべきである．なお，新型コロナウイルス罹患者が増大した影響で，2020年統計から新型コロナウイルス罹患と災害性腰痛の割合が変わり，2022年統計では新型コロナウイルス罹患者が94.3％と最大値を示した．これにより，業務上疾病全体における災害性腰痛の割合は2019年の61.8％から2022年には3.6％まで低下した．しかし，新型コロナウイルス罹患

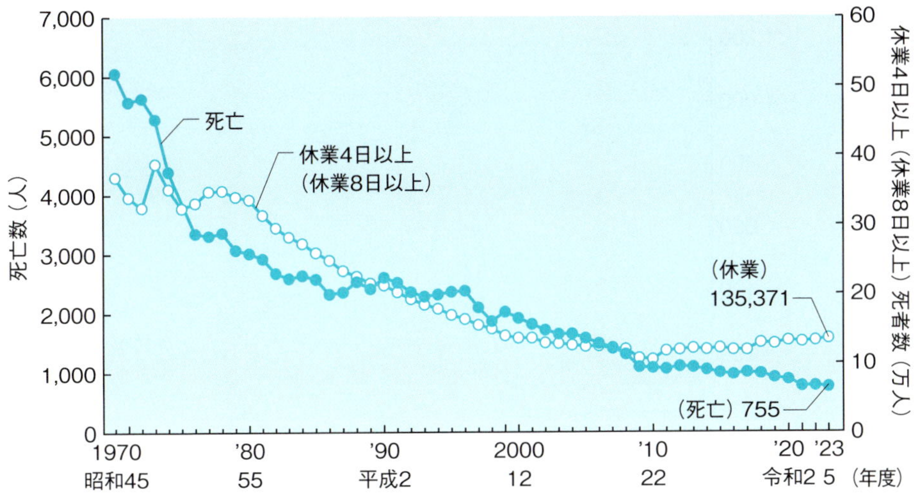

図7・1　労働災害による死傷者等の推移
注）新型コロナウイルス感染症への罹患による労働災害を除いたもの.
［資料　厚生労働省：死亡災害報告，労働者死傷病報告］

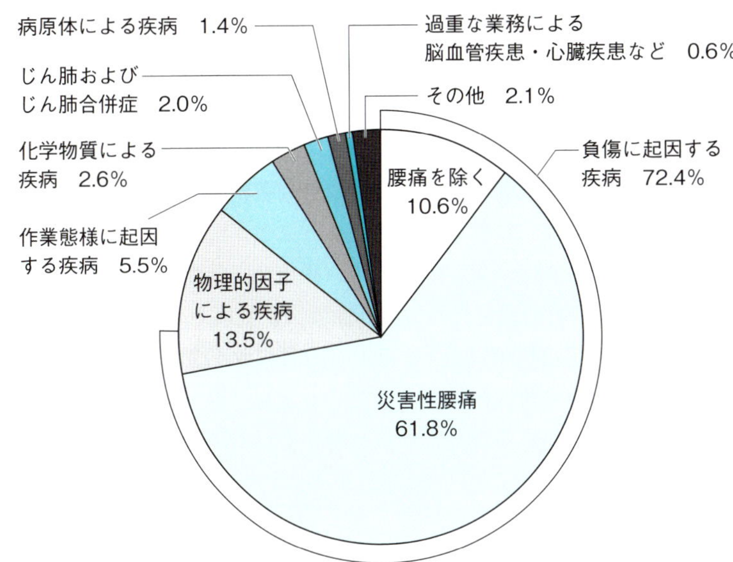

図7・2　業務上疾病発生状況（2019年）
［資料　厚生労働省：業務上疾病発生状況等調査］

者を除いた場合は，やはり災害性腰痛の割合が60％以上を占め，災害性腰痛は本質的に高い発生率を示すことを理解する必要がある.

アスベストによる肺がんと中皮腫の労災認定件数は2006年をピークに横ばい状態である（図7・3）が，アスベストが使用されている建造物の老朽化に伴う解体工事などで曝露を受ける可能性があり，今後の動向を注視する必要がある.

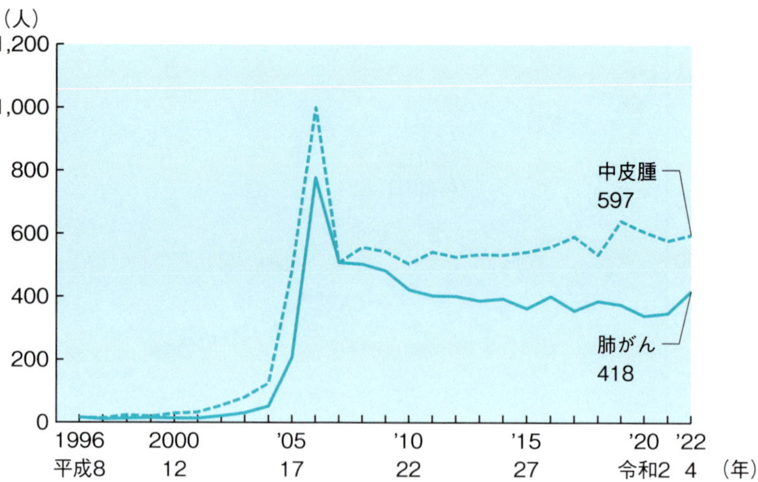

図7・3　石綿による肺がん，中皮腫の労災保険給付の請求・決定状況
［資料　厚生労働省：石綿による疾病に関する労災保険給付などの請求・決定状況］

「過労死等」とは，業務における過重な負荷による脳・心臓疾患や，業務における強い心理的負荷による精神障害を原因とする死亡やこれらの疾患をいう．**精神障害**による労災認定数は増加傾向にある（図7・4）．精神障害やメンタルヘルス不調は自殺の原因ともなり，強いストレスや不安などの心理社会的要因が関係することから，職場におけるストレスチェックの実施が義務付けられた．疲労の蓄積をもたらす**過重労働**と**脳・心臓疾患**の発症には強い関連性があることが医学的に指摘されている．脳・心臓疾患の労災認定数は2012（平成24）年以降は漸減している（図7・4）．そのため過労死の労災判断要因が見直され，脳・心臓疾患に対する労災認定基準が2021（令和3）年9月に改正された．本改正で労災認定基準となる負荷要因見直されたことから，脳・心臓疾患の労災認定がより柔軟に行われるようになると考えられる．

おさえておこう
・ストレスチェック ☞p.113

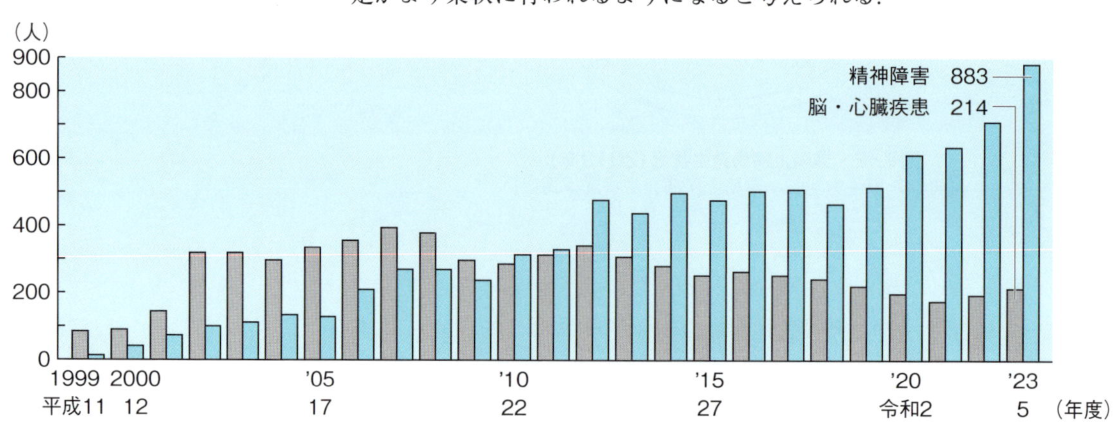

図7・4　脳・心臓疾患，精神障害の労災認定数の推移
［資料　厚生労働省：過労死の労災補償状況］

❷ 主な職業病

職業病発生の要因は多岐に渡るが，大別すると**作業環境要因**（物理的要因，化学的要因，生物学的要因），**作業態様要因**（作業方法など），および**心理社会要因**である．労働基準法施行規則別表第1の2に「職業病リスト」として配布されている．以下，表7・2に示すとともにそれぞれの特徴を述べる．

表7・2 主な職業病

職業病	物理的要因	症状
熱中症	高温多湿環境での作業	血液電解質バランスの乱れ（とくにナトリウム濃度の低下）による熱痙攣，脱水による熱虚脱，体温調節・循環機能障害による意識障害を生じる熱射病
凍傷，凍死，冷房病	低温，室内外の温度差	組織の壊死，低体温による凍死．レイノー症候群．外気温差が6～5℃以上の室内外の頻繁な出入で生じる自律神経失調症
振動障害	チェーンソーなどの振動作業に長期間従事（局所振動）	末梢血管・神経障害．白ろう病，レイノー症候群ともよばれる
減圧症	潜水・潜函など，高圧化作業からの急速常圧復帰［窒素：酸素＝8：2（79％：21％）］	高圧で血液・脂肪組織に溶解した窒素（N_2）の常圧気泡化，血行障害 潜水病，ケイソン病ともよばれる
騒音性難聴	金属製衝撃音など，高レベルの騒音に長期間従事（85 db以上，5年以上など）	初期は高音域（4,000 Hz以上）の聴力消失がみられ，次第に低音域へ拡大する
電離放射線障害	医療，非破壊検査，原子力発電所，研究現場	全身倦怠，吐き気，皮膚紅斑・潰瘍形成，再生不良性貧血，出血，脱毛・角化，悪性腫瘍
非電離放射線障害	電気溶接作業（紫外線）	電気性眼炎（角膜炎）
	ガラス溶融炉作業，溶鉱炉作業（赤外線）	熱性白内障

職業病	化学的要因	症状
じん肺	各種粉じん（粉末性固体物質）の長期吸入	肺線維化，呼吸機能低下，肺結核，肺がん
けい肺	二酸化ケイ素（＝遊離ケイ酸，結晶性シリカ）の吸入，砕石，陶磁製造	肺線維化，呼吸機能低下，肺結核，肺がん
アスベスト肺	石綿（アスベスト）の吸入．建設作業	肺線維化，肺がん，中皮腫
金属中毒	カドミウム	腎障害（近位尿細管）
	無機鉛	低色素性貧血，腹部疝痛
	金属水銀	神経障害
	ヒ素	皮膚角化，皮膚がん，肺がん
有機溶剤中毒	ベンゼン	貧血，白血病
	トルエン	神経炎

職業病	作業条件
頸肩腕症候群	コンピューター操作など，VDT作業に従事する労働者に発生
職業性腰痛	重量物の取扱いに従事する労働者に発生

a 作業環境要因

（1） 物理的要因

a）温 度

高温時の障害と低温時の障害に大別される．高温時に最も問題となるのが**熱中症**である．熱中症は全身性の温熱障害であり，炎天下での運動や作業などで生じることはよく知られる．しかし高温多湿条件で頻度高く誘発されるため，夏場だけでなく，冬場でも高温多湿の環境で作業をすることで熱中症のリスクが高まる．これは，冬場は室内の乾燥が進むことに加え，夏場よりも水分補給の回数が少なくなりがちであることに起因する．一方，低温時の障害としては**凍傷**がある．低温下に皮膚の血流が悪くなり，皮膚や皮下組織が凍結する状態である．初期には血流障害により指先が白くなり（レイノー現象），やがて紫色，赤色へと変化していく．

b) 気　圧

NOTE　ケイソンは河川や海底などの水中での基礎工事に使用される箱状の構造物（「函（はこ）」）であり，外部水圧と同圧の高圧空気を送り込むことで地下水や海水の侵入を防ぎ，深い場所や水中での作業を可能にする．

減圧症が代表的な障害であり，高圧環境下の作業から急速に常圧への減圧を行うことで，血液や脂肪組織に溶け込んだ窒素が気泡化して血流障害を引き起こす．潜水病やケイソン病，潜函病ともよばれる．

c) 騒　音

騒音性難聴は，主に金属性の衝撃騒音など高レベルの騒音を伴う作業に従事し，長期間騒音に曝露され慢性的に進行する．初期症状の特徴として，高音域（4,000 Hz 以上）の聴力消失があり，次第に低音域へ拡大する．主に傷害を受けるのは内耳の有毛細胞である．なお，爆発音や炸裂音，ロックライブなどの強大音によって急性的に起こる難聴を音響外傷という．

d) 振　動

チェーンソーなどの振動工具を用いた作業に長期間従事することで発生する障害を振動障害という．振動障害とは局所振動による障害のことをいい，全身振動による障害とは区別される．末梢血管・神経などに起こる末梢循環系障害の中で特徴的なレイノー現象が生じ，指先が蝋（ろう）のように白くなることから，レイノー症候群や白ろう病ともよばれる．

e) 電離放射線

ここにつながる
・電離放射線　☞16章，p.461

電離放射線は他の原子を電離させる能力のある粒子線および電磁波の総称であり，粒子線として α 線，β 線，中性子線が，電磁波として γ 線，X線があげられる．原子を電離させるほどの高いエネルギーをもつため，電離放射線被ばくによりそのエネルギーを生体が受けると発がんをはじめとしたさまざまな甚大な障害が生じる．電離放射線は原子力発電に利用されるほか，医療現場においては診断や治療に，大学や研究所においては研究に用いられている．そのため電離放射線に関係する労働者として，原子力発電所で働く作業者や，工場で電離放射線を用いた非破壊検査を行う技師，また病院の放射線技師や医師，大学や研究所でラジオアイソトープ使用する研究者などがあげられる．

f) 非電離放射線

ここにつながる
・非電離放射線　☞16章，p.474

非電離放射線は，γ 線やX線よりも波長の長い電磁波の総称であり，短波長側から紫外線，可視光線，赤外線に分類される．紫外線に人工光源から曝露される作業として，アーク溶接・溶断作業，紫外線殺菌灯下での作業などがあり，曝露により引き起こされる症状としては急性角膜炎である．赤外線に曝露される作業として，溶鉱炉作業やガラス溶融炉作業などがあり，症状として網膜火傷や熱性白内障があげられる．

g) 酸素欠乏症

酸素の欠乏は，脳をはじめとして人体に重篤な障害を与える．酸素欠乏事故には主に**酸素欠乏症**によるものと，**硫化水素中毒**の発生を伴う酸素欠乏症によるものがあり，酸素の消費や，酸素以外の気体への置換が酸素欠乏を誘発する．

(2) 化学的要因

a) 粉じん

木材の粉じんや金属粉じん，鉱物性粉じんまたは抗生物質などの薬剤粉じんなど，破砕や研磨あるいは解体などによりさまざまな粉じんが大気中に飛散することがある．この粉じんを長期間にわたり吸い込むことで，肺の組織が線維化し弾力性を失った病変が発生するが，この病気をじん肺という．じん肺の中でも，二酸化ケイ素（シリカ）の吸入によるじん肺を**けい肺**といい，石綿（アスベスト）の吸入によるじん肺を**石綿肺**（**アスベスト肺**）という．二酸化ケイ素およびアスベストはともに無機性鉱物である．石綿肺は**肺がん**や**中皮腫**を引き起こす．なお，大気汚染防止法では，「**特定粉じん**」として現在は石綿のみが指定され，それ以外の粉じんを「一般粉じん」としている．

b) 職業がん

代表的な職業がんの種類と原因物質を表7・3に示した．上述の中皮腫はアスベストの吸入によって引き起こされるが，その潜伏期間は長く，発症は曝露から30～50年とされている．

NOTE　大手機械メーカー「クボタ」の労働者および工場周辺住民に多数の中皮腫患者が出ていることが2005年に明らかにされ「クボタ・ショック」として大きな社会問題となった．

塩化ビニル（モノマー）は，1974年に塩化ビニル樹脂製造に関わる労働者から肝血管肉腫による死亡例が報告され，その後多くの疫学調査および動物実験でも発生との関連性が認められ，アスベストと同様にIARC（国際がん研究機関）によりグループ1（ヒトに対する発がん性がある）に分類されている．

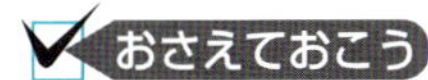

・IARC ☞p.425

2015年に福井県の染顔料中間体製造メーカーで発生した**膀胱がん**の原因物質として芳香族アミンである ***o*-トルイジン**が原因物質として特定され，職業病リスト（がん原性物質）に追加された．さらに2018年には新たな膀胱がん（尿路系腫瘍）発生が報告され，ウレタン樹脂の硬化剤に使用されるMOCA（3,3′-ジクロロ-4,4′-ジアミノフェニルメタン）が職業病リスト（がん原性物質）に追加された．

大阪のオフセット印刷工場で2012年に報告された胆管がんは，若い年齢層の労働者に曝露からわずか3～5年で発症するという特徴を示した．インクの洗浄剤として用いられた有機溶剤「1,2-ジクロロプロパン」および「ジクロロメタン」が胆管がん発症と関連性が強いと推測され，IARCは1,2-ジクロロプロパンをグループ1，ジクロロメタンをグループ2に分類した．

表7・3 主な職業がんと原因物質

職業がん	原因物質	構造式・構成原素	用途
膀胱がん	ベンジジン	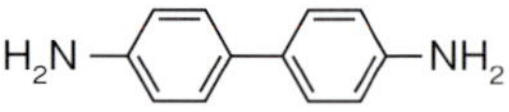 H_2N NH_2	染料，顔料 製造・輸入・使用はすべて禁止 （労働安全衛生法による）
	β-ナフチルアミン （＝2-ナフチルアミン）	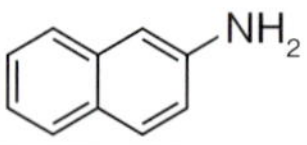 NH_2	
	o-トルイジン	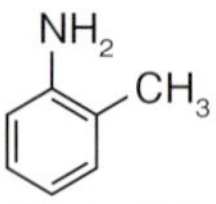 NH_2 CH_3	
尿路系腫瘍	4-アミノジフェニル	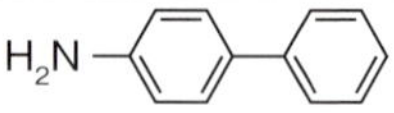 H_2N	染料 製造・輸入・使用はすべて禁止 （労働安全衛生法による）
	4-ニトロジフェニル	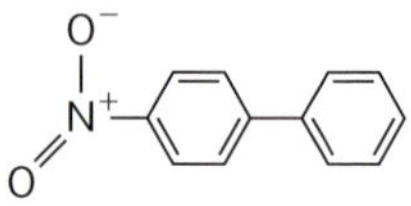 O^- N^+ O	
	オーラミン	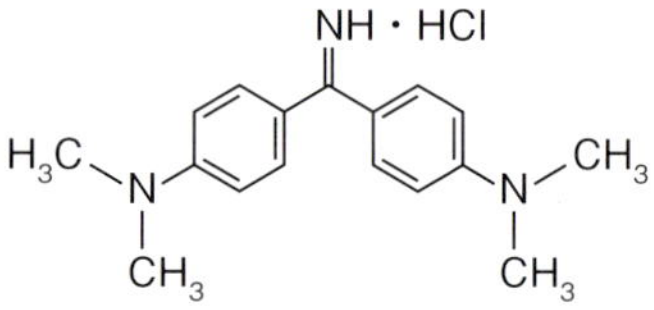 NH・HCl H_3C N CH_3 N CH_3 CH_3	
	MOCA（3,3′-ジクロロ-4,4′-ジアミノフェニルメタン）	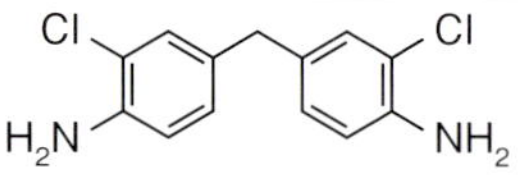 Cl Cl H_2N NH_2	ウレタン樹脂の硬化剤
胆管がん	1,2-ジクロロプロパン	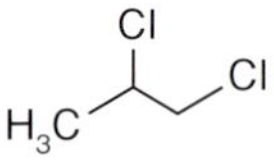 Cl Cl H_3C	機械，印刷機の洗浄剤
	ジクロロメタン	Cl Cl	
肺がん	ビス（クロロメチル）エーテル	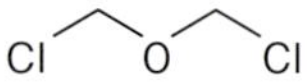 Cl O Cl	殺虫剤
	ニッケル，ヒ素，クロム	Ni，As，Cr	精錬
	アスベスト	Mg_6，Si_4・O_{10}・$(OH)_8$	建材，断熱材 製造・輸入・使用はすべて禁止 （労働安全衛生法による）
中皮腫	アスベスト	Mg_6，Si_4・O_{10}・$(OH)_8$	
肝血管肉腫	塩化ビニルモノマー	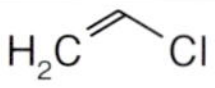 H_2C Cl	プラスチック
皮膚がん	コールタール（ベンゾ[a]ピレン）	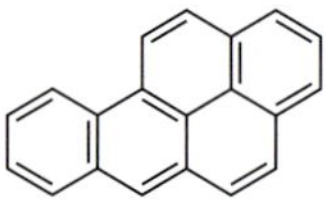	建設作業
	ヒ素	As	精錬
白血病	ベンゼン		溶剤 製造・輸入・使用はすべて禁止 （労働安全衛生法による）

(3) 生物的要因

医療現場，し尿処理施設，と殺場などの特別な汚染の危険性が存在する業務において，ウイルス，細菌，真菌などにより罹患する伝染性疾患または寄生虫性疾患などがある．医療従事者は常に患者と接するため，コロナウイルスや肝炎ウイルス，HIV，結核菌をはじめとしてさまざまな病原体に感染し得る．

b 作業態様要因

（1） 頸肩腕症候群

急速なIT化の推進に伴い，職場において誰もがVDT（visual display terminals）作業を行うようになった．パソコン等の作業により，上腕部や肩，頸部等に凝りやしびれといった症状を示す職業性の障害を**頸肩腕症候群**という．

（2） 職業性腰痛

重量物を取り扱う業務や，腰部に過度の負担を与える不自然な作業姿勢により行う業務などによる腰痛を**職業性腰痛**といい，災害性腰痛（ぎっくり腰）とは区別される．運送業や社会福祉施設，また小売業での発生が多い．

c 心理社会的要因

仕事や職業生活に関して強い不安，悩みまたはストレスを感じている労働者は6割を超えるとされ，うつ病などの精神障害の発症や自殺に至る事例などが急増している．職場の**メンタルヘルス**は，働く人々の心の健康づくりを行うものであり，その対策の一環としてストレスチェック制度が導入されている．

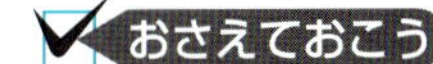

・ストレスチェック p.113

ポイント

- 業務上疾病は，災害性疾病と非災害性疾病に区別される．非災害性疾病には職業性疾病（職業病）が相当する．
- わが国の労働災害による死亡数は年々減少しているが，休業4日以上の傷病者の数は横ばい状態である．
- 物理的要因による職業病には，熱中症や凍傷，減圧症（潜水病や潜函病），騒音性難聴，振動障害，電離放射線障害，非電離放射線障害，酸素欠乏症などがある．
- 粉じんによる職業病には，一般粉じんによるじん肺，アスベストによるアスベスト肺，二酸化ケイ素によるけい肺がある．

C 労働衛生管理

❶ 働く人々の健康を守る法制度

わが国の労働衛生に関わる法律として，「**労働基準法**」および「**労働安全衛生法**」がある．「労働基準法」は労働者保護の理念から1947（昭和22）年に制定され，労働条件の最低基準を定めている．その後，安全面および衛生面の充実を図るため労働基準法から独立して「労働安全衛生法」が1972（昭和47）年に定められた．その他，労働衛生に関連する法律としては**労働者災害補償保険法**（労災保険法），**作業環境測定法**，**労働災**

害防止団体法，じん肺法などがある．これらの法規制は働く人々の健康を守るとともに，安全衛生教育も交え，職業病の減少に寄与している．

a 労働基準法

労働基準法は，労働者保護の立場から，労働者の勤務条件の最低基準を定めている．具体的には，最低賃金や労働時間，休暇，各種補償などがあげられる．本法はすべての事業所に適用され，事業主に勤務条件の最低基準を遵守する法的責任を課すのみならず，現場で本法の遵守義務を負う立場にある者を使用者として定め，使用者に対しても同様に法的責任を課している．

労働基準法の遵守について事業者等の監督および労災保険の給付等を行う厚生労働省の第一線機関が労働基準監督署である．労働基準監督署は全国に321署あり，都道府県労働局の指揮監督を受ける．都道府県労働局は全国に47局あり，厚生労働省の内部部局である労働基準局の指揮監督を受ける．

b 労働安全衛生法

労働安全衛生法（安衛法，労安衛法）は，職場の安全管理体制や健康管理体制を定めている．本法の特徴は労働条件の最低基準，すなわち健康障害防止対策および適切なレベルの職場環境の実現を目指す点である．

労働安全衛生法は2005（平成17）年に改正され，長時間労働を問題視した過重労働対策やメンタルヘルス対策が盛り込まれた．また2014（平成26）年には「労働安全衛生法の一部を改正する法律」が公布された．この改正は労働災害を防止する仕組みの充実を図ったもので，リスクアセスメントの実施やストレスチェックの実施が義務付けられたことに加え，受動喫煙防止措置の努力義務が課せられた．さらに2022（令和4）年には化学物質による労働災害防止のため，労働安全衛生規則等の一部が改正され，化学物質の事業所による自律的管理が求められる（2024（令和6）年4月施行）．

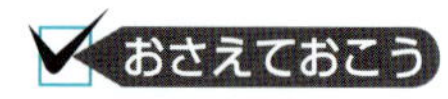

・リスクアセスメント　☞p.396
・受動喫煙　☞p.567

❷ 労働衛生の3管理

労働衛生の3管理とは，①作業環境管理，②作業管理，③健康管理の3つをいい，労働衛生管理の基本となる．さらに，この3管理を労働者に教育するために，④労働衛生教育を行い，これらを全体的に統括するために，⑤総括管理を行う．これらをすべて含めて5管理とすることもある．その概要を図7・5に示す．

5管理	3管理	①作業環境管理	有害要因を作業環境から除去・発生抑制
		②作業管理	労働者の作業そのものを管理
		③健康管理	健康診断や保健指導
		④労働衛生教育	労働者への教育
		⑤総括管理	①～④を総括的に捉え， 産業医・衛生管理者による連携管理

図7･5　労働衛生の3管理と5管理

a 作業環境管理

労働者が作業する環境を安全に管理して整えることを**作業環境管理**という．作業環境中に存在する有害因子の状態（量，濃度，種類）を把握して発生を防ぎ，発生した場合はこれを除去して労働災害が生じないよう管理し，必要な改善措置を実施する（表7・4）．作業環境中の有害因子の状態を把握するためには**作業環境測定**を行う．

b 作業管理

労働者の健康を障害するおそれのある要因を，作業から排除して労働者が健康や安全を損ねないように管理することを**作業管理**という（表7・4）．作業手順や方法を定め，保護具を適正に使用すること，また作業負荷の軽減や作業姿勢の見直しなどを行う必要がある．

c 健康管理

労働者の健康状態を健康診断によりチェックし，安全で健康的に仕事ができているか確認することを**健康管理**とという（表7・4）．事業者は労働者に対して1年に1回の一般健康診断を実施する義務がある．また，特定の有害物取り扱い業務に従事する労働者には**特殊健康診断**を受診させる義務がある．

作業管理および健康管理においては，労働者の尿や血液などの生体試料をサンプリングし，サンプル中の有害物質やその代謝物などを測定することで曝露の程度を評価する**生物学的モニタリング**を行う．**生物学的許容値**は，生物学モニタリング値が日本産業衛生学会の定める勧告値の範囲内であれば，ほとんどすべての労働者に健康上の悪影響がみられないと判断される濃度である．生物学的モニタリングの測定対象は**生物学的指標**（**バイオマーカー**）である（表7･5，7･6）．

表7・4 労働衛生管理の流れと各管理の目的・内容

<table>
<tr><th colspan="2"></th><th>有害因子の経路</th><th>管理の目的</th><th>管理の内容</th><th colspan="2">指標</th><th>判断基準</th></tr>
<tr><td rowspan="5">労働衛生管理</td><td rowspan="3">作業環境管理</td><td>使用量</td><td>発生の抑制</td><td>・代替
・使用形態，条件
・生産工程の変更
・設備，装置の負荷</td><td colspan="2" rowspan="3">環境気中濃度</td><td rowspan="3">管理濃度</td></tr>
<tr><td>発生量</td><td>隔離</td><td>・遠隔操作，自動化
・密閉</td></tr>
<tr><td>気中濃度</td><td>除去</td><td>・局所排気
・全体換気
・建物の構造</td></tr>
<tr><td>作業管理</td><td>曝露濃度
体内侵入量
反応の程度</td><td>侵入の抑制</td><td>・作業場所
・作業方法
・作業姿勢
・曝露時間
・呼吸保護具
・教育</td><td rowspan="2">生物学的指標</td><td>曝露濃度</td><td>曝露限界</td></tr>
<tr><td>健康管理</td><td>健康影響</td><td>障害の予防</td><td>・生活指導
・休養
・治療
・適正配置</td><td>健康診断結果</td><td>生物学的曝露指標（BEI）</td></tr>
</table>

表7・5 特殊健康診断におけるバイオマーカー（有機溶剤）

有機溶剤	バイオマーカー（尿）	構造式
ベンゼン	フェノール	
トルエン	馬尿酸	
キシレン	メチル馬尿酸	
n-ヘキサン	2,5-ヘキサンジオン	
トリクロロエチレン	トリクロロ酢酸 総三塩化物	
スチレン	マンデル酸	
N,N-ジメチルホルムアミド	*N*-メチルホルムアミド	

表7・6　特殊健康診断におけるバイオマーカー（金属化合物）

金属化合物	バイオマーカー		
	尿	血液	毛髪
無機鉛 四アルキル鉛	δ-アミノレブリン酸 (5-アミノレブリン酸)	鉛 赤血球中プロトポルフィリン	
水銀および無機水銀	水銀 尿タンパク		
アルキル水銀	水銀	水銀	水銀
カドミウム	β_2-ミクログロブリン カドミウム		
ヒ素	ヒ素		ヒ素

d 健康診断

健康診断の実施義務は労働安全衛生法に定められており，事業者は労働者に対して健康診断を実施しなければならない．健康診断には，一般健康診断と特殊健康診断がある．

(1) 一般健康診断

労働安全衛生規則が定める一般項目（11 項目）について実施される健康診断であり，多くの場合1年に1回の実施である．しかしながら坑内作業や深夜労働などの特定業務に従事する場合は6月以内ごとに1回実施しなければならない．

(2) 特殊健康診断

有害な業務に常時従事する労働者に対しては，6月以内ごとに1回，特殊健康診断を実施しなければならない．じん肺健診は，管理区分に応じて1～3年ごとに1回の健診を実施する．なお，特殊健康診断が必要な業務は7種類(高気圧業務，放射線業務，特定化学物質業務，石綿業務，鉛業務，四アルキル鉛業務，有機溶剤業務）で，労働安全衛生法施行令に定められている．じん肺健診はじん肺法に規定されている．

e 労働安全衛生管理体制

労働安全衛生法により，事業者は事業場の安全衛生管理体制を整備することが義務付けられている．常時 50 人以上の労働者を使用する事業場では，衛生に関する技術的事項の管理のために**衛生管理者**を選任し，また労働者の健康管理のために**産業医**を選任しなければならない．衛生管理者は，薬剤師をはじめ，医師，歯科医師，保健師などの有資格者の中から選任される．または衛生管理者免許試験を受験し合格した者．

NOTE　**衛生管理者**
薬剤師の国家資格があれば試験免除（無試験による申請で衛生管理者の資格が取得できる）．

f ストレスチェック制度

職場での健康管理は，労働人口の高齢化や職場環境の高度技術化，生活習慣病の増加などにより，健康診断による健康状態の把握のみでなく，より積極的な健康増進を図った環境づくりの重要性が増している．

職場でストレスを感じる労働者の割合は6割を超えるという現状に

対応するため，過重労働対策やメンタルヘルス対策を含め職業性疾病予防の一層の推進が重要である．2015年12月から，従業員50人以上の事業所でストレスチェック制度が導入されている．この制度は，労働者に対して年1回のストレスチェックの実施を事業者に義務付けるもので，労働者のストレスの程度を把握するとともに職場改善につなげ，労働者のメンタルヘルス不調を未然に防止すること（一次予防）を主な目的としたものである．

ポイント

- 職場における労働衛生管理を定める法律は労働安全衛生法である．
- 労働衛生管理には，作業環境管理，作業管理，健康管理の３つがある．
- 健康管理で実施する健康診断には，一般健康診断と特殊健康診断があり，特殊健康診断が必要な業務として7種類（高気圧業務，放射線業務，特定化学物質業務，石綿業務，鉛業務，四アルキル鉛業務，有機溶剤業務）が定められている．

Exercise

1 業務上疾病に関する記述について，正しいものには○，誤っているものには×を（　）に入れよ．

① 業務上疾病で疾病者数が最も多いのは職業性疾病である．（　）
② 騒音性難聴による初期症状の特徴は，高音域の聴力消失である．（　）
③ 頸肩腕症候群は，重量物運搬作業者に多くみられる．（　）
④ アスベスト曝露による悪性中皮腫は，アスベスト曝露後に生じる急性障害である．（　）
⑤ 過重労働と脳・心臓疾患の発症には強い関連性があることが医学的に指摘されている．（　）

2 職業がんの原因物質とそれによるがんの発生部位との関係について，正しいものには○，誤っているものには×を（　）に入れよ．

① 印刷機の洗浄工程に用いられる1,2-ジクロロプロパンは胆管がんの原因となる．（　）
② β-ナフチルアミンによる職業がんの主な発生部位は肝臓である．（　）
③ MOCA（3,3′-ジクロロ-4,4′-ジアミノフェニルメタン）の職業曝露は膀胱がん（尿路系腫瘍）を引き起こす．（　）
④ 塩化ビニルモノマーによる職業がんの主な発生部位は皮膚である．（　）
⑤ コールタール（ベンゾ[*a*]ピレン）の曝露は皮膚がんの原因となる．（　）

3 労働衛生に関する記述について，正しいものには○，誤っているものには×を（　）に入れよ．

① 労働衛生管理（作業環境管理，作業管理，健康管理）は，労働基準法で定められている．（　）
② 有害物質を取り扱う職場での呼吸保護具の装着は，作業管理にあたる．（　）
③ 有害物質を取り扱う職場での局所排気の実施は，作業管理にあたる．（　）
④ 有害物質を取り扱う職場での遠隔操作の導入は，作業管理にあたる．（　）
⑤ 健康管理は，体内に侵入した有害因子による傷害の予防を含む．（　）

8 感染症とその予防

A 現代における感染症の特徴

❶ 感染症の定義とその成立の条件

感染症とは，病原体が宿主の体内に侵入し，発育または増殖することによって引き起こされる疾病をいう．宿主であるヒトが感染して発症する場合を**顕性感染**とよび，感染してから発症するまでの期間である**潜伏期**は病原体の種類によってほぼ一定している．**感染源**，**感染経路**および**宿主の感受性**の3つの要因がそろうことで感染する．これら3つの要因は，疫学における病因，環境要因および宿主要因の三要因にそれぞれ対応するものである．これら3要因のうち，1つでも取り除くことができれば感染症は成立しないので，感染症予防のための公衆衛生対策として重要である．

おさえておこう
・疫学の三要因 ☞p.42

a 感染源

感染を引き起こす主な病原体には，ウイルス，細菌，真菌，寄生虫，原虫などがある．このうち細菌には，いわゆる細菌(一般細菌)以外でも，細胞壁を持たないマイコプラズマ，宿主細胞外では増殖できない偏性細胞内寄生体であるクラミジアやリケッチア，らせん状で細長く，運動性のあるスピロヘータに病原性を示すものがある．感染源は，これらの病原体を保持し，周囲に感染を引き起こさせるおそれのあるものを指し，以下に示すものがある．

①感染症患者および保菌者

感染症患者は最も強力な感染源である．また，**保菌者**(無症状病原体保有者，キャリアー)は，健康的にみえても本人や周囲の者が気づかないうちに病原体を排出しており，公衆衛生上，とくに問題となる感染源である．B型肝炎，ポリオ，エイズなどのウイルス，赤痢菌や腸チフス菌，性器クラミジアなどでは患者よりも無症状病原体保有者のほうが多く，感染源として問題である．

NOTE **保菌者** 病原体に感染しているものの症状がない者のこと．保菌者が感染している病原体には，細菌だけでなく，ウイルス，原虫，真菌などもある．

②病原体保有動物

病原体を持っている家畜，野生動物，ペットなどの動物のほか，病原体を運ぶノミ，ダニ，ハエ，カ，ネズミなどのこと．脊椎動物に常在する感染症で，ヒトにも感染するものは**人獣共通感染症**（人畜共通感染症）とよばれる．

③病原体汚染物

病原体に汚染された食物，水，空気，土壌，器具など．

b 感染経路

感染源から感染体が宿主へ感染する経路を感染経路といい，その態様によって表8・1に示すものがある．

表8・1　感染経路の種類

感染経路				主な感染症
直接伝搬	接触感染	直接接触感染	皮膚や粘膜の接触，性行為における粘膜や生殖器の接触によって感染	性感染症（梅毒，B型肝炎，HIV感染症など），炭疽（皮膚炭疽）
			土壌，堆肥中の病原体が傷口から侵入	破傷風
			動物による咬傷	狂犬病，エムポックス
		間接接触感染	病原体保有動物の排泄物処理などに伴う糞口感染	高病原性鳥インフルエンザ，オウム病，Q熱，サルモネラ症，カンピロバクター症，トキソプラズマ症，エキノコックス症
			汚染器具を介する感染	院内感染症
	飛沫感染		くしゃみや咳によって小さな飛沫となって出た病原体を吸入して感染	インフルエンザ，風しん，百日せき，ジフテリア，マイコプラズマ
	母子感染（垂直感染）		経胎盤感染	梅毒，トキソプラズマ症，風しん，サイトメガロウイルス感染症，単純ヘルペスウイルス感染症，HIV感染症
			産道感染	B型肝炎，HIV感染症，淋病，クラミジア感染症
			母乳感染	成人T細胞白血病，HIV感染症
間接伝搬	媒介物感染	経口感染	病原体に汚染された飲食物の摂取によって感染	赤痢，コレラ，腸チフス，パラチフス，腸管出血性大腸菌感染症，ノロウイルス感染症，A型肝炎，E型肝炎
		血液感染	輸血や血液製剤の投与によって感染	B型肝炎，C型肝炎，HIV感染症
	媒介動物感染	機械的感染	害虫が体に病原体を付着させて運搬し，食物など汚染することで感染	赤痢，コレラ，腸チフス，パラチフス
		生物学的感染	カ，ノミ，ダニ，シラミなどに刺されたり，咬まれたりしてできた傷口から病原体が侵入して感染	日本脳炎，マラリア，デング熱，ペスト，つつが虫病，回帰熱
	空気感染		空気中の塵埃や飛沫に吸着した病原体を吸入して感染	結核，麻しん，水痘

①接触感染：感染源との直接の接触による感染を**直接接触感染**とよび，とくに性的接触などの感染（**性感染症**）がこれに含まれる．一方，感染源に触れた手指などから間接的にヒト体内へ病原体が入る場合を**間接接触感染**とよび，これにはおむつの処置や病原体保有動物の排泄物処理などで起こる**糞口感染**や，医療従事者によるメチシリン耐性黄色ブドウ球菌（MRSA）や多剤耐性緑膿菌などの**院内感染**が該当する．

②飛沫感染：呼吸器感染症などで患者や保菌者のくしゃみや咳によって小さな飛沫となって出た病原体が，ヒトに直接吸入される感染経路である．インフルエンザ，RSウイルス感染症，風しん，流行性耳下腺炎（ム

ンプス，おたふくかぜ）などのウイルスや，肺炎マイコプラズマ，ジフテリア菌への感染がこれに該当する．

③**空気感染**：飛沫が長時間空気中に浮遊して水分が蒸発し，感染力を保持したまま粒子となった飛沫核の吸入による感染を飛沫核感染とよぶ．麻しん，水痘などのウイルスや結核菌への感染が主にこれに該当する．感染力が強い病原体では，飛沫が衣服や寝具などから出るじん埃に付着し，あるいはエアロゾルとして空気中を飛散し，これを吸入することによる感染をじん挨感染とよぶ．オウム病などのクラミジアやレジオネラ属菌の感染がこれに該当する．

④**媒介物感染**：病原体に汚染された飲食物の摂取による**経口感染**（水系感染・食物感染）や，感染者の血液や血液製剤の投与による**血液感染**がある．経口感染は，コレラ菌，パラチフス菌，腸チフス菌，赤痢菌，腸管出血性大腸菌，クリプトスポリジウムなどによる消化器系感染症の主感染経路である．輸血による感染防止対策として，献血時に梅毒トレポネーマ，B型肝炎，C型肝炎，E型肝炎，エイズ，成人T細胞白血病などの病原体についての感染症関連検査（抗原・抗体検査，核酸増幅検査）が行われている．

NOTE　2020年8月の採血からE型肝炎検査を導入．

⑤**媒介動物感染**：ハエ，ゴキブリなどの害虫が体に病原体を付着させて運搬し，食物を汚染することによる感染や，カ，ノミ，ダニ，シラミなどに刺されたり，咬まれたりしてできた傷口から病原体が侵入することによる感染がある．カは，マラリア原虫や日本脳炎，黄熱，デング熱，ウエストナイル熱，チクングニア熱，ジカ熱などのウイルスを媒介する．ペスト菌を持つネズミに寄生したノミは，ネズミの血液からペスト菌をヒトへ媒介する．マダニ（重症熱性血小板減少症候群（SFTS）），日本紅斑熱），シラミ（発疹チフス）やツツガムシ（つつが虫病）も媒介動物になる．

⑥**母子感染**（垂直感染）：母から児への感染回避がむずかしい重大な感染経路であり，母子感染症を引き起こす．集団の中でヒトからヒトへ病原体が伝播することで感染が引き起こされることを**水平感染**というが，これに対して母子感染は**垂直感染**ともよばれる．

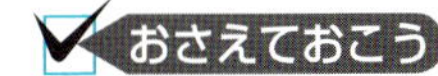

・**母子感染**　☞p.97

垂直感染には，胎児が子宮内で母体の血中に存在する病原体に胎盤を経由して感染する，あるいは，胎盤で増殖した病原体に感染する**経胎盤感染**（子宮内感染）のほか，分娩時に胎児が産道を通過するときに，母体の血液や子宮頸管，膣，外陰部などに存在する病原体に直接接触して感染する**産道感染**，新生児への授乳時に母乳中に移行した病原体によって起こる**母乳感染**がある．子宮内での感染は，病原体によらず比較的類似した重篤な障害を引き起こす傾向があり，代表的な病原体であるトキソプラズマ（*Toxoplasma gondii*）あるいは梅毒トレポネーマ（*Treponema pallidum*），風しんウイルス（rubella virus），サイトメガロウイルス（cytomegalovirus），単純ヘルペスウイルス（herpes simplex virus）の頭文字とその他（others）の意味でのOを組み合わせて**TORCH症候群**[*1]とよばれる．

*1　TORCH症候群 ☞p.97

c 宿主の感受性

病原体が宿主に侵入したとしても，必ずしも感染症が発症するとは限らない．宿主の感受性とは感染症の発生を決定づける宿主側の要因であり，抵抗力がどの程度であるかを概念的に示したものである．**抵抗力**とは，病原体の侵入・増殖あるいはその有害産物による傷害を阻止する身体機能の総和を意味するものであり，これらの機能が著しく低下した宿主を**易感染宿主**とよぶ．抵抗力は以下に分類される．

①先天性抵抗力

先天性免疫または**自然免疫**ともいい，微生物感染に対して先天的に備わっている非特異的抵抗性や遺伝的抵抗性，ホルモン，インターフェロンなどの種々の機能が関与する．

②後天性抵抗力

後天性免疫または**獲得免疫**ともいい，さらに**能動免疫**と**受動免疫**に分類される．

③自然能動免疫

特定の微生物感染や異物などの非自己抗原の刺激によって獲得される細胞性免疫や体液性免疫のことである．前者は主としてT細胞やマクロファージなどの抗原提示細胞が関与する．後者はB細胞が抗体産生細胞に分化成熟後，IgM，IgG，IgA，IgEなどの抗体産生を惹起する．ポリオ，日本脳炎，ジフテリアなどは，宿主が感染しても症状が現れずに，知らない間に自然能動免疫を獲得することがある．このような感染を**不顕性感染**という．

NOTE
IgM：主として一時反応
IgG：二次応答，全身性免疫
IgA：分泌型，粘膜免疫
IgE：I型アレルギー，寄生虫防御

④人工能動免疫

予防接種によって獲得される能動免疫である．

⑤自然受動免疫

主に母子免疫のことである．生後3ヵ月頃の乳児は自らの免疫系が完成しておらず抵抗力が弱いが，胎児期に母体から胎盤経由で補給されたIgG抗体による新生児の全身性免疫と，母乳，とくに初乳中に分泌されたIgA抗体の経口摂取による腸管免疫がこれに含まれる．

⑥人工受動免疫

免疫グロブリン製剤などの投与によって獲得される受動免疫である．

2 日和見感染と院内感染

臓器移植などで免疫抑制薬を投与されている患者，免疫力低下を招く疾患の罹患者，高齢者などは，易感染宿主となりやすい．易感染宿主は，通常，病原性を発現し得なかった非病原菌や弱毒菌などの感染を許し，そのためにしばしば重篤な疾患に陥ることがある．このような感染を**日**

和見感染とよぶ．日和見感染を引き起こす原因の多くは，病院などの医療機関内で易感染宿主の状態になった患者が，病原体を保持した他の患者と接触した医療従事者によって接触することで引き起こされることから，院内感染ともよばれる．高度薬剤耐性菌による院内感染では，治療がむずかしく患者の生命にかかわることも少なくない．

NOTE　日和見感染を引き起こす主な原因細菌　MRSA，バンコマイシン耐性腸球菌（VRE），緑膿菌，セラチア菌，レジオネラ・ニューモフィラ，大腸菌

❸ 新興感染症と再興感染症

新興感染症とは，世界保健機構（WHO）により1990年に「過去約20年の間に，それまで知られていなかった新しく認識された感染症で，局地的あるいは国際的に公衆衛生学上問題となる感染症」として定義されたものである．1970年以降，ヒトと野生動物との新たな接触によりいままで経験しなかった病原体に遭遇する機会が増えたこと，交通機関の発達により風土病とされていたような特定地域に限定して発生していた感染症が広がりをみせていること，診断法や検査技術の向上により新しく発見された感染症が増加してきたことなどにより30種類以上のものが新興感染症と定義されている（表8・2）．WHOは，新興感染症に対処する能力の強化と，その監視および対策のための国際間協力体制の支援を表明している．

表8・2　主な新興感染症とその病原体

発見年	病原体	病原体の種類	疾患名
1973	ロタウイルス	ウイルス	下痢症
1976	ライム熱ボレリア	細菌	ライム熱
	クリプトスポリジウム	原虫	下痢症
	レジオネラ・ニューモフィラ	細菌	レジオネラ症（在郷軍人病）
1977	エボラウイルス	ウイルス	エボラ出血熱
	ハンタウイルス	ウイルス	腎症候性出血熱
	カンピロバクター・ジェジュニ	細菌	下痢症
1980	ヒトT細胞白血病ウイルス（HTLV-1）	ウイルス	成人T細胞白血病
1982	腸管出血性大腸菌O157:H7	細菌	出血性大腸炎，溶血性尿毒症症候群
1983	ヒト免疫不全ウイルス（HIV）	ウイルス	後天性免疫不全症候群
	ヘリコバクター・ピロリ	細菌	消化性潰瘍
1988	ヒトヘルペスウイルス6型	ウイルス	突発性発疹
1989	C型肝炎ウイルス	ウイルス	肝炎
1992	ビブリオ・コレラ O139	細菌	下痢症（コレラ）
1996	異常プリオン	プリオン	クロイツフェルト・ヤコブ病，牛海綿状脳症（BSE）
1997	鳥インフルエンザウイルス（A/H5N1）	ウイルス	鳥インフルエンザ（H5N1）
1999	ニパウイルス	ウイルス	脳炎
2003	SARSコロナウイルス	ウイルス	重症急性呼吸器症候群（SARS）
2009	新型インフルエンザウイルス	ウイルス	新型インフルエンザ（H1N1）
2011	SFTSウイルス	ウイルス	重症熱性血小板減少症候群
2012	MARSコロナウイルス	ウイルス	中東呼吸器症候群（MARS）
2013	鳥インフルエンザウイルス（A/H7N9）	ウイルス	鳥インフルエンザウイルス（H7N9）
2019	新型コロナウイルス（SARS-CoV2）	ウイルス	新型コロナウイルス感染症（COVID-19）

一方，かつて流行していた感染症のうち，その発生が一時期，公衆衛生上問題とならない程度まで減少していたが，再び増加し，流行してい

るものを**再興感染症**という(表8・3). 薬剤耐性菌の増加, 地球温暖化などの気候変動による生態系の変化, 交通手段の発達による物的および人的交流の促進, 高齢化の進展による易感染者の増加などがその再流行の原因と考えられる.

表8・3　主な再興感染症とその病原体

感染症名	病原体	病原体の種類	感染経路	再興感染症としての原因
デング熱	デングウイルス	ウイルス	ネッタイシマカ, ヒトスジシマカの媒介感染	熱帯地域への渡航者の増加
黄熱	黄熱病ウイルス	ウイルス	アエデス属カの媒介感染	熱帯地域への渡航者の増加
狂犬病	狂犬病ウイルス	ウイルス	イヌ, ネコ, アライグマ, キツネ, スカンクなどの接触感染	感染動物の輸入の可能性
再興型インフルエンザ	インフルエンザウイルス(A/H2N2)など	ウイルス	飛沫感染	アジアかぜ(インフルエンザ(A/H2N2))などの再流行の可能性
結核	結核菌	細菌	空気感染	多剤耐性菌の出現など
サルモネラ感染症	サルモネラ菌	細菌	経口感染	鶏卵関連食品の汚染など
コレラ	コレラ菌	細菌	経口感染	海外渡航者の増加, 汚染食品の輸入など
ペスト	ペスト菌	細菌	ノミの媒介感染	ペスト菌常在地域への渡航や感染動物の輸入の可能性
マラリア	マラリア原虫	寄生虫	カの媒介感染	熱帯地域への渡航者の増加, 航空機などによる感染動物(カ)の持ち込みの可能性
トキソプラズマ症	トキソプラズマ	寄生虫	ネコなどの接触感染	感染動物との接触機会の増大
エキノコックス症	エキノコックス属条虫の幼虫(包虫)	寄生虫	キツネ, イヌ糞便などからの経口感染	感染動物との接触機会の増大
住血吸虫症	住血吸虫	寄生虫	セルカリア(幼虫)が皮膚から侵入	海外渡航者の増加による国内持ち込みの可能性

❹ 感染症に対する基本的な予防法

感染症を定量的に分析する手法がいくつか示されている. そこで用いられる, 概念・用語は次の4つである.

①**基本再生産数**(R_0; アール・ノート(R naught)): ある感染症に罹った人が, その感染症の免疫をまったく持たない集団に入ったときに, 直接感染させる平均の人数を表す. R_0が1より大きいと感染は拡大する. 1より小さければ感染はいずれ収束する. ちょうど1ならば拡大も収束もせず, その感染地域に風土病のように根づくことになる. 代表的な感染症のR_0については表8・9を参照.

R_0は次のように求めることができる. たとえば, 図8・1のように, ある感染者Aが, その感染がこれまでみられなかった集団に入ったとする. Aが1名(B)に感染させ, さらに, BがCとDの2名に感染させた. Cは, 誰にも感染させず(0名), DがEに感染させた. Eは, F～Hの3名に感染させ, その後も感染が広がった. この場合, A～Jまでの感染者10名が15名に感染させている. この平均値1.5がR_0である. R_0は, 分析対象の感染症について,「1回の接触での感染確率(β)」,「単位時間あたりの接触の回数(κ)」,「感染症が感染性を保つ平均時間(D)」の3

つの要素を測定や推測によって求めて，これらを下記の通り掛け合わせて算定することでも求めることができる．

$$R_0 = \beta \times \kappa \times D$$

各要素の測定や推測の方法については，さまざまな研究が行われている．なお R_0 は，その感染症が発生した時代背景，生活習慣などによって，同じ感染症であっても異なる．感染症のまん延防止のためには，これら3つの要素のいずれか（あるいは，いくつか）を小さくするための取り組みを行えばよい．

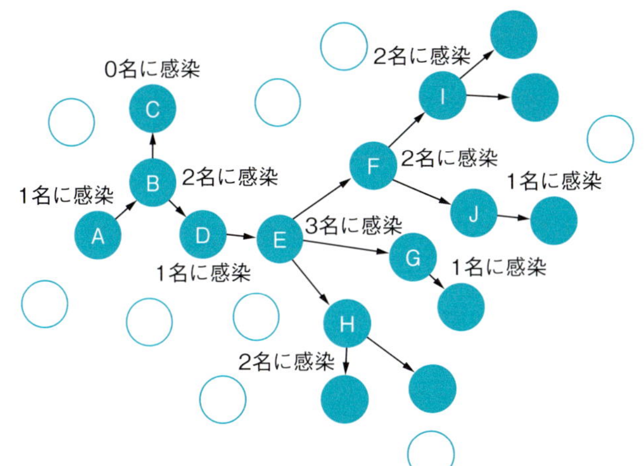

	感染者	感染させた人数
no.1	A	1名
no.2	B	2名
no.3	C	0名
no.4	D	1名
no.5	E	3名
no.6	F	2名
no.7	G	1名
no.8	H	2名
no.9	I	2名
no.10	J	1名
合計	10名	15名

→ R_0=1.5

図8・1　基本再生産数 R_0 の算出方法

②**1回の接触での感染確率（β）**：感染症および接触の種類によって異なるが，手洗いや防護具の着用といった公衆衛生学的対策により低下させることができる．また，宿主の免疫力増強（ワクチン接種）は感染確率を低下させる．

③**単位時間あたりの接触の回数（κ）**：何らかの方法で感染源を取り除く，あるいは，感染経路を完全に遮断できれば，κ は0になり，その掛け合わせで算定される R_0 を0にすることができる．感染源が病原体汚染物であれば，消毒や滅菌で取り除くことができる．ヒトからヒトへ伝播する感染症であれば，検疫（保菌者，感染者の入国禁止・隔離など）やロックダウン（感染症拡大防止のため，外出や行動を制限する措置）によって感染源への接触の機会を減らすという対策が考えられる．学級閉鎖は児童の接触回数を小さくする取り組みの1つである．防護具は，感染経路を遮断していると考えることもできる．

④**感染症が感染性を保つ平均時間（D）**：感染者からなんらかの形で排出された病原体によって周囲の者が感染する場合，感染者から病原体が排出される期間（感染期間）を短縮することによって，つまり，感染者を治療することによって低下することができる．まとめると，対策とし

て主に以下の4点がある.

・手洗いや防護具の着用(防護具の例：手袋，マスク，コンドーム)
・消毒(表8・4)や滅菌
・感染者との接触回避
・感染者の治療

NOTE
消毒：対象とする病原体に対して，感染症を起こさない程度にまで殺滅または減少させること
滅菌：すべての微生物を対象として，それらすべて殺滅または除去すること

表8・4　消毒薬と病原体に対する有効性

	細　菌		ウイルス	
	一般細菌	芽胞形成菌	エンベロープあり	エンベロープなし
グルタラール	○	○	○	○
次亜塩素酸ナトリウム	○	△	○	○
ポビドンヨード	○	△	○	○
消毒用エタノール	○	×	○	△
クレゾール石鹸	○	×	△	×
ベンザルコニウム塩化物	○	×	△	×

○：有効，使用可　△：場合により有効な場合もある　×：無効

また，感染後に治癒し，多くのヒトが免疫を獲得したとすると，時間の経過とともに1人の感染者が感染させる人数は徐々に減少し，やがて感染は収束する.

⑤ 母子感染の予防

上記の4つの感染対策は，母子感染の予防という観点からは実施しにくいものが多い．たとえば，一部のワクチンを除いて原則として妊婦へのワクチン接種は行わない．治療のための抗菌薬や抗ウイルス薬は，妊婦に対して使用できるとは限らない．そのため，感染経路の遮断が唯一の手段となることも多い．産道感染を防ぐ意味での帝王切開がその例である．母乳感染が主な母子感染経路である感染症に成人T細胞白血病があり，その病原体であるHTLV-1への感染を予防するために，抗体陽性の妊婦から生まれた児への断乳・人工栄養が勧められ，効果をあげている．一方，B型肝炎母子感染防止対策[*2]では，抗HBヒト免疫グロブリン(HBIG)とHBワクチンが利用されている．一方，風しんウイルスの母子感染は，妊娠前の定期予防接種の適切な実施によって，妊婦の感染を防ぐことで予防されている.

＊2　B型肝炎母子感染防止対策
☞p.98

ポイント

- 感染症は，感染源，感染経路，宿主の感受性の3つの条件がそろって初めて成立する．
- 垂直感染とは，母から児への感染（母子感染）のことであり，水平感染とは，集団の中でヒトからヒトへの感染のことである．
- 日和見感染とは，正常時の宿主には病原性を示さなかった非病原菌や弱毒菌などによる感染をいう．
- 新興感染症とは，それまで未知であったか，あるいは新たに認識された病原体による感染症をいう．
- 再興感染症とは，その発生が一時期は減少していたが，再び増加し，流行しているものをいう．
- 基本再生産数（R_0）とは，ある感染症にかかった人が，その感染症の免疫をまったく持たない集団に入ったときに，直接感染させる平均の人数を表す．
- R_0が1より大きいと感染は拡大する．1より小さければ感染はいずれ収束する．

B　わが国の感染症関連法規

❶ 感染症法とその目的

従来，わが国の感染症対策は伝染病予防法（1897年制定）を中心に行われてきたが，これに従来の性病予防法（1948年制定）と後天性免疫不全症候群の予防に関する法律（エイズ予防法，1989年制定）を統廃合し，1998年に**感染症の予防及び感染症の患者に対する医療に関する法律**（**感染症法**）が制定された．本法は，2006年に結核予防法を統廃合するとともに，新興感染症や生物テロが懸念される重篤な感染症に対する対策の強化，人権尊重に基づいた各種手続きの見直し，新型および再興型インフルエンザへの対応などのために頻繁に改正され現在に至っている．

感染症法では，病原体等の管理体制を確立し，不適切な管理や生物テロによる人為的な感染症の発生・まん延を防止する目的で「特定病原体等」の所持，輸入，運搬，その他の取り扱いに関する項目が制定されている．「病原体等」とは「感染症の病原体及び毒素」と定義され，WHOの実験室バイオセーフティ指針（第3版）（2004年）によるレベル（biosafety level，BSL）に基づいた病原体のリスクと，疾病の侵入や拡散を防止するためのバイオセキュリティの概念を取り入れ，病原性の程度のほか，国民の生命および健康に与える影響の強さにより一種病原体等，二種病原体等，三種病原体等および四種病原体等に分類され，病原体等の所持や適正な取扱い等に関して規制される（表8・5）．また，届出対象の感染症を**一類感染症**，**二類感染症**，**三類感染症**，**四類感染症**，**五類感染症**，**新型インフルエンザ等感染症**，**指定感染症**および**新感染症**として分類し，危険度に合わせた医療体制が図られている（表8・6）．このように，感染症法は国内防疫を担っている．一方，国内に常在しない感染症の病原体の国内への侵入を防止する，水際防疫は検疫法が担っている．

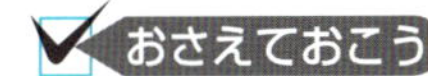

・検疫法　☞p.138

表8・5　感染症法における特定病原体等の分類と所有者の義務等

分類	一種病原体等	二種病原体等	三種病原体等	四種病原体等
	所持等の禁止	所持等の許可	所持等の届出	基準の遵守
性格	感染すれば，生命および身体に回復しがたい程の極めて重大な被害を及ぼすおそれがあるもの	治療や検査等に用いられる社会的有用性もあるが，感染した場合，生命および身体に重大な被害を及ぼすおそれがあり，さらに生物テロに使用される危険性も指摘されているもの	所持に関して事前規制により所有者を制限するまでの必要性はないが，事後規制的には，適正な管理体制を図るとともに，所有者を把握する必要もあることから，施設基準等に従った施設に所有等を認めつつ，所有した場合の届出については義務づけるとされたもの	施設基準等に従った所有等を認め，その基準に対する違反が判明した場合に，改善命令や立入検査等を行うとされたもの
病原体等名	エボラウイルス，クリミア・コンゴ出血熱ウイルス，痘そうウイルス，南米出血熱ウイルス，マールブルグウイルス，ラッサウイルス	ペスト菌，炭疽菌，SARS-CoV，ボツリヌス菌，ボツリヌス毒素，野兎病菌	MERS-CoV，SFTS ウイルス，狂犬病ウイルス，多剤耐性結核菌　など	インフルエンザウイルス（H2N2，H5N1，H7N7，H7N9），新型インフルエンザ等感染症の病原体，SARS-CoV2，黄熱ウイルス，クリプトスポリジウム，結核菌（多剤耐性結核菌を除く），コレラ菌，滋賀毒素，赤痢菌属，チフス菌，腸管出血性大腸菌，パラチフスA菌，ポリオウイルス　など
	⬇	⬇	⬇	
所有者の義務等	○国又は独立行政法人その他の政令で定める法人であって厚生労働大臣が指定したもののみ所持（施設を特定），輸入，譲渡し及び譲受けが可能 ○運搬の届出（公安委） ○発散行為の処罰	○試験研究等の目的で厚生労働大臣の許可を受けた場合に，所持，輸入，譲渡し及び譲受けが可能 ○運搬の届出（公安委）	○病原体等の種類等について厚生労働大臣へ事後届出（7日以内） ○運搬の届出（公安委）	⬇
	＋	＋	＋	
	○病原体等に応じた施設基準，保管，使用，運搬，滅菌等の基準（厚生労働省令）の遵守 ○厚生労働大臣等による報告徴収，立入検査 ○厚生労働大臣による改善命令 ○改善命令違反等に対する罰則			

表8・6　感染症法における感染症類型に対応した医療体制と届出

感染症類型	感染症名	主な対応	医療機関	医療負担	届　出
新感染症	（当初）都道府県知事が厚生労働大臣の技術的指導・助言を得て個別に応急対応する感染症 （要件指定後）政令で症状等の要件指定をした後に一類感染症と同様の扱いをする感染症	・入院（勧告） ・特定職種への就業制限 ・消毒等の対物措置 ・例外的に，建物への措置，通行制限の措置	特定感染症指定医療機関（全国に数ヵ所）	全額公費（医療保険の適用なし）	患者（死体を含む），無症状病原体保有者の氏名，年齢，性別その他厚生労働省令で定める事項をただちに保健所長経由で都道府県知事に届け出る
一類感染症	エボラ出血熱，クリミア・コンゴ出血熱，痘そう，南米出血熱，ペスト，マールブルグ病，ラッサ熱		第一種感染症指定医療機関（各都道府県に1ヵ所整備）	医療保険適用（入院費残額は公費負担）	
二類感染症	急性灰白髄炎（ポリオ），結核，ジフテリア，重症急性呼吸器症候群（SARS），中東呼吸器症候群（MERS），鳥インフルエンザ（H5N1），鳥インフルエンザ（H7N9）	・入院（勧告） ・特定職種への就業制限 ・消毒等の対物措置	第二種感染症指定医療機関（原則として各二次医療圏域に1ヵ所）		
新型インフルエンザ等感染症	新型インフルエンザ感染症，再興型インフルエンザ感染症，新型コロナウイルス感染症（COVID-19を除く），再興型コロナウイルス感染症				
三類感染症	コレラ，細菌性赤痢，腸管出血性大腸菌，腸チフス，パラチフス	・特定職種への就業制限 ・消毒等の対物措置	一般の医療機関	医療保険適用（自己負担あり）	
四類感染症	A型肝炎，E型肝炎，狂犬病，炭疽，鳥インフルエンザ（H5N1とH7N9を除く），マラリア，デング熱，日本脳炎，ウエストナイル熱，重症熱性血小板減少症候群（SFTS），ジカウイルス感染症，レジオネラ症　など	・媒介動物の輸入規制，消毒 ・物件の廃棄等の対物措置			
五類感染症	麻しん，風しん，梅毒，後天性免疫不全症候群（AIDS），クロイツフェルト・ヤコブ病，B型肝炎，C型肝炎，百日せき　など	・感染症の発生状況の収集，分析とその結果の公開，提供			全数把握：患者（死体を含む），無症状病原体保有者の氏名，年齢，性別その他厚生労働省令で定める事項を7日以内に保健所長経由で都道府県知事に届け出る
	インフルエンザ（鳥インフルエンザ，新型インフルエンザ等感染症を除く），新型コロナウイルス感染症（COVID-19）				定点把握：指定届出機関の責任者が週単位あるいは月単位で都道府県知事に届け出る
指定感染症	政令で1年間に限定して指定される感染症	一類〜三類感染症に準じた入院・消毒等の対応	一類〜三類感染症に準じる	一類〜三類感染症に準じる	一類〜四類感染症および新型インフルエンザ等感染症に準じる

❷ 一類感染症

一類感染症は，感染症法において「感染力，罹患した場合の重篤性等に基づく総合的な観点から見た危険性が極めて高い感染症」と定義されている．一類感染症の7疾患はいずれも感染力が強く，発症した場合の致死率は10％以上と高い．とくに，エボラ出血熱の致死率は50～90％と非常に高い．痘そうとペスト以外は国際感染症であり，かつ，ウイルス性出血熱である．一類感染症の患者は，都道府県知事の勧告により，特定感染症指定医療機関または第一種感染症指定医療機関に入院することになる．痘そうは1980年にWHOが撲滅宣言を行っており，自然界には存在しないが，生物化学兵器としての使用が危惧されているために一類感染症に指定された．

❸ 二類感染症

二類感染症は，感染症法において「感染力，罹患した場合の重篤性等に基づく総合的な観点から見た危険性が高い感染症」と定義されている．急性灰白髄炎（ポリオ）とジフテリアは定期予防接種の対象感染症であり，国内での発生は現在ほとんどない．

鳥インフルエンザ（H5N1）は2003年以降にタイ，ベトナム，インドネシアなどの東南アジアから欧州，北アフリカに拡大してトリからヒトに感染し，累計で患者880人，死者460人（2023年11月30日現在）となっている．わが国では発症者は確認されていない．また，これまでのところ，多くの患者が直接的または間接的に家きん等との接触があり，ヒトからヒトへの持続的な感染は確認されていないものの，ウイルスがトリ型からヒト型に変異して，ヒトに大流行を起こす新型インフルエンザとなる可能性がある．2014年に，鳥インフルエンザ（H7N9）も二類感染症とされた．鳥インフルエンザ（H5N1）と鳥インフルエンザ（H7N9）は検疫感染症にも指定されており，国外からの侵入を監視している．

中東呼吸器症候群（MERS）は，2012年9月以降，中東地域を中心に患者の発生が報告されている．病原体はMERSコロナウイルス（MERS-CoV）であり，同じウイルスが中東地域のヒトコブラクダから分離されていることなどから，ヒトコブラクダがMERS-CoVの保有動物であるとされている．MERS-CoVに感染しても症状が現われない人や，軽症の人もいるが，とくに高齢者や糖尿病，慢性肺疾患，免疫不全などの基礎疾患のある人は，重症化する傾向にあり，症状が悪化して死亡する割合は約35％とされている．2014年4月以降，中東諸国における感染者が急速に増加するとともに，輸入症例が世界各地において報告され，日本国内においても患者が発生する可能性が高まったことから，感染症法における指定感染症および検疫法における検疫感染症として定め，国内で患者が発生した場合に備えてきた．その後，感染症法が改正され，2015年よりMERSは二類感染症に指定されている．

重症急性呼吸器症候群（SARS）は，2002年に中国広東省で患者が報告されて以来，インド以東のアジアとカナダを中心に，32の地域や国々へ拡大した．2002年11月～2003年8月に中国を中心に8,096人が感染し，うち774人が死亡している．医療施設，介護施設などヒト-ヒトの接触が密な場合に，集団発生の可能性が高いことが確認されている．WHOを中心とした各国の協力と，「隔離と検疫」対策を用いて収束が図られ，2003年4月にSARSコロナウイルス（SARS-CoV）が特定され，同年7月にWHOから終息宣言が出された．

❹ 三類感染症

三類感染症は，感染症法において「感染力，罹患した場合の重篤性等に基づく総合的な観点から見た危険性が高くないが，特定の職業への就業によって感染症の集団発生を起こし得る感染症」と定義されている．いずれも消化器系感染症であり，その集団感染を予防するために，飲食物の製造，販売，調製または取り扱いの際に飲食物に直接接触する業務などの**特定職種への就業を制限**している．

❺ 四類感染症

四類感染症は，感染症法において「動物又はその死体，飲食物，衣類，寝具その他の物件を介してヒトに感染し，国民の健康に影響を与えるおそれがある感染症」と定義されている．感染源となる動物の輸入規制，消毒，ネズミ・カの駆除などのほか，汚染した食品や土壌などの廃棄等の措置が取られる．

❻ 五類感染症

五類感染症は，感染症法において「国が感染症発生動向調査[*3]を行い，その結果などに基づいて必要な情報を一般国民や医療関係者に提供・公開していくことによって，発生・拡大を防止すべき感染症」と定義されている．これらの感染症の患者の届出については，全医療機関を対象とした**全数把握**と，指定届出期間が定められた**定点把握**がある．

*3　**感染症発生動向調査** ☞ p.130

❼ 新型インフルエンザ等感染症

新型インフルエンザ等感染症は2008年に感染症法で新たに位置づけられたものである．当時は，**新型インフルエンザ**と**再興型インフルエンザ**がその対象であったが，2021年に**新型コロナウイルス感染症**と**再興型コロナウイルス感染症**が追加された．その後，2023年5月には新型コロナウイルス感染症（病原体がベータコロナウイルス属のコロナウイルス（SARS-CoV2；2020年1月に，中国からWHOに対して，ヒトに伝染する能力を有することが新たに報告されたものに限る）（COVID-19））については，五類感染症」に位置づけることとなった．

新型インフルエンザは，感染症法において「新たにヒトからヒトに伝染する能力を有することになったインフルエンザであって，一般に国民が当該感染症に対する免疫を獲得していないことから，当該感染症の全国的かつ急速なまん延により国民の生命及び健康に重大な影響を与えるおそれがあると認められるもの」と定義されている．ブタ由来インフルエンザ（A/H1N1）はかつて新型インフルエンザに位置づけられたが，重篤性は高くなく，現在は季節性インフルエンザと同等に扱われている．

再興インフルエンザは，「かつて世界的規模で流行したインフルエンザであってその後流行することなく長期間が経過しているものとして厚生労働大臣が定めるものが再興したものであって，一般に現在の国民の大部分が当該感染症に対する免疫を獲得していないことから，当該感染症の全国的かつ急速なまん延により国民の生命及び健康に重大な影響を与えるおそれがあると認められるもの」と定義されている．これには，かつて「アジアかぜ」として流行したインフルエンザ（A/H2N2）などが想定されている．

新型インフルエンザ等感染症に対する医療体制は，二類感染症と同等の対応をすることになっている．

❽ 指定感染症および新感染症

指定感染症は，感染症法において「既知の感染症の中で一類～三類感染症及び新型インフルエンザ等感染症に分類されない感染症において，当該疾病のまん延により国民の生命及び健康に重大な影響を与えるおそれがあるもの」と定義されるものであり，政令で1年間に限定して指定される．2020年2月には新型コロナウイルス感染症（COVID-19）が指定された．

新感染症は，感染症法において「ヒトからヒトに伝染すると認められる疾病であって，既知の感染症と症状等が明らかに異なり，その伝染力および罹患した場合の重篤度から判断した危険性が極めて高い感染症」と定義されている．将来出現し得る未知の感染症に対する対応をあらかじめ定めたものである．新感染症の患者は都道府県知事の勧告により，特定感染症指定医療機関に入院することになる．

❾ わが国の感染症発生動向

わが国が感染症のまん延防止のために行っている**感染症発生動向調査**（**サーベイランス**）の対象感染症は，一類～五類感染症および新型インフルエンザ等感染症である．このうち，一類～四類感染症および新型インフルエンザ等感染症は全数把握であり，その患者または無症状病原体保有者を診断した場合はただちに届け出ることになっている．五類感染症では全数把握と定点把握があり，届出の対応も異なっている（表8・7）．感染症発生動向調査システム（NESID）に入力された情報は，感染症週報として公開されており，厚生労働省と国立感染症研究所のホームページから閲覧可能である．以下に，代表的な感染症の特徴と近年のわが国における発生状況について示す．

a 急性灰白髄炎（ポリオ）（二類感染症）

病原体は，ヒトのみを宿主とするポリオウイルスで，経口的にヒトの体内に入り，咽頭や小腸の粘膜で増殖し，リンパ節を介して血流中に入る．その後，脊髄を中心とする中枢神経系へ達し，脊髄前角細胞や脳幹の運動ニューロンに感染し，これらを破壊して麻痺を生じさせる．感染者のほとんど（90～95％）は不顕性感染に終わり，麻痺を発症するのは0.1～1％である．

急性灰白髄炎（ポリオ）は，わが国では戦前から戦後において多発していた感染症である．1960年には5千人以上の患者が発生する大流行となった．そのため，1961年に経口生ワクチンを緊急輸入し，一斉に投与することによって流行は急速に終息した．1980年のI型ポリオの症例を最後に野生型ポリオによる国内患者の発生はない．その後に報告されているのはすべてワクチン株由来の症例である．2000年には，WHOに対し国内でのポリオ根絶を報告した．一方，世界的にはポリオは根絶された状況にない．WHOはパキスタン，アフガニスタンなどの野生株ポリオウイルス常在国に予防接種の徹底をよびかけている．

b 結核（二類感染症）

抗酸菌[*4]である結核菌（*Mycobacterium tuberculosis*）の経気道感染による感染症である．結核菌は強毒菌であり，肺胞マクロファージに貪食されても細胞内で増殖して初感染病巣を形成する．このとき，マクロファージによって結核菌の抗原提示を受けたTリンパ球が特異的に感作され免疫が成立するが，菌の毒力が強いか，宿主の抵抗性が弱いと発病し，一次結核菌となる．特異的細胞性免疫が成立した後でも高齢者などで免疫能が低下すると，静菌化していた結核菌が冬眠状態から再び増殖して発病し，二次結核菌となる．そのため，HIV感染は結核のリスクファクターである．1980年以後，多剤耐性結核菌による症例が増加しており，これには抗結核菌薬の多剤併用とその長期投与によるコンプライアンスの低下が関係している．このような多剤耐性結核菌の出現減少と結核の根本治療を目的として，現在ではほとんどの国と地域で，患者の服薬状況を直接確認して治療を支援する取り組みである**直接服薬確認療法**（**直接監視下短期化学療法**：directly observed treatment, short-course, **DOTS**）が導入されている．

結核罹患率（人口10万対）が100を超える高まん延国は，アフリカ諸国とインド，中国などのアジア諸国であり，合計すると全世界の約8割を占める．そのような中，わが国の結核罹患率は，8.2（2022年）と近隣

*4 **抗酸菌**　グラム陽性無芽胞桿菌，偏性好気性で脂質（ミコール酸；超高級脂肪酸 C60～C98）に富んだ細胞壁を有する．

アジア諸国に比べ低い水準にあり，米国など他の先進国の水準に年々近づいている．

c ジフテリア（二類感染症）

ジフテリア菌（*Corynebacterium diphtheriae*）の感染によって生じる上気道粘膜疾患である．産生された毒素（ジフテリア毒素）により昏睡や心筋炎などの全身症状が起こると死亡する危険が高くなる（致命率は5～10％）．1990年代前半からの旧ソビエト連邦での大流行は，欧州各国を巻き込んだ国際的な問題となった．わが国では，ジフテリアトキソイドを含む五種混合ワクチン*5（ジフテリア・百日せき・破傷風・ポリオ・Hib（インフルエンザ菌b型）感染症）の接種により患者数は激減しており，近年では，1999年に1名の患者発生が報告されたのみである．

*5　五種混合ワクチン　☞p.143

d 細菌性赤痢（三類感染症）

グラム陰性通性嫌気性桿菌である赤痢菌（Shigella属菌）で汚染された水や食物の経口摂取により引き起こされる消化器系感染症である．赤痢菌の自然宿主はヒトとサルであり，患者や保菌者の糞便やそれらに汚染された手指，器物，ハエなどを介して直接あるいは間接的に感染する．わが国の赤痢患者数は，戦後しばらくは10万人を超え，2万人近くのもの死者をみたが，1960年代半ばから激減した．1974年には2,000人を割り，以降1,000人前後で推移している．最近では，主にアジア地域からの輸入感染例が半数以上を占めている．1998年には井戸水を原因とする大規模事例（患者数821名）が発生した．また2001年末には，カキ喫食が原因とみられる全国規模での散在的集団発生があった．

e 腸管出血性大腸菌感染症（三類感染症）

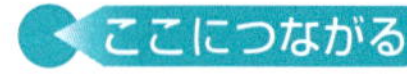

・腸管出血性大腸菌　☞p.292

グラム陰性無芽胞桿菌である，ベロ毒素産生性の腸管出血性大腸菌（O157:H7，O111:H－ など）で汚染された水や食品の経口摂取により引き起こされる消化器系感染症である．わが国では，1990年の埼玉県浦和市（現さいたま市）の幼稚園における井戸水を原因としたO157集団発生事件で，園児2名が死亡して注目された．1996年には，小学校での集団発生事例が多発し，大阪府堺市では数千人を超える患者が発生した．現在は年間3,000人程度の患者が発生している．

f 日本脳炎（四類感染症）

日本脳炎は，日本脳炎ウイルスにより発生する疾病で，ヒトに重篤な急性脳炎を起こす．ブタの体内で増殖して血液中に出てきたウイルスをカが吸血し，そのカを介してヒトに感染する．ただし，感染しても日本脳炎を発病するのは0.1～1％である．世界的には年間3～4万人の日本脳炎患者の報告があるが，わが国ではワクチン定期接種により流行が阻止されている.

厚生労働省は毎年夏に，ブタの日本脳炎ウイルス抗体獲得状況から，間接的に日本脳炎ウイルスのまん延状況を調べている．それによると，日本脳炎ウイルスを持ったカは毎夏発生しており，国内でも感染の機会はなくなっていない.

g ウイルス性肝炎

ウイルス性肝炎の主な原因ウイルスには，A～E型の5種類がある．家畜などから糞口感染するA，E型肝炎は四類感染症であり，血液感染するB，CおよびD型肝炎は五類感染症である.

(1) A型肝炎(四類感染症)

A型肝炎はわが国における散発性急性肝炎として最も多い．また，季節による発生件数の変動がある．11月から発生件数が増えはじめ，3月をピークとする.

(2) B型肝炎(五類感染症)

B型肝炎ウイルス(HBV)はヘパドナウイルス科のDNAウイルスであり，感染した時期や健康状態によって，一過性の感染に終わるもの(一過性感染)とほぼ生涯にわたり感染が持続するもの(持続感染)に大別される．HBV感染で，肝がんなどへの移行が問題となるのは持続感染である．わが国のHBVキャリアは130～150万人と推定されている．そのほとんどは無症状病原体保持者であり，10％ほどが慢性肝炎，肝硬変，肝細胞がんなどの慢性肝疾患に移行する．このため，B型肝炎母子感染防止対策[*2]が実施されている．また，小児における水平感染への対策として2016年10月より定期接種の対象疾患となった.

ここにつながる

・B型肝炎ワクチン ☞p.143

NOTE HBVは血液や精液などの分泌液に含まれるため粘膜や傷口から感染する．血液感染，母子感染，性行為感染が主な感染経路である.

*2 B型肝炎母子感染防止対策 ☞p.98

(3) C型肝炎(五類感染症)

C型肝炎ウイルス(HCV)はフラビウイルス科のRNAウイルスであり，血液を介して感染し，慢性化する割合が高い(60～70％)．ごくまれに母子感染や性交渉感染が報告されているが，血液感染以外の可能性はきわめて低い．わが国には約90万～130万人のHCVキャリアが存在していると推定されている．HCVキャリアは適切な治療を受けなければ，その多くが慢性肝炎の症状を示し，肝硬変，肝がんへと進行するとされている.

(4) D型肝炎(五類感染症)

D型肝炎ウイルス(HDV)は，HBVをヘルパーウイルスとする不完全ウイルスであり，HBVに感染しているヒトにのみ感染する．わが国ではHDV感染例の報告は少ない.

(5) E型肝炎(四類感染症)

E型肝炎ウイルス(HEV)は，ブタなどの肉やレバーなどの生食，ジビエ食により感染リスクが増大する.

h 風しん（五類感染症）

風しんは，発熱，発疹，リンパ節腫脹を特徴とするウイルス性発疹症である．症状は不顕性感染から，重篤な合併症を併発するなど幅広い．妊娠20週頃までの妊婦が風しんウイルスに感染すると，出生児が**先天性風しん症候群**を発症する可能性がある．風しんの発生動向調査と予防接種は，先天性風しん症候群の予防を第一の目的に考えている．男女ともに予防接種が風しん流行の抑制に重要であるが，とくに女性は感染予防に重要な免疫を妊娠前に獲得しておくことが重要である．

1990年代前半までのわが国では，5～6年ごとに大規模な全国流行がみられていた．男女幼児が定期接種の対象になってからは，大規模な全国流行はみられなくなったが，2004年に推計患者数4万人の流行があり，10人の先天性風しん症候群患者が報告された．厚生労働省では，風しんワクチンの定期接種の機会がなかった1962年4月2日～1979年4月1日生まれの男性を対象として，風しんの抗体検査と予防接種を原則無料で2024年度まで実施された．

i 麻しん（五類感染症）

麻しんは，麻しんウイルスの感染によって引き起こされる急性熱性発疹性疾患で，ヒトからヒトへの空気感染，飛沫感染，接触感染などさまざまな感染経路が存在する．感染性は非常に高く，また，不顕性感染はほとんどない（感染者の90％以上が発症）．麻しんに対する免疫が不十分なヒトが感染した場合，軽症で非典型的な麻しんを発症することがある．このような場合を修飾麻しんとよぶ．

2015年3月にWHOは，わが国は麻しんの土着株が存在しない「排除状態」にあると認定した．ただし，輸入感染症としての麻しんの発生は散発している．世界では，麻しんの排除に向けて予防接種率の向上などの麻しん対策が強化されているが，開発途上国では，いまだに5歳以下の乳幼児の主な死亡原因となっている．

j 百日せき（五類感染症）

百日せきは，特有のけいれん性の咳発作（痙咳発作）を特徴とする急性気道感染症である．母親からの免疫（経胎盤移行抗体）が十分でなく，乳児期早期から罹患する可能性があり，とくに生後6ヵ月以下では死に至る危険性も高い．わが国での五種混合ワクチン[*5]（ジフテリア・百日せき・破傷風・ポリオ・Hib感染症）接種や世界各国での百日せきワクチン接種により，各国で百日せきの発生数は激減している．

*5 **五種混合ワクチン** ☞p.143

k 手足口病（五類感染症）

手足口病は，手，足および口腔粘膜などに現れる水疱性の発疹を主症状とする急性ウイルス性感染症である．乳幼児を中心に例年，おもに夏季に流行する．近年，わが国の手足口病の病原ウイルスはコクサッキーウイルスA16(CA16)，A6(CA6)，A4(CA4)，エンテロウイルス71(EV71)，A10(CA10)，コクサッキーウイルスB(CB)，エコーウイルスなどである．不顕性感染例も存在し，多くの場合は数日のうちに治癒するが，まれに小脳失調症，髄膜炎，脳炎などの中枢神経系の合併症を起こすことがある．感染経路は主として糞口感染を含む接触感染と飛沫感染である．

近年の報告数は年によって大きく異なり，2011，2013，2015，2017，2019年は報告数が多かった．

i　インフルエンザ

インフルエンザウイルスはRNAウイルスで，A，B，C型がある．これらウイルス粒子表面には糖タンパク質の赤血球凝集素（HA）とノイラミニダーゼ（NA）があり，感染防御免疫の標的抗原となっている．A型ウイルスにはHAに16種類，NAに9種類の亜型が存在している．これらHAとNAにさまざまな組み合わせを持つインフルエンザウイルスは，ヒト以外にもブタやトリなど，その他の宿主に広く分布している．ヒトに対して世界的に流行しているのはA型のH1N1（A/H1N1pdm），H3N2（A香港型）とB型である．流行の程度とピークの時期はその年によって異なるが，わが国のインフルエンザの発生は，毎年，11月下旬から12月上旬頃にはじまり，翌年の1～3月頃に患者数が増加し，4～5月にかけて減少していく．夏季に患者が発生することもある．この毎年繰り返されるインフルエンザを季節性インフルエンザとして五類感染症に分類し，二類感染症である鳥インフルエンザ（H5N1）および鳥インフルエンザ（H7N9），新型インフルエンザ等感染症に分類されている新型インフルエンザや再興型インフルエンザとは区別される．

NOTE　2009年に，これまでのA/H1N1（ソ連型）とは全く抗原性の異なるブタ由来のA/H1N1新型インフルエンザウイルス(A/H1N1pdm)によるパンデミックが起こった．このパンデミックでは一定の比率で重症例が存在したものの軽症例が多かった．H1N1pdmが出現して以降，Aソ連型は姿を消している．

インフルエンザ流行の大きい年には，インフルエンザ死病者数および肺炎死病者数が顕著に増加し，さらには循環器疾患をはじめとする各種の慢性基礎疾患を死因とする死亡者数も増加するため，結果的に粗死亡率が増加する．とくに，高齢者がこの影響を受けやすい．

m　後天性免疫不全症候群（エイズ）（五類感染症）

レトロウイルスに属するヒト免疫不全ウイルス（human immunodeficiency virus, HIV）によって重篤な全身性免疫不全を引き起こす感染症である．HIVは，CD4陽性細胞の膜タンパク質を受容体としてヘルパーT細胞やマクロファージに侵入し，逆転写酵素を利用して増殖しながら細胞を破壊する．HIV感染の6～8週に血中に抗体が産生されると，ウイルス量は減少して定常状態となり，数年～10年間の無症候期に入る（図8・2）．その後，エイズ発症前駆期（中期）になると，発熱，倦怠感，リンパ節腫脹，下痢，体重減少が起こり，帯状疱疹などを発症しやすくなる．この状態をエイズ関連症候群（AIDS-related complex，ARC）という．感染がさらに進行してCD4陽性リンパ球数が200/mm^{3}以下になると，ニューモシスチス肺炎などの日和見感染を発症しやすくなり，サイトメガロウイルス感染症，非定型抗酸菌症，カポジ肉腫，中枢神経系の悪性リンパ腫などを発症する頻度が高くなり，衰弱が著明となる．これらの症状がエイズ（後天性免疫不全症候群acquired immunodeficiency syndrome（AIDS））である．未治療の場合の予後は2～3年であったが，アジドチミジン（AZT）などの逆転写酵素阻害薬やプロテアーゼ阻害薬による多剤併用療法（highly active anti-retroviral therapy, HAART療法）によって，先進国におけるHIV感染による死亡や日和見感染の発生が大きく改善している．

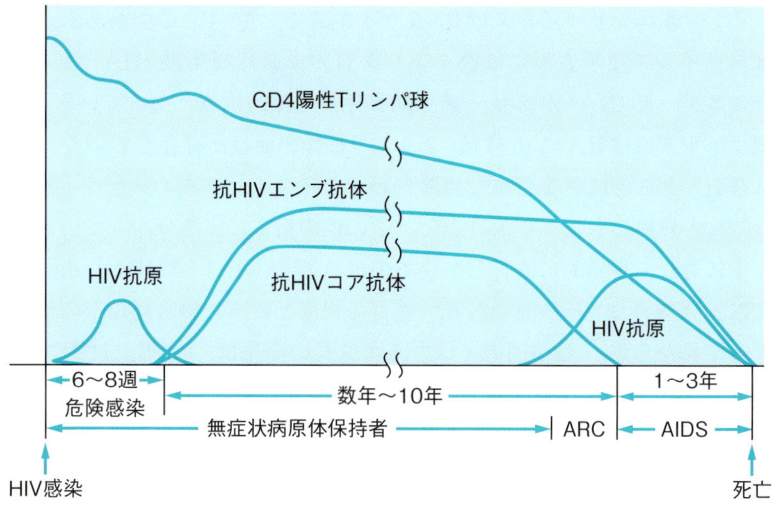

図8・2　HIV感染における臨床経過と血中の抗原・抗体の変動

わが国では，従来は非加熱輸入血液凝固因子製剤によるもの（薬害エイズ）が感染者の大多数を占めていたが，現在では性的接触による感染が主体となっている．わが国のHIV感染者およびエイズ患者は増加後，ほぼ横ばいの状況にある．2022年の新規報告数は，HIV感染者632（男性609，女性23），エイズ患者252（男性237，女性15）であった（図8・3）．

n 性感染症

性感染症（sexually transmitted disease, STD）とは，WHOにより提唱された用語であり，水平感染のうち，性的接触によって病原体が感染する様式をもつ感染症の総称である．病原体の感染を引き起こす性的接触には，性交や，性器との直接または間接的接触による経口感染，あるいはその類似行動などが含まれる．かつては，性病予防法に規定された感染症であるが，感染症法では，鼠径リンパ肉芽腫と軟性下疳を除いたものが五類感染症に指定されている（表8・7）．性器クラミジア感染症は，わが国で最も多い性感染症である（図8・4）．

NOTE
性病予防法では，下記の4つが性病として扱われていた．
・梅毒
・淋病
・軟性下疳
・鼠径リンパ肉芽腫

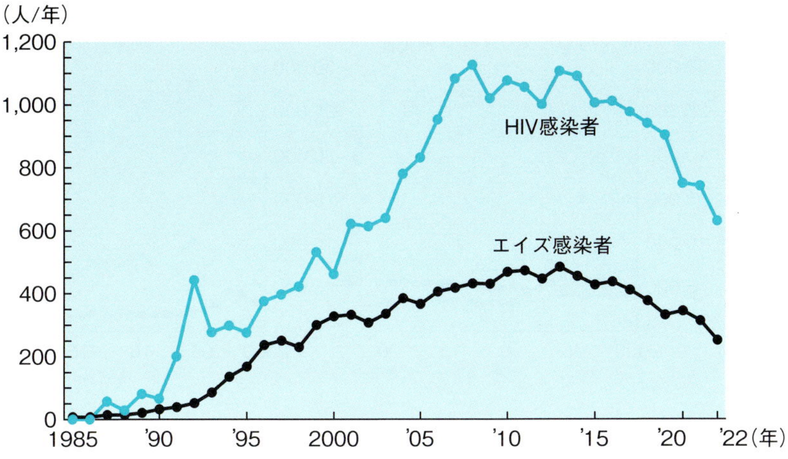

図8・3　HIV感染者およびエイズ患者報告数の推移
[厚生労働省エイズ動向委員会：2022年エイズ発生動向年報，https://www.niid.go.jp/niid/ja/b-virus-m/1066-idsc/iasr-topic/12325-524t.html (2024年7月アクセス) より引用]

表8・7　主な性感染症

感染症名	病原体名	症状・特徴など
性器クラミジア感染症	クラミジア	わが国で最も多い性感染症である．若年層の女性に多い．自覚症状に乏しく，不妊の原因になりうる．新生児の場合，産道感染する
鼠径リンパ肉芽腫	クラミジア	感染局所丘疹，水疱，潰瘍生成がみられ，感染後4週間程度で鼠径リンパ節の腫脹をきたす．近年，わが国での発生はほとんどない
淋病感染症	淋菌	20歳代の年齢層に多い．男性では淋菌性尿道炎，女性では子宮頸管炎を呈する．男性の尿道炎では膿排出と排尿時の激痛が認められるが，女性は自覚症状に乏しい
梅毒	梅毒トレポネーマ	世界中に広く分布している．ペニシリンの使用により激減したが，近年，わが国で増加傾向にある．妊娠中に感染すると経胎盤感染により胎児が先天性梅毒を示す
軟性下疳	軟性下疳菌	接触感染後，数日の潜伏期を経て，生殖器に発赤，膿胞から潰瘍(下疳)を生じ，痛みや出血を伴う．さらに鼠径リンパ節が痛みを伴って腫脹し化膿する．近年，わが国での発生はほとんどない
性器ヘルペスウイルス感染症	ヒト単純ヘルペスウイルス(HSV)	性器やその周辺に水疱や潰瘍等の病変が形成される．一度感染すると，HSVは神経節に潜伏し，再発を繰り返す
尖圭コンジローマ	ヒトパピローマウイルス(HPV)(子宮頸がんウイルスとは異なる)	自覚症状に乏しいが，外陰部腫瘤の触知，違和感，帯下の増量，瘙痒感，疼痛が初発症状となることが多い．淡紅色～褐色の角化した隆起性病変が特徴である．1999年以降増加傾向を示している
後天性免疫不全症候群(エイズ)	ヒト免疫不全ウイルス(HIV)	適切な治療が施されないと重篤な全身性免疫不全により日和見感染や悪性腫瘍を引き起こす．近年，治療薬の開発が飛躍的進み，早期に服薬治療を受ければ免疫力を落とすことなく，通常の生活を送ることが可能となってきている
B型肝炎	B型肝炎ウイルス(HBV)	持続感染者の10～15%が慢性肝炎，肝硬変，肝がんを発症する．主に血液感染であるが，母子間での感染もみられる．全出生児を対象にしたB型肝炎ワクチンの定期接種が行われている

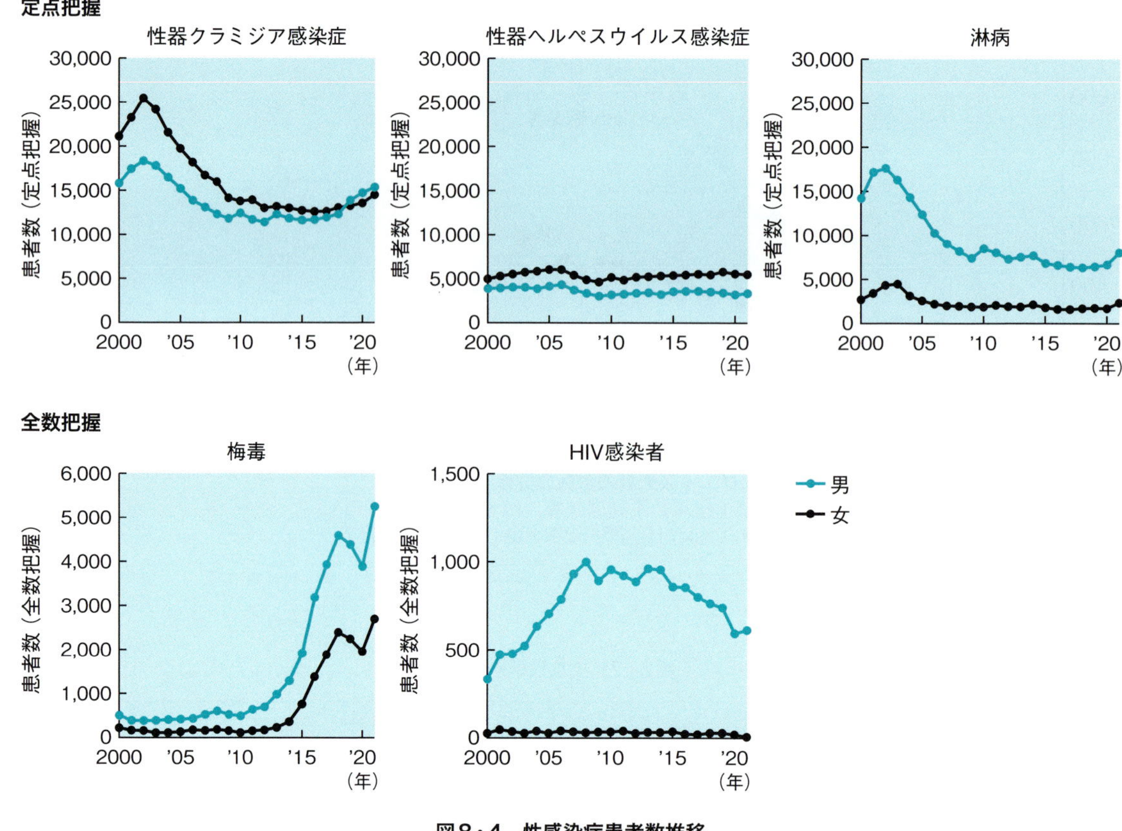

図8・4　性感染症患者数推移
［資料　厚生労働省：感染症発生動向調査］

梅毒は，世界的に広く分布しており，ペニシリン発見以降も各国で幾度かの再流行が起こっている．わが国でも1960年代半ばの大流行や1987年の再流行（報告数2,928人）がみられたが，その後は減少傾向であった．しかしながら，最近，再び報告数が増加している．

性感染症の場合，その予防対策は，感染経路である性的接触での感染防御が主体となるが，性交渉時にはコンドームを使用することや，パートナーの制限などの性生活の注意によって感染予防が可能であり，そのための性教育や啓蒙が必要である．

⑩ 検疫法と国際感染症，輸入感染症

NOTE　検疫感染症
以下のものが含まれる．
感染症法の一類感染症（7種），二類感染症（MERS，鳥インフルエンザ（A/H5N1，A/H7N9）），四類感染症（ジカウイルス感染症，チクングニア熱，デング熱，マラリア），新型インフルエンザ等感染症

検疫法は，「国内に常在しない感染症の病原体が船舶又は航空機を介して国内に侵入することを防止するとともに，船舶又は航空機に関してその他の感染症の予防に必要な措置を講ずること」を目的として制定されている．国は本法と国際保健規則に則り，検疫所を海港と空港に設置して検疫業務を行っている．一類感染症などが検疫法および政令により**検疫感染症**に指定されている．

また，これまでに国内での感染事例がなく，世界のある特定の地域で

のみ発生していた感染症が，国際的に注目され世界的に広がるか否かを知るために監視されるようになった感染症を**国際感染症**とよぶ．本来はわが国に常在せず，熱帯地域など特定地域に発生が限られている感染症が，旅行者や輸入食品などによって国内に持ち込まれたものは**輸入感染症**とよぶ．

ポイント

- 一類感染症は，感染症法において「感染力，罹患した場合の重篤性等に基づく総合的な観点から見た危険性が極めて高い感染症」と定義されている．
- 二類感染症は，感染症法において「感染力，罹患した場合の重篤性等に基づく総合的な観点から見た危険性が高い感染症」と定義されている．
- 三類感染症は，感染症法において「感染力，罹患した場合の重篤性等に基づく総合的な観点から見た危険性が高くないが，特定の職業への就業によって感染症の集団発生を起こし得る感染症」と定義されている．
- 四類感染症は，感染症法において「動物又はその死体，飲食物，衣類，寝具その他の物件を介してヒトに感染し，国民の健康に影響を与えるおそれがある感染症」と定義されている．
- 五類感染症は，感染症法において「国が感染症発生動向調査を行い，その結果などに基づいて必要な情報を一般国民や医療関係者に提供・公開していくことによって，発生・拡大を防止すべき感染症」と定義されている．
- 新型インフルエンザ等感染症には，新型および再興型インフルエンザと新型および再興型コロナウイルス感染症があり，その医療体制は二類感染症と同等の対応をすることになっている．
- 新感染症は，感染症法において「ヒトからヒトに伝染すると認められる疾病であって，既知の感染症と症状等が明らかに異なり，その伝染力および罹患した場合の重篤度から判断した危険性が極めて高い感染症」と定義されている．
- 性感染症とは，水平感染のうち，性的接触によって病原体が伝播する様式をもつ感染症の総称である．
- 検疫法は，「国内に常在しない感染症の病原体が船舶又は航空機を介して国内に侵入することを防止するとともに，船舶又は航空機に関してその他の感染症の予防に必要な措置を講ずること」を目的としている．

C ワクチンにより感染症を予防する意義

❶ 感染制御とワクチン接種の意義

感染症は病原体が主な原因となって発症する疾患であり，とくに未知の感染症のパンデミックでは健康被害が甚大になるおそれがある．感染症の多くは**感染源をなくす**こと，**感染経路を遮断する**こと，**宿主の抵抗力を高める**ことで予防が可能である．未知の感染症の場合には有効な治療法が確立されていない状況が予想されるが，健康被害を少なくするためにも，国，集団レベルにおける公衆衛生対策とともに，個人レベルで感染予防対策を実施することがきわめて重要となる．

a 感染制御

感染源となりうる感染患者を扱う医療機関などでは，感染予防対策として感染経路を遮断して，病原体を「**持ち込まない，持ち出さない，**

広げない」ことが重要である．これらの対応を総合的にまとめた感染制御の手法として米国疾病管理予防センター（Center for Disease Control and Prevention, CDC）が提唱した**標準予防策**（**スタンダードプリコーション**）が通常実施されている．標準予防策で十分に感染拡大が抑制できない場合や感染症の病原体がある程度想定される場合には，さらに**感染経路別予防対策**として，空気感染，飛沫感染，接触感染などの経路を防ぐ対策がセットで実施される．感染者が多数発生した場合（集団感染，クラスター）には，感染拡大防止のための感染管理として施設内の関係者の移動経路，動線に関わるゾーニング，たとえば，清潔エリア，防護具を脱着するエリア，感染者と接触がある汚染エリアをしっかり分けて関係者の移動を制限し，感染拡大させない工夫をして関係者の安全確保を図る対応が徹底される．

個人レベルの対策としてできることとして，感染源をなくすためには消毒などで環境衛生状態を清潔に保つ努力が考えられる．感染経路を遮断するためには，空気感染，飛沫感染，接触感染などの経路を防ぐ対策があり，マスクや手洗い，換気，咳エチケットなどが有効である．また感染源が動物由来と考えられる場合には，動物との接触を避けるなどの対策も考えられる．

個人レベルの感染予防対策における重要な問題として，入院患者や基礎疾患を持っている人，高齢者や小児などは健常成人に比べて抵抗力が弱いと想定され，これらの健康弱者は感染症に対しては常に被害を受けやすい．そのため，宿主の抵抗力を高めること，つまり，1人ひとりの免疫力を高めることは感染予防対策のポイントとしてきわめて重要であり，その手段の1つとして，人工的に能動的免疫を強化するワクチンがある．通常，ワクチンは病原体の一部を含み免疫原性を示すもので，ワクチン接種によりその病原体に対する獲得免疫（抗体などの液性免疫とT細胞活性化による細胞性免疫）が個々人に誘導され，病原体に対する抵抗力が強化される．

b ワクチンによる感染制御

ワクチン接種による臨床的効果としては，**感染予防**，**発症予防**，**重症化予防**が期待される．発症予防や重症化予防は，発症した患者を追跡することで科学的客観的評価が可能であるため，これらの有効性は臨床試験で測定される．その評価法としては，たとえばワクチン非接種者グループと接種グループの比較で発症者数が10分の1に減れば，発症予防効果は90パーセントと計算される（図8・5）．病原体の感染そのものを防ぐ感染予防効果については，前向き臨床試験ではあらかじめ検査データ取得が計画できるので評価も可能である．しかしながら，不顕性感染の例のように，感染症の疾患そのものが単に感染成立していることとイコールではないため，現実的な評価はむずかしい．

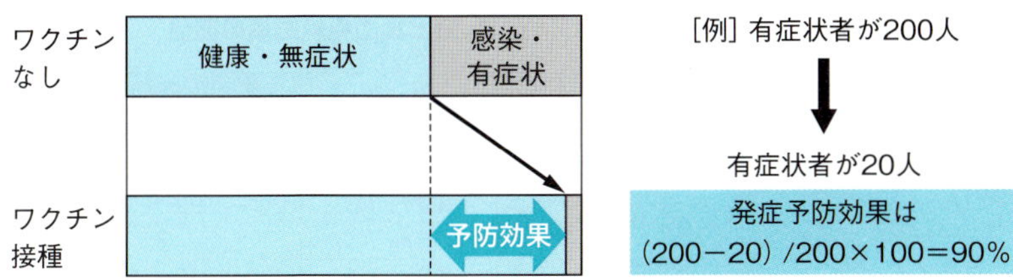

図8・5　ワクチンの予防効果の評価
この例では，ワクチン接種により感染リスクが10分の1になる.

一方，集団における感染拡大割合は，感染者の行動と病原体の伝播性の強さ，集団の抵抗力などさまざまな因子が影響する．その疫学的指標として，**基本再生産数**（basic reproduction number, **R_0**）*6，**実効再生産数**（effective reproduction number, **Rt**）がある．R_0は免疫を持たない集団における感染者１名から生じる二次感染者数の平均値であるため，一般的にはワクチン接種の有無はではなく病原体の感染力が影響しており，$R_0 > 1$のときに感染症が集団内でまん延し，$R_0 < 1$の場合はまん延しない．Rtは，感染が広がっている状況で，一定の対策下における感染者１名から生じる二次感染者数の平均値であるためワクチン接種の有無が影響するが，やはり，$Rt > 1$のときに感染拡大傾向にあり，$Rt < 1$の場合は感染収束傾向あることを意味する．Rt値はさまざまな環境因子に影響されるが，簡易Rt推定法として，「直近７日間の新規陽性報告者数／（世代時間）日前７日間の新規陽性報告者数」として算出される簡易推定値が使われることがある．

*6　基本再生産数　☞p.122

集団において，一定以上の割合の人が免疫を獲得して他の人が感染しにくい状況，感染症が流行しなくなる状態を集団免疫というが，この一定の割合を**集団免疫閾値**（herd immunity threshold，**HIT**）とよび，$HIT=1-(1/R_0)$で計算される．つまり，R_0の数値が高ければ集団免疫に必要な一定の割合，集団免疫閾値は高くなる．たとえば，2009年のパンデミックインフルエンザA（H1N1）2009は$R_0=1.6$とされている場合，集団免疫閾値は40％となり，40％程度の人が免疫を持てば集団免疫が期待できるが，感染力の強い麻しんは$R_0=12 \sim 18$とされるので，集団免疫閾値は，92～94％となり，94％程度の人が免疫を持ってないと集団免疫を持つ状態にはならない（表8・8）.

一方，ワクチン接種により得られた能動免疫が機能していれば，たとえ宿主が感染していても病原体の増殖が抑制されることから，感染宿主からの病原体の排出数低減が期待される．病原体の量は感染成立の重要因子であり，周囲に排出される病原体数が減れば，周囲への伝播リスク，感染成立リスクも低減され，集団における感染収束の方向性が加速されると期待される．したがって，集団免疫閾値を参考に，集団におけるワクチン接種率を上げれば感染者から非感染者への病原体伝播リスクが低減され，集団内における感染拡大の抑制，感染収束が期待される（図8・

表8・8 感染症（ウイルス）の R_0 値と集団免疫閾値の関係

感染症	R_0 値	集団免疫閾値（%）
天然痘	5～7	80～85
おたふくかぜ	4～7	75～86
麻しん	12～18	92～94
ジフテリア	6～7	85
百日せき	12～17	92～94
ポリオ	4～13	75～92
風しん	6～7	83～85
マラリア	5～100	80～99
インフルエンザA（H1N1）2009	1.6	40
SARS（重症急性呼吸器症候群）	2～4	50～75
COVID-19（新型コロナウイルス感染症）	5.7	82.5

[P.E.M.Fine：Herd immunity：history, theory, practice. Epidemol. Rev. **15**：265-302, 1993, V.Ramachandran et al.：Is herd immunity against SARS-Cov-2 a silver linning? Front Immunol., Vol 11, Article 586781, 2020をもとに著者作成]

6)．そのため，国家レベルで全体的な感染拡大抑制を目指す場合には，定期接種のようにワクチン接種率を向上させる方策が取られる場合がある．集団免疫が獲得されるとワクチン非接種者にも感染抑制効果が波及すると期待されるが，実世界では伝播速度の速い病原体の場合や不顕性感染，ワクチンによっては感染予防効果が弱いものもあるため，新規感染者がいなくなるわけでなく，また，病原体自体の病原性変化や集団の行動様式の変化もあるため，ワクチンの集団接種とともにさまざまな要因が重なって感染収束となると考えられる．このように，ワクチン予防接種は個人を守るだけでなく，ワクチン非接種者に対する防御効果，集団免疫のように社会を守る効果をもたらすため，国家の危機管理対策としても社会的に重要な意義がある．一方で，ワクチン接種が不適当な接種不適当や要注意者となる人もいるので，接種前にはよく確認することが大事である．

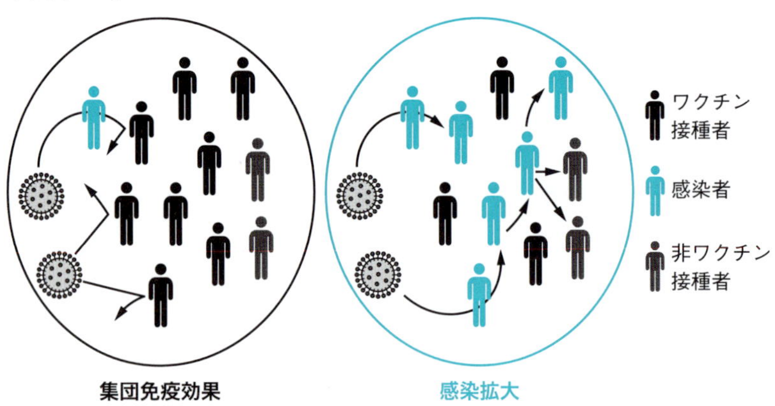

図8・6 ワクチン集団接種による集団免疫のイメージ
[Created with BioRender.com]

❷ ワクチンの種類

予防接種に使うワクチンの種類としては，弱毒生ワクチン，不活化ワクチン，トキソイド，mRNAワクチンなどがあり，最近ではCOVID-19に対して，ウイルス表面抗原を体内で発現させるmRNAワクチンが開発された（表8・9）．通常，安定剤や保存剤を含む液状，アルミニウム塩アジュバント[*7]などを含む不溶性懸濁液の沈降型，凍結乾燥状態などで保管され，注射，経皮，経口，経鼻の投与経路がある．また，1つの病原体の複数の血清型/株型を混合して複合力価にすることや，複数の異なる病原体に対するワクチンを混合する場合もある．

＊7　**アジュバント**　主剤の効果を高める補助剤の意味で，ワクチンにおいては免疫抗原と同時に投与されて，その抗原性を高める働きをする．

表8・9　感染症に対するワクチンの例

種　類	特　徴	製剤名
弱毒生ワクチン	**病原体の弱毒株自身を生きたまま使うもの．**免疫効果も高いが，強毒型復帰変異の副反応のリスクがある	乾燥弱毒生おたふくかぜワクチン，乾燥痘瘡ワクチン，乾燥細胞培養痘瘡ワクチン，乾燥BCGワクチン，乾燥弱毒生風しんワクチン，経口生ポリオワクチン，乾燥弱毒生麻しんワクチン，経口ロタウイルスワクチン，感想弱毒水痘ワクチン
不活化ワクチン	病原体を加熱，ホルマリン処理などで**不活化処理**，有効成分を抽出したもの（全粒子，スプリット，サブユニットワクチンなど）	乾燥組織培養不活化狂犬病ワクチン，コレラワクチン，乾燥日本脳炎ワクチン，不活化ポリオワクチン，Hibワクチン，肺炎球菌ワクチン，インフルエンザHAワクチン，沈降精製百日せきワクチン
サブユニットワクチン	免疫成立に必要な**感染防御抗原**を遺伝子組換え技術で発現，精製したもの	ヒトパピローマウイルスワクチン（virus-like particle, VLP），沈降B型肝炎ワクチン（遺伝子組換え型），新型コロナウイルスワクチン（組換えタンパク質のナノパーティクル型），帯状疱疹ワクチン（遺伝子組換え型）
トキソイド	抗原性を残したまま，**細菌毒素から毒性を失活**させたもの	ジフテリアトキソイド，成人用沈降ジフテリアトキソイド，沈降破傷風トキソイド，沈降ハブトキソイド
混合ワクチン	2種類以上の病原体に対するワクチンを混合したもの	ジフテリア・沈降精製百日せき毒素・破傷風混合トキソイド・不活化ポリオワクチン（DPT-IPV-Hib五種混合ワクチン），ジフテリア・破傷風混合トキソイド（二種混合ワクチン），沈降ジフテリア・破傷風混合トキソイド，ワイル病・秋やみ混合ワクチン
mRNAワクチン	**抗原遺伝子に該当するmRNAを脂質ナノ粒子で包んだもの**（mRNAのウリジンを化学修飾ウリジン/プソイドウリジンに変換した）	新型コロナウイルスワクチン（mRNAワクチン）

ⓐ 弱毒生ワクチン

ある程度の免疫原性を保ちつつ，症状が出ないように毒性を低下させた弱毒株の病原体を生きたまま使うワクチン．自然な免疫獲得機構と同じなので，1回で十分な免疫が得られる場合もあれば，追加接種が必要なものもある．副反応として，本来の感染症状に近い症状や，あるいは強毒型に復帰変異するものが出現する可能性がある．そのため，妊婦など抵抗力が弱い人には不向きで，禁忌になる場合もある．別の生ワクチンを接種する場合は通常4週間の接種期間をもうけるが，ワクチンごとに推奨接種間隔が提示されている場合もある．

b 不活化ワクチン

病原体を殺菌，不活性化処理をして感染力をなくしたもので，全粒子を使うもの，エンベロープを除去したもの（スプリットワクチン）がある．このほか，肺炎球菌ワクチンやHibワクチンのような精製莢膜多糖体を抗原とするワクチン，サブユニットワクチンも不活性化ワクチンである．体内で感染性はないが，免疫原性が弱い場合が多く，通常複数回のワクチン接種が行われる．

c サブユニットワクチン

不活化ワクチンのうち，通常，遺伝子組換え技術を利用して，抗原性の高い一部のタンパク質だけのもの（サブユニワクチン）や特定のウイルス抗原を発現させて生成されるウイルス様粒子（virus-like particle, VLP）を抗原とするワクチン．病原体による感染性はまったくないが，免疫原性が弱い場合が多く，免疫賦活作用のあるアジュバントを組み合わせる．

d トキソイド

病原体がつくる毒素を取り出し，抗原性を保ちつつ失活させて無毒化したもの．一般的には細菌が産生する外毒素を不活化した不活化ワクチン．不活化ワクチンと免疫相乗効果があり，DPT-IPV-Hibのように五種混合ワクチンとして使われ，また免疫力が弱い乳幼児が対象の不活化Hibワクチンでは，インフルエンザ菌bの莢膜多糖体のキャリアとして破傷風トキソイドが使われている．肺炎球菌ワクチンの一部では，肺炎球菌莢膜ポリサッカライドのキャリアとして無毒性変異ジフテリア毒素が共有結合している．

e mRNAワクチン，ウイルスベクターワクチン

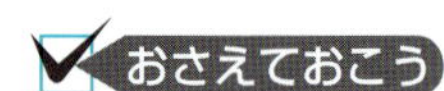

・mRNA
・タンパク質の発現

いずれもCOVID-19ワクチンとして新規開発，実用化されたものである．mRNAワクチンは，免疫原性の高い病原体タンパク質を体内で発現させるためにそのmRNAを脂質ナノ粒子に包んでワクチンとしたもの．当該遺伝子mRNAの構成成分のウリジンを化学修飾ウリジン/プソイドウリジンに変換したことで，副作用であるToll-like受容体による炎症作用を抑制できるようになり実用化可能となった．最初に実用化されたCOVID-19のワクチンでは，SARS-CoV-2スパイクタンパク質の遺伝子mRNAを成分として，体内でウイルススパイクタンパク質を発現させて免疫を活性化する．ウイルスベクターワクチンは，病原体の遺伝子を体内に運んで発現させるワクチンとして実用化された．COVID-19のウイルスベクターワクチンでは，チンパンジーの非増殖型アデノウイルスベクターDNAにSARS-CoV-2スパイクタンパク質をコードするDNAを組み込み，体内に組換えアデノウイルスを感染させ

ることでウイルス抗原を体内で発現させて免疫を活性化する.

❸ 予防接種法

ワクチンによる予防接種は，個人が感染症にかかりにくくなるだけではなく，社会全体の感染症流行を抑える効果も期待される．したがって，予防接種は，感染症の予防だけでなく，そのまん延防止により，国民の生命と健康を守る重要な対策の1つとなり，**予防接種法**という法律において公的な仕組みとして予防接種制度が定められている．予防接種法の目的は,「伝染のおそれがある疾病の発生及びまん延を予防するために，予防接種を行い，公衆衛生の向上及び増進に寄与するとともに，予防接種による健康被害の迅速な救済を図ること」である．国民は「予防接種を受けるように努めなければならない」として，強制ではなく努力義務であることが示されており，義務接種ではなく勧奨接種が実施されている．また，予防接種法には，公的な予防接種の種類や実施の方法，**予防接種健康被害救済制度**，**副反応報告制度**等が定められているが，通常は，かかりつけ医などでの個別接種が原則となっている．

予防接種法の対象疾病としては**A類疾病**と**B類疾病**がある．A類疾病の定義としては，「人から人へ伝染することによるその発生及びまん延を予防するため，又はかかった場合の病状の程度が重篤になり，若しくは重篤になるおそれがあることからその発生及びまん延を予防するために，特に予防接種を行う必要があると認められる疾病として政令で定める疾病」であり，社会的損失が危惧される疾病であり，新型インフルエンザ等感染症や指定感染症，新感染症が含まれる．B類疾病は，「個人の発病又はその重症化を防止し，併せてこれによりそのまん延の予防に資するため特に予防接種を行う必要があると認められる疾病として政令で定める疾病」であり，その予防接種は，個人の感染予防・重症化予防の積み重ねとして間接的な集団予防効果を期待するものである．感染症対策上，重要な疾病に対する予防接種については行政の費用負担となり，区市町村が実施主体の**定期接種**と都道府県知事が主体の**臨時接種**がある．定期接種の対象となる「A類疾病」については，おもに未成年を対象とした集団予防目的だが本人（保護者）に予防接種の努力義務がある．定期接種の対象となる「B類疾病」では，おもに高齢者を対象として個人予防に重点がおかれているものの予防接種の努力義務はない（表8・10）.

表8・10　予防接種の種類

期接種の対象	【予防接種法におけるA類疾病】 ジフテリア・百日せき・急性灰白髄炎（ポリオ）・破傷風・Hib感染症（五種混合ワクチンDPT-IPV-Hibワクチン） 麻しん，風しん（二種混合MRワクチン） 水痘（弱毒生ワクチン） 日本脳炎（乾燥細胞培養日本脳炎ワクチン） 結核（BCGワクチン） 小児の肺炎球菌感染症 B型肝炎 ヒトパピローマウイルス（HPV）感染症 ロタウイルス乳児下痢症（経口弱毒生ワクチン）	【予防接種法におけるB類疾病】 季節性インフルエンザ 高齢者の肺炎球菌感染症 新型コロナウイルス感染症 （いずれも65歳以上や，60～64歳で心臓や腎臓，呼吸器の機能に障害があり，身の回りの生活を極度に制限される方，ヒト免疫不全ウイルスによる免疫の機能に障害があり，日常生活がほとんど不可能な方）
臨時接種の対象	A類疾病およびB類疾病のうち厚生労働大臣が定めるもので，まん延予防の緊急の必要性があるもの（新型インフルエンザ等感染症，指定感染症または新感染症であって政令で定める疾病を含む．痘そう，H5N1インフルエンザ，2019年からパンデミックのCOVID-19など，病原性がきわめて高いものを想定）	
新臨時接種の対象	B類疾病のうち厚生労働大臣が定めるものでまん延予防上緊急の必要があるもの（新型インフルエンザ等感染症，指定感染症または新感染症であって政令で定める疾病を含む．2009年にパンデミックになったインフルエンザA（H1N1）2009など，病原性が低い疾病を想定）	
任意接種の対象	季節性インフルエンザ（インフルエンザHAワクチン），おたふくかぜ，帯状疱疹（50歳以上），A型肝炎，狂犬病，髄膜炎菌，破傷風トキソイド，成人用ジフテリアトキソイド　など	

臨時接種とは，A類疾病およびB類疾病のうち厚生労働大臣が定めるもののまん延予防上緊急の必要があると認めるとき，都道府県知事または市町村長が主体となって臨時に行う公費負担の予防接種であり，疾病の程度に応じて**努力義務がある臨時接種**と努力義務がない新臨時接種がある．COVID-19ワクチンの臨時接種は特例とされ，厚生労働大臣が指示し，都道府県の協力を得ながら市区町村が実施した．これは努力義務があるもので費用は国が全額負担し，健康被害が生じた場合の救済措置として損害賠償も国が負担することとした．一方，通常の季節性インフルエンザワクチンやおたふくかぜワクチンなどは，予防接種法に基づかない任意の予防接種で自己負担となり，その健康被害については**医薬品副作用被害救済制度**が対応する．

ポイント

- 感染症予防には，感染源をなくすこと，感染経路を遮断すること，宿主の抵抗力を高めること，が大事である．
- ワクチン予防接種は，個人対策としても国家の危機管理対策としても社会的に重要な意義がある．
- ワクチンの種類としては，弱毒生ワクチン，不活化ワクチン，トキソイド，mRNAワクチンなどがある．
- 予防接種法のA類疾病は集団予防目的のための定期勧奨接種の対象で，B類疾病は個人予防目的の定期接種の対象である．
- まん延予防上緊急の必要があると厚生労働大臣が認めるとき行われる予防接種に，努力義務がある臨時接種，努力義務のない新臨時接種がある．

D　予防接種の課題

❶ ワクチンのメリットと副反応

ワクチンによる予防接種のメリットは，ワクチンで予防すべき感染症(vaccine preventable diseases, VPDs)から子どもなど弱者を守ることができることであり，感染症患者の発生，死亡者の減少など，これまで多くの感染症に対する公衆衛生対策に効果をあげてきた(表8・11).

表8・11　ワクチンによる感染症抑制効果と，ワクチンで予防できる疾患(VPDs)

疾患名	前ワクチン時代における年間有病者数の推定値	2017年の患者報告数	減少率(%)
ジフテリア	21,053	0	100
Hib感染症(5歳未満)	20,000	33	>99
A型肝炎	117,333	3,366	98
急性B型肝炎	66,232	2,866	96
麻しん	530,217	122	>99
おたふくかぜ	162,344	5,629	97
百日せき	200,752	15,808	92
ポリオ	16,316	0	100
肺炎球菌感染症(5歳未満)	16,069	971	94
風しん	47,745	9	>99
天然痘	29,005	0	100
破傷風	580	31	95
水痘	408,120	7,059	>99

米国での推定値
[American Achademy of Pediatrics : Red Book2021-2024 ― Report of the Committee on Infectious diseases. 32nd ed, table 1.1, より引用]

日本の子どもにワクチンがあるVPDs	日本の大人にワクチンがあるVPDs
ロタウイルス感染症(胃腸炎)	B型肝炎
Hib感染症	高齢者の肺炎球菌感染症
ジフテリア	破傷風
ポリオ	百日せき
結核	インフルエンザ
A型肝炎	麻しん(はしか)
B型肝炎	風しん
肺炎球菌感染症	おたふくかぜ
破傷風	水痘(みずぼうそう)
百日せき	日本脳炎
インフルエンザ	ヒトパピローマウイルス感染症
麻しん(はしか)	髄膜炎菌感染症
風しん	新型コロナウイルス感染症
おたふくかぜ	帯状疱疹
水痘(みずぼうそう)	
日本脳炎	
ヒトパピローマウイルス感染症	
髄膜炎菌感染症	
新型コロナウイルス感染症	

VPDs : vaccine-preventable diseases

それと同時に，ワクチンは通常，多数の健康な人に投与される医薬品のため，治療薬以上に高い安全性が求められる．一方で，ワクチン自体が本質的に体の免疫応答を活性化するため，炎症応答が起こることは避けられない．ワクチン接種後は軽度なものから重症なものまでさまざまな程度の**副反応**のリスクがあり，ワクチン接種と因果関係のないものも含め，総じて有害事象と称する好ましくない体調不良は当然起こりうる．副反応自体をなくすことは困難であるが，ワクチン接種が望ましいかどうかは，予防接種の利益(**ベネフィット**)と副反応リスクのバランスによって変わる．対象の感染症において重症化リスクが高い人にはワクチン接種の利益のほうが大きく，逆に重症化リスクの低い人には，副反応のリスクのほうが問題になる．

ワクチン副反応としては，軽微だが頻度が高いものと，重篤だがまれなものがある(図8・7)．頻度の高い副反応には局所反応として，接種部位の疼痛，発赤，硬結や全身症状としての発熱や倦怠感がある．頻度は低いが重篤なものにアナフィラキシーやギランバレー症候群，脳炎・脳症，けいれんなどがある．重篤な副反応としてのアナフィラキシーの要因としては，全体的には食物アレルギーからくるもののほうが多く，医薬品の中ではワクチンよりも造影剤などの診断薬や抗菌薬のリスクが高くなっている（図8・8）．

予防接種による一般的な副反応

軽度だが頻度が高いもの

接種部位の局所反応
- 症状：発赤，腫脹（3〜4日程度で消失），硬結（1ヵ月続くこともある）
- 治療：局所の冷却などで改善
- 頻度：12.2%（発疹，MRワクチン添付文書）
38%（発赤，高齢者，インフルエンザHAワクチン添付文書）

全身性の反応
- 症状：発熱，全身倦怠感，頭痛
- 治療：48時間以内に自然軽快，アセトアミノフェンなど
- 頻度：27.3%（発熱，MRワクチン添付文書）
0.8%（発熱，高齢者，インフルエンザHAワクチン添付文書）

重度だが頻度が低いもの

アナフィラキシー（アレルギーの一種）
- 症状：蕁麻疹，唇手足のしびれ，まぶたの腫れ，息苦しさ
- 治療：重度の場合はアドレナリン，抗ヒスタミン薬，ステロイド
- 頻度：0.00004%（2020年シーズン，インフルエンザワクチン）

ギランバレー症候群
- 症状：両足に力が入らない（筋力低下），両足のしびれ（異常感覚）
- 治療：免疫グロブリン静脈注射や血液浄化療法など
- 頻度：0.00002%（急性散在性脳脊髄膜炎を含む，2020年シーズン，インフルエンザワクチン）

図8・7　ワクチンの副反応

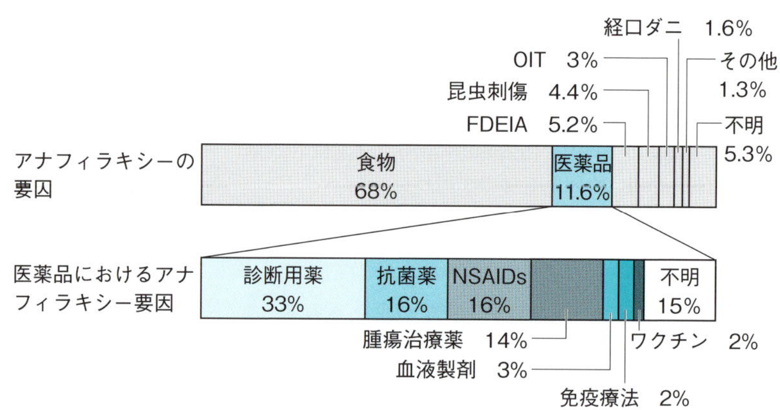

図8・8　アナフィラキシーの要因

［佐藤さくらほか：日本のアナフィラキシーの実態：日本アレルギー学会認定教育研修施設におけるアナフィラキシー症例の集積調査．アレルギー **71**：120-129, 2022をもとに著者作成］

国内では，予防接種法に基づき，ワクチンを接種した後の有害事象が副反応疑い報告として厚生労働省に報告される（図8・9）．有害事象としては，ワクチンによる副反応と，ワクチン接種とは本来無関係だが前後関係がある偶然の事象が含まれるため，真の副反応を確定するのは単純な手続きではむずかしい．それらは厚生科学審議会で議論されるが，

健康被害が発生した場合，定期接種では「**予防接種健康被害救済制度**」，任意接種では「**医薬品副作用被害救済制度**」が定められている．

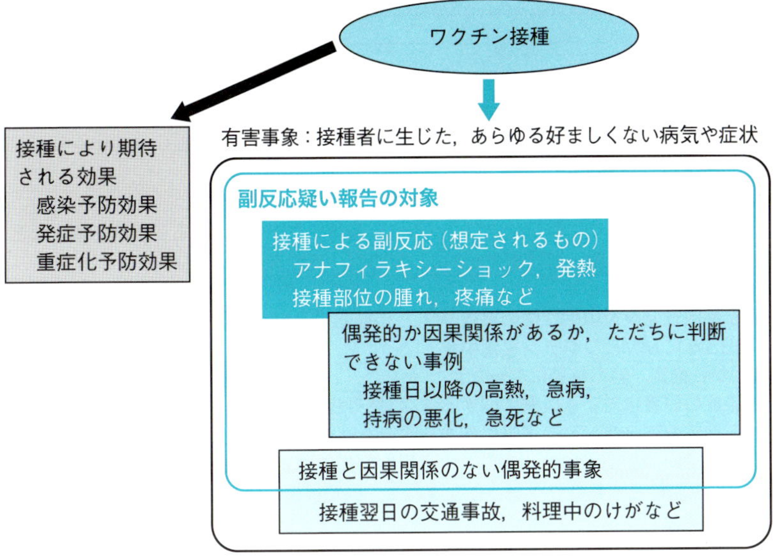

図8・9　ワクチン接種後におけるさまざまな事象と副反応疑い報告の対象

❷ ワクチン予防接種と薬害

ワクチンの安全性が担保されていない場合には薬害となりうる健康被害が起こりうる．わが国の公衆衛生状態の向上に伴い，1970年代からワクチンの副反応や薬害など，ワクチンの有害事象が社会問題となった（表8・12）．1994年の予防接種法改正では義務から推奨，努力義務となり，本人や保護者が接種の意義やリスクを理解して同意する個別接種の方針に大きく転換したが，わが国では作為過誤回避的な流れもあり勧奨接種が中止になる例が相次いだ．その後も国内のワクチン開発は停滞し，定期予防接種の対象疾病の追加がほとんどない状態が続き，その結果，わが国では他の先進諸国と比べて公的に接種するワクチンの数が少ないなど，いわゆる「ワクチン・ギャップ」とよばれる負の面が顕在化した．

NOTE　ワクチン予防接種と薬害の例については電子版付録を参照のこと．

ワクチン・ギャップの原因は，感染症の減少に伴う副反応リスクの相対的増加，その危険性を過度に煽る一部の報道，ゼロリスクを過度に求めるワクチン忌避傾向などが絡み合い複雑であるが，予防接種には感染症まん延を抑制する社会的なメリット，とくに新興再興感染症の流行時などの緊急事態においては重要な意義がある．ワクチンによる重篤な副反応や後遺症，薬害問題は忘れてはいけないが，国全体でワクチンのリスクとベネフィットを科学的に評価し，安全性を担保する仕組みや健康被害救済制度，啓発活動を整えることが重要である．これを踏まえ，2013年には予防接種の中長期的ビジョンを示す「予防接種基本計画」が策定され，いくつかのワクチン・ギャップは解消しつつ，さらに副反応の報告義務も整備された．

表8・12　ワクチン予防接種と副反応問題

年代	予防接種にかかわる副反応問題
1897	伝染病予防法制定
1910	種痘法制定
1938	BCG接種開始
1948	**予防接種法制定（罰則ありの義務接種）**
1948	**京都・島根ジフテリア予防接種事故（ジフテリア禍事件）**．1948年11月に京都市および島根県東部で実施された不活化が不十分なジフテリアワクチン予防接種において，84名の乳幼児死亡を含む，1,000人規模が被害．戦後の薬害事件の第1号
1951	結核予防法制定．その後，結核罹患率は低下
1975	**DTPワクチン接種の一時中止**．とくに百日せきワクチン（全菌体ワクチン）によるとされる脳症などの重篤な副反応発生．1979年の年間の届け出数が約13,000例，死亡者数は約20例
1980	WHOによる痘瘡根絶宣言
1989〜1992	**MMRワクチンによる無菌性髄膜炎の副作用の薬害事件**．接種開始当初から副反応報告，1,000人を超える健康被害．**1993年にMMRワクチン接種中止**
1994	**予防接種法改正（義務から推奨，努力義務になった）**
1998	**感染症の予防及び感染症の患者に対する医療に関する法律（感染症新法）制定**．従来の伝染病予防法，性病予防法および後天性免疫不全症候群の予防に関する法律を廃止・統合
2005	急性散在性脳脊髄炎（ADEM）報告により，マウス由来**日本脳炎ワクチン接種後の積極的接種勧奨の中止**．2010年，乾燥細胞培養日本脳炎ワクチンに変更して，勧奨接種再開
2006	結核予防法が感染症法に統合
2009	**4月に北米にてインフルエンザA（H1N1）2009発生．6月にWHOによるフェーズ6，パンデミック宣言**． 10月1日に政府の新型インフルエンザ対策本部「新型インフルエンザ（A/H1N1）ワクチン接種の基本方針」 ワクチン接種者の優先順位，海外産の輸入ワクチンの特例承認 新型インフルエンザワクチン予防接種事業：特例的に国を実施主体とした予算事業 2010年，WHOによるポストパンデミック宣言，流行が収束
2011	**Hib，肺炎球菌ワクチンの同時接種後の死亡が7例報告，接種一時中止．1ヵ月後に再開**
2011	生ポリオワクチンによるワクチン関連麻痺（VAPP）問題（発生頻度は約440万回に1回）．2012年，不活化ポリオワクチンの定期接種へ変更
2013	**予防接種基本計画策定．予防接種法改正（Hib，肺炎球菌，HPVワクチンが定期接種に）．副反応の報告義務**
2013	HPVワクチン接種後の慢性疼痛等の健康被害患者の報告，**HPVワクチンの積極的接種勧奨の中止**．接種後に生じた症状に対する診療体制・相談体制などの専門機関が全国的に整備され，**2022年，勧奨接種の再開**
2019〜2023	**2019〜2020年初頭，新型コロナウイルス感染症（COVID-19）発生，パンデミックとなる**．2021年2月から輸入コロナワクチンのmRNAワクチン，ウイルスベクターワクチンが特例承認，予防接種法に基づく臨時接種開始，努力義務．2024年4月には任意接種に変更

❸ グローバルなワクチン調達戦略

感染症対策としてのワクチンは公衆衛生上の問題ではあるが，ワクチン忌避やワクチン行政の停滞があると国内ワクチン開発が滞る結果となる．実際，COVID-19などの新興再興感染症のパンデミックに際しては，安全で高品質なワクチンを十分に開発製造できる体制が不十分だったため，国際的なワクチン争奪戦において速やかなワクチン確保が著しく困難な状況が生じることが明らかになった．たとえば，ワクチン開発後の供給過程においては，ワクチンメーカーの自国内での供給が優先的になり，また，ワクチン供給量の大半を経済力のある先進諸国が確保してしまうと，新興国や開発途上国にはワクチンが十分量届かないことになる．そのため，感染症のアウトブレイク，パンデミックは他の災害と

NOTE　アウトブレイク，エピデミック，パンデミック
アウトブレイクとは特定の期間，場所，集団（施設などの小さなコミュニティー）において，通常よりも多くの感染症例が集団発生すること．アウトブレイクを起こした集団から広い地域に流行が拡大するとエピデミックとよばれ，さらに国境を超えて世界的な規模で大流行した場合にパンデミックとよばれる．

同様の危機管理対策が必要な有事の事象であり，ワクチン確保，医薬品の確保というのは，重要な国家安全保障問題であることが強く認識されるようになった．しかし，発症時期や流行規模が予測できない状態でのワクチン開発・確保は民間企業では経済的合理性に欠けるため，国家戦略として平時の長期継続的な取り組みが求められる．

感染症のパンデミック抑制は，1つの国家で達成できるものではなく，世界中でグローバルに対応せざるをえない問題であり，公衆衛生対策が不十分な国々にもワクチン接種を可能にする枠組みが必要となる．ユニセフ（Unicef：国連児童基金）の予防接種事業では，約100各国に代わって年間20億回以上のワクチンを調達し，定期的な予防接種の普及や感染症まん延対応を支援してきた．COVID-19のパンデミックの際には，すべての国の人々が迅速公平にワクチンにアクセスできるよう，Gaviアライアンス（Gavi, The Vaccine Alliance），WHO，感染症流行対策イノベーション連合（CEPI）の主導で「COVAX ファシリティ：COVID-19 Vaccine Global Access Facility」という枠組みが構築された．これは世界の国々が共同でワクチンを確保，購入する枠組みで，わが国，米国を含む高中所得国からの拠出金を受け，ユニセフが代表してワクチンを調達，開発途上国へワクチン供給が行われた．また，ワクチン接種に使う注射器や適切な温度で安全にワクチンを運ぶ低温物流システムの「コールドチェーン」の確保もユニセフの重要な取り組みの1つとなっている．

ポイント

- ワクチン接種後は軽度から重症なものまでさまざまな程度の「副反応」のリスクがある．
- ワクチン接種が望ましいかどうかは，予防接種の利益，ベネフィットと副反応リスクのバランスによって変わる．
- ワクチン接種の健康被害の救済制度として，定期接種では「予防接種後健康被害救済制度」，任意接種では「医薬品副作用被害救済制度」がある．
- 1970年代からワクチンの副反応や薬害など，ワクチンの有害事象が社会問題となった．
- 感染症のアウトブレイク，パンデミックは他の災害と同様の危機管理対策が必要な有事の事象であり，ワクチン確保，医薬品の確保というのは，重要な国家安全保障問題である．

E　発生した感染症に対する予防策・まん延防止策

WHOは，1996年に「われわれは今や地球規模で感染症による危機に瀕している．もはやどの国も安全ではない」という警告を出した．わが国では，感染症の予防，まん延防止の施策に関しては，1948年施行から幾度か改正されている「予防接種法」をもとに，定期または臨時の予防接種を行い，またそれによる健康被害についてはその救済措置を行ってきた．このように予防接種の接種機会を確保し，社会全体として高い接種率を維持することは，国民全体の免疫能を高めることになり，感染

＊8 感染症法 ☞p.125

NOTE 感染症に対する予防策・まん延防止策の詳細や事例については電子版付録を参照のこと.

症の発生およびまん延の防止に有効と考えられる. 1999年施行から幾度か改正されている**感染症法**[＊8]では, 各種感染症指定医療機関への入院措置など, 感染症の予防・医療のために, 各種措置を取ることができる.

このように, わが国においても, 普段から感染症の発生およびまん延を防止することに重点をおいた事前対応型行政の構築が進められてきたが, 一方で, 国の責任を問われた薬害による感染症の拡大もあった. 1980年代初めには, HIVに汚染された輸入非加熱血液製剤による薬害エイズ事件にて, 多くの患者にHIV感染が告知されずに二次被害が生じた. 1987年に青森県で集団感染が発生して顕在化した薬害肝炎事件では, ウイルス性のB, C型肝炎が国内最大級の慢性感染症として拡大した. 定期接種の対象となっている結核は2021年には結核低まん延国となったが, それでも2022年には1万人以上の新規結核患者が登録されている. また医療関連として, 抗菌薬の乱用による薬剤耐性菌の増加も, 新規抗菌薬開発の減少とあいまって国際的な課題となっている. さらに, 2003年に中国を中心とするSARS, 2004年にアジアを中心とする鳥インフルエンザが流行し, 2009年にはインフルエンザA (H1N1) 2009, 2019年からはCOVID-19などの新興再興感染症のパンデミックが起き, わが国でも大きな社会的な影響が出た. 公衆衛生対策を講じていてもなお, 新興再興感染症の発生は防げないという困難がある中, 感染症が発生した際の予防策, まん延防止策について, それぞれの感染症の特徴を踏まえた対策が行われてきた.

❶ 新型インフルエンザのパンデミック時の予防・まん延防止策の例

過去約120年間に新型のインフルエンザのパンデミックは4回起きた (図8・10). 2005年12月にはわが国でも「**新型インフルエンザ対策行動計画**」が策定され, 新型インフルエンザ対策の法的根拠, 強制的な入院や検疫対応を法に基づいて実施できるように感染症法および検疫法など関連法令の整備し, 対策訓練も実施していた. 2009年に発生した新型インフルエンザ (**インフルエンザA (H1N1) 2009**) のパンデミックがはじまると, 政府内のインフルエンザ対策本部が立ち上がり, 「基本的対処方針」が示された (図8・11).

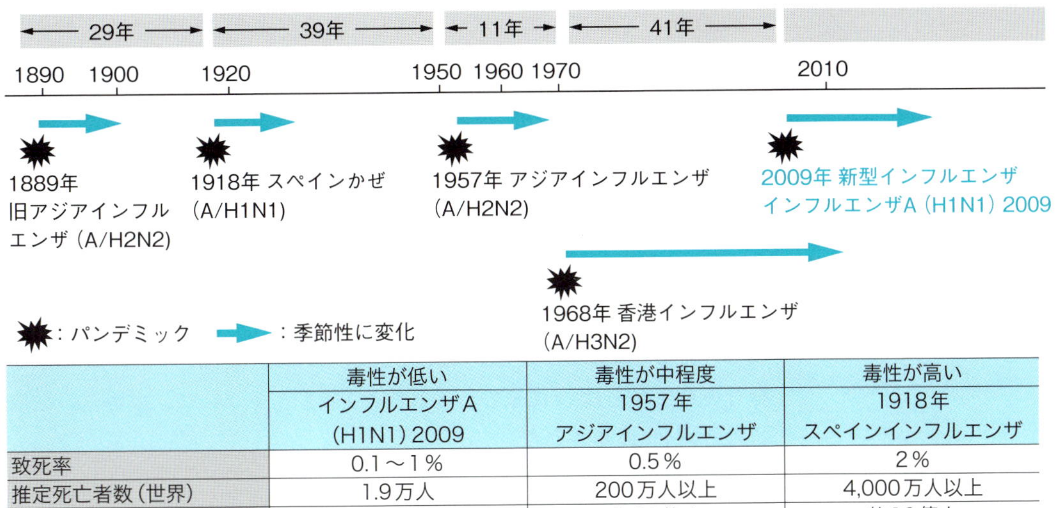

	毒性が低い インフルエンザA (H1N1) 2009	毒性が中程度 1957年 アジアインフルエンザ	毒性が高い 1918年 スペインインフルエンザ
致死率	0.1～1％	0.5％	2％
推定死亡者数（世界）	1.9万人	200万人以上	4,000万人以上
発生時の世界人口	約69億人	約29億人	約19億人

図8・10　過去のインフルエンザのパンデミック

［政府広報オンライン：新型インフルエンザの発生に備えて～一人ひとりができる対策を知っておこう，https://www.gov-online.go.jp/useful/article/201811/2.html#c1（2024年10月21日アクセス）より引用］

	海外発生期	国内発生初期	国内感染拡大期	小康期
対策の考え方	国内発生をできるだけ遅らせる 国内発生に備える体制整備	感染ピークを遅らせる対策実施 感染拡大に備えた体制準備	被害軽減に移行 必要なライフラインなどの事業活動を継続	第二波に備えた第一波の評価 医療体制，社会経済活動の回復
予防・まん延防止の対策	水際対策の開始 ワクチン確保 予防接種としての特定接種の準備開始	予防接種としての住民接種の開始 住民などに対する手洗い，咳エチケットの推奨 不要不急の外出自粛要請 学校などの使用制限	住民接種の継続 住民などに対する手洗い，咳エチケットの推奨 不要不急の外出自粛要請 学校などの使用制限	第二波に備えた住民に対する予防接種の継続

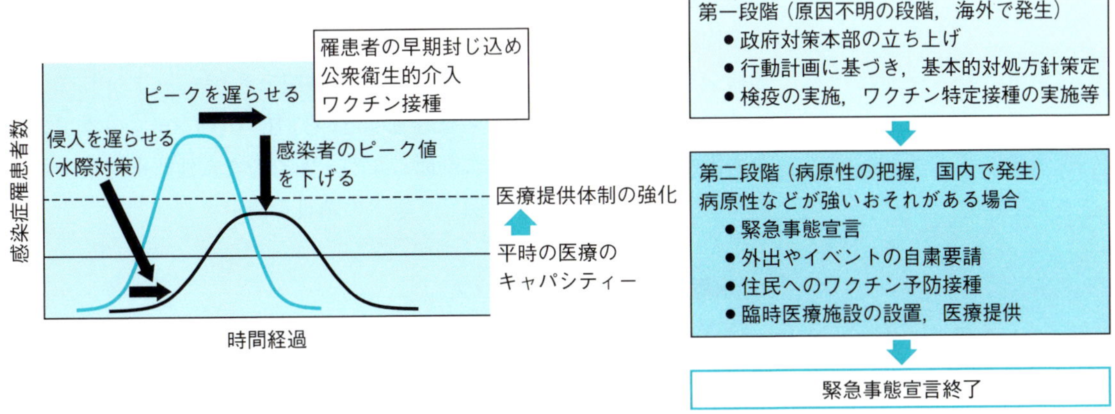

図8・11　新型インフルエンザのパンデミック対策の考え方

［政府広報オンライン：新型インフルエンザの発生に備えて～一人ひとりができる対策を知っておこう，https://www.gov-online.go.jp/useful/article/201811/2.html（2024年12月5日アクセス），内閣感染症危機管理統括庁，https://www.cas.go.jp/jp/caicm/article/feature/backnumber/index.html（2024年12月5日アクセス）を参考に著者作成］

2009年のインフルエンザパンデミックのワクチン接種では，特例的に国の予算事業「**新型インフルエザンワクチン接種事業**」として，都道府県，市町村および医療機関の協力を得て行った．このワクチンによる健康被害に関しては，国による救済措置として「新型インフルエンザ予防接種による健康被害救済制度」が新設された．

国の行動計画の実効性を高めるために「**新型インフルエンザ等対策特別措置法**」（特措法）が2012年に制定された．感染症の流行が国家的な危機管理が必要な事態として位置づけられ，感染症版の国家非常事態宣言ともいえる「**緊急事態宣言**」の条項も設けられた（図8・11）．特措法が施行されてからは，従来の行動計画は「**新型インフルエンザ等対策政府行動計画**」に変更された．

❷ COVID-19のパンデミック時の予防・まん延防止策の例

2019年12月31日に中国から報告された新型コロナウイルス感染症（COVID-19）は，2020年3月にWHOによりパンデミックが認められた．わが国では同年2月に政府により「新型コロナウイルス感染症対策の基本方針」が示され，COVID-19は感染症法上の指定感染症となった．この間には，感染症法に基づく保健所による**積極的疫学調査**[*9]により感染者を同定，感染拡大を遅くするまん延防止対策が行われ，緊急事態宣言等でさまざまな分野で行動制限，活動自粛が要請された（図8・12）．2021年2月13日にはCOVID-19は感染症法上で二類相当の**新型インフルエンザ等**感染症，同年5月8日には季節性インフルエンザ並みとなる感染症法上の五類分類となった．2022年2月には「感染症法」の一部，2023年4月21日には「新型インフルエンザ等対策特別措置法及び内閣法」の一部が改正され，国の健康危機管理の司令塔として内閣官房に内閣感染症危機管理統括庁（いわゆる日本版CDC）が設置され，科学的知見を内閣感染症危機管理統括庁と厚生労働省に報告する国立健康危機管理研究機構（運用は2025年度から）の設置が明示された．

*9 **積極的疫学調査**　感染症の発生予防のために，感染症法第15条に基づき保健所等により行われる疫学調査で，個々の患者発生や患者の行動歴情報などをもとにクラスターが発生していることを把握し，原則的には後方視的にその感染源を推定するとととともに，前方視的に濃厚接触者の行動制限等により封じ込めを図ることを目的とする．

このように，2019年末からはじまったCOVID-19パンデミックでは，わが国ではむずかしい課題に直面しながら多くのまん延防止対策が行われたが，薬学分野の動きに関して以下の項目を例示する．

ⓐ 水際対策とサーベイランス

COVID-19は検疫感染症に指定され，入国者にはPCR検査や入国制限が行われた．また，クルーズ船内で集団感染が疑われた例では，港に上陸する前に検疫官が入船して臨船検疫が行われたが，自衛隊，**災害派遣医療チーム**（Disaster Medical Assistance Team：DMAT），**日本医師会災害医療チーム**（Japan Medical Association Team：JMAT）なども医療提供，船内ゾーニングや検体採取等に協力した．船内感染者の隔離に関連して持病などの医薬品要望があり，日本薬剤師会などの関係者が医

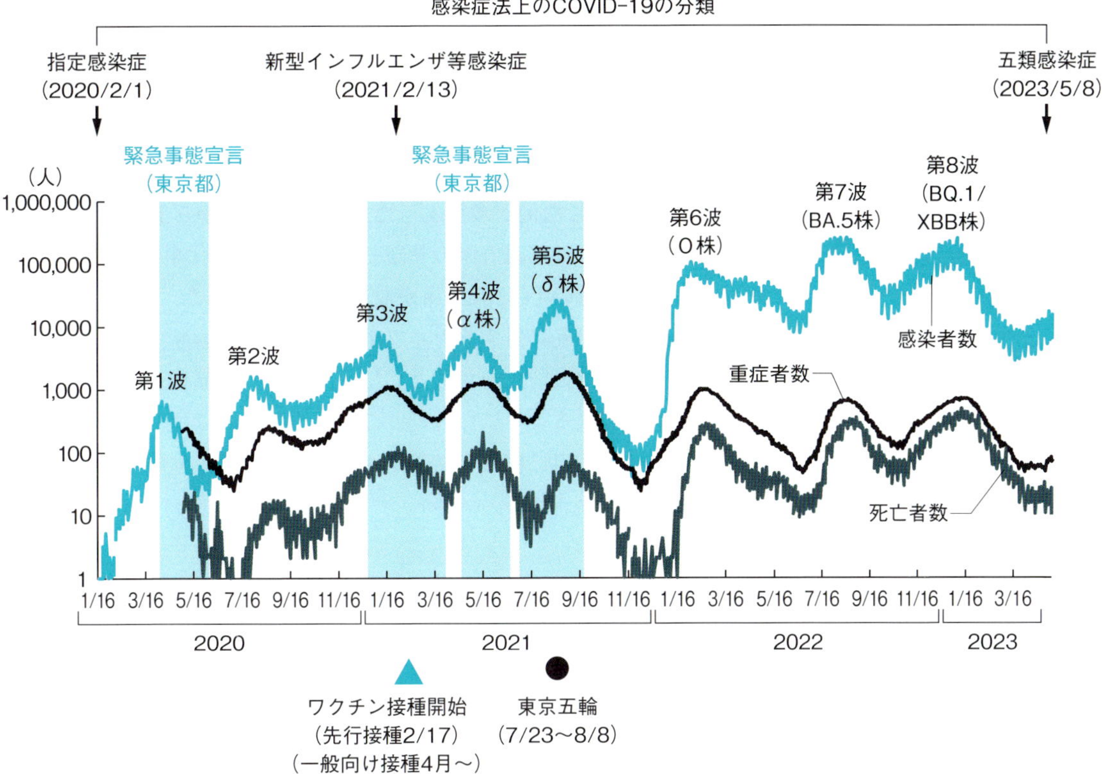

図8・12　COVID-19のわが国での罹患者動向(2020年1月16日〜2023年5月8日)
[厚生労働省：データからわかる—新型コロナウイルス感染症情報，https://covid19.mhlw.go.jp/ (2024年12月5日アクセス) より著者作成]

薬品不足に対応した．

感染症サーベイランスでは，既存の感染症発生動向調査 (National Epidemiological Surveillance of Infectious Disease, NESID) に代え，新型コロナウイルス感染者等情報把握・管理システム (HER-SYS) による届け出が行われた．データ公表に関しては，シビックテック*10 団体有志と自治体が連携して効率化が進み，公開情報の標準化とオープンデータ化が行われ，また，メディアがこのオープンデータを活用して一般市民に感染状況等の情報提供が行われた．

*10 **シビックテック**　市民 (civic) とテクノロジー (technology) を合わせた造語．市民が主体的にテクノロジーを活用して行政などの社会課題の解決を目指す．

b 積極的疫学調査と保健所体制

感染症法に基づき，感染者の発生状況等を調べる積極的疫学調査が保健所を主体として行われた．感染症のまん延等の健康危機が発生した場合に，地域の保健師等の専門職が保健所等の業務を支援する仕組みとして，IHEAT (Infectious Disease Health Emergency Assistance Team) が2023年に制度化された．医師，保健師，看護師のほか，歯科医師，薬剤師，助産師，管理栄養士などが保健所等への支援を行うIHEAT要員として登録できる．

c 検査体制

まん延防止対策に必要な検査として，SARS-CoV-2の遺伝子配列が公開された後，国立感染症研究所が全国の衛生試験所と連携し，全国で規格化されたPCR検査体制が迅速に整備され，行政検査を行った．検査ニーズの増大に対応して，大学薬学部でも臨時衛生検査所が開設されPCR検査に貢献した例が多数あった．2021年後半から五類感染症に移行するまでの間には都道府県の判断でPCR検査無料化事業が実施され，薬局などでも臨時のPCR検査所が設置されて貢献した．また2021年9月からは，感染不安に対するセルフチェック用，未診断の感染者を医療機関へ繋ぎ感染拡大防止を目的として，医療用の抗原検査キットが保険薬局でも購入できるようになった．この際，時限的ではあるが医療用の検査キットによる自己検査の結果がオンライン診療における診断補助に使用可能であった．

d 治療薬

米国のFDAから緊急使用許可（emergency use authorization, EUA）が出た治療薬について，わが国でも特例承認を行い使用可能とした．当初は厚生労働省が一括購入して各医療機関へ配分したが，院外処方が可能になった後には登録薬局でも調剤できるようになった．2020年4月10日のコロナ特例措置（いわゆる0410対応）では，時限的・特例的な対応として画像のない電話などを用いた服薬指導が可能となり，また処方を受けた薬局は自宅療養患者等に薬剤を配送した．2022年3月の改正省令では，①薬剤師の責任・判断による初回からのオンライン服薬指導，②オンライン診療・訪問診療において交付された処方箋以外の処方箋のオンライン服薬指導の実施が可能となる服薬指導計画の見直しなどが行われた．

ポイント

- 予防接種に関して，社会全体として高い接種率を維持することは，感染症の発生およびまん延の防止に有効である．
- 過去には，HIVや肝炎ウイルスの感染症について薬害による感染症拡大があった．
- 2005年12月にはわが国で「新型インフルエンザ対策行動計画」が事前に策定され，2009年の新型インフルエンザ（インフルエンザA（H1N1）2009）のパンデミックの際には，さまざまな対策が実施された．
- インフルエンザA（H1N1）2009のパンデミック対応の検証から，「新型インフルエンザ等対策特別措置法」が2012年に制定され，従来の行動計画は，「新型インフルエンザ等対策政府行動計画」に変更された．
- 2019年末からはじまったCOVID-19パンデミックでは，「新型コロナウイルス感染症対策の基本方針」などが策定され，多くのまん延防止対策が行われた．

F　薬剤師によるワクチン接種のコーディネートの例

新型コロナワクチンについては，海外製の新規 mRNA ワクチンなどを使って，特例的な**臨時接種**の形で予防接種が進められた．国民のワクチン接種を加速化可能とするために，かかりつけ医などの医療機関内だけでなく，住民票と異なる地域でもワクチン接種が可能な**職域接種**（企業や大学等が準備）や政府や都道府県により大規模接種センターなどで集団接種が全国で急速に進められた．集団予防接種の実践に必要な医療関係者等として，厚生労働省による新型コロナウイルス感染症に係る予防接種の実施に関する手引きには「予診・接種に関わる者として，予診を担当する医師 1 名，接種を担当する医師又は看護師 1 名，薬液充填及び接種補助を担当する看護師又は薬剤師等 1 名を 1 チームとすること」と記載され，集団接種，個別接種ともに薬剤師会らの連携のもと薬剤師も貢献した．大学における職域接種会場でも薬剤師免許を持つ薬学部所属教員らがワクチンバイアル中の夾雑物チェック，ワクチン希釈，薬液充填などに協力した例が多くあった．

そのほか，予診前に服用中の薬剤の確認のサポートや接種会場の感染対策への助言相談などにも薬剤師が関与した例や，薬局でワクチンに関する相談や情報発信，接種後の体調や副反応疑いの相談などに対応した例もあった．また，当初使われた新型コロナワクチン（mRNA ワクチン）は超低温で冷凍保管されており，解凍の際の温度管理と品質管理，接種施設への慎重な輸送がきびしく求められた．そのため，東京都豊島区などでは，ワクチン輸送に薬剤師会が協力して，保健所から接種施設に安全に配送した．

ポイント

- 集団予防接種の実践では，薬液充填および接種補助を担当するものとして薬剤師も貢献した．
- 新型コロナワクチンの予防接種では，職域接種など集団予防接種が行われたが，大学薬学部も大学での職域接種に協力した．

G　感染症に関するリスクコミュニケーション

新型インフルエンザや COVID-19 などの新興再興感染症のパンデミック発生時には，検疫，医療などの各分野における施策の実施に関し，国民 1 人ひとりが感染症に対する正確な情報をもとに適切に行動することで，感染予防，まん延防止が実現可能となる．このため，国および地方公共団体は，平時から感染症に関して情報提供に努め，緊急時には健康被害を最小化するため，また国民の不安を和らげるためにも，迅速に正確な情報を国民に提供するとともに，双方向性のコミュニケーションを通じて国民が主体的に対策に参画できる体制を整備する必要がある．このような感染症のパンデミックなど社会的に重大な影響をもたらすリスクへの適切な対応方法の1つとして，**リスクコミュニケーション**がある．リスクコミュニケーションの定義は，National Research Councilの1989年の報告書Improving Risk Communicationでは「リスクについての，個人，機関，集団間での情報や意見を交換する相互作用過程」とされ，日本リスクコミュニケーション協会では「有事の際に，内外のステークホルダーと適切なコミュニケーションを図ること．これを迅速に進めるため，平時より準備を進めること」とされている．感染拡大による健康被害，社会活動の混乱リスクを適切に管理し最小化させるためのリスクコミュニケーションの成功には，関係者間の理解と信頼のレベル向上が重要である．

❶ インフルエンザA（H1N1）2009のパンデミック時の対応

政府は，発生前から広報関係のさまざまな準備を行った．重要な発表は厚生労働大臣自身が記者会見を開催し，事務方による記者会見も定例・定時化された．一般的な広報活動として，新聞の全面広告，テレビのCM，ポスター，インターネット，パンフレット，ホームページの作成などを行い，国民に対し情報提供を行った．また，マスメディアも新型インフルエンザについて積極的に情報発信を行ったため，多くの国民が個人レベルで何をしたほうがよいのか理解し，手洗いや発症時のマスク着用，早期の医療機関受診など具体的な行動が行われた．このように2009年のインフルエンザA（H1N1）2009のパンデミックでは広報などに関して事前準備もある程度されていたが，諸問題も表面化し，2013年に出された新型インフルエンザ等対策ガイドラインにおいて「情報提供・共有（リスクコミュニケーション）に関するガイドライン」が示された．その中では，国における対応として，情報収集体制の整備，情報提供体制の整備，情報提供の内容，情報提供方法が示され，また地方公共団体における対応，国と地方公共団体との連携について提案された．

❷ COVID-19のパンデミック時の対応

COVID-19のパンデミックの際には感染拡大防止と社会活動の維持のため，この疾患の特性を理解してもらい，いかにして感染予防やまん延防止に必要な行動変容の理解を促すか，正確でわかりやすい広報とリスクコミュニケーションが求められた．また，科学者と政府関係者とのコミュニケーションの1つとして「科学的助言」が大事であり，有効に機能する仕組みの構築が重要であった．

COVID-19のパンデミックの際には，内閣総理大臣を本部長とする新型コロナウイルス感染症対策本部のもとに医学的な見地から助言等を行う「新型コロナウイルス感染症対策専門家会議」，内閣官房の新型インフルエンザ等対策有識者会議のもとに医学的，経済的，政治的な見地からさまざまなことを審議する「新型コロナウイルス感染症対策分科会」，新型コロナウイルス感染症対策の円滑な推進に必要な，医療・公衆衛生分野の専門的・技術的な事項について厚生労働省に対し必要な助言等を行う「新型コロナウイルス感染症対策アドバイザリーボード」なども設置された．このような背景をもとに，医療現場や専門家と関係府省庁が連携し，大事な状況では内閣総理大臣や厚生労働大臣，知事などの記者会見で重要なメッセージを伝え，また，関連団体のウェブサイト，ポスター，リーフレット，SNS（旧ツイッターやYouTubeなど）などの，多様な広報媒体を活用して情報発信が行われた．さらに，感染症予防のための手洗いをよびかける動画を人気歌手や芸能人らも公開し，一般市民や若い人にも衛生的手洗いについての認知度が高まった．東京都感染症対策センター（東京iCDC）では，感染状況と関連情報についてウェブサイトで詳細なデータが公表され，また効果的な広報をタイムリーに行う観点から都民意識アンケートなどが随時行われ，双方向コミュニケーションが図られた．ワクチン接種に対する国民不安に対しても，科学的に正しい情報発信が，専門家の学会ウェブサイトや保護者向けチラシなどの配布を通じて行われた．

❸ リスクコミュニケーションと情報

リスクコミュニケーションでは，情報発信側と受け手側の一般市民との間で信頼関係が重要だが，一方で，未知の感染症のパンデミック初期ではどうしても科学的根拠が不確実な状況があり，情報発信でも混乱が生じうる．たとえば，総務省『情報通信白書（2020年度版）』では，世界の情報伝達力は1918～1920年のスペイン風邪流行時を1と想定した場合，SARSは約2万倍，新型インフルエンザは約17万倍，COVID-19が流行した2020年は約150万倍となる計算を紹介している．インターネットとスマートフォンが普及した現在では，社会における流通する情報量が莫大になり，真偽不明の情報やフェイクニュースが飛び交う，インフォデミック（infodemic）[*11]の危険性がWHOから警告されている．実際にCOVID-19の際にも，非科学的なデマやフェイクニュースがインターネット上で急速に飛び交うインフォデミックによる混乱が散見された．情報が事実かどうかを検証するファクトチェックの推進が望まれる．また，信頼度の高いメディアによる正確な情報公開の観点であっても，感染者や医療関係者の情報公開から過敏反応による不当な差別や偏見が助長される事態が散見され，人権保護の観点も含めた適切な公表基準が求められる．

2022年10月にはWHOからCOVID-19インフォデミック対策のポリシーブリーフが公表され，①医療従事者に研修を実施し，健康に関する

＊11 **インフォデミック** information（情報）とepidemic（伝染病）の2つの言葉を組み合わせた言葉．不安や恐怖とともに信頼性の高い情報と真偽不明の情報が混在し急速に拡散される現象．

誤情報を特定・対処できるようにする，②健康，情報，デジタルリテラシー関連の取り組みを対象集団に合わせて調整する，③高品質でアクセスが可能な健康情報をさまざまなデジタル形式で開発する，④インフォデミックのタスクフォースを設立し，インフォデミックへの理解と対応を迅速に行う，などのアクションが例示された．近年ではAI技術を使った画像や動画のディープフェイクニュースも巧妙になっており，情報の事実確認，情報判別能力などの情報リテラシーの向上が政策，医療，公衆衛生，メディア関係者のみならず一般市民にも必要になってきている．

ポイント

- 感染症のパンデミックなど社会的に重大な影響をもたらすリスクへの適切な対応方法の１つとして，リスクコミュニケーションがある．
- リスクコミュニケーションの成功には，関係者間の理解と信頼のレベル向上が重要である．
- 新型インフルエンザ等対策ガイドラインにおいては，情報収集体制の整備，情報提供体制の整備，情報提供の内容，情報提供方法が示され，また地方公共団体における対応，国と地方公共団体との連携について提案された．
- COVID-19のパンデミックでは，医療現場や専門家と関係府省庁が連携して情報発信し，また，多様な広報媒体を活用して双方向コミュニケーションが図られた．
- 感染症のパンデミックのように，科学的根拠が不確実な状況ではインフォデミックによる混乱，差別が危惧されるため，ファクトチェックとともに情報判別能力などの情報リテラシーの向上が必要となっている．

Exercise

1 (　　)に適切な語句を記入せよ.

① 空気感染する感染症として，結核，水痘，(　　　)が知られている.

② 宿主が感染しても症状が現れない感染は(　　　)とよばれ，ポリオ，日本脳炎，ジフテリアなどに多い.

③ 感染症発生動向調査において，一類～四類感染症，五類感染症の一部および新型インフルエンザ等感染症は(　　　)把握が行われている.

④ 多剤耐性結核菌の出現減少と結核の根本治療を目的として(　　　)が導入されている.

2 次の記述のうち，正しいものには○，誤っているものに×を(　)に入れよ.

① 感染症成立の三要因として，病原体(感染源)，感染経路，感受の宿主があげられる.　(　　)

② 感染症予防には，感染源をなくすこと，感染経路を遮断すること，宿主の抵抗力を高めること，が大事である.　(　　)

③ スタンダードプリコーションとは，感染予防における標準予防策のことである.　(　　)

④ 院内感染対策では，標準予防策と感染経路別予防策の2つの予防策を考える.　(　　)

⑤ ワクチン接種者グループ内で，発症者数がその10分の1であれば，発症予防効果は90％と計算される.　(　　)

⑥ ワクチン接種の健康被害の救済制度として，定期接種では「予防接種後健康被害救済制度」，任意接種では「医薬品副作用被害救済制度」がある.　(　　)

⑦ 結核の治療では，DOTSによる服薬アドヒアランスが大事である.　(　　)

⑧ 薬害や集団予防接種でHCVやHBVに感染した被害者には，法的な救済措置がある.　(　　)

⑨ 個人防御を目指したワクチンの定期接種対象は，A類疾病である.　(　　)

⑩ 新興再興感染症の制御に関わる法律として，「感染症の予防及び感染症の患者に対する医療に関する法律」がある.　(　　)

⑪ インフルエンザA(H1N1)2009のパンデミック対応の検証から，「新型インフルエンザ等対策特別措置法」(特措法)が2012年に制定された.　(　　)

⑫ COVID-19パンデミックでは，「改正新型インフルエンザ等対策特別措置法」に基づき緊急事態宣言が発出された.　(　　)

⑬ リスクコミュニケーションは，社会的に重大な影響をもたらすリスクへの適切な対応方法の1つである.　(　　)

⑭ リスクコミュニケーションの成功には，行政側の情報発信が一番重要である.　(　　)

⑮ 科学的根拠が不確実な状況では，インフォデミックによる混乱，差別も危惧されるので，情報判別能力等の情報リテラシーの向上が必要である.　(　　)

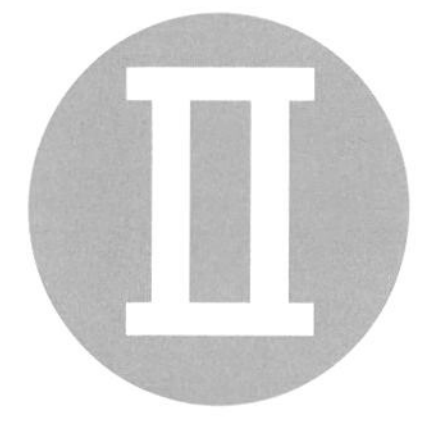

健康の維持・増進につながる栄養と食品衛生

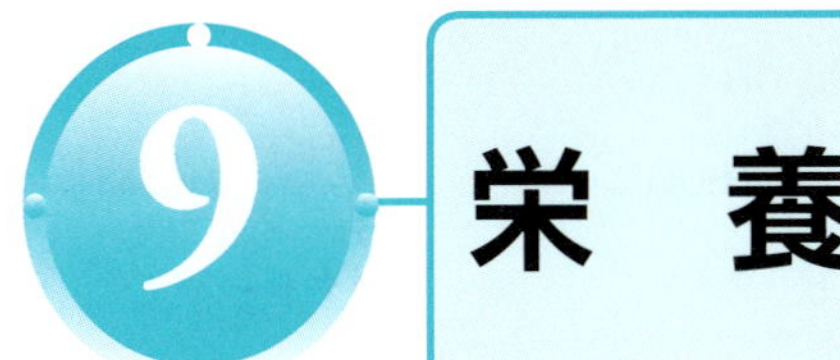

9 栄 養

ヒトは適切な栄養状態や健康状態を維持するために，栄養素を過不足なく絶えず摂取し続ける必要がある．栄養とは生体が物質を体外から摂取し，消化，吸収，代謝することにより，生命を維持し，健全な生活活動を営むことをいい，栄養素はその目的のために外界から摂取する物質のことである．糖質（炭水化物），脂質（脂肪），タンパク質は三大栄養素とよばれ，これらにミネラルとよばれる微量元素とビタミンが加わったものが五大栄養素とよばれる．

A 五大栄養素とそれぞれの役割

❶ 糖質とは

糖質とは，アルデヒド基（-CHO）またはケトン基（= CO）を有する多価アルコールおよびその誘導体である．アルデヒド基（-CHO）をもつものをアルドース（aldose），ケトン基（= CO）を有するものをケトース（ketose）という．糖質は，$C_m(H_2O)_n$という一般式で表すことができ，炭水化物（carbohydrate）ともよばれるが，通常，糖質と炭水化物は同義語として扱われる（例：グルコースは$C_6(H_2O)_6$で表される）．動物において糖質はエネルギー源として最も重要な役割をもっている．臓器や細胞の主なエネルギー源は，グルコースであり，グルコースはグリコーゲンとして肝臓や筋肉組織に貯蔵される．したがって，血中のグルコース濃度（血糖値）は，主に肝臓によるグリコーゲンの合成，分解による血中へのグルコースの供給および筋肉へのグルコースの取り込みによって調整されている．

糖質を通常の加水分解の条件で分解した際に，それ以上分解されない形の糖を単糖とよぶ．また，単糖が2個つながったものを二糖，2～10個程度のものをオリゴ糖，それ以上の数の糖が結合したものを多糖とよぶ．

NOTE

炭水化物 ─ 糖質 ─ 糖類 ─ 単糖
　　　　　　　　　　　　└ 二糖
　　　　　　　├ オリゴ糖
　　　　　　　│ 糖アルコール
　　　　　　　└ 多糖類
　　　└ 食物繊維

ⓐ 単 糖

グルコース，フルクトース，ガラクトースなど（図9・1）．

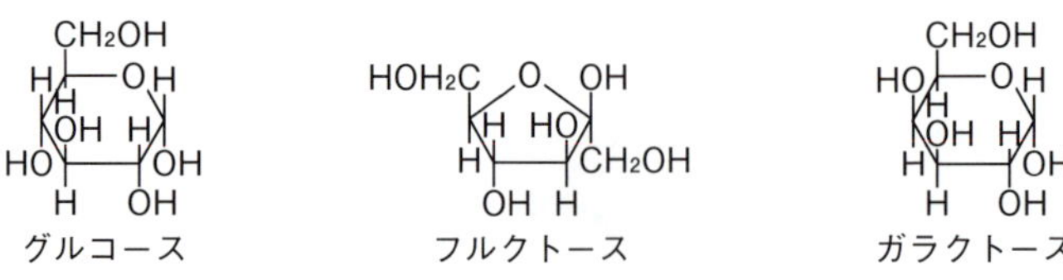

図9・1 単糖

b 二 糖

マルトース（麦芽糖）［グルコース2分子がα1→4結合したもの］，スクロース（ショ糖）［グルコースとフルクトースがα1→2β結合したもの］，ラクトース（乳糖）［ガラクトースとグルコースがβ1→4結合したもの］など（図9・2）．

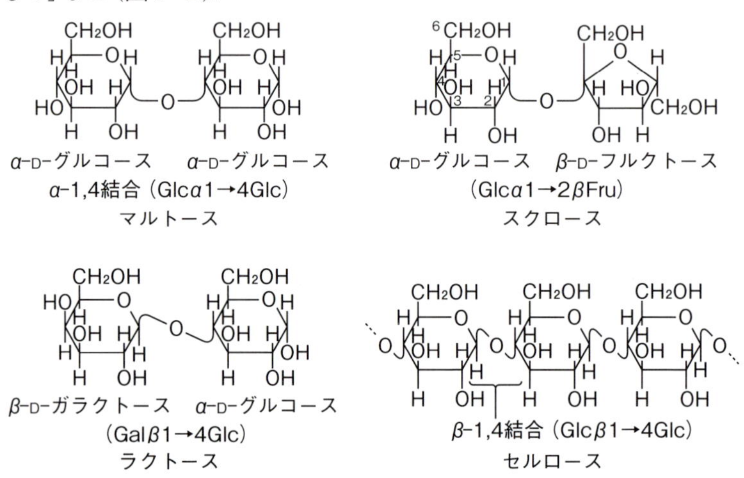

図9・2 二糖

c 単純多糖

単一の糖でグリコシド結合[*1]した多糖．アミロース（分岐鎖なし），アミロペクチン（分岐鎖あり），グリコーゲン，セルロース，キチン，キトサンなど．

*1 グリコシド結合とは，糖の水酸基（-OH）とアルコールや他の糖などの有機化合物の水酸基（-OH）が反応し，水1分子（H_2O）が取れて縮合してできる共有結合の総称のこと．

d 複合多糖

異なる種類の糖がグリコシド結合した多糖．ヘパリン，コンドロイチン硫酸など．

e 食物繊維

ヒトの消化酵素で消化されない難消化性成分の総称．糖質も含まれる．

❷ タンパク質とは

タンパク質は，生体内で触媒作用（酵素）や遺伝子制御作用，ホルモン作用，生体防御作用，生体機能調節作用，構造タンパク質，輸送タンパク質など多様な役割を担っている．体内に吸収されたタンパク質はアミノ酸に分解され，主に体タンパク質の合成に使用される．タンパク質は，20種類のアミノ酸（図9・3）がペプチド結合によりつながって構成されている．なお，生体内で合成することができないアミノ酸，あるいは合成されたとしても必要量を賄えないアミノ酸は必須アミノ酸とよばれ，ヒトでは現在9種類の存在が知られており，ヒトはこれらの必須アミノ酸を食物から摂取する必要がある．また，アミノ酸は分子内にアミノ基（$-NH_2$）とカルボキシ基（-COOH）をもつため，両親媒性の性質を示す（図9・4）．

a 必須アミノ酸（9種類）

トレオニン，バリン，メチオニン，イソロイシン，ロイシン，リジン，フェニルアラニン，トリプトファン，ヒスチジン

b 非必須アミノ酸（11種類）

グリシン，アラニン，セリン，システイン，チロシン，プロリン，アルギニン，アスパラギン酸，アスパラギン，グルタミン酸，グルタミン

NOTE セレノシステイン：21番目のアミノ酸．システインの硫黄（S）の代わりにセレン（Se）をもつアミノ酸．セレノシステインは終止コドンTGAによりコードされており，ヒトでは現在セレノシステインを含むセレノタンパク質が25種類報告されている．

c 分岐鎖アミノ酸（branchd-chain amino acid，BCAA）（3種類）

バリン，ロイシン，イソロイシン

分岐鎖編アミノ酸は，筋肉の重要なエネルギー源となる．そのため，分岐鎖アミノ酸は運動中の筋肉消耗の低減や筋タンパク質の分解抑制，インスリン分泌の促進，肝硬変患者のエネルギー供給，タンパク質損失低減効果を有している．

飢餓時，糖原性アミノ酸からはグルコースが合成され（糖新生という），エネルギー源となる．アミノ酸をエネルギーと使用するためには，脱アミノ反応が必要である．また，ケト原性アミノ酸は，アセチルCoAとなり，脂肪酸の合成やケトン体の合成に利用される．また，アミノ酸の脱炭酸反応は，生理活性物質の合成や腐敗物質の生成に関与している（図9・3）．なお，アミノ酸の窒素は尿素として尿中に排出され，一般に健常成人では窒素の排泄量と食事からの摂取量は等しく，窒素平衡[*2]が保たれている状態にある．

*2 窒素平衡は，窒素出納ともいう．食事中の窒素化合物が排泄物中の窒素量より多ければ，成長あるいは体構成分の補強が行われることになり（正の平衡），排泄量のほうが多くなれば，身体の消耗が予想される（負の平衡）．このバランスがつり合っている状態を窒素平衡が保たれているという．

❸ 脂質とは

脂質には正確な定義はないが，基本的には，生物体に存在し，水に溶けにくく，エーテル，クロロホルム，ベンゼンなどの有機溶媒に溶けやすい物質，およびその類縁物質の総称であるとされており，単純糖質（脂肪酸とアルコールのエステル），複合糖質（脂肪酸とアルコールのエステルでそれ以外の構造を含む），誘導脂質（単純脂質，複合脂質の分解物）に分類されることがある．

必須アミノ酸の側鎖の構造式

バリン (V, Val)	$(H_3C)_2CH-$
ロイシン (L, Leu)	$(H_3C)_2CH-CH_2-$
イソロイシン (I, Ile)	$H_3CH_2C(H_3C)CH-$
トレオニン (T, Thr)	$H_3C-CH(OH)-$
メチオニン (M, Met)	$H_3C-S-CH_2CH_2-$
リジン (K, Lys)	$H_2N-CH_2CH_2CH_2CH_2-$
ヒスチジン (H, His)	イミダゾール環（HN, N）$-CH_2-$
フェニルアラニン (F, Phe)	ベンゼン環 $-CH_2-$
トリプトファン (W, Trp)	インドール環（N-H）$-CH_2-$

非必須アミノ酸の側鎖の構造式

グリシン (G, Gly)	$H-$
システイン (C, Cys)	$H_2C(SH)-$
アルギニン (R, Arg)	$HN(C(=NH)NH_2)-CH_2CH_2CH_2-$
グルタミン酸 (E, Glu)	$HOOC-CH_2CH_2-$
アラニン (A, Ala)	H_3C-
チロシン (Y, Tyr)	$HO-C_6H_4-CH_2-$
アスパラギン酸 (D, Asp)	$HOOC-CH_2-$
グルタミン (Q, Glu)	$H_2N-C(=O)-CH_2CH_2-$
セリン (S, Ser)	$H_2C(OH)-$
プロリン (P, Pro)	H_2C-CH_2, H_2C, CH, $N-H$, $COOH$（環状構造）
アスパラギン (N, Asn)	$H_2N-C(=O)-CH_2-$
セレノシステイン	$H_2C(SeH)-$

図9・3 必須アミノ酸および非必須アミノ酸の側鎖の構造式

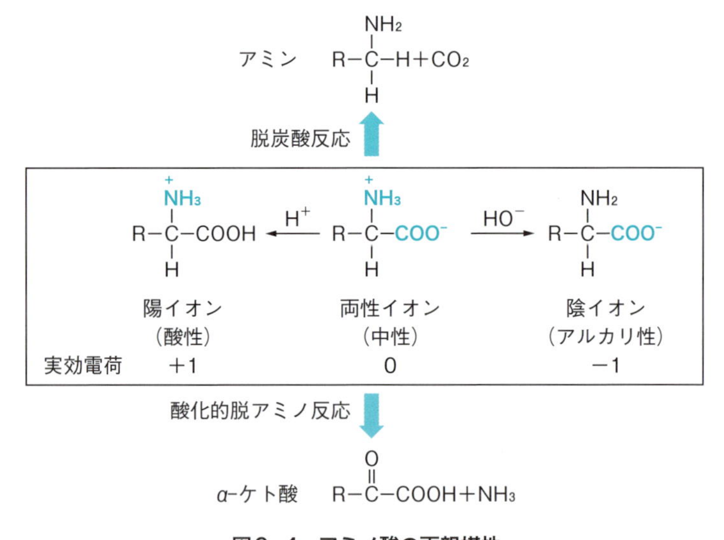

図9・4 アミノ酸の両親媒性

CH_2OCOR_1
R_2COOCH
CH_2OCOR_3

図9・5 トリアシルグリセロール

a 単純脂質

(1) トリアシルグリセロール(トリグリセリド) (図9・5)

グリセロールに脂肪酸が3本エステル結合したもので，主にエネルギー源として蓄積される．

b 複合脂質

(1) リン脂質

生体膜の主成分で，細胞やオルガネラを分離している．

(2) 糖脂質

生体内血液型の成分や細胞接着因子である．

c 誘導脂質

(1) ステロール

エルゴステロール（植物），コレステロール（動物），コレステロールエステルがある．

(2) 脂肪酸

脂肪酸には，二重結合を含まない飽和脂肪酸と二重結合を含む不飽和脂肪酸があり，物理的性質がかなり異なっている．脂肪酸の炭素数は偶数で，直鎖型のカルボン酸である．脂肪酸の種類を示すため，炭素原子数と二重結合数を表示する略記法が用いられている．たとえば，炭素数が18で二重結合を2つもつリノール酸は，$C_{18:2}$と表記される（表9・1）

表9・1　脂肪酸の化学構造

名称		化学式	慣用記号	系列	炭素数	二重結合数
飽和脂肪酸	パルミチン酸	$CH_3(CH_2)_{14}COOH$	$C_{16:0}$		16	0
	ステアリン酸	$CH_3(CH_2)_{16}COOH$	$C_{18:0}$		18	0
不飽和脂肪酸	オレイン酸	$CH_3(CH_2)_7CH=CH(CH_2)_7COOH$	$C_{18:1}$	n-9	18	1
	リノール酸	$CH_3(CH_2)_3(CH_2CH=CH)_2(CH_2)_7COOH$	$C_{18:2}$	n-6	18	2
	α-リノレン酸	$CH_3(CH_2CH=CH)_3(CH_2)_7COOH$	$C_{18:3}$	n-3	18	3
	アラキドン酸	$CH_3(CH_2)_3(CH_2CH=CH)_4(CH_2)_3COOH$	$C_{20:4}$	n-6	20	4
	エイコサペンタエン酸（EPA）	$CH_3(CH_2CH=CH)_5(CH_2)_3COOH$	$C_{20:5}$	n-3	20	5
	ドコサヘキサエン酸（DHA）	$CH_3(CH_2CH=CH)_6(CH_2)_2COOH$	$C_{22:6}$	n-3	22	6

1）飽和脂肪酸（二重結合をもたない）

パルミチン酸（$C_{16:0}$），ステアリン酸（$C_{18:0}$）など．

2）不飽和脂肪酸（二重結合をもつ）

不飽和脂肪酸の二重結合は，シス型*3である．オレイン酸（$C_{18:1}$）は1つの二重結合をもつ．2つ以上の二重結合をもつものは不飽和脂肪酸とよばれる．リノール酸（$C_{18:2}$），α-リノレン酸（$C_{18:3}$），アラキドン酸（$C_{20:4}$）などである．

*3　脂肪酸のシス型とは，炭素（C）の二重結合を挟んで水素原子（H）が同じ側についていることを表す．これに対しトランス型とは，炭素（C）の二重結合を挟んで水素原子（H）がそれぞれ反対側についていることを表す．

3）必須脂肪酸

必須脂肪酸とは，食物から摂取しなければヒトの正常な生体機能を維持できない脂肪酸である．ヒトは脂肪酸の炭素末端から9番目（n-9）より外側に二重結合を入れる酵素をもっていないため，n-3系およびn-6系脂肪酸を合成できない．しかしながら，炭素鎖を伸ばす酵素は有している．リノール酸（n-3系），α-リノレン酸（n-6系）が該当する．なお，必要量を合成できないため，アラキドン酸（n-6系），エイコサペンタエン酸（n-3系），ドコサヘキサエン酸（n-3系）を含める場合もある．

d 脂質の役割

①トリアシルグリセロール（トリグリセリド）：貯蔵脂肪，肥満の原因，脂肪酸を3本もつ（図9・5）ため，貯蔵エネルギーとなる．

②コレステロール：ホルモン，胆汁の原料，細胞膜の流動性，ビタミンDの合成に関与する．また，コレステロールを豊富に含む低密度リポタンパク質（LDL）は，動脈硬化病変発症のリスクファクターとなる．

③脂肪酸：ミトコンドリアでのβ酸化によりアセチルCoAとなり，TCA回路，電子伝達系に入り，エネルギー産生に利用される．また，トリアシルグリセロール（トリグリセリド）やリン脂質の合成にも利用される．さらに，リポキシゲナーゼやシクロオキシゲナーゼにより，ロイコトリエンやプロスタグランジンなどのエイコサノイドなどの炎症性メディエーターとなる．

④リン脂質：生体膜の構成成分であり，ホスホリパーゼA_2により切りだされたアラキドン酸（$C_{20:4}$）は，プロスタグランジンやロイコトリエンなどの脂質メディエーターとなる．

4 ビタミンとは

ビタミンとは，微量[*4]で生体機能を調節する物質であり，生体内で合成されないか，または生体内で合成されるが必要量に満たないため，食品として摂取する必要がある物質である．摂取する必要があるということは，ビタミンには欠乏症が存在するが，ビタミンの中には腸内細菌が合成するために特別な場合以外は欠乏症が起こらないものもある．

＊4 微量という語は，数十mg程度を意味する．ビタミンCの必要量はビタミンの中で最も多く，50 mg/日程度である．

ビタミンに分類される物質は，表9・2の13種類であり，水溶性ビタミン9種と脂溶性ビタミン4種が存在する．ビタミンの名称には，ビタミンDなどのようなビタミン名とカルシフェロールなどのような化合物名の両方が用いられる場合が多いが，ビオチンのようにどちらか一方しか名称がないものもある．ビタミン名と化合物名の両方がある場合は，両方とも覚える必要がある．水溶性ビタミンと脂溶性ビタミンの大きな違いは，体内蓄積性であり，水溶性ビタミンは排泄されやすいが，脂溶性ビタミンは蓄積されすい．したがって，水溶性ビタミンは過剰に摂取してもその分はすぐに体外に排泄されるので過剰症は起こらないが，脂溶性ビタミンは体内に留まりやすいので過剰症が起こることがある．

NOTE ビタミンの名称
ビタミンという名称は，最初に構造が明らかになったビタミンB_1がアミン（amine）であったことによる．生命を意味するvitとamineを結合させて，vitamineと名付けられたが，後に明らかになった他のビタミンの多くがアミンでなかったために，最後のeをとって，vitaminとよばれるようになった．また，ビタミンの名称は，当初は発見された順にアルファベットで命名されたが，ビタミンH（現在のビオチン）まできたところでビタミンKが命名されたためにその後は不統一となった．一度命名された後に，すでに発見されていたビタミンと同一物質であったり，二種類以上の混合物であることが判明したりして削除されたものも多い．

表9・2 ビタミンの分類

水溶性ビタミン	ビタミンB_1，ビタミンB_2，ビタミンB_6，ビタミンB_{12}，ビタミンC，ナイアシン，葉酸，パントテン酸，ビオチン
脂溶性ビタミン	ビタミンA，ビタミンD，ビタミンE，ビタミンK

a 水溶性ビタミン

(1) ビタミンB_1：チアミン

ビタミンB_1は，チアミンともよばれ，ピリミジン環とチアゾール環がメチレン基を介して結合した形をもつ(図9・6).

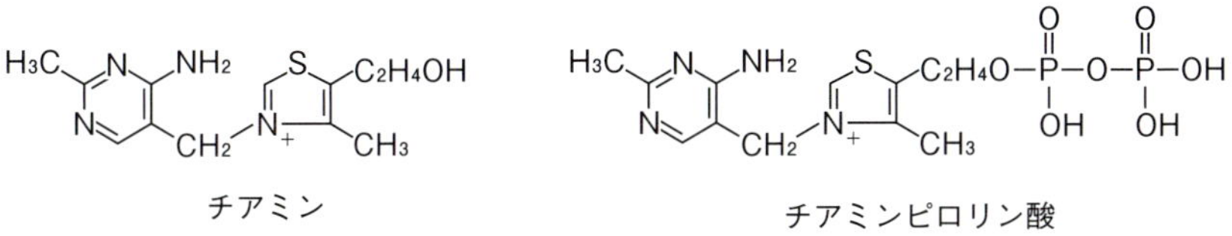

チアミン　チアミンピロリン酸

図9・6　ビタミンB_1

[**生理作用**] 活性型チアミンピロリン酸は，解糖系におけるピルビン酸の脱炭酸反応や TCA 回路のα-ケトグルタル酸の脱水素反応，ペントースリン酸化反応の補酵素として糖代謝に関与する.

[**欠乏症**] 脚気，神経障害(ウェルニッケ脳症[*5])

*5 **ウェルニッケ脳症**　1881 年に Wernicke によって報告された病気であり，眼球運動麻痺，歩行失調などを引き起こす脳疾患.

(2) ビタミンB_2：リボフラビン

ビタミンB_2は，リボフラビンともよばれ，イソアロキサジン環にリビトールが結合した構造をもつ(図9・7).

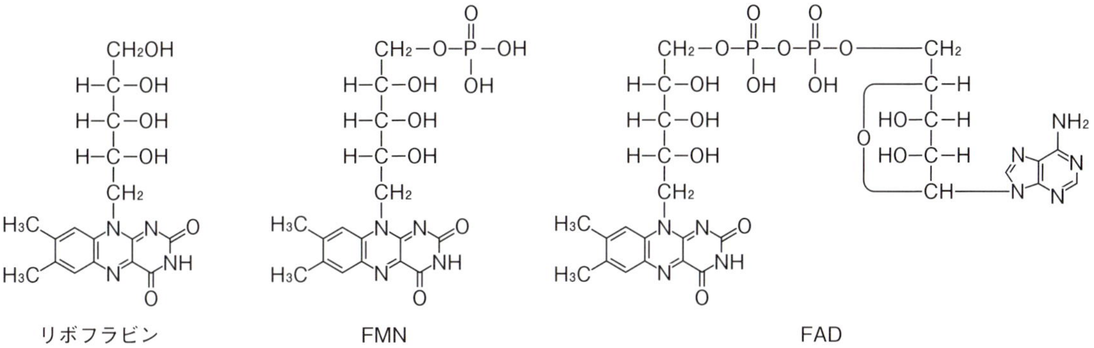

リボフラビン　FMN　FAD

図9・7　ビタミンB_2

[**生理作用**] ビタミンB_2は，酵素によりフラビンモノヌクレオチド(FMN)またはフラビンアデニンジヌクレオチド(FAD)に変換される. 活性型 FMN および FAD は，フラビン酵素の補酵素として，糖，アミノ酸，脂肪酸の中間代謝，酸化的リン酸化などの重要な多くの酸化還元反応に関与する.

[**欠乏症**[*6]] 皮膚炎，口内炎

*6 ビタミンB_2は，植物と微生物により合成される. 動物性食品のビタミンB_2は，食物として摂取したものか，腸内細菌が合成したものである. ビタミンB_2は，多くの食品に含まれていることと，腸内細菌が合成することから，通常の食生活では欠乏症は起こらない.

(3) ビタミンB_6：ピリドキシン，ピリドキサール，ピリドキサミン

ビタミンB_6には，アルコール型のピリドキシン，アルデヒド型のピリドキサール，アミン型のピリドキサミンの3種類があり，いずれも等しいビタミンB_6活性を示す(図9・8).

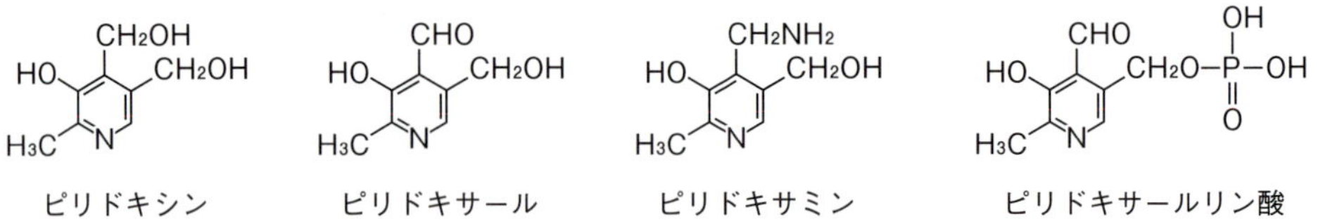

ピリドキシン　ピリドキサール　ピリドキサミン　ピリドキサールリン酸

図9・8 ビタミンB_6

［**生理作用**］活性型ピリドキサールリン酸は，アミノ酸代謝に関与するアミノ基転移反応の補酵素として糖新生に関与する．また，アミノ酸脱炭酸反応の補酵素としてアレルギー物質や神経伝達物質の産生に関与する．

［**欠乏症**[*7]］ペラグラ様皮膚炎，貧血

［**過剰症**］感覚性神経症，知覚神経障害

*7 ビタミンB_6は，動物性食品や植物性食品に広く分布しており，また腸内細菌によっても合成されるので，通常の食生活ではほとんど欠乏症は起こらない．特殊な条件下で摂取量が極端に減少したとき，あるいは需要が極端に増大したときには欠乏症が現れることがある．

(4) ビタミンB_{12}：コバラミン

ビタミンB_{12}は，コバラミンともよばれ，ポルフィリンに似た形のコリン環の中央にコバルト（Co）イオンを配位している（図9・9）．生体からシアン塩で抽出するとCo原子にシアン（-CN）が結合したものが得られ，シアノコバラミンとよばれる．

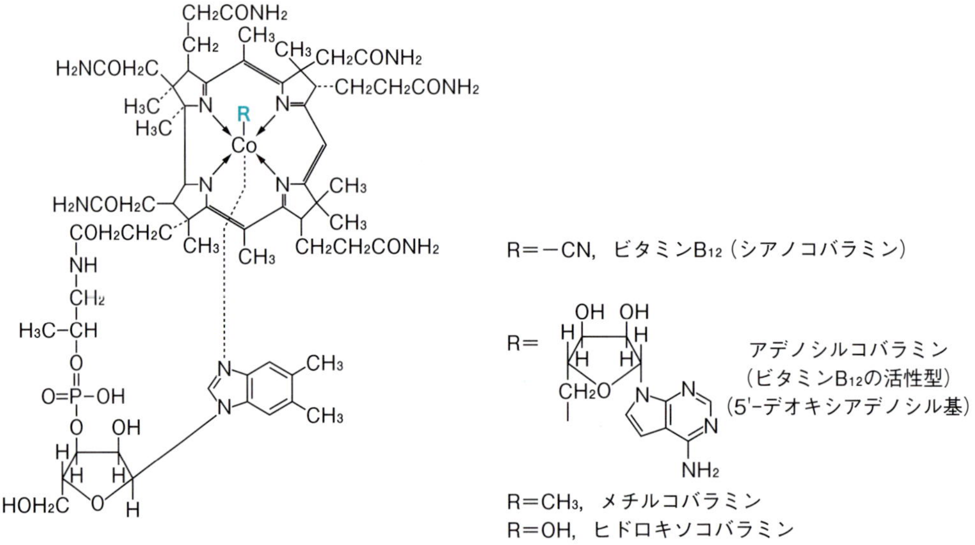

R＝－CN，ビタミンB_{12}（シアノコバラミン）

R＝ アデノシルコバラミン（ビタミンB_{12}の活性型）（5'-デオキシアデノシル基）

R＝CH_3，メチルコバラミン

R＝OH，ヒドロキソコバラミン

図9・9 ビタミンB_{12}

NOTE ビタミンB_{12}は植物にはほとんど含まれない．

［**生理作用**］ビタミンB_{12}の補酵素型の1つであるメチルコバラミンは，メチル基転移酵素の補酵素としてメチル基転移に関与する．また，メチオニン合成や葉酸の合成，核酸合成に関与する．とくに造血に関与する．

［**欠乏症**］巨赤芽球性貧血[*8]，ホモシスチン尿症

*8 巨赤芽球性貧血は，ビタミンB_{12}の消化管からの吸収が阻害されることによって起こる．ビタミンB_{12}は，胃の内因子と結合した後，回腸の受容体に結合して吸収されるため，胃の切除術により欠乏症が起こる．

(5) ビタミンC：アスコルビン酸

ビタミンCは，アスコルビン酸ともよばれ，γ-ラクトンを有する糖

の誘導体である(図9・10). アスコルビン酸(還元型ビタミンC)は，水に溶けやすく，容易に空気酸化されてデヒドロアスコルビン酸(酸化型ビタミンC)となる. 酸化型ビタミンCも還元型と同等の活性を示す.

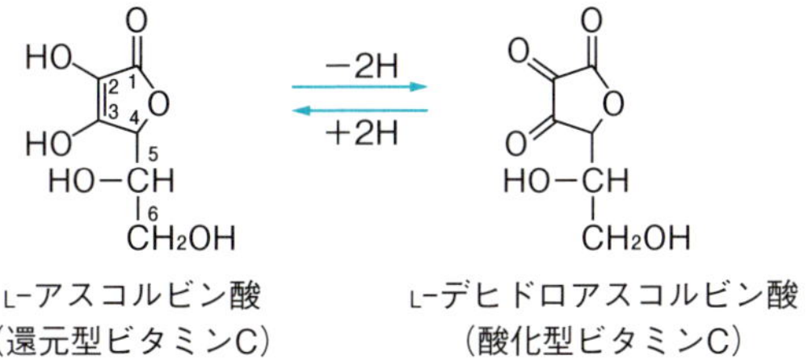

図9・10 ビタミンC

[生理作用] 抗酸化作用があり，食品添加物や酸化防止剤に用いられている. コラーゲンのヒドロキシプロリン，ヒドロキシリジン合成に必要であり，骨，歯などの骨組織や結合組織の形成と維持に関与する. また，発がん物質の*N*-ニトロソアミンの生成の抑制に関与する.

[欠乏症] 壊血病[*9]

*9 壊血病は紀元前から知られていたらしい. 歯肉の出血に始まり全身に及ぶ皮下出血，さらには消化管出血，クモ膜下出血が起こる. 壊血病の最大の特徴は結合組織の変化である. ビタミンCが欠乏すると結合組織の脆弱化が引き起こされる.

(6) ナイアシン：ニコチン酸

ナイアシンは，ニコチン酸ともよばれる(図9・11).

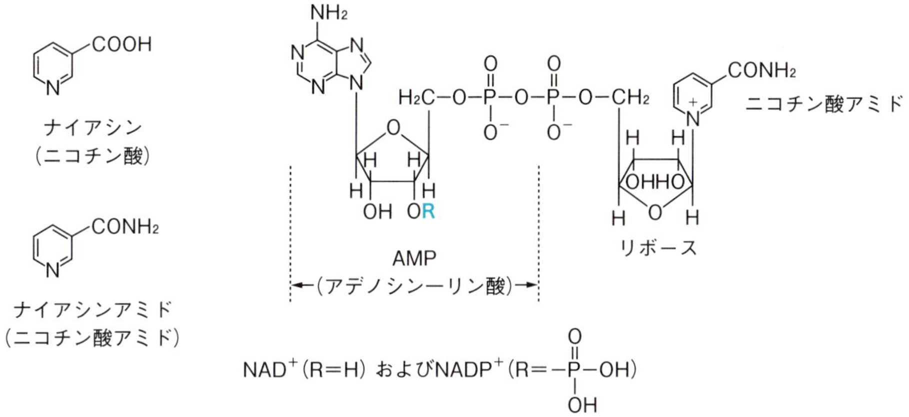

図9・11 ナイアシン

[生理作用] ナイアシン(ニコチン酸)，ナイアシンアミド(ニコチン酸アミド)から，活性型NAD$^+$，活性型NADP$^+$[*10]が合成される. ニコチン酸は，トリプトファンからも生合成される. 活性型NAD$^+$，NADP$^+$は，多くの脱水素酵素(デヒドロゲナーゼ)の補酵素として生体内の酸化還元反応に関与する.

*10 NAD：ニコチンアミドアデニンジヌクレオチド，NADP：ニコチンアミドアデニンジヌクレオチドリン酸

[欠乏症] ペラグラ[*11](光過敏症による皮膚炎，下痢および中枢神経症状)

*11 ペラグラ：イタリア語で「皮膚の痛み」の意.

(7) 葉 酸

葉酸は，プテリジン環，*p*-アミノ安息香酸およびグルタミン酸が結

合した構造を有している（図9・12）.

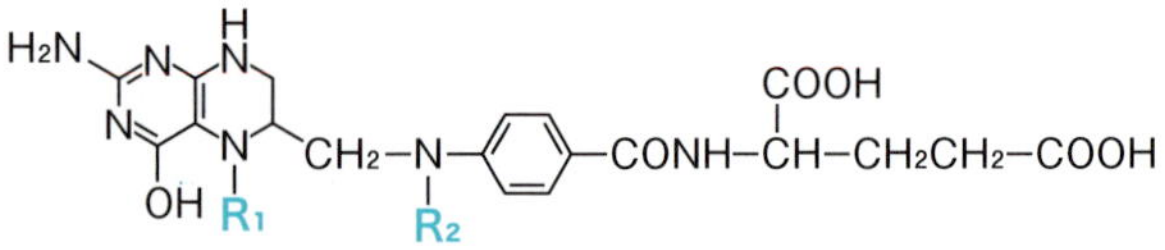

葉　酸	1炭素単位結合位置			1炭素単位
	R_1	R_2	R_1-R_2	
THF	H	H	−	−
5-ホルミル-THF	−CHO	H	−	ホルミル
10-ホルミル-THF	H	−CHO	−	ホルミル
5,10-メテニル-THF	−	−	⫽CH⁄	メテニル
5,10-メチレン-THF	−	−	$-CH_2-$	メチレン
5-メチル-THF	$-CH_3$	H	−	メチル

図9・12　テトラヒドロ葉酸誘導体

［**生理作用**］葉酸が還元されてできる活性型テトラヒドロ葉酸（THF）は，ホルミル基，メチレン基，メチル基など1つの炭素原子を含む断片を受け取り，アミノ酸や核酸合成の中間体へ転移する．葉酸は核酸の合成（プリン塩基の合成，チミジル酸の合成）に関与する．また，コバラミン（ビタミンB_{12}）にメチル基を転移する．

［**欠乏症**］赤血球の生成の障害，巨赤芽球性貧血[＊12]

＊12　DNA合成に障害が起き，赤血球の生成に異常が生じる．葉酸は腸内細菌によって合成されることから，ヒトにおいては欠乏は起こりにくいが，胃の切除によるビタミンB_{12}不足により葉酸が欠乏することがある．

(8) パントテン酸

パントテン酸は，β-アラニンとパントイン酸がアミド結合した構造をもつ（図9・13）.

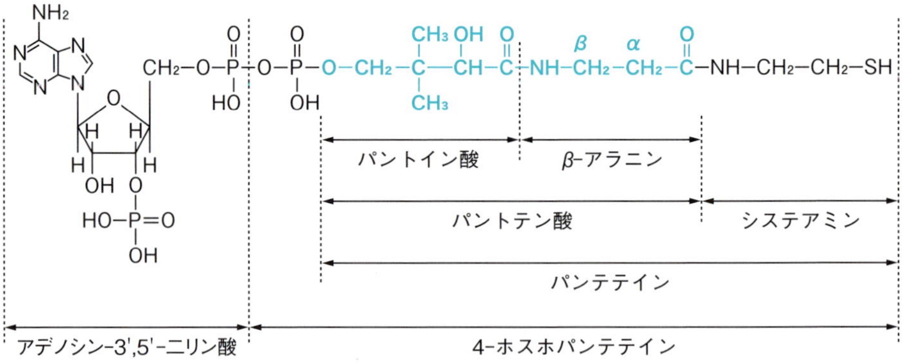

図9・13　パントテン酸を含むコエンザイムA

［**生理作用**］パントテン酸は，コエンザイムA（CoA）の形で補酵素として機能する．アシルCoAは，アシル基転移に関与する（脂質代謝に関与）．また，アセチルCoAは，糖代謝（TCA回路），脂肪酸の生合成に関与する．

［**欠乏症**[＊13]］エネルギー代謝異常，皮膚障害など

＊13　パントテン酸は，動物性食品，植物性食品に広く分布しているので，欠乏症が起こることはまれである．

(9) ビオチン(図9・14)

[**生理作用**] カルボキシ基転移酵素の補酵素として働く(ビオチン酵素). 炭酸固定反応に関与し, アミノ酸代謝(ロイシンからHMG-CoAの合成)や糖新生(ピルビン酸からオキザロ酢酸の合成)や脂肪酸の生合成(アセチルCoAからマロニルCoAの合成)に関与する.

[**欠乏症**[*14]] 皮膚炎, 脱毛症

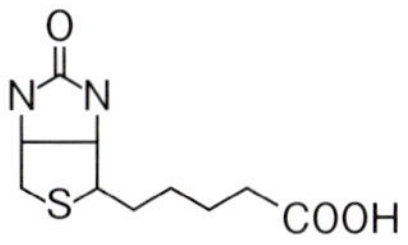

O
N N
S COOH

図9・14 ビオチン

*14 ビオチンの必要量は, 0.1 mg/日程度であり, また, 動物性食品, 植物性食品に広く分布しているため, 欠乏症が起こることはまれである. ただし, 卵白中にはアビジンとよばれるビオチンに強固に結合するタンパク質が存在することから, 生卵を極端に摂取すると腸管でのビオチンの吸収が阻害され欠乏症が起こる.

b 脂溶性ビタミン

(1) ビタミンA

最初に見つかった脂溶性ビタミンである. ビタミンAには, アルコール型のレチノール, アルデヒド型のレチナール, カルボン酸型のレチノイン酸がある(図9・15). ビタミンAは, 狭義にはレチノールを指す. 広義ではレチノール, レチナール, レチノイン酸および誘導体の総称である. レチノールの側鎖の二重結合の立体配置はすべてトランス型で側鎖は直線状となっており all-*trans*-レチノールとよばれる. レチノールとレチナールは可逆反応で酸化還元反応が起きる. レチノイン酸は, レチナールから不可逆的な酵素反応で合成される.

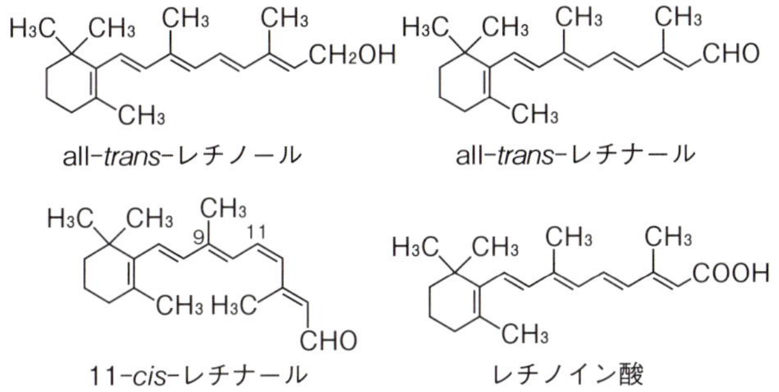

H_3C CH_3 CH_3 CH_3 CH_2OH CH_3
all-*trans*-レチノール

H_3C CH_3 CH_3 CH_3 CHO CH_3
all-*trans*-レチナール

H_3C CH_3 CH_3 9 11 CH_3 H_3C CHO
11-*cis*-レチナール

H_3C CH_3 CH_3 CH_3 COOH CH_3
レチノイン酸

図9・15 ビタミンA

また, 植物色素であるβ-カロテンは, プロビタミンAであり, 動物体内で2分子のビタミンAに変換される(図9・16)

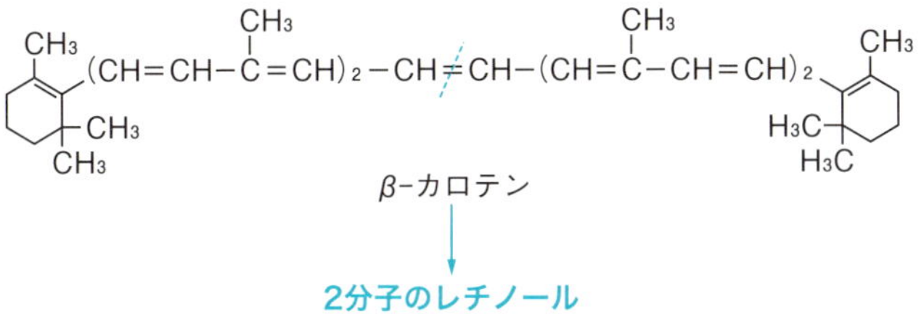

CH_3 CH_3 CH_3 CH_3
(CH=CH−C=CH)$_2$−CH=CH−(CH=C−CH=CH)$_2$
CH_3 CH_3 H_3C H_3C

β-カロテン
↓
2分子のレチノール

図9・16 β-カロテンからレチノールへの変換

[**生理作用**] レチノールとレチナールは, 網膜細胞の保護作用や視細胞における光刺激反応に重要な物質である. 網膜は神経の延長であり, 光を受容して視神経を経て脳に信号を送る. 網膜には桿体と錐体が存在

し，桿体は明暗を，錐体は色調の鑑別に関与する．ビタミンAは，桿体に存在するときはall-*trans*型ではなく，11-*cis*-レチナール（図9・15）であり，オプシンとよばれるタンパク質と結合して暗感光物質であるロドプシンとなる．また，ビタミンAは，生体の形態形成制御，細胞の分化増殖制御に関与する（レチノール，レチノイン酸）．レチノイン酸は，核内受容体であるレチノイン酸受容体（RAR）に結合して遺伝子の発現を転写レベルで制御する．

［欠乏症］夜盲症，角膜乾燥症

［過剰症］肝臓障害，頭蓋内圧亢進，催奇形性

(2) ビタミンD

ビタミンDは，植物中に存在するビタミンD_2（エルゴカルシフェロール）と動物に多く含まれるビタミンD_3（コレカルシフェロール）に分類される．ビタミンD_2とビタミンD_3はほぼ同等のビタミンD活性を有しているが，ヒトではビタミンD_3が重要である．

ビタミンD_3は，動物が自身の生体内で合成するビタミンである．プロビタミンD_3（7-デヒドロコレステロール）が，皮膚上で紫外線によりビタミンD_3（コレカルシフェロール）に変わる．皮膚で合成されたビタミンD_3は，血液中を通って肝臓に運ばれ，肝臓ミクロソームで25位の水酸化を受け，さらに腎臓に運ばれて腎臓ミトコンドリアで1α位の水酸化を受けて活性型ビタミンD_3（1α,25-ジヒドロキシビタミンD_3，カルシトリオール）となる（図9・17）．

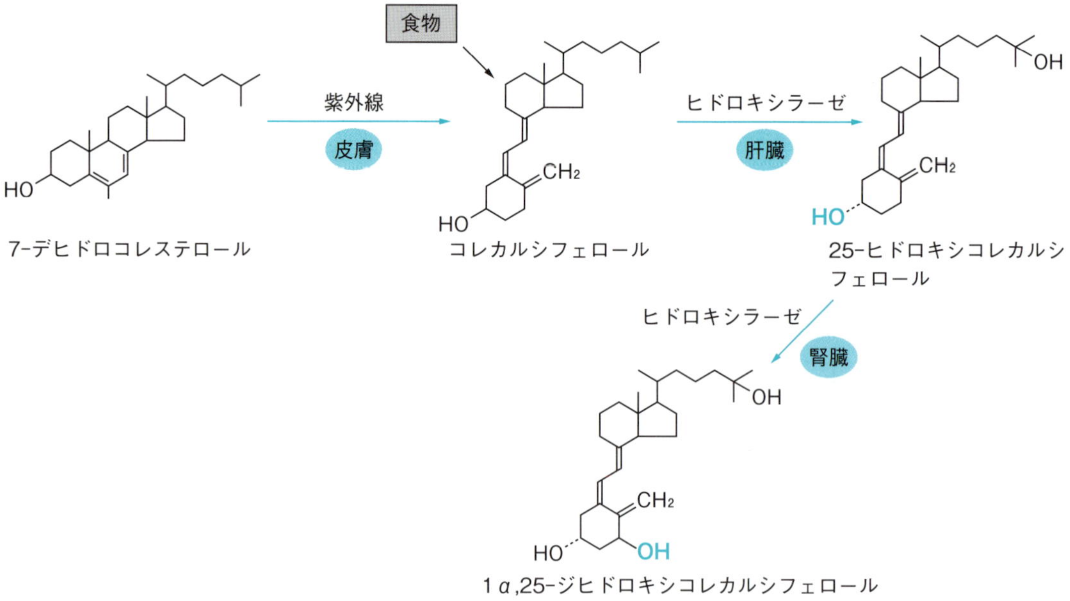

図9・17 ビタミンD

［生理作用］ビタミンDは，カルシウム代謝調節ホルモンである．活性型ビタミンDは，ビタミンD受容体を介して小腸上皮細胞でカルシウ

ムの吸収を促進するカルシウム結合タンパク質の発現を促進し，血中カルシウム濃度を上昇させる．また，甲状腺ホルモンやカルシトニンとともに働き，血中カルシウム濃度を一定に保ち，神経や筋肉の働きを正常化する．また，ビタミンD受容体を介して，骨形成や骨吸収を調節する作用を示し，骨形成にも寄与する．

［**欠乏症**］くる病，骨軟化症

［**過剰症**］高カルシウム血症，腎臓や血管の石灰化，尿毒症

(3) ビタミンE

ビタミンEは，4種のトコフェロール（tocopherol）と4種のトコトリエノールの総称で，クロマン環と側鎖からなる（図9・18）．トコフェロールのtocosはギリシャ語で分娩，pheroは出産を意味し，olはアルコールを示す接尾語である．胎盤形成に必要で女性の抗不妊症因子として発見された．

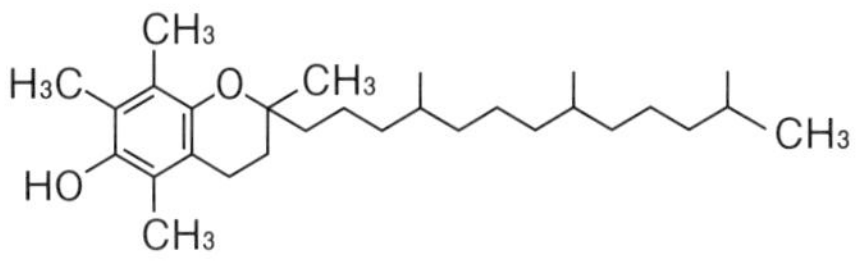

図9・18 ビタミンE（α-トコフェロール）

トコフェロールとトコトリエノールはクロマン環のメチル基の数と位置によってα，β，γ，δの4種の異性体がある．α-，β-，γ-，δ-トコフェロールは，いずれも淡黄色の油状成分であり，きわめて酸化されやすい．ヒトの体内で利用されるのは主にα-トコフェロールである．キロミクロンに含まれる植物性のトコフェロール群は，肝臓においてα-トコフェロールのみがリポタンパク質（VLDL）に輸送される．

［**生理作用**］生体内の抗酸化作用，膜安定化作用，活性酸素によるリン脂質の不飽和脂肪酸のラジカル的連鎖反応を遮断して過酸化脂質の生成を抑制する．

［**欠乏症**］女性の不妊症，遺伝病（α-TTP欠損症），歩行困難，眼球麻痺

［**過剰症**］血液凝固能の低下があげられている．

(4) ビタミンK

天然に存在するビタミンKには，2-メチル-1,4-ナフトキノンを共通の構造として，側鎖構造のみが異なるフィロキノン（ビタミンK_1）とメナキノン類がある．フィロキノンは，側鎖にフィチル基をもつ化合物である．メナキノン類は，側鎖のプレニル基を構成するイソプレン単位の数（4～14）によって11種類の同族体に分かれる．このうち，栄養上とくに重要なものは，動物性食品に広く分布するメナキノン-4（ビタミンK_2）と納豆菌が産生するメナキノン-7である．また，合成品や尿中代謝物として，側鎖をもたないメナジオン（ビタミンK_3）がある（図9・19）．

生体内のメナキノン類は，食事から摂取されるもののほかに，腸内細菌が産生する長鎖のメナキノン類と，組織内でフィロキノンから酵素的に変換し生成するメナキノン-4がある．腸内細菌によるメナキノン類産生量や組織でのメナキノン-4生成量が，ヒトのビタミンK必要量をどの程度満たしているのかは明らかでない．しかし，ビタミンK摂取が不足するとビタミンK欠乏症に陥る危険性があるため，腸内細菌が産生するメナキノン類は，生体の需要を充たすほどには多くないと思われる．また，抗生物質の投与は，腸内細菌によるメナキノン類産生量の低下とビタミンKエポキシド還元酵素活性の阻害によるビタミンK利用の低下を引き起こすことが知られているが，通常のビタミンK摂取量ではビタミンK不足に陥ることはない．

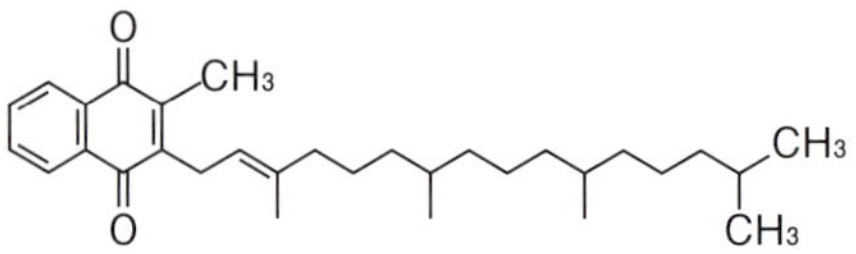

O
CH_3
CH_3
O
CH_3
フィロキノン（ビタミンK_1）

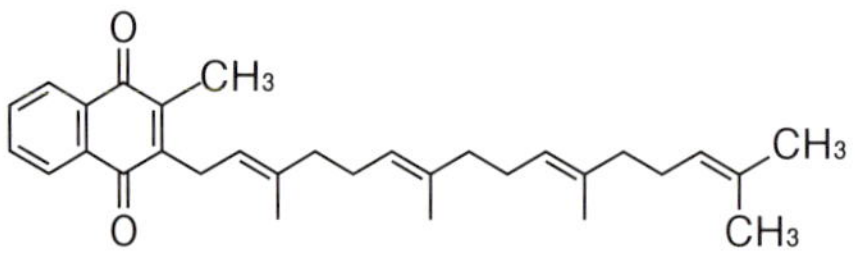

O
CH_3
CH_3
O
CH_3
メナキノン-4（ビタミンK_2）

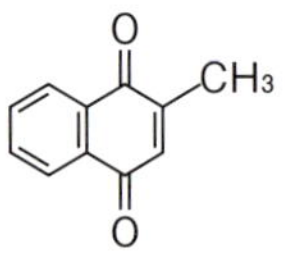

O
CH_3
O
メナジオン（ビタミンK_3）

図9・19 ビタミンK

NOTE

・K_2シロップ

新生児や乳児は，ビタミンKを欠乏しやすく新生児・乳児ビタミン欠乏性出血を発症しやすいためK_2シロップを飲ませる．

・ビタミンK

①胎盤を通過しにくい．
②母乳に含まれにくい．
③新生児の腸内には腸内細菌が少なく効率よくビタミンKを合成できない．

[生理作用] 血液凝固，骨形成に関与する．ビタミンKは骨のオステオカルシン，血液凝固因子のプロトロンビンにカルボキシ基を導入する酵素γ-カルボキシラーゼの補因子として働き，オステオカルシンやプロトロンビンを活性化する．

[欠乏症] 出血傾向，血液凝固障害

[過剰症] 過剰に摂取しても毒性は認められていない．

❺ ミネラルとは

人体の構成元素のうち，炭素（C），水素（H），酸素（O），窒素（N）を除く元素を総称してミネラル（無機質）とよぶ．ヒトの体の構成成分の5～6％はミネラルである．ヒトの体を構成するミネラルのうち，必要量が100 mg/日以上である多量ミネラルは7種類あり，カルシウム（Ca），リン（P），カリウム（K），硫黄（S），ナトリウム（Na），塩素（Cl），マグネシウム（Mg）の順で多い．また，必要量が100 mg/日未満であるものを微量ミネラルとよび，鉄（Fe），銅（Cu），コバルト（Co），亜鉛（Zn），ヨウ素（I），モリブデン（Mo），セレン（Se），マンガン（Mn），クロム（Cr），フッ素（F）の10種類が含まれる．多量ミネラル7種とフッ素を

除く微量ミネラル9種の計16種類については，ヒトでの必須性が確認されており，必須ミネラルとよばれる．ミネラルを含む主要な酵素，タンパク質，ビタミンを表9・3に示す．

表9・3 必須ミネラルを含むアミノ酸，タンパク質，酵素，ビタミン

硫黄(S)	メチオニン，システイン，CoA，リポ酸
鉄(Fe)	ヘモグロビン，ミオグロブリン，シトクロム，カタラーゼ，トラスフェリン，フェリチン
銅(Cu)	セルロプラスミン，スーパーオキシドジスムターゼ(SOD)，メタロチオネイン，シトクロムcオキシダーゼ，モノアミンオキシダーゼ
亜鉛(Zn)	DNAポリメラーゼ，RNAポリメラーゼ，SOD，メタロチオネイン，インスリン，アルコール脱水素酵素
ヨウ素(I)	チロキシン(T_4)，トリヨードチロニン(T_3)
マンガン(Mn)	アルギナーゼ，ホスファターゼ，SOD，乳酸脱水素酵素
セレン(Se)	セレノシステイン，セレノプロテインP，グルタチオンペルオキシダーゼ，脱ヨウ素化酵素
モリブデン(Mo)	キサンチンオキシダーゼ，アルデヒドオキシダーゼ，硫酸還元酵素
コバルト(Co)	ビタミンB_{12}(コバラミン)

a 多量ミネラルの種類と役割

(1) カルシウム(Ca)

[**生理作用**] 99％は骨と歯に存在し，残りの1％が血液，リンパ液などの細胞外液と細胞内に存在する．血液凝固因子（プロトロンビンに結合して活性化）や筋収縮（細胞内貯蔵からの放出と細胞外からの流入で誘導）に関わる．また，アセチルコリン受容体などから細胞応答における細胞内シグナル伝達物質として機能する．

[**体内動態**] ビタミンDにより誘導されるカルシウム結合タンパク質とともに腸管から吸収される．また，シュウ酸やフィチン酸はカルシウムと不溶の塩をつくりカルシウムの吸収を阻害する．

血中のカルシウム濃度は，血液凝固，筋肉収縮などに関与し，ホルモンにより厳密に調整，維持されている．カルシウム濃度が低下すると副甲状腺ホルモン（パラトルモン，PTH）が分泌され，腎臓でのビタミンDのカルシトリオールへの活性化が起こる．これにより骨からのカルシウム動員，腸管からのカルシウム吸収促進，腎臓からのカルシウム排出抑制，再吸収促進が起こり，血漿中のカルシウム濃度が上昇する．一方，濃度が上昇すると甲状腺ホルモンの分泌やビタミンDの活性化が抑制され，カルシトニンの分泌により腎臓からの吸収と骨からの動員が抑制される．

[**欠乏症**] くる病，骨軟化症

[**過剰症**] 高カルシウム血症，泌尿器系結石

(2) リン(P)

[**生理作用**] 85％が骨と歯に，10％が筋肉に分布し，大部分は骨でリン酸カルシウム（ハイドロキシアパタイト）の形で存在する．細胞内ではリン酸緩衝液として存在し，pHと浸透圧の調整に関わる．核酸，リン脂質，チアミンピロリン酸などの補酵素，解糖などの代謝中間体の構

成成分として存在している．また，タンパク質のリン酸化や脱リン酸化による代謝，イノシトールリン酸など細胞内情報伝達に関与する．

［**体内動態**］カルシウム代謝と密接に関連し，Ca：P＝2：1のとき，吸収がよい．

［**欠乏症**］くる病，骨軟化症

［**過剰症**］骨の脱石灰化

(3) ナトリウム(Na)

［**生理作用**］細胞外液中の主要な陽イオンであり，体液中の濃度は一定に保たれている．酸・塩基平衡の調節，浸透圧の維持，神経・筋肉の正常な機能の維持に関わる．また，Na^+/K^+-ATPaseによる膜電位の維持に関わる．

［**体内動態**］腸管より吸収されたナトリウムは，細胞外に一定に維持される．アルドステロンにより尿細管で再吸収が調整されている．

［**欠乏症**］低張性脱水症，神経症状

［**過剰症**］高血圧

(4) カリウム(K)

［**生理作用**］98％が細胞内液に，2％が細胞外液に存在している．細胞内ではリン酸塩，重炭酸塩，塩化物として存在する．酸・塩基平衡，浸透圧調整，神経・筋肉・心筋の制御に関与する．

［**体内動態**］小腸で吸収され，腎臓から排出される．カリウムの摂取増加ではナトリウムの排泄量は変化しないが，ナトリウムの摂取増加はナトリウムとカリウムの排泄量が増加するため，ナトリウムを摂取するときはカリウムも併せて摂取する必要がある．

［**欠乏症**］高血圧，不整脈，心電図異常

［**過剰症**］とくにない(血圧が下がることが報告されている)．

(5) 塩素(Cl)

［**生理作用**］細胞外液に90％，細胞内液に10％存在している．体液の平衡，浸透圧の調整，酸・塩基平衡に関与する．胃酸(HCl)の生成に関わる．

［**体内動態**］主に食事中の食塩として摂取する．

(6) マグネシウム(Mg)

［**生理作用**］成人のマグネシウムの約50～60％は骨に存在し，筋肉に20％含まれる．骨がマグネシウムの貯蔵庫になっており，マグネシウムが欠乏すると骨からマグネシウムが遊離し，利用される．また，アルカリホスファターゼ，キナーゼ，ATPaseなどの酵素の賦活剤である．

［**体内動態**］腸から能動輸送により吸収される．

［**欠乏症**］心疾患，神経症状

［**過剰症**］呼吸麻痺

(7) 硫 黄(S)

［**生理作用**］アミノ酸のメチオニンおよびシステインの成分である．

また，CoAやリポ酸の成分である．

b 微量ミネラルの種類と役割

(1) 鉄(Fe)

[生理作用] 65％は，赤血球のヘモグロビンや筋肉のミオグロブリンにヘム鉄として存在する．主に酸素の血液中の運搬に関与する．シトクロムやカタラーゼなどヘム鉄含有酵素の成分として，エネルギー代謝や酸化還元反応に関与する．また，非ヘム鉄の形では，トランスフェリン(鉄の輸送)やフェリチン(鉄の貯蔵)に結合している．

[体内動態] 食物中の鉄は，主に小腸(十二指腸と空腸上部)で吸収される．ヘム鉄はそのままの形で吸収されるが，非ヘム鉄には，Fe^{2+}とFe^{3+}があり，Fe^{2+}の形で吸収される．ビタミンCはFe^{3+}をFe^{2+}に変換するので，鉄の吸収を促進する．吸収された鉄は，トランスフェリンにより血清鉄として肝臓や骨髄に送られる．骨髄でヘモグロビン合成に利用され，赤血球を構成する．一部は細胞内にフェリチンと結合して貯蔵される．赤血球中のヘモグロビンは脾臓で壊され，鉄は赤血球合成に再利用される．

[欠乏症] 鉄欠乏性貧血

[過剰症] 鉄沈着症

(2) 銅(Cu)

[生理作用] 乳児の成長，脳の発達，赤血球や白血球の成熟，コレステロールや糖代謝に関与する．フェロキシダーゼ(Fe^{2+}をFe^{3+}に酸化する)活性を有するセルロプラスミンの活性に不可欠であり，細胞外に輸送されたFe^{2+}をFe^{3+}に酸化してトランスフェリンに受け渡す．このため，銅が欠乏すると鉄投与に反応しない貧血となる．また銅は，抗酸化酵素であるスーパーオキシドジスムターゼやメタロチオネイン，シトクロム*c*オキシダーゼ，モノアミンオキシダーゼに結合している．

[体内動態] 十二指腸で吸収された銅は，肝臓に運ばれてセルロプラスミンと結合し，血液中に放出され，各組織に運ばれる．摂取された銅の97％は，胆汁を介して糞便中に排出される．

[欠乏症] 鉄欠乏性貧血，メンケス病

[過剰症] ウイルソン病(肝障害，神経障害)

(3) 亜鉛(Zn)

[生理作用] 組織としては前立腺，骨，肝臓，腎臓，筋肉の順に多く存在するが精液中に高濃度に存在する．亜鉛を含む酵素は，300種類以上存在する．糖質・脂質・タンパク質の代謝や骨代謝，中枢神経機能，舌や鼻腔粘膜の味覚・嗅覚受容体の機能に関与する．

[欠乏症] 味覚障害，創傷治癒障害，成長遅延，皮膚障害，生殖機能低下，骨の異常，精神障害(うつ病)

[過剰症] 嘔吐

(4) ヨウ素(I)

[生理作用] 70～80％は甲状腺に存在する．甲状腺ホルモンのチロキシン(T_4)とトリヨードチロニン(T_3)の構成成分である．甲状腺ホルモンは酸素消費の増加，コレステロール代謝，神経や筋肉の活性化に関与する．

[体内動態] 小腸で100％吸収され，尿中にはほとんど排出される．尿中のヨウ素排出量が栄養評価に用いられる．

[欠乏症] 先天性甲状腺機能低下症，甲状腺機能低下，死産，流産，先天性の奇形

[過剰症] 甲状腺腫，甲状腺機能亢進症

(5) マンガン(Mn)

[生理作用] 骨に最も多く存在する．プロテオグリカンの合成に関与する糖転移酵素，尿素産生に関与するアルギナーゼ，ホスファターゼ，抗酸化酵素であるスーパーオキシドジスムターゼに含まれる．

[欠乏症] 成長遅延，骨の異常，脂質代謝異常，皮膚疾患

[過剰症] パーキンソン病様症状

(6) セレン(Se)

[生理作用] 爪，肝臓，精巣に多く存在し，ビタミンEとともに生体を酸化ストレスから防御する．特殊アミノ酸セレノシステインを含むセレンタンパク質に含まれる．抗酸化酵素であるグルタチオンペルオキシダーゼや脱ヨウ素化酵素はセレンタンパク質である．セレンは生体内でヒ素，カドミウム，水銀などと相互作用してそれらの毒性を軽減する．

[欠乏症] 克山病(慢性心筋症，中国の風土病)

[過剰症] 脱毛，爪や皮膚の異常

(7) クロム(Cr)

[生理作用] リンパ節に多く存在し，糖代謝，脂質代謝に必須である．インスリンレセプターキナーゼを活性化することにより，インスリンの作用を高める耐糖因子である．

[欠乏症] 耐糖能の低下

(8) モリブデン(Mo)

[生理作用] 肝臓に多く存在する．キサンチンオキシダーゼ，アルデヒドオキシダーゼ，硫酸還元酵素に含まれる．

[欠乏症] 成長阻害

(9) コバルト(Co)

[生理作用] ビタミンB_{12}(コバラミン)の構成成分である．

[欠乏症] 貧血

(10) フッ素(F)

[生理作用] 95％は骨と歯のエナメル質にフッ化カリウム(KF)として存在する．骨芽細胞を刺激して骨の石灰化に関与する．また，骨や歯の強化に関与する．

［欠乏症］虫歯
［過剰症］斑状歯

ポイント

- 糖質（炭水化物），脂質（脂肪），タンパク質は三大栄養素とよばれる．
- 三大栄養素にビタミンとミネラルが加わったものが五大栄養素とよばれる．
- 糖質はエネルギー源として最も重要な役割をもっている．
- 臓器や細胞のおもなエネルギー源は，グルコースであり，グルコースはグリコーゲンとして肝臓や筋肉組織に蓄積される．
- 体内に吸収されたタンパク質はアミノ酸に分解され，主に体タンパク質の合成やエネルギー源として利用される．
- 生体内で合成できない，あるいは合成されたとしても必要量をまかなえないアミノ酸は必須アミノ酸とよばれる．
- 脂質のうち，トリアシルグリセロールは，おもにエネルギー源として蓄積される．
- 脂質のうち，リン脂質は生体膜の主成分であり，細胞やオルガネラを分離している．
- 必須脂肪酸とは，食物から摂取しなければヒトの正常な生体機能を維持できない脂肪酸のことである．
- 一般に健常成人では吸収したアミノ酸の窒素量と排出する窒素量は等しい（窒素平衡が保たれている）．
- ビタミンに分類される物質は13種あり，水溶性ビタミン9種と脂溶性ビタミン4種が存在する．
- ビタミンB_1は，TCA回路の酵素の補酵素として糖代謝に関与する．
- ビタミンB_6は，アミノ酸代謝に関与するアミノ基転移反応の補酵素として糖新生に関与する．
- ビタミンAは，眼の網膜で視物質として機能している（欠乏により夜盲症になる）．
- 植物色素であるβ-カロテンは，プロビタミンAであり，動物体内で2分子のビタミンAに変換される．
- ビタミンDは，小腸でのカルシウムの吸収に関与する（欠乏により骨軟化症やくる病になる）．
- ビタミンC, D, K, マグネシウム，カルシウム，リンは骨組織の形成と維持に関与する．
- 葉酸，ビタミンB_{12}，鉄，銅は赤血球の合成に関与する（欠乏により貧血になる）．

B 栄養素の消化，吸収，代謝

❶ 三大栄養素の体内動態と相互変換

食物として摂取するデンプンやタンパク質は高分子化合物であり，そのままの状態では血中に取り込むことができない．血液に取り込むためには低分子化合物に分解する必要があり，この分解過程を消化とよび，消化された低分子化合物が体内に取り込まれることを吸収という．三大栄養素である糖質，タンパク質，脂質は，われわれの身体を維持するためにすべての組織において一定の量が常時必要とされている．そのため，消化，吸収されたそれぞれの栄養素は必要に応じて運搬され，蓄積され，また相互に変換されながら利用されている．ここではそれぞれの栄養素について，

・どのように消化，吸収されるのか
・どのようにして必要な組織に運搬されるのか

・どこに，どのような形態で蓄積され，またそれが利用されるのか
・どのように相互変換されているのか
・どのように血中濃度が維持されているのか
を理解することが重要である．三大栄養素の体内動態と相互変換の概略を図9・20に示した．

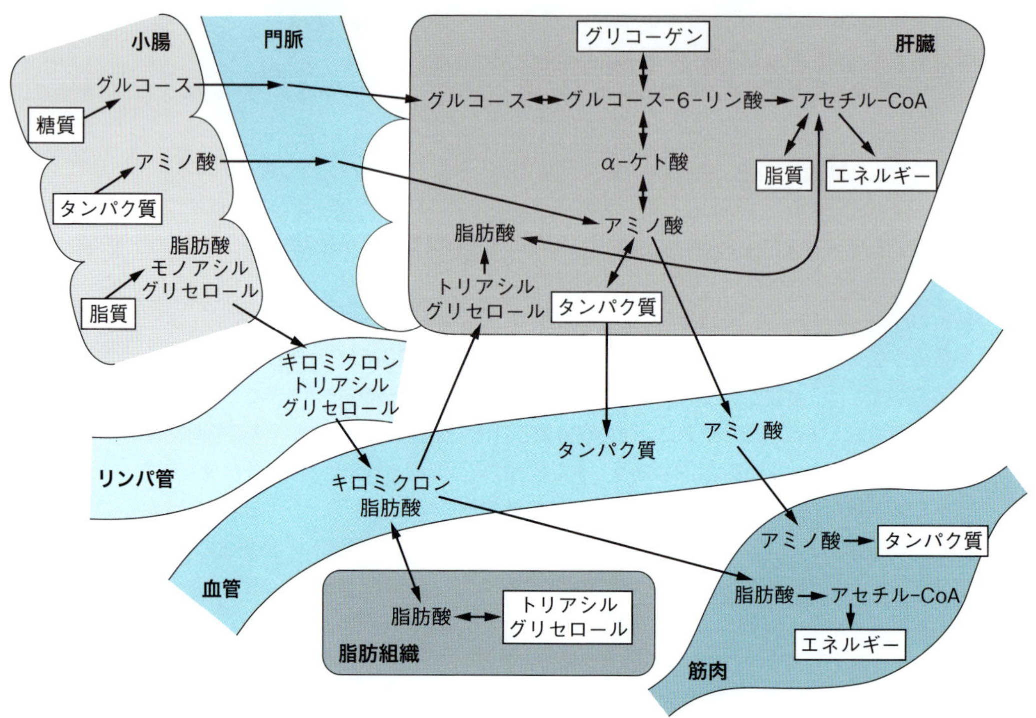

図9・20 三大栄養素の体内動態と相互変換の概略

糖質はグルコースなどの単糖に，タンパク質はアミノ酸まで消化管内で分解され，小腸より吸収され門脈を通って肝臓に運ばれる．肝臓内でグルコースはリン酸化を受け，**グルコース-6-リン酸**を介してエネルギー源として利用されるほか，**グリコーゲン合成酵素**によって**グリコーゲン**へと変換され貯蔵される．アミノ酸はタンパク質合成に利用され，また糖とアミノ酸は**α-ケト酸**を経て相互に変換される．脂質は消化管内で**脂肪酸**と**2-モノアシルグリセロール**へと分解され，**キロミクロン**としてリンパ管を経て血流中に吸収され，脂肪酸は筋肉などで**β酸化**を経てエネルギーとなり，また脂肪組織で**トリアシルグリセロール**として貯蔵される．糖質はアセチルCoAを経て脂肪酸へと変換される．グリセロールは**糖新生**に利用されるが，アセチルCoAはピルビン酸へは変換されないため脂肪酸が糖新生に利用されることはない．このように，糖質，タンパク質，脂質は鍵となる代謝中間体を介して相互に変換され，利用されている．

❷ 糖質の消化，吸収，代謝

糖質はさまざまな異性体を含む複雑な化合物群であるが，体内ではグルコースを基本として血中を運搬され各組織に届けられる．糖質の主な役割は，神経組織や赤血球など，主にグルコースをエネルギー源として利用している組織にグルコースを供給することであり，解糖系や糖新生系がこれらの調節を行っている．血液中のグルコース濃度，すなわち**血糖値**の調節は健康の維持に重要である．

a 糖質の消化

食品中の糖質は，主に植物に含まれるデンプン，砂糖として摂取する**スクロース**（ショ糖），ミルクに含まれる**ラクトース**（乳糖）などとして摂取される．これらは唾液，膵液α-アミラーゼや小腸粘膜に存在する**グリコシダーゼ**類によって消化され，単糖となって小腸より吸収され，門脈を通って肝臓へと運ばれる．

デンプンは，**アミロース**（グルコースがα-1,4 結合によって直鎖状につながった高分子）と**アミロペクチン**（アミロースがさらにα-1,6 結合によって分岐したもの）からなる．デンプンの消化は口腔内からはじまり，まず唾液アミラーゼに，ついで膵液アミラーゼによって分解される．アミラーゼには基質特異性の異なるα-アミラーゼ，β-アミラーゼ，グルコアミラーゼがあり，それらによってデンプンはデキストリン，マルトトリオース，マルトース，イソマルトース，あるいはグルコースへと分解される．これらのデンプン由来の分解物や，スクロース，ラクトースはそれぞれ対応するグリコシダーゼによって消化される．基質と酵素は以下のように対応している．

デンプン由来の分解物 ―[マルターゼ，イソマルターゼ]→ グルコース

スクロース ―[スクラーゼ]→ グルコース＋フルクトース

ラクトース ―[ラクターゼ]→ グルコース＋ガラクトース

b 糖質の吸収

グリコシダーゼによって生成した単糖は，小腸上皮細胞に取り込まれる．グルコース，ガラクトースはNa^+/グルコース共輸送体 sodium/glucose co-transporter 1（**SGLT1**）によって，ナトリウムとともに能動的に輸送される．フルクトースはナトリウム非依存的に特異的な輸送タンパク質である glucose transporter 5（**GLUT5**）によって輸送される．さらに，これらの単糖はいずれも glucose transporter 2（**GLUT2**）によって小腸上皮細胞から門脈を経由して肝臓に運ばれる．肝臓と骨格筋では

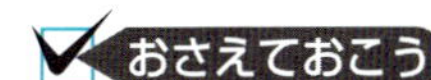

・**共輸送**
・**能動輸送** ☞p.321

グルコースはグリコーゲン合成酵素によってグリコーゲンへと変換され，貯蔵される．また脂肪組織ではグルコースを脂質へと変換し貯蔵する．

c 糖質の代謝

(1) エネルギー産生

細胞に取り込まれたグルコースは，解糖系，TCA 回路を経て最終的に水と二酸化炭素に変換され，その過程で **NADH**，**$FADH_2$**，**ATP** などのエネルギー物質を産生する．

解糖系（図9・21）の反応はすべて細胞質で行われ，1分子のグルコースが2分子のピルビン酸に変換される過程で ATP と NADH を産生する．その後，**好気的条件下**では，ピルビン酸はアセチル CoA となり TCA 回路に入る．骨格筋などで高いエネルギー消費に必要な酸素の供給が追いつかない**嫌気的条件下**では，ピルビン酸を乳酸に変換することで解糖系の代謝を維持している．

TCA 回路（図9・22）の反応はミトコンドリアのマトリックスで行われ，1分子のアセチル CoA が2分子の二酸化炭素と水に変換される過程で NADH，$FADH_2$，ATP を産生する．

解糖系および TCA 回路で産生された NADH，$FADH_2$ は，ミトコンドリア内膜に存在する電子伝達系において利用され，**ATP 合成酵素**による**酸化的リン酸化反応**によって ATP を産生する．

(2) 血糖値の制御と糖新生

脳や神経などの末梢組織では細胞内にグルコースを貯蔵することができないため，エネルギー産生に必要な栄養素であるグルコースを血液から絶えず供給する必要がある．そのため血液中のグルコース濃度（**血糖値**）を常に一定に保つ必要があり，血糖値の低下は脳機能の低下や神経障害につながる．

血糖値は主に肝臓におけるグリコーゲンの合成と分解，骨格筋における **GLUT4** を介したグルコースの取り込みによって調節されている．グリコーゲンの合成は**グリコーゲン合成酵素**によって制御されている．グリコーゲンの分解は，合成反応の逆反応ではなく，ホスホリラーゼによってグルコース-1-リン酸が切り出され，その後グルコース-6-リン酸からグルコース-6-ホスファターゼによってグルコースへと変換され，血中に放出される．血糖値が高い時には**インスリン**の作用によってグリコーゲン合成が促進，分解が抑制される．逆に血糖値が低い時には**グルカゴン**や**アドレナリン**の作用によってグリコーゲンの分解が促進される．骨格筋においてはグルコース-6-リン酸からグルコースへと変換することができないため，貯蔵されたグリコーゲンは筋肉の運動のためのエネルギーとして使われ，血糖値の調節には関与しない．

また糖質の摂取量が不足し血糖値が過度に低下した際には，アミノ

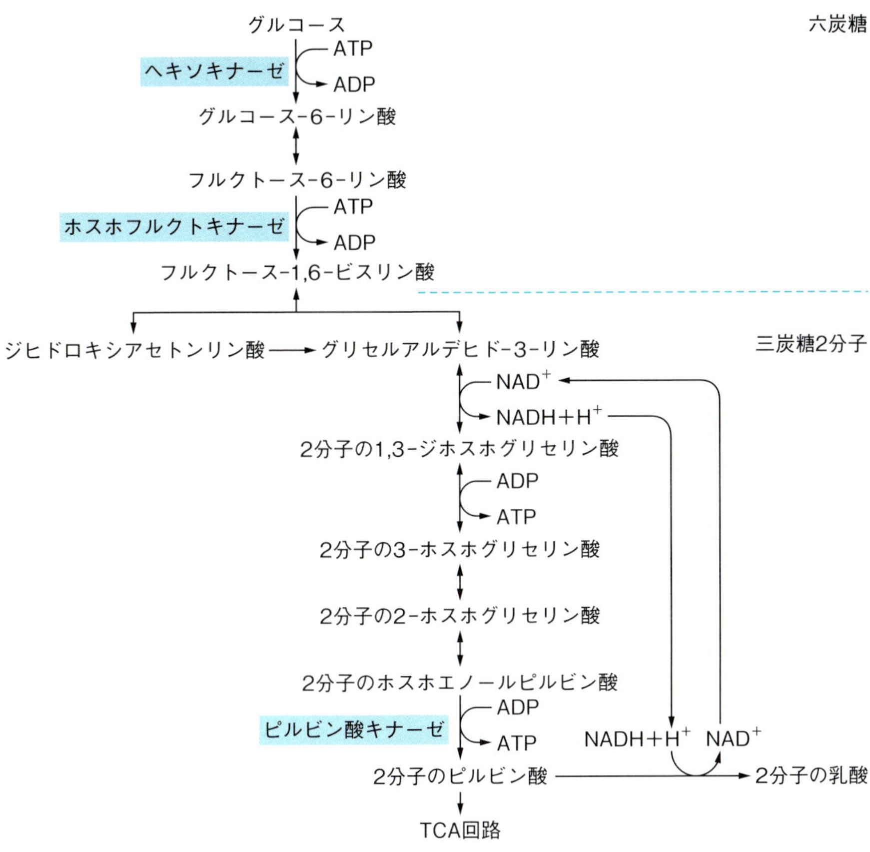

図9・21　解糖系

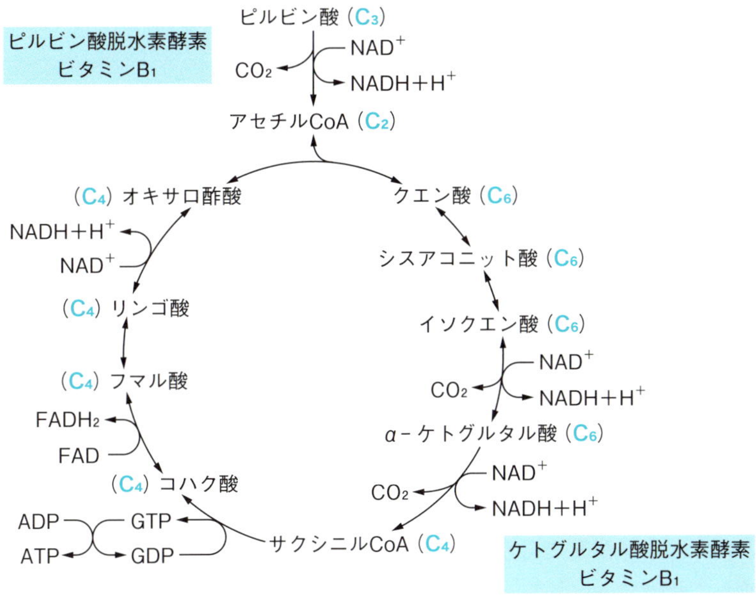

ピルビン酸（C_3）
ピルビン酸脱水素酵素
ビタミンB_1
NAD+
CO_2
NADH＋H+
アセチルCoA（C_2）
（C_4）オキサロ酢酸
クエン酸（C_6）
NADH＋H+
NAD+
シスアコニット酸（C_6）
（C_4）リンゴ酸
イソクエン酸（C_6）
（C_4）フマル酸
NAD+
CO_2
NADH＋H+
$FADH_2$
FAD
α-ケトグルタル酸（C_5）
（C_4）コハク酸
NAD+
CO_2
NADH＋H+
ADP
GTP
ATP
GDP
サクシニルCoA（C_4）
ケトグルタル酸脱水素酵素
ビタミンB_1

図9・22　TCA回路

酸，乳酸やグリセロールからグルコースが産生される．これは解糖系の逆反応ではなく別の代謝経路であり，糖新生とよぶ（図9・23）．

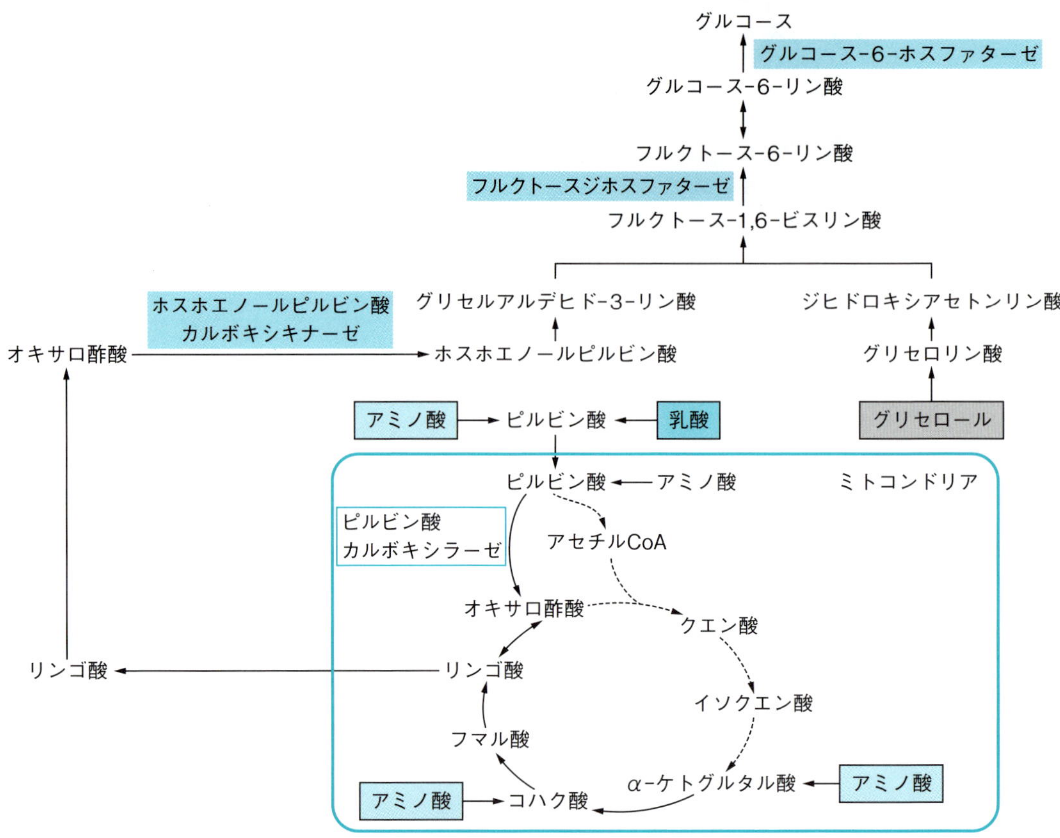

図9・23 糖新生

(3) ペントースリン酸経路

核酸の生合成に必要な五炭糖（ペントース）であるリボースは，ペントースリン酸経路によってグルコース-6-リン酸から合成される．このリボースの合成に伴い，さまざまな酵素反応の補酵素となる重要な還元物質であるNADPHが生成される．

❸ タンパク質の消化，吸収，代謝

ⓐ タンパク質の消化と吸収

摂取したタンパク質は，まずは胃において酸性条件下でペプシンによってペプチドに分解される．次に小腸において膵液中のプロテアーゼであるトリプシン，キモトリプシンによってさらに断片化され，さらに小腸粘膜に存在するアミノペプチダーゼやカルボキシペプチダーゼによってアミノ酸まで分解され，能動輸送によって吸収された後門脈を通って肝臓に運ばれる．

b 吸収されたアミノ酸の代謝

アミノ酸は，それぞれの組織でタンパク質の生合成に利用される以外にも，**脱炭酸反応**によってヒスタミンやドパミンなどのアミン化合物となり，神経伝達物質やその原料としても機能する．

余剰のアミノ酸は，**アミノ基転移反応**と**酸化的脱アミノ反応**によって**アンモニア**と**α-ケト酸**に変換される（図9・24）．この過程によって成人では摂取したタンパク質に由来する窒素の量と，尿中排泄される窒素量は等しく保たれており，これを**窒素平衡**とよぶ．脱アミノ反応によって遊離したアンモニアは毒性が高いため，主に肝臓で**尿素回路**を経て尿素に変換され，最終的に尿中に排泄される（図9・25）．尿素回路においては，アンモニアは2分子のATP，二酸化炭素，水と反応して**カルバモイルリン酸**となり，**オルニチン**と縮合して**シトルリン**となる．さらにシトルリンはアルギノコハク酸を介して**アルギニン**となり，**尿素**を放出してオルニチンへと戻る．アンモニアが遊離することで生成したα-ケト酸は，アセチルCoAやTCA回路に入ってエネルギー源となり，糖新生や脂質合成にも利用される．

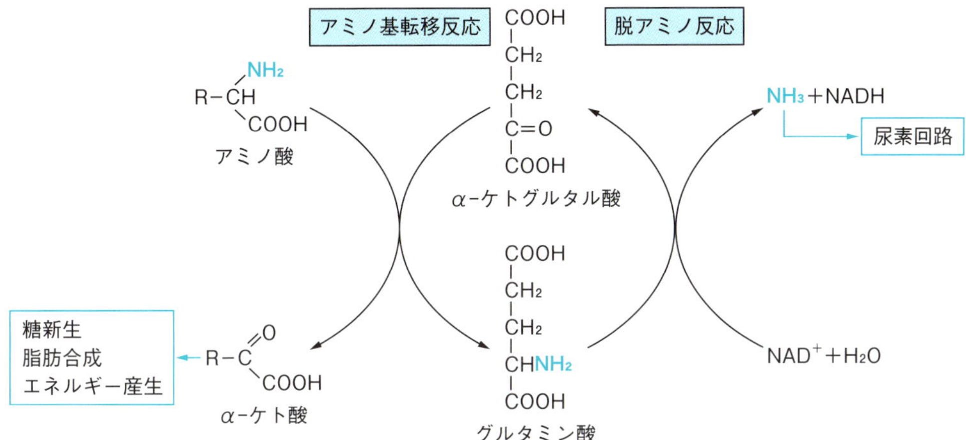

図9・24 アミノ基転移反応と酸化的脱アミノ化反応

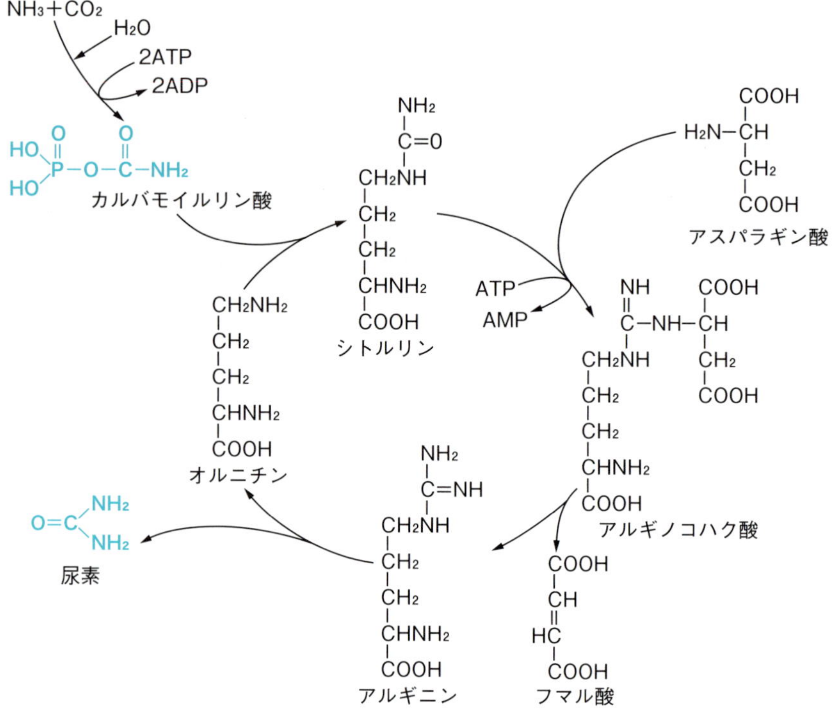

図9・25　尿素回路

❹ 脂質の消化，吸収，代謝

ⓐ 脂質の消化と吸収

脂質とは水に不溶な生体分子の総称であるため，食物中には多様な化学形態の脂質が存在するが，主要な栄養素としての脂質は**トリアシルグリセロール**（中性脂肪）と**コレステロール**である．しかしながらこれらの脂質はそのままでは吸収されず，胆汁酸や脂質代謝酵素の作用によって小腸上皮細胞から吸収される．

トリアシルグリセロールは小腸で**胆汁酸**によって乳化され，**膵リパーゼ**による加水分解を受けて**2-モノアシルグリセロール**と2分子の**脂肪酸**となる．炭素鎖10以下の脂肪酸は直接吸収され門脈に移行するが，炭素鎖12以上の脂肪酸と2-モノアシルグリセロールは，胆汁酸とミセルを形成して小腸上皮細胞に吸収される．その後小腸上皮細胞内で再びトリアシルグリセロールとなる．

コレステロールは小腸で胆汁酸とミセルを形成して小腸上皮細胞に吸収される．小腸上皮細胞のトリアシルグリセロールとコレステロールは，**リポタンパク質**である**キロミクロン**に再構成されてリンパ管へと移行し，さらに静脈を経て肝臓へと輸送される．

ⓑ リポタンパク質による脂質の輸送

リポタンパク質とは，そのままでは水に溶けない脂質を輸送するためのタンパク質複合体であり，その中心部に疎水性の高いトリアシルグリセロールやコレステロール，コレステロールエステルを保持し，周囲をリン脂質とアポタンパク質で取り囲むことによって可溶化されている．血漿中のリポタンパク質はその密度によってキロミクロン，超低密度リポタンパク質（VLDL），中間密度リポタンパク質（IDL），低密度リポタンパク質（LDL），高密度リポタンパク質（HDL）の5種類に分けられており，それぞれ含まれる脂質の組成やアポタンパク質が異なり，生体内での役割も異なる（図9・26）．

VLDLはその90％程度がトリアシルグリセロールとコレステロールで構成されているリポタンパク質であり，肝臓で合成されたトリアシルグリセロールやコレステロールを末梢組織に運搬する．毛細血管壁に存在するリパーゼによってVLDLのトリアシルグリセロールが分解されるとIDLとなり，さらにトリアシルグリセロールを失うと主にコレステロールを含むLDLとなる．LDLは肝臓から末梢組織にコレステロールを運搬する役割を担う．逆にHDLは末梢組織からコレステロールを引き抜き，肝臓へ逆輸送する．そのためHDLコレステロール値が高いと動脈硬化症などのリスクが低減する．

ここにつながる
・動脈硬化症 ☞p.77

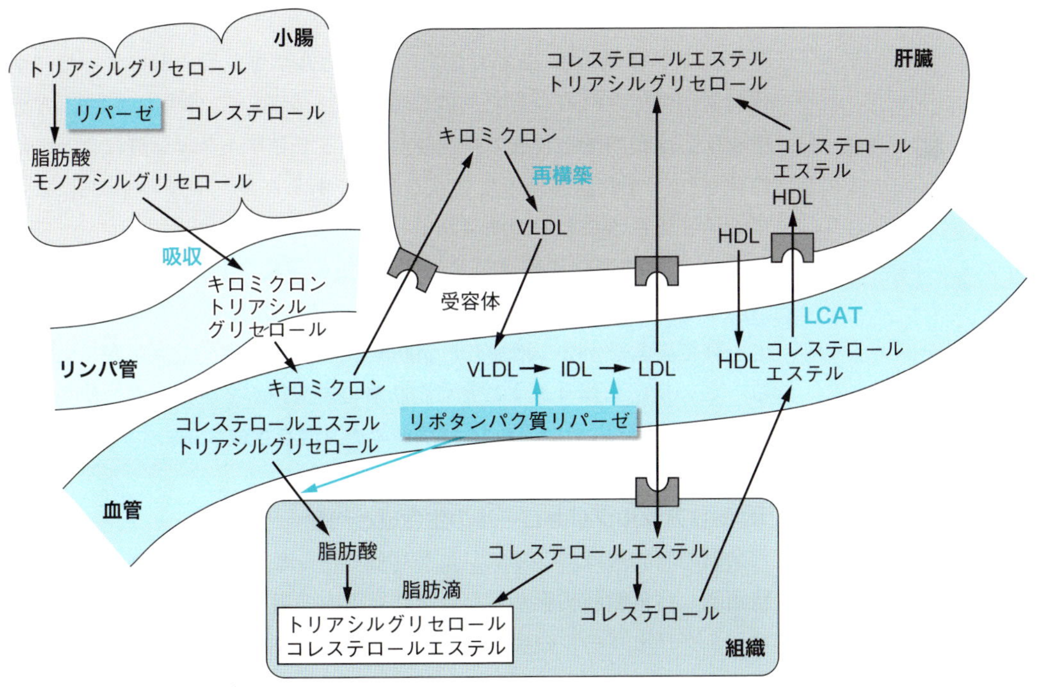

図9・26　リポタンパク質の代謝

c 脂肪酸の代謝

（1）脂肪酸の分解：β酸化

末梢組織において，脂肪酸はミトコンドリアで行われるβ酸化によって分解され，エネルギー源として利用される．とくに心臓は，エネルギー産生に主に脂肪酸を利用している.

脂肪酸はまず**アシル CoA** としてミトコンドリア膜間腔に入り，さらに**カルニチンアシルトランスフェラーゼ**によって CoA と**カルニチン**を置換して**アシルカルニチン**となって内膜を通過し，マトリックスへと入った後に再びアシル CoA となってβ酸化の基質となる．β酸化反応によって脂肪酸のカルボキシル末端から炭素が 2 個単位ずつ切り離され，アセチル CoA を生成する．たとえば炭素数 16 の**パルミチン酸**は，7 回のβ酸化によって 8 分子のアセチル CoA となる．この反応で生成するアセチル CoA は TCA 回路で利用され，またβ酸化に伴って生成した $FADH_2$ と NADH は，ミトコンドリアの電子伝達系において ATP に変換される.

(2) 脂肪酸の生合成

脂肪酸の生合成は主に肝臓と脂肪組織の細胞質で行われる．脂肪酸の生合成の原料はアセチル CoA であり，これはピルビン酸の酸化，脂肪酸のβ酸化，**ケト原性アミノ酸**の分解によってミトコンドリアで生成したものである．このアセチル CoA は**オキサロ酢酸**と結合し**クエン酸**となってミトコンドリアから細胞質へと移行し，細胞質で再びアセチル CoA となる.

アセチル CoA は，まず**アセチル CoA カルボキシラーゼ**によって二酸化炭素が付加されることで**マロニル CoA** となる．このマロニル CoA の生成反応は脂肪酸生合成の律速段階となっており，クエン酸によって活性化され，また脂肪酸の生合成の産物である**パルミトイル CoA** によって不活性化さることで調節されている.

次に，脂肪酸合成酵素にアセチル CoA が結合し，そこにマロニル CoA が脱炭酸を伴って縮合する．さらに NADPH による還元と脱水反応を経て炭素数が 2 つ増加した脂肪酸が生成し，生合成反応が 1 回転する．この反応を繰り返すことで脂肪酸の炭素鎖が 2 炭素分ずつ伸長していき，7 回の反応で炭素数 16 のパルミチン酸を生成する.

d トリアシルグリセロールの生合成と代謝

余剰の脂肪酸は，トリアシルグリセロールとして主に肝臓や，褐色脂肪細胞，白色脂肪細胞からなる脂肪組織内の脂肪滴に貯蔵される．トリアシルグリセロールの生合成では，脂肪酸 CoA と，解糖系の中間体である**ジヒドロキシアセトンリン酸**，または**グリセロール-3-リン酸**が結合して 3 つの脂肪酸のエステル結合が生成する．貯蔵されたトリアシルグリセロールを利用する際には，ホルモン感受性リパーゼによって脂肪滴から脂肪酸が切り出される．この遊離脂肪酸は血清アルブミンと結合して心臓や筋肉に輸送されエネルギー源として利用される．トリアシルグリセロールの過剰な蓄積は，メタボリックシンドロームなどさまざまな疾患のリスク要因となる.

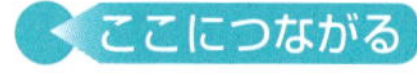

・メタボリックシンドローム ☞ p.80

e コレステロールの生合成と代謝

ヒトの体内に存在するコレステロールの多くは体内で生合成されたものであり，食品から経口摂取されるコレステロールは全体の1/4～1/8程度に過ぎない．コレステロールの生合成は肝臓で行われ，アセチルCoAを原料とした4段階の反応よりなる．

1段階目はメバロン酸の合成である．3分子のアセチルCoAから**HMG-CoA**が生成し，それが**HMG-CoA還元酵素**によって還元されて**メバロン酸**となる．この反応はコレステロール生合成の律速段階であり，体内のコレステロール量によって調節を受けている．2段階目の反応でメバロン酸からイソプレン単位となる3-イソペンテニルピロリン酸が生成し，3段階目で6分子のイソプレン単位から炭素数30の**スクワレン**が生成する．このスクワレンが4段階目の反応で環化し，ラノステロールを経てコレステロールとなる．

コレステロールは胆汁に含まれる胆汁酸として十二指腸に放出される．放出された胆汁酸は脂質とミセルを形成することで脂質の吸収を促進し，小腸下部からおよそ95％が再吸収される．これを腸肝循環とよぶ．

ポイント

- 糖質はグルコースなどの単糖まで分解され，小腸から吸収される．
- グルコースは解糖系，TCA回路および電子伝達系によってエネルギーへと変換される．
- グルコースはグリコーゲンへと変換されて肝臓と筋肉で蓄えられる．
- さらに余剰のグルコースは，脂肪酸へと変換され，トリアシルグリセロールとして脂肪組織で蓄積される．
- 血糖値が下がると，グリコーゲンの分解，糖新生，脂肪酸のβ酸化が起きる．
- タンパク質はプロテアーゼによって分解され，アミノ酸として小腸から吸収される．
- アミノ酸は，糖や脂質のように貯蔵のための形態を取らず，体内に蓄積しない．
- 糖原性アミノ酸は糖新生に利用され，ケト原性アミノ酸は脂肪酸合成に利用される．
- 脂質は主にトリアシルグリセロールとして摂取され，リパーゼによってモノアシルグリセロールと脂肪酸へと消化され，胆汁酸とミセルを形成し小腸から吸収される．
- 脂質が吸収され，各組織に輸送される際にはキロミクロン，VLDL，LDL，HDLといったリポタンパク質が働く．
- 脂肪酸のβ酸化はミトコンドリアで起き，アセチルCoAを経てエネルギーへと変換される．

C 三大栄養素の栄養的価値

三大栄養素はどれもエネルギー源となることができるが，ヒトが健康な状態を維持するためにはどの栄養素から何％のエネルギーを摂取すべきか，適切なエネルギー産生栄養バランスが存在する．日本人の食事摂取基準（以下，食事摂取基準）2015年版より，生活習慣病の予防の観点からこのエネルギー産生栄養バランスの目標値が設定され，成人では糖質から50～65％，脂質から20～30％，タンパク質から13～20％のエネルギーを摂取することとされた．さらに食事摂取基準2020年版と

ここにつながる

・**日本人の食事摂取基準** ☞p.206
・**フレイル** ☞p.215

2025年版では，2015年版を基本としつつも，高齢者の低栄養，フレイルの予防が特に重視されており，タンパク質のバランスが50～64歳で14～20％，65歳以上では15～20％と下限値が高く設定されている．

❶ 糖質の栄養価

糖質はエネルギー源として生命活動の維持に重要な役割を担っており，とくに脳・中枢神経系において重要である．その一方で糖質をグリコーゲンとして体内に貯蔵できる量は限られており，約1日分程度のエネルギーを蓄えられるのみである．そのため食品として摂取された糖質は，脂質に比べて優先的にエネルギー産生に利用され，必要になれば糖新生経路から供給される．糖質を制限する食事をしていても欠乏症状はみられず，そのため必須脂肪酸や必須アミノ酸が存在する脂質やタンパク質とは異なり，糖質では栄養学的な必須性は問題とはならない．

糖新生は血糖値によって制御されているが，食品によって血糖値の上昇が急激に起こるものと穏やかに起こるものがあり，この血糖値の上がりやすさの指標をGI（glycemic index，血糖上昇指数）とよぶ．GI値は，食事後120分間の血糖曲線下面積を，グルコースを100として比で示したものであり，GI値が高い食物は血糖値が上がりやすい．

❷ 脂質の栄養価

脂質も糖質とともにエネルギー源として重要であるが，脂質の中でエネルギー源となるのはトリアシルグリセロール（中性脂肪）と脂肪酸であり，コレステロールはエネルギー源にはならない．

トリアシルグリセロールは貯蔵型のエネルギー源であり，皮下などに存在する脂肪細胞に多量貯蔵することが可能である．糖質が不足すると，脂肪組織中のトリアシルグリセロールがホルモン感受性リパーゼによって分解され，脂肪酸とグリセロールとなる．生成した脂肪酸はβ酸化によってアセチルCoAとなりTCA回路でエネルギー産生に利用され，グリセロールは糖新生に利用される．

脂肪酸はアセチルCoAを原料とした炭素鎖伸長反応によって生合成することが可能であるため，パルミチン酸，ステアリン酸，そしてオレイン酸を含むn-9系の脂肪酸は必須脂肪酸ではない．その一方，ヒトはΔ9位よりも末端側に不飽和結合を導入することはできないため，n-6系脂肪酸であるリノール酸，γ-リノレン酸，アラキドン酸，n-3系脂肪酸であるα-リノレン酸，EPA，DHAは必須脂肪酸である．

不飽和結合を有する必須脂肪酸は，生体膜を構成するリン脂質の主要構成成分として生体膜の流動性や機能の維持に関与している．またアラキドン酸はシクロオキシゲナーゼによって発熱や痛みなどを引き起こす炎症性メディエーターであるプロスタグランジンに変換されたり，またリポキシゲナーゼによって喘息の原因物質であるロイコトリエンに変換されたりする．EPAやDHAの代謝産物は，抗炎症作用に関与することが報告されている．

過剰に蓄積された飽和脂肪酸はさまざまな疾患のリスク因子となるため，食事摂取基準2025年版では，脂質全体のエネルギー産生栄養バランスの目標値（20～30％）とは別に飽和脂肪酸の目標量が設定されており，総エネルギー摂取量の7％以下とすることとされている．必須脂肪酸であるn-6系脂肪酸およびn-3系脂肪酸には目安量が設定されている．

一方，コレステロールはその摂取量が，動脈硬化症やがんの発症リスクと相関しているとの報告があり，従来は摂取量を低めに抑えることが好ましいと考えられてきた．しかし，コレステロールは大部分が体内で生合成されており，この食品からの摂取量と疾病との相関関係には十分な科学的根拠がないものとして2015年版の食事摂取基準では上限値が撤廃された．しかしその後，2020年版と2025年版の食事摂取基準では，目標量としては設定されてはいないものの，脂質異常症の重症化予防のために1日あたりの摂取量を200 mg未満に抑えることが望ましいとされている．

❸ タンパク質の栄養価

タンパク質も，糖質や脂質と同様にエネルギー源として利用することができる．エネルギーが不足した際には，体タンパク質の一部を分解して得られるアミノ酸を利用して，糖新生を行ったりTCA回路を介してエネルギー産生を行ったりする．

しかし栄養としてのタンパク質の最も重要な役割は，最終的に同化されて体タンパク質となり身体機能を担うことである．古くなった体タンパク質は分解され，常に新たに合成されたものと置き換えられて一定に保たれている（**窒素平衡**）が，アミノ酸は体内に貯蔵することはできないために不足分は食品から摂取する必要がある．そのため，食品のタンパク質の栄養価を考える際には，効率よく体タンパク質の生合成を行うことができるように，体内で生合成することができない**必須アミノ酸**がバランス良く含まれていることが重要となる．

そのような観点から，食品のタンパク質の栄養価は必須アミノ酸の組成と消化吸収率で決まる．評価法としては，**化学的評価法**として**アミノ酸価**があり，**生物学的評価法**として**生物価**および**正味タンパク質利用率**がある．また**NPC/N比**は，効率よくタンパク質を利用するための糖質と脂質の量を示す指標である．

a 化学的評価法：アミノ酸価

アミノ酸価（アミノ酸スコア）とは，食品中のタンパク質を構成しているアミノ酸がどれだけバランスよく含まれているかの指標である．仮に，あるタンパク質に含まれる特定の必須アミノ酸の量が少なかった場

おさえておこう

・必須アミノ酸 ☞p.167
・窒素平衡 ☞p.189

合，生合成することのできるタンパク質の量はその必須アミノ酸の量によって制限されることとなる．したがって食品として摂取したタンパク質を効率よく体タンパク質へと変換するためには，その必須アミノ酸のバランスが重要となる．アミノ酸価を算出するにあたっては，食品タンパク質中のアミノ酸組成を，**アミノ酸評点パターン**（表9・4）と比較する．その中で不足している必須アミノ酸を**制限アミノ酸**とよび，最も不足している制限アミノ酸（**第一制限アミノ酸**）からアミノ酸価を下記の式によって求める．

$$\text{アミノ酸価} = \frac{\text{食品タンパク質の制限アミノ酸の量}}{\text{アミノ酸評点パターン中の当該制限アミノ酸の量}} \times 100$$

アミノ酸価は最大値を100として，高いものほど栄養価が高い．動物性タンパク質のアミノ酸価はほとんどが100であり，植物性タンパク質は制限アミノ酸が存在するものが多く，栄養価は低い．表9・5に示されている通り，精白米や食パン，トウモロコシなどの代表的な穀物類における第一制限アミノ酸は**リジン**である．

表9・4 アミノ酸評点パターン

アミノ酸	タンパク質あたりの必須アミノ酸（mg/gタンパク質）													
	1973年（FAO/WHO）				1985年（FAO/WHO/UNU）				2007年*（FAO/WHO/UNU）					
	乳児	10〜12歳 学齢期	成人	一般用	乳児	2〜5歳 学齢期	10〜12歳 学齢期	成人	0.5歳	1〜2歳	3〜10歳	11〜14歳	15〜18歳	成人
ヒスチジン	14	—	—	—	26	19	19	16	20	18	16	16	16	15
イソロイシン	35	37	18	40	46	28	28	13	32	31	31	30	30	30
ロイシン	80	56	25	70	93	66	44	19	66	63	61	60	60	59
リジン	52	75	22	55	66	58	44	16	57	52	48	48	47	45
含硫アミノ酸（メチオニン＋システイン）	29	34	24	35	42	25	22	17	28	26	24	23	23	22
芳香族アミノ酸（フェニルアラニン＋チロシン）	63	34	25	60	72	63	22	19	52	46	41	41	40	38
トレオニン	44	44	13	40	43	34	28	9	31	27	25	25	24	23
トリプトファン	8.5	4.6	6.5	10	17	11	9	5	8.5	7.4	6.6	6.5	6.3	6.0
バリン	47	41	18	50	55	35	25	13	43	42	40	40	40	39

[*WHO : Technical report Series 935, "Protein and amino acid requirements in human nutriton" に基づく]

表9・5　食品タンパク質のアミノ酸価

食　品	アミノ酸価（第一制限アミノ酸）	食　品	アミノ酸価（第一制限アミノ酸）
精白米	74 (Lys)	豚肉	100
食パン	42 (Lys)	牛肉	100
トウモロコシ	44 (Lys)	サケ	100
そば粉（全層粉）	100	アジ	100
落花生	93 (Lys)	アサリ	100
大豆	100	スルメイカ	100
小豆	100	タラバガニ	100
ごま	73 (Lys)	鶏卵	100
アーモンド	78 (Lys)	牛乳	100
モモ	68 (Leu)	人乳	100

Lys：リジン，Leu：ロイシン
[2007年FAO/WHO/UNUアミノ酸評点パターン，日本食品標準成分表2015年版（七訂）より作成]

b 生物学的評価法：生物価，正味タンパク質利用率

(1) 生物価

生物価とは，食品として摂取したタンパク質中の何％が体タンパク質として利用され，体内に保留されたかを示す値であり，利用度の高いタンパク質ほど100に近い値となる．生物価の算出には窒素の出納量を用いる．

$$生物価 = \frac{体内保留窒素量}{吸収窒素量} \times 100$$

吸収窒素量は，摂取した食品中の窒素量と，吸収されずに糞中に排出された窒素量の差であり，体内保留窒素量は，吸収窒素量と，尿中に排出された窒素量との差として求められる．

吸収窒素量＝摂取した食品中の窒素量－糞中に排出された窒素量
体内保留窒素量＝吸収窒素量－尿中に排出された窒素量

また糞中および尿中に排出された窒素量は，対象となるタンパク質食摂取時の排出窒素量と，無タンパク質食摂取時の排出窒素量の差として求められる．

糞中に排出された窒素量＝被験タンパク質食摂取時の糞中窒素量
－無タンパク質食摂取時の糞中窒素量
尿中に排出された窒素量＝被験タンパク質食摂取時の尿中窒素量
－無タンパク質食摂取時の尿中窒素量

(2) 正味タンパク質利用率

正味タンパク質利用率は，摂取し，さらに吸収されたタンパク質のう

ち何%が体内に保留されたかを示す値であり，生物価に被験タンパク質の消化吸収率を乗じたものである．消化吸収率は摂取窒素量に対する吸収窒素量の割合としてもとめられるので，正味タンパク質利用率は下記の式のように求めることができる．

$$\text{正味タンパク質利用率} = \text{生物価} \times \text{消化吸収率} = \frac{\text{体内保留窒素量}}{\text{吸収窒素量}} \times \frac{\text{吸収窒素量}}{\text{摂取窒素量}} = \frac{\text{体内保留窒素量}}{\text{摂取窒素量}}$$

c NPC/N比（非タンパク質カロリー窒素比）

NPC/N 比は，摂取した非タンパク質エネルギー量と窒素量の比であり，食品として摂取したタンパク質を効率よく利用するためには，タンパク質量に対して他のエネルギー源（糖質と脂質）をどれだけ摂取するのかを示す指標である．タンパク質量の約 16 %が窒素量に相当するため，NPC/N 比は下記の式によって求められ，通常は150～200となる．

$$\text{NPC/N比} = \frac{\text{非タンパク質エネルギー量（糖質と脂質のエネルギー量）}}{\text{タンパク質量 (g)} \times 0.16}$$

4 三大栄養素の相互変換と臓器ごとの栄養素の利用

a 三大栄養素の相互変換と共通の代謝経路

三大栄養素である糖質，脂質，タンパク質は，さまざまな化合物に変化し，またそれらが相互に変換することで生命を維持するためのエネルギー源となっている．TCA 回路はエネルギー源である ATP を産生するとともに，これらの栄養素の相互変換の中継点となっている．

エネルギー産生の観点でみると，三大栄養素は以下のように働いている．

糖質：解糖系によってアセチル CoA を生成する．

脂質：β 酸化によってアセチル CoA を生成する．

ケト原性アミノ酸：アセチル CoA を生成し，糖原性アミノ酸はピルビン酸や TCA 回路の中間体となる．

また，これらのエネルギー産生における中間体を利用することで糖質，脂質，アミノ酸の生合成が行われている．

オキサロ酢酸：**ホスホエノールピルビン酸**を経て糖新生に利用される．

ピルビン酸や TCA 回路の中間体である **α－ケトグルタル酸**，**オキサロ酢酸**などの α-ケト酸はアミノ基転移反応によってアミノ酸に変換される．

おさえておこう

- 解糖系 p.186
- β酸化 p.191
- 糖原性アミノ酸 p.167
- ケト原性アミノ酸 p.167
- 糖新生 p.188
- アミノ基転移反応 p.189

アセチルCoAを原料として脂肪酸とコレステロールが生合成される．解糖系の中間体であるジヒドロキシアセトンリン酸，グルコース-3-リン酸は，リン脂質やトリアシルグリセロールの生合成に利用される．

b 臓器ごとの栄養素の利用

三大栄養素は相互に変換可能であるが，エネルギー源としては等価ではなく，臓器ごとに利用できる栄養素は異なっている．

脳は通常はグルコースを唯一のエネルギー源として利用しており，グルコースの供給が減少する飢餓時にも脂肪酸を利用することはできず，ケトン体を利用する．ケトン体とはアセト酢酸，β-ヒドロキシ酪酸，アセトンのことを指し，糖が利用できない飢餓時に脂肪酸のβ酸化が亢進して生成したアセチルCoAが肝臓に蓄積し，これがケトン体へと変換されて血中へ放出されることで他の臓器でエネルギー源として利用される．しかし長期の飢餓状態では多量のケトン体が蓄積した結果血液が酸性に傾くアシドーシスを起こし，昏睡状態となる．腎臓も糖質をエネルギー源としている．

骨格筋は，安静時には脂肪酸をエネルギー源として利用するが，激しい運動時には糖質も利用し，その際，最終産物として乳酸を生成する．心臓は脂肪酸をエネルギー源として利用する．肝臓はα-ケト酸を主なエネルギー源として利用しており，グルコースやケトン体は他の臓器のために放出するため，エネルギー源としては利用しない．

ポイント

- 糖質は優先的にエネルギー源として利用される．
- 脂質のうち，トリアシルグリセロールと脂肪酸は主要なエネルギー源である．
- タンパク質は，飢餓時に分解され，糖新生やエネルギー源として利用される．
- 必須脂肪酸，必須アミノ酸は存在するが，糖質には該当するものはない．
- 食品タンパク質の栄養価を評価する方法には，化学的評価法としてアミノ酸価が，生物学的評価法として生物価がある．
- アミノ酸価が高い，すなわち栄養価が高い食品は必須アミノ酸をバランスよく含んでいるものであり，不足している必須アミノ酸を制限アミノ酸，最も不足している必須アミノ酸を第一制限アミノ酸とよぶ．
- 生物価は吸収した窒素に対する体内保留窒素の割合で表される．
- 正味タンパク質利用率は摂取した窒素に対する体内保留窒素の割合で表される．
- 一般的には動物性タンパク質の方が植物性タンパク質よりも栄養価が高い．
- ケトン体は飢餓時のエネルギー源として働くが，蓄積するとアシドーシスを引き起こす．

D 五大栄養素以外の食品成分(食物繊維，抗酸化物質など)の機能

❶ 食物繊維

食物繊維は，一般に「ヒトの消化酵素では消化できない高分子の食物成分」とされる．大部分は多糖であるが，消化・吸収されて生体内で利用することができないためにエネルギー源にはならない．ただしその一部は，腸内細菌により分解され利用される場合もある．また，腸内細菌叢に影響を与えて腸内環境を整える整腸作用を示す．脂質や糖質の消化・吸収を妨げることで，糖尿病や脂質異常症などの生活習慣病の発症予防に寄与する．

①不溶性：不溶性ペクチン，セルロース，ヘミセルロース，キチン，キトサン，リグニン*15など

②水溶性：水溶性ペクチン，グルコマンナン，アルギン酸，アガロース，カラギーナン，ポリデキストロースなど

*15 リグニンは多糖ではない．食物繊維はすべて糖類ではない．

❷ ファイトケミカル

ⓐ ポリフェノール

ポリフェノールは，分子内にフェノール性ヒドロキシ基を2つ以上もつ分子の総称で，その構造により，フラボノイド類，リグナン類，フェノール酸類などに分類される．ほぼすべての植物に含まれており，抗酸化作用を有している．茶葉に含まれるカテキン，ブドウや赤ワインに多く含まれるアントシアニンなどがある(表9・6)．イソフラボンは，大豆などのマメ科の植物に含まれるフラボノイドの一種．エストロゲンに類似した構造をもつことから，エストロゲン受容体に結合して弱いエストロゲン作用を示す．

表9・6 ポリフェノールとその機能

名 称	機 能
カテキン	主にお茶の苦味成分．主な成分はエピカテキン，エピガロカテキン，エピカテキン，エピガロカテキンガレート．抗酸化作用，抗菌作用，血圧上昇抑制作用，血中コレステロール抑制作用，肥満予防作用などがある
アントシアニン	ブドウや赤ワインに多く含まれる．視神経のロドプシンの再合成を促し，目の機能改善が期待される
(大豆)イソフラボン	大豆に含まれる．弱いエストロゲン作用を示す．更年期症状の緩和が期待される
クルクミン	主にウコンに含まれる．カルダモン，クローブ，クミン，胡椒，コリアンダー，パプリカ，メースなどにも含まれている．肝臓機能の回復や強化を目的に利用される
クロロゲン酸	コーヒー豆やジャガイモなどに含まれる．抗酸化作用や脂肪の消費の促進が期待される
ルチン	毛細血管強化作用．脳卒中の予防効果が期待される
ショウガオール	生姜の苦みと香り成分．抗酸化作用など

b カロテノイド

天然に存在し，長鎖ポリエン構造をもつ色素の総称．一般に水に不溶で酸化を受けやすく，抗酸化作用を示す．炭素と水素のみからなるものをカロテン，アルコール類をキサントフィルという．緑黄色野菜に多く含まれるβ-カロテンやトマトやスイカに含まれるリコピン，エビやカニに多く含まれるアスタキサンチンなどがある（表9・7）

表9・7　カロテノイドとその機能

名　称	機　能
β-カロテン	人参やホウレン草，カボチャなどの緑黄色野菜に多く含まれる色素成分．ビタミンA[*16]の前駆体（プロビタミンA）であり，体内でビタミンAに変換される．抗酸化作用を示す
リコピン	主にトマトに含まれる色素成分．抗酸化作用を示す．活性酸素種（ROS）に対する消去能を有している
アスタキサンチン	エビやカニ，サケなどに多く含まれる色素成分．抗酸化作用を示す
ルテイン	ホウレン草やケール，ブロッコリーなどの緑黄色野菜に多く含まれる色素成分．抗酸化作用を示す．目の健康によいとされる

＊16　ビタミンA　☞p.175

❸ L-カルニチン

脂肪の燃焼に不可欠な物質である．脂肪酸のβ酸化の際，アシルCoAのミトコンドリア内膜の通過に必要な物質．脂肪酸の分解促進効果や狭心症の心機能改善，運動機能の向上，高齢者の筋肉疲労の改善などの効果がある．

❹ グルコサミン

グリコサミノグリカン糖鎖構成糖の1つ．グルコースの誘導体で天然アミノ糖である．変形性関節症の予防や治療に対する有効性が注目されている．

❺ トコトリエノール

米ぬかや大麦などに含まれるビタミンEの一種であるが，ビタミンE（α-トコフェロール）の側鎖に二重結合を3つもつ構造を有する．ビタミンEの約50倍の抗酸化作用を示し，スーパービタミンEともよばれる．コレステロールの低下作用，動脈硬化の予防や病変の改善効果が報告されている．抗がん作用の報告もある．

ポイント

- 食物繊維は，ヒトの消化酵素では消化できない高分子の食物成分とされる.
- 食物繊維の大部分は多糖であるが，エネルギー源にはならない.
- ポリフェノールは，分子内にフェノール性ヒドロキシ基を2つ以上持つ分子の総称であり，抗酸化作用などを有している.
- カロテノイドは，天然に存在する色素成分であり，酸化を受けやすく，抗酸化作用を示す.
- L-カルニチンは，脂肪の燃焼に不可欠な物質である.
- トコリエノールは，米ぬかなどに含まれるビタミンEの一種であり，強い抗酸化作用を示す.

E エネルギー代謝に関わる基礎代謝量，呼吸商，推定エネルギー必要量

❶ 利用エネルギーおよびアトウォーター係数

エネルギーの単位はkcalで表される．1 calは水1 gを1気圧で1℃上昇させるのに必要な熱量である.

食物を酸素存在下，完全に燃焼させた場合のエネルギーのことを**総エネルギー**(糖質，脂質，タンパク質それぞれ，4.10，9.45，5.56 kcal/g)という(表9・7)．また，食物を摂取した場合に消化，吸収されて実際に利用されるエネルギーのことを**利用エネルギー**という．利用エネルギーは，食物の総エネルギーから，尿排泄物のエネルギーを差し引き，さらに消化吸収率により補正を行った値である.

栄養素が由来する食品の違いを考慮せず，糖質，脂質，タンパク質のエネルギー換算係数[*17](各栄養素1 gあたりの利用エネルギー量)を概数として用いられるのが**アトウォーター係数(糖質，脂質，タンパク質それぞれ，4，9，4 kcal/g)**である(表9・8)．三大栄養素の中で，糖質はエネルギー利用効率が高く，タンパク質はエネルギー利用効率が低い.

*17 エネルギー換算係数は，アトウォーター係数(Atwater coefficient)の他にも，FAO(Food and Agriculture Organization：国連食糧農業機関)やわが国で定めたものを用いる場合がある.

表9・8 三大栄養素の利用エネルギー

	総エネルギー (kcal/g)	アトウォーター係数 (kcal/g)
糖質	4.10	4
脂質	9.45	9
タンパク質	5.56	4

❷ 呼吸商

呼吸商[*18]は一定時間内に，生体内で栄養素が分解されてエネルギーに変換されるまでに，消費された酸素量(O_2)に対する排出された二酸化炭素量(CO_2)の体積比である(表9・9).

*18 **呼吸商** respiratory quotient (RQ)

表９・９　三大栄養素の呼吸商

	酸素消費量（1 gあたり）	二酸化炭素消費量（1 gあたり）	呼吸商
糖質	0.75 L	0.75 L	1.0
タンパク質	0.95 L	0.75 L	0.8
脂質	2.03 L	1.43 L	0.7

$$RQ = \frac{\text{排出された}CO_2\text{の体積}}{\text{消費された}O_2\text{の体積}}$$

呼吸商は三大栄養素によって異なるため，呼吸によって一定時間内に消費された O_2 量と排出された CO_2 量，尿中の窒素量を測定することによって，三大栄養素がどのくらいエネルギー源として消費されているか知ることができる[*19]．タンパク質の窒素成分はほぼ尿中に排泄され，タンパク質に含まれる平均窒素量は約 16 %であることから，尿中排泄窒素量（g）に 6.25（1 ÷ 0.16：**窒素係数**）をかけると体内で燃焼したタンパク質量を推定できる．タンパク質1 gの燃焼によって0.95 gの O_2 を消費し，0.75 gの CO_2 を排出する（表９・８）ので，タンパク質の燃焼により消費された O_2 と排出された CO_2 はそれぞれ，「尿中排泄窒素量 × 6.25 × 0.95（L）」および「尿中排泄窒素量 × 6.25 × 0.76（L）」で表される．糖質と脂質の燃焼で消費した O_2 量と CO_2 量の容積比を**非タンパク質呼吸商**（non protein RQ，NPRQ）といい下記の式で表される．

$$NPRQ = \frac{\text{実測}CO_2\text{量} - \text{タンパク質の燃焼により排出した}CO_2\text{量}}{\text{実測}O_2\text{量} - \text{タンパク質の燃焼により消費した}O_2\text{量}}$$

*19　激しい運動時は嫌気的条件下でATPを合成できる解糖系が亢進するため呼吸商は 1.0 に近づき，糖尿病のような糖代謝機能低下時や飢餓時には脂質の利用比率が上昇するため0.7に近づく．

❸ エネルギー摂取量・エネルギー消費量・エネルギー必要量の推定の関係

エネルギー摂取量は，食品に含まれる糖質，脂質，タンパク質のそれぞれについて，エネルギー換算係数を用いて算定したものの和である．一方，エネルギー消費量は，基礎代謝，食後の熱産生，身体活動[*20]の3つに分類される．エネルギー必要量の推定には，エネルギー摂取量ではなく，エネルギー消費量から接近する方法が広く用いられている．エネルギー消費量は，意図的に変化させられる部分（運動，生活活動）と生物学的に規定される部分（基礎代謝，食後の熱産生，自発的活動）からなる．

*20　身体活動はさらに，運動（体力向上を目的に意図的に行うもの），日常の生活活動，自発的活動（姿勢の保持や筋緊張の維持など）の３つに分けられる．

ⓐ 基礎代謝量（kcal/日）

身体的，精神的に安静な状態で代謝される最小のエネルギー代謝量で生きていくために必要な最小のエネルギー代謝量を**基礎代謝量**という．

早朝空腹時に快適な室内（室温など）において安静仰臥位，覚醒状態で測定される．1日あたりの基礎代謝量は，成人男性約1,500 kcal，成人女性約1,150 kcalである*21（図9・27）．

＊21　**基礎代謝量に影響を与える因子**
①年齢，性別：男性では15～17歳，女性では12～14歳で最大となり，その後減少する．同年齢であれば，女性の基礎代謝量は男性より10～20％低い（図9・27）．
②体表面積，体重：基礎代謝量は**体重**および**体表面積に正比例**関係にある．
③気温：気温が低ければ，体温維持のために基礎代謝量は増大する．
④栄養状態：栄養状態が悪いと，その状況に適応するために基礎代謝量は減少する．
⑤疾病：発熱すると基礎代謝量は上昇する．甲状腺ホルモン過剰症では，基礎代謝量は増大する．

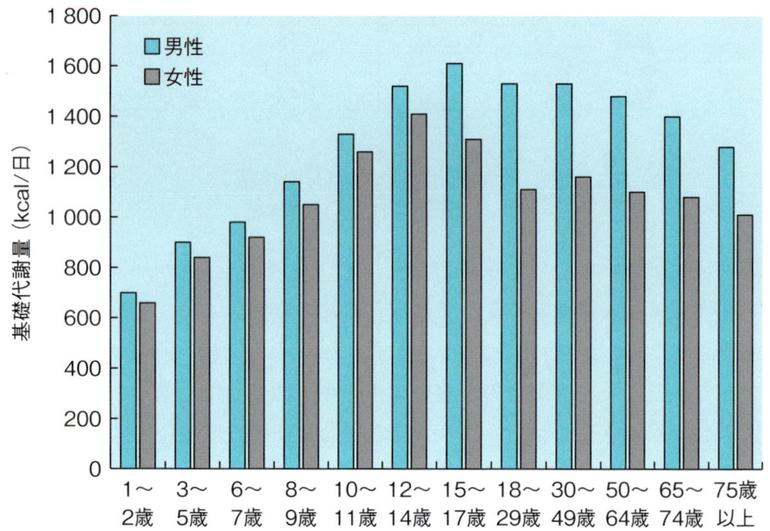

図9・27　参照体重における1日あたりの基礎代謝量

b 基礎代謝基準値（kcal/kg/日）

体重1 kgあたりの基礎代謝量を，基礎代謝基準値という．基礎代謝基準値は**1～2歳**で最高値を示し，年齢とともに減少して成人ではほぼ横ばいとなる（図9・28）．

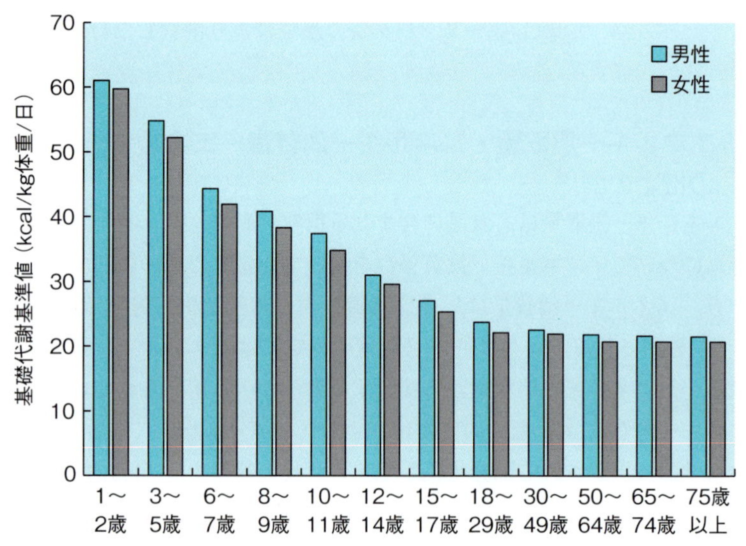

図9・28　1日あたりの基礎代謝基準値

$$\text{基礎代謝基準値（kcal/kg/日）} = \frac{\text{基礎代謝量（kcal/日）}}{\text{参照体重（kg）}}$$

c 食事誘発性熱産生（特異動的作用）*22

食事誘発性熱産生とは，食事摂取による代謝亢進による一過的なエネルギー消費の増大現象のことである．食事誘発性熱産生で消費するエネルギーは栄養素の種類によって異なる．タンパク質のみを摂取したときは摂取エネルギーの約30％，糖質のみの場合は約6％，脂質のみの場合は約4％で，通常の食事はこれらの混合なので約10％程度になる．

*22 **食事誘発性熱産生**（diet induced thermogenesis） 食物の消化，吸収，代謝に伴う熱発生と考えられる．

❹ 推定エネルギー必要量

推定エネルギー必要量（kcal/日）とは，エネルギー出納が0（ゼロ）となる確率が最も高くなると推定される習慣的な1日あたりのエネルギー摂取量である．

エネルギー出納とは，成人では「エネルギー摂取量－エネルギー消費量」のことを指す．エネルギー出納が正の場合，体重は増加し，負の場合，体重は減少する*23．エネルギー出納の収支がずれるほど健康障害の確率が高くなる．

*23 成長期である小児，乳児では成長に必要な組織増加分に相当するエネルギーと，その形成のためのエネルギーが必要である．妊婦では，胎児のエネルギー消費量や胎児の組織形成に相当するエネルギーが必要となる．また授乳期では，母乳分泌量に相当するエネルギーを加える必要がある．

推定エネルギー必要量は，基礎代謝量に日常活動にあった身体活動レベルを乗じて求める．

推定エネルギー必要量（kcal/日）
＝基礎代謝量（kcal/日）×身体活動レベル

a 身体活動レベル

成人の身体活動レベルは，健康な日本人の成人（20～59歳，150人）で測定したエネルギー消費量と推定基礎代謝量から求めた身体活動レベルを基に，低い（Ⅰ）=1.50（1.40～1.60），ふつう（Ⅱ）＝1.75（1.60～1.90），高い（Ⅲ）＝2.00（1.90～2.20）の3種が設定されている（数値は代表値でカッコ内はおよその範囲）．低い（Ⅰ）は生活の大部分が座位で，静的な活動が中心の場合，普通（Ⅱ）は座位中心の仕事だが，職場内での移動や立位での作業・接客等，通勤・買い物での歩行，家事，軽いスポーツ，のいずれかを含む場合，高い（Ⅲ）は移動や立位の多い仕事への従事者，あるいは，スポーツ等余暇における活発な運動習慣をもっている場合である．身体活動レベルを推定するために必要な各身体活動の強度を示す指標として，メッツ値*24を用いる．健康な成人の種々の身体活動におけるメッツ値を，表9・10に示した．

*24 **メッツ値** メッツ値（metabolic equivalent）は**座位安静時代謝量**の倍数として表した各身体活動の強度の指標である．

表9・10　身体活動のメッツ値

運動活動	メッツ値	生活活動
	1	安静に座っている状態（1） デスクワーク（1.5）
ヨガ・ストレッチ（2.5）	2	料理，洗濯（2.0）
ウォーキング（3.5） 軽い筋トレ（3.5）	3	犬の散歩（3.0） 掃除機かけ（3.3） 風呂掃除（3.5）
水中ウォーキング（4.5）	4	自転車（4.0） ゆっくり階段を上る（4.0） 通勤や通学（4.0）
かなり速いウォーキング（4.5）	5	動物と活発に遊ぶ（5.3） 子どもと活発に遊ぶ（5.8）
山登り（6.5）	6	
ジョギング（7.0）	7	
サイクリング（8.0）	8	階段を速く上る（8.8）
なわとび（12.3）	12	

［国立健康・栄養研究所：改訂版 身体活動のメッツ（METs）表，2012をもとに作成］

ポイント

- アトウォーター係数とは栄養素各１ｇあたりの利用エネルギーのことを指す．最も利用エネルギーの高い栄養素は脂質である．
- 呼吸商は，栄養素がエネルギーに変換されるまでに消費される酸素量で，発生する二酸化炭素量を割った値である．
- エネルギー消費量とは，基礎代謝，食後の熱産生，身体活動の３つに分類される．
- 基礎代謝量とは生きていくために必要な最小のエネルギー代謝量である．
- 基礎代謝量は体重が重いほど大きくなる．
- 基礎代謝基準値は体重１kgあたりの基礎代謝量のことを指し，１～２歳が最も高い値を示す．
- 推定エネルギー必要量は基礎代謝量に身体活動レベルを乗じて算出できる．

F　日本人の食事摂取基準（2025年版）

❶ 日本人の食事摂取基準（2025年版）の策定方針

日本人の食事摂取基準は，健康増進法（第16条の2）に基づき，国民の健康の保持・増進，生活習慣病の発症予防を目的とし，食事によるエネルギーおよび各栄養素の摂取量の基準を定めたものである．この基準は，保健医療関係の専門職が栄養管理や栄養指導等において用いるものであり，厚生労働省が制定し，5年ごとに改定がなされている．

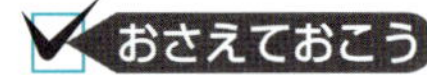

・健康日本21（第三次）☞p.63

健康日本21（第三次）では，主要な生活習慣病の発症予防と重症化予防の徹底を図るとともに，心身の生活機能の維持・向上の観点も踏まえた取り組みを推進する方針が示されている．このことを踏まえ，2025年版の日本人の食事摂取基準では，生活機能の維持・向上の観点から，「生活習慣病及び生活機能の維持・向上に係る疾患等とエネルギー・栄養素との関連」の節に,「骨粗鬆症」の項が新設された(図9・29).

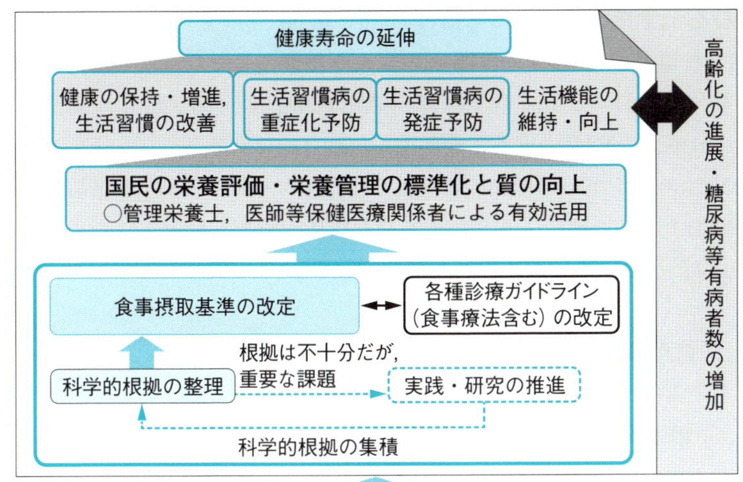

図9・29 日本人の食事摂取基準(2025年版)策定の方向性
[厚生労働省:「日本人の食事摂取基準(2025年版)」策定検討会報告書より引用]

2025年版での2020年版からの大きな改定点は,上記の「骨粗鬆症」の項の新設以外に,①食物繊維の目標量の変更,②化学的・栄養学的な見直しによりアルコールの扱いが「炭水化物」の項から「エネルギー産生栄養素バランス」の項へ移動,③ビタミンB_1の推定平均必要量と推奨量の策定に用いる参照データを,ビタミンB_1の尿中排泄量からビタミンB_1の栄養状態を反映する生体指標の値へ変更,④ビタミンB_{12}の指標を推定必要量と推奨量から目安量へ変更,⑤鉄に設定されていた耐容上限量の削除などがあげられる.

2025年版ではその各論において,現在の日本人にとってその発症予防と重症化予防がとくに重要であると考えられる生活習慣病(高血圧,脂質異常症,糖尿病,慢性腎臓病)および生活機能の維持・向上にかかわる疾患等(骨粗鬆症)について,エネルギー・栄養素摂取との関連について整理しており,活力ある健康長寿社会の実現を目指すものとなっている.

おさえておこう
・生活習慣病 ☞p.67

❷ 摂取量の基準

2025年版の日本人の食事摂取基準では,エネルギーと栄養素について摂取量の基準を示すためにそれぞれ指標が設定されている.

ⓐ エネルギーの指標

エネルギー摂取の過不足の回避を目的として定められており,エネルギーの摂取量および消費量のバランス（エネルギー収支バランス）の維持を示す指標として**体格指数**（body mass index：**BMI**）を用いている．目標とするBMIの範囲は，成人を対象とした観察疫学研究において総死亡率および身体機能障害の発生が最も低かったBMIの範囲を基に，日本人のBMIの実態等を考慮し，総合的に判断されている．なお，BMIはエネルギーの指標ではあるが，健康の保持・増進，生活習慣病の発生予防，加齢による**フレイル**や身体機能障害を回避するための要素の1つとして扱うに留めるべきであるとされている．

NOTE　BMIの算出
BMI（kg/m^2）＝体重（kg）/［身長（m）］^{2}

NOTE　目標とするBMIの範囲（18歳以上）

年齢（歳）	目標とするBMI（kg/m^2）
18～49	18.5～24.9
50～64	20.0～24.9
65～74	21.5～24.9
75以上	21.5～24.9

NOTE　フレイル（☞p.215）
フレイルを健康状態と要介護状態の中間的な段階に位置づける考え方と，ハイリスク状態から重度障害状態までをも含める考え方があるが，日本人の食事摂取基準においては，前者の考えを採用している．

b 栄養素の指標

栄養素については，タンパク質，脂質，飽和脂肪酸，*n*-6系脂肪酸，*n*-3系脂肪酸，炭水化物，食物繊維，エネルギー産生栄養素バランス，ビタミン13種類，ミネラル13種類の合計34項目に対して指標が設けられている（表9・11）．

栄養素の項目によって指標を定める目的が異なり，その目的によって用いられる指標も異なってくる．指標を定める目的は，摂取不足の回避，過剰摂取による健康障害の回避，生活習慣病の発症予防の3種類で，指標は，推定平均必要量，推奨量，目安量，耐容上限量，目標量の5種類である（図9・30）．目標量以外の4種類の指標を理解するための概念図を図9・31に示す．

NOTE
ナトリウムについては，わが国の通常の食生活では不足や欠乏の可能性はほとんどないため，参考として推定平均必要量は設定されているが，推奨量は設定されていない．

NOTE
ビタミンB_{12}は2020年版まで推定平均必要量と推奨量が設定されていたが，2025年版からは目安量が設定された．

NOTE
鉄は2020年版まで耐容上限量も設定されていたが，2025年版では変更され耐容上限量を設定せず，推定平均必要量と推奨量のみとなった．

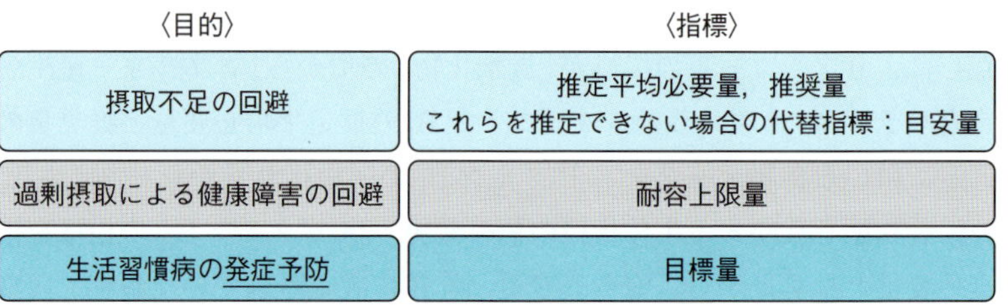

図9・30　栄養素の指標の目的と種類
［厚生労働省：「日本人の食事摂取基準（2025年版）」策定検討会報告書より引用］

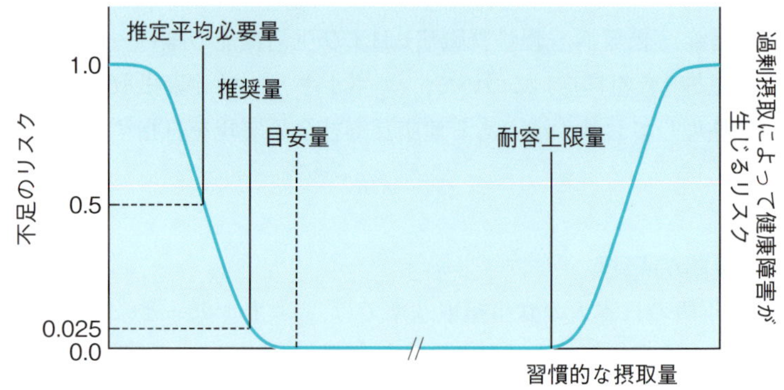

図9・31　食事摂取基準の各指標（推定平均必要量，推奨量，目安量，耐容上限量）を理解するための概念図
［厚生労働省：「日本人の食事摂取基準（2025年版）」策定検討会報告書より引用］

表9・11　基準を策定した栄養素と指標[1]（1歳以上）

栄養素			推定平均必要量（EAR）	推奨量（RDA）	目安量（AI）	耐容上限量（UL）	目標量（DG）
タンパク質[2]			○$_b$	○$_b$	－	－	○[3]
脂　質		脂質	－	－	－	－	○[3]
		飽和脂肪酸[4]	－	－	－	－	○[3]
		n-6系脂肪酸	－	－	○	－	－
		n-3系脂肪酸	－	－	○	－	－
		コレステロール[5]	－	－	－	－	－
炭水化物		炭水化物	－	－	－	－	○[3]
		食物繊維	－	－	－	－	○
		糖類	－	－	－	－	－
エネルギー産生栄養素バランス[2]			－	－	－	－	○[3]
ビタミン	脂溶性	ビタミンA	○$_a$	○$_a$	－	○	－
		ビタミンD[2]	－	－	○	○	－
		ビタミンE	－	－	○	○	－
		ビタミンK	－	－	○	－	－
	水溶性	ビタミンB_1	○$_a$	○$_a$	－	－	－
		ビタミンB_2	○$_c$	○$_c$	－	－	－
		ナイアシン	○$_a$	○$_a$	－	○	－
		ビタミンB_6	○$_b$	○$_b$	－	○	－
		ビタミンB_{12}	－	－	○	－	－
		葉酸	○$_a$	○$_a$	－	○[7]	－
		パントテン酸	－	－	○	－	－
		ビオチン	－	－	○	－	－
		ビタミンC	○$_b$	○$_b$	－	－	－
ミネラル	多量	ナトリウム[6]	○$_a$	－	－	－	○
		カリウム	－	－	○	－	○
		カルシウム	○$_b$	○$_b$	－	○	－
		マグネシウム	○$_b$	○$_b$	－	○[7]	－
		リン	－	－	○	○	－
	微量	鉄	○$_b$	○$_b$	－	－	－
		亜鉛	○$_b$	○$_b$	－	○	－
		銅	○$_b$	○$_b$	－	○	－
		マンガン	－	－	○	○	－
		ヨウ素	○$_b$	○$_b$	－	○	－
		セレン	○$_a$	○$_a$	－	○	－
		クロム	－	－	○	○	－
		モリブデン	○$_b$	○$_b$	－	○	－

[1] 一部の年齢区分についてだけ設定した場合も含む.
[2] フレイル予防を図る上での留意事項を表の脚注として記載.
[3] 総エネルギー摂取量に占めるべき割合（%エネルギー）.
[4] 脂質異常症の重症化予防を目的としたコレステロールの量と，トランス脂肪酸の摂取に関する参考情報を表の脚注として記載.
[5] 脂質異常症の重症化予防を目的とした量を飽和脂肪酸の表の脚注に記載.
[6] 高血圧および慢性腎臓病（CKD）の重症化予防を目的とした量を表の脚注として記載.
[7] 通常の食品以外の食品からの摂取について定めた.
$_a$ 集団内の半数の者に不足または欠乏の症状が現れ得る摂取量をもって推定平均必要量とした栄養素.
$_b$ 集団内の半数の者で体内量が維持される摂取量をもって推定平均必要量とした栄養素.
$_c$ 集団内の半数の者で体内量が飽和している摂取量をもって推定平均必要量とした栄養素.
[厚生労働省：「日本人の食事摂取基準（2025年版）」策定検討会報告書より引用]

(1) 推定平均必要量

推定平均必要量(estimated average requirement：EAR)は，ある対象集団において測定された必要量の分布に基づき，ある母集団に属する50％の者が必要量を満たすと推定される摂取量である．

十分な科学的根拠が得られたものについて設定する．

(2) 推奨量

推奨量(recommended dietary allowance：RDA)は，ある対象集団において測定された必要量の分布に基づき，ある母集団に属するほとんどの者(97～98％)が必要量を満たすと推定される摂取量である．

推定平均必要量を補助する目的で，推定平均必要量を設定したものについて設定する．

理論的には，「推奨量＝推定必要量の平均値＋2×推定必要量の標準偏差」として算出される．しかしながら，推定必要量の標準偏差が実験から正確に得られるのはまれであるため，実際には，「推奨量＝推定平均必要量×推奨量算定係数」で求められている．

(3) 目安量

目安量(adequate intake：AI)は，特定の集団における，ある一定の栄養状態を維持するのに十分な量である．実際には，特定の集団において不足状態を示す者がほとんど観察されない量として与えられる．

十分な科学的根拠が得られず「推定平均必要量」が算出できない場合に設定する．

基本的には，健康な多数の者を対象として，栄養素摂取量を観察した疫学的研究によって得られる．

(4) 耐容上限量

耐容上限量(tolerable upper intake level：UL)は，健康障害をもたらすリスクがないとみなされる習慣的な摂取量の上限である．これを超えて摂取すると，過剰摂取によって生じる潜在的な健康障害のリスクが高まると考えられる．

十分な科学的根拠が得られたものについて設定する．

「健康障害が発現しないことが知られている習慣的な摂取量の最大値」または「健康障害が発現したことが知られている習慣的な摂取量の最小値」のいずれかを不確実性因子で除することで求められている．なお，どちらを用いて計算するかは，参考にした報告の内容によって決まる．

(5) 目標量

目標量(tentative dietary goal for preventing life-style related diseases：DG)は，生活習慣病の予防のために現在の日本人が当面の目標とすべき摂取量である．

値を設定するのに十分な科学的根拠を有し，かつ現在の日本人において，食事による摂取と生活習慣病との関連での優先度が高いものについて設定する．

ポイント

- 日本人の食事摂取基準(2025年版)では，生活機能の維持・向上の観点から，「生活習慣病及び生活機能の維持・向上に係る疾患等とエネルギー・栄養素との関連」の節に，「骨粗鬆症」の項が新設された．
- エネルギーの摂取量および消費量のバランスの維持を示す指標としてBMIを用いており，年齢区分を4つに分け，目標とする値を示している．
- BMIは，次の式で求める．BMI (kg/m^2) =体重(kg)/[身長(m)]^2
- 摂取不足の回避を目的として設定されている指標としては，推定平均必要量，推奨量，目安量がある．
- 過剰摂取による健康被害の回避を目的として設定されている指標としては，耐容上限量がある．
- 生活習慣病の発症予防を目的として設定されている指標としては，目標量がある．
- 推定平均必要量と推奨量が設定されているのは，タンパク質，ビタミンA，B_1，B_2，B_6，C，ナイアシン，葉酸，ナトリウム(推奨量は非設定)，カルシウム，マグネシウム，鉄，亜鉛，銅，ヨウ素，セレン，モリブデンである．
- 目安量が設定されているのは，*n*-6系脂肪酸，*n*-3系脂肪酸，ビタミンB_{12}，D，E，K，パントテン酸，ビオチン，カリウム，リン，マンガン，クロムである．
- 耐容上限量が設定されているのは，ビタミンA，D，E，B_6，ナイアシン，葉酸，カルシウム，マグネシウム，リン，亜鉛，銅，マンガン，ヨウ素，セレン，クロム，モリブデンである．
- 目標量が設定されているのは，タンパク質，脂質，飽和脂肪酸，炭水化物，食物繊維，エネルギー産生栄養素バランス，ナトリウム，カリウムである．

G 国民健康・栄養調査

「国民健康・栄養調査」は，健康増進法(第10条)に基づき，国民の身体の状況，栄養素等摂取量および生活習慣の状況を明らかにし，国民の健康の増進の総合的な推進を図るための基礎資料を得ることを目的とするものである．

❶ 2023年の「国民健康・栄養調査」結果より

a エネルギーの摂取状況

エネルギー収支バランスの維持を示す指標としてBMIが用いられている．BMIは肥満ややせを必ずしも正確に評価できる指標ではないが，測定の容易さから評価に用いられている．BMIに基づく評価における肥満者(BMI $\geqq$ 25 kg/m^2)の割合は男性31.5％，女性21.1％であった．この10年間でみると女性では有意な増減はみられないが，男性では2013年から2019年の間に有意に増加し，その後は有意な増減がみられていない．また，やせの者(BMI $\leqq$ 20 kg/m^2)の割合は男性4.4％，女性12.0％である．こちらも女性では有意な増減はみられないが，男性では2013年から2019年の間に有意に減少し，その後は有意な増減がみられていない．

b 栄養素の摂取状況

国民健康・栄養調査では年齢区分ごとの細かいデータがあるが，およその傾向をつかむために，20歳以上の男性および女性の栄養素摂取状況について日本人の食事摂取基準と照らし合わせた結果を以下に示す．なお，エネルギー産生栄養素バランスについては，男性と女性を合わせた総合で評価した．

(1) 食塩(ナトリウム)

過剰摂取による生活習慣病の発症および重症化予防の観点から目標量が設定されている．ナトリウムの摂取量は，食塩相当量として，男性10.7 g/日，女性9.1 g/日であり，目標量(男性7.5 g/日未満，女性6.5 g/日未満)を大幅に超えている．なお，高血圧および慢性腎臓病(CKD)の重症化予防のための量は，男女ともに6.0 g/日未満である．

(2) 食物繊維

食物繊維の摂取不足が，生活習慣病の発症に関連する可能性が示唆されているため，目標量が設定されている．食物繊維の摂取量は，男性19.2 g/日，女性17.3 g/日であり，年齢区分ごとに目標量(男性20 g/日以上～22 g/日以上，女性17 g/日～18 g/日)に違いはあるものの，男性はいずれの年齢区分においても目標量に達していない．一方，女性はいずれの年齢区分においても目標量を満たしている．

(3) カリウム

高血圧など生活習慣病の発症予防の観点から目標量が設定されている．カリウムの摂取量は，男性2,370 mg/日，女性2,190 mg/日であり，目標量(男性3,000 mg/日以上，女性2,600 mg/日以上)を満たしていない．

(4) エネルギー産生栄養素バランス

タンパク質15.2 %，脂質28.7 %(飽和脂肪酸8.5 %)，炭水化物56.1 %のバランスでエネルギーを得ており，飽和脂肪酸以外は目標量(タンパク質13～20 %(50～64歳は14～20 %，65歳以上は15～20 %)，脂質20～30 %(飽和脂肪酸は7 %以下)，炭水化物50～65 %のバランスでエネルギーを得る)を満たしている．

(5) カルシウム

カルシウムの摂取量は，男性490 mg/日，女性476 mg/日であり，年齢区分ごとに推奨量(男性750～800 mg/日，女性600～650 mg/日)に違いはあるが，男女ともに推奨量に達していない．また，年齢区分ごとの摂取量と推奨量を比較しても，男女ともにすべての年齢区分で推奨量に達していない．

(6) その他のビタミンおよびミネラル

ビタミンAの摂取量は男女ともに推奨量を大きく下回っており，マグネシウムの摂取量も推奨量に達していない．鉄の摂取量は男性では推奨量を満たしているが，月経のある女性については，推奨量に達していない．ビタミンDの摂取量は男女ともに目安量に達していない．

❷ 2000年以降の栄養摂取状況の変遷

わが国における2000年から2023年までの栄養素等摂取量の年次推移を図9・32に示す．脂質の摂取量は2008年頃まで減少傾向にあったが，その後増加に転じ，現在も高い状態で維持されている．エネルギーの摂取量はわずかに減少しているものの2000年以降大きな変化はみられない．炭水化物の摂取量はわずかずつであるが着実に減少を続けている．タンパク質の摂取量は減少傾向にあったが，2011年頃から緩やかな増加がみられ，2019年以降はほぼ横ばいである．カルシウムの摂取量は2000年頃から緩やかな減少傾向にあったが，2008年以降は大きな変化がみられない．ナトリウム（食塩相当量）の摂取量は長年減少を続けていたが，近年その減少率は低下している．鉄の摂取量は2010年頃まで減少が続き，それ以降はほぼ一定の値を保っている．

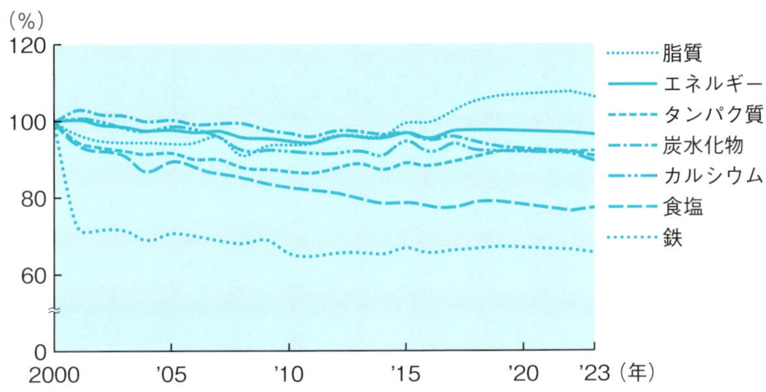

図9・32　2000年以降の栄養素等摂取の年次推移
＊縦軸は2000年の値を100として表示してある．
［厚生労働省：「国民健康・栄養調査」をもとに作成］

ポイント

- 日本人のタンパク質，脂質，炭水化物の平均摂取量は，目標量（総エネルギー摂取量に占めるべき割合）を満たしている．
- 日本人の飽和脂肪酸の平均摂取量は，目標量（総エネルギー摂取量に占めるべき割合）を超えてしまっている．
- 日本人のナトリウムの平均摂取量は，目標量を超えてしまっている．
- 日本人のカリウムの平均摂取量は，目標量に達していない．

H　栄養素の過不足による主な疾病

❶ 栄養素の過不足による疾病

ⓐ エネルギー摂取の過不足と疾患

栄養素の過剰と不足はいずれも健康障害を引き起こす．**過剰な栄養素摂取**は，肥満，脂質異常症，高血圧，糖尿病などの**生活習慣病発症**と深く関連している．また，内臓脂肪の過剰な蓄積は，**メタボリックシンドローム**（内臓脂肪症候群）*25の原因となる．

生命維持に必要な主要栄養素が不足すると，タンパク質・エネルギー低栄養状態（protein-energy malnutrition, **PEM**）*26（表9・12）を引き起こし，やせ，浮腫，低体温，免疫力の低下がみられる．わが国では，女性に多い無理なダイエットによる**拒食症患者**，悪性腫瘍や肝硬変などの入院患者，および75歳以上の高齢者でみられ，虚弱や筋肉の減少によって日常生活動作が低下し，寝たきりにつながりやすくなる．また，心不全による突然死を起こす場合もある．

*25　**メタボリックシンドローム** ☞p.80

*26　**PEMの診断**　標準体重：－10％以下に減少，血清アルブミン値：3.5 g/dL以下

表9・12　タンパク質・エネルギー低栄養状態（PEM）の分類

分類	特徴	体重	血清アルブミン
クワシオルコル（kwashiorkor）型	エネルギーはある程度保たれていながらタンパク質が欠乏した状態．重症の感染症や手術後，外傷などにより生じる．浮腫がみられる	ほぼ変化なし	低下
マラスムス（marasmus）型	タンパク質・エネルギーがともに長期にわたって不足して起こる低栄養状態．とくに，エネルギー欠乏が強い状態	顕著に減少	わずかな低下か，ほぼ変化なし
クワシオルコル－マラスムス型	クワシオルコル型とマラスムス型の両者混合型．急性疾患などによりタンパク質が不足し，さらに食欲低下などで十分なタンパク質の補給が行われないことにより生じる．高齢者に多い	減少	低下

コラム

リフィーディング（栄養補給）症候群

リフィーディング症候群（refeeding syndrome）とは，慢性的な栄養不良状態が続いている患者に積極的な栄養補給を行うことにより発症する一連の代謝合併症の総称をいう．体内の電解質（P, Mg, K）の異常が原因で心不全，呼吸不全，不整脈，意識障害，痙攣発作などが起こり，命の危険にもつながる．リフィーディング症候群の高リスク患者は，初期投与エネルギーを制限し，必要なミネラルやビタミンを投与する．経静脈栄養での発症報告例が多いため，可能な限り腸を使う経口・経腸で栄養補給を行う．

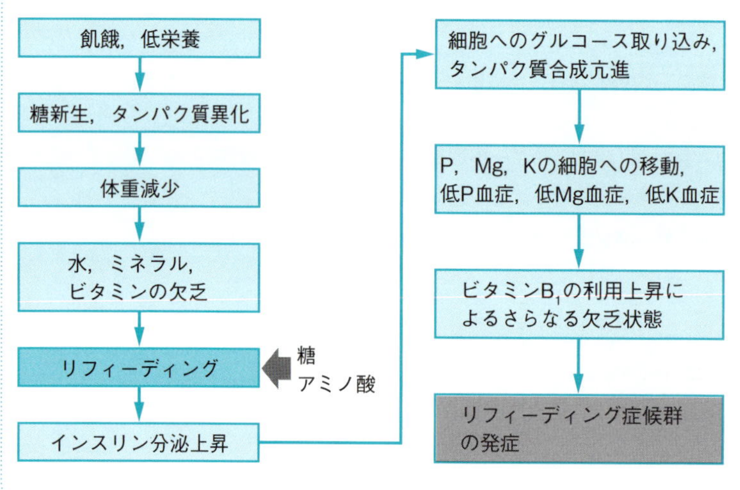

図9・33　リフィーディング症候群の発症

コラム

フレイル，サルコペニア

フレイル（frailty）は，加齢による予備能力低下のため，ストレスに対する回復力が低下した状態で，要介護状態にいたる前段階として位置付けられている．フレイルには，身体的脆弱性（身体的フレイル）を主体としながら，精神的な側面や社会的側面における脆弱性も含まれる．

サルコペニア（sarcopenia）は，高齢期にみられる骨格筋量の低下と筋力もしくは身体機能（歩行速度など）の低下を指す（サルコペニア診療ガイドライン2017年版）．高齢者の低栄養は，サルコペニアにつながり，筋力の低下は活動の意欲や身体機能の低下を引き起こす．その結果，活動度，消費エネルギー，食欲などが低下して，さらに栄養不良状態を促進させる．

健康寿命の延長には，フレイルとサルコペニアの予防が重要であり，十分なタンパク質の補給と筋肉に繰り返し抵抗をかける（レジスタンス）運動を適切に行うよう推奨されている．

フリードらによるフレイルの定義

1. 体重減少
2. 主観的疲労感
3. 日常生活活動量の減少
4. 身体能力（歩行速度）の減弱
5. 筋力（握力）の低下

上記5項目中，3項目以上該当すればフレイルとする．

［Fried LP, Tangen CM, et al.: J Gerontol A Biol Sci Med Sci. **56**: M146-156, 2001より引用］

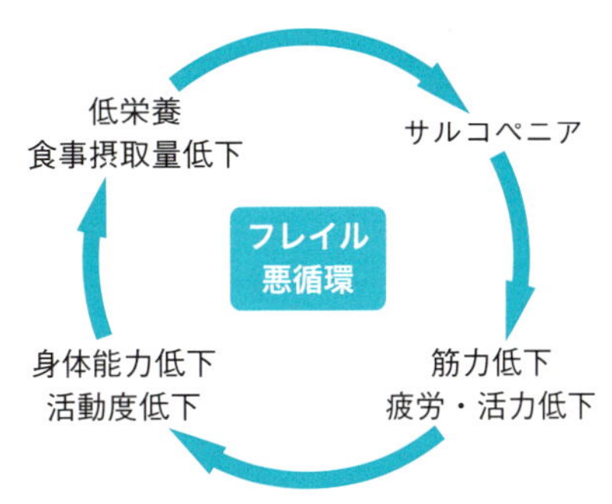

図9・34　フレイルとサルコペニアの関係

b ビタミンの過不足と疾病，含有食品（表9・13）

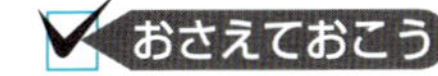

・ビタミン p.170

脂溶性ビタミンは，肝臓や脂肪組織への蓄積性を示すため，過剰症が現れやすい．脂溶性ビタミンの吸収は脂質の影響を受けるため，脂質吸収障害によって欠乏症になる可能性がある．

水溶性ビタミンは，吸収および代謝が速く，必要量以上は速やかに排出されるため，過剰症は起こりにくい．

c ミネラルの過不足と疾病，含有食品（表9・14）

おさえておこう

・ミネラル p.178

生体に必要と考えられるミネラル（無機質）のうち，日本人の食事摂取基準（2025年版）で，13ミネラルの基準が策定されている．13種類のうち，必須元素がカルシウム，リン，ナトリウム，カリウム，マグネシウム，必須微量元素が鉄，ヨウ素，マンガン，モリブデン，セレン，亜鉛，クロムである．

表9・13 ビタミンの欠乏症，過剰症，含有食品

	欠乏症	過剰症	含有食品
ビタミンA	夜盲症，角膜乾燥症	催奇形性，神経過敏，嘔吐，脳圧上昇	レバー，ウナギ，バター，卵黄
ビタミンD	くる病，骨軟化症	高カルシウム血症，尿毒素	魚類，卵，乾燥シイタケ
ビタミンE	不妊症，中枢神経障害，歩行困難，眼球麻痺		アーモンド，落花生，大豆油
ビタミンK	出血傾向，血液凝固障害	血栓形成	緑黄色野菜，青汁，植物油，納豆，魚介類
ビタミンB_1	脚気，中枢神経障害（ウェルニッケ脳症）		豚肉，玄米，大豆，落花生
ビタミンB_2	口内炎，皮膚炎		納豆，アーモンド，ごま，レバー，卵，チーズ，ウナギ
ビタミンB_6	ペラグラ様皮膚炎，貧血	感覚性神経症，知覚神経障害	大豆，クルミ，バナナ，玄米，落花生，マグロ，牛レバー，ササミ
ビタミンB_{12}	巨赤芽球性貧血，ホモシスチン尿症		牛レバー，牡蛎，アサリ，シジミ，焼きのり，サバ，イワシ
ビタミンC	壊血病		ピーマン，ゆず，レモン，パセリ，ブロッコリー
ナイアシン	ペラグラ，光線過敏症による皮膚炎		カツオ，マグロ，レバー，サバ，イワシ，落花生，玄米，小麦，そら豆

表9・14 ミネラルの欠乏症，過剰症，含有食品

	欠乏症	過剰症	含有食品
鉄	貧血	鉄沈着症	レバー，シジミ，アサリ
銅	貧血	ウイルソン病（肝障害，神経障害）	レバー，ホタルイカ，イイダコ，いりごま
カルシウム	くる病，骨軟化症	高カルシウム血症，泌尿器系結石	煮干し，切り干し大根，モロヘイヤ，乳製品
リン	くる病，骨軟化症	骨の脱石灰化	するめ，しらす干し，焼きのり，大豆
亜鉛	発育不全，味覚障害，皮膚障害，生殖機能低下	嘔吐	牡蛎，松の実，レバー，牛の赤身
ナトリウム	低張性脱水症，神経症状	高血圧症	梅干し，辛口しょう油，しらす干し，生ハム
カリウム	高血圧，不整脈		乾燥わかめ，干しひじき，切り干し大根，アボカド，バナナ
マグネシウム	心疾患，神経症状	呼吸麻痺	乾燥わかめ，干しひじき，アーモンド，大豆
ヨウ素	クレチン症，甲状腺機能低下	甲状腺腫，甲状腺機能亢進症	海藻，魚介類，貝類
マンガン	成長遅延，骨の異常，脂質代謝異常，皮膚疾患	パーキンソン病様症状	緑茶浸出液，栗，モロヘイヤ，玄米
セレン	克山病（心筋病），心疾患	脱毛，爪・皮膚の異常	魚介類，牛肉，かつおぶし，たらこ，カレイ，マグロ
クロム	糖代謝異常		青のり，刻み昆布，ひじき

コラム

n-3 系脂肪酸過剰摂取と心房細動リスクとの関係

エイコサペンタエン酸（EPA）およびドコサヘキサエン酸（DHA）などの n-3 系不飽和脂肪酸（以下，オメガ 3 脂肪酸）は，血中トリグリセリド値の低下，血栓生成防止などの作用が期待され，サプリメントとして数多く販売されている．また，高脂血症患者に医薬品として EPA・DHA 製剤であるオメガ 3 脂肪酸エチルも使用されている．近年，オメガ 3 脂肪酸の過剰摂取は，心疾患の 1 つである心房細動のリスクを高める可能性が報告され，2023 年 10 月に，欧州医薬品庁（EMA）は，心房細動をオメガ 3 脂肪酸の副作用として追加した．しかしながら，その副作用の発症は，1 日 4,000 mg 以上の高用量の摂取時に一部認められることであり，米国の研究グループは，食事による習慣的なオメガ 3 脂肪酸の摂取は，心房細動発症リスクに関して安全であるとも報告している．日本人の食事摂取基準（2025 年版）では，実際の日本人の摂取量の中央値を用いて，n-3 系脂肪酸の摂取目安量を 18 歳以上の男性では 2,200～2,300 mg/ 日，女性では 1,700～2,000 mg/ 日と策定されている．したがって，一般的な食事やサプリメントからの摂取による副作用の発症は，きわめて少ないと考えられる．

d 食物繊維摂取と疾病予防，含有食品（表 9・15）

食物繊維は，消化・吸収されないが，消化管での消化作用におけるさまざまな生理機能が知られている．便秘の解消や耐糖能の改善，食事性血糖上昇抑制，血清コレステロールの是正，大腸がんの予防などが期待されている．

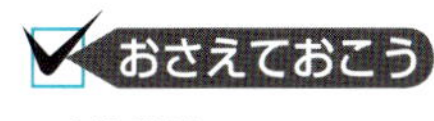

・食物繊維 ☞p.200

表 9・15　食物繊維の特徴，種類と含有食品

	特徴	食物繊維の種類	含有食品
不溶性	・便通を促す ・咀嚼を要し，満腹中枢を刺激する ・腸内環境を整える	セルロース	植物性食品一般
		ヘミセルロース	植物性食品一般
		ペクチン（不溶性）	未熟果実・野菜
		リグニン	植物性食品一般
		キチン	甲殻類の外皮・キノコ類
		イヌリン	ゴボウ，ニンニク
水溶性	・糖質および脂質に吸着し，吸収を緩やかにしたり，体外に排泄させる ・腸内環境を整える	ペクチン（水溶性）	果実・野菜
		グアガム	グアマメ
		グルコマンナン	コンニャク
		アルギン酸ナトリウム	コンブ，モズク，メカブ
		アガロース（寒天）	紅藻類
		カラギーナン	紅藻類

ポイント

- ビタミンAの欠乏症には夜盲症，過剰症には催奇形性がある.
- ビタミンDの欠乏症には骨軟化症，くる病，過剰症には尿毒症がある.
- ビタミンKの欠乏症には出血傾向がある.
- ビタミンB_{12}の欠乏症には巨赤芽球性貧血がある.
- カルシウムの欠乏症には骨軟化症がある.
- 鉄の欠乏症には貧血がある.
- 食塩の過剰摂取は高血圧症の原因となる.
- エネルギーの過剰摂取は肥満，糖尿病，脂質異常症の原因となる.
- 75歳以上の高齢者などにおける生命維持に必要な主要栄養素の不足は，タンパク質・エネルギー低栄養状態(PEM)を引き起こす.

I 疾病治療における栄養療法

❶ 栄養サポートチーム(NST)

栄養管理は，すべての疾患治療に共通する基本的医療の1つである. 栄養サポートチーム(nutrition support team：NST)は，医師，薬剤師，看護師，管理栄養士，理学療法士，言語聴覚士，臨床検査技師などが専門知識や技術を出し合い，個々の症例に応じた適切な栄養管理を行うチームである(図9・35). 2010(平成22)年の診療報酬改定により，「栄養サポート加算」が新設された. その加算基準として，当該保健医療機関内にNSTが設置されており，栄養管理のための専門的な知識・技術を有するNST構成要員の養成を目的とした研修を終了した常勤薬剤師が必須とされている.

NOTE　NSTの役割
①栄養アセスメントによる栄養管理の必要性の判定
②適正な栄養管理指導
③栄養状態に伴う合併症の予防・早期発見・治療
④栄養管理士の疑義対応(コンサルテーション)
⑤資材・素材の削減
⑥早期発見・社会復帰の支援
⑦患者のQOL向上
⑧新しい知識の啓発

NOTE　NSTにおける薬剤師の主な役割
①栄養投与法(経口，経腸，静脈)の提案
②栄養輸液(高カロリー輸液を含む)，経腸栄養剤に関する処方提案
③栄養輸液・混合輸液の調剤・投与法の管理
④患者・家族への栄養調剤の服薬指導などの担当

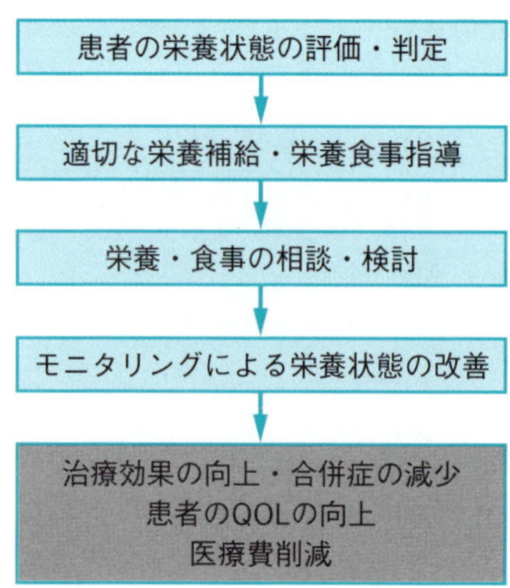

図9・35　NSTによる栄養管理

コラム

薬剤師のNST研修

栄養サポート加算の算定要件となる，医師以外のNSTメディカルスタッフを対象とする栄養管理に関わる研修は，次の事項に該当することとされている．

1. 医療関係団体等が認定する教育施設において実施され，40時間以上を要し，当該団体より修了証が交付される研修であること．
2. 栄養管理のための専門的な知識・技術を有する看護師，薬剤師および管理栄養士等の養成を目的とした研修であること．なお，当該研修には，次の内容を含むものであること．
   ① 栄養障害例の抽出・早期対応（スクリーニング法）
   ② 栄養薬剤・栄養剤・食品の選択・適正使用法の指導
   ③ 経静脈栄養剤の側管投与法・薬剤配合変化の指摘
   ④ 経静脈輸液適正調剤法の取得
   ⑤ 経静脈栄養のプランニングとモニタリング
   ⑥ 経腸栄養剤の衛生管理・適正調剤法の指導
   ⑦ 経腸栄養・経口栄養のプランニングとモニタリング
   ⑧ 簡易懸濁法の実施と有用性の理解
   ⑨ 栄養療法に関する合併症の予防・発症時の対応
   ⑩ 栄養療法に関する問題点・リスクの抽出
   ⑪ 栄養管理についての患者・家族への説明・指導
   ⑫ 在宅栄養・院外施設での栄養管理法の指導

NSTスタッフ研修会は，日本栄養士会，日本健康・栄養システム学会，日本病態栄養学会などで実施している．

❷ 栄養ケア（栄養管理）

栄養ケアとは，患者個人の栄養状態を複数の栄養指標や臨床指標を組み合わせて評価し，適切な方法・計画で栄養状態を継続的に改善または維持していくことで，PDCAサイクルを繰り返し実施する（図9・36）．

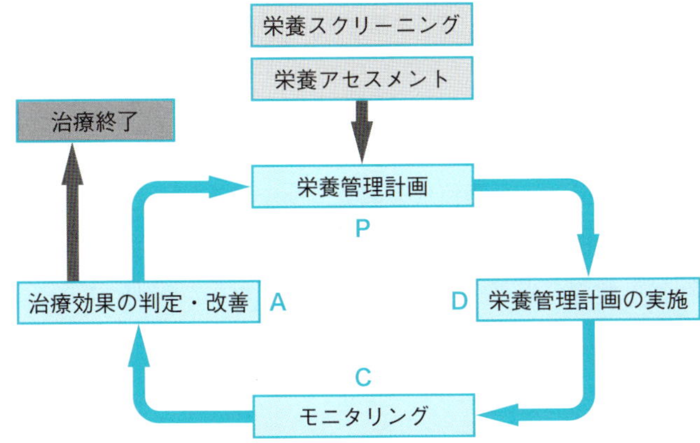

図9・36 栄養管理プロセス

a 栄養スクリーニング

栄養スクリーニングとは，**主観的包括的栄養評価**（subject global assessment：**SGA**）（図9・37）等を用いて，検査値を使用せず，栄養障害のある患者あるいは栄養学的なリスクをもつ患者の抽出を行う．

A. 病歴

1. 体重の変化　過去6ヵ月間の体重減少：____kg　減少率（%）：____%
過去2週間の変化：□増加　□変化なし　□減少（　　kg）

2. 食物摂取の変化　□変化なし　□変化あり
変化の期間：____週（　　　　　　　　　　）
食べられるもの：□固形食　□完全液体食
□水分　□食べられない

3. 消化器症状　□なし　□悪心　□嘔吐　□下痢　□食欲不振
その他：（　　　　　　　　　　）

4. 機能状態　機能障害：□なし　□あり
持続期間：____週
タイプ：□日常生活可能　□歩行可能　□寝たきり

5. 疾患および栄養必要量の関係　初期判断：________________
代謝需要（ストレス）：□なし　□軽度　□中等度　□高度

B. 身体症状（スコア：0＝正常　1＋＝軽度　2＋＝中等度　3＋＝重度）
- 皮下脂肪の減少（三頭筋，胸部）________
- 筋肉減少（四頭筋，三角筋）________
- 下腿浮腫________
- 仙骨部浮腫________
- 腹水________

C. 主観的包括的評価
□栄養状態良好　□中等度の栄養不良　□高度の栄養不良

図9・37　主観的包括的評価の例

b 栄養アセスメント

栄養アセスメントとは，栄養スクリーニングによって抽出された患者に対して，身体計測，食事摂取量調査，臨床検査値などを用いた**客観的栄養評価**（objective data assessment：**ODA**）（表9・16）の手法を用いて栄養評価を実施し，患者の栄養状態を把握することである．

表9・16 代表的なODA指標

① 視診・触診，病的症候の評価
② 栄養素摂取の調査（熱量，タンパク質，基礎エネルギー必要量など）
③ 身体計測（体重，身長，BMI，体重減少率，上腕三頭筋部皮下脂肪厚，上腕周囲長，上腕筋周囲長）
④ 尿（クレアチニン，尿素窒素，窒素バランス，3-メチルヒスチジン）
⑤ 血液（アルブミン，トランスフェリン，総鉄結合能，フェリチン，プレアルブミン，レチノール結合タンパク質，微量元素，脂質（中性脂肪）など）
⑥ 免疫能（末梢血総リンパ球数，遅延型皮膚過敏反応など）
⑦ 筋力（握力など）

c 栄養管理計画（P：plan）

栄養アセスメントの結果に基づいて栄養必要量を算出する．栄養必要量の基本的要素は，エネルギー必要量，タンパク質量，脂肪量，糖質量，ビタミン量，ミネラル（必須元素，必須微量元素）量，水分量である．患者に必要なエネルギーおよび栄養素の補給量，経腸栄養または経静脈栄養などの栄養補給法あるいは移行方法・時期などを検討し，病態を考慮した栄養療法の目標を設定する．

d 栄養管理計画の実施（D：do）

栄養管理計画に基づいて，適正な栄養療法を実施する．

e モニタリング（C：check）

栄養療法の実施後に，栄養管理計画の実施上の問題，たとえば対象者の非協力，合併症の発症，栄養補給法の不適性，協力者の問題があったか否かを確認する．また，モニタリングで再度，栄養アセスメントが行われ，栄養管理目標の達成可否を評価する．モニタリングの期間は，アセスメント項目によって異なるため，栄養管理計画作成時に項目ごとに決めておく必要がある．

f 治療効果の判定・改善（A：action）

モニタリングに基づいて治療効果の判定を行う．必要に応じて栄養療法の修正や変更を行う．

❸ 栄養・食事療法と栄養補給法

疾病の治療には，食事療法，運動療法，薬物療法，そして手術療法がある．食事によって必要な栄養を満たすことができない場合には，**経口摂取**（oral feeding），**経腸栄養**（enteral nutrition：EN），および**静脈栄養**（parenteral nutrition：PN）によって栄養を補う（栄養補給）ことがあり，これを栄養療法という．栄養療法は，栄養素を投与する経路により**経腸栄養法**と**静脈栄養法**がある．栄養療法を選択する上の大原則は「腸が機能している場合は腸を使う」である．腸を使用すると消化管の機能や腸管免疫系が維持されるが，腸を長期間使用しないと，腸粘膜の萎縮等により腸のバリア機構が破綻し，腸管内の細菌やエンドトキシンなどが体内に侵入してしまう現象（バクテリアルトランスロケーション）が起きる可能性がある．栄養療法の選択について，米国静脈経腸栄養学会（American Society for Parenteral and Enteral Nutrition：ASPEN）の基準を図9・38に示した．

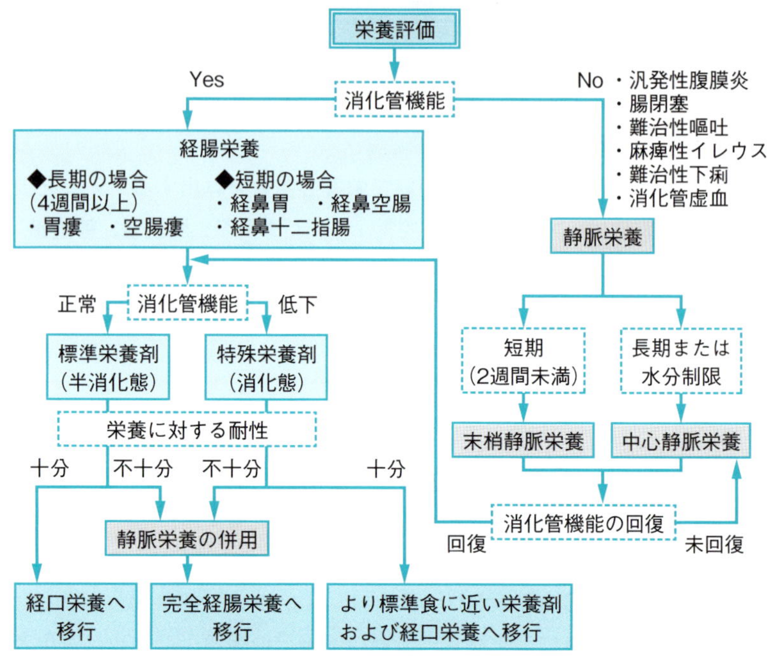

図9・38　栄養療法の選択（ASPENガイドライン）

a 経腸栄養法

口から直接一般食や病態に対応した特別食（特別用途食品等）を与える**経口栄養法**と，管を直接消化管に入れる**経管栄養法**がある．経管栄養法には**経鼻栄養法**と，4 週間以上の経腸栄養が必要な場合に用いられる胃瘻（いろう）や空腸瘻などの**経瘻孔法**がある．後者で最も普及しているのが**経皮内視鏡的胃瘻造健術**（**PEG**）である．

b 静脈栄養法

栄養素を輸液剤として静脈に投与する静脈栄養法には**末梢静脈栄養法**（**peripheral parental nutrition：PPN**）と**中心静脈栄養法**（**total parental nutrition：TPN**）がある．PPN では高浸透圧となる輸液は投与できない．また，1,200～1,500 kcal/日しか投与することができない．ASPEN のガイドラインでは，2 週間以上静脈栄養が施行される場合は TPN，2 週間未満は PPN の適応とされているが，患者の状態を考慮する必要がある．

④ 疾病別栄養療法

a 内分泌・代謝疾患

(1) 肥　満

①摂取エネルギー：エネルギーの過剰摂取を控える．20～25 kcal/kg 標準体重/日を目安とする．

②体重管理：急激な減量は身体的に負担をかけるため避ける．

> **コラム**
>
> **フォーミュラ食，DASH食**
>
> 肥満症治療時に，超低カロリー食療法（very low calorie diet：VLCD）理論のもとに，フォーミュラ食を用いることもある．フォーミュラ食は，タンパク質やビタミンなどは十分含まれ，最低限の糖質と脂質の量となっている加工食品であり，非常に低エネルギーである．
>
> DASH（dietary approaches to stop hypertension）食は米国国立心臓肺血液研究所が提唱した高血圧を防ぐ食事法である．高血圧予防には，「減塩」が重要であるが，本法では低脂肪乳製品（飽和脂肪酸とコレステロールが少なく，カルシウムが多い）ならびに野菜・果物（カリウム，マグネシウム，食物繊維）の多い食事法である．DASH食を実施しながら，塩分摂取を制限するのは重要である．特別用途食品の低ナトリウム食品は，ナトリウムが通常食品の50％以下になっている．

(2) 糖尿病

①摂取エネルギー：適切なエネルギー量を摂取する．25～30 kcal/kg 標準体重/日を目安とする．

②GI値*27：糖尿病患者ではGI値の低い食事をすることで，食後の過血糖を抑制することができる．

(3) 脂質異常症

①脂質摂取抑制：n-3系多価不飽和脂肪酸を多めにとる．トランス脂肪酸は極力摂取を控える．

(4) 高尿酸血症（痛風）

①プリン体摂取制限：プリン体を多く含む食品*28の摂取を控える．

②アルコール制限：アルコール飲料は，プリン体の含有量にかかわらず過剰摂取に注意する*29．

b 循環器疾患

(1) 高血圧

①食塩制限：日本高血圧学会では，減塩目標量を6 g/日未満としている．

②カリウム：食塩過剰摂取の血圧上昇作用に対するカリウムの拮抗作用が大きく，カリウムの積極的な摂取が推奨される．ただし，腎疾患を合併している場合はカリウムの制限が必要である．

(2) 心不全

①食塩制限：食塩の過剰摂取による浮腫の予防のため，重症例では3 g/日以下，軽症の慢性心不全は7 g/日以下程度に食塩摂取を制限する．

*27　**GI（glycemic index）値**　GIは血糖上昇指数のことで，食事後120分の血糖値上昇曲線下面積の比を，グルコース50 gを100として比較したものである．GI値が高い食事ほど血糖値が上がりやすい．『糖尿病食事療法のための食品交換表（日本糖尿病学会編・著）』の利用により，1日の適切なエネルギー摂取量と栄養素配分のため食品選択をすることも有用である．

*28　**プリン体を多く含む食品（100 gあたり）**
きわめて多い（300 mg＜）：鶏レバー，マイワシ干物，イサキ白子，アンコウ肝酒蒸し
多い（200～300 mg）：豚レバー，牛レバー，カツオ，マイワシ，大正エビ，オキアミ，マアジ干物，サンマ干物

*29　**アルコール摂取と尿酸産生**　アルコール摂取により，その代謝のためATPが消費される．その際，ATP構成成分のアデニンヌクレオチド分解が亢進し，プリン骨格であるアデニンから尿酸への代謝が促進される．

②**ビタミンK**：ビタミンKは，ワルファリンの抗凝固作用を減弱させるため，納豆やクロレラなどの摂取に注意が必要である．

(3) 動脈硬化症

①**脂質摂取調節**：総エネルギーに対し，脂質を20〜25％にする．飽和脂肪酸エネルギー比率を7％未満，コレステロール摂取量を200 mg/日未満に抑える．*n*-3系多価不飽和脂肪酸の摂取を増やし，トランス脂肪酸の摂取を控える．

c 肝臓疾患

(1) 慢性肝炎

①**アルコール制限**：アルコール常用者に対しては，休肝日の設定や禁酒を指導する．

②**鉄制限**：C型慢性肝炎では，肝臓での鉄の過剰蓄積が酸化ストレスによる肝細胞障害を引き起こすため，鉄制限食や瀉血(しゃけつ)療法なども実施される．

(2) 肝硬変

①**夜間就寝前捕食**：夜間の飢餓状態を避けるため，夜間就寝前捕食(late evening snack：LES)が推奨されており，就寝前に200 kcal程度捕食する．

②**分岐鎖アミノ酸**：フィッシャー比(BCAA/AAA)[*30]を考慮した分岐鎖アミノ酸補給を行う．

(3) 脂肪肝

①**脂質摂取制限**：飽和脂肪酸の摂取を抑えて多価不飽和脂肪酸を多くするが，総エネルギー摂取量の20％以下とする．

②**アルコール制限**：アルコールによる脂肪肝であれば，禁酒が必要である．

d 腎臓疾患

①**摂取エネルギー**：エネルギーの補給は糖質と脂質によって確保し，タンパク質を制限する．腎疾患の場合，NPC/N比[*31]を高く設定する必要がある．

②**慢性腎臓病**(chronic kidney disease：**CKD**)：CKDが進行すると末期腎不全となり，人工透析や腎移植の必要となるため，進行を抑制するためにステージに合わせた食事療法が重要である．日本腎臓病学会では，糸球体ろ過量(glomerular filtration rate：GFR)に応じた食事療法基準を提唱している(表9・17，9・18)．

＊30 **フィッシャー比** BCAA(分岐鎖アミノ酸：バリン・ロイシン・イソロイシン)とAAA(芳香族アミノ酸：フェニルアラニン・チロシン)の比率．肝硬変ではアミノ酸代謝異常があり，分岐鎖アミノ酸が減少し，芳香族アミノ酸が増加する．通常の食事からBCAAを補給しようとすると，タンパク質が過剰に摂取され，肝性脳症を誘発する可能性がある．

NOTE 脂肪肝
脂肪肝は，肝細胞の1/3以上に中性脂肪(トリグリセリド)の脂肪滴が認められる場合に診断される．脂肪肝のうち，大量の飲酒がない場合は非アルコール性脂肪肝(non-alcoholic fatty liver disease：**NAFLD**)と定義される．
NAFLDで，炎症性細胞の浸潤や繊維化が認められる場合には非アルコール性脂肪肝炎(non-alcoholic steatohepatitis：**NASH**)となる．

＊31 **NPC/N比** ☞p.198

表9・17 CDKステージによる食事療法基準

ステージ(GFR)	エネルギー (kcal/kgBW/日)	タンパク質 (g/kgBW/日)	食塩 (g/日)	カリウム (mg/日)
ステージ1(GFR≧90)	25～35	過剰な摂取をしない	3≦ ＜6	制限なし
ステージ2(GFR 60～89)		過剰な摂取をしない		制限なし
ステージ3a(GFR 45～59)		0.8～1.0		制限なし
ステージ3b(GFR 30～44)		0.6～0.8		≦2,000
ステージ4(GFR 15～29)		0.6～0.8		≦1,500
ステージ5(GFR＜15)		0.6～0.8		≦1,500
5D(透析療法中)	別表			

注) エネルギーや栄養素は，適正な量を設定するために，合併する疾患(糖尿病，肥満など)のガイドラインなどを参照して病態に応じて調整する，性別，年齢，身体活動度などにより異なる.
注) 体重は基本的に標準体重(BMI＝22)を用いる.
[日本腎臓学会(編)：慢性腎臓病に対する食事療法基準2014年版，p2，表1，東京医学社，2014より許諾を得て転載]

表9・18 CDKステージによる食事療法基準(持続透析患者)

ステージ5D	エネルギー (kcal/kgBW/日)	タンパク質 (g/kgBW/日)	食塩 (g/日)	水分	カリウム (mg/日)	リン (mg/日)
血液透析 (週3回)	30～35[注1,2)]	0.9～1.2[注1)]	＜6[注3)]	できるだけ少なく	≦2,000	≦タンパク質(g)×15
腹膜透析	30～35[注1,2,4)]	0.9～1.2[注1)]	PD除水量(L)×7.5＋尿量(L)×5	PD除水量＋尿量	制限なし[注5)]	≦タンパク質(g)×15

注1) 体重は基本的に標準体重(BMI＝22)を用いる.
注2) 性別，年齢，合併症，身体活動度により異なる.
注3) 尿量，身体活動度，体格，栄養状態，透析間体重増加を考慮して適宜調整する.
注4) 腹膜吸収ブドウ糖からのエネルギー分を差し引く.
注5) 高カリウム血症を認める場合には血液透析同様に制限する.
[日本腎臓学会(編)：慢性腎臓病に対する食事療法基準2014年版，p.2，表2，東京医学社，2014より許諾を得て転載]

e 骨粗鬆症

①**カルシウム・ビタミンD**：骨形成に必要なカルシウムや腸管からのカルシウム吸収を促すビタミンDが不足しないように注意する.

②**リン**：リンはカルシウムの排泄を促すため，加工食品や清涼飲料などリンを多く含む食品は避ける.

NOTE オステオカルシン合成成分
骨基質タンパク質であるオステオカルシン合成にビタミンKおよびマグネシウム，ビタミンB_6，ビタミンB_{12}，葉酸などが必要である.

NOTE 嗜好食と骨粗鬆症
食塩やカフェインも尿中からのカルシウム排泄を促進するので過剰摂取に注意する．さらに，喫煙はカルシウムの吸収を妨げ，過剰なアルコールはカルシウムやビタミンDの働きを抑制するため，禁煙，禁酒に努める.

f 慢性閉塞性肺疾患(COPD)

慢性閉塞性肺疾患(chronic obstructive pulmonary disease：COPD)患者では，呼吸に伴う**消費エネルギーが増加**しており，栄養障害が高率に発症する.

①**摂取エネルギー**：基礎代謝量の1.7倍程度の高エネルギー，高タンパク質(1.2～1.5 g/体重/日)食が基本とされる.

ポイント

- 肥満症の治療では，エネルギー出納をマイナスバランスにする．
- 糖尿病では，栄養バランスを重視し，急激な血糖値上昇を防ぐとともにインスリン使用による低血糖状態にも注意する．
- 高尿酸血症では，プリン体を多く含む食品およびアルコール類の摂取を制限する．
- カリウム摂取はナトリウム排泄を増加させ，高血圧治療に有効である．
- 心不全の食事療法は食塩制限が基本であり，抗凝固薬の服用時はビタミンKの摂取に注意する．
- 動脈硬化症の予防には*n*-3系多価不飽和脂肪酸の摂取を増やす．
- 慢性肝炎の食事療法は適正エネルギー・適正タンパク質食が基本となる．
- 肝硬変が進むと分岐鎖アミノ酸（BCAA）が低下するため，栄養剤で補給して高アンモニア血漿，肝性脳症を防ぐ．
- 腎臓疾患の食事療法は一般的に低タンパク質・高エネルギー食である．
- 骨粗鬆症の場合は，カルシウムおよびビタミンDなどの骨形成に必要な栄養素摂取が重要である．
- COPDはエネルギー消費量が大きく，低栄養状態になりやすいので，脂質摂取を主体としたエネルギー増加をはかる．

J 特別用途食品と保健機能食品

1952年に制定された栄養改善法には，消費者が栄養食品を安心して入手できるように栄養を強化した食品と乳児用，幼児用，妊産婦用，病者用等，特定の対象者への栄養補給を目的とした食品からなる「特殊栄養食品」が定められ，これが現在の特別用途食品の始まりとなる．1991年に**特定保健用食品**制度の創設にあたり，特定保健用食品を含む「特別用途食品」が制度化され，従来の特定の対象者への栄養補給を目的とした食品とともに「特殊栄養食品」の定義が見直された．1996年には，栄養改善法に**栄養表示基準**が制定されたことにより「特殊栄養食品」の制度が廃止され，「特別用途食品制度」のみが残った．一方，2001年には，新たに**栄養機能食品**が制度化され，「**保健機能食品**制度」が始まった．保健機能食品には，従来の特別用途食品に含まれていた特定保健用食品と新設された栄養機能食品が含まれる（特定保健用食品は特別用途食品であり，かつ保健機能食品である）．この制度の創設に伴い，従来まで食品としての取り扱いが禁止されていた錠剤，カプセル状等の形状の食品が許可されたため，含まれる添加物等の混入や医薬品との誤認，過剰摂取等のおそれから，より安全性を確保し監視指導を強化する目的からこの制度は食品衛生法に記載された．2002年の健康増進法の施行に伴い，2003年に栄養改善法は廃止された．2005年には特定保健用食品の見直しが行われ，従来の個別評価型のみならず，新たに**条件付き**，**規格基準型**，**疾病リスク低減型**の特定保健用食品が新設された．2009年には消費者庁が新たに設置され，従来まで特別用途食品および保健機能食品の許可は厚生労働大臣が行っていたが，これが消費者庁長官に移管された．また2015年には「保健機能食品制度」に，新たに機能性表示食品制度が設けられ，保健機能食品の根拠法令は食品表示法となった（図9・39）．

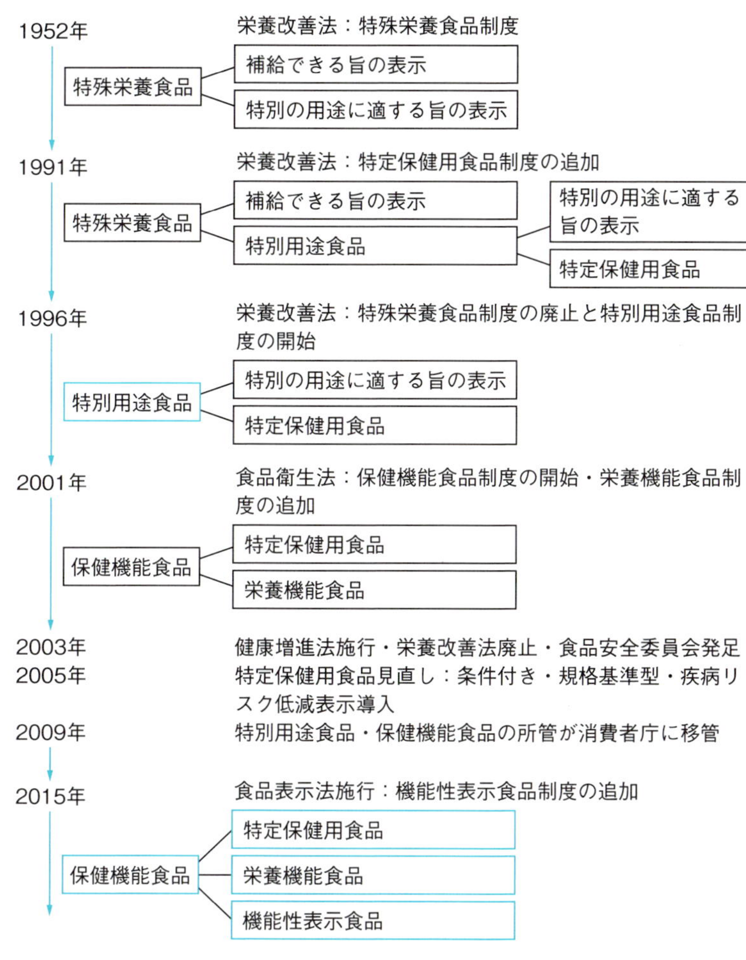

図9・39　特別用途食品・保健機能食品の変遷

＊32　**三次機能（体調調節 / 生体調整）**　食品は，3つの機能を有しており，一次機能としては，栄養素としての機能（生命の維持）があげられる．二次機能としては，食品がもたらす感覚機能（味・臭い・食感など）があげられる．三次機能は，生体調節機能（身体の調子を整える）があげられ，食品を摂取することによりヒトにこれら機能をもたらすとされている．

コラム

わが国における健康食品の概念

健康食品やサプリメントは，食品のもつ三次機能（体調調節 / 生体調整）＊32，すなわち機能性に着目した食品群を指す場合が多いが，これら食品の明確な定義は示されていない．元来，「人又は動物の身体の構造又は機能に影響を及ぼすことが目的とされている物」はすべて医薬品（医薬品，医療機器等の品質，有効性及び安全性の確保等に関する法律第２条）であるものの，食生活の乱れ，生活習慣病の増加，医療費の高騰等を背景とした国民の健康に対する関心が高まる中，食品に求められる機能が複雑かつ多様化してきた．そこで一定の規格基準，表示基準等を定めるとともに，消費者に対して正しい情報の提供を行い，消費者が自らの判断に基づき食品の選択を行うことができるようにすることを目的として，保健機能食品が制度化された．

コラム

機能性表示食品と健康被害

2024年3月，機能性表示食品として販売される「紅麹」を含有するサプリメント摂取者に重篤な健康被害が起きていることが発表された（11月中旬で死者397名，入院治療を有した者538名，医療機関を受診した者2,622名：腎疾患等）．当該製品は2018年よりすでに20万食以上の販売実績があることが報告されているが，過去に当該製品摂取による健康被害の報告はなかった．機能性表示食品は保健機能食品の1つであるが，同じ保健機能食品である特定保健用食品とは異なり国による審査がなく，また「製品そのもの」の安全性評価は不要で，当該製品も過去の販売実績で担保された．また含まれる「機能性関与成分」は「米紅麹ポリケチド」と標榜されるが，主成分はモナコリンK（ロバスタチン）であり，海外ではスタチン系薬剤として承認されている（国内未承認）．医薬品相当の化合物が食品原材料として用いられることは，2001年食薬区分の改訂に伴いCoQ10（コエンザイムQ10，ユビキノン）が食品素材として利用可能となった経緯がある．今回の事件は特定ロットのみで起きたが，2021年にHACCPに沿った衛生管理が制度化されたばかりである．食を通じた健康増進や疾病予防の概念は，超高齢社会のわが国の社会保障制度維持に期待されるが，衛生上の危害発生を防止し，国民の健康の保護をはかることが改めて唱えられた．

コラム

米国におけるサプリメントの定義

1994年に米国ではダイエタリーサプリメント健康教育法（Dietary Supplement Health and Education Act，DSHEA）が制定された．消費者の健康上の利益のために，また国家の医療費削減への貢献のために定められた「教育法」であり，この法によって，米国ではダイエタリーサプリメントが新しく位置付けられた．成分として，ビタミン，ミネラル，ハーブまたはその他植物，アミノ酸，その他食品成分の濃縮物，代謝物，構成成分，抽出物，混合物などが含まれ，医薬品を含まない加工食品（錠剤，カプセル，粉末等）をダイエタリーサプリメントと定義している．

❶ 特別用途食品の制度

現在の特別用途食品制度は，1996年の制度創設の流れを汲んでいる．現在の特別用途食品は，**病者用食品**，**妊産婦・授乳婦用粉乳**，**乳児用調製粉乳**，**えん下困難者用食品**，**特定保健用食品**の5つの食品群で構成される．このうち特定保健用食品は後述の保健機能食品にも含まれるが，その制度上の位置付けは特別用途食品よりも保健機能食品としての色合いが濃い（図9・40）．

特定保健用食品を除く4つの食品は，いずれも特定の対象者における健康の保持，回復に適する食品であり，その旨の表示（特別用途表示）を行うことが可能である．また表示の許可にあたっては，**許可基準**があるものについては適合性の審査が，また許可基準がないものは個別の審査が必要となり，その販売に際しては**消費者庁長官**より許可を受けなければならない（健康増進法第43・63条）．

2009年に行われた見直しでは，それまでの許可基準型の病者用食品が現行の**低たんぱく質食品**，**アレルゲン除去食品**，**無乳糖食品**，**総合栄養食品**の4つに分類され，さらに2019年に糖尿病用組合せ食品と腎臓病

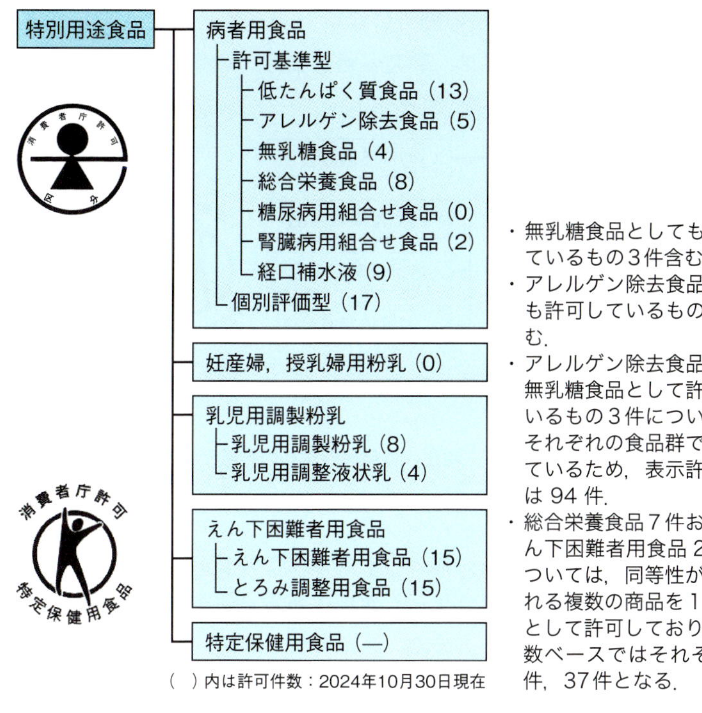

図9・40　現在の特別用途食品の枠組み

用組合せ食品が追加され，タンパク質制限を必要とする腎疾患患者やアレルギー患者に配慮したものとなった．2023年には経口補水液の許可区分が新設され，経口補水液として製品販売するためには特別用途食品（許可基準型）の許可取得が必要となった． また「熱中症対策」や「脱水時」などを標榜する場合は， 個別評価型病者用食品としての許可が必要となった． 現行のえん下困難者用食品も2009年に高齢者用食品から改正され，2018年にはえん下困難者用食品の中に**とろみ調整用食品**が追加された．えん下困難者用食品は，今後の超高齢社会において重要な介護食品としての貢献が期待される．2016年には農林水産省が新たな介護食品の仕組みとして「**スマイルケア食**」を展開している．健康維持上，栄養補給が必要な人向けの食品に「青」マークを， 噛むことが難しい人向けの食品に「黄」マークを， さらに， 飲み込むことが難しい人向けの食品に「赤」マークを付した食品分類を行っているが，「赤」マークの取得には，特別用途食品のえん下困難者用食品の許可取得が要件となっている．

なお，特定保健用食品を除く特別用途食品は，消費者庁長官より許可を受けたのち，販売に際して図9・40に示す証票を食品に表示する義務がある．

❷ 保健機能食品の制度

2001年， 栄養機能食品制度の創設に伴い保健機能食品制度が施行された．2015年に食品表示法の施行に伴い，機能性表示食品制度が創設され，現在，保健機能食品は，**特定保健用食品**，**栄養機能食品**，**機能性表示食品**の3つで構成される（図9・41）．

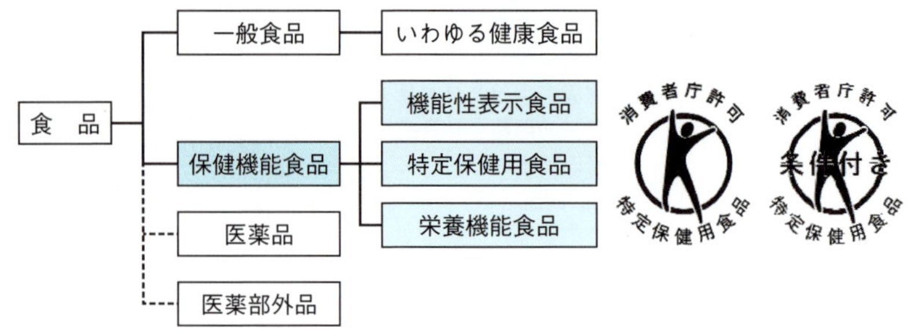

図9・41 現在の保健機能食品の枠組み

国民生活において，消費者自らの手で健やかで心豊かな生活を送るためには，バランスのとれた食生活が重要である．栄養・食生活は多くの生活習慣病との関連が深く，また，生活の質との関連も深いことから，多種多様に流通する食品の特性を十分に理解し，消費者自らの正しい判断によりその食品を選択し，適切な摂取に努めてもらうことが不可欠である．消費者が安心して，食生活の状況に応じた食品の選択ができるよう，適切な情報提供が行われなければならない．

保健機能食品とは，「**いわゆる健康食品**」とは異なり，食品として唯一，機能性（生体の生理機能を調整する働き）の表示ができる食品である．保健機能食品以外の食品は，保健機能食品と紛らわしい名称，栄養成分の機能および特定の保健の目的が期待できる旨を示す用語を使用することはできない．

❸ 保健機能食品の分類と代表的な食品

a 特定保健用食品

特定保健用食品は，食生活において特定の保健の目的で摂取する者に対し，その摂取により特定の保健の目的が期待できる旨の表示を行うことのできる食品であり，表示の許可にあたっては，食品ごとにその有効性や安全性について国の審査を受ける必要がある．また，特定保健用食品として食品を販売する際は，その表示について消費者庁長官の許可を受けなければならない（健康増進法第43・63条）．

許可等の要件として，食生活の改善が図られ，健康の維持増進に寄与することが期待できるものであり，以下の8つの要件に適合しなければならない．

① 食品又は**関与成分**[*33]について，表示しようとする保健の用途に係る科学的根拠が医学的，栄養学的に明らかにされていること

② 食品又は関与成分についての適切な摂取量が医学的，栄養学的に

＊33 **関与成分** 特定保健用食品に含まれている「特定の保健の目的に資する成分」で，体の生理学的機能などに影響を与える成分

設定できるものであること

③ 食品又は関与成分が，添付資料等からみて安全なものであること

④ 関与成分について，物理学的，科学的および生物学的性状並びにその試験方法，定性および定量試験方法が明らかにされていること

⑤ 食品又は関与成分が，ナトリウム若しくは糖類等を過剰摂取させることとなるもの又はアルコール飲料ではないこと

⑥ 同種の食品が一般に含有している栄養成分の組成を著しく損なったものでないこと

⑦ 日常的に食される食品であること

⑧ 食品又は関与成分が，「無承認無許可医薬品の指導取締りについて」(1971年6月1日薬発第476号通知) の「専ら医薬品として使用される成分本質 (原材料) リスト」[*34]に含まれるものではないこと

2024年8月15日現在，1,042品目が許可されている (承認1品目含む). また，特定保健用食品は，特定保健用食品 (個別評価型)，条件付き特定保健用食品，特定保健用食品 (規格基準型)，特定保健用食品 (疾病リスク低減表示)，特定保健用食品 (再許可等) の5つに区分され，それぞれの許可等件数はそれぞれ437品目，1品目，111品目，13品目，480品目となっている.

(1) 特定保健用食品 (個別評価型)

許可等を受けて，食生活において特定の保健の目的で摂取をする者に対し，その摂取により当該保健の目的が期待できる旨の表示をする食品をいう. 代表的な食品の保健の用途および関与成分の一覧を表に示す (表9・19).「お腹の調子を整える食品」に含まれる関与成分には，オリゴ糖や乳酸菌やビフィズス菌などが代表的である.「血圧が高めの方に適する食品」には各種ペプチド化合物が代表的な関与成分となっている. 2018年には新規の用途として「内臓脂肪がつきにくい食品」としてガセリ菌SP株を関与成分として含む食品が許可され，また「肌が乾燥しがちな方の食品」としてグルコシルセラミドを関与成分とする食品が許可された. また，1つの関与成分で複数の保健の用途について許可表示を得ている食品もある (難消化性デキストリン:「血糖値が気になる方に適する食品」と「食後の血中中性脂肪を抑える食品」).

＊34 **「専ら医薬品として使用される成分本質 (原材料) リスト」** ヒトが経口的に摂取するものが医薬品か食品かを判断する1つの基準として，そこに含まれる成分 (原材料) があげられる.「無承認無許可医薬品の指導取締りについて」(1971年) による「専ら医薬品として使用される成分本質 (原材料) リスト」に掲載されるものは原則医薬品と判断され，「医薬品的効能効果を標ぼうしない限り医薬品と判断しない成分本質 (原材料) リスト」に掲載されるものは非医薬品と判断される. しかしながら，食品添加物として認められないものに関しては食品への使用はできない.

表9・19　代表的な特定保健用食品

保健の用途	関与成分	表示の内容
お腹の調子を整える食品	フラクトオリゴ糖，ガラクトオリゴ糖，大豆オリゴ糖，難消化性デキストリン，ビフィズス菌，乳酸菌など	良い菌を増やし悪い菌を減らして，腸内の環境を改善し，おなかの調子を整えます． 生きたまま腸に届いて，腸内環境を改善するのに役立ちます．
血圧が高めの方に適する食品	サーデンペプチド，ゴマペプチド，ラクトトリペプチド，大豆ペプチド，イソロイシルチロシン，酢酸，杜仲葉配糖体GABAなど	血圧が高めの方に適した食品です．
コレステロールが高めの方に適する食品	キトサン，大豆たんぱく質，植物ステロール，茶カテキン，低分子化アルギン酸ナトリウムなど	コレステロール値が高めの方や気になる方の食生活の改善に役立ちます．
血糖値が気になる方に適する食品	難消化性デキストリン，L-アラビノース，グァバ葉ポリフェノール，ネオコタラノール，小麦アルブミン，サラシアエキス末など	糖の吸収をおだやかにするので，食後の血糖値が気になる方に適しています．
カルシウムの吸収を助ける食品	フラクトオリゴ糖，乳果オリゴ糖，クエン酸リンゴ酸カルシウム（CCM），CPP-ACP（乳タンパク分解物）など	カルシウムの人への吸収性が高く，食生活で不足しがちなカルシウムを摂取するのに適します．
食後の血中中性脂肪を抑える食品	グロビン蛋白分解物，EPA，DHA，ウーロン茶重合ポリフェノール，難消化性デキストリン，モノグルコシルヘスペリジンなど	中性脂肪が高めの方や，脂肪の多い食事を摂りがちな方に適しています．
虫歯の原因になりにくい食品	キシリトール，マルチトール，エリスリトール，茶ポリフェノール，緑茶フッ素など	歯の再石灰化を促進するとともに歯の表面を改善して，むし歯の原因となる酸に溶けにくい状態にすることで歯を丈夫で健康にします．
歯の健康維持に役立つ食品	キシリトール，マルチトール，フクロノリ抽出物，CPP-ACP，リン酸一水素カルシウムなど	歯を丈夫で健康に保ちます．
体脂肪がつきにくい食品	茶カテキン，クロロゲン酸類，ケルセチン配糖体，中鎖脂肪酸，ウーロン茶重合ポリフェノール，葛の花エキスなど	エネルギーとして脂肪を消費しやすくするので，体脂肪が気になる方に適しています．
骨の健康が気になる方に適した食品	大豆イソフラボン，MBP（シスタチン），ビタミンK_2など 【疾病リスク低減】カルシウム	骨の健康が気になる方に適しています． 【疾病リスク低減】この食品はカルシウムを豊富に含みます．日頃の運動と適切な量のカルシウムを含む健康的な食事は，若い女性が健全な骨の健康を維持し，歳をとってからの骨粗鬆症になるリスクを低減する可能性があります．
内臓脂肪がつきにくい食品	ガセリ菌SP株，茶カテキン	食事とともに召し上がることで脂肪の吸収を抑え，内臓脂肪を減らすのを助けるので，肥満気味の方で内臓脂肪が気になる方の食生活の改善に役立ちます．
歯ぐきの健康維持に役立つ食品	大豆イソフラボンアグリコン，ユーカリ抽出物	歯垢の生成を抑え，歯ぐきを健康に保ちます．
肌が乾燥しがちな方の食品	グルコシルセラミド	肌の水分を逃しにくくするため，肌の乾燥が気になる方に適しています．

表示可能な保健の用途は以下の通りである．

① 容易に測定可能な体調の指標の維持に適する又は改善に役立つ旨
② 身体の生理機能，組織機能の良好な維持に適する又は改善に役立つ旨
③ 身体の状態を本人が自覚でき，一時的であって継続的，慢性的でない体調の変化の改善に役立つ旨
④ 疾病リスクの低減に資する旨（医学的，栄養学的に広く確立されているものに限る）

(2) 条件付き特定保健用食品

許可等の要件における,「食品又は関与成分について, 保健の用途の根拠が医学的, 栄養学的に明らかにされていること」に関して, 十分な科学的根拠のレベルには届かないものの, 一定の有効性が確認される食品をいう(表9・20).

表9・20　科学的根拠の考え方

試験／作用機序	無作為化比較試験 危険率5%以下	無作為化比較試験 危険率10%以下	非無作為化比較試験(危険率5%以下)	対照群のない介入試験(危険率5%以下)
明　確	特定保健用食品	条件付き特定保健用食品	条件付き特定保健用食品	—
不明確	条件付き特定保健用食品	条件付き特定保健用食品	—	—

(3) 特定保健用食品(規格基準型)

特定保健用食品としての**許可実績が十分であるなど科学的根拠が蓄積されている関与成分**[*35]について規格基準を定め, 消費者委員会の個別審査がなく, 消費者庁において規格基準への適合性を審査し許可する特定保健用食品をいう. 現在, 関与成分として9成分が定められ,「お腹の調子を整える食品」の関与成分として**難消化性デキストリン**や**フラクトオリゴ糖**など9成分が規格化されている. **難消化性デキストリン**は「血糖値が気になる方に適する食品」,「食後の血中中性脂肪を抑える食品」の関与成分としても規格化されている. いずれの関与成分においても, 1日摂取目安量が定められている. なお, 関与成分を含む当該食品を用いた過剰用量による摂取試験(安全性の確保)の実施が要求される.

*35 **許可実績が十分であるなど科学的根拠が蓄積されている関与成分**　すでに許可されている特定保健用食品のうち, 許可件数が100件を超えた保健の用途の表示に係る関与成分のうち, 最初の許可から6年経過し, 複数の企業が許可を取得しているもの.

(4) 特定保健用食品(疾病リスク低減表示)

関与成分の疾病リスク低減効果が医学的・栄養学的に確立されている場合, 疾病リスク低減表示を認める特定保健用食品である. 現在, **カルシウム**(1日摂取目安量：300〜700 mg)と**葉酸**(**プテロイルモノグルタミン酸**)(1日摂取目安量：400〜1,000 μg)が関与成分として定められ, それぞれ「この食品はカルシウムを豊富に含みます. 日頃の運動と適切な量のカルシウムを含む健康的な食事は, 若い女性が健全な骨の健康を維持し, 歳をとってからの骨粗鬆症になるリスクを低減する可能性があります.」および「この食品は葉酸を豊富に含みます. 適切な量の葉酸を含む健康的な食事は, 女性にとって, 二分脊椎などの神経管閉鎖障害を持つ子どもが生まれるリスクを低減する可能性があります.」といった保健の用途に係る表示が許可されている. カルシウムは**骨粗鬆症**, 葉酸は**神経管閉鎖障害**と, 食品表示において疾病の名称を標榜できる唯一の食品となる. 2023年には個別評価型疾病リスク低減表示として**EPA・DHA**が認められ,「この食品はドコサヘキサエン酸(DHA)とエイコサペンタエン酸(EPA)を豊富に含みます. 日頃の運動とDHAおよび

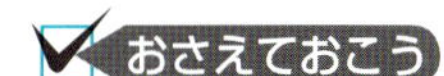

・カルシウム　p.179
・葉酸　p.173

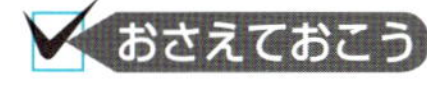

・EPA・DHA　p.173

EPAを含む健康的な食事は，将来，心血管疾患になるリスクを低減する可能性があります.」の標榜が許可された．う蝕にかかわる疾病リスク低減表示については特定の関与成分を定めることなく，個別に評価することで「むし歯のリスクを減らす可能性があります.」の標榜が許可される．

(5) 特定保健用食品（再許可等）

すでに許可等が行われた特定保健用食品から，以下に掲げる変更により改めて許可等を受けたものをいう．

① 既許可食品に係る許可等を受けている者が，当該食品の商品名を変更しようとすること
② 既許可食品と同一の食品又は風味（香料又は着色料等の添加物によるもの）のみを変更した食品について，当該許可等を受けている者と異なる者が，当該既許可食品と同一の表示をしようとすること
③ 既許可食品に係る許可等を受けている者が，当該食品の風味のみを変更しようとすること

b 栄養機能食品

栄養機能食品とは，特定の栄養成分の補給のために利用される食品で，栄養成分の機能を表示するものをいう．対象栄養素は20種で，*n*-3系脂肪酸，ミネラル6種，ビタミン13種である．栄養機能食品として販売するためには，当該栄養成分量が定められた上・下限値の範囲内にある必要があるほか，1日あたりの摂取目安量や注意喚起表示等も表示する必要がある．これら規格基準に適合していれば，国への許可申請や届出は不要である．栄養機能食品の規格基準を表にまとめた（表9・21）．対象となる食品は，容器包装に入れられた一般消費者向けの加工食品および生鮮食品であり，食品表示基準に基づき義務表示事項が定められている．また，ビール等のアルコール飲料や，ナトリウム，糖分等を過剰に摂取させることになる食品等は，栄養機能食品の表示をすることによって，当該食品が健康の保持増進に資するという一面を強調することになるため，栄養機能食品の表示をすることは望ましくない．さらに，錠剤，カプセル剤等の形状の加工食品にあっては，カリウムの栄養機能を表示した食品の販売は禁止されている．

c 機能性表示食品

機能性表示食品は，食品表示法（2013年）第4条の規定に基づく食品表示基準（2015年）第2条に規定する安全性及び機能性に関する一定の科学的根拠に基づき，食品関連事業者の責任において特定の保健の目的が期待できる旨の表示を行うことのできる食品であり，消費者庁長官に届出たものである．機能性表示食品は，科学的根拠等について消費者庁長官による個別審査を経ないという点等で，特定保健用

表9・21 栄養機能食品の規格基準

名 称	下限値	上限値	栄養機能表示	注意喚起表示
n-3 系脂肪酸	0.6 g	2.0 g	n-3系脂肪酸は，皮膚の健康維持を助ける栄養素です．	
亜鉛	2.64 mg	15 mg	亜鉛は，味覚を正常に保つのに必要な栄養素です．亜鉛は，皮膚や粘膜の健康維持を助ける栄養素です．亜鉛は，たんぱく質・核酸の代謝に関与して，健康の維持に役立つ栄養素です	亜鉛の摂り過ぎは，銅の吸収を阻害するおそれがありますので，過剰摂取にならないよう注意してください．1日あたりの摂取目安量を守ってください．乳幼児・小児は本品の摂取を避けてください
カリウム	840 mg	2,800 mg	カリウムは，正常な血圧を保つのに必要な栄養素です	腎機能が低下している方は本品の摂取を避けてください
カルシウム	204 mg	600 mg	カルシウムは，骨や歯の形成に必要な栄養素です	
鉄	2.04 mg	10 mg	鉄は，赤血球を作るのに必要な栄養素です	
銅	0.27 mg	6.0 mg	銅は，赤血球の形成を助ける栄養素です．銅は，多くの体内酵素の正常な働きと骨の形成を助ける栄養素です	乳幼児・小児は本品の摂取を避けてください
マグネシウム	96 mg	300 mg	マグネシウムは，骨や歯の形成に必要な栄養素です．マグネシウムは，多くの体内酵素の正常な働きとエネルギー産生を助けるとともに，血液循環を正常に保つのに必要な栄養素です	多量に摂取すると軟便（下痢）になることがあります．1日あたりの摂取目安量を守ってください．乳幼児・小児は本品の摂取を避けてください
ナイアシン	3.9 mg	60 mg	ナイアシンは，皮膚や粘膜の健康維持を助ける栄養素です	
パントテン酸	1.44 mg	30 mg	パントテン酸は，皮膚や粘膜の健康維持を助ける栄養素です	
ビオチン	15 μg	500 μg	ビオチンは，皮膚や粘膜の健康維持を助ける栄養素です	
ビタミンA	231 μg	600 μg	ビタミンAは，夜間の視力の維持を助ける栄養素です．ビタミンAは，皮膚や粘膜の健康維持を助ける栄養素です	妊娠3ヵ月以内または妊娠を希望する女性は過剰摂取にならないように注意してください
ビタミンB_1	0.36 mg	25 mg	ビタミンB_1は，炭水化物からのエネルギー産生と皮膚や粘膜の健康維持を助ける栄養素です	
ビタミンB_2	0.42 mg	12 mg	ビタミンB_2は，皮膚や粘膜の健康維持を助ける栄養素です	
ビタミンB_6	0.39 mg	10 mg	ビタミンB_6は，たんぱく質からのエネルギーの産生と皮膚や粘膜の健康維持を助ける栄養素です	
ビタミンB_{12}	0.72 μg	60 μg	ビタミンB_{12}は，赤血球の形成を助ける栄養素です	
ビタミンC	30 mg	1,000 mg	ビタミンCは，皮膚や粘膜の健康維持を助けるとともに，抗酸化作用を持つ栄養素です	
ビタミンD	1.65 μg	5.0 μg	ビタミンDは，腸管でのカルシウムの吸収を促進し，骨の形成を助ける栄養素です	
ビタミンE	1.89 mg	150 mg	ビタミンEは，抗酸化作用により，体内の脂質を酸化から守り，細胞の健康維持を助ける栄養素です	
ビタミンK	45 μg	150 μg	ビタミンKは，正常な血液凝固能を維持する栄養素です．	血液凝固阻止薬を服用している方は本品の摂取を避けてください
葉酸	72 μg	200 μg	葉酸は，赤血球の形成を助ける栄養素です．葉酸は，胎児の正常な発育に寄与する栄養素です	葉酸は，胎児の正常な発育に寄与する栄養素ですが，多量摂取により胎児の発育がよくなるものではありません

注意喚起表示：（以下共通） 本品は，多量摂取により疾病が治癒したり，より健康が増進するものではありません．1日の摂取目安量を守ってください．

食品とは異なる．2024年11月20日現在，8,985品目が届け出られている．機能性表示食品制度は食品全般を対象とし，**サプリメント形状の加工食品**[*36]，**その他加工食品**，**生鮮食品**の3つの食品区分に分類され，それぞれの届出数は4,876品目，3,865品目，244品目となっている．

＊36 **サプリメント形状の加工食品** 天然由来の抽出物であって分画，精製，化学的反応等により本来天然に存在するものと成分割合が異なっているもの，または化学的合成品を原材料とする錠剤，カプセル剤，粉末剤，液剤等の形状である食品を指す．ただし，錠剤，粉末剤および液剤については，サプリメントとして認識されずに食されているものもあることから，その他加工食品として取り扱ってもよい．なお，カプセル剤形状の食品については，サプリメント形状の加工食品として取り扱う．

機能性表示食品は，疾病に罹患していない者（未成年者，妊産婦，授乳婦を除く）を対象とし，含まれる機能性関与成分によって健康の維持及び増進に資する特定の保健の目的（疾病リスクの低減に係るものを除く）が期待できる旨の科学的根拠が明らかな食品である．なお，特別用途食品および栄養機能食品は機能性表示食品の対象外となるが，特定保健用食品は対象となる．また機能性関与成分として食事摂取基準に掲載される栄養素も対象外となるが，例外を表9・22に示す．アルコールを含有する飲料や過剰な摂取が国民の健康の保持増進に影響を与えているもの（脂質，飽和脂肪酸，コレステロール，糖類，ナトリウム）の過剰摂取につながる食品も対象外となる．

表9・22 機能性表示食品の対象成分となり得る構成成分等

食事摂取基準に摂取基準が策定されている栄養素	対象成分となり得る構成成分等
タンパク質	各種アミノ酸，各種ペプチド
n-6系脂肪酸	γ-リノレン酸，アラキドン酸
n-3系脂肪酸	α-リノレン酸，EPA，DHA
糖質	キシリトール，エリスリトール，フラクトオリゴ糖，キシロオリゴ糖，ガラクトオリゴ糖，乳果オリゴ糖
糖類	L-アラビノース，パラチノース，ラクチュロース
食物繊維	難消化性デキストリン，グアーガム分解物
ビタミンA	プロビタミンAカロテノイド（β-カロテン，α-カロテン，β-クリプトキサンチン等）

機能性表示食品の保健の用途と特定保健用食品の保健の用途の比較を表に記した（表9・23）．機能性表示食品が表示できるのは，「食品そのもの」あるいは「含まれる機能性関与成分」についてである．前者の場合，特定保健用食品と同等となるため，届出られた食品の多くは後者であり，科学的根拠に基づくのは機能性関与成分であって食品そのものではない．一方で，特定保健用食品に比べ，踏み込んだ表現が可能となっている．また，特定保健用食品にはなかった，「疲労」や「睡眠」，また「認知力（記憶）」や「膝関節」などに関する用途の種類も届け出られている．健常な中高年や高齢者を対象とした食品も散見される．また，複数の機能性関与成分で複数の保健の用途について許可表示を得ている食品もある（クエン酸：継続的な飲用で日常生活や運動後の疲労感を軽減する，GABA：デスクワークに伴う一時的な精神的ストレスを緩和する）．

表9・23 機能性表示食品の保健の用途

機能性表示食品の保健の用途	特定保健用食品の保健の用途
腸内環境を改善する成分が含まれる食品 **便通やお通じを改善**する成分が含まれる食品 便秘気味な方の**便秘を改善**する成分が含まれる食品	お腹の調子を整える食品
血圧が高めの方に適する食品 高めの**血圧を下げる**成分が含まれる食品	血圧が高めの方に適する食品
コレステロールが気になる方に適する食品 **LDL(悪玉)コレステロールを低下**させる成分が含まれる食品 **HDL(善玉)コレステロールを高める**成分が含まれる食品	コレステロールが高めの方に適する食品
血糖値が気になる方に適する食品 **血糖値の上昇を抑える**成分が含まれる食品	血糖値が気になる方に適する食品
ミネラル(カルシウム,鉄,マグネシウム)の吸収を促進する成分が含まれる食品	ミネラルの吸収を助ける食品
食後の**血中中性脂肪の上昇を抑える**成分が含まれる食品	食後の血中中性脂肪を抑える食品
健康な肝臓の機能を維持する成分が含まれる食品	
尿酸値の上昇を抑制する成分が含まれる食品 尿酸値を下げる成分が含まれる食品	
	虫歯の原因になりにくい食品
歯を丈夫で健康にする成分が含まれる食品 歯ぐきを丈夫で健康に保つ成分が含まれる食品	歯の健康維持に役立つ食品
口内環境を良好に保つ成分が含まれる食品	歯ぐきの健康維持に役立つ食品
体脂肪を減らす成分が含まれる食品 **BMIやウエスト周囲径を減らす**成分が含まれる食品	体脂肪がつきにくい食品
骨代謝のはたらきを助ける・**骨の成分の維持**に役立つ成分が含まれる食品	骨の健康が気になる方に適した食品
内臓脂肪を減らす成分が含まれる食品	内臓脂肪がつきにくい食品
肌の保湿力(バリア機能)を高める成分が含まれる食品	肌が乾燥しがちな方の食品
睡眠の質を高める食品・**健康な睡眠をサポート**する成分が含まれる食品	
一時的な精神的**ストレスや疲労感を低減**する成分が含まれる食品	
健やかな(末梢)**血流**を保ち,(末梢)**体温を維持**する成分が含まれる食品	
顔のむくみ感や,脚のむくみを軽減する成分が含まれる食品	
目の疲労感を緩和する成分が含まれる食品 **目のピント調節機能を向上**する成分が含まれる食品	
目や鼻の不快感を軽減する成分が含まれる食品	
ひざ関節の柔軟性・可動性をサポートし,歩行能力を改善する成分が含まれる食品	
日常生活をスムーズに行うために必要な**筋肉量や筋力を維持**する成分が含まれる食品	
中高年の方の加齢に伴い低下する,認知機能の一部である**記憶力,注意力,判断力を維持**する成分が含まれる食品	
免疫機能の維持に役立つ成分が含まれる食品	
胃の負担をやわらげる成分が含まれる食品	
膣内環境を整える成分が含まれる食品	

d 食薬区分

医薬品,医療機器等の品質,有効性及び安全性の確保等に関する法律では,医薬品はその製造,販売,品質,表示,広告等について必要な規制を受けるが,食品の名目で製造販売される場合が散見される.このため,1971年に「無承認無許可医薬品の指導取締りについて」の通知が発せられ,医薬品の判定における以下4つが示された.

(1) 物の成分本質(原材料)からみた分類

医薬品に該当する**成分本質(原材料)**は「専ら医薬品として使用される

成分本質（原材料）リスト」に，医薬品に該当しない成分本質（原材料）は「医薬品的効能効果を標ぼうしない限り医薬品と判断しない成分本質（原材料）リスト」に掲げ，「食薬区分における成分本質（原材料）の取扱いの例示」に規定した．ただし「医薬品的効能効果を標ぼうしない限り医薬品と判断しない成分本質（原材料）リスト」に掲載される成分であっても，食品添加物としての使用が認められていない等ですべての食品に使用できるものではない．

（2） 医薬品的な効能効果の解釈

疾病の治療または予防を目的とする**効能効果**や身体の組織機能の一般的増強，増進を主たる目的とする効能効果を表示や広告で標榜することは医薬品として判断するが，その際，保健機能食品で標榜可能な保健の用途は医薬品的効能効果には該当しない．

疾病の治療または予防を目的とする効能効果：（例）糖尿病，高血圧，動脈硬化の人に，がんがよくなる等

身体の組織機能の一般的増強，増進を主たる目的とする効能効果：（例） 疲労回復，食欲増進，老化防止，若返り，成長促進等

（3） 医薬品的な形状の解釈

錠剤，丸剤，カプセル剤，粉末，顆粒のような剤型は，「食品」である旨が明示されている場合，原則として**形状**のみで医薬品との判断はなされない．ただし，アンプル形状，舌下錠など通常の食品としては流通しない形状は，医薬品と判断される．

（4） 医薬品的な用法用量の解釈

摂取時期，間隔，量等摂取の方法を記載する場合，原則として医薬品的な**用法用量**とみなされるが，保健機能食品では，「食前」「食後」「食間」などを使用しない限り，1日あたりの摂取目安量の記載が義務付けられている．

ポイント

- 健康増進法に基づく特別用途食品は，病者用食品，妊産婦・授乳婦用粉乳，乳児用調製粉乳，えん下困難者用食品，特定保健用食品が含まれる．
- 食品表示法に基づく保健機能食品には，特定保健用食品，栄養機能食品，機能性表示食品が含まれる．
- 特定保健用食品は，特定保健用食品（個別評価型），条件付き特定保健用食品，特定保健用食品（規格基準型）特定保健用食品（疾病リスク低減表示），特定保健用食品（再許可等）が含まれる．
- 特定保健用食品は，食品ごとにその有効性や安全性が審査を受け，消費者庁長官に許可された食品である．
- 栄養機能食品は特定の栄養成分の補給のために利用される食品で，栄養成分の機能を表示することができる（20種：*n*-3系脂肪酸，ミネラル6種，ビタミン13種）．
- 栄養機能食品は，規格基準に適合していれば，国への許可申請や届出は不要である．
- 機能性表示食品は，含まれる機能性関与成分によって特定の保健の目的が期待できる食品である．
- 機能性表示食品は，食品関連事業者の責任において消費者庁長官に届け出た食品である．

Exercise

1 (　　　)に適切な語句を入れよ.

① 三大栄養素は,(　　),(　　),(　　)のことである.

② 三大栄養素は,三大栄養素と(　　),(　　)のことである.

③ 臓器や細胞の主なエネルギー源は,(　　)である.

④ グルコースは(　　)として肝臓や筋肉組織に蓄積される.

⑤ 生体内で合成できない,あるいは合成されたとしても必要量を賄えないアミノ酸は(　　)アミノ酸とよばれる.

⑥ 食物から摂取しなければヒトの正常な生体機能を維持できない脂肪酸は(　　)脂肪酸とよばれる.

2 次の記述のうち,正しいものには○,誤っているものには×を(　　)に入れよ.

①水溶性ビタミンは体内から排泄されやすいが,脂溶性ビタミンは体内蓄積されやすい.(　　)

②水溶性ビタミンは過剰性が起こりやすいが,脂溶性ビタミンは過剰症は起こらない.(　　)

③ビタミンB_1は,チアミンともよばれ,欠乏により脚気や神経障害(ウェルニッケ脳症)を発症する.(　　)

④ビタミンB_2は,リボフラビンともよばれ,酵素によりフラビンモノヌクレオチド(FMN)などに変換される.(　　)

⑤ビタミンB_6は,アミノ酸代謝に関する補酵素として糖新生に関与する.(　　)

⑥ビタミンB_6の欠乏により,ペラグラ様皮膚炎が発症する.(　　)

⑦ビタミンB_{12}は,コバラミンともよばれ,欠乏により巨赤芽球性貧血が発症する.(　　)

3 次の記述のうち,正しいものには○,誤っているものには×を(　　)に入れよ.

① 糖質や脂質と異なり,アミノ酸は特定の貯蔵形態をもたない.(　　)

② 脂肪酸は,糖新生の原料となる.(　　)

③ タンパク質とエネルギーの低栄養状態が長期に続くと,体内の窒素平衡は正となる.(　　)

④ アミノ酸から脱アミノ反応によって生成したアンモニアは,尿素に変換され排泄される.(　　)

⑤ *n*-3系脂肪酸は小腸からの吸収の際,胆汁酸とミセルを形成する.(　　)

4 次の記述のうち,正しいものには○,誤っているものには×を(　　)に入れよ.

① GI値が高い食品は血糖値の上昇が緩やかである.(　　)

② 食品のタンパク質の栄養価を評価するための化学的評価法には,正味タンパク質利用率がある.(　　)

③ 精白米の第一制限アミノ酸は,リジンである.(　　)

④ 心筋はグルコースを主なエネルギー源としている.(　　)

⑤ 長期の飢餓状態では,ケトン体の蓄積によるアシドーシスが起こる.(　　)

5 次の記述のうち，正しいものには○，誤っているものには×を（　　）に入れよ．

① 食物繊維は，消化・吸収されて生体内で利用することができないためにエネルギー源にはならない．（　　）

② 食物繊維であるリグニンは，多糖である．（　　）

③ 食物繊維は，糖質や脂質の消化・吸収を妨げることで，生活習慣病の発症予防に寄与する．（　　）

④ 緑黄野菜に多く含まれるβ-カロテンやトマトに含まれるリコピンは，カロテノイドである．（　　）

⑤ グルコサミンは，グリコサミノグリカン糖鎖の構成糖の1つである．（　　）

6 次の記述のうち，正しいものには○，誤っているものには×を（　　）に入れよ．

① 脂肪乳剤中の脂質1gあたりのエネルギー量は約4kcalである．（　　）

② 一定時間に糞中に排泄される窒素量から，タンパク質の体内での燃焼量を推定することができる．（　　）

③ 成人の推定エネルギー必要量は，基礎代謝量に身体活動レベルを乗じて算出される．（　　）

7 次の記述のうち，正しいものには○，誤っているものには×を（　　）に入れよ．

① 日本人の食事摂取基準（2025年版）において，エネルギー収支バランスの維持を示す指標として体格指数（BMI）を用いている．（　　）

② 日本人の食事摂取基準（2025年版）において，推奨量は生活習慣病の発症予防を目的として設定されている指標である．（　　）

③ 日本人の食事摂取基準（2025年版）において，ビタミンAは耐容上限量が設定されている．（　　）

8 （　　）に適切な語句を記入せよ．

① 加齢による予備能力の低下のため，ストレスに対する回復力が低下した状態で，要介護状態にいたる前段階を（　　　）という．

② ビタミンAの主な欠乏症は，（　　　）である．

③ ビタミンKの主な欠乏症は，（　　　）である．

④ ビタミンB_{12}，銅および鉄の共通した欠乏症は，（　　　）である．

⑤ ビタミンD，カルシウムおよびリンの共通した欠乏症は，（　　　）である．

9 次の記述のうち，正しいものには○，誤っているものには×を（　　）に入れよ．

① 栄養アセスメントとは，栄養スクリーニングによって抽出された患者に対して，主観的包括的栄養評価を用いて患者の栄養状態を把握することである．（　　）

② 栄養療法を行う際，消化管を長時間使用しない場合は，バクテリアルトランスロケーションを引き起こすおそれがある．（　　）

③ 栄養サポートチームは，医師，看護師，栄養管理士のみを構成員とする．（　　）

10 次の記述のうち，正しいものには○，誤っているものには×を（　）に入れよ．

① C型慢性肝炎では，肝臓での鉄の過剰蓄積が酸化ストレスによる肝細胞障害を引き起こすため，鉄制限食や瀉血療法なども実施される．（　）

② 肝硬変では，芳香族アミノ酸の補給を行う．（　）

③ 腎臓疾患の場合，エネルギーの補給は糖質と脂質によって確保し，タンパク質摂取を制限する．（　）

④ COPD患者の場合，高エネルギー・高タンパク質食が基本とされる．（　）

11 保健機能食品の分類と成分，その用途・機能の組み合わせとして適切なのはどれか．2つ選べ．

1. 特定保健用食品　難消化性デキストリン　血糖値が気になる方に適する食品
2. 特定保健用食品　鉄　赤血球をつくるのに必要な栄養素
3. 栄養機能食品　*n*-3 系脂肪酸　皮膚の健康維持を助ける栄養素
4. 栄養機能食品　茶カテキン　体脂肪がつきにくい食品
5. 機能性表示食品　マグネシウム　血液循環を正常に保つのに必要な栄養素

食品衛生

A 食品の変質：炭水化物とタンパク質の変質

❶ 食品の変質とは

変質：食品成分が種々の条件下で分解または変化することをいう．変質は，微生物によるものと酸化分解や酵素などによる化学反応に起因するものがある．

腐敗：タンパク質やその他の含窒素有機化合物が微生物により嫌気的に分解され，悪臭を発し，有害物質を生成することをいう．なお，微生物によって炭水化物やタンパク質からアルコールや有機酸などの有用な物質をつくる過程を**発酵**とよび，食品の劣化に伴う腐敗とは区別している．

変敗：主に炭水化物や脂質が微生物や化学的反応により変質することをいう．油脂が空気中の酸素により酸化を受け変質する変敗を**酸敗**とよぶこともある．

食品は通常，炭水化物，脂質，タンパク質が混在しているため，実際にはきわめて少数の例外を除き，腐敗と変敗は明確には区別できない．

コラム

発酵食品

納豆，しょう油，味噌，東南アジアの魚しょう，小エビの塩辛，中国の腐乳および韓国のキムチなどは微生物の酵素の働きを利用して製造した加工食品である．これらの食品に関与する微生物は人にとって有益であり，このような食品を発酵食品とよぶ．しかし，腐敗と発酵は微生物サイドからみれば，どちらも微生物の酵素等の働きによって食品の変質が進行したものである．さらに，タンパク質の分解が進み，アンモニア臭の強い食品を好んで食べる人々もいるが，その国またはその地域以外の人からみれば，それは腐敗の進行した食品と判断される．このように，腐敗に対する考え方は，人種，食品に関する価値観，国，地域，食習慣および時代によっても変化するものと考えられる．

❷ 食品の腐敗過程

食品は，通常1 gあたり10^3～10^4の微生物を含んでいる．食品衛生上は10^6以下の微生物はとくに問題ないが，10^7を超えると問題が生じてくる．魚や動物のような生物の場合，死後硬直を起こす．これは筋肉中にアクトミオシンが形成されるためで，死後硬直を起こすまでの時間は生物により異なる．その後，細胞内のタンパク質分解酵素の作用などにより自己消化現象を起こし，タンパク質が分解されペプチドやアミノ酸が生成する．アミノ酸などの旨味成分が増加するため，この過程は自己消化による**熟成**とよばれる．この時期にバシルス属，クロストリジウム属，プロテウス属（モルガン菌）などの**腐敗菌**の汚染を受けると，速やかに増殖して腐敗が起こる．

腐敗菌の酵素によってさらに分解は進行する．腐敗菌が菌体外に分泌するタンパク質分解酵素によって，タンパク質はペプチドやアミノ酸に分解される．さらに，腐敗菌のアミノ酸分解酵素によりアミノ酸は脱炭酸反応，脱アミノ反応，およびこの両反応，含硫アミノ酸の分解などを受ける．腐敗は食品の栄養価の低下，有害物質の生成・蓄積，風味の変化の原因となる．

❸ 腐敗により産生される有害物質

a 脱炭酸反応（不揮発性腐敗アミンの生成）

アミノ酸は分子構造中にカルボキシ基とアミノ基を有する両性電解質である．アミノ酸脱炭酸酵素の作用でカルボキシ基が分解されるとアミンが生成する．このアミンが不揮発性腐敗アミンである（図10・1）．

不揮発性腐敗アミンには微量で強力な生理作用を示すものがある．サバやイワシなどのヒスチジン含量が多い魚では腐敗菌（モルガン菌）の脱炭酸酵素によって，魚肉中に多量のヒスタミンが生成する．このヒスタミンにより顔面紅潮，蕁麻疹，嘔吐などの**アレルギー様食中毒**[*1]を起こす．アグマチン，カダベリン，プトレシンなどの腐敗アミンもアルルギー様食中毒の原因となる．

*1 **アレルギー様食中毒** 食品中のアレルゲンが原因となる一般の食物アレルギーとは異なり，アレルギー様食中毒はIgE抗体の産生を介さず，ヒスタミンなどの不揮発性腐敗アミンの生理活性によるところが特徴である．摂取後5～60分で顔面紅潮，蕁麻疹，酩酊感，頭痛が起こり，発熱，嘔吐，下痢を伴うことがある．抗ヒスタミン薬の投与により症状は速やかに消失する．

NOTE チラミン
発酵醸造食品（しょう油，チーズ）には，血圧上昇作用をもつ腐敗アミンであるチラミンが含まれる．通常，チラミンはヒトのモノアミンオキシダーゼ（MAO）により分解されるため，ほとんど影響を示さないが，パーキンソン病治療薬であるMAO阻害薬（セレギリン，フェネルジン）を服用している患者は，チーズなどに含まれるチラミンにより血圧が上昇することがある．

b 脱アミノ反応（揮発性塩基窒素の生成）

アミノ酸からアミノ基が遊離して腐敗臭のアンモニアを生成する反応である（図10・2）．同時に，脂肪酸，α-ケト酸，α-ヒドロキシ酸ができ，食品が酸っぱくなる原因となっている．

魚特有の成分である**トリメチルアミンオキシド**の還元反応によって生成する揮発性のトリメチルアミン[*2]は魚臭の原因物質である．腐敗により生成する有害物質のうち，アンモニア，ジメチルアミン，トリメチルアミンなどの揮発性で不快臭を有する塩基性物質を総称して揮発性塩基窒素とよぶ．

*2 **トリメチルアミン** ヒトはトリメチルアミンをFMO（フラビン含有モノオキシゲナーゼ3）で酸化してトリメチルアミンオキシド（無臭）にするが，この酵素活性が低いヒトではトリメチルアミンの*N*-酸化が進行せずトリメチルアミン臭を呈する魚臭症候群となる．

c 脱炭酸反応および脱アミノ反応

脱炭酸反応と脱アミノ反応が併行して起こることがある．アンモニアや二酸化炭素を生成すると同時にアルコール，脂肪酸，炭化水素などを生じる（図10・3）．グルタミン酸から酪酸が生成する反応が一例である．

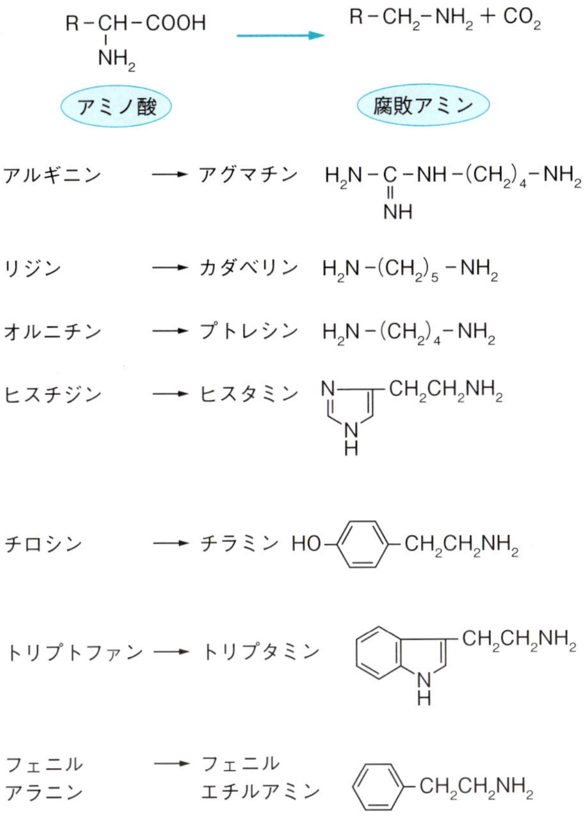

$$R-CH(NH_2)-COOH \rightarrow R-CH_2-NH_2 + CO_2$$

アミノ酸　　腐敗アミン

アミノ酸		腐敗アミン	
アルギニン	→	アグマチン	$H_2N-C(=NH)-NH-(CH_2)_4-NH_2$
リジン	→	カダベリン	$H_2N-(CH_2)_5-NH_2$
オルニチン	→	プトレシン	$H_2N-(CH_2)_4-NH_2$
ヒスチジン	→	ヒスタミン	(イミダゾール環)$-CH_2CH_2NH_2$
チロシン	→	チラミン	$HO-C_6H_4-CH_2CH_2NH_2$
トリプトファン	→	トリプタミン	(インドール環)$-CH_2CH_2NH_2$
フェニルアラニン	→	フェニルエチルアミン	$C_6H_5-CH_2CH_2NH_2$

図10・1　脱炭酸反応（不揮発性腐敗アミンの生成）

$$R-CH(NH_2)-COOH \rightarrow \begin{cases} R-CH_2-COOH + NH_3 & \text{脂肪酸} \\ R-CO-COOH + NH_3 & \alpha\text{-ケト酸} \\ R-CH(OH)-COOH + NH_3 & \alpha\text{-ヒドロキシ酸} \end{cases}$$

図10・2　脱アミノ反応（揮発性塩基窒素の生成）

$$R-CH(NH_2)-COOH \rightarrow \begin{cases} R-CH_2-OH + NH_3 + CO_2 & \text{アルコール} \\ R-COOH + NH_3 + CO_2 & \text{脂肪酸} \\ R-CH_3 + NH_3 + CO_2 & \text{炭化水素} \end{cases}$$

図10・3　脱炭酸反応および脱アミノ反応

d 含硫アミノ酸の分解

含硫アミノ酸のシステインからは**硫化水素**や**エチルメルカプタン**が，メチオニンからは**メチルメルカプタン**などの悪臭物質*3 が生成する（図

*3　**悪臭物質**　硫化水素は腐った卵のような臭い，メチルメルカプタンは腐ったタマネギのような臭い，エチルメルカプタンはニラのような臭いあるいは腐ったキャベツのような臭いがある．

10・4).

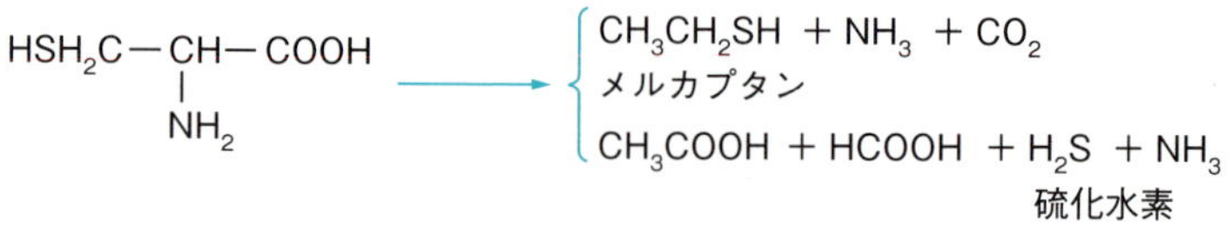
HSH2C－CH－COOH
NH2
CH3CH2SH ＋NH3 ＋CO2
メルカプタン
CH3COOH ＋HCOOH ＋H2S ＋NH3
硫化水素

図10・4 含硫アミノ酸の分解

e トリプトファンの分解

トリプトファンは，酸化的脱アミノ反応および脱炭酸反応によって，インドールやスカトール（糞臭）を生成する（図10・5）.

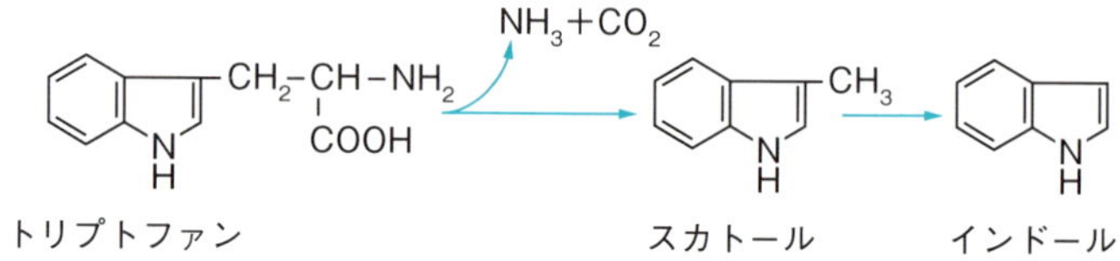
NH3＋CO2
CH2-CH-NH2
COOH
N
H
CH3
トリプトファン
スカトール
インドール

図10・5 トリプトファンからスカトールおよびインドールの生成

4 食品の腐敗度の判定法

腐敗度の判定法には，官能的試験，微生物学的試験，化学的試験がある.

a 官能的試験

臭い，味，感触，硬化・軟化度，色調など，ヒトの五感による識別方法である．感覚は，変化を敏感に感知できる反面，その感知度に個人差があり，客観的な資料となりえないという欠点もある．しかし，よく訓練された検査員が個人あるいは集団で行う腐敗の判定は，鋭敏かつ妥当なものである.

b 微生物学的試験

生菌数[*4]は腐敗の進行程度と関連するため，鮮度判定に有用な方法である．一般に，初期腐敗では生菌数10^7～10^8 CFU[*5]/g，正常値10^3～10^4 CFU/gである．ただし，発酵食品などは生菌数だけでは判断できない.

＊4 **市販弁当の生菌数** 市販弁当のめしと総菜の生菌数（単位はCFU/g）は，米飯10^2～10^3，コロッケ10^0～10^2，煮物10^2～10^3，キャベツ10^3～10^4，スパゲティー10^0～10^2である．米飯は，夏期室温で20～30時間放置すると生菌数は約10^8に達し，可食性を失う.

＊5 **CFU (colony forming unit)** コロニー形成単位（生菌数を表す単位）

コラム

めしの腐敗

日本人の主食である米は，精米された時点でバシラス属菌のほか，コウジカビや青カビ類が10^5～10^6 CFU/g程度付着している．炊飯すると，芽胞を形成するバシラス属菌以外はほとんど死滅してしまう．市販弁当の米飯10^2～10^3 CFU/gであり，その後，芽胞が発芽し，室温で増殖し10^8 CFU/g以上になると，いわゆる「すえた臭い」を発するようになり，腐敗が進む．昼の弁当を夕方まで残しておくと，この臭いをかぐことになるかもしれない.

c 化学的試験

(1)　揮発性塩基窒素（食品成分試験法の公定分析法）

魚介類や肉などのタンパク質性食品では，食品の腐敗による鮮度の低下に従い，アンモニア，トリメチルアミンおよび微量のジメチルアミンなど，揮発性塩基窒素を生成するため，腐敗の指標となる．一般に，初期腐敗では揮発性塩基窒素30～40 mg/100 gである（5～10 mg/100 g：ごく新鮮，15～25 mg/100 g：普通鮮度）．トリメチルアミンは新鮮な魚にはほとんど検出されないため，トリメチルアミン単独の値も魚の鮮度判定の指標となる（4～5 mg/100 gで初期腐敗）．

(2)　不揮発性腐敗アミン（食品成分試験法の公定分析法）

不揮発性腐敗アミンであるヒスタミン，カダベリン，スペルミジン，チラミン，プトレシンの量が鮮度判定の指標となる．ヒスタミン試験では3 mg/g以上でヒスタミン中毒を起こす可能性がある．

(3)　K　値

魚介類や肉などに含まれるアデノシン三リン酸（ATP）は分解されて，ATP→ADP→AMP→イノシン酸（IMP）→イノシン（HxR）→ヒポキサンチン（Hx）の変換過程をたどる．K値は，ATP関連物質の総モル数に対する腐敗生成物の総モル数の百分率で表される．

$$K値(\%) = \frac{(HxR+Hx)}{(ATP+ADP+AMP+IMP+HxR+Hx)} \times 100$$

K値が20％以下で新鮮，40～60％で鮮度低下，60～80％で初期腐敗と判定される．

(4)　有機酸およびpH測定

食品の腐敗によって蓄積されるギ酸，酢酸，酪酸，カプロン酸のような有機酸を測定する．

炭水化物の多い食品は，微生物の増殖により有機酸を生成し，pHを低下させる．一方，魚介類や肉では，動物の死後，炭水化物の自己消化により乳酸を生成すためpHは低下するが，腐敗の進行とともにアンモニアやアミン類が蓄積し，pHは再び上昇しアルカリ性となる．

5 食品の褐変現象

a 酵素的反応による褐変現象

リンゴ，バナナ，ジャガイモや桃などの植物性食品には**オルトジフェノール類**（ポリフェノール化合物）と酸化酵素である**ポリフェノールオキシダーゼ**が含まれている．皮をむくと酸素の存在下の酸化反応が起こり，オルトキノン体を生じ，これが重合して**メラニン色素**を生成するため褐変を起こす（図10・6）．リンゴを食塩水につけておくと変色しにくいのは，この酵素が食塩で阻害されることによる．野菜を凍結乾燥（フリーズドライ）する際，変色を防ぐためにブランチング（湯どうし）を行うのも，加熱することにより酵素を不活性化させるためである．このように褐変を防ぐためには，酵素を働きにくくする（食塩水や加熱）ことや酸素を断つ（水につける）ことを行えばよい．一方，紅茶はこの褐変現象を利用し嗜好性を高めている．

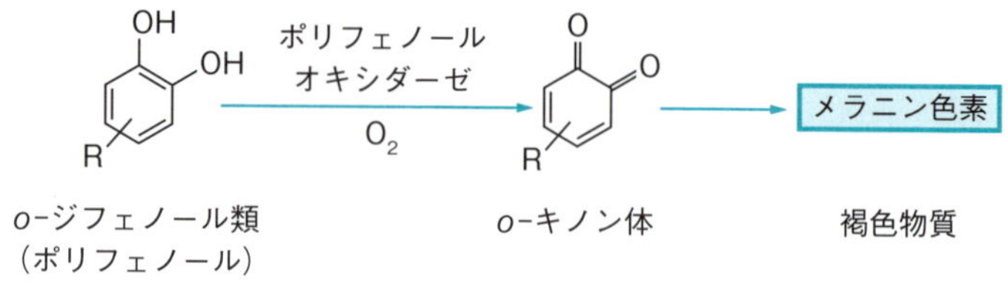

図10・6　酵素的反応による褐変現象

b 非酵素的反応による褐変現象

食品中の**カルボニル基**をもつもの（還元糖など）と**アミノ化合物**（アミノ酸，ペプチド，タンパク質）は非酵素的に反応し，シッフ塩基を生成し，アマドリ転移を受けた後，数段階の反応を経て最終産物**メラノイジン**が生成して褐変する．この一連の反応を**メイラード（アミノカルボニル）反応**という（図10・7）．

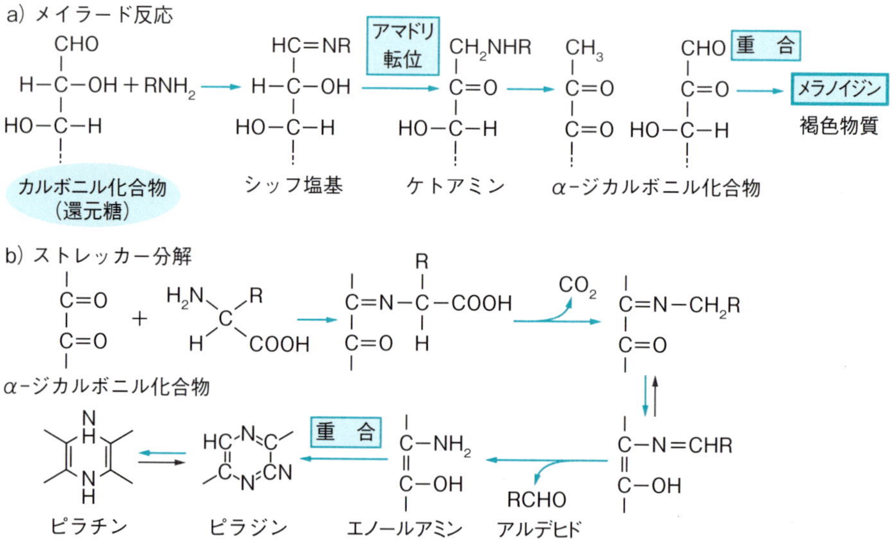

図10・7　メイラード反応とストレッカー分解

メイラード反応は，味噌，しょう油，食パン，トースト，ビスケットなどの食品の着色や風味をもたらし，食品の嗜好性を高めることもある．また，メラノイジンは，ポリフェノール類や食物繊維と類似の作用を有し，活性酸素除去などの抗酸化作用およびコレステロール低下作用などが知られている．反面，タンパク質中のリジンのε-アミノ基がこの反応を受けると，必須アミノ酸であるリジンの含量が低下し，その栄養価を下げることになる.

メイラード反応はヒト生体内でも進行する（図10・8）. とくに糖尿病患者において顕著で，ヘモグロビン（タンパク質）と血中グルコース（カルボニル化合物）とのメイラード反応産物である糖化ヘモグロビン[*6]（HbA1c）や，タンパク質と糖とのメイラード反応によって終末糖化産物[*7]（AGEs）が生成し，糖尿病や老化病変の指標の1つとして用いられている.

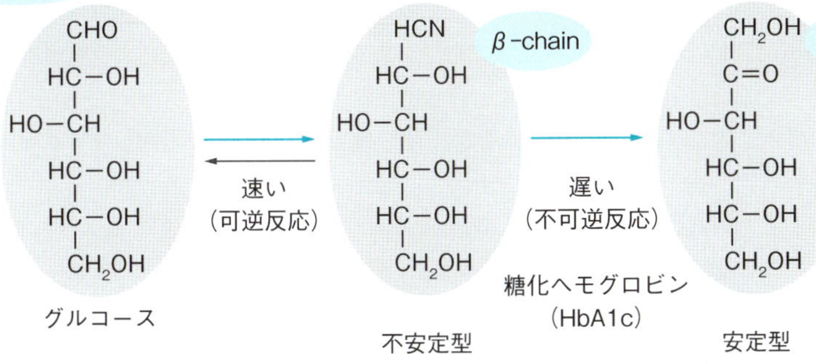

図10・8　生体内で起こるメイラード反応の例

メイラード反応の中間で生じたα-ジカルボニル化合物や酵素的褐変反応で生じたオルトキノン体は，アミノ酸と反応して**ストレッカー分解**を起こし，二酸化炭素，芳香性のアルデヒド類やケトアミンを生成する．ここで生成したケトアミンが2分子で脱水縮合すると，ピラジン系化合物（ピラジンおよびジヒドロピラジン）が生成する．ポテトチップスや炒ったナッツなどの独特の香りの主要因子が芳香性のアルデヒド類およびピラジン系化合物である（図10・7，表10・1）.

表10・1　メイラード反応やストレッカー分解で生成する香気成分

香気成分	生成源アミノ酸	香　り
カルボニル化合物		
イソバレルアルデヒド	バリン	チョコレートの香り
フェニルアセトアルデヒド	フェニルアラニン	スミレの花の香り
オクチルアルデヒド	イソロイシン	チーズの焦げた香り
ピラジン化合物		
2-メチルピラジン		炒ったナッツの香り
2,5-ジメチル-3-エチルピラジン		ポテトチップスの香り
2-アセチルピラジン		ポップコーンの香り

ポテトチップスなどから検出されたアクリルアミド[*8]は，ジャガイモ中のアスパラギンと還元糖が加熱調理時にメイラード反応を起こして生成した化合物である．また，メイラード反応は発がん物質ヘテロサイクリックアミンが食品の加熱調理過程で生成する反応にも関与している.

＊6　糖化ヘモグロビン（HbA1c）　血中HbA1c量は，過去1～2ヵ月の血糖値を反映しており，糖尿病の診断基準としてHbA1cが6.5％以上の場合，糖尿病と診断される.

＊7　終末糖化産物 advanced glycation end products（AGEs）　タンパク質と糖化によって生成する物質の総称であり，老化に関与する物質として注目されている.

おさえておこう

・アクリルアミド ☞p.261
・ヘテロサイクリックアミン ☞p.259

＊8　アクリルアミド　単量体は神経毒であり，発がん性も知られている．重合体は，タンパク質の電気泳動分析など生化学的分析に用いられる.

もう1つの非酵素的褐色現象に**カラメル化反応**がある．アミノ化合物が存在しない条件で炭水化物を加熱すると，脱水縮合や熱分解，酸化重合などが進行して褐変する現象である．通常の食品の褐変現象には，カラメル化反応とメイラード反応が関与している．

ポイント

- 食品のうち，タンパク質の変質を腐敗という．
- 腐敗により産生される有害物質として，揮発性塩基窒素，不揮発性腐敗アミンなどがある．
- 腐敗の指標として，①腐敗細菌などの生菌数，②揮発性塩基窒素量，②不揮発性腐敗アミン量，④K値（核酸関連物質）がある．
- 酵素的褐変反応は，食品中のポリフェノールが酸素存在下でポリフェノールオキシダーゼにより重合する反応である．
- 酵素的褐変反応は，リンゴやバナナなどの切り口で進行するが，薄い食塩水に漬けたり湯通しすると褐変反応を抑制できる．
- 非酵素的褐変反応は，糖・タンパク質反応，アミノカルボニル反応あるいはメイラード反応ともよばれる．
- 非酵素的褐変反応は，食品の着色（メラノイジン）や風味（アルデヒド類やピラジン類）をもたらすほかに，タンパク質中の必須アミノ酸であるリジン低下による栄養価の低減の原因となる．
- 非酵素的褐変反応は，ポテトチップスなどの加熱加工食品中での発がん物質のアクリルアミドやヘテロサイクリックアミンの生成にも関与している．

B　食品の変質：油脂の変敗と変質試験

❶ 油脂の酸化

油脂の**変敗**とは，脂質が微生物や化学的反応により変質することである．食品中の油脂には脂質として中性脂肪，リン脂質，ステロール，脂溶性ビタミンなどが含まれる．これらは，微生物の作用により加水分解や酸化あるいは低級脂肪酸への移行などの変化を受ける．さらに，酸素による**自動酸化**とよばれる非酵素反応による変化を受ける（図10・9）．これはとくに二重結合を多く含む**多価不飽和脂肪酸**（リノール酸，リノレイン酸，アラキドン酸など）含量の高い油脂ほど起こりやすい．そのため，必須脂肪酸含量低下によるその油脂の栄養価低下や酸化生成物による消化管および肝臓への機能障害が問題となる．油脂の自動酸化は，①開始反応，②連鎖反応，③停止反応の3段階に分けられる．

a 開始反応

加熱，光，放射線，重金属イオンの刺激で油脂の不飽和炭化水素鎖部分の水素の引き抜きが起こり，脂質ラジカル（R・）を生じる（**開始反応**）．開始反応は，高度不飽和脂肪酸の二重結合に挟まれた**活性メチレン基**[*9]とよばれる部分で最も起こりやすい．脂質ラジカルの生成が油脂の変敗の律速段階である．

*9　**メチレン水素の相対反応性**
水素ラジカル引き抜きの相対反応性はHa : Hb : Hc = 50,000 : 500 : 1である．

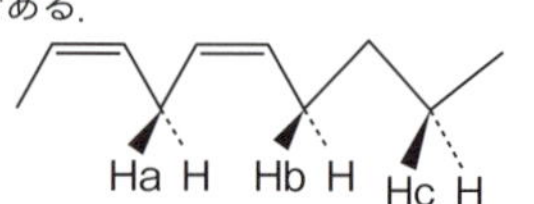

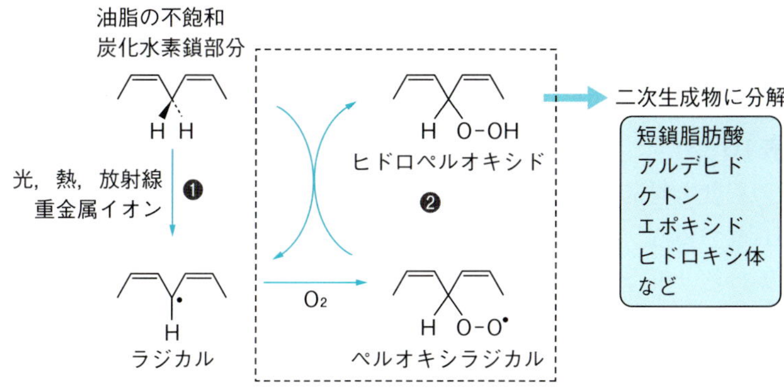

図10・9　油脂の自動酸化機構
❶は開始反応，❷(点線で囲った部分)は連鎖反応を指す．

b 連鎖反応

脂質ラジカルは，空気中の分子状酸素によって酸化を受け**ペルオキシラジカル**(ROO・)が生成する．最初の水素の引き抜きやペルオキシラジカルの生成はゆっくりであるが，ある程度のペルオキシラジカルが生成すると次々に未変化の脂質から水素を引き抜いて，**ヒドロペルオキシド**(ROOH)を生成し，相手を脂質ラジカル(R・)に変えるので，再び脂質ラジカル生成反応を起こし，これが連鎖的に進む(**連鎖反応**)．ここまでの反応を油脂の変敗の一次反応といい，一次反応の最終産物であるヒドロペルオキシドを**一次産物**とよぶ．二重結合を2ヵ所もつリノール酸の場合，9位や13位にヒドロペルオキシ構造をもつものが生成するが，リノレイン酸やアラキドン酸といった二重結合を3ヵ所以上もつものでは，ヒドロペルオキシド以外にも分子内付加反応が起こり，**エンドペルオキシド**を形成する．このようなヒドロペルオキシ構造のものやエンドペルオキシ構造のものは**過酸化脂質**[*10]とよばれる．

*10 **過酸化脂質**　過酸化脂質の一種である4-ヒドロキシアルケナールは毒性が強く，腹痛，下痢，肝障害の原因となる．食品中の過酸化脂質が問題となるのは，加工食品が多く，即席麺による食中毒が全国的に発生したことがある(過酸化物価300～500 meq/kg以上)．その事件後，即席麺中の油脂の基準が定められることになった(過酸化物価30 meq/kg以下，酸価3以下)．

c 停止反応

ヒドロペルオキシドは比較的安定であるが，鉄や銅などの金属イオンの存在下，ペルオキシラジカルやアルコキシラジカルに分解される．これらは，一部連鎖反応に関与すると同時に，二量体以上の**重合体**を形成し，油脂の粘度を増大させたり，分解して**アルデヒド類**，**低級脂肪酸**，**炭化水素類**などの低分子分解産物(**二次産物**)を生成する(**二次反応**：**停止反応**)．エンドペルオキシドは自動的にマロンジアルデヒドやその前駆体となり，チオバルビツール酸反応物質として検出される．変敗が進むにつれ，低級脂肪酸により油脂は酸性を帯び，アルデヒド類により異臭を生じる．過酸化脂質の一部は有毒性のものもあり，多量に摂取すると悪心，嘔吐，下痢などの中毒症状を示す．

❷ 油脂の変質試験

油脂の変敗の程度を判定する指標として，過酸化物価（POV），酸価（AV），チオバルビツール酸試験（TBA-RS），カルボニル価（CV）がある（表10・2）．ここで得られた各数値を，新鮮な油脂の数値と比較し，変敗の程度を判定する．とくに，過酸化物価と酸価は食品の規格基準に用いられている．高度不飽和脂肪酸を含む中性脂肪は酸化されやすく，熱をかけると重合し，二重結合が減少するため，二重結合を測定するヨウ素価も参考となる．

表10・2 油脂変敗の化学的指標

指 標	測定対象物	測定内容
ヨウ素価（参考）	二重結合 （不飽和脂肪酸）	油脂100 gに吸収されるヨウ素のmg数 ウイース法やハヌズ法により測定
酸価（AV）	遊離脂肪酸	油脂1gに含有される遊離脂肪酸を中和するのに要するKOHのmg数 酸価=a×5.611/W×10 W：測定した油脂（g） a：0.1 N KOHの滴定量（mL）
過酸化物価（POV）	ヒドロペルオキシド	規定の方法により測定したとき，油脂1 kgによってKIから遊離されヨウ素のミリ当量数 過酸化物価（meq/kg）=a/W×10 W：測定した油脂（g） a：0.1 N $Na_2S_2O_3$の滴定量（mL）
カルボニル価（CV）	アルデヒド類，ケトン類	規定の方法により，2,4-ジニトロフェニルヒドラジンと反応させ，アルカリで呈色させ油脂1 gあたりの440 nmにおける吸光度で表す
チオバルビツール酸試験（TBA-RS）	マロンジアルデヒドなど（アルケナール，アルカジエナールを含む）	油脂を規定の方法によりチオバルビツール酸と反応させ，アルカリで呈色させ，油脂1 gから生成する赤色色素（530 nm）のμmolで表す

❸ 油脂の変質試験値の経時的変化

油脂の変質過程では，時間の経過とともにさまざまな脂質過酸化関連物質の生成と消失が起こる（図10・10）．したがって，脂質の変敗状態の評価にあたっては，測定対象が異なる数種の指標について実施して，各指標の変質過程における特性を考慮して総合的に評価しなければならない．

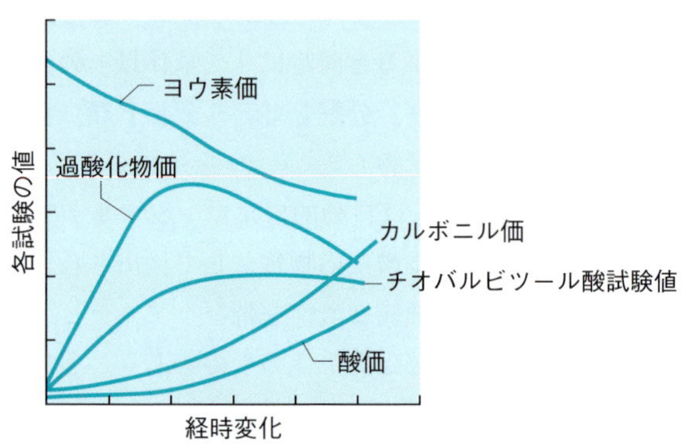

図10・10 各変質試験の経時変化（概念図）

保存条件によって油脂の変質度合いは異なるが，一般に不飽和脂肪酸の割合が高い油脂ほど自動酸化を受けやすいため，変質が速く進行する．一次生成物である過酸化物量の指標である過酸化物価は，一般に極大値を示し，いったん増加した過酸化物価は，二次生成物の生成量が増大すると減少する．そのあたりから，二次生成物に関連する変質試験値が増大する傾向を示す．

コラム

即席麺類の規格基準

即席麺類の成分規格として，含有油脂は酸価3以下または過酸化物価30以下となっている．

酸価および過酸化物価による油脂の変敗程度（表A，表B）を示す．

表A 酸価による油脂の変敗程度

0～2未満	変敗はほとんどみられない
2～3未満	変敗しかけている
3～4未満	かなり変敗している．食べないほうがよい
4以上	明らかに変敗している．食中毒の危険性がある

表B 過酸化物価による油脂の変敗程度

0～10未満	ほとんど変敗していない
10～30未満	変敗が進みかけている
30～40未満	酸化臭を感じはじめる
40～50未満	食べないほうがよい
50以上	変敗がひどい．食中毒の危険性がある

ポイント

- 油脂の変敗は，主に不飽和脂肪酸の活性メチレン基に起因する自動酸化による．
- 自動酸化は，①水素ラジカルの引き抜き（開始反応），②O_2関与のペルオキシラジカル生成に続いてヒドロペルオキシドへの変換（連鎖反応），③O_2およびラジカル発生源の低下によるラジカル同士の結合（停止反応）の3段階に分けられる．
- 油脂の変質試験には，①過酸化物価，②酸価，③チオバルビツール酸試験，④カルボニル価，⑤ヨウ素価（参考）がある．

C 食品の変質に関与する因子と変質の防止

食品の変質過程は，微生物によるものと酸素が介在するものの2つに大別される．したがって，食品の変質を防止するためには，食品中の微生物の生育を阻止し，食品の酸化を防止することが重要である．個々の食品に対しては，変質に関与する因子を考慮した，食品の特性を失わないような適切な保存方法が必要である．

❶ 微生物による変質の防止

ⓐ 腐敗微生物

食品に付着する微生物の種類は，その食品の生育・生産の環境に大きく影響される．個々の食品には，特有の微生物が生息しているが，加工・販売・保存などの過程でさらに，多種の微生物により汚染される．これら微生物のうち，食品の腐敗に関係しているものを**腐敗微生物**とよぶ．

腐敗微生物には，バシラス属，シュードモナス属，クロストリジウム属，ミクロコッカス属などの細菌がある．**バシラス属菌**は自然界に広く分布している．タンパク質分解酵素とデンプン分解酵素をもち（腐敗力が強い），芽胞形成菌で耐塩性菌もある．**シュードモナス属菌**は，水生細菌であり，腐敗力が強く，鮮魚類の腐敗原因菌である．低温でも生育可能なものが多く，冷蔵庫内に保存される一般食品の腐敗の主要な原因菌となっている．**ミクロコッカス属菌**は，腐敗力は菌種により大きく異なるが，食肉加工品および鮮魚類の腐敗原因菌である．

b 腐敗に関与する因子と保存法

食品の腐敗は微生物によるものなので，腐敗に関与する因子は微生物の生育・増殖に影響を与えるものである．微生物の生育・増殖は，**温度**，**pH**，**水分活性**，**酸素**の影響を受け，微生物の種類により至適条件がある．至適条件範囲から逸脱した条件下で保存すれば，食品の腐敗の進行を抑えることができる．

（1） 加熱殺菌と温度低下による保存法

一般に微生物が生育しやすい温度は 15 ～ 40 ℃である．低温（**冷蔵保存**[*11]）にすることにより**静菌**することは有効であるが，**低温細菌**[*12]も存在するため完全でなく長期保存には適さない．また，冷蔵に殺菌作用はない．冷凍が可能な食品では，**冷凍保存**[*11]はより有効で長期保存できるが，解凍後は，食品組織が破壊され腐敗が進みやすい．

70℃以上30分間あるいはこれに相当する条件（通常の調理条件はこれに該当する）で食品を加熱すると，一部の耐熱性芽胞形成菌以外の細菌を殺菌することができる．加熱殺菌とその後の冷蔵・冷凍保存は，微生物による変質防止に有効である．

（2） pHの低下による保存法

一般に微生物が生育しやすい pH は中性（pH 6 ～ 7）である．pH がアルカリ性である食品はまれであるが，酢漬けなどは食品の pH を生育至適範囲から大きく下げることで変質防止に有効である．食品添加物の pH 剤は食品の変質を防止している．

（3） 水分活性の低下による保存法

微生物が増殖するためには，水分が必要である．食品に含まれる水分には，自由に分子運動できる自由水と食品成分と結合している結合水があり，微生物は自由水しか利用できない．蒸発できる水は自由水に限られるため，食品中の水分のうち自由水の割合を水分活性 water activity（Aw）とよぶ．水分活性は，食品を密閉容器内に入れたときの水蒸気圧（P）と純水を入れたときの水蒸気圧（P_0）との比で表すことができる．

＊11 **冷蔵保存と冷凍保存**　食品衛生法では，冷蔵保存とは 10℃以下であり，「要冷蔵」（保存温度10℃以下）と表示される．冷凍保存とは−15℃以下であり，「要冷凍」（保存温度−15℃以下）と表示される．

＊12 **低温細菌**　腐敗菌の大部分は5℃以下では生育・増殖できない中温菌であるが，食中毒菌のエルシニア・エンテロコリチカやリステリア属菌，シュードモナス属菌は代表的な低温細菌である．

NOTE パーシャルフリージング
鮮魚などを−3℃前後の凍結状態で保存することで，冷凍がむずかしい食品でも長期保存可能である．表面が凍る程度なので，解凍することなく調理が可能である．

NOTE 静菌
微生物の生育・増殖を阻止することで，一般にその作用は可逆的である．

NOTE 微生物の至適pH
一般細菌：pH6～7，乳酸菌：pH5～6，カビ：pH5～6，酵母：pH4～5

NOTE 水分活性（Aw）＝P/P_0（0≦Aw≦1）
水分活性が低いほど，微生物は発育・増殖しにくくなり，ある水分活性以下になると生育できなくなる．微生物の生育に必要な最低限の水分活性は微生物の種類によって異なり，一般細菌で0.9，酵母で0.88，カビで0.8である．0.6 以下の水分活性の食品中では，ほとんどの微生物は生育することができない．少なくとも水分活性を0.9未満にすることで，細菌による食品の変質を防止し，食品の保存性を高めることになる．各食品の水分活性を表10・3示す．水分活性を低下させるには，①乾燥により自由水を減少させる，②食塩や砂糖（ショ糖）などで自由水を結合水に変える方法がある．表10・4に示すように，食塩やショ糖の濃度が高くなるとその水分活性は低くなる．したがって，乾燥（干物）や凍結乾燥する方法や塩蔵，糖蔵にする方法は，いずれも水分活性を低くすることで微生物の生育を抑制し，食品の保存性を高めている．

表10・3　食品の水分量，水分活性および食塩または砂糖量

食　品	水分量(%)	水分活性(Aw)	食塩または砂糖量(%)
新鮮野菜類	90以上	0.98以上	
新鮮魚介類	70以上	0.98以上	
新鮮食肉類	70以上	0.97以上	
生卵	75	0.97	
ハム	60	0.90	
いか塩辛	60	0.80	食塩17
しょう油	70	0.76	食塩15
オレンジママレード	30	0.75	砂糖66
干しエビ	20	0.64	
ビスケット	4	0.33	
インスタントコーヒー	–	0.30	

表10・4　食塩およびショ糖溶液の水分活性(25℃)

水分活性(Aw)	食塩濃度(%)	ショ糖濃度(%)
0.995	0.9	8
0.99	1.7	15
0.98	3.4	26
0.96	7	40
0.94	9	48
0.92	11	54
0.90	14	58
0.88	16	—
0.86	18	66(飽和)

(4) 脱酸素による保存法

好気性菌などの微生物では生育に酸素が必要であるため，食品を真空包装や瓶詰・缶詰にするか，食品容器内に脱酸素剤を添加することは変質防止に有効である．しかしながら，嫌気性菌にとって，嫌気的条件は増殖しやすい環境となる．瓶詰・缶詰などで殺菌が不十分で嫌気性菌が生残しているとその中で増殖することになる．

(5) その他の保存法

紫外線または放射線照射：260 nm付近の紫外線*13は，強い殺菌作用を示す．紫外線は透過性が弱いため，食品内部までの殺菌はできない．調理器具の殺菌に限られる．放射線*14は透過性および殺菌作用が強く，外国では放射性同位元素を用いたβ線，γ線による殺菌法が認められており，放射線処理した食品を**照射食品***15という．わが国では，食品保存目的の照射食品は認められていないが，ジャガイモの発芽防止のためにのみ，^{60}Co(γ線)の使用が許可されている．

くん煙：くん煙中のホルムアルデヒドなどのアルデヒド類やクレオソートなどのフェノール類などが食品に付着・吸収されて殺菌作用を示す．食品表面に樹脂状の膜が形成され，適度に脱水されて水分活性も低下し，長期保存性が向上する．

食品添加物(保存料，防かび剤，殺菌料)：食品添加物の保存料および防かび剤は，食品中の微生物の生育・増殖を抑制(静菌作用)して食品の変質を抑え，食品の品質を維持する目的で使用される．殺菌料は，腐

*13　**紫外線**　☞p.474

*14　**放射線**　☞p.461

*15　**照射食品**　多くの国で香辛料や乾燥野菜の殺菌目的で放射線照射が行われている．放射線照射は，①温度が上がらないため，生鮮食品や冷凍食品の処理が可能，②薬剤の使用による残留毒性や環境汚染の問題がない，③食品の内部まで均一に処理できる，④包装後の処理が可能，などの利点がある．わが国では放射線のイメージが悪いなどの欠点により，食品保存目的での使用は認められていない．

ここにつながる

・**食品添加物**　☞p.263

敗菌や食中毒原因菌などを殺菌する目的で使用される.

❷ 油脂の自動酸化による変質の防止

油脂の自動酸化は主としてラジカルを生成する酸化反応によるものであるため，酸素の遮断，金属イオン (Fe^{3+}，Cu^{2+})，熱，光などの促進的に働く因子の除去，食品添加物（酸化防止剤）によるラジカルの捕捉およびキレート剤による金属除去によって行われる（表10・5).

表10・5　油脂の自動酸化防止法

1. 光の遮断
2. 低温
3. 酸素の遮断：脱気・真空包装，缶詰，不活性ガス置換，脱酸素剤
4. 食品添加物（酸化防止剤）：①ラジカルの補足（ブチルヒドロキシアニソール (BHA)，ジブチルヒドロキシトルエン (BHT)，*dl*-α-トコフェロールなど）
②キレート剤による金属除去（クエン酸イソプロピル）

ポイント

- 食品の変質は，①微生物作用，②酸素が介在する化学的作用に大別される.
- 腐敗に影響する因子には，①温度，②pH，③水分活性，④酸素などがある.
- 腐敗を防止する方法には，①冷蔵・冷凍保存，②加熱殺菌，③酢漬け，④水分活性の低下，⑤脱酸素，⑤食品添加物（保存料）の使用などがある.
- 油脂の自動酸化を防止するには，①開始反応におけるラジカル生成の抑制，②連鎖反応の停止がある.

D　食品成分由来の発がん物質とその生成機構

食品中には，生命を維持し成長を支える栄養成分が含まれているだけでなく，発がん作用をもつ成分も含まれる．食品成分由来の発がん物質としては，①**植物成分由来のもの**，②**食品成分が反応してできるもの**，③**食品添加物**およびマイコトキシンや化学物質などの**食品汚染由来**のものに大別できる．食品は多くの成分により構成されており，発がん抑制作用をもつ成分が共存することも少なくない．そのため，食品中の単一成分に発がん性が示されたからといって，その食品の発がん性を論じることは危険である.

❶ 植物成分由来の発がん物質

食用とされる植物の中には代謝活性化されて発がん性を発揮するものがある．それらは通常多量に摂取される食品でないため，実際に問題となることは少ない．しかしながら，食文化として常用（多食）される地域では腫瘍発生の例がある.

a サイカシン

ソテツの種子中のデンプン質に含まれる配糖体の一種である．これは，腸内細菌のβ-グルコシダーゼにより加水分解され，強力な発がん性をもつメチルアゾキシメタノールを放出し，肝がんや神経組織にがんを誘発する．メチルアゾキシメタノールは非酵素的にメチルアゾヒドロキシドを中間体としてメチルカルボニウムイオンを生成しDNA付加体（メチル化体）を形成する（図10・11）．ただし，デンプン生成過程で十分に水にさらしたり，日干しすることにより，サイカシンは取り除かれる．

NOTE 南太平洋諸島や沖縄諸島ではソテツの実がデンプン源として利用されているため，それら地域では発がんのリスク要因として注意が必要である．

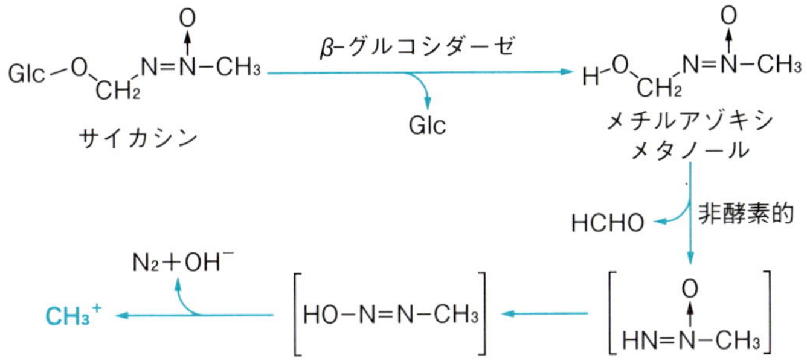

図10・11 サイカシンの代謝的活性化機構

b プタキロシド

ワラビに含まれる配糖体の一種である．現在知られている発がん物質の大部分が酵素による代謝活性化を受けることにより究極発がん物質になるのに対し，代謝活性化を必要としない発がん物質である．プタキロシドは，弱アルカリ条件下で非酵素的に糖が取れ，きわめて不安定なジエノン（究極発がん物質）へ変換され，分子内シクロプロパン環が開環しカルボニウムイオンを生成しDNA付加体を形成する（図10・12）．動物実験における標的臓器は回腸と膀胱である．プタキロシドは，酸，アルカリにきわめて不安定であり，ワラビのアク抜きや塩蔵により大部分が分解される．

NOTE スコットランドやイギリス北部のワラビが多く繁殖する地域のウシに消化器系の腫瘍が発生したことが報告されている．この原因はプタロキシドである．

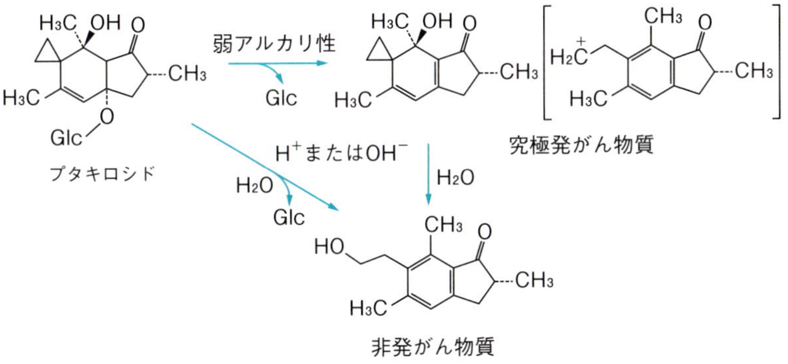

図10・12 プタキロシドの発がん物質生成機構

c ピロリジジンアルカロイド

フキやフキノトウ，コンフリー[*16]などキク科やマメ科の食品に含まれるアルカロイドの一種である．セネシオニン，ペタシテニン，シンフィチンなどがある．ミツバチがこのような植物の花蜜や花粉を集めるため，ハチミツにも含まれる．フキノトウにはペタシテニンが含まれ，実験動物において肝がんや血管内皮肉腫を誘発する．ピロリジジンアルカロイドは350種以上単離されているが，そのほとんどが有毒で，動物実験で発がん性が認められている．ピロリジジン環に1,2不飽和結合と側鎖にエステル基をもつ構造が，生体内のシトクロムP450（CYP）により酸化を受けてピロール誘導体となり，強力なアルキル化剤として，核酸のアルキル化を起こすと考えられている（図10・13）．食品への混入は多様なルートがあることからヒトの健康に与える影響は大きい．2015年，JECFA[*17]はピロリジジンアルカロイドのリスク評価を実施し，ハチミツやハーブティーなどの茶類を多く摂取する大人およびハーブティーなどの茶類を平均的に摂取する子どもは，健康への懸念があると評価している．

＊16　**コンフリー**　関節炎や痛風などの炎症性疾患や下痢の民間薬として使われ，健康食品として世界的に利用されてきた．しかしながら，ラシオカルピンやシンフィチンなどの種々のピロリジジンアルカロイドが含まれ，肝硬変や肝不全などの肝障害を起こすことが報告された．わが国では食品としての販売が禁止されている．

＊17　**JECFA**　FAO/WHO合同食品添加物専門家会議

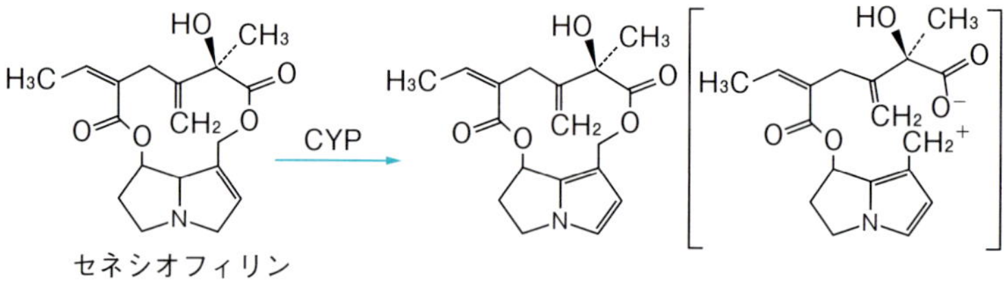

図10・13　セネシオフィリンの代謝的活性化機構

❷ 食品成分が反応してできる発がん物質

発がん性を示さない食品中の特定成分が加工や調理の過程で，他の成分と反応して発がん物質を生成する．さらに，食品中の特定成分が動物体内（口腔や胃など）で他の成分と反応して，発がん物質を生成する．

a 多環芳香族炭化水素

焼肉や燻製品中には**多環芳香族炭化水素**（polycyclic aromatic hydrocarbons，PAHs）が検出されている．大気汚染物質としても知られており，石油，石炭などの化石燃料や木材，紙などの不完全燃焼あるいは熱分解により生成する．その中で**ベンゾ[a]ピレン**，ベンゾ[*a*]アントラセン，クリセンなど約10数種のものに発がん性が認められている．ベンゾ[*a*]ピレンは代表的なPAHsであり，タバコの煙にも含まれていることからヒトの肺がん発生と密接に関係があるとされている．食品中では，焼魚や焼肉などの加熱調理過程あるいはくん煙過程でPAHsが生成される．ベンゾ[*a*]ピレン自身には発がん性はなく，シトクロムP450（CYP）やエポキシド加水分解酵素によって代謝され生成したエポキシ

NOTE　鰹節中のPAHs含量
鰹節中のPAHs含量が高い（3～110 μg/kg）ことが知られている．

NOTE　代表的な発がんPAHsの構造

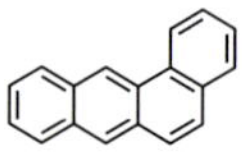

ベンゾ[*a*]アントラセン

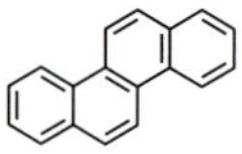

クリセン

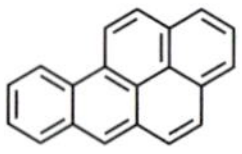

ベンゾ[*a*]ピレン

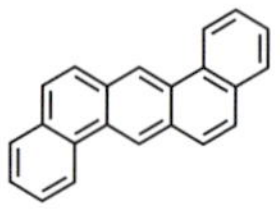

ジベンゾ[*a*, *h*]アントラセン

体が究極発がん物質であり，DNA と付加体を形成し，発がん性を示す（図10・14）．

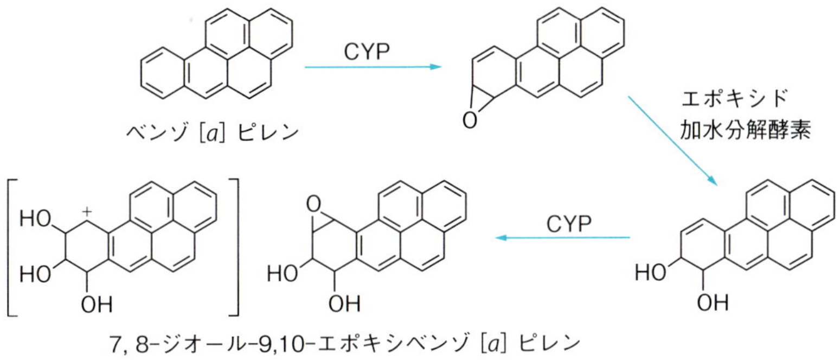

図10・14　ベンゾ [a] ピレンの代謝的活性化機構

b ヘテロサイクリックアミン

肉や魚などのアミノ酸，タンパク質を多く含む食品を加熱調理した焼け焦げ中に変異原性の強い化合物が生成することが知られている．これら化合物は複素環アミン類（ヘテロサイクリックアミン）という共通の構造をもつもので，現在のところ約 20 種が単離されている．そのうち哺乳類動物で発がん性が認められているものを表10・6に示す．単独のアミノ酸（Trp-P-1,2 や Glu-P-1,2 はトリプトファンやグルタミン酸から生成）やタンパク質から生成するものもあるが，MeIQx のように肉に含まれるいくつかの成分（グリシン，グルコース，クレアチニン）が反応して生成するものもある．現在までに単離されたヘテロサイクリックアミンのうち MeIQx が最も高い変異原性を示す．PhIP は食品中含量が多く，経口投与によりマウスで，雌雄ともにリンパ腫，雌に小腸腫瘍生成を誘導する．いずれのヘテロサイクリックアミンもヒトが日常摂取している量は0.4～1.6 μg/日と微量である．さらに，ヒトにおける発がんとの関係を示す十分な疫学調査の結果はいまだ得られていない．

表10・6 ヘテロサイクリックアミン

区 分	加熱材料	生成物	構 造
アミノ酸単独	DL-トリプトファン	Trp-P-1	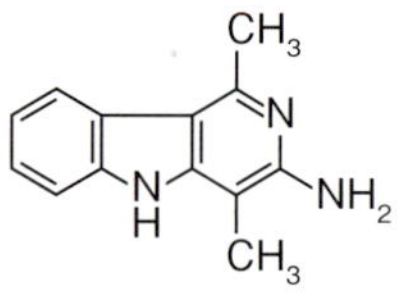
	DL-トリプトファン	Trp-P-2	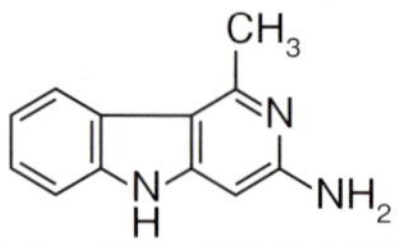
	L-グルタミン酸	Glu-P-1	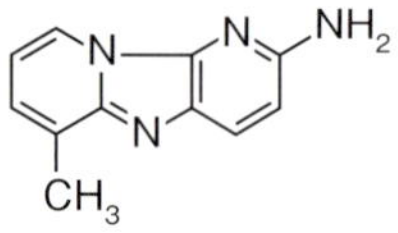
	L-グルタミン酸	Glu-P-2	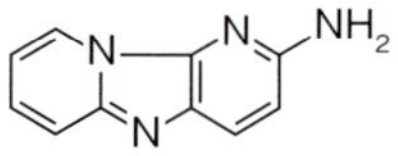
タンパク質	大豆グロブリン	AαC	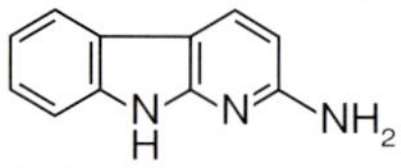
	大豆グロブリン	MeAαC	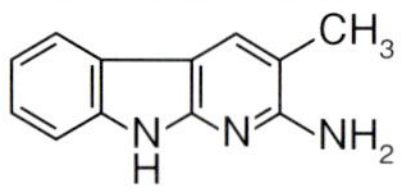
食 品	丸干しイワシ	IQ	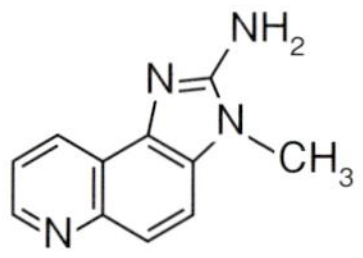
	牛肉 魚肉	MeIQx	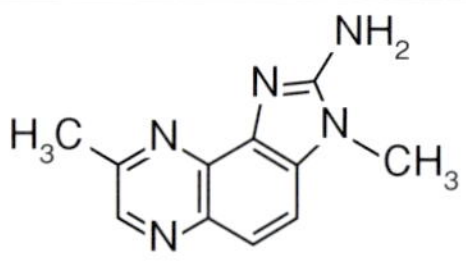
	牛肉	PhIP	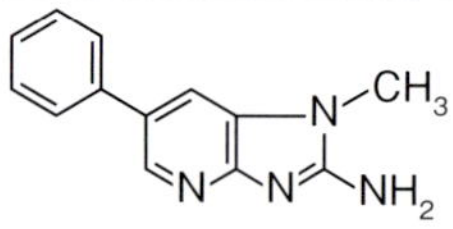

図10・15にはTrp-P-1の代謝活性化機構を示した．Trp-P-1は，シトクロム P450（CYP）によって *N*-水酸化されたのち，アセチル抱合を受けて活性化される．

図10・15　Trp-P-1の代謝的活性化機構

c アクリルアミド(CH_2=CHCONH$_2$)

アクリルアミドは，フライドポテトやチップスのような多くの加熱加工食品中から検出され，「揚げたり」「焼いたり」「煎ったり」する過程で生成する(表10・7)．アクリルアミドは，ポリアクリルアミドを製造する際に使用されるモノマーであり，紙の強さを増すための添加剤や工業用の接着剤，塗料の原料など工業的に広く用いられているが，劇物に指定されている神経毒で，実験動物(ラット)で乳腺，甲状腺や子宮に対して発がん性が認められている．加工食品中では，2002年スウェーデン食糧庁が**ポテトチップス**に高濃度のアクリルアミドが生成されていることを発表した．ジャガイモ中には**アスパラギン**が多く含まれるが，高温で揚げると，**グルコース**と反応し**メイラード反応**が進行し数段階のちアクリルアミドが生成する．

NOTE　日本人のアクリルアミド推定摂取量
日本人のアクリルアミド平均摂取量は，0.24 μg/kg体重/日である．このうち半分以上が高温調理した野菜(フライドポテト，炒めたキャベツやもやしなど)由来であり，次いで飲料(コーヒー，緑茶，麦茶など)由来が17％である．

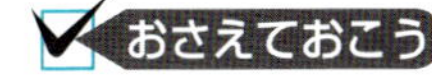

・**メイラード反応** p.248

表10・7　加工食品中のアクリルアミド濃度

食　品	中央値(mg/kg)	最小値(mg/kg)	最大値(mg/kg)
ポテトスナック	0.94	0.03	4.7
フライドポテト	0.38	0.12	0.91
コーンスナック	0.15	0.02未満	0.32
ビスケット類	0.16	0.022	0.46
乳幼児用ビスケット類	0.047	0.02未満	1.0
米菓	0.08	0.03	0.5
麦茶	0.32	0.14	0.51
ほうじ茶	0.32	0.19	1.1
インスタント麺	0.03	0.02未満	0.08

[資料：農林水産省2004～2006年調査より著者作成]

d ニトロソアミン

ジメチルアミン(**第二級アミン**)は**亜硝酸**と反応して**ジメチルニトロソアミン**(***N*-ニトロソ化合物**)を生成する．*N*-ニトロソ化合物はニトロソアミンとニトロソアミドに分類でき，これらの多くは実験動物で強力な発がん性を示す．脂肪族や環状のニトロソアミンは肝臓や食道，膀胱に，ニトロソ尿素やニトロソグアニンは前胃にがんを誘発する（表10・8）．このように**化学形の相違により標的臓器が異なること**は非常に興味深い．*N*-ニトロソ化合物は種々の食品中から検出されているが，その濃度は数10 ppb以下であることが多く，実際ヒトに有害な量とは考えられない．しかしながら，食品中の第二級アミンは胃内の酸性条件下で亜硝酸と反応し*N*-ニトロソ化合物を生成する．生体外からの10～100倍量が生体内で生成する可能性が指摘されており，生体内で生成した*N*-ニトロソ化合物は胃がんのリスク要因である．第二級アミンは海産魚介類に多く含まれ，ジメチルアミン[*18]は魚の腐敗臭の原因物質であるトリメチルアミン*N*-オキシドの還元によって生成する．一方，亜硝酸塩は食品添加物（発色剤）として使用されており，*N*-ニトロソ化合物生成に関与しているがその量はわずかである．経口的に摂取される亜硝酸塩の大部分は**野菜**[*19]由来である．食品中の**硝酸塩**は，口腔内の細菌により容易に還元されて亜硝酸塩になり，胃内の酸性条件下で第二級アミンと反応して*N*-ニトロソ化合物を生成する．

*18 **ジメチルアミン** 魚類（5～15 ppm）や魚卵（100～300 ppm）に多く含まれ，干物やくん製などに加工すると増大する．（☞p.247）

*19 日本人の好む野菜は比較的硝酸塩濃度が高く，わが国は諸外国と比べきわめて硝酸塩摂取量が高い（白菜や大根などには約2,000 ppmの硝酸塩が含まれている）．ヒトの硝酸塩の摂取量と胃がんによる死亡率には正の相関があるという疫学研究結果があり，野菜中の硝酸塩を削減する試みがなされている．

表10・8 *N*-ニトロソ化合物の構造と発がん標的臓器

ニトロソ化合物	発がん標的臓器	ニトロ化合物	発がん標的臓器
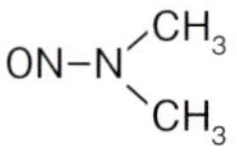 ON–N(CH_3)(CH_3) ジメチルニトロソアミン	肝臓	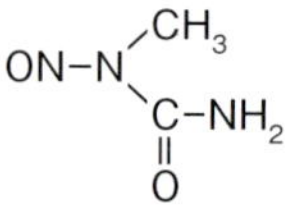 ON–N(CH_3)–C(=O)–NH_2 *N*-ニトロソ*N*-メチル尿素	末梢神経，脳脊髄
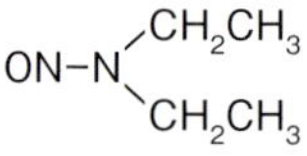 ON–N(CH_2CH_3)(CH_2CH_3) ジエチルニトロソアミン	肝臓，食道	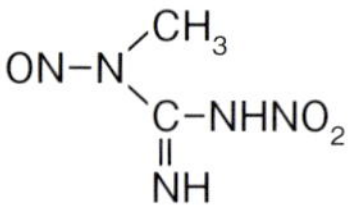 ON–N(CH_3)–C(=NH)–$NHNO_2$ *N*-メチル-*N'*-ニトロ-*N*-ニトロソグアニン	胃
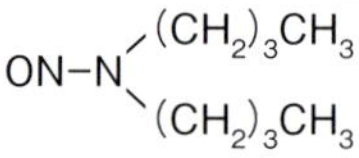 ON–N($(CH_2)_3CH_3$)($(CH_2)_3CH_3$) ジ-*n*-ブチルニトロソアミン	肝臓，食道，膀胱		
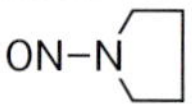 ON–N（環） *N*-ニトロソピロリジン	肝臓		

❸ 食品添加物および食品汚染由来の発がん物質

食品添加物は，その効果はもとより，安全性の確保が最も重要な要件である．発がん性に関する考え方は，従来「動物種，投与量に関係なく，がんを発生させるような食品添加物は州間通商で売買してはならない」（米国：デラニー条項）とする発がん性を閾値のない毒性ととらえ，使用を禁止するというものであった．しかし，安全性の基準が必ずしも十分でなかった過去においては，発がん物質の合成**タール系色素**（食用赤色１号など多数）や人工甘味料の**ズルチン**，**サイクラミン酸ナトリウム**（**チクロ**）および殺菌料の**AF-2**などが使用された．一方，多くの化学物質について変異原性や発がん試験が行われた結果，有用性の高い化学物質の多くが弱陽性と判定された．そのため，現在ではヒトにおける発がんの確率（**リスク**）が十分低い場合は，使用することによる社会的利益（**ベネフィット**）のほうが大きいと判断され，**実質安全量**（**VSD**）を考慮して引き続き使用されている．ブチルヒドロキシアニソール（BHA），食用赤色２号，甘味料のサッカリン，臭素酸カリウムは動物実験などで弱い発がん性を示しているが，現在でも食品添加物として使用されている．農作物に防カビや殺虫の目的で収穫後農薬として外国で使用された二臭化エチレンやDDT，クロルデンなどの有機塩素系農薬などが発がん物質である．食品には環境汚染物質が混入することもあり，ヒト発がん金属として知られているヒ素や非意図的生成物で発がんプロモーター活性をもつダイオキシン類が検出されている．

おさえておこう

・**実質安全量** ☞p.403

食品を汚染するカビ（真菌）が産生する**マイコトキシン**の中にはきわめて強力な発がん性を示すものが知られている．ピーナッツなどのナッツ類や穀物に生える*Aspergillus flavus*が産生する**アフラトキシン**$\mathbf{B_1}$は，現在知られている中で最強の肝がん誘発物質である．このアフラトキシンB_1は，シトクロムP450（CYP）によるビフラン環部の二重結合のエポキシ化代謝物が**究極発がん物質**であり，DNAと付加体を形成し，発がん性を示す．アフラトキシンB_1以外のアフラトキシン類や**ステリグマトシスチン**にも肝がん誘発作用がある．その他，第二次世界大戦後の食糧難時に東南アジアなどから輸入された米がペニシリウム属のカビに汚染されていた黄変米事件では，**ルテオスカイリン**や**シクロクロロチン**が弱い発がん性マイコトキシンとして検出された．

ポイント

- 食品由来の発がん物質には，①植物成分由来のもの，②食品成分が反応してできるもの，③食品添加物，④食品汚染由来のものがある．
- 上記①には，サイカシンやプタキロシド，ピロリジジンアルカロイドがある．
- 上記②には，多環芳香族炭化水素やヘテロサイクリックアミン，アクリルアミド，ニトロソアミンがある．
- 上記③には，AF-2やズルチンがある．
- 上記④には，ダイオキシン類や発がん性マイコトキシンがある．

E 用途別の代表的な食品添加物とその働き

❶ 食品添加物とは

食品衛生法第４条２項で，「食品の製造の過程において又は食品の加工若しくは保存の目的で，食品に添加，混和，浸潤その他の方法によつて使用する物」を食品添加物と定義しており，保存料や甘味料，着色料，香料などが食品添加物に該当する．食品添加物は，**指定添加物**，**既存添加物**，**天然香料**，**一般飲食物添加物**に分類される（表10・9）．

表10・9　食品添加物の分類

分　類	品目数	内　容
指定添加物	476	安全性を評価した上で，厚生労働大臣が指定したもの
既存添加物	357	1995年の法改訂の際に，わが国ですでに使用されており，長い食経験があるものについては，指定を受けることなく使用・販売などが認められたもの
天然香料	約600	動植物から得られる天然物質で，食品に香りをつける目的で使用されるもの
一般飲食物添加物	約100	一般に飲食に供されているもので，添加物として使用されるもの

2024年3月12日現在

❷ 食品添加物の用途と使用基準

食品添加物の用途名およびその目的について，表10・10にまとめた．食品添加物はその使用に際し，食品衛生法第13条第1項に基づき定められる成分規格および**使用基準**に則って用いなければならない．使用基準は**ポジティブリスト制度**[*20]を採用しており，使用可能な食品の種類と使用量の最大限度量や使用の際の制限が定められている．

表10・10　食品添加物の用途別分類

用途名	目　的
甘味料	食品に甘味を与える
着色料	食品を着色し，色調を調節する
保存料	食品中の微生物の増殖を抑制し，食品成分の変質・劣化を防ぐ
増粘剤，安定剤，ゲル化剤，糊料	食品に粘性を与えたり，ゼリー状に固化するなど食品の安定性を向上させる
酸化防止剤	食品成分の酸化を防ぎ，変質・劣化を防ぐ
発色剤，色調安定剤	食品中の色素成分と反応し，食品本来の色調を安定化する
漂白剤	食品中の色素成分を分解し，食品を脱色する
防かび剤	柑橘類等，果物へのかびの付着や増殖を防ぐ
ガムベース	チューインガムの基材に用いる
香料	食品に香りを与える
酸味料	食品に酸味を与える
調味料	食品に旨味を与え，味を調える
乳化剤	水と油の分離を防ぎ（乳化），起泡や消泡を目的とする
栄養強化剤	栄養素を強化する
その他	その他，食品の加工や製造に用いる

❸ 用途別の代表的な食品添加物

ⓐ 保存料

食品の性状や味質を変化させることなく微生物の増殖を防ぐ（静菌・抗菌）ことで食品の腐敗を防ぐ．代表的なものに，**安息香酸（ナトリウム塩）**[*21]，**ソルビン酸（カリウム塩，カルシウム塩）**[*22]，**プロピオン酸**

＊20　**ポジティブリスト制度**　すべての物質の使用を原則禁止とした上で，一部使用可能な対象と量を指定する制度．対照としてネガティブリスト制度は，すべての物質の使用を原則認めた上で，一部使用禁止の対象を指定したり，対象への使用制限を設ける制度．

＊21　**安息香酸（ナトリウム塩）**　使用基準あり
使用可能食品：キャビア，マーガリン，清涼飲料水，しょう油

＊22　**ソルビン酸（カリウム塩，カルシウム塩）**　使用基準あり
使用可能食品：チーズ，魚肉練り製品，食肉製品，ジャムなど

＊23　**プロピオン酸（ナトリウム塩，カルシウム塩）**　使用基準あり
使用可能食品：チーズ，パン，洋菓子

＊24　**デヒドロ酢酸ナトリウム**　使用基準あり
使用可能食品：チーズ，バター，マーガリン

＊25　**パラオキシ安息香酸エステル類**　使用基準あり
使用可能食品：しょう油，酢，清涼飲料水，シロップ
エチルエステル，ブチルエステル，イソブチルエステル，プロピルエステル，イソプロピルエステルが指定されており，メチルエステルは指定されていない

(**ナトリウム塩**，**カルシウム塩**)*23，**デヒドロ酢酸ナトリウム***24など食品のpHの影響を受ける酸型保存料と**パラオキシ安息香酸エステル類***25や**ナイシン**，**ポリリジン**(**既存添加物**)などの食品のpHに依存しない保存料がある．ナイシン，ポリリジンはアミノ酸の重合体である．

NOTE　わが国における貯蔵作物への農薬使用
わが国ではくん蒸剤の使用が認められているが，貯蔵穀類への害虫駆除の目的でリン化アルミニウムが用いられることがあることを除き，くん蒸剤の使用はない．

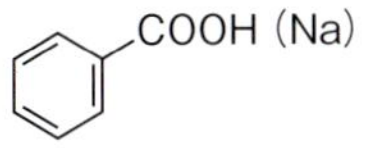

COOH (Na)
安息香酸(ナトリウム塩)

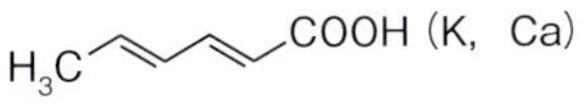

H_3C COOH (K，Ca)
ソルビン酸(カリウム塩，カルシウム塩)

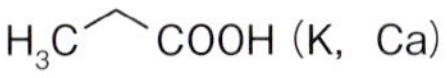

H_3C COOH (K，Ca)
プロピオン酸(ナトリウム塩，カルシウム塩)

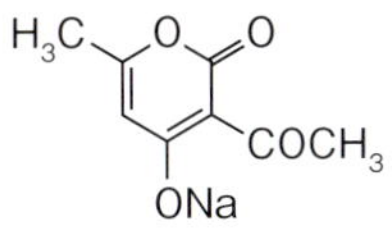

H_3C O O $COCH_3$ ONa
デヒドロ酢酸ナトリウム

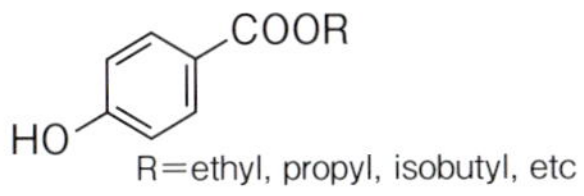

HO COOR R=ethyl, propyl, isobutyl, etc
パオラキン安息香酸エステル類

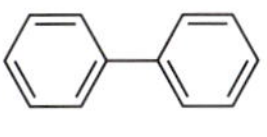
ジフェニル

図10・16　保存料

b 防かび剤

防かび剤は防黴(ぼうばい)剤ともよばれ，欧米では農薬(ポストハーベスト農薬)として，収穫後作物のかびによる汚染を防ぐために用いられる．わが国では，収穫後作物は「食品」として扱われるため農薬としての用途では用いられず，食品添加物として扱われる．わが国における貯蔵作物への農薬使用は限定されている．代表的なものに，**ジフェニル***26，**オルトフェニルフェノール***27，**チアベンダゾール***28，**イマザリル***29，**フルジオキソニル***30，**ピリメタニル***31，**アゾキシストロビン**，**プロピコナゾール**，**ジフェノコナゾール***32がある．

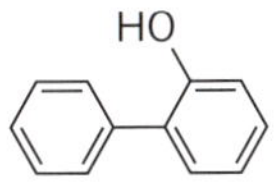

HO
オルトフェニルフェノール

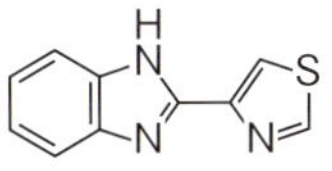

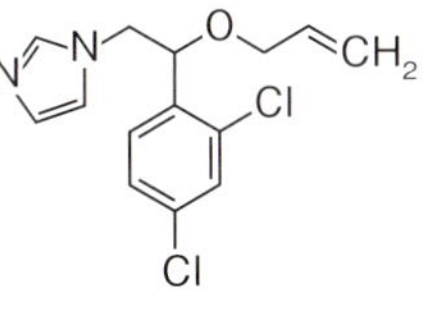

チアベンダゾール

N N O CH_2 Cl Cl
イマザリル

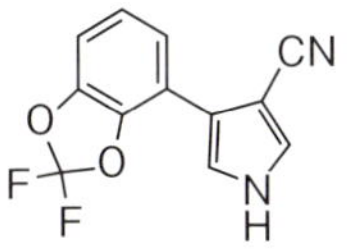

O O F F CN N H
フルジオキソニル

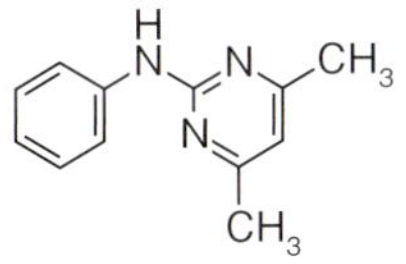

H N N CH_3 N CH_3
ピリメタニル

図10・17　防かび剤

*26　**ジフェニル**　使用基準あり
使用可能食品：グレープフルーツ，レモン，オレンジ類
果物への直接塗布は禁止．紙片に浸潤させて使用．

*27　**オルトフェニルフェノール**　使用基準あり
使用可能食品：柑橘類

*28　**チアベンダゾール**　使用基準あり
使用可能食品：柑橘類，バナナ

*29　**イマザリル**　使用基準あり
使用可能食品：柑橘類(みかん除く)，バナナ

*30　**フルジオキソニル**　使用基準あり
使用可能食品：キウイ，柑橘類(みかん除く)，パパイヤ，桃，リンゴなど
果物ではないがバレイショにも使用可能

*31　**ピリメタニル**　使用基準あり
使用可能食品：柑橘類(みかん除く)，桃，リンゴ，あんずなど

*32　**ジフェノコナゾール**　使用基準あり
使用可能食品：バレイショ

ⓒ 着色料

着色料には天然由来で黄色から赤色を呈する**アナトー色素**（**アナトー**や**β-カロテン**[*33]など），黄色の**ウコン色素**（**クルクミン**），黄色の**クチナシ色素**，緑色の**銅クロロフィル**[*34]および**銅クロロフィリンナトリウム**，動物性の赤色の**コチニール色素**（**カルミン酸**[*35]）や白色の**二酸化チタン**，赤色の**三二酸化鉄**と，合成着色料である**酸性水溶性タール色素**がある（12種類）．合成着色料は脂溶性食品への着色を目的に**アルミニウムレーキ**[*36]も許可されている．酸性水溶性タール色素は，その構造的特徴から**アゾ系**（食用赤色40号；**アルラレッドAC**[*37]，食用赤色102号；ニューコクシン，食用黄色4号；タートラジン），**キサンテン系**（食用赤色3号；**エリスロシン**[*38]），**トリフェニルメタン系**（食用青色1号；**ブリリアントブルーFCF**[*39]），**インジゴイド系**（食用青色2号；**インジゴカルミン**[*40]）に分類される．着色料は，鮮魚介類や食肉，野菜類への使用は禁止されている．

＊33　**β-カロテン**　使用基準あり
こんぶ類，食肉，鮮魚介類，茶，のり類，豆類，野菜およびわかめ類に使用してはならない
栄養強化剤としても用いられる

＊34　**銅クロロフィル**　使用基準あり
使用可能食品：こんぶ，魚肉ねり製品，生菓子，チョコレートなど

＊35　**コチニール色素（カルミン酸）**　既存添加物

＊36　**アルミニウムレーキ**　アルミニウムレーキ色素とは，水酸化アルミニウムに水溶性タール色素を吸着させたもの

＊37　**アルラレッドAC（アゾ系）**　使用基準あり
使用可能食品：キャンデー，ゼリー，ジャム

＊38　**エリスロシン（キサンテン系）**　使用基準あり
使用可能食品：焼き菓子，生菓子，かまぼこなど
2025年1月，FDAが赤色3号の使用許可を取り消すことになった．

＊39　**ブリリアントブルーFCF（トリフェニルメタン系）**　使用基準あり
使用可能食品：製菓，一般飲料など

＊40　**インジゴカルミン（インジゴイド系）**　使用基準あり
使用可能食品：製菓，飴など

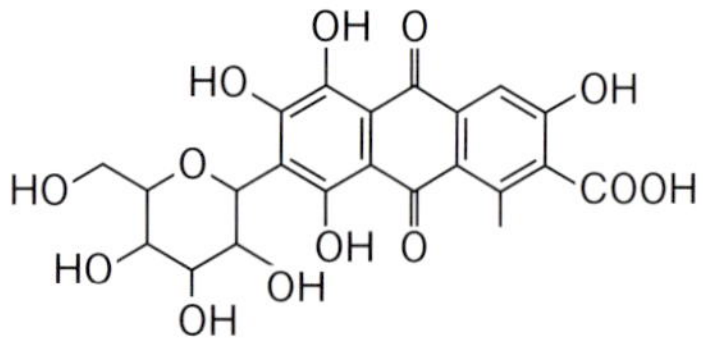

コチニール色素 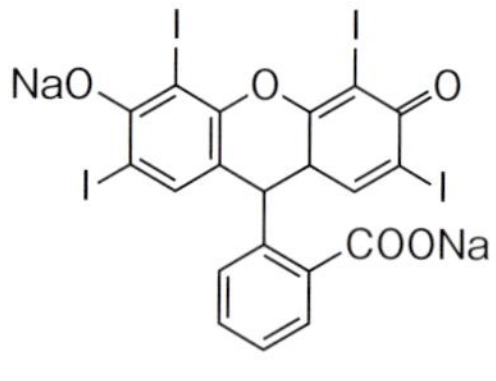　　アルラレッドAC 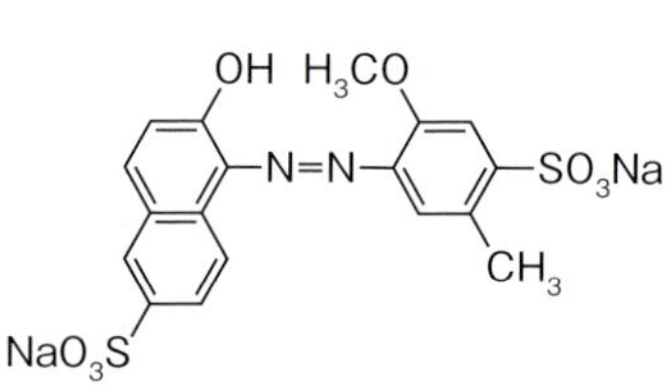　　エリスロシン

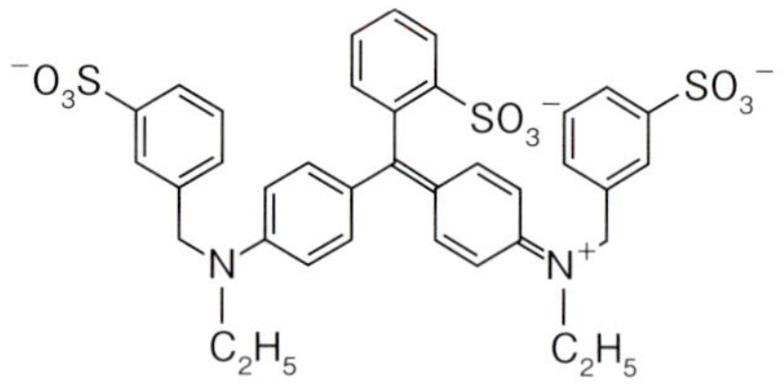

ブリリアントブルーFCF 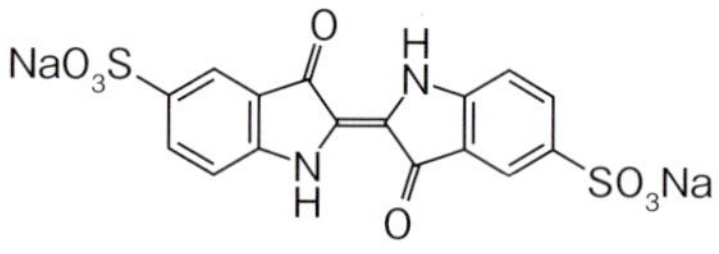　　インジコカルミン

図10・18　着色料

d 発色剤・色調安定剤

発色剤にはヘモグロビンやミオグロビンと反応する硝酸ナトリウム，硝酸カリウムおよび亜硝酸ナトリウムが（図10・19），色調安定剤にはアントシアニンと錯体を形成する硫酸鉄，オリーブの色調を安定させるグルコン酸第一鉄などがある．発色剤は生鮮食肉や鮮魚介類への使用は禁止されている．食肉製品や魚肉ソーセージ，イクラやタラコへの使用は可能である．

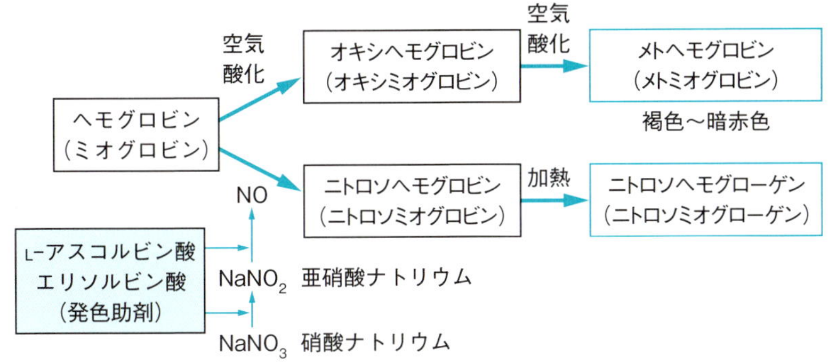

図10・19　発色剤の作用

e 甘味料

食品添加物としての甘味料は，ショ糖の代替品としてカロリーの過剰摂取や肥満，糖尿病といった非感染性疾患（NCDs）の予防やう蝕予防のために開発されてきた．天然物由来には甘草由来のグリチルリチン酸二ナトリウムやステビア，ソーマチンなどがある．グリチルリチン酸二ナトリウムはしょう油と味噌に使用が限定される．人工甘味料にはチューインガムのみ使用可能なサッカリン*41，幅広く使用可能なサッカリンナトリウム，サッカリンカルシウム（ショ糖の約500倍の甘味），また菓子や清涼飲料に用いられるアセスルファムカリウム*42（ショ糖の約200～250倍の甘味），ショ糖の3つの水酸基を塩素置換したスクラロース*43（ショ糖の約600倍の甘味）がある．使用基準のない甘味料にはアスパラギン酸とフェニルアラニンメチルエステルとのジペプチドで4 kcal/gの熱量を有するアスパルテーム*44（ショ糖の約200倍の甘味）や同じく構造中にペプチド結合を有するネオテーム*45（ショ糖の約7,000～13,000倍の甘味）やアドバンテーム*46（ショ糖の約14,000～48,000倍の甘味）がある．アスパルテームに限っては，L-フェニルアラニン化合物である旨の注意喚起が必要で（ネオテームとアドバンテームは不要），フェニルケトン尿症*47患者は摂取を避けることが望ましい．また糖アルコールのD-ソルビトール，キシリトールなども甘味料として使用される．

*41　**サッカリン**　使用基準あり
使用可能食品：チューインガム
サッカリンナトリウム，サッカリンカルシウムは漬物，魚肉ねり製品，清涼飲料水など多数

*42　**アセスルファムカリウム**　使用基準あり
使用可能食品：菓子，漬物，清涼飲料水など

*43　**スクラロース**　使用基準あり
使用可能食品：菓子，ジャム，清涼飲料水，果実酒など多数

*44　**アスパルテーム**　使用基準なし

*45　**ネオテーム**　使用基準なし

*46　**アドバンテーム**　使用基準なし

*47　**フェニルケトン尿症**（☞p.94）フェニルケトン尿症とは，先天性代謝疾患の1つであり，アミノ酸の1種類であるフェニルアラニンをチロシンに変える酵素（フェニルアラニンヒドロキシラーゼ）の機能的欠損により，フェニルアラニンが蓄積しチロシンが少なくなる比較的まれな先天性疾患．国内における発生率は8万人に1人といわれる．過剰なフェニルアラニンを摂取しないような食事療法が必要．

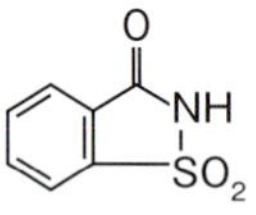

サッカリン

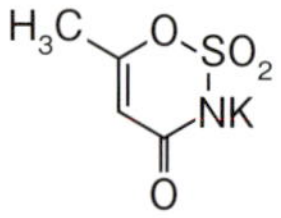

アセスルファムカリウム

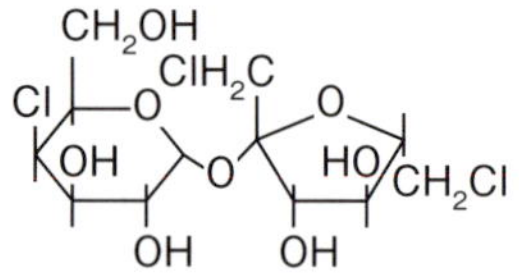

スクラロース

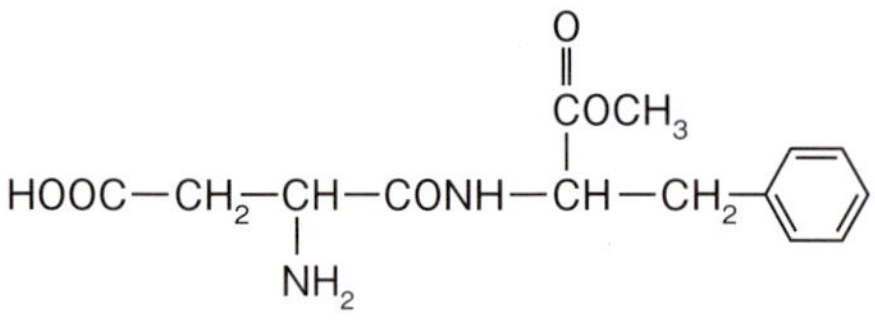

アスパルテーム

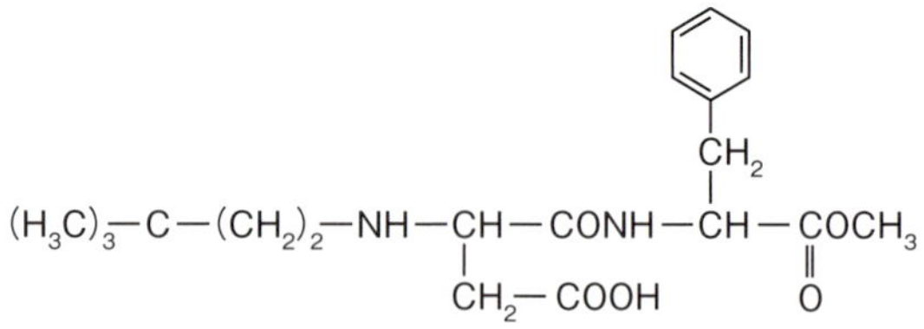

ネオテーム

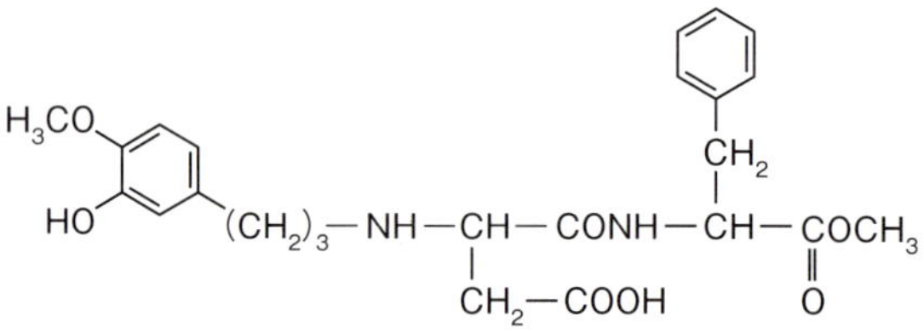

アドバンテーム

図10・20　甘味料

f 酸化防止剤

酸化防止剤には果菜の**酵素的褐変**に代表されるポリフェノール化合物の重合を抑制する水溶性の**還元剤**である**L-アスコルビン酸**（**ビタミンC**）[*48]や**エリソルビン酸**（**D-アスコルビン酸**）[*49]，既存添加物のフェノール性化合物がある．一方，油脂の酸化を抑制する***dl*-α-トコフェロール**（**ビタミンE**）[*50]，**ジブチルヒドロキシトルエン**（**BHT**）[*51]，**ブチルヒドロキシアニソール**（**BHA**）[*52]，**没食子酸プロピル**[*53]など脂溶性酸化防止剤としての**ラジカル補足剤**がある．脂溶性のラジカル補足剤はフェノール性水酸基を有する．また遷移金属イオンが酸化に関与することから，缶詰や瓶詰に使用可能な**エチレンジアミン四酢酸**（**EDTA**）や油脂やバターに使用可能な**クエン酸イソプロピル**など金属封鎖剤（キレート剤）も酸化防止剤として用いられる．

＊48　**L-アスコルビン酸（ビタミンC）**　使用基準なし

＊49　**エリソルビン酸（D-アスコルビン酸）**　使用基準あり
魚肉ねり製品，パン

＊50　***dl*-α-トコフェロール（ビタミンE）**　使用基準あり
酸化防止の目的以外に使用不可

＊51　**ジブチルヒドロキシトルエン（BHT）**　使用基準あり
魚介類冷凍品，魚介乾燥品，油脂，バター

＊52　**ブチルヒドロキシアニソール（BHA）**　使用基準あり
魚介類冷凍品，魚介乾燥品，油脂，バター

＊53　**没食子酸プロピル**　使用基準あり
油脂，バター

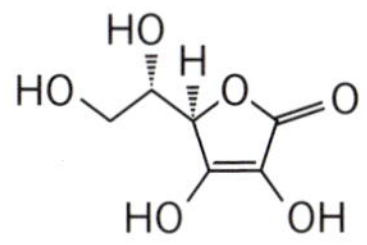

図10・21 酸化防止剤

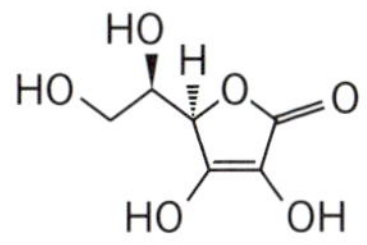

g 殺菌料，殺菌剤

食品の腐敗の原因となる微生物を死滅させるが，人体への有害性も高い．そのため，**亜塩素酸水**，**次亜塩素酸水**，**過酸化水素**などの殺菌料は，最終食品の完成前に分解，または除去することとの使用制限がある．**高度サラシ粉**(**次亜塩素酸カルシウム**)には使用制限はない．

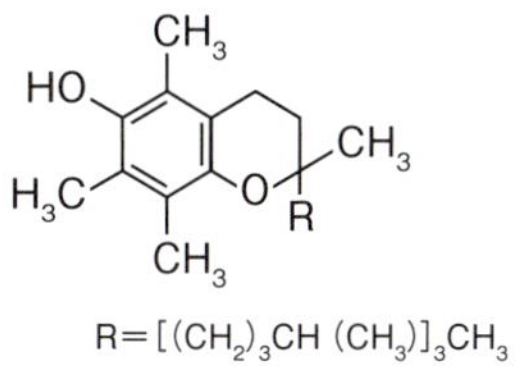

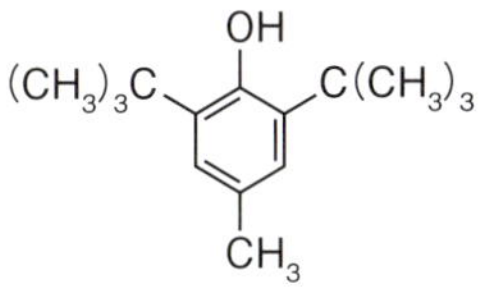

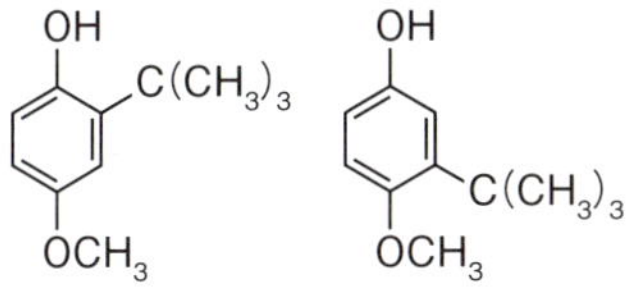

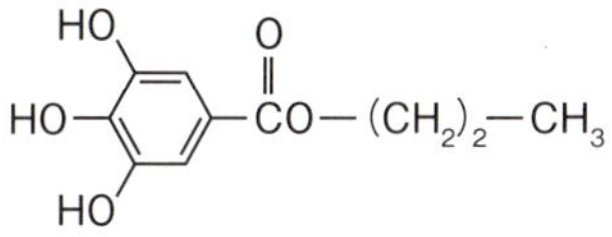

h 漂白剤

食品中の色素成分を酸化もしくは還元作用により分解し，漂白作用を示す．酸化型漂白剤に**亜塩素酸ナトリウム**，**次亜塩素酸ナトリウム**，**過酸化水素**などがあり，殺菌料同様に最終食品の完成前に分解，または除去することとの使用制限がある．次亜塩素酸ナトリウムはゴマには使用ができない．還元型漂白剤に**亜硫酸ナトリウム**，**次亜硫酸ナトリウム**，**ピロ亜硫酸ナトリウム**，**二酸化硫黄**などがあり，ゴマ，豆類および野菜への使用が制限される．

ポイント

- 食品添加物は食品衛生法によって，指定添加物，既存添加物，天然香料，一般飲食物添加物に分類される．
- 食品添加物には種々の用途があり，食品衛生法に基づく成分規格と使用基準が定められている．

F 食品衛生に関する法的規制と問題点

世界保健機関(WHO)は，食品衛生の定義を「生育，生産，製造から最終的にヒトに摂取されるまでのすべての段階において，食品の安全性，健全性，および正常性を確保するために必要なあらゆる手段を意味する」としている．わが国には食品衛生に関わる食品関連法規として日本農林規格等に関する法律(JAS法)，食品衛生法，食品安全基本法，健康増進法，食品表示法などがある．有毒・有害物質の食品への混入や牛海綿状脳症(BSE)感染牛の発生，食中毒事件や食品偽装問題，さらには健康食品と称した無承認無許可医薬品の流通など食品に関わる社会問題が絶えない．以下に食品関連法規について概説する．

❶ 日本農林規格等に関する法律(JAS法)

JAS法は1950年に施行され，**農林水産省**が所管となる．食品原材料の多くを占める農林水産物の生育，生産に関わる．**日本農林規格**(**JAS規格**)の制定，保護の仕組みや認定機関・飲食料品以外の農林物資の品質表示などについて定める(図10・22)．以前は飲食料品に関する品質表示(名称，原材料，期限表示など)もJAS法により規制されていたが，2015年食品表示法の施行に伴い食品表示基準が策定され，その所管は消費者庁に移管された．

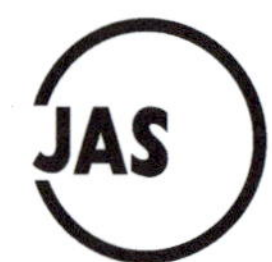

JASマーク：
品位，成分，性能等の品質についてのJAS規格
(一般JAS規格)を満たす食品や林産物などに付される

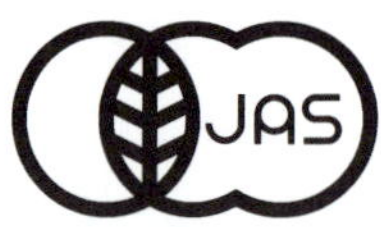

有機JASマーク：
有機JAS規格を満たす農産物などに付される
有機JASマークが付されていない農産物と農産物加工食品には
「有機○○」などと表示することができない

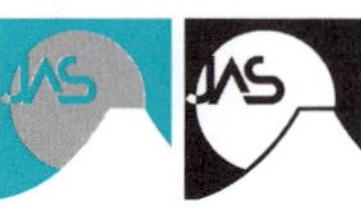

特定JASマーク：
相当程度明確な特色のあるJAS規格を満たす製品などに付される
従来の特定JAS規格に生産情報公表JAS規格，定温管理流通JAS規格が統合した

図10・22 JAS規格・JASマーク

❷ 食品衛生法

食品衛生法は1947年に施行され，**厚生労働省**が所管となる．2003年の改正で目的(第1条)が「飲食に起因する衛生上の危害の発生を防止し，公衆衛生の向上及び増進に寄与すること」から「食品の安全性確保のために公衆衛生の見地から必要な規制その他の措置を講ずることにより，飲食に起因する衛生上の危害の発生を防止し，もつて国民の健康の保護

を図ること」となり，食品の安全性確保と国民の健康保護が強調された．主な内容は表10・11に記載する．

表10・11 食品衛生法

第6条	販売を禁止される食品及び添加物	腐敗，変敗あるいは微生物汚染された食品や添加物の製造，輸入，販売等の禁止 毒や異物の混入した食品や添加物の製造，輸入，販売等の禁止
第7条	新開発食品の販売禁止	遺伝子組換え食品等，これまで一般的に飲食されてこなかった食品の審査や，販売等の禁止 特別用途食品や保健機能食品の審査は消費者庁に移管された
第13条	食品又は添加物の規格及び基準	食品添加物の成分規格や使用基準を策定，農作物における残留農薬の基準策定
第20条	虚偽表示等の禁止	食品への直接表示は食品表示法．食品の容器包装以外の広告媒体等への表示，口頭説明などによる虚偽・誇大広告の禁止
第21条	食品添加物公定書	食品添加物の成分規格，保存基準，製造基準，使用基準，表示基準等が収載
第30条	食品衛生監視員	食品関係事業者の営業の許可・衛生監視及び指導・行政処分．事業者や住民に対する食品衛生に関する情報提供及び教育・知識の普及
第51条	HACCPに沿った衛生管理の制度化	乳，乳製品，清涼飲料水，食肉製品，魚肉練り製品，容器包装詰加圧加熱殺菌食品はHACCPに基づく衛生管理の実施が義務
第63条	中毒の届出	食中毒を診断した医師は，保健所（都道府県管轄）に届出る必要がある

a 食品添加物の指定

食品添加物の新規指定等要請は，「食品添加物の指定及び使用基準改正に関する指針について」(1996年)により，指定等を要請する者(指定等要請者)は，内閣総理大臣宛てに有効性，安全性等に関する資料を添えて要請書を提出する．要請資料の作成は，「添加物に関する食品健康影響評価指針」(2010年)等に基づき作成することが求められる．指定要請の流れを図10・23に示す．

新規の食品添加物指定を受けるためには，以下のような要件が不可欠となる．

① 国際的に安全性評価が終了し，安全性について問題なしとされたもの
② 国際的に広く使用されていること
③ 科学的な検討が可能な資料が整っていること
④ 使用が，消費者にとって利点(食品の製造や加工に不可欠，栄養的価値を高める，変質を防止する，食品の二次機能を高める，消費者に利便性を提供する等)となること
⑤ 原則として，化学分析などで食品に添加した添加物が確認できること

食品添加物の安全性評価は，食品安全委員会におけるリスク評価（食品健康影響評価）として行われる．指定要請する添加物の安全性の確認

＊54 安全性試験
28日間反復投与毒性試験：実験動物に28日間繰り返し投与
90日間反復投与毒性試験：実験動物に90日間繰り返し投与
1年間反復投与毒性試験：実験動物に被検物を1年以上の長期間にわたって投与
繁殖試験：実験動物に二世代にわたり投与し，生殖機能や新生児の成育に及ぼす影響を確認
催奇形性試験：実験動物の妊娠中の母体に与え，胎児の発生・発育に及ぼす影響を確認
発がん性試験：実験動物にほぼ一生涯にわたって与え，発がん性の有無を調べる
抗原性試験：実験動物でアレルギーの有無を確認
変異原性試験：細胞の遺伝子や染色体への影響を確認
一般薬理試験：中枢神経系や自律神経系に及ぼす影響や，消化酵素の活性を阻害し実験動物の成長を妨げる性質の有無などを確認
体内動態試験：被検物の生体内での吸収・分布・代謝・排泄などを確認

＊55 JECFA（FAO/WHO合同食品添加物専門家会議） FAO/WHO合同食品添加物専門家会議（Joint FAO/WHO Expert Committee on Food Additives, JECFA）とは，国際連合食糧農業機関（FAO）と世界保健機関（WHO）が合同で運営する専門家会議．1956年から活動を開始し，FAO，WHO，それらの加盟国およびコーデックス委員会に対する科学的助言機関として，添加物，汚染物質，動物用医薬品などの安全性評価を行う．

NOTE コーデックス委員会（FAO/WHO合同食品規格委員会）
コーデックス委員会（Codex Alimentarius Commission, CAC）は，国際連合食糧農業機関（FAO）と世界保健機関（WHO）が1963年に設立した，食品の国際基準（コーデックス基準）をつくる政府間組織．その目的は，消費者の健康を保護するとともに，食品の公正な貿易を促進することで，180ヵ国以上が加盟．コーデックス委員会は，科学的なリスク評価に基づき各種基準を策定するが，この科学的なリスク評価については，コーデックス委員会とは別にFAOとWHOが合同で運営するJECFAにて行う．

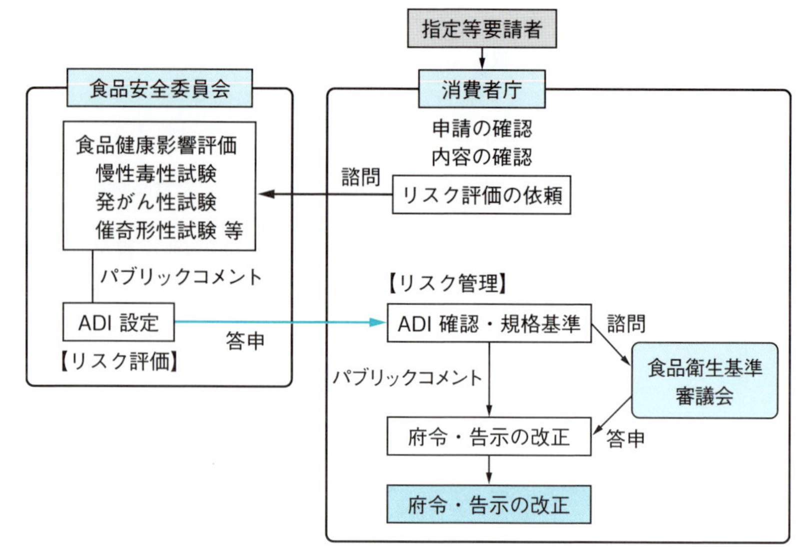

図10・23 食品添加物指定の要請

は，要請者の提出する**安全性試験**＊54の結果と併せて，**JECFA（FAO/WHO合同食品添加物専門家会議）**＊55における一定の範囲で安全性の確認と，海外での使用実績や国際的必要性が高いことが求められる．安全性が確認された添加物はその後，**許容1日摂取量（ADI）**＊56が設定される．ADIは食品健康影響評価の結果，おのおのの試験について何ら毒性の影響の認められなかった量を求め，そのうち最も値の小さいものを無毒性量とし，種差や個体差を勘案し，無毒性量の1/100の値をADIとして設定する．設定されたADIに基づき，食品衛生基準審議会では成分規格および使用基準の設定を行う．指定された添加物を含め，消費者庁は食品添加物の摂取量を把握するために**マーケットバスケット法**＊57による1日摂取量調査などを行っている．成分規格および使用基準の策定やその後のモニタリングは，**リスク管理**として行われる．なお，成分規格および使用基準は**食品添加物公定書**に収載される．

b 遺伝子組換え食品

遺伝子組換え作物の開発は世界的に進められている．飼料や食品への利用目的で栽培されるが，遺伝子組換え作物の食品利用に関しては，わが国ではそのほとんどが輸入に依存し，商業的栽培はほとんど行われていない．厚生労働省は2001年に厚生労働大臣が定めた安全性審査の行われていない遺伝子組換え食品の製造，輸入，販売などを禁止した．安全性の評価は現在，消費者庁が食品安全委員会に依頼し，食品健康影響評価として食品安全基本法および食品衛生法に基づき実施される（飼料の場合は，食品安全基本法および飼料安全法）（図10・24）．現在，

わが国で安全性審査を経た遺伝子組換え作物は334品目である（表10・12）.

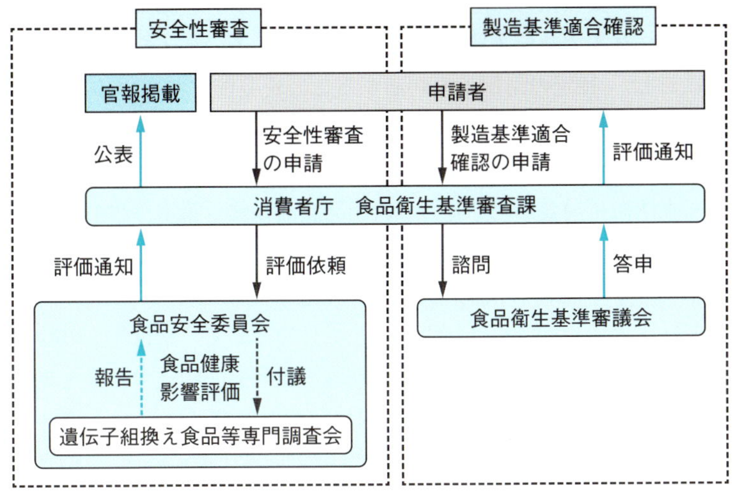

図10・24　遺伝子組換え食品等の安全性に関する審査

表10・12　安全性審査を経た遺伝子組換え作物

2024年3月18日現在

作　物	承認数	性　質
大豆（枝豆及び大豆もやしを含む）	29	除草剤耐性，害虫抵抗性，高オレイン酸形質，ステアリドン酸産生
トウモロコシ	211	害虫抵抗性，除草剤耐性，乾燥耐性，高リシン形質，耐熱性α-アミラーゼ産生
バレイショ	12	害虫抵抗性，ウイルス抵抗性，アクリルアミド生産低減，疫病抵抗性，打撲黒斑低減
菜種	24	除草剤耐性，稔性回復性，EPA産生，DHA産生
綿実	48	害虫抵抗性，除草剤耐性
アルファルファ	5	除草剤耐性，低リグニン
てん菜	3	除草剤耐性
パパイヤ	1	ウイルス抵抗性
カラシナ	1	除草剤耐性，稔性回復性
総計	334	

一方，遺伝子組換え生物等の形質次第では，野生動植物の急激な減少などを引き起こし，生物の多様性に影響を与える可能性が危惧される．遺伝子組換え生物等の使用については，生物の多様性へ悪影響が及ぶことを防ぐため，国際的な枠組みが定められており，「遺伝子組換え生物等の使用等の規制による生物の多様性の確保に関する法律」（**カルタヘナ法**）により，遺伝子組換え生物等を用いる際の規制措置を講じている．生物多様性への影響は農林水産省および環境省が承認する．遺伝子組換え作物の研究段階では文部科学省も規制しており，多くの省庁にてヒトを含めた生態系への影響，安全性の確保に努めている．

＊56　**許容1日摂取量（ADI）**　人が生涯にわたり毎日摂取しても健康上の問題が生じない体重1 kgあたりの量（一般的には，mg/kg体重/日として表される）．☞p.402

＊57　**マーケットバスケット法**　スーパー等で売られている食品を購入し，食品中に含まれる食品添加物量を分析測定し，その結果に国民栄養調査に基づく食品の喫食量を乗じて食品添加物摂取量を算出する方法．1日摂取量がADIを上回る場合，使用基準の改正等必要な措置を講じる．

c ゲノム編集技術応用食品

植物における新育種技術（NPBT：new plant breeding techniques）として，ゲノム編集技術が急速に浸透している．ゲノム編集技術を応用した食品は，従来の遺伝子組換え食品が外来遺伝子の挿入を目的としていたのに対し，特定の遺伝子を切断することを目的にしている．このため，ゲノム編集技術を応用した改良品種は，外来遺伝子が含まれない点で，交雑という従来育種と同じであると考えられている．厚生労働省の医薬・生活衛生局食品基準審査課新開発食品保健対策室は2019年に「ゲノム編集技術応用食品及び添加物の食品衛生上の取扱要領」を発表した．この中で，ゲノム編集技術の定義を以下のように定めた．「ゲノム編集技術とは，特定の機能を付与することを目的として，染色体上の特定の塩基配列を認識する酵素を用いてその塩基配列上の特定の部位を改変する技術と定義する.」また，ゲノム編集技術応用食品は，以下のいずれかに該当する食品であることも定めた．

① ゲノム編集技術によって得られた生物の全部又は一部である場合
② ゲノム編集技術によって得られた 生物の全部又は一部を含む場合
③ ゲノム編集技術によって得られた微生物を利用して製造された物である場合又は当該物を含む場合

このようなゲノム編集技術応用食品の開発者は消費者庁に届出を行わなければならない．「ゲノム編集技術応用食品及び添加物の食品衛生上の取扱要領」に基づき届出された食品には，GABA（γ-アミノ酪酸）含有量を高めたトマトや可食部増量マダイ，高成長のトラフグやヒラメなどがある．

一方，消費者庁は2019年，ゲノム編集技術応用食品の表示に関して組換えDNA技術に該当しないもの，すなわち届出を行ったものに関しては，現段階では食品表示基準の表示対象外としている．この方針に対しては，食の安全性の観点から多くの消費者団体が食品表示の見直しについて声をあげている現状にある．

d HACCP

HACCP（Hazard Analysis and Critical Control Point）とは，食品衛生管理において食品等事業者自らが起こりうる有害事象に関する**危害要因（ハザード）**を把握し，それらの危害要因を除去または低減させるためにとくに重要な工程を管理する手法となる．以下の**7つの原則**（危害要因の分析，重要管理点の決定，管理基準の設定，モニタリング方法の設定，改善措置の設定，検証方法の設定，記録の作成）と**12の手順**（7原則に5つの準備手順を加えたもの）がある．この手法は，コーデックス委員会から発表され，各国にその採用を推奨している国際的に認められたものである．

2021年より，原則すべての食品等事業者がHACCPに沿った衛生管理を実施することが制度化された．事業者は，14項目からなる「一般的な衛生管理」および「HACCPに沿った衛生管理」に関する基準に基づき衛生管理計画を作成し，従業員への周知を図る．さらに衛生管理の実施状況の記録，保存に基づき定期的な効果検証と必要に応じた内容修正を行う必要がある．

❸ 食品安全基本法

食品安全基本法は2003年に施行された，「食品の安全性の確保に関し，基本理念を定めるとともに，施策の策定に係る基本的な方針を定めること」により，食品の安全性の確保に関する施策を総合的に推進することを目的とした行政法である（**内閣府所管**）．以下に主な内容を記載する．

- 基本理念（第3～5条）：健康の保護の基本的認識，食品供給工程の各段階における適切な措置，国際的動向及び科学的知見に基づいた食品の安全性の確保
- 関係者の責務と役割（第6～9条）：国，地方公共団体，食品関連事業者の責務と消費者の役割
- 施策の策定に係る基本方針（第11～21条）：リスク評価（食品健康影響評価の実施），リスクコミュニケーション（情報及び意見の交換の促進），リスク管理（関係行政機関の相互の密接な連携）緊急の事態への対処に関する体制の整備
- **食品安全委員会の設置**（第22～38条）

リスク評価，**リスクコミュニケーション**，**リスク管理**は**リスク分析**の三要素である．それぞれの関係性を図10・25に記した．

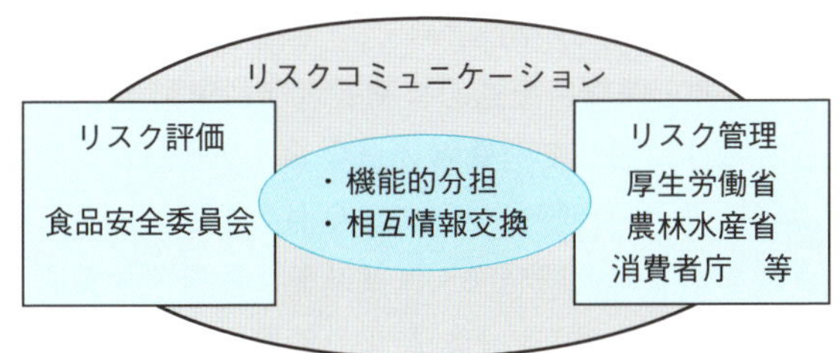

図10・25　リスク分析

リスク評価：食品中に含まれる危害要因（ハザード）を喫食量により，どの程度の確率で健康への悪影響が起きるかを科学的に評価（食品健康影響評価：ADIの設定など）[食品安全委員会]
リスク管理：リスク評価の結果，科学的知見に基づく実行可能性，費用対効果などを考慮したリスクを低減するための政策・措置（規格や基準の設定など）を決定し実施[厚生労働省，農林水産省，消費者庁，地方公共団体など]
リスクコミュニケーション：リスク分析の全過程において，リスク管理機関，リスク評価機関，消費者，生産者，事業者，流通業者，小売り業者などの関係者がそれぞれの立場から相互に情報や意見を交換すること[食品安全委員会（推進）]

ⓐ 食品安全委員会

食品安全委員会は，食品安全基本法に基づき内閣府の審議会等で食品安全行政を行う機関である．委員会は両議院の同意を得て内閣総理大臣

が任命する委員7人（任期3年，再任可）で構成され，企画等専門調査会と16の専門調査会（添加物，農薬，微生物など）が設置される．専門部会では，それぞれの危害要因のリスク評価（食品健康影響評価）を実施するとともに，リスクコミュニケーションの推進，緊急の事態への対応を行う．

❹ 健康増進法

＊58 健康増進法 ☞p.83

健康増進法＊58は2003年に施行され，**厚生労働省**が所管となる（公布は2002年）．1952年に制定された栄養改善法（廃止）に代わるもので，栄養状態のみならず，「国民の健康の増進の総合的な推進に関し基本的な事項を定めるとともに，国民の栄養の改善その他の国民の健康の増進を図るための措置を講じ，もって国民保健の向上を図ること」を目的とする．以下に主な内容を記載する．

・健康診査の実施等に関する指針（第9条）
・国民健康・栄養調査の実施（第10条）
・食事摂取基準（第16条2項）
・市町村による生活習慣相談等の実施（第17条）
・受動喫煙の防止（第25条）：健康増進法改正（2020年施行）
・**特別用途表示の許可等**（第43，63条）：表示に関しては消費者庁に移管

特別用途表示の許可（第43条）に関しては，2009年に消費者庁に移管された．従来まで，特別用途食品および特定保健用食品の許可は厚生労働大臣により行われていたが，移管以降，消費者庁長官により許可される．特定保健用食品の許可申請について，図10・26に記した．申請者は，表示許可申請書を保健所を通じて消費者庁に申請する．消費者庁は，その安全性と有効性に関して消費者委員会および食品安全委員会に諮問し，厚生労働省に表示内容等について意見照会する．また申請者は，食品分析サンプルを国立研究開発法人医薬基盤・健康・栄養研究所もしくは登録試験機関に分析依頼し，その結果を消費者庁に提出する．許可申請に際し保健の用途の表示の範囲は，以下の4つに限定される．

① 容易に測定可能な体調の指標の維持に適する又は改善に役立つ
② 身体の生理機能，組織機能の良好な維持に適する又は改善に役立つ
③ 身体の状態を本人が自覚でき，一時的であって継続的，慢性的でない体調の変化の改善に役立つ
④ 疾病リスクの低減に資する（医学的，栄養学的に広く確立されているものに限る）

さらに許可等の要件として，食生活の改善が図られ，健康の維持増進に寄与することが期待できるものであって，所定の要件に適合するものについて許可等を行うことができる（上述）．

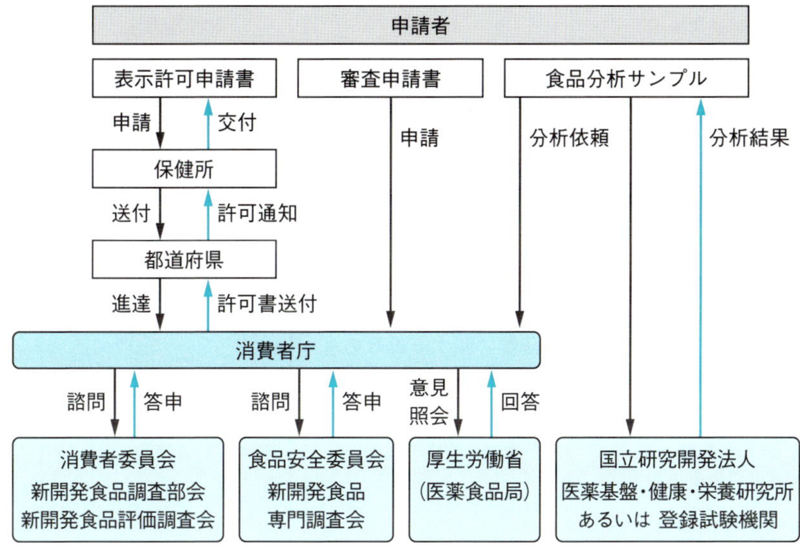

図10・26　特定保健用食品の許可申請

❺ 食品表示法

食品表示法は2015年に施行され，消費者庁（内閣府）が所管となる．「販売の用に供する食品に関する表示について，基準の策定その他の必要な事項を定めることにより，食品衛生法，健康増進法および日本農林規格等に関する法律による措置と相まって，国民の健康の保護および増進ならびに食品の生産および流通の円滑化ならびに消費者の需要に即した食品の生産の振興に寄与すること」を目的としている．食品表示法の施行以前は，食品表示に関して食品衛生法（衛生事項），健康増進法（保健事項）および日本農林規格（品質事項）等の規程が存在したが，本法律により食品表示を一元化した（図10・27）．食品表示基準を策定し，名称，アレルゲン，保存の方法，消費期限，原材料，添加物，栄養成分の量および熱量，原産地その他食品関連事業者等が食品の販売をする際に表示されるべき事項を規定した．

また食品表示法に基づく食品表示基準では，機能性表示食品制度を規定した．食品関連事業者の責任において，疾病に罹患していない者（未成年，妊産婦，授乳婦を除く）に対し，機能性関与成分によって健康の維持および増進に資する保健の目的が期待できる旨を科学的根拠に基づいて容器包装に表示をすることができる．機能性表示食品の届出等に関するガイドラインを図10・28に記した．

	食品衛生法	JAS法	健康増進法
【目的】	飲食に起因する衛生上の危害発生を防止	農林物資の品質の改善 品質に関する適正な表示により消費者の選択に資する	栄養の改善その他の国民の健康の増進を図る
表示関係	販売の用に供する食品等に関する表示についての基準の策定及び当該基準の遵守（第19条）　等	製造業者が守るべき表示基準の策定（第19条の13） 品質に関する表示の基準の遵守（第19条の13の2）　等	栄養表示基準の策定及び当該基準の遵守（第31条，第31条の2）　等
表示関係以外	食品，添加物，容器包装等の規格基準の策定 規格基準に適合しない食品等の販売禁止 都道府県知事による営業の許可　等	日本農林規格の制定 日本農林規格による格付　等	基本方針の策定 国民健康・栄養調査の実施 受動喫煙の防止 特別用途食品に係る許可　等

図10・27　食品表示法制定と食品関連法規

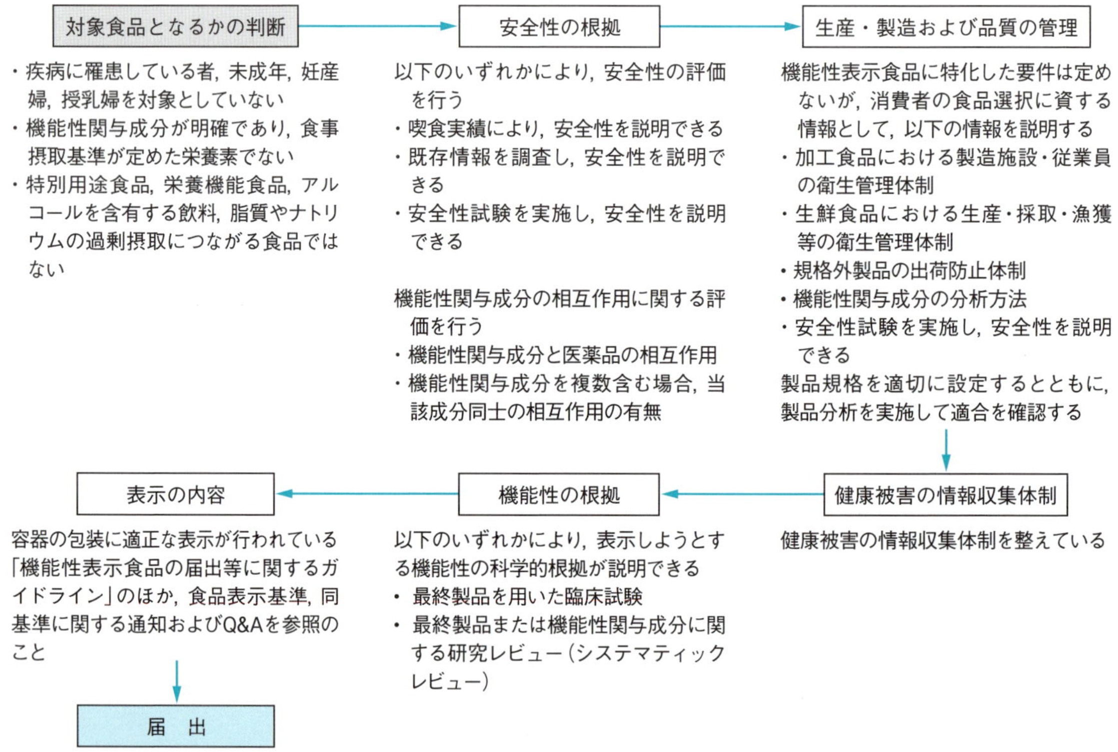

対象食品となるかの判断 → 安全性の根拠 → 生産・製造および品質の管理 → 健康被害の情報収集体制 → 機能性の根拠 → 表示の内容 → 届出

対象食品となるかの判断
- 疾病に罹患している者，未成年，妊産婦，授乳婦を対象としていない
- 機能性関与成分が明確であり，食事摂取基準が定めた栄養素でない
- 特別用途食品，栄養機能食品，アルコールを含有する飲料，脂質やナトリウムの過剰摂取につながる食品ではない

安全性の根拠

以下のいずれかにより，安全性の評価を行う
- 喫食実績により，安全性を説明できる
- 既存情報を調査し，安全性を説明できる
- 安全性試験を実施し，安全性を説明できる

機能性関与成分の相互作用に関する評価を行う
- 機能性関与成分と医薬品の相互作用
- 機能性関与成分を複数含む場合，当該成分同士の相互作用の有無

生産・製造および品質の管理

機能性表示食品に特化した要件は定めないが，消費者の食品選択に資する情報として，以下の情報を説明する
- 加工食品における製造施設・従業員の衛生管理体制
- 生鮮食品における生産・採取・漁獲等の衛生管理体制
- 規格外製品の出荷防止体制
- 機能性関与成分の分析方法
- 安全性試験を実施し，安全性を説明できる

製品規格を適切に設定するとともに，製品分析を実施して適合を確認する

健康被害の情報収集体制

健康被害の情報収集体制を整えている

機能性の根拠

以下のいずれかにより，表示しようとする機能性の科学的根拠が説明できる
- 最終製品を用いた臨床試験
- 最終製品または機能性関与成分に関する研究レビュー（システマティックレビュー）

表示の内容

容器の包装に適正な表示が行われている「機能性表示食品の届出等に関するガイドライン」のほか，食品表示基準，同基準に関する通知およびQ&Aを参照のこと

届　出

図10・28　機能性表示食品の届出等に関するガイドライン

a 食品表示基準

食品表示法第4条の規定に基づき，消費者が食品を安全に摂取し，また自主的かつ合理的に食品を選択するために必要な食品表示の基準を策定する必要があった．食品衛生法，JAS法，健康増進法（栄養表示基準）の3法に基づく種々の表示基準を統合した．食品を加工食品（一般用・業務用），食品添加物（一般用・業務用），生鮮食品（一般用）の3区分に分類し，それぞれに規定を設けた．以下，加工食品に関する表示を中心に記す．

(1) 原材料表示

・原材料に占める重量の割合の高いものから順に，その最も一般的な名称をもって表示
・複合原材料の名称の次に括弧を付して，当該複合原材料の原材料を当該複合原材料の原材料に占める重量の割合の高いものから順に，その最も一般的な名称をもって表示
・原材料に占める重量割合が最も高い原材料（重量割合上位1位の原材料）を原料原産地表示の対象とし，その原産地名の表示

(2) 食品添加物

・食品に添加物を使用した場合や使用した原材料に添加物が含まれている場合は，添加物に占める重量の割合の高いものから順に，原則，当該添加物の物質名を表示
・原材料と区別して表示（記号や改行で区分）
・品名，簡略名または類別名表示（L-アスコルビン酸をビタミンC，アスコルビン酸，V.Cと表示）
・用途名表示：甘味料，着色料，保存料，増粘剤・安定剤・ゲル化剤または糊料，酸化防止剤，発色剤，漂白剤，防かび剤の8種の用途で使用する食品添加物は用途名と物質名を併記．ただし着色料に関しては，物質名に「色」が含まれていれば用途名を省略可
・表示免除：**加工助剤**[*59]，**キャリーオーバー**[*60]，**栄養強化の目的で使用**[*61]される添加物は，添加物表示が免除
・アスパルテームを含む食品：L-フェニルアラニン化合物を含む旨の表示

(3) 消費期限または賞味期限

食品の特性等を十分に考慮した上で，品質が急速に劣化しやすい食品にあっては「消費期限」である旨の文字を冠したその年月日を，それ以外の食品にあっては「賞味期限」である旨の文字を冠したその年月日を年月日の順で表示．

(4) 保存方法

食品の特性に従って，具体的かつ平易な用語で，流通，家庭等において実行可能な保存の方法を表示．

＊59 **加工助剤**　食品の加工の際に添加されるものであって，当該食品の完成前に除去されるもの，当該食品の原材料に起因してその食品中に通常含まれる成分と同じ成分に変えられ，かつ，その成分の量を明らかに増加させるものではないものまたは当該食品中に含まれる量が少なく，かつ，その成分による影響を当該食品に及ぼさないもの．

＊60 **キャリーオーバー**　食品の原材料の製造または加工の過程において使用され，かつ，当該食品の製造または加工の過程において使用されないものであって，当該食品中には当該添加物が効果を発揮することができる量より少ない量しか含まれていないもの．

＊61 **栄養強化の目的で使用**　特別用途食品および機能性表示食品を除く栄養強化の目的で使用されるもの．

(5) アレルゲン*62

特定原材料*63(8品目):そば,落花生(ピーナッツ),乳,小麦,かに,えび,卵,くるみ

特定原材料に準ずるもの(20品目):アーモンド,あわび,いか,いくら,オレンジ,カシューナッツ,キウイフルーツ,牛肉,ごま,さけ,さば,大豆,鶏肉,バナナ,豚肉,まつたけ,もも,やまいも,りんご,ゼラチン

・特定原材料および特定原材料に準ずるもの(以下,特定原材料等)を原材料として含んでいる場合は,原則,原材料名の直後に括弧を付して特定原材料等を含む旨を表示

・特定原材料等に由来する添加物を含む食品の場合は,原則,当該添加物の物質名と,その直後に括弧を付して特定原材料等に由来する旨を表示

・特定原材料等の混入の可能性を排除できない場合には,注意喚起表示によって注意を促す

(6) 遺伝子組換え食品

対象農産物(9作物):大豆(枝豆および大豆もやしを含む),トウモロコシ,バレイショ,菜種,綿実,アルファルファ,てん菜,パパイヤ,カラシナ(☞表10・12)

・対象農作物が主な原材料(原材料の重量に占める割合の高い原材料の上位3位までのもので,かつ,原材料および添加物の重量に占める割合が5%以上)の場合【義務表示】

・**分別生産流通管理***64が行われた遺伝子組換え農産物を原料とする場合,遺伝子組換え作物である旨の表示【義務表示】例:大豆(米国産)(遺伝子組換え)

・分別生産流通管理が行われていない農産物を原材料とする場合,遺伝子組換え農産物と非遺伝子組換え農産物が分別されていない旨を表示【義務表示】例:大豆(米国産)(遺伝子組換え不分別)

・遺伝子組換え農産物が混入しないように分別生産流通管理が行われた農産物(意図せざる混入が5%以下)を原材料とする場合,適切に分別生産流通管理された旨の表示が可能【任意表示】例:大豆(米国産)(分別生産流通管理済)

・分別生産流通管理が行われ,遺伝子組換え農産物の混入がないと認められる農産物を原材料とする場合,遺伝子組換え農産物の混入がない非遺伝子組換え農産物である旨の表示が可能【任意表示】例:大豆(国産)(遺伝子組換えでない)

・特定分別生産流通管理が行われたことを確認した**特定遺伝子組換え農産物***65である対象農産物を原材料とする場合,従来のものと栄養価等が著しく異なるものを表示【義務表示】例:大豆(米国産)(ステアリドン酸産生遺伝子組換え)

*62 **アレルゲン** アレルギーの原因となる抗原のこと.

*63 **特定原材料** 食物アレルギー症状を引き起こすことが明らかになった食品のうち,とくに発症数,重篤度から勘案して表示する必要性の高いものとして表示が義務化された8品目.

NOTE 即時型アレルギーの原因食物

原因食物	全体に対する%
鶏卵	26.7
木の実類	24.6
牛乳	13.4
小麦	8.1
落花生	7.0
魚卵	6.0
果実類	3.9
甲殻類	3.5
魚類	1.8
大豆	1.3
ソバ	1.1
その他	2.6

(消費者庁:令和6年度食物アレルギーに関連する食品表示に関する調査研究事業報告書)

*64 **分別生産流通管理(IPハンドリング)** 遺伝子組換え農産物および非遺伝子組換え農産物を生産,流通および加工の各段階で善良なる管理者の注意をもって分別管理すること(その旨が書類により証明されたものに限る).

*65 **特定遺伝子組換え農作物** 遺伝子組換え作物のうち,対象農産物の組成,栄養価等が通常の農産物と著しく異なるもの(大豆:高オレイン酸形質,ステアリドン酸産生.トウモロコシ:高リシン形質.菜種:エイコサペンタエン酸(EPA)産生,ドコサヘキサエン酸(DHA)産生).

・特定遺伝子組換え農産物および非特定遺伝子組換え農産物が意図的に混合された対象農産物を原材料とする場合は，当該原材料名の次に括弧を付して「○○○遺伝子組換えのものを混合」等を表示【義務表示】

(7) 指定成分等含有食品

・2020年施行の改訂食品衛生法第8条第1項に規定する指定成分等含有食品は，その旨を表示【義務表示】例：指定成分等含有食品（プエラリア・ミリフィカ）

・指定成分等について食品衛生上の危害の発生を防止する見地から特別の注意を必要とする成分又は物である旨の表示【義務表示】例：指定成分等とは，食品衛生上の危害の発生を防止する見地から特別の注意を必要とする成分又は物です

・食品関連事業者の連絡先【義務表示】

・体調に異変が生じた際は速やかに摂取を中止し医師に相談すべき旨及び食品関連事業者に連絡すべき旨の表示【義務表示】

(8) 栄養成分表示

表示対象：熱量，タンパク質，脂質，炭水化物，食塩相当量（食品単位は，100 g，100 mL，1食分，1包装その他の1単位のいずれかで表示）【義務表示】

・糖質または食物繊維の量のいずれかを表示しようとする場合は，糖質および食物繊維の量の両方を炭水化物の内訳として表示【任意表示】

・飽和脂肪酸および食物繊維の量【推奨表示】

・*n*-3系脂肪酸，*n*-6系脂肪酸，コレステロール，糖質，糖類，ミネラル類（ナトリウムを除く12種），ビタミン類（13種）

(9) 栄養強調表示

栄養成分の補給ができる旨および栄養成分または熱量の適切な摂取ができる旨．

・高い旨，含む旨，強化された旨（基準値以上に含まれること）

栄養成分または熱量の適切な摂取ができる旨．

・含まない旨，低い旨，低減された旨（基準値未満）

無添加強調表示．

・糖類を添加していない旨

・ナトリウムを添加していない旨

(10) 保健機能食品

栄養機能食品，特定保健用食品および機能性表示食品における義務表示事項については表10・13に記した．

表10・13　保健機能食品の義務表示事項

義務表示事項	特定保健用食品	栄養機能食品	機能性表示食品
保健機能食品である旨	○	○	○
関与成分/栄養成分	保健の用途に記載 ○	○	保健の用途に記載 ○
商品名	○	—	—
食品の名称	○	—	—
原材料名	○	—	—
期限表示	○	—	—
内容量	○	—	—
保健の用途（関与成分） 栄養成分の機能	○ （関与成分併記）	○	○ （機能性関与成分併記）
栄養成分表示	○	○	○
1日あたりの摂取目安量	○	○	○
1日あたりの摂取目安量あたりの関与成分含量	—	—	○
証票	○	—	—
届出番号	—	—	○
摂取方法	○	○	○
摂取する上での注意事項	○	○	○
国の審査・評価を受けてない旨	—	○	○
調理または保存の方法	○	○	○
栄養成分の量が，栄養素等表示基準値に占める割合	○	○	—
栄養素等表示基準値の対象年齢および基準熱量に関する文言	○	○	—
バランスのとれた食生活の普及啓発を図る文言	○	○	○
特定対象者への注意喚起	—	○	—
疾病の診断，治療，予防を目的としたものではない旨	—	—	○
疾病に罹患している者，未成年，妊産婦及び授乳婦に対し訴求したものではない旨	—	—	○
疾病に罹患している者は医師，医薬品を服用している者は医師，薬剤師に相談した上で摂取すべき旨	—	—	○
体調不良時の受診勧奨	—	—	○
製造者	○	—	○
食品関連事業者の連絡先	○	—	○

ポイント

- 食品衛生法は，「食品の安全性確保のために，飲食に起因する衛生上の危害の発生を防止し，国民の健康の保護を図ること」を目的とする．
- 食品添加物の指定は食品衛生法に基づき行われ，そのリスク評価（食品健康影響評価）は食品安全委員会で行われる．
- 遺伝子組換え食品の安全性審査は食品衛生法に基づき行われ，現在，安全性審査を経た農作物は9品目である．
- 食品安全基本法は，「食品の安全性の確保に関する施策を総合的な推進」を目的とし，食品安全委員会を設置しリスク評価の実施やリスクコミュニケーションの推進を図っている．
- 食品安全委員会では，それぞれの危害要因についてリスク評価（食品健康影響評価）を行い，ADIを設定する．
- 食品表示法は，食品衛生法，健康増進法，日本農林規格等に関する法律（JAS法）の食品表示にかかわる一元化をし，食品表示基準を策定した．
- 食品添加物は，甘味料，着色料，保存料，増粘剤・安定剤・ゲル化剤または糊料，酸化防止剤，発色剤，漂白剤，防かび剤の8種で用途名併記，また加工助剤，キャリーオーバー，栄養強化の目的で使用は表示が免除される．
- 特定原材料（8品目）：そば，落花生（ピーナッツ），乳，小麦，かに，えび，卵，くるみはいかなる場合も表示が義務付けられる．

Exercise

1 トリプトファンから食品の腐敗に伴って生成する物質はどれか．2つ選べ．

1. スカトール 2. アグマチン 3. カダベリン 4. トリプタミン 5. チラミン

2 非酵素的褐変反応で生じる褐色物質として正しいものはどれか．1つ選べ．

1. ヒスタミン 2. ポリフェノール 3. メラニン 4. メラノイジン 5. ピラジン

3 油脂の変質試験のうち，変質に伴って減少するのはどれか．1つ選べ．

1. 過酸化物価 2. 酸価 3. チオバルビツール酸試験 4. カルボニル価

4 次の記述のうち，正しいものには○，誤っているものには×を（ ）に入れよ．

1. 芽胞形成細菌を含め一般細菌の殺菌は，63℃，30分で行われる．（ ）
2. 食品中の水分活性を低下させると細菌の増殖を抑制できる．（ ）
3. ヨウ素価が低い油脂は，高い油脂に比べて変敗しやすい．（ ）

5 メイラード反応を介して生成する発がん物質として正しいものはどれか．1つ選べ．

1. アフラトキシン B_1 2. ニトロソアミン 3. ベンゾ[*a*]ピレン 4. アクリルアミド
5. サイカシン

6 次の記述のうち，正しいものには○，誤っているものには×を（ ）に入れよ．

1. 硫酸鉄はクロロフィルと反応し，野菜の発色を安定させる．（ ）
2. 安息香酸エステルは，pHの影響を受けずに殺菌作用を示す．（ ）
3. 甘味料を用途とする指定添加物は，すべて0 kcal/gである．（ ）
4. *dl*-α-トコフェロールは，脂溶性の酸化防止剤である．（ ）
5. 防かび剤のピリメタニルは，現在，わが国で農薬としても登録されている．（ ）

7 次の記述のうち，正しいものには○，誤っているものには×を（ ）に入れよ．

1. 食品添加物の指定は消費者庁長官が行う．（ ）
2. 食品添加物の安全性評価は，食品安全委員会が行う．（ ）
3. 遺伝子組換え作物がわずかでも含まれる食品は，その旨の表示が義務付けられている．（ ）
4. 栄養機能食品の販売には，消費者庁長官の許可が必要である．（ ）
5. 乳や卵，小麦など特定原材料が含まれる食品は，その旨の表示が義務付けられている．（ ）

食中毒と食品汚染

A 食中毒の種類と発生状況

飲食に起因して中毒もしくはその疑いがある健康被害が発生した場合，**食品衛生法**に基づき，図11・1に示したような対応が定められている．患者を診察した医師は24時間以内に最寄りの保健所にその旨を届けなければならない．届出を受けて，保健所長は調査（食中毒調査）を行い，**食中毒事件票**（図11・2）を記載し，都道府県知事に報告する．

おさえておこう
・食品衛生法 ☞p.270

飲食に起因する健康被害の発生
（食品，添加物，器具・容器包装など）
診察　食中毒？
調査［・原因となった食品
・病因物質の種別　など］
医師　→届出→　保健所長
連携　報告［食中毒事件票］
都道府県知事
調査要請　報告
厚生労働大臣

図11・1　飲食に起因する健康被害が発生した場合の対応

食中毒事件票には，食中毒の発生した場所，原因食品，**病因物質の種別**（サルモネラ属菌，ブドウ球菌，ボツリヌス菌，腸炎ビブリオ，腸管出血性大腸菌などの細菌類，ノロウイルスなどウイルス類，化学物質，植物性自然毒，動物性自然毒など），患者数や死者数などを記載することになっている．さらに，食中毒患者数などが定められたレベルを超える場合，都道府県知事は厚生労働大臣に報告することが義務付けられている．集められた情報をもとに，厚生労働省は食中毒統計を作成する．食中毒が広域または大規模に発生するおそれがあり，緊急を要する場合には，厚生労働大臣は各都道府県知事に期限を決めて食中毒調査の報告を要請することができる．

おさえておこう
・感染症法 ☞8章，p.125

病因物質として記載されている細菌のうち，ボツリヌス菌，腸管出血性大腸菌，コレラ菌，赤痢菌，チフス菌，パラチフスA菌について

様式第十四号（第七十五条関係）

食中毒事件票

F　厚
平成　　　登録

保健所符号	

都道府県等事件番号	
保健所事件番号	

(1) 原因となった家庭・業者・施設等の所在地	1 国内	都道府県	市郡	区町村
	2 国外			
	3 不明			
(2) 初発患者	発病年月日	年　月　日	保健所受理年月日	年　月　日
(3) 原因となった業者・施設等の名称				
(4) 原因となった家庭・業者・施設等の種別	1 家庭 2 事業場 A 給食施設 a 事業所等 b 保育所 c 老人ホーム B 寄宿舎 C その他	3 学校 A 給食施設 a 単独調理場 イ 幼稚園 ロ 小学校 ハ 中学校 ニ その他 b 共同調理場	c その他 B 寄宿舎 C その他 4 病院 A 給食施設 B 寄宿舎 C その他 5 旅館	6 飲食店 7 販売店 8 製造所 9 仕出屋 10 採取場所 11 その他 12 不明
(5) 原因食品名				
(6) 原因食品の種別	〔魚介類〕 1 貝類 2 ふぐ 3 その他 〔魚介類加工品〕 4 魚肉錬り製品	5 その他 6 肉類及びその加工品 7 卵類及びその加工品 8 乳類及びその加工品 9 穀類及びその加工品	〔野菜及びその加工品〕 10 豆類 11 きのこ類 12 その他	13 菓子類 14 複合調理食品 15 その他 16 不明
(7) 原因食品の判定	原因食品の種別番号			
	確定	1	1	1
	推定	2	2	2
(8) 摂食場所				
(9) 摂食場所の種別	1 家庭 2 事業場 A 食堂又は居室 a 事業所等 b 保育所 c 老人ホーム	B 寄宿舎 C その他 3 学校 A 食堂又は教室 a 幼稚園 b 小学校	c 中学校 d その他 B 寄宿舎 C その他 4 病院 A 病室	B 寄宿舎 C その他 5 旅館 6 飲食店 7 その他 8 不明
(10) 摂食場所における調理の有無別	1 有	2 無	3 不明	
(11) 病因物質				
(12) 病因物質の種別	1 サルモネラ属菌 2 ぶどう球菌 3 ボツリヌス菌 4 腸炎ビブリオ 5 腸管出血性大腸菌 6 その他の病原大腸菌 7 ウェルシュ菌	8 セレウス菌 9 ｴﾙｼﾆｱ・ｴﾝﾃﾛｺﾘﾁｶ 10 ｶﾝﾋﾟﾛﾊﾞｸﾀｰ・ｼﾞｪｼﾞｭﾆ/ｺﾘ 11 ナグビブリオ 12 コレラ菌 13 赤痢菌 14 チフス菌	15 パラチフスA菌 16 その他の細菌 17 ノロウイルス 18 その他のウイルス 19 クドア 20 サルコシスティス 21 アニサキス	22 その他の寄生虫 23 化学物質 24 植物性自然毒 25 動物性自然毒 26 その他 27 不明

(13) 検査の状況

検体／検査状況	患者から採取した物	その他の者から採取した物	食品	器具・容器包	その他
検査の有無	1 有　2 無	1 有　2 無	1 有　2 無	1 有　2 無	1 有　2 無
病因物質の有無（検査有の場合のみ記載）	3 有　4 無	3 有　4 無	3 有　4 無	3 有　4 無	3 有　4 無

(14) 患・死者・摂食者の状況

患・死者の別／年齢		総数	0歳	1－4	5－9	0－14	15－19	20－29	30－39	40－49	50－59	60－69	70－	不明
男	患者													
	死者（再掲）													
女	患者													
	死者（再掲）													

患者数	合計　名	死者数（再掲）	合計　名	摂食者数	合計　名

移送			
	県	保健所から	枚
	県	保健所から	枚
	県	保健所から	枚
備考			

日本工業規格A列4番

図11・2　食中毒事件票

は,「感染症の予防及び感染症の患者に対する医療に関する法律(感染症法)」に基づき, 感染症病原体として位置付けられ, これらの感染症に罹患した患者を診断した医師は, ただちに患者の発生について, 最寄りの保健所に所定の届出を行うことが義務付けられている. 収集された感染症に関する情報は, 都道府県を経て, 厚生労働省に報告され, 国立感染症研究所によって, 感染症発生動向調査週報として発表される.

食中毒を病因物質別に分類すると, ①微生物による食中毒(サルモネラ属菌やノロウイルスなど), ②寄生虫による食中毒(クドア, サルコシスティスなど), ③自然毒食中毒(毒キノコやフグ毒など), ④化学物質による食中毒(ヒ素, カドミウムなど)に大別される. 表11・1に, 2019年から2023年の5年間の病因物質別の食中毒統計を示した. コロナ禍前の2019年は, 従来と同じように, 事件数において, カンピロバクター, ノロウイルス, アニサキスを原因とする食中毒が上位を占め, 患者数では, ノロウイルス食中毒が群を抜いて多かった. これは, ノロウイルスに感染した調理者の手指などを介して, 集団食中毒が発生した可能性を示している. ところが, コロナ禍の2020年から2022年では, ノロウイルス食中毒の事件数, 患者数が, 従来の報告数に比べて顕著に減少した. この期間, コロナウイルスに対する感染予防として, マスク着用のほかに, 手指の洗浄が徹底されたことがノロウイルスの感染予防に役立った可能性を示唆している. 2020年の夏季, 下痢原性大腸菌(腸管出血性大腸菌を除くその他の病原大腸菌)による集団食中毒が発生し, 例年にない多くの患者数を伴う食中毒事件となった. 原因となった食品は, 仕出し弁当や弁当形式の給食で, コロナウイルス感染拡大下で外食需要が減り, テイクアウトできる弁当などの需要が高まった時期であった. 一方, コロナ禍の前後で変わりなく, 事件数が多かったのがアニサキス食中毒で, 寄生虫による食中毒が食中毒統計に掲載されるようになって以来, 高い数値を示している. アニサキス食中毒は, 事件数と患者数が同程度の数値を示しており, 集団食中毒ではなく, 孤発的に食中毒が発生していることを表している.

ポイント

- 食中毒が発生したら, 食品衛生法に従い, 保健所長は調査を行い, 都道府県知事に報告する.
- 食中毒を病因物質別に分類すると, ①微生物による食中毒, ②自然毒による食中毒, ③化学物質による食中毒に大別される.
- 事件数, 患者数ともに, 微生物による食中毒が多いが, 近年, アニサキスを病因物質とする食中毒事件数が増えている.
- 微生物による食中毒の中では, ノロウイルスによる食中毒の患者数が, 例年, 最も多い.

表11・1　病因物質別食中毒統計

病因物質	2019年			2020年			2021年			2022年			2023年		
	事件	患者	死者	事件	患者	死者	事件	患者	死者	事件	患者	死者	事件	患者	死者
総　数	1,061	13,018	4	887	14,613	3	717	11,080	2	962	6,856	5	1,021	11,803	4
細　菌	385	4,739	-	273	9,632	-	230	5,638	1	258	3,545	1	311	4,501	2
サルモネラ属菌	21	476	-	33	861	-	8	318	1	22	698	-	25	655	1
ぶどう球菌	23	393	-	21	260	-	18	285	-	15	231	-	20	258	-
ボツリヌス菌	-	-	-	-	-	-	1	4	-	1	1	-	-	-	-
腸炎ビブリオ	-	-	-	1	3	-	-	-	-	-	-	-	2	9	-
腸管出血性大腸菌（VT産生）	20	165	-	5	30	-	9	42	-	8	78	1	19	265	-
その他の病原大腸菌	7	373	-	6	6,284	-	5	2,258	-	2	200	-	3	116	1
ウェルシュ菌	22	1,166	-	23	1,288	-	30	1,916	-	22	1,467	-	28	1,097	-
セレウス菌	6	229	-	1	4	-	5	51	-	3	48	-	2	11	-
エルシニア・エンテロコリチカ	-	-	-	-	-	-	-	-	-	-	-	-	-	-	-
カンピロバクター・ジェジュニ/コリ	286	1,937	-	182	901	-	154	764	-	185	822	-	211	2,089	-
ナグビブリオ	-	-	-	-	-	-	-	-	-	-	-	-	-	-	-
コレラ菌	-	-	-	-	-	-	-	-	-	-	-	-	-	-	-
赤痢菌	-	-	-	-	-	-	-	-	-	-	-	-	-	-	-
チフス菌	-	-	-	-	-	-	-	-	-	-	-	-	-	-	-
パラチフスA菌	-	-	-	-	-	-	-	-	-	-	-	-	-	-	-
その他の細菌	-	-	-	1	1	-	-	-	-	-	-	-	1	1	-
ウイルス	218	7,031	1	101	3,701	-	72	4,733	-	63	2,175	-	164	5,530	1
ノロウイルス	212	6,889	1	99	3,660	-	72	4,733	-	63	2,175	-	163	5,502	-
その他のウイルス	6	142	-	2	41	-	-	-	-	-	-	-	1	28	1
寄生虫	347	534	-	395	484	-	348	368	-	577	669	-	456	689	-
クドア	17	188	-	9	88	-	4	14	-	11	91	-	22	246	-
サルコシスティス	-	-	-	-	-	-	-	-	-	-	-	-	-	-	-
アニサキス	328	336	-	386	396	-	344	354	-	566	578	-	432	441	-
その他の寄生虫	2	10	-	-	-	-	-	-	-	-	-	-	2	2	-
化学物質	9	229	-	16	234	-	9	98	-	2	148	-	8	93	-
自然毒	81	172	3	84	192	3	45	88	1	50	172	4	57	129	1
植物性自然毒	53	134	2	49	127	2	27	62	1	34	151	3	44	114	1
動物性自然毒	28	38	1	35	65	1	18	26	-	16	21	1	13	15	-
その他	4	37	-	3	19	-	1	5	-	3	45	-	5	592	-
不明	17	276	-	15	351	-	12	150	-	9	102	-	20	269	-

［厚生労働省：食中毒発生状況］

B 微生物による食中毒

微生物による食中毒は，**細菌性食中毒**と**ウイルス性食中毒**に大別される．さらに，細菌性食中毒は，食品中で増殖した菌が毒素を産生し，その毒素を摂食することにより食中毒を発症する**毒素型**と細菌が生きた状態で腸管に到達した後，菌が直接，腸管組織に侵入したり，腸管において産生された毒素が障害をもたらすことにより食中毒を発症する**感染型**[*1]に分類される．一般に，毒素型のほうが感染型より潜伏期間が短い．表11・2に主な細菌性食中毒の病因となる細菌の特徴について記した．

細菌性食中毒の場合，食品を低温で保管する，喫食までの保存期間を短くするなどの手段が，細菌が食品中で増殖することを防ぎ，食中毒の予防につながるが，ウイルスの場合，生きた細胞に寄生（感染）して増殖するため，鮮度のよい食品であってもウイルスに感染した食品をそのまま摂取すれば食中毒を発症する．このため，十分な加熱調理を施してウイルスを死滅させるなどの手段が有効な予防法となる．

*1 感染型の菌のうち，腸管に到達後，増殖して毒素を産生するものを**感染毒素型**（腸炎ビブリオ，コレラ菌，腸管出血性大腸菌，腸管毒素原性大腸菌，ウェルシュ菌，セレウス菌など）とよび，腸管到達後，腸管の細胞内に侵入して，組織を傷害するものを**感染侵入型**（サルモネラ属菌，腸管病原性大腸菌，腸管侵入性大腸菌，赤痢菌，チフス菌，パラチフスA菌など）とよぶことがある．

❶ 細菌性食中毒

ⓐ サルモネラ属菌（感染型）

● 病因菌の特徴

サルモネラ感染症を引き起こす病因菌はサルモネラ（*Salmonella enterica*）であり，2,000種類以上の血清型に細分される．感染症のチフス，パラチフス[*2]の病因菌である *S. enterica* serovar Typhi，*S. enterica* serovar Paratyphi もサルモネラ属に含まれる．サルモネラの中で，ヒトに食中毒を引き起こすものとして最も多いのが *S. enterica* serovar Enteritidis，次いで *S. enterica* serovar Typhimurium である．

*2 チフス，パラチフス ☞p.298

サルモネラはグラム陰性桿菌で腸内細菌科に属し，ペット，鳥類，は虫類，両生類などが保菌している．とくに家畜（ブタ，ニワトリ，ウシ）の腸管内では，常在菌として存在することが知られている．

● 食中毒の症状

典型的な臨床症状は，嘔吐，腹痛，下痢を伴う急性胃腸炎であり，通常8～48時間の潜伏期間を経て発病するが，3～4日後に発症する Enteritidis 感染も知られている．下痢は1日数回から十数回で数日以上持続することもある．小児や高齢者では重症化しやすい．確定診断は糞便，血液，リンパ液などからの菌の検出をもとに行う．

NOTE 2011年2月に北海道岩見沢市でサルモネラ集団食中毒が起きた．原因は給食で出されたブロッコリーサラダに混入していた *S. enterica* serovar Enteritidis で，この給食を摂取した約2,600名のうち，一次感染者として1,600名が発症し，さらに家庭内感染による二次感染者が70名に及んだ．

● 予 防

サルモネラ食中毒の予防には食肉および鶏卵の低温保存管理，また，調理の際の十分な加熱が重要である．ペットからの接触感染にも注意する必要がある．

表11・2 主な細菌性食中毒

病因菌	学術名	タイプ	特　徴	「感染症法」上の対応
サルモネラ属菌	*Salmonella enterica* serovar Enteritidis, *S. enterica* serovar Typhimurium	感染型	感染後，人体組織に侵入する．肉類，卵からの感染が多い	—
ブドウ球菌	*Staphylococcus aureus*	毒素型	菌が食品中で増殖するときに産生する耐熱性の毒素の摂食で発症．激しい嘔吐を主症状とする	—
ボツリヌス菌	*Clostridium botulinum*	毒素型	ソーセージや瓶詰めなど嫌気性食品中で菌が増殖し，産生する毒素の摂取により，神経系が侵され，呼吸麻痺などを経て死にいたることもある	四類
腸炎ビブリオ	*Vibrio parahaemolyticus*	感染型	魚介類からの感染が多い．腸管内で菌が溶血性の毒素を産生	—
腸管出血性大腸菌	enterohemorrhagic *Escherichia coli*	感染型	腸管内で菌がベロ毒素（Verotoxin/Shigatoxin）を産生	三類
その他 病原大腸菌（下痢原性大腸菌）	enteropathogenic *E. coli*, enteroinvasive *E. coli*, enterotoxigenic *E. coli*, enteroaggregative *E. coli*	感染型	人体組織に侵入するタイプや腸管内でコレラ毒素様の毒素を産生するタイプがある	—
ウェルシュ菌	*Clostridium perfringens*	感染型	腸管内で芽胞形成時に毒素を産生．仕出し弁当などを介して集団発生する例がある	—
セレウス菌	*Bacillus cereus*	毒素型・感染型	毒素型では食品中で菌により産生された毒素による嘔吐，感染型では腸管内で菌が増殖後，産生した毒素による下痢を主症状とする	—
エルシニア・エンテロコリチカ	*Yersinia enterocolitica*	感染型	ペスト菌（*Y. pestis*）と同属の *Y. enterocolitica* により発症する．4℃でも増殖する	—
カンピロバクター・ジェジュニ/コリ	*Campylobacter jejuni/coli*	感染型	鶏肉などが感染源．潜伏期間が長い	—
コレラ菌	*Vibrio cholerae*, *Vibrio cholerae* eltor	感染型	菌が産生するコレラ毒素が腸管細胞のアデニル酸シクラーゼを活性化し，水分流失を引き起こすことによる激しい下痢，脱水症状を引き起こす	三類
赤痢菌	*Shigella dysenteriae*, *S. flexneri*, *S. boydii*, *S. sonnei*	感染型	人体組織に侵入して傷害する．*S. dysenteriae* は Shiga toxin1（Stx1）を産生する	三類
チフス菌・パラチフス菌	*Salmonella enterica* serovar Typhi, *S. enterica* serovar Paratyphi	感染型	人体組織に侵入し，マクロファージなどの細胞内で増殖，リンパ組織の壊死を引き起こす	三類

NOTE 2000年には，加工乳が原因で患者数が13,000名を超える規模のブドウ球菌食中毒が発生した．

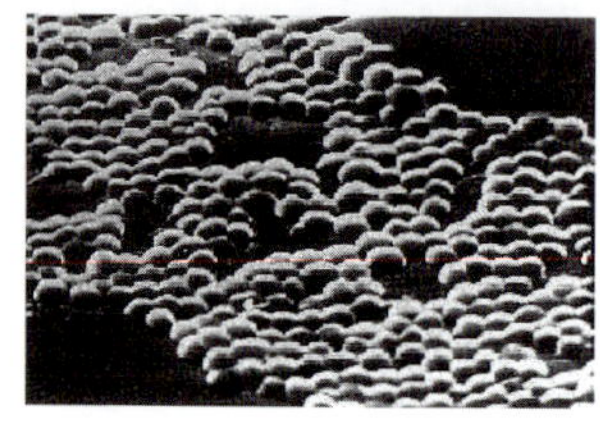

図11・3 黄色ブドウ球菌
［東京都健康安全研究センター：食品衛生の窓 黄色ブドウ球菌，https://www.hokeniryo.metro.tokyo.lg.jp/shokuhin/micro/oushoku.html（2024年5月アクセス）より引用］

b ブドウ球菌（毒素型）

● 病因菌の特徴

ブドウ球菌としては，黄色ブドウ球菌（*Staphylococcus aureus*），表皮ブドウ球菌（*S. epidermis*）が知られているが，このうち，黄色ブドウ球菌は，化膿巣形成から敗血症まで多彩な臨床症状を引き起こし，とくにメチシリン耐性黄色ブドウ球菌（MRSA）は，院内感染の原因となっている．

黄色ブドウ球菌は，グラム陽性の球菌でブドウの房状に配列して増殖する．ヒトを取り巻く環境に広く分布するが，とくに化膿巣には多く存在する．黄色ブドウ球菌は食品中で増殖すると，エンテロトキシンと呼称される毒素を産生し，これが食中毒の原因となる．このエンテロトキシンは分子量約27,000のタンパク質で，トリプシンなどの消化酵素に抵抗性で，100℃の加熱に対しても耐性を示す．

食中毒の症状

エンテロトキシンが産生された食品を食べると約3時間後に激しい嘔吐を伴う急激な胃腸炎症状を発する．重症例では入院を要するが，死亡することはほとんどなく，通常，1～2日間で回復する．

NOTE 2024年9月，老舗の駅弁製造・販売会社が全国に向けて出荷した駅弁が原因となって，患者数544人の食中毒が発生した．原因となった弁当から黄色ブドウ球菌（エンテロトキシンA型）とセレウス菌（エンテロトキシン産生）が検出された．

c ボツリヌス菌（毒素型）

病因菌の特徴

ボツリヌス菌（*Clostridium botulinum*）は，クロストリジウム属菌の一種で，グラム陽性の大桿菌である．クロストリジウム属菌は，芽胞[*3]を形成する偏性嫌気性菌で，土壌などに芽胞の形で存在し，草などとともに動物に捕食されると腸管内で出芽し，増殖する．ボツリヌス菌は，芽胞の状態で低酸素状態に置かれると，発芽，増殖し，毒素を産生する．毒素は菌体内で無毒成分と複合体を形成し，菌融解時に放出される．無毒成分は毒素を胃酸やペプシンによる消化から保護する働きをしており，腸管に達すると無毒成分が解離して，毒素は部分分解を受けて2本のポリペプチド鎖となった後に，生体内に取り込まれる．毒素にはA～Gの7種類があるが，食中毒を引き起こすのは，主にA，B，E型毒素である．

*3 芽胞 ☞p.246

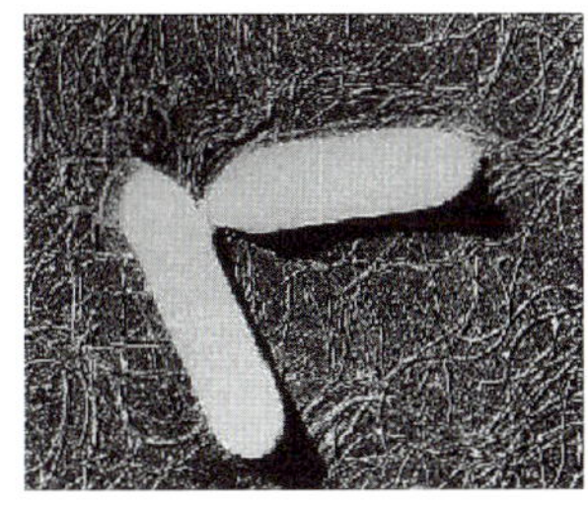

図11・4 ボツリヌス菌
［東京都健康安全研究センター：食品衛生の窓 ボツリヌス菌，https://www.hokeniryo.metro.tokyo.lg.jp/shokuhin/micro/boturinu.html（2024年5月アクセス）より引用］

食中毒の症状

生体内に取り込まれた毒素が末梢の神経筋接合部に到達後，神経終末側に取り込まれ，シナプス小胞からのアセチルコリンの放出を阻害して，視覚障害，嘔吐などを発症し，やがて歩行異常などの全身の筋弛緩症状を呈する．重症の場合，呼吸筋の麻痺による呼吸不全で死にいたる．原因食品の摂取から発病までの潜伏期間は数時間～2日間程度である．ボツリヌス毒素による中毒はボツリヌス症とよばれ，食品を介した中毒のほか，腸内細菌叢が未発達の生後1歳未満の乳児が，ハチミツなどに混入した芽胞を摂取後，発症する乳児ボツリヌス症が知られている．ボツリヌス症は四類感染症[*4]に指定されている．

*4 四類感染症 ☞p.129

予 防

ボツリヌス食中毒は，ボツリヌス毒素に汚染された食品を摂取することによって発症するが，毒素は微量でもきわめて有毒であるため，発症を防ぐことがむずかしい．ボツリヌス菌は，土壌，河川などに広く存在しているので，予防のために，原材料となる食品がボツリヌス菌により汚染されることのないように管理する必要がある．ボツリヌス毒素は80℃，30分間（あるいは100℃，数分間）の加熱で活性を失うため，喫食直前の加熱調理で食中毒の発症を予防できる．乳児ボツリヌス症の場合は，ボツリヌス菌の芽胞の摂取により発症する．ハチミツのほか，ボツリヌス菌芽胞が付着した輸入食材が原因となり発症する例もあるので，乳児に離乳食を与える際には注意が必要である．

NOTE 熊本県産の真空パックの辛子蓮根が原因となった1984年の食中毒事件では，36名が発症し，11名が死亡した．2007年岩手県で発生したボツリヌス食中毒では，自家製の鮎いずしの加工過程で，内臓除去後の洗浄を十分に行っていなかったこと，7ヵ月という長期にわたって常温保存されていたことにより，原材料に付着したボツリヌス菌から毒素が産生され，発症にいたったと考えられている．

d 腸炎ビブリオ（感染型）

病因菌の特徴

NOTE　1950年，大阪南部で発生したシラス干しによる患者272名，死者20名の大規模食中毒の原因菌として，初めて分離された．

腸炎ビブリオの原因菌の学術名は *Vibrio parahaemolyticus* でコレラ菌と同じビブリオ属菌である．**好塩性**のグラム陰性桿菌で，3％の食塩濃度の下では，37℃で，約10分間に1回細胞分裂するため，3～4時間で1個の菌が1,000万個くらいまで増殖する．10℃以下では増殖せず，熱にも弱いため，煮沸すれば死滅する．

病原因子として，耐熱性溶血毒（TDH）とそれに類似した耐熱性溶血毒類似毒（TRH）があり，これらの毒素を産生する腸炎ビブリオが付着した食品を食べることにより食中毒が発症すると考えられている．

食中毒の症状

潜伏期間は10～18時間で，主症状として，耐えがたい腹痛があり，水様性や粘液性の下痢がみられる．下痢は1日に数回から十数回で，発熱や嘔吐を伴うこともある．

予　防

原因食品（とくに魚介類）の低温保存，調理時や調理後の汚染防止が重要であり，菌が十分な加熱調理で死滅する点も注意に値する．

コラム

腸炎ビブリオ対策のための生食用鮮魚類に関する措置

2001年に食品衛生法施行規則の一部が改められ，流通の際の生食用魚介類の保存温度を10℃以下（可能な限り4℃以下）とすること，また検出される腸炎ビブリオ数を食品1gあたり100以下とすることと定めた．その結果，腸炎ビブリオ食中毒の発生は著しく減少した．

e 腸管出血性大腸菌（感染型）

病因菌の特徴

大腸菌（*Escherichia coli*）は，腸管に常在するグラム陰性桿菌であり，ほとんどのものは無害である．腸管出血性大腸菌（enterohemorrhagic *E. coli*，EHEC）は，1982年に米国でハンバーガーを原因とする出血性大腸炎が集団発生した際に原因菌として同定された．大腸菌は菌の細胞壁に由来するO抗原と鞭毛に由来するH抗原により分類されるが，上記の出血性大腸炎は，血清型O157：H7の大腸菌によるものであった．その後，ほかのO抗原をもつEHECもみつかっている．2011年の富山県の焼肉チェーン店で発生した集団食中毒では，患者からO111とO157の2つの血清型のEHECが分離された．EHECに汚染された食物を摂取すると，腸管で菌が増殖し，毒性の高い**ベロ毒素**（Verotoxin）が産生される．菌は強い酸抵抗性を示し，胃酸の中でも生存するため，少量の菌（50～100個）の摂取によっても感染は成立する．

食中毒の症状

およそ3～8日間の潜伏期間の後，激しい腹痛と下痢，さらに著しい血便を伴う．有症者の6～7%で，下痢などの初発症状が現れてから数日から2週間以内に，**溶血性尿毒症症候群**（hemolytic uremic syndrome, HUS）や脳症などの重症の合併症を発症し，死にいたる場合もある．発症した患者からの二次感染も起こるため，腸管出血性大腸菌による感染が確認された場合，三類感染症[*5]として対応措置が取られる．

*5 **三類感染症** ☞p.129

● **予　防**

EHECは75℃1分間以上の加熱で死滅するので，食肉などの十分な加熱により，感染を予防できる．脳症による死者が5名に及んだ2011年の富山県の集団食中毒をきっかけに，生食用牛肉の成分規格と加工基準が定められ，生食用牛レバーについては販売を禁止することになった．2012年には，札幌市でEHEC O157により汚染された白菜浅漬けが原因で死者8名に及ぶ食中毒事件が発生し，漬物の衛生規範が改められた．2020年6月1日施行の改正食品衛生法で，原則としてすべての食品等事業者がHACCPに沿った衛生管理に取り組むことが義務付けられ，従来の衛生規範は廃止となった．漬物の製造において，HACCPの考え方を取り入れた衛生管理の中で，殺菌・洗浄が重要な管理ポイントとして位置付けられている．

ここにつながる
- **HACCP** ☞p.274

コラム

ベロ毒素（Verotoxin）

アフリカミドリザルの腎臓由来のベロ（Vero）細胞に対して毒性を示すことからVerotoxinと命名された．その後，この毒素には，志賀赤痢菌（*Shigella dysenteriae*，☞p.253）が産生するShiga toxin（Stx）と一次構造が同一のStx1と，Stxと相同性はあるが一部のアミノ酸配列が異なるStx2の2種類が含まれることがわかった．EHECには，Stx1，2のうち一方，または両方を産生するものがあるが，HUSなどの重篤な合併症を引き起こすのは，Stx2産生菌である．腸管出血性大腸菌感染症を発症した際，市販の下痢止め薬などを服用すると腸内に菌を閉じ込めて増殖させることにつながり，結果として毒素を大量に産生させることになる．抗菌薬の投与については，早期には一定の効果があるという意見と，ある程度病態が進行した場合には，抗菌薬が菌を殺す際に菌体内の毒素が一気に放出されて，かえって危険であるという意見がある．

f その他の病原大腸菌（下痢原性大腸菌）（感染型）

● **病因菌の特徴**

EHECのほかに，病原性を有する大腸菌に以下の4種類がある．これらを総称して下痢原性大腸菌（diarrheagenic *E. coli*）とよぶ．

1）腸管病原性大腸菌（enteropathogenic *E. coli*, EPEC）

腸管の上皮細胞に対する接着性があり，細胞膜の陥没や傷害を引き起こす．開発途上国などでは，乳幼児の胃腸炎の病因菌として着目される．わが国でも毎年5～10件のEPECによる食中毒が発生している．

2）腸管侵入性大腸菌（enteroinvasive *E. coli*, EIEC）

赤痢菌[*6]と似た機序で腸管の上皮細胞に侵入し，増殖後，傷害して壊死を引き起こす．開発途上国に多い．

*6 **赤痢菌** ☞p.297

*7 コレラ毒素 ☞p.296

3）腸管毒素原性大腸菌（enterotoxigenic *E. coli*，ETEC）

腸管上皮細胞に接着後，増殖し，コレラ毒素[*7]に似た易熱性毒素と耐熱性毒素を産生する．激しい水様性下痢を引き起こす．開発途上国の乳幼児下痢症の最も重要な原因菌の1つで，これらの国々への旅行者が罹患することも多い．

4）腸管凝集性大腸菌（enteroaggregative *E. coli*，EAEC）

EPECとは異なる機序で腸管上皮細胞に接着し，凝集塊をつくる．接着後，耐熱性の毒素を産生して下痢を引き起こす．わが国では散発事例はあるが集団発生の報告は少ない．

● 食中毒の症状

EPECによる主症状は，下痢，腹痛，発熱，嘔吐などで，乳幼児では，非細菌性胃腸炎やETEC下痢症より重症となることもある．ETECによる主症状は下痢であり，嘔吐を伴うことも多いが，腹痛は軽度で発熱もまれである．しかし，小児ではまれにコレラと同様，脱水症状に陥ることがある．EIECによる症状は下痢，発熱，腹痛であるが，重症例では，赤痢様の粘血便が観察される．EAECの症状は2週間以上の持続性下痢として特徴付けられる．

● 予　防

食中毒の予防には，いずれも食品の十分な加熱，調理後の長期保存を避けるなどの点が重要である．また，発展途上国への旅行の際に，殺菌したミネラルウォーターを飲用するよう心がけることも重要である．

g ウェルシュ菌（感染型）

● 病因菌の特徴

ウェルシュ菌（*Clostridium perfringens*）は，偏性嫌気性で芽胞を形成するクロストリジウム属菌の一種で，非運動性，グラム陽性の大桿菌である．ヒトを含む動物の大腸常在菌であり，耕地などの土壌にも広く分布する．ガス壊疽の原因菌でもある．ウェルシュ菌による食中毒は，食品中で増殖した本菌を摂取後，腸管内で菌が増殖して芽胞を形成する際に産生・放出する毒素により発症する．産生する毒素の種類により，A～E型の菌に分類されるが，食中毒やガス壊疽の原因になるのは，ほとんどA型菌である．A型ウェルシュ菌は，100℃で1～6時間加熱しても生存する耐熱性芽胞を形成する．

本菌による食中毒は，大量の食事を扱う給食施設や仕出し弁当屋などで発生することが多い．このため，しばしば集団食中毒を引き起こす．主な原因食品として，カレー，スープ，肉団子，チャーシューなどの食肉や魚介類を扱った調理品があげられる．食肉などには，グルタチオンなどの還元性物質が含まれ，嫌気性状態になりやすく，また，ウェルシュ菌の至適発育温度は43～47℃と高く，増殖速度も速いため，加熱調理食品が徐々に冷却していく過程で菌は急速に増殖する．さらに，加熱調理後も耐熱性の高い本菌の芽胞が生存しているため，再加熱により芽胞の発芽が促進される．

● 食中毒の症状

潜伏時間は6～18時間で，主症状は腹痛と下痢である．腹部膨満感が生じることもあるが，嘔吐や発熱などの症状は少ない．一般に症状は軽く1～2日で回復する．

● 予　防

予防の要点は食品中での菌の増殖防止であるため，加熱調理食品は，小分けするなどして急速に冷却し，低温で保存すること，保存後喫食する際には，十分な再加熱を行うことである．

h セレウス菌（毒素型・感染型）

● 病因菌の特徴

土壌など自然環境に広く分布するセレウス菌（*Bacillus cereus*）は，グラム陽性の大桿菌で，100℃ 30分の加熱にも耐える芽胞を形成する．通性嫌気性菌に分類され，酸素が存在する際には好気的呼吸でATP産生を行う点で，同じグラム陽性で芽胞を形成するクロストリジウム属のウェルシュ菌やボツリヌス菌と異なる．野菜や穀物などの農産物を汚染して食中毒を引き起こす．

セレウス菌食中毒は，嘔吐型と下痢型に分類され，嘔吐型の場合は，食品内で産生された毒素の摂取により発症する毒素型食中毒である．一方，下痢型は原因食品中で増殖した菌を喫食し，菌が腸管に到達後，増殖した際に産生された毒素により引き起こされる感染型である．嘔吐毒素は消化酵素や熱，酸，アルカリに耐性な環状ペプチドで，下痢毒素はタンパク質で消化酵素の作用や60℃以上の加熱，酸性条件などで失活する．

● 食中毒の症状

嘔吐型の場合は，潜伏期間は30分～5時間と短い．下痢型の場合は，潜伏期間は6～15時間と長い．

● 予　防

セレウス菌は食品における汚染頻度が高く，加熱調理後も生存している場合が多いので，調理から喫食までの時間を短くし，温度管理を適切に行うことが重要である．

i エルシニア・エンテロコリチカ（感染型）

● 病因菌の特徴

エルシニア・エンテロコリチカ（*Yersinia enterocolitica*）は腸内細菌科に属するエルシニア属菌の一種で，グラム陰性の桿菌である．同属の菌にペスト菌（*Y. pestis*）がある．冷蔵庫内の温度である4℃でも発育できる点でサルモネラや大腸菌などほかの腸内細菌科の菌と異なる．

● 食中毒の症状

主症状は，発熱，下痢で，しばしば虫垂炎のような激しい腹痛を引き起こす．発しんや関節痛，菌血症*8を伴うこともある．潜伏期間は1～10日で，症状が3～20日以上続くこともある．

*8　**菌血症**　英語ではbacteremia．血液中に細菌の存在が確認される状態を指す．

● 予　防

冷蔵庫に長期間保存した食品を摂取しないようにする，調理時に十分な加熱をするなどの注意が必要である．

j カンピロバクター・ジェジュニ／コリ（感染型）

● 病因菌の特徴

カンピロバクターはグラム陰性のらせん状形態をした桿菌で，家畜の流産や腸炎を引き起こす原因菌として獣医学分野で着目されてきた．ニワトリ，ウシなどの家禽，家畜のほか，ペットや野鳥，野生動物などが保菌している．ヒトに下痢症状を引き起こす菌種としては，*Campylobacter jejuni*が95～99％を占め，このほか，*C. coli*が数％を占める．発生件数の多い食中毒の1つである．

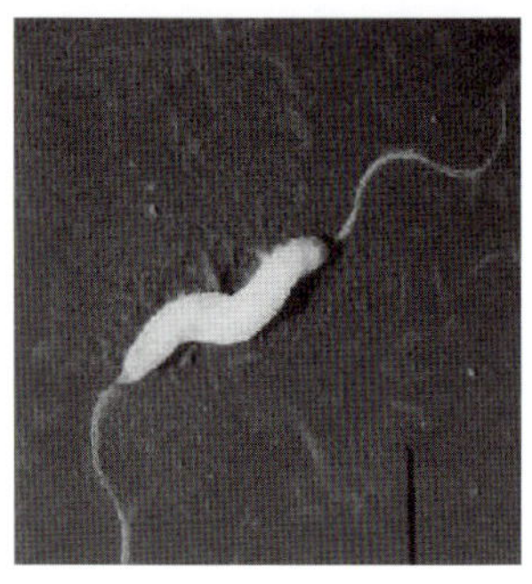

図11・5　カンピロバクター
［東京都健康安全研究センター：食品衛生の窓 カンピロバクター・ジェジュニ／コリ，https://www.hokeniryo.metro.tokyo.lg.jp/shokuhin/micro/campylo.html（2024年5月アクセス）より引用］

● 食中毒の症状

下痢，腹痛，発熱，頭痛，悪寒，倦怠感など，ほかの感染型細菌性食中毒とよく似た症状を引き起こすが，潜伏期間が2～5日とやや長いことが特徴である．また，カンピロバクターに感染してから数週間後に，手足の麻痺や顔面神経麻痺，呼吸困難などの症状を示す「ギラン・バレー症候群」を発症することがある．

NOTE　ギラン・バレー症候群
ギラン・バレー症候群（GBS）は，末梢神経に起こる突発性多発根神経炎で，下肢から麻痺が起こり，上方に向かって麻痺が進行し，歩行困難となる．そのほか，呼吸筋麻痺，脳神経麻痺による顔面神経麻痺，複視，嚥下障害がみられることもある．数週間後に回復することが多いが，呼吸麻痺が進行して死亡する例もある．GBSの約7割にカンピロバクター属菌やサイトメガロウイルスなどによる先行感染が認められ，これらの病原体を抗原として認識する抗体が患者の末梢神経を攻撃するために発症すると考えられている．

● 予　防

カンピロバクターによる食中毒は，少量の菌（100～数百個程度）の摂取で引き起こされ，潜伏期間も比較的長いことから，感染源の特定は困難であることが多いが，推定原因食品として鶏肉（鶏レバー，ささみなどの刺身，たたきなどの半生製品，加熱不足の調理品）などが疑われている．十分な加熱調理，調理器具や手指を介した生食野菜などへの二次汚染の防止が，食中毒の予防上，重要である．また，イヌやネコなどのペットの衛生的管理も必要となる．菌は乾燥に弱いため，鶏卵に付着した菌が原因となって食中毒を引き起こす可能性は低いと考えられている．

k コレラ菌（感染型）

● 病因菌の特徴

コレラはコレラ菌（*Vibrio cholerae*）で汚染された水や食物を摂取することにより発症する．腸炎ビブリオと同じビブリオ属の菌で，グラム陰性の桿菌である．菌の細胞壁のO抗原の違いにより，200種類以上の菌種があるが，このうち，コレラ毒素を産生する血清型O1およびO139の菌がコレラの病因菌となる．胃酸で死滅しなかった菌が小腸に到達し，定着・増殖すると，コレラ毒素を産生・放出し，コレラとよばれる感染症を引き起こす．

これまでにコレラの世界的流行は7回にわたり記録されており，1817年にはじまった第一次世界流行から第六次世界流行までは，血清型O1の古典型（アジア型）コレラ菌（*V. cholerae*）であったと考えられているが，1961年，インドネシアからはじまった第七次流行では，血清型O1のエルトール型コレラ菌（*V. cholerae* eltor）であった．一方，血清型O139コレラは新興感染症の1つで，現在もインド，バングラデシュにおいては，O1エルトール型と交互，あるいは同時に流行を繰り返している．

● **食中毒の症状**

通常，1日以内の潜伏期間を経て，発症する．主症状は，米のとぎ汁様の激しい下痢で，大量の水分を失う結果，脱水症状となり，重症では死にいたる．コレラ毒素は2種類のタンパク質サブユニットからなる複合体で，腸管の上皮細胞に結合後，サブユニットの一部が細胞内に取り込まれ，三量体型Gタンパク質の一種のGsのαサブユニットをADPリボシル化することにより，Gsは恒常的に活性化状態となる．その結果，Gsにより促進的な活性制御を受けるアデニル酸シクラーゼも活性化状態が持続して，細胞内のサイクリックAMP（cAMP）濃度が上昇する結果，電解質とともに水分が上皮細胞から流出すると考えられている．

おさえておこう

・**Gタンパク質**

● **予 防**

コレラ菌は酸に弱い．したがって，胃を切除している場合や胃酸の分泌量の低下している高齢者などではコレラに感染しやすい，あるいは重症化しやすいといわれる．流行地域に渡航する際などは，十分に加熱調理された食べ物を熱いうちに食べるなどの注意が必要である．コレラは三類感染症[*9]に指定されている．

*9 **三類感染症** ☞p.129

コラム

ナグ（NAG）ビブリオ

200以上のO抗原を有する*V. cholerae*の中で，血清型O1以外のO抗原をもつものをnonagglutinable (NAG) vibrios（ナグビブリオ）とよんでいる．ナグビブリオの中で，コレラ毒素を産生する血清型O139を除いたものは，食中毒の原因菌として扱われ，食中毒事件票（図11・2）に病因物質の1つとして記載されている．ナグビブリオに汚染された海産食品や水を摂取すると，喫食後，数時間～72時間で腹痛，嘔吐，下痢などの症状が現れるが，通常，1週間程度で軽快する．

I 赤痢菌（感染型）

● **病因菌の特徴**

細菌性赤痢はシゲラ（*Shigella*）属菌の感染により発症する．シゲラ属には，A群の志賀菌（*S. dysenteriae*），B群のフレキシネル菌（*S. flexneri*），C群のボイド菌（*S. boydii*），D群のゾンネ菌（*S. sonnei*）の4菌種がある．グラム陰性の桿菌で，大腸の上皮細胞に侵入し，細胞内で増殖する．その後，隣接細胞へと再侵入を繰り返し，その結果，上皮細胞の壊死と脱落が起こり，出血の原因となる．また，A群の志賀菌は志賀毒素（Stx）を産生する．感染源はヒトで，患者や保菌者の糞便などで汚染した手指などから，食品や水を介して感染する．10～100個ときわめて少ない菌量でも感染は成立する．赤痢菌には，ヒトおよび霊長類のサルにのみ感染する宿主特異性がある．

● **食中毒の症状**

潜伏期間は1～3日で，全身の倦怠感，発熱，水様性の下痢の後，しぶり腹，粘血便などの赤痢症状が現れる．

● **予　防**

感染経路の遮断が重要で，上下水道の整備と手洗いなどの衛生観念の向上により，国内の患者数は激減した．最近では，アジア地域など海外からの輸入例が半数以上を占めるが，軽症なD群のゾンネ菌による散発的な集団発生も起きている．赤痢は三類感染症[＊10]に指定されている．

＊10　**三類感染症**　☞p.129

m チフス菌・パラチフス菌（感染型）

● **病因菌の特徴**

腸チフス，パラチフスは，それぞれ，サルモネラ属[＊11]の *S. enterica* serovar Typhi と *S. enterica* serovar Paratyphi により引き起こされる感染症である．両菌ともにグラム陰性で運動性の桿菌で，ともにヒトを宿主とし，他の動物は宿主とならない．

＊11　**サルモネラ属菌**　☞p.289

● **食中毒の症状**

腸チフス，パラチフスは，症状はほとんど同じであるが，パラチフスは腸チフスに比較して，一般に症状は軽い．通常，10～14日の潜伏期間の後に，腸管のリンパ組織で菌が増殖し，39～40℃の発熱を伴い発症する．やがて菌は網内系マクロファージ内で増殖して「菌血症」を引き起こし，バラ疹，脾腫などを発症する．重症の場合，腸出血，腸穿孔を引き起こし，意識障害が現れることもある．腸チフス，パラチフスは三類感染症に指定されている．

2 ウイルス性食中毒

ウイルスの多くは20～300 nmの大きさで，1～5 μmの大きさをもつ細菌類に比べると小さいため，通常，電子顕微鏡でないとその姿をみることができない．細菌は，増殖に必要な条件（温度，栄養，湿度など）が整えば，食品中など，生体外の環境でも増えることができるのに対して，ウイルスは，感染により生きている細胞の中に入り込んだときにのみ増殖する．このため，細菌性食中毒が，気温が高く，食品中で細菌が増殖しやすい夏期に多く発生するのに対して，ウイルス性食中毒として発生件数の多い**ノロウイルス**による食中毒は，生カキが食されるシーズンでもあり，空気が乾燥してウイルスが飛散しやすい冬期に多く発生する．

a ノロウイルス

ウイルスの特徴

カリシウイルス科のRNAウイルスであり，エンベロープをもたない．ノロウイルス*12の検出は電子顕微鏡による観察を基本に行われてきたが，近年は，リアルタイムRT-PCR法や特異的な抗体を用いたキットが開発され，簡便に検出できるようになった．

*12 小型球形ウイルス（SRSV）あるいはノーウォーク様ウイルス（Norwalk-like virus）とよばれてきたが，2002年の国際ウイルス命名委員会で正式にノロウイルス（Norovirus）という名称が用いられることになった．

食中毒の症状

潜伏期間は1～2日で，吐き気，嘔吐，下痢を主症状とする．発熱や咽頭痛，倦怠感などを伴うこともある．特別な治療を必要とせず回復することが多いが，乳幼児や高齢者では嘔吐による窒息や脱水に注意する必要がある．食中毒の原因食品としては，カキなどの二枚貝の生，あるいは加熱不十分な調理での喫食が考えられる．感染者の糞便に含まれていたノロウイルスは，下水，河川を経て，二枚貝の養殖海域に到達し，プランクトンなどとともに二枚貝の中腸腺に蓄積すると考えられている．また，感染した調理者・食品製造者の手指によって汚染された食品が原因となって，集団食中毒を起こすことがある．

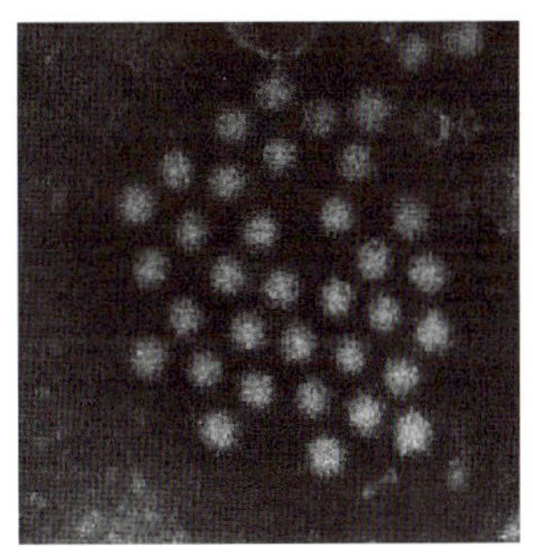

図11・6 ノロウイルス
［東京都健康安全研究センター：食品衛生の窓 ノロウイルス，https://www.hokeniryo.metro.tokyo.lg.jp/shokuhin/micro/noro.html（2024年5月アクセス）より引用］

予 防

吐物などに含まれるノロウイルスが比較的狭い空間で飛散すると，二次感染を引き起こすことがある．ウイルスは60℃程度の加熱には抵抗性を示すため，85℃で1分以上加熱する必要がある．次亜塩素酸による消毒は有効だが，飲料水などに含まれる程度の低濃度の塩素には耐性を示す．

b その他のウイルス

ノロウイルス以外に食中毒の原因となるウイルスとして，A型肝炎ウイルス*13とE型肝炎ウイルス*13がある．

*13 A型肝炎，E型肝炎 ☞ p.133

ウイルスの特徴

A型肝炎ウイルス（hepatitis A virus，HAV）とE型肝炎ウイルス（hepatitis E virus，HEV）は，いずれもエンベロープをもたないRNAウイルスである．HAVはヒトを含む霊長類の肝細胞で増殖する．ノロウイルスと同様，HAV感染者の糞便から排出されたHAVが海域に到達し，二枚貝に蓄積されることが知られている．一方，HEVはブタやイノシシ，シカなどにも感染することから，人畜共通感染症の原因ウイルスとしてとらえられている．

食中毒の症状

A型肝炎は2～7週間の潜伏期間の後，発熱，倦怠感などの症状とともに，嘔吐などの消化器症状が現れ，黄疸，肝機能の低下を示すが，重症化することはまれである．E型肝炎は，平均6週間の潜伏期間の後，発熱，悪心，腹痛などの消化器症状が現れ，肝機能の悪化が認められるようになる．大半の症例では治癒するが，高齢者で劇症化する場合もある.

PCR法を用いた遺伝子の検出または抗体を用いた抗原の検出により，HAVあるいはHEVの感染が確認された場合は，ただちに最寄りの保健所に届けられ，いずれも4類感染症として対応措置がとられる．食中毒が疑われる場合は，24時間以内に保健所に届出がなされる.

● 予　防

A型肝炎は海外旅行中に感染する例も多いため，A型肝炎蔓延地域に渡航する場合は，十分に加熱された飲食物を摂取することが重要である．また，事前にA型肝炎ワクチンを接種することも有効である．E型肝炎は，近年，国内でも発症例が散見されるようになった．ジビエブームなどにより，加熱不十分な食肉（イノシシ，シカなど）が原因になっていると考えられることから，食肉を摂取する際に，十分な加熱をすることが予防につながる.

コラム

感染性胃腸炎

感染性胃腸炎は，五類定点把握疾患（小児）に定められており，全国約3,000ヵ所の小児科医療機関から毎週報告がなされている．急に発症する腹痛，嘔吐，下痢などの所見から，診断する医師によりその疑いがある場合に報告される.

病因としては，腸炎ビブリオ，下痢原性大腸菌，サルモネラ，カンピロバクターなどの細菌性のものや，ノロウイルス，ロタウイルス，アデノウイルスなどウイルス性のものがあげられる．報告数としては，ウイルス性のものが多く，罹患年齢は幼児および学童期が多い.

コラム

クリプトスポリジウム症

クリプトスポリジウム（*Cryptosporidium*）は，ウシ，ブタ，イヌ，ネコなどの腸管寄生虫として知られてきた胞子虫類に属する原虫であるが，飲料水系を汚染することにより，集団感染を引き起こすことがある．健常者が感染した場合，腹痛，下痢などの食中毒症状を示した後，数日から2～3週間で自然治癒するが，AIDSなどの免疫不全症を伴う患者では重症化する．宿主の糞便からは直径4～5μmの球形のオーシスト（胞子嚢）が排泄される．クリプトスポリジウムのオーシストは，通常の浄水処理で除去することが困難であり，塩素消毒にも抵抗性を示すことから，水道水の汚染には注意が必要である．わが国では，1996年に埼玉県入間郡越生町で町営水道水を汚染源として，8,800人に及ぶ集団感染が発生した.

食中毒事件票（図11・2）では，その他の病因物質として分類される．集団感染が発生した場合は，五類感染症として扱われる.

ポイント

- 汚染された鶏卵を介してサルモネラ食中毒を発症することが多い.
- 黄色ブドウ球菌の産生するエンテロトキシンは，耐熱性である.
- ボツリヌス菌による食中毒は，真空パックなど嫌気性の食品が原因になることが多い.
- 腸炎ビブリオは，3%程度の食塩水中でよく増殖する.
- カンピロバクター・ジェジュニによる食中毒は，比較的，潜伏期間が長い.
- 腸管出血性大腸菌による食中毒では，溶血性尿毒症から死にいたることがある.
- 腸管毒素原性大腸菌は，腸管において，コレラ毒素と似た毒素を産生する.
- ウェルシュ菌は耐熱性の芽胞を形成する.
- セレウス菌による食中毒には，嘔吐型と下痢型がある.
- コレラ毒素は，腸管の上皮細胞のアデニル酸シクラーゼを活性化する.
- 赤痢菌は大腸の上皮細胞の細胞内に侵入する.
- ノロウイルスによる食中毒は，冬期に多発することが多い.
- ノロウイルスを死滅させるには，85℃で1分以上の加熱が必要である.

C　寄生虫による食中毒

2012年，食品衛生法施行規則の一部が改正され，食中毒事件票（図11・2）の「病因物質の種別」欄に「19　クドア（クドア・セプテンプンクタータ）」,「20　サルコシスティス（サルコシスティス・フェアリー）」,「21　アニサキス」が加わった.

a クドア・セプテンプンクタータ（クドア）

(1) 病因寄生虫の特徴

病因となる *Kudoa septempunctata* は，ミクソゾア門に属する体長約10 μmの粘液胞子虫でヒラメの筋肉に寄生する．クドアは，ゴカイなどの環形動物とヒラメとの間を行き来して寄生しており，養殖場などのいけす内で，ヒラメからヒラメに感染が広がることはないと考えられている.

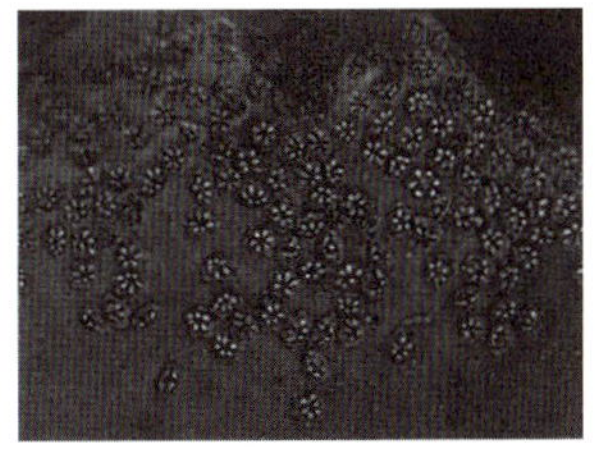

図11・7　クドア（胞子）
［東京都健康安全研究センター：食品衛生の窓 クドア・セプテンクタータ 粘液胞子虫類，https://www.hokeniryo.metro.tokyo.lg.jp/shokuhin/musi/29.html（2024年5月アクセス）より引用］

(2) 食中毒の症状

クドアの胞子が寄生したヒラメの刺身を食べた数時間後に一過性の嘔吐や下痢を発症する．食中毒の発症は，－20℃で4時間以上の冷凍，あるいは75℃で5分以上の加熱で防ぐことができる．ヒラメの刺身は冷凍することで品質が低下することから，養殖場では，ゴカイなどの環形動物がいない飼育環境を保持し，出荷前にクドアの寄生がないかを検査するなどの対応がとられている.

b サルコシスティス・フェアリー（サルコシスティス）

（1）病因寄生虫の特徴

病因となる*Sarcocystis fayeri*は，トキソプラズマやコクシジウムと同じ胞子虫類で，動物の筋肉に寄生する住肉胞子虫として分類される．住肉胞子虫は生活環に2つの宿主を必要とし，通常，中間宿主となる草食動物に経口的に感染し，これを捕食する肉食獣が終宿主となることが多い．2009年から2011年までに発生した原因不明の食中毒事例の調査から，馬刺しを共通食品とする事例が33例見つかったため，馬肉における住肉胞子虫のシストの寄生状況を調査したところ，ウマを中間宿主とし，イヌを最終宿主とする*S. fayeri*が同定された．最終宿主のイヌが感染すると糞便中に*S. fayeri*のスポロシスト*14が排出され，飼料や水に含まれるスポロシストを中間宿主のウマが摂取して筋肉中にシスト*14が形成される．シストにはブラディゾイドとよばれる多数の虫体が含まれている．

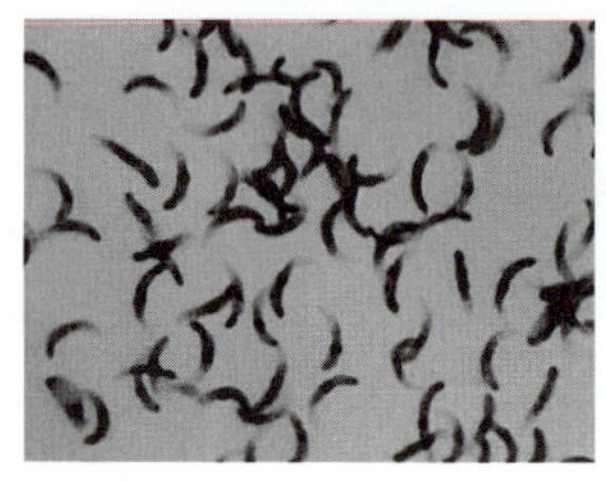

図11・8　サルコシスティス（シスト）
［東京都健康安全研究センター：食品衛生の窓 サルコシスティス・フェアリー 原虫類，https://www.hokeniryo.metro.tokyo.lg.jp/shokuhin/musi/30.html（2024年5月アクセス）より引用］

*14　**スポロシスト，シスト**　サルコシスティス・フェアリーは，生活環において，シスト，オーシスト，スポロシスト，ブラディゾイドなど，様々な生育形態をとる．

（2）食中毒の症状

*S. fayeri*はヒトには寄生しないが，シストを含む生の馬肉を摂食すると，食後数時間で，一過性の下痢，嘔吐，腹痛を引き起こす．馬肉を中心温度－20℃で48時間以上冷凍処理すると，シスト内のブラディゾイドが死滅し，食中毒を予防できる．

c アニサキス

（1）病因寄生虫の特徴

病因となるのはアニサキス亜科*Anisakis*属または*Pseudoterranova*属の第3期幼虫で，わが国では*Anisakis simplex*（*A. simplex*），*Pseudoterranova decipiens*，*Anisakis physeteris*の3種によるアニサキス症が報告されている．これらアニサキスは終宿主であるクジラやアザラシなどの海洋哺乳類の消化管内で成虫となり，海水中に排泄された卵がオキアミなどのプランクトンに捕食され，これらをエサとして捕食した中間宿主のサバ，イカ，サケなど内臓や筋肉に体長2～3 cmの幼虫として待機する．こうしたアニサキスの幼虫が寄生した生の魚介類をヒトが食べた際に，摂食後数時間以内に，激しい腹痛，嘔吐，蕁麻疹などを引き起こす．

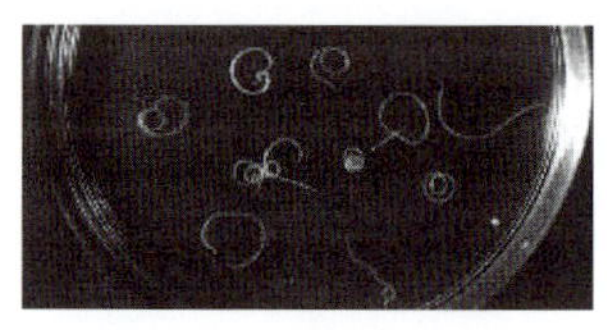

図11・9　アニサキス
［東京都健康安全研究センター：食品衛生の窓 アニサキス 線虫類，https://www.hokeniryo.metro.tokyo.lg.jp/shokuhin/musi/01.html（2024年5月アクセス）より引用］

（2）食中毒の症状

アニサキス症は，症状の程度から，緩和型と劇症型に分けられ，さらに感染部位によって，胃アニサキス症と腸アニサキス症に分けられる．緩和型では，胃，腸のいずれの感染においても症状が軽微で自覚症状がない場合が多い．劇症型胃アニサキス症では，胃粘膜に幼虫が穿入し，激しい腹痛，嘔吐を引き起こす．アニサキス症の大半はこの症状を示す．胃内視鏡で虫体を見つけ，鉗子で摘出する．腸アニサキス症では対症療法が試みられ，場合によって外科的処置がなされる．幼虫に対する効果的な駆虫薬は開発されていない．

アニサキスによる食中毒の予防には，魚介類を中心部まで十分に加熱するか，−20℃で48時間以上冷凍すること，内臓の生食を避けること，新鮮なうちに内臓を除去し，内臓から筋肉への幼虫の移行を防ぐことなどが必要である．

ポイント

- クドアが寄生したヒラメの刺身を食べると，嘔吐や下痢を発症する．
- サルコシスティスが寄生した馬肉を馬刺しとして生で食べると嘔吐や下痢を引き起こすが，冷凍処理により予防できる．
- アニサキスの幼虫が寄生した生のサバ，イカ，サケなどを食べると，胃粘膜に幼虫が穿入し，激しい腹痛，嘔吐を引き起こす．加熱や冷凍処理により予防できる．

D　自然毒による食中毒

自然毒とは，日常の食生活の中で喫食により，ヒトに対して急性の中毒症状をもたらす食品中の成分を指し，食品の由来によって，**動物性自然毒**と**植物性自然毒**とに区別される．

動物性自然毒による食中毒は，多くの場合，魚介類の喫食により発生する．魚介類に含まれる自然毒には，ほかの生物により産生された有毒成分が**食物連鎖**により魚介類の体内に蓄積したもの（外因性）と，魚介類が生理的に体内に保有する成分がヒトに有害に働くもの（内因性）がある．一方，植物性自然毒による食中毒には，毒キノコによるものとアルカロイドや**配糖体**などを含む植物の喫食によるものとがある．

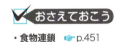

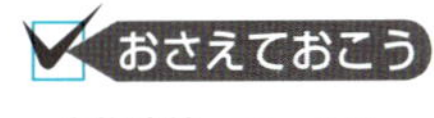

・**食物連鎖**　☞p.451

自然毒による食中毒は事件数にすると，多い年で150件程度と1,000件を上回る食中毒総事件数からみると少ない．しかし，食中毒による総死者数の半数以上は，自然毒食中毒によるものであり，フグ毒や毒キノコの誤食によるものが多い．

❶ 動物性食中毒

a　外因性要因（食物連鎖）により魚介類に蓄積する自然毒

海に囲まれたわが国では，さまざまな種類の魚介類が食生活を支えてきた．一方，本来は無毒である魚介類が食物連鎖により毒化することがある．表11・3にこうした外因性要因により魚介類に蓄積する自然毒の特徴についてまとめた．

表11・3　食物連鎖により魚介類に蓄積する動物性自然毒

動物性自然毒	病因毒素名	蓄積する生物	毒素の産生源	中毒の特徴
フグ毒	テトロドトキシン (tetrodotoxin)	フグ，ヒョウモンダコ，アカハライモリなど	ビブリオ属などの細菌類	テトロドトキシンは神経，骨格筋の電位依存的 Na^+チャネルを選択的に結合して阻害するため，呼吸麻痺から死にいたる．ヒトに対する致死量は約2 mg
シガテラ毒	シガトキシン (ciguatoxin)	オニカマス，バラフエダイなど	有毒鞭毛藻 (*Gambierdiscus toxicus*)	嘔吐，下痢，手足のしびれ，温度感覚異常(水に触れるとドライアイスに触れたように冷たく感じるドライアイスセンセーション)．海水温の上昇により本州沿岸でも発生している
麻痺性貝毒	サキシトキシン (saxitoxin)，ゴニオトキシン (gonyautoxin)	アサリ，ムラサキイガイなどの二枚貝	*Alexandrium* 属の有毒鞭毛藻 (*A. catenella*, *A. tamarensis* など)	テトロドトキシンと同様に，電位依存的 Na^+チャネルに結合して阻害する．ヒトに対する毒性もテトロドトキシンに匹敵する
下痢性貝毒	ジノフィシストキシン (dinophysistoxin)，オカダ酸(okadaic acid)	ムラサキイガイ，ホタテなどの二枚貝	有毒鞭毛藻 (*Dinophysis fortii* など)	激しい下痢，嘔吐，腹痛を引き起こすが，死亡例はない．オカダ酸はプロテインホスファターゼを阻害し，発がんプロモーター活性を示す
神経性貝毒	ブレベトキシンB (brevetoxin B)	カキなどの二枚貝	有毒鞭毛藻 (*Karenia brevis* など)	テトロドトキシンやサキシトキシンとは異なる機序で Na^+チャネルに結合し，イオンの透過量を増大させ，呼吸器の異常などを引き起こす．わが国での発生はまれ
記憶喪失性貝毒	ドーモイ酸 (domoic acid)	ムラサキイガイなど	珪藻 (*Pseudo-nitzschia* 属)	カイニン酸型グルタミン酸受容体アゴニスト作用があり，海馬神経細胞を破壊して記憶障害をもたらす．日本近海にも有毒種の珪藻が存在するが，貝類への規制値を超える蓄積は見つかっていない

自然毒食中毒の中でも，**フグ毒**（**テトロドトキシン**）による食中毒の死亡率は高い．食品衛生法では，有毒，もしくは有害な物質が含まれる疑いがあるものの販売や加工を禁じているが，「処理により一般に人の健康を損なうおそれがないと認められる場合」はその限りでなく，フグについては，厚生労働省より，各都道府県知事や政令市長に対して，「フグの有毒部位の除去ができる者及び施設の用件」を定めるよう通達している．これに従い，都道府県や政令市ごとに，フグの取り扱い者を認定する資格試験や講習を実施している．しかし，こうした資格をもたない者や十分な処理技能をもたない者により調理されたフグにより，致命的な食中毒が散発的に発生している．

一方，テトロドトキシンと同様の機序により致命的な中毒を引き起こすことがある**麻痺性貝毒**（**サキシトキシン**など）および動物性食中毒の中でも発生件数の多い**下痢性貝毒**（**ジノフィシストキシン**，**オカダ酸**）については，厚生労働省より，各都道府県，政令市に対して，貝類を監視し，これらの貝毒が規制値を超えて検出された場合，流通を規制するように通達している．

このほか，バイ（貝）の名で流通することの多い小型巻貝（*Babylonia japonica*）の中腸腺（内臓）には，食物連鎖により，口渇，視力減退などを引き起こすネオスルガトキシン，プロスルガトキシンが蓄積されることがある.

コラム

フグはなぜフグ毒により死なないのか？

フグは高濃度のテトロドトキシンを体内に保有しているが，この致命的な毒素は，フグ自身が産生したものではなく，外来の細菌が産生したものが体内に蓄積したものである．では，なぜフグ自身は中毒症状を示さないのか？テトロドトキシンは，動物の神経や骨格筋に存在する電位依存的 Na^{+} チャネルに結合して阻害することにより，Na^{+} の流入を阻害し，神経や筋肉を麻痺させる．ところが，フグの Na^{+} チャネルの一次構造の一部がほかの動物のものと異なっているため，テトロドトキシンが結合できないことがわかった.

b 内因性要因により魚介類に蓄積する自然毒

ツブ貝などの名で流通するエゾバイ科のエゾボラモドキ，ヒメエゾボラなど肉食系の巻貝は，ほかの貝の殻に穴をあけ，唾液腺中のテトラミンを注入して麻痺させた後，捕食する．これらの貝の唾液腺を除去せずに食べると，テトラミンの作用により，頭痛，めまい，嘔吐などの中毒症状を引き起こす.

オニカマス（別名ドクカマス），イシナギ，バラムツ，アブラソコムツの4魚は，食品衛生法で有毒魚として販売が禁止されているが，食物連鎖によりシガテラ毒が蓄積しているおそれのあるオニカマスを除く3魚は，いずれも内因性の要因により有毒成分を保有している．イシナギは，肝臓にビタミンA[*15]を大量に含有するため，販売禁止措置がとられるが，肝臓を除去したものは販売が可能である．イシナギの肝臓を摂取すると激しい頭痛，嘔吐，顔面のむくみなどを引き起こす．バラムツ，アブラソコムツは，筋肉中に大量のワックスエステルを含み，ヒトはこれを消化できないため，摂取すると腹痛，下痢，皮脂漏症を引き起こす．発見時はすべて廃棄処理される．また，販売禁止措置はとられていないが，トリアシルグリセロール含量が高いアブラボウズを喫食して，下痢などの健康被害を起こすことがある.

*15　ビタミンA　☞p.175

❷ 植物性食中毒

a キノコ毒

キノコは本来，真菌類に含まれ，植物界には属さないが，従来より，キノコ毒は植物性自然毒の1つとして扱われている．キノコ毒による食中毒は秋期に集中し，死亡事故につながることも多い．表11・4に代表的なキノコ毒による食中毒とその特徴についてまとめた.

死亡例が多いのは，ドクツルタケ，タマゴテングタケなどのアマトキシン類，ファロトキシン類を含むキノコ類で，摂食後数時間～24時間でコレラ様の症状を引き起こし，その後，24～72時間後に肝臓や腎臓に重度の障害をもたらす．これはキノコが含有するアマトキシン類が

RNA ポリメラーゼⅡ阻害作用により，これらの臓器の細胞壊死を引き起こすためである．アマトキシン類は加熱調理で変性せず，消化管から速やかに吸収されて，肝細胞に取り込まれる．一方，ファロトキシン類は加熱に対して不安定で消化管から吸収されにくいため，中毒症状は主にアマトキシン類が引き起こしていると考えられる．

表11・4　毒キノコによる食中毒

キノコの種類	有毒成分	作用機序	中毒の特徴
ドクツルタケ，タマゴテングタケなど	環状ペプチド（アマトキシン類，ファロトキシン類）	アマトキシンはRNAポリメラーゼを阻害し，mRNA合成を著しく低下させ，ファロトキシンはアクチン線維と結合して細胞膜を破壊する	有毒成分により細胞が破壊され，激しい下痢，腹痛，肝臓，腎臓障害を経て死にいたることもある
アセタケ，カヤタケ	ムスカリン	ムスカリン性アセチルコリン受容体に作用し，副交感神経の興奮を促す	発汗，嘔吐，下痢，視力障害，血圧低下などを引き起こし，重症になると呼吸，心臓麻痺により死にいたる
ベニテングタケ，テングタケ	イボテン酸，ムッシモール	いずれも中枢神経に作用するが，イボテン酸は，グルタミン酸受容体アゴニストとして興奮作用，ムッシモールはGABA受容体アゴニストとして抑制作用をもたらす	中枢神経の興奮と抑制が同時に起こり，精神錯乱，躁うつ，幻覚などの症状を引き起こす．ベニテングタケやテングタケはムスカリンも少量含むが，嘔吐するため死にいたることは少ない
ワライタケ，ヒカゲシビレタケ	シロシビン	シロシビンはセロトニンに構造が似ているため，中枢神経においてセロトニン作動性神経に作用すると考えられている	強い幻覚症状，しびれ，瞳孔反射の低下などを引き起こす．シロシビンおよびシロシビンを含むキノコは麻薬および向精神薬取締法により規制されている
ツキヨタケ，クサウラベニタケ，カキシメジなど	イルージンS，コリン，ムスカリンなど	作用機序は明らかになっていない	腹痛，下痢，嘔吐などの胃腸障害を主症状とする．わが国で発生するキノコ中毒の大半が該当する

b 青酸配糖体

果実や豆類には表11・5に示すようなさまざまな**青酸配糖体**が含まれている．未熟な梅（青梅）やアンズなどの果実やアーモンドなど，バラ科の植物の種子には，青酸配糖体**アミグダリン**が含まれていて，果実を食べたときに，果実に含まれる**β-グルコシダーゼ**（エムルシンとよばれる）や腸内細菌が保有するβ-グルコシダーゼにより分解され，シアン化水素[*16]（青酸）を発生する．シアン化水素は，ミトコンドリア内のシトクロムcオキシダーゼに結合し，細胞内呼吸を強く阻害する（図11・10）．

＊16　シアン化物　☞p.369

表11・5　植物に含まれる青酸配糖体

植　物	青酸配糖体
青梅，アンズ，アーモンドなど	アミグダリン
ビルマ豆類（サルタニ豆，ホワイト豆，バター豆，ライマ豆など）	リナマリン（フォゼオルナチン）
ソルガム類（モロコシ，スーダングラスなど）	ドーリン

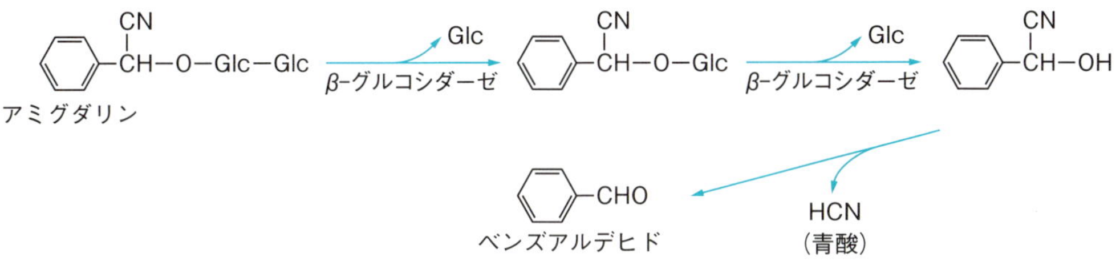

$$\text{C}_6\text{H}_5\text{-CH(CN)-O-Glc-Glc} \xrightarrow[\beta\text{-グルコシダーゼ}]{-\text{Glc}} \text{C}_6\text{H}_5\text{-CH(CN)-O-Glc} \xrightarrow[\beta\text{-グルコシダーゼ}]{-\text{Glc}} \text{C}_6\text{H}_5\text{-CH(CN)-OH} \longrightarrow \text{C}_6\text{H}_5\text{-CHO} + \text{HCN}$$

アミグダリン　ベンズアルデヒド　HCN（青酸）

図11・10 アミグダリンの青酸産生機構

青酸配糖体は，製あん用に輸入されるサルタニ豆，バター豆などの豆類に**リナマリン**（別名**フォゼオルナチン**）として，イネ科モロコシ属のソルガムとよばれる飼料作物などに**ドーリン**として含まれている．食品衛生法に基づき，輸入豆類に含まれる青酸含有量についての規格基準が定められ，近年，青酸による食中毒事故は発生していない．

NOTE 1948年，ビルマ（現ミャンマー）産のサルタニ豆により，兵庫県下で31名が中毒，うち5歳以下の幼児4名が死亡するという事故が発生した．

c ソラニン類

ジャガイモの新芽や皮の緑色部分には，**α-ソラニン**，**α-チャコニン**などのソラニン類が含まれている．これらは，ステロイド骨格をもつアルカロイドである**ソラニジン**に，それぞれ，ガラクトース，グルコース，ラムノースからなるオリゴ糖またはグルコースと2分子のラムノースからなるオリゴ糖が結合した**配糖体**である．ソラニン類には，アセチルコリンエステラーゼ阻害作用があり，加熱調理後も安定で，多量に摂取すると胃腸障害，めまいなどの中毒症状を示す．小学校の理科教育の一環で栽培したジャガイモによる中毒事故が報告されている．

d その他の植物性自然毒

その他，山菜や野草と形状の似た有毒植物を誤食して起きる食中毒がある（表11・6）．早春から初夏にかけての山菜収穫時期に，食用野草のニリンソウやモミジガサと芽生え時期の葉が酷似している**トリカブト**の誤食により，死に至る中毒事故が起こることがある．トリカブトは全草に有毒アルカロイドの**アコニチン**を含み，誤食により，口唇のしびれ，手足の麻痺，嘔吐，不整脈などを引き起こし，けいれん，呼吸不全から死にいたる．アコニチンは，フグ毒テトロドトキシンとは逆に，電位依存性Na^+チャネルに結合後，チャネルを解放してNa^+の流入を促し，脱分極を持続させることにより，神経伝達を遮断する．

死亡例が多い有毒植物として，**イヌサフラン**がある．イヌサフランは，葉はギョウジャニンニクやギボウシに，球根がジャガイモやタマネギに似ているため誤食され，含有するアルカロイドの一種の**コルヒチン**の作用により，嘔吐，下痢，呼吸困難などの中毒症状を引き起こし，重症の場合，死にいたる．

このほか，副交感神経抑制作用をもつヒヨスチアミン，スコポラミンなどのアルカロイドを含むハシリドコロやチョウセンアサガオによる中毒が知られている．チョウセンアサガオ，ハシリドコロはいずれもナス科の植物で，チョウセンアサガオの葉は，モロヘイヤやアシタバの葉に，根はゴボウに間違えられることがある．ハシリドコロは，芽生えをフキノトウに，葉をギボウシなどの山菜と誤食される．これらの植物を誤食すると，意識混濁，瞳孔散大，けいれんなどを引き起こす．近年，スイセンによる食中毒の報告数が増えている．これはニラなどとの誤認が原因となっている．スイセンには，リコリンなどの有毒アルカロイドが含まれている．

表11・6　誤食しやすい有毒植物と山野草

有毒植物	有毒成分	中毒症状	食用山野草
トリカブト	アコニチン	口唇，手足の麻痺，嘔吐にはじまり，不整脈，呼吸不全による致死	ニリンソウ，モミジガサなど（葉）
ハシリドコロ	アルカロイド（*l*–ヒヨスチアミン，スコポラミンなど）	口渇，瞳孔散大，意識混濁，心拍促進など	フキノトウ（芽），ギボウシ（葉）など
チョウセンアサガオ	アルカロイド（*l*–ヒヨスチアミン，アトロピン*，スコポラミンなど）	口渇，瞳孔散大，意識混濁，心拍促進など	モロヘイヤ（葉），ゴボウ（根），オクラ（蕾），ゴマ（種）
ジギタリス	ジギトキシン，ジゴキシン	嘔吐，めまい，不整脈，心機能停止による致死	コンフリー（葉）
イヌサフラン	コルヒチン	嘔吐，下痢，皮膚の知覚減退，呼吸困難による致死	ニンニク，玉ねぎ，ジャガイモ（球根），ギョウジャニンニク（葉）
スイセン	アルカロイド（リコリンなど）	嘔吐，頭痛，昏睡など．重症の場合は死亡	ニラ，ノビルなど（葉）

*アトロピンはヒヨスチアミンのラセミ体（*dl*–ヒヨスチアミン）である．

❸ 食用される植物に含まれる発がん物質

摂食によって急性の中毒症状をもたらさないため，食中毒の原因となる自然毒としては扱われないが，発がん性などの慢性毒性を示す有害成分を保有する植物がある．

a サイカシン

ソテツは樹形の美しさから庭木としても栽培されているが，奄美地方や沖縄では，果実にデンプンが多量に含まれているため，食糧難の時代に食用にされてきた．しかし，ソテツにはサイカシン[*17]という配糖体が含まれており，これが腸内細菌の保有するβ-グルコシダーゼで加水分解されると，発がん性のあるメチルアゾキシメタノールを生ずる．メチルアゾキシメタノールからはメチルカチオンが生じ，これがDNAを障害して肝臓などにがんを発生させると考えられる．

*17 サイカシン ☞p.257

b プタキロシド

プタキロシド[*18]はワラビに含まれる配糖体で，腸管内で非酵素的に糖

*18 プタキロシド ☞p.257

がはずれると強力なアルキル化剤となり，代謝的活性化を必要とせず，DNAを傷害し，がんを発生させると考えられている．しかし，プタキロシドは水様性で，ワラビを十分に灰汁抜きすることにより，除去される．

c ピロリジジンアルカロイド

キク科やムラサキ科の植物には，エチミジン，シンフィチン，セネシオニンなど，ピロリジジンアルカロイド類と総称される化合物が含まれている．ムラサキ科のコンフリーはコーカサス地方原産の多年草で，わが国でもかつて長寿の効果があると宣伝されて，家庭菜園などで栽培されるようになったが，含有するエチミジンなどのピロリジジンアルカロイド類に，肝静脈閉塞を伴う肝障害作用があることが明らかになり，現在，厚生労働省はコンフリーとコンフリーを含む食品の販売を禁止し，消費者にも摂取を控えるよう促している．

ポイント

- テトロドトキシンとサキシトキシンはいずれも，電位依存的Na^+チャネルを阻害する．
- シガテラ毒を摂取すると皮膚感覚の異常（ドライアイスセンセーション）を引き起こす．
- オカダ酸は下痢性貝毒とよばれる．
- ワックスを大量に含むバラムツの流通は禁止されている．
- タマゴテングタケなどに含まれるα-アマニチン（アマトキシンの一種）には，RNAポリメラーゼ阻害作用がある．
- ベニテングタケには，グルタミン酸受容体を刺激して中枢神経の興奮作用をもたらすイボテン酸とγ-アミノ酪酸受容体を刺激して中枢神経の抑制作用をもたらすムッシモールが含まれている．
- 青酸配糖体に植物由来あるいは腸内細菌由来のβ-グルコシダーゼが作用するとシアン化水素が発生する．
- ジャガイモに含まれるソラニン類はステロイド骨格をもつアルカロイドのソラニジンにオリゴ糖が結合した配糖体である．
- ソテツの実に含まれるサイカシンにβ-グルコシダーゼが作用すると発がん物質ができる．

E マイコトキシンによる食品汚染

マイコトキシンとは，食物に繁殖したカビが産生する二次代謝物の中で，摂食したヒトや家畜に重篤な障害を与える物質であり，発がん性のあるものも多い．マイコトキシンを産生するカビは，大きく分けて，アスペルギルス属（コウジ菌），ペニシリウム属（青カビ），フサリウム属（赤カビ），クラビセプス属（麦角菌）に分類される．表11・7に代表的なマイコトキシンとその特徴を示した．

わが国では，多くの食料を海外からの輸入に頼っているため，輸入食品のマイコトキシンによる汚染は大きな問題となる．強い肝発がん性を示すアフラトキシンについては，わが国ではこれまでアフラトキシンB_1（図11・11）についてのみ規制していたが，2011年より，総アフラト

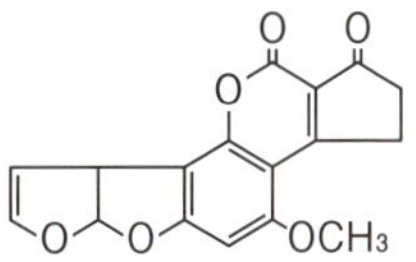

図11・11 アフラトキシンB_1の構造式

図11・12　トリコテセン類の骨格

図11・13　パツリン

キシン（B_1, G_1, B_2, G_2の総和）が10 μg/kgを超えて検出される食品は食品衛生法違反の対象とすることになった．

このほかにも，**食中毒性無白血球症**（alimentary toxic aleukia，**ATA**）の原因となる**トリコテセン系マイコトキシン**（図11・12）については，わが国では小麦への汚染が散発的にみられることから，食品衛生法において「小麦に**デオキシニバレノール**（DON）を1.0 mg/kgを超えて含有するものであってはならない」という成分規格を2023年4月1日より適用している．また，リンゴ果汁に含まれる可能性のある**パツリン**（図11・13）についても，リンゴジュースおよび原料となるリンゴ果汁に対して，食品衛生法に基づく成分規格が定められ，0.050 ppm（= 50 μg/kg）を基準値としている．

表11・7　代表的なマイコトキシン

カビの種類	マイコトキシン	代表的な産生カビ	毒　性	主な汚染食品	その他の特徴
アスペルギルス（*Aspergillus*）属（コウジ菌）	アフラトキシンB_1, B_2, G_1, G_2, M_1	*A. flavus*	肝障害，肝がん	ナッツ類（ピーナッツなど），穀類，乳製品	蛍光（B群は青色，G群は緑色）を発し，代謝的活性化により非常に強い発がん物質となる
	ステリグマトシスチン	*A. versicolor* など	肝障害，肝がん	米，麦，トウモロコシなど	アフラトキシンと同様の代謝的活性化により，発がん物質となる
	オクラトキシンA	*A. ochraceus* など	腎障害，腎がん，肝障害など	穀類，豆類，ブドウ，コーヒー豆，ビールなど幅広い	バルカン諸国で多発した腎疾患の原因物質といわれる．ペニシリウム属のカビも産生する
ペニシリウム（*Penicillium*）属（青カビ）	ルテオスカイリン	*P. islandicum*	肝障害，肝がん	輸入米	第二次世界大戦直後の食糧事情が悪い時代に海外から輸入された米でみつかった（黄変米）
	パツリン	*P. expansum*	消化管の出血，浮腫，心臓毒性など	リンゴ，リンゴの加工品	リンゴ果汁を汚染するマイコトキシンとして，国際的に規制の対象となっている
フサリウム（*Fusarium*）属（赤カビ）	トリコテセン系マイコトキシン（T-2トキシン，ニバレノール，デオキシニバレノール，フザレノンXなど）	*F. graminearum* など	嘔吐，下痢，食中毒性無白血球症（ATA）など	麦，米，穀類加工品，飼料用トウモロコシなど	国内産の小麦や大麦からもニバレノールやデオキシニバレノールなどが検出されている
	ゼアラレノン		エストロゲン様作用	飼料用トウモロコシなど	ブタなどの家畜の生殖器に影響を与え，死産を引き起こすことがわかった
	フモニシン	*F. moniliforme*, *F. verticillicoides* など	白質脳軟化症，肺水腫，発がん性	トウモロコシ	胎児に神経管形成異常を引き起こす可能性も指摘されている
クラゼセプス（*Claviceps*）属（麦角菌）	レゼルグ酸誘導体（エルゴタミン，エルゴメトリンなど）	*C. purprea*	精神錯乱，けいれんなど	ライ麦	麦角アルカロイドともよばれる

コラム

事故米転売問題

国内自給率の高い米の場合も，世界貿易機関（WTO）農業交渉により，海外から「ミニマムアクセス米」として，一定量の米を輸入することになっている．こうした「ミニマムアクセス米」の中には，農薬が残留基準を超えて検出されたり，保管中にカビが生えたものがあり，これらは，「事故米」として，糊など工業用の目的に限定して，流通が認められてきた．

ところが，大阪の米穀加工販売会社が，アフラトキシンB_1が検出された事故米を偽って食用の米として転売していたことが2008年8月，明らかとなった．アフラトキシンのほかにも基準値を超えてメタミドホスなどの農薬が残留している事故米も転売されていた．これらの汚染米は，学校や病院などの給食に使用されたほか，酒造会社や製菓会社などで加工用原料として用いられ，転売先の企業にも大きな風評被害を与えた．現在，食品衛生法違反が判明した「ミニマムアクセス米」は原産国に返送または廃棄され，非食用で流通することはなくなった．

ポイント

- アフラトキシン類には強い肝発がん性がある．
- トリコテセン系マイコトキシンは食中毒性無白血球症を引き起こす．
- パツリンはリンゴの果汁を汚染するマイコトキシンとして，国際的に規制されている．

F　化学物質による食品汚染

❶ わが国で起きた化学物質による食品汚染事故

第二次世界大戦後，わが国では，さまざまな工業製品を生産する産業基盤が次第に整っていくとともに，経済が大きく成長し，食糧事情も改善していった．しかし，こうした経済の成長期には，食品衛生の立場から有害な化学物質による食品汚染を防ぐための行政措置が十分に講じられていなかったために，以下に示したような大規模な中毒事件が相次いで起こった．

発生時期	中毒事件	原因物質
1955年	ヒ素ミルク事件	ヒ素
1955年	イタイイタイ病公式発見	カドミウム
1956年	水俣病（熊本水俣病）公式発見	メチル水銀
1965年	第二水俣病（新潟水俣病）公式発見	メチル水銀
1968年	カネミ油症	PCB，PCDF

1955年に発生した「**ヒ素ミルク事件**」では，粉ミルクの製造時に食品添加物として加えたリン酸ナトリウムの純度が低く，ヒ素[*19]が混入していたために，12,000名にも及ぶ被害者が出た．この事件を受けて，1960年に**食品添加物公定書**が定められた．

1956年に公式に確認された「**水俣病**[*20]」では，化学肥料工場で触媒として用いられた水銀からメチル水銀が生成し，排水として水俣湾に放出された結果，食物連鎖により魚介類に**メチル水銀**[*21]が蓄積され，沿岸

＊19　ヒ素　☞p.357

＊20　水俣病　☞p.481

＊21　メチル水銀　☞p.355

地域の人々に大規模な中毒が発生した．同様の中毒事件は新潟県の阿賀野川流域でも起きている[*22]．

富山県の神通川流域では，上流の鉱山から流れ出た**カドミウム**[*23]により汚染された米や飲料水の摂取により，腎性骨軟化症を伴う「**イタイイタイ病**[*24]」が発生した．水俣病やイタイイタイ病がきっかけになり，「**公害**」問題が社会に認識されるようになった．

1968年に発生した「**カネミ油症**[*25]」事件では，食用の米ぬか油に製造時に熱媒体として使用していたPCBが混入して，大規模な食中毒を引き起こした．その後の研究により，PCB中に含まれていた**PCDF**などの**ダイオキシン類**[*26]が原因となっていたことが明らかとなっている．この事件がきっかけになって，1973年，「**化学物質の審査及び製造等の規制に関する法律**（**化審法**[*27]）」が制定された．

最近では，海外から輸入した食品の化学物質による汚染が問題になっている．2007年12月末から2008年1月中旬の間に，千葉県と兵庫県の3家族10名が市販の**中国製冷凍餃子**を食べた後，吐き気や下痢の症状を訴え，うち1名は一時，意識不明の重体となる中毒症状を示した．原因は，中国の食品会社が製造した冷凍餃子に混入していた農薬の一種，**有機リン系殺虫剤**の**メタミドホス**[*28]であった．その後，千葉の母子が食べたものと同じパックの餃子から31,130 ppmという著しく高い濃度のメタミドホスが検出され，中国国内の製造元で意図的な混入がなされたことが判明した．同じ食品会社製造の冷凍餃子に，別の有機リン系殺虫剤の**ジクロルボス**[*28]も混入していることがわかった．

さらに，2008年9月に，中国の大手乳業メーカーの乳製品に有害物質**メラミン**（図11・14）が混入し，中国国内で多数の乳幼児が腎臓結石になったという報道がなされた．メラミンは本来，合成樹脂の原料として使用されるが，分子量あたりの窒素含量が多いため，低品質の牛乳のタンパク質含有量を実際よりも多く検出されるように偽装するために添加されたと推測されている．日本国内においても，この中国製乳製品を原料にして製造した加工食品から低レベルのメラミンが検出されたが，大きな健康被害は報告されていない．

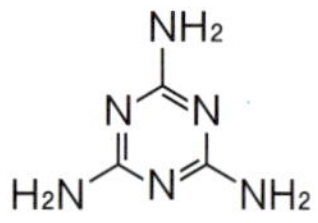

＊22　第二水俣病　☞p.482
＊23　カドミウム　☞p.355
＊24　イタイイタイ病　☞p.480
＊25　カネミ油症事件　☞p.406
＊26　ダイオキシン類　☞p.368
＊27　化審法　☞p.406
＊28　有機リン系農薬　☞p.360

図11・14　メラミン

❷ 農薬の使用と安全性

ⓐ 農薬の種類と使用実態

有機化学の進歩により，さまざまな化学物質を合成することが可能になり，少ない労力で農作物を病害虫から守り，効率よく収穫するために役立つ多くの農薬が開発されてきた．現在使用される農薬は，収穫前に用いられる殺虫剤，殺菌剤，除草剤と収穫後に用いられる殺虫剤，殺菌剤に分類される．表11・8に代表的な農薬を示した．

表11・8 代表的な農薬

農薬の種類	代表的な農薬	特 徴
有機リン系殺虫剤(☞p.350)	フェニトロオチオン,ジクロルボスなど	昆虫のアセチルコリンエステラーゼを阻害
有機塩素系殺虫剤(☞p.363)	DDT, アルドリン, ディルドリン, エンドリンなど	難分解性で農作物への残留性も高い.わが国では現在使用されていない
カルバメート系殺虫剤(☞p.362)	カルバリルなど	昆虫のアセチルコリンエステラーゼを阻害
除草剤(☞p.360, 363, 366)	グリホサート, グリホシネート	耐性遺伝子を導入した遺伝子組換え農作物が開発されている
	パラコート, ジクワット	スーパーオキシドを産生する.中毒事故が多い
	2,4-D, 2,4,5-T	有機塩素系除草剤. 副生成物としてダイオキシンを含むため, 現在, 2,4,5-Tは使用されていない

これまでに種々の農薬が開発されたが,現在では,多くの国で使用されなくなったものもある.**DDT**[*29] などの有機塩素系殺虫剤は, 難分解性で人体への蓄積性も高く,慢性毒性も認められるため,わが国では,農薬としての登録を抹消され,現在,使用されていない.しかし,前述のメタミドホスの例のように,日本国内では現在,登録がなく使用を禁じられている農薬に汚染された食品が海外から輸入される危険は残されている.

*29 **DDT** ☞p.363

b 農薬の安全な使用とそれを確保するための法制度

農薬の無秩序な使用により,農作物に残留した農薬が人体に危害を及ぼすようなことがあってはならない.そのため,わが国では,**農薬取締法**に基づき,国(農林水産大臣)に申請して登録された農薬のみが製造・輸入・販売・使用を認められる**農薬登録制度**をとっている.かつては使用されていたが,安全性に問題がある農薬は登録失効となり,その後,そのような農薬を農作物に使用すると農薬取締法違反となる.

一方,厚生労働省では,**食品衛生法**に基づき,流通する農作物・食品に対して,農薬の**残留基準値**を設定して,この基準値を超える農作物・食品の流通販売を禁止している.こうした残留基準値は,日本国内では登録されていない(使用されていない)農薬も対象に含め, 米, 麦, 豆類,野菜など,種々の農作物ごとに設定され,日本人の平均的な食生活を想定して,それぞれの農作物・食品に由来するある農薬の推定摂取量(1日あたり)の合計が, その農薬の1日の許容摂取量[*30] (**ADI×標準的な体重**)を超えないように設定される(表11・9).2005年11月の時点で,250種類の農薬に対して, 種々の農作物別に残留基準値が設定されていた.ところが,もし,残留基準値がいまだに設定されていない農薬が農作物・食品に混入していたとしても,流通を阻止するための基準となる数値が存在しない状況下では,規制することができないことになる.

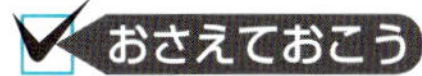

・**食品衛生法** ☞p.270

*30 **許容1日摂取量** ☞p.402

表11・9 農薬残留基準値の決定方法

[大豆, 小豆, タマネギ, 枝豆などに使用される農薬Aの場合]

農作物	残留基準値 (ppm)	国民が平均的に毎日食べる量(g)	農薬Aの推定摂取量 (mg)
大豆	2	55.9	0.1118
小豆	2	1.4	0.0028
タマネギ	1	30.0	0.03
キャベツ	2	23.4	0.0468
枝豆	0.5	0.1	0.00005
x	1	24.6	0.0246
y	1	2.1	0.0021
z	0.5	0.4	0.0002

合計＝0.21835≦ADI×体重

そこで, 食品衛生法の改正に基づいて2006年より**ポジティブリスト制度**が導入された. 従来の制度は, リストに載っている農薬について残留基準値を超えた場合に規制の対象とし, リストに載っていない農薬については, そもそも規制の対象にならない「ネガティブリスト制度」であった. 新たに施行されたポジティブリスト制度では, 残留基準値がリストに定められているもの以外には, 原則, 農薬の残留を認めない(流通させない)という立場をとっている. ただし, 表11・9に示したように, 新たに残留基準値を決定するには, 多くの労力が必要であること, 残留基準値の定められていない農薬について, 残留をいっさい認めない「ゼロ規制措置」は非現実的であるなどの理由から, ポジティブリスト制度のスタートに伴い, **農薬・飼料添加物・動物用医薬品**を対象に, 残留基準値がすでに定められているものについては, 引き続きその基準値を使用し, 従来, 残留基準値の定められていなかったものに対しては, コーデックス基準などを参照した**暫定基準**, あるいは, 「ヒトの健康を損なうおそれのない量」として, 0.01 ppmを基準値とする**一律基準**を新たに設け, これらの基準値を超えて農薬が検出された場合は, 流通を差し止めることとした(図11・15).

しかし, 残留農薬の検査は, 実際には, 野菜や食肉など生鮮食品を中心とした抜き取り検査として実施され, 手間のかかる加工食品の検査は, 行われてこなかった. 2008年に発生した中国産冷凍餃子へのメタミドホス混入事件をきっかけに, 横浜, 神戸の両検疫所にある「輸入食品・検疫検査センター」で冷凍加工食品の残留農薬検査の抜き取り検査が実施された.

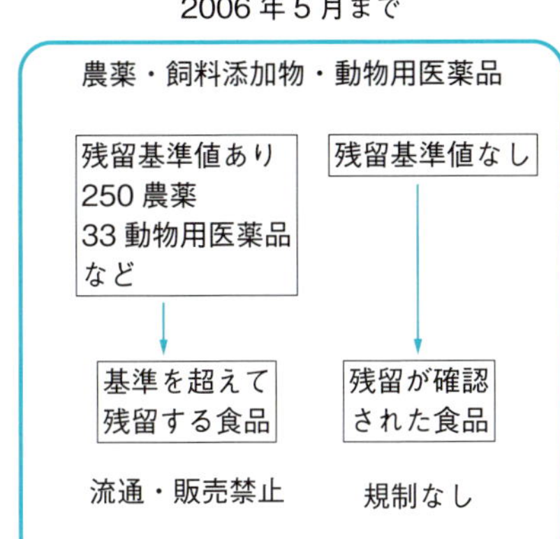

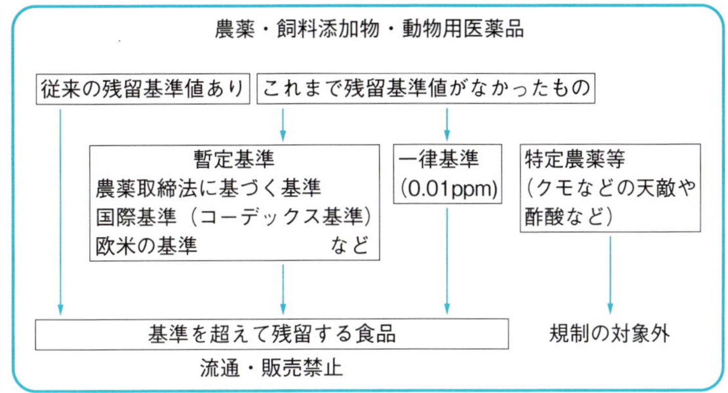

2006年5月まで

		農薬A	農薬B	農薬C	農薬D	農薬E
残留基準値	米	0.5 ppm	5.0 ppm			
	小麦	1.0 ppm				
	白菜	1.0 ppm	5.0 ppm			
	みかん	0.5 ppm	2.0 ppm	1.0 ppm		
	リンゴ	0.5 ppm		2.0 ppm		
	ブドウ	1.0 ppm				

空欄部分は基準未設定で残留していても規制できない

ポジティブリスト制度

		農薬A	農薬B	農薬C	農薬D	農薬E
残留基準値	米	0.5 ppm	5.0 ppm	(1.0 ppm)	一律基準	一律基準
	小麦	1.0 ppm	一律基準	(1.5 ppm)	(1.0 ppm)	一律基準
	白菜	1.0 ppm	5.0 ppm	一律基準	一律基準	一律基準
	みかん	0.5 ppm	2.0 ppm	1.0 ppm	(3.0 ppm)	一律基準
	リンゴ	0.5 ppm	一律基準	2.0 ppm	(3.0 ppm)	一律基準
	ブドウ	1.0 ppm	(3.0 ppm)	一律基準	(2.0 ppm)	一律基準

(　　)内は暫定基準，一律基準＝0.01 ppm

図11・15　ポジティブリスト制度導入後の農薬の規制

ポイント

- 調製粉乳ヒ素中毒発生が食品添加物公定書を策定するきっかけとなった.
- 米ぬか油へのPCBの混入による中毒事件がきっかけとなり，化審法が制定された.
- 食品衛生法が改正され，ポジティブリスト制度導入により，いままで残留基準値が設定されていなかった農薬・飼料添加物・動物用医薬品に対しても一定の基準が設けられた.

Exercise

1　(　　)に適切な語句を記入せよ.

① 100℃の加熱に耐性を示す毒素を産生し，嘔吐を主症状とする毒素型食中毒を引き起こす原因菌の学術名は，(　　　　　　　　　　)である.

② カンピロバクター食中毒とノロウイルス食中毒を比較したとき，集団食中毒を起こすことが多いのは，(　　　　　　)食中毒である.

③ 青梅に含まれる青酸配糖体に，果実に含まれる(　　　　　　　　　)が作用すると，グルコースが遊離した後，シアン化水素が発生する.

④ *Fusarium* 属のカビの一部は，食中毒性無白血球症を引き起こす(　　　　　　　)系マイコトキシンを産生する.

2　次の記述のうち，正しいものには○，誤っているものには，×を(　　)に入れよ.

① *Clostridium perfringens* が産生する毒素は，神経終末のシナプス小胞からのアセチルコリンの放出を阻害し，重症の場合，呼吸不全を引き起こす.　(　　)

② 食品衛生法の改正により，ポジティブリスト制度が導入され，農薬・飼料添加物・動物用医薬品について，残留基準値は一律0.01 ppmとなった.　(　　)

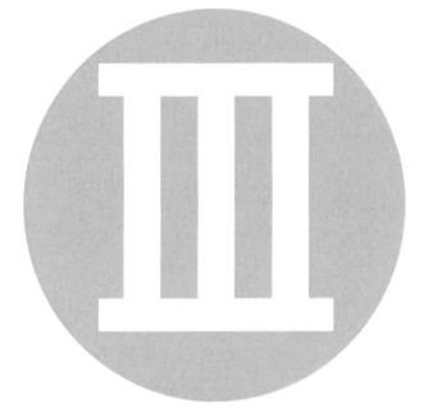

化学物質の管理と環境衛生

12 化学物質の毒性

A 化学物質の体内動態

化学物質は，消化管，皮膚，肺などから**吸収**されて循環血流に入った後，各組織・臓器に移行し，**分布**する．その移行，分布の過程で化学物質は，主に肝臓で**代謝**されて，腎臓やそのほかの組織・臓器から体外に**排泄**される．これら吸収，分布，代謝，排泄の一連の過程における化学物質の体内での移動や変化を体内動態という（図12・1）．これらの各過程によって，化学物質の体内濃度や代謝変換が規定されるために，化学物質の体内動態は，その毒性発現と深く関係している．したがって，化学物質の体内動態を解明することは，化学物質の毒性を予測し，防止するために重要である．

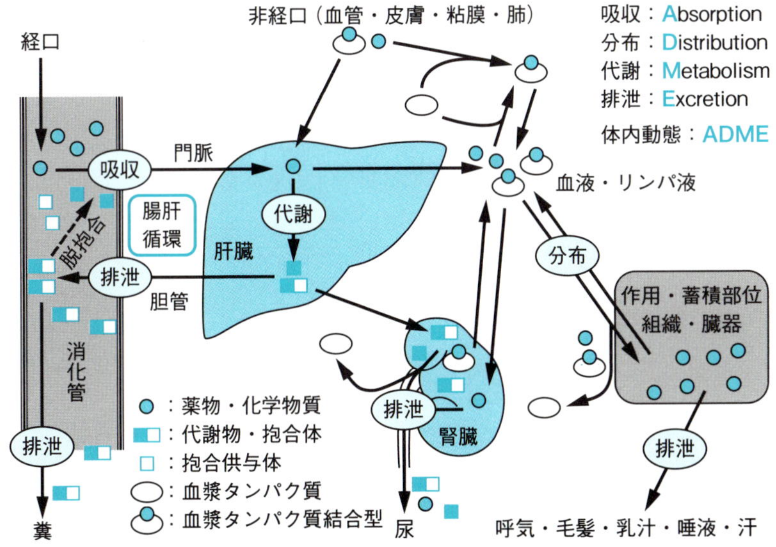

図12・1 化学物質の体内動態

❶ 吸 収

化学物質が生体膜で構成されるバリアを透過し（図12・2），全身循環血流に入る過程を吸収という．吸収の主な部位は，消化管，血管，皮膚，粘膜，肺である．

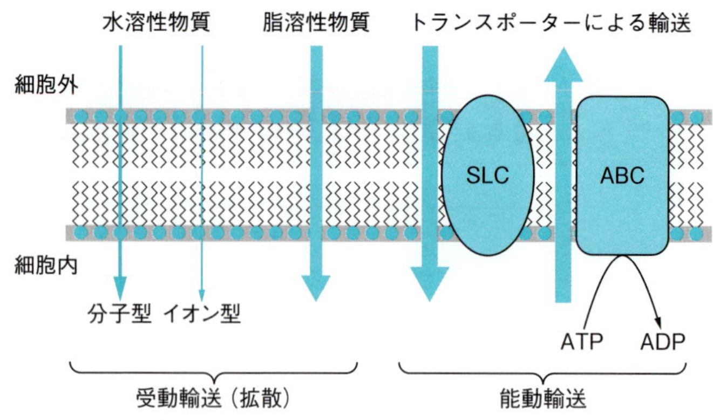

図12・2 化学物質の膜透過
ABC：ATP binding cassette，SLC：solute carrier

a 受動拡散

化学物質は脂質二重層の生体膜を介した濃度勾配に従って，単純拡散によって透過する．この形式による輸送が最も多い．一般に分子量が小さいほど，**脂溶性が高いほど透過性が高い**．化学物質の脂溶性は**オクタノール/水分配係数**[*1]から予測できる．

弱有機酸や弱塩基の**イオン型は親水性が高く（脂溶性が低く）**，**生体膜を透過しにくい**．イオン型と分子型の比率は化学物質の p*K*a とその溶液の pH に依存し，ヘンダーソン・ハッセルバルヒ式[*2]に従う（図12・3）．p*K*a とその溶液の pH が等しいとき：[分子型] = [イオン型] となる．

$$\text{酸}\quad : \mathrm{p}K\mathrm{a} - \mathrm{pH} = \log \frac{[\text{分子型}]}{[\text{イオン型}]}$$

$$\text{塩基} : \mathrm{p}K\mathrm{a} - \mathrm{pH} = \log \frac{[\text{イオン型}]}{[\text{分子型}]}$$

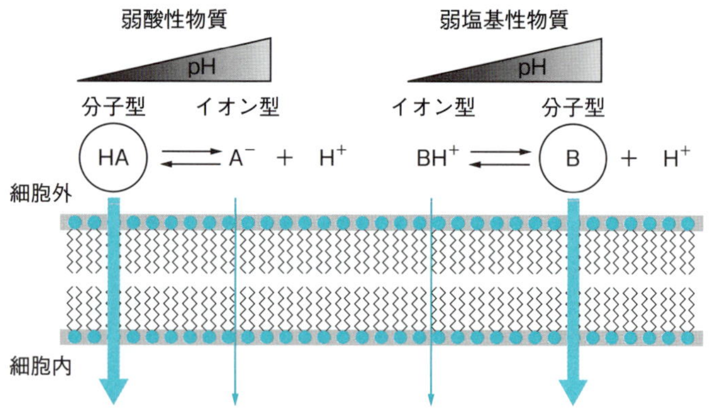

図12・3 水溶性物質（電解質）の解離と膜透過（pH分配仮説）

おさえておこう
・生体膜

*1 **オクタノール/水分配係数** 1-オクタノールと水の２つの溶媒相中に化学物質を加えて平衡状態となったときの２相における化学物質の濃度比（Po/w）．Po/w は化学物質の疎水性（脂質への溶けやすさ）を表す物理化学的な指標とされ，一般的に対数値（log Po/w）で記述される．値が大きいほど脂溶性が高い（吸収されやすく，生物体内に蓄積しやすい）．☞p.452

おさえておこう
・p*K*a

*2 **ヘンダーソン・ハッセルバルヒ式** Henderson-Hasselbalch equation

コラム

pH分配仮説による水溶（親水）性物質の吸収・排泄

弱酸性薬物　：溶液のpHが低いと　吸収↑　排泄↓

弱塩基性薬物：溶液のpHが高いと　吸収↑　排泄↓

弱酸のアスピリン（非ステロイド性抗炎症薬，p*K*a=3.5）は胃内腔（pH1～3）において分子型の比率が高いので，容易に吸収される．弱酸のフェノバルビタール（睡眠薬，抗てんかん薬）は，炭酸水素ナトリウム投与により尿をアルカリ性にすることでイオン型の比率が高くなり，排泄が促進（尿細管からの再吸収低下）される．

b 能動輸送

親水性の高い化学物質がその電気化学的性質や濃度勾配に逆らって膜を透過する機構．糖類，アミノ酸，ペプチドなどの栄養素や薬物などが膜にある基質特異性を有した輸送担体（トランスポーター）と相互作用してATP（ABCタイプ）やイオン（Na^+，H^+）の電気化学的ポテンシャル（SLCタイプ）を利用して輸送される．透過速度はミカエリス・メンテン式で表される．

おさえておこう
・輸送担体（トランスポーター）

コラム

各種臓器・組織に発現するトランスポーター

近年，物質（親水性，イオン型）の細胞内への取り込みや細胞外への排出に関与する輸送担体（トランスポーター）分子がクローニングされ各種組織・臓器に存在することが明らかになった（表12・1）．脂溶性物質は全身（全臓器）に分布するが，臓器に特異的に発現するトランスポーターの基質となる親水性物質は分布臓器が制限される．特定のトランスポーターの基質となる親水性薬物は，より有効性が高く，副作用が軽減されると期待される．

c エンドサイトーシス

肺から吸気とともに吸入した化学物質は，肺胞に運ばれる．ガス状の化学物質や蒸気体は肺胞の膜を受動拡散によって透過する．肺胞に達した微粒子（$< 2\mu m$）は肺胞マクロファージにより貪食（エンドサイトーシス）されて処理されるが，その処理能力を超えた場合には間質組織に蓄積される．

ここにつながる
・アスベスト　☞p.351

❷ 分　布

血液中に吸収された化学物質は，全身循環血流に入った後，組織・臓器に移行し，分布する．

分布に影響する要因を以下に示す．

a 血漿タンパク質結合

血中に移行した化学物質は，血漿タンパク質（アルブミン，α_1-酸性糖タンパク質）に結合するものが多い．アルブミンは酸性および中性物

おさえておこう
・血液-脳関門
・血液-胎盤関門

表12・1　代表的なトランスポーター

	トランスポーター	主な組織分布	主な基質
ABCタイプ	P-糖タンパク質(P-gp)		
	MDR1/ABCB1 (P-gp)	肝臓，腎臓，小腸，脳，胎盤	抗がん薬，フェニトイン，ジゴキシンなど
	BSEP/ABCB11	肝臓	胆汁酸，プラバスタチン
	多剤耐性関連タンパク質		
	MRP1/ABCC1	肝臓，腎臓，小腸，脳，胎盤	抗がん薬，グルクロン酸抱合体，硫酸抱合体，グルタチオン抱合体，胆汁酸(硫酸抱合体)など
	MRP2/ABCC2	肝臓，腎臓，小腸，胎盤	
	乳がん耐性タンパク質		
	BCRP/ABCG2	各種正常組織(肝臓，腎臓，脳，胎盤，精巣など)	抗がん薬，硫酸抱合体，ポルフィリン化合物，尿酸など
SLCタイプ	有機アニオントランスポーター		
	OAT1/SLC22A6	腎臓，脳	パラアミノ馬尿酸，ペニシリン，セフェム系抗生物質など
	OAT2/SLC22A7	肝臓，腎臓	
	OAT3/SLC22A8	肝臓，腎臓，脳	
	OATP/SLCO1A2	肝臓，腎臓，小腸，脳，胎盤	プラバスタチン，ジゴキシンなど
	有機カチオントランスポーター		
	OCT1/SLC22A1	肝臓，腎臓，小腸	シメチジン，テトラエチルアンモニウム(TEA)，コリン，ドパミンなど
	OCT2/SLC22A2	腎臓，小腸，脳	
	OCT3/SLC22A3	肝臓，腎臓，小腸，脳，胎盤	
	OCTN1/SLC22A4	腎臓，小腸，胎盤，精巣	カルニチン，キニジン，TEAなど
	OCTN2/SLC22A5	腎臓，小腸，脳，胎盤，精巣	
	ペプチドトランスポーター		
	PEPT1/SLC15A1	腎臓，小腸，胆管	小分子ペプチド，ベスタチン，β-ラクタム系抗生物質，カプトプリル，オセルタミビルなど
	PEPT2/SLC15A2	腎臓，脳，乳腺	
	アミノ酸トランスポーター		
	LAT1/SLC7A5	脳，胎盤，骨髄，精巣，がん	中性アミノ酸，L-DOPA，メチル水銀(システイン抱合体)など
	LAT2/SLC7A8	腎臓，小腸，脳，胎盤	
	グルコーストランスポーター		
	SGLT1/SLC5A1	腎臓，小腸，心筋	グルコース，ガラクトース
	SGLT2/SLC5A2	腎臓	
	多剤排出輸送体		
	MATE1/SLC47A1	肝臓，腎臓	メトホルミン，ピルシカイニド，プロカインアミドなど
	MATE2-K/SLC47A2	腎臓	

P-gp：P-glycoprotein，MDR：multidrug resistance，BSEP：bile salt export pump，MRP：multidrug resistance associated protein，BCRP：breast cancer resistance protein，OAT：organic anion transporter，OATP：organic anion-transporting polypeptide，OCT：organic cation transporter，OCTN：carnitine/organic cation transporter，PEPT：oligopeptide cotransporter，LAT：L-type amino acid transporter，SGLT：sodium-dependent glucose transporter，MATE：multidrug and toxic compound extrusion

質と結合し，α_1-酸性糖タンパク質は塩基性物質と結合する．**血漿タンパク質と結合した物質は細胞膜を通過できない**．したがって，組織・臓器への化学物質の分布は，非結合型と分子型の量や脂溶性に依存して増加する．しかし，**イオン型や血漿タンパク質に結合した物質**でも，**トランスポーターによって細胞膜を通過できる**ものもある．

ここにつながる

・**血液－脳関門**：メチル水銀の中枢神経障害

・**血液－胎盤関門**：メチル水銀による胎児性水俣病 ☞p.481：化学物質の毒性(重金属) ☞p.354

b 血液－臓器関門

血液－脳関門，**血液－胎盤関門**が重要である．これらの関門は細胞層を構成し，中枢や胎児を異物曝露から守っている．受動的にこの細胞層を通過するので，脂溶性が高い物質が通過しやすい．必要な栄養素を輸送するためのトランスポーターが存在する．また，P糖タンパク質（P-gp）や多剤耐性関連タンパク質（MRP）などの異物（抗がん薬：ドキソルビシン，シクロスポリン，ビンブラスチンなど）を血液側へ排泄するトランスポーターも存在し，異物の移行を調節している（図12・4）．このために抗がん薬は脳に移行しにくい（脳腫瘍に対する治療薬の有効性が低い）．

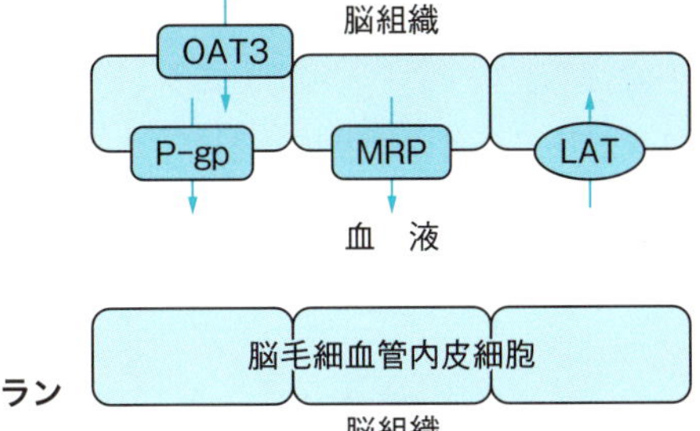

図12・4　血液－脳関門の代表的トランスポーター

❸ 代　謝

ⓐ 薬物（異物・化学物質）代謝機構（図12・5）

薬物代謝とは，体内に取り込まれた脂溶性の高い化学物質を代謝して極性化し，水溶性を増加させることにより，体外への排泄を促進する機構である．水溶性が増加すると，生体膜の透過性が低下して組織へは移行しにくくなり，尿中や胆汁中への排泄が容易になる．薬物代謝は第Ⅰ相反応と第Ⅱ相反応に区分される．化学物質は一般に生理活性や毒性のない代謝物へ変換され解毒（detoxication）される．一方，薬物代謝によって生理活性や毒性のないものからあるものへ変換されることがある．このような過程を代謝的活性化（metabolic activation）という．代謝されて薬効を発現する薬物もあり，プロドラッグとよばれる．

ここにつながる
- **二次発がん物質** ☞p.427

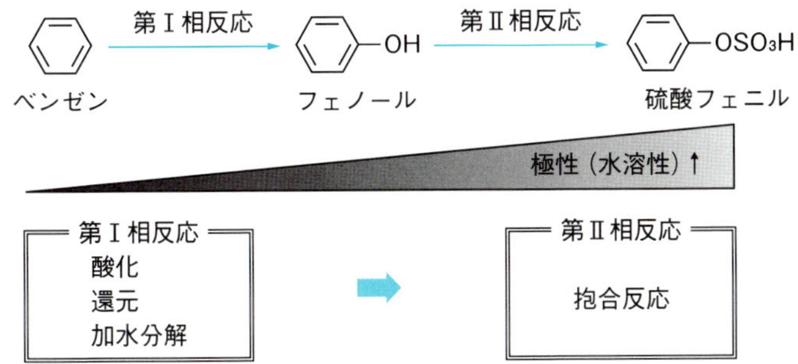

図12・5　薬物代謝酵素系の反応様式（第Ⅰ相反応と第Ⅱ相反応）

コラム

プロドラッグ

ロキソプロフェン，スリンダク，アセメタシン（酸性非ステロイド性抗炎症薬）：消化管から吸収された後に体内で活性型に代謝されるので，胃腸障害（胃腸で薬効が発現したときの副作用）を防ぐことが期待される．

b 薬物代謝酵素の分布（図12・6）

薬物代謝酵素は，**肝臓**で最も含量が多く，腎臓，肺，皮膚，小腸，胎盤などほとんどの組織・臓器に分布している．薬物代謝酵素は細胞内の**小胞体（ミクロソーム画分）**に多く分布するが細胞質（可溶性画分）やミトコンドリアなどの細胞内小器官（オルガネラ）に存在するものもある．

*3　S9 mix　☞p.433

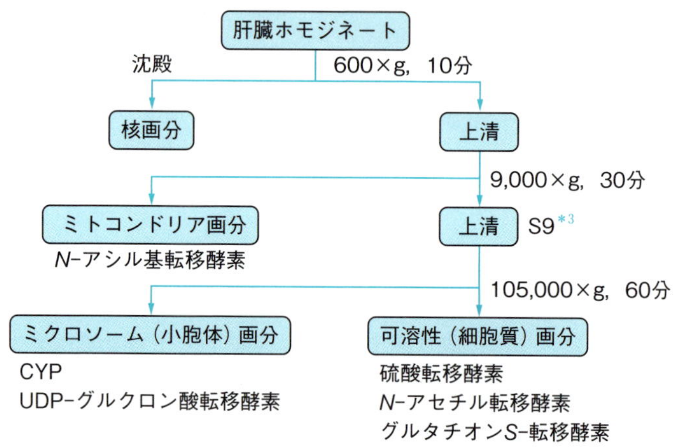

図12・6　肝臓の細胞分画

4 排　泄

化学物質は未変化体または代謝極性化されて体外へ排泄される．大部分は**腎臓から尿中**へ，**肝臓から胆汁中**へ排泄される．揮発性物質は肺から呼気中に排泄される．そのほか，汗，唾液，乳汁，爪，毛髪中へ排泄される．

ここにつながる

・**毛髪中への排泄**　☞p.354：メチル水銀，ヒ素：化学物質の毒性（重金属）

a 尿中排泄

腎臓からの化学物質の排泄には糸球体ろ過，尿細管分泌，尿細管再吸収の3つの機構が関係している（図12・7）．

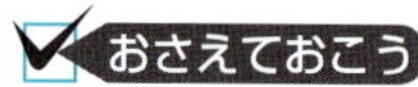

おさえておこう

・**腎臓の構造と機能**

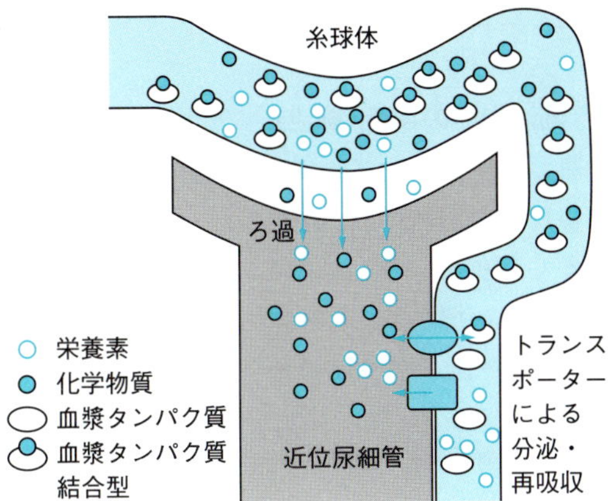

図12・7 尿中排泄

(1) 糸球体ろ過

心拍出量の約20%（血漿200 L/日）が20～100 nmの細孔を有する毛細血管（糸球体）でろ過される．血漿タンパク質に結合していない**分子量6万以下**の物質は，**イオン型**，**分子型を問わず**に，血漿中の低分子物質や水とともにろ過される．

(2) 尿細管分泌

能動的に**有機アニオン**および**有機カチオン**を血中から尿中へ分泌する**トランスポーター**が血管側の近位尿細管上皮細胞基底膜に存在する．血漿タンパク質に結合した化学物質も**トランスポーター**の基質となり分泌（排泄）される．刷子縁膜（尿細管腔側）にはP-gpやMRPが存在し，これらの基質となる物質が尿中へ分泌される．

(3) 尿細管再吸収

脂溶性が高く，**分子型の物質**は近位尿細管上皮細胞の刷子縁膜から**受動拡散**によって**再吸収**される．原尿中にろ過された栄養素は刷子縁膜に存在するトランスポーターによって再吸収される．糸球体ろ過されたタンパク質（分子量6万以下）は近位尿細管で再吸収・代謝される．

b 肝臓からの排泄

化学物質は，肝小葉間静脈（門脈：腸から吸収）と肝小葉間動脈（腸以外の部位から吸収）の血管（類洞）側の膜から**肝実質細胞**に取り込まれ**代謝**を受けて血管側または胆管側へ排泄される．これらの化学物質の取り込みや排泄はトランスポーターによって能動的に行われる．肝実質細胞で代謝された後，グルクロン酸や硫酸などで抱合された物質は，腸管内の腸内細菌によって加水分解（脱抱合）されなければ糞中に排泄される．胆汁中に排泄されたグルクロン酸抱合体，硫酸抱合体の一部は，**腸内細菌**の**β-グルクロニダーゼ**，アリルスルファターゼによって**加水分解**（**脱抱合**）される．**脱抱合**によって**脂溶性が高くなる**ために腸管から再吸収されて，門脈を経て肝臓に戻る（腸肝循環[*4]，図12・1）ために，排泄

おさえておこう

・肝臓の構造と機能

*4 **腸肝循環** 生体内物質や化学物質が抱合を受けて胆汁中に排泄されて十二指腸に分泌された後，腸内細菌の酵素によって加水分解を受けて脱抱合体となり，極性が低くなるために腸管から再吸収されて門脈を経て肝臓に戻るサイクル．腸肝循環する薬物としてインドメタシン，ジクロフェナク，強心配糖体，モルヒネ，経口避妊薬（黄体，卵胞ホルモン）などがある．

が遅くなる．

c 乳汁中への移行（排泄）

脂溶性が高い化学物質は受動拡散によって乳汁中に排泄される（移行する）．弱塩基性の化学物質は，弱塩基性の血漿中（pH 7.4）では分子型が多く存在し，受動拡散で乳汁中に移行し，弱酸性（pH 6.6）の乳汁中ではイオン型が多く存在するため乳汁中に排泄されやすい．

ポイント

- 受動拡散は濃度勾配に従った物質の膜透過である．脂溶性が高いほど透過性が高く，吸収されやすい．水溶性物質は分子型が吸収され，イオン型は吸収されにくい．
- 能動輸送はトランスポーターを介して水溶性の高い物質を電気化学的性質や濃度勾配に逆らって膜を透過させる機構．
- 血液－脳関門や血液－胎盤関門は細胞層を構成し，中枢や胎児を異物曝露から守っている．必要な栄養素を輸送するためのトランスポーターが存在する．これら関門には異物を血液側に排泄するトランスポーターも存在する．
- 脂溶性の高い化学物質は血液－脳関門や血液－胎盤関門を受動的に通過するので，中枢神経障害や胎児毒性を発現させる可能性が高い．
- 薬物（異物・化学物質）代謝とは，体内に取り込まれた脂溶性の高い化学物質を代謝して極性化し，水溶性を増加させることにより，体外への排泄を促進する機構．
- 血漿タンパク質に結合していない分子量6万以下の物質は糸球体ろ過される．
- 近位尿細管上皮細胞の基底膜には有機アニオンおよび有機カチオンを血中から尿中へ分泌するトランスポーターが存在し，これら物質が尿細管分泌される．
- 肝実質細胞には化学物質を取り込んだり，代謝体や抱合体を排泄するためのトランスポーターが存在する．
- 脂溶性が高い化学物質や弱塩基性の化学物質は乳汁に排泄されやすい．

B 第Ⅰ相反応が関わる代謝・代謝的活性化

第Ⅰ相反応（表12・2）とは，体内に吸収，分布した脂溶性の化学物質を酸化，還元，加水分解などによって極性（水溶性）の高い物質に代謝し，体外への排泄を促進する反応である．

❶ シトクロムP450（CYP）

脂溶性の化学物質の酸化反応のほとんどは，CYPによって行われる．

ヘム含有タンパク質：三価（酸化型，Fe^{3+}）鉄と二価（還元型，Fe^{2+}）鉄で存在する．還元型で一酸化炭素（CO）と結合したCYPは，450 nmに極大吸収を示すことからシトクロムP450と命名された．

表12・2 代表的な第Ⅰ相反応

反 応	酵 素	局在部位
酸化		
アルキル基の水酸化	CYP	小胞体
脂肪族環の水酸化	CYP	小胞体
N-, *O*-, *S*-脱アルキル化	CYP	小胞体
エポキシ化・芳香族環の水酸化	CYP	小胞体
N-, *S*-酸化	CYP, FMO	小胞体
脱硫化	CYP	小胞体
アルコールの酸化	アルコール脱水素酵素	細胞質
	CYP (CYP2E1)	小胞体
	カタラーゼ	ペルオキシゾーム
アルデヒドの酸化	アルデヒド脱水素酵素	細胞質, ミトコンドリア
還元		
アゾ基・ニトロ基の還元	CYP, NADPH-CYP還元酵素	小胞体
	DT-ジアホラーゼ	細胞質
	アゾ還元酵素, ニトロ還元酵素	腸内細菌
キノンの還元	DT-ジアホラーゼ	細胞質
	NADPH-CYP還元酵素	小胞体
還元的脱ハロゲン化	CYP	小胞体
アレンオキシドの還元	CYP	小胞体
加水分解		
エポキシド加水分解	エポキシド加水分解酵素	細胞質, 小胞体
エステル・アミド加水分解	エステラーゼ	細胞質, 小胞体, 血液
ペプチド切断	ペプチダーゼ	リソソーム, 血液
β-グルコシド (グリコシド) 加水分解	β-グルコシダーゼ (グリコシダーゼ)	腸内細菌
β-グルクロニド加水分解	β-グルクロニダーゼ	腸内細菌
脱硫酸化 (加水分解)	アリルスルファターゼ	腸内細菌

表12・3 CYPの分子種と代表的基質

ファミリー	分子種	代表的基質	発現臓器
CYP1	CYP1A1	芳香族炭化水素 (ベンゾ[*a*]ピレン, 3-メチルコラントレン)↑	多くの臓器
	CYP1A2	アセトアミノフェン, カフェイン, プロプラノロール, イミプラミン, テオフィリン, ワルファリン (*R*), チザニジン, ヘテロサイクリックアミン (Trp-P-1), アフラトキシンB_1	肝臓
CYP2	CYP2B6	テストステロン, シクロホスファミド	肝臓, 消化管, 肺
	CYP2C9	トルブタミド, ワルファリン (*S*)↓, セレコキシブ↓, フルバスタチン, フェニトイン	
	CYP2C19	フェニトイン, オメプラゾール↓, イミプラミン↓, ジアゼパム, プロプラノロール, ヘキソバルビタール↑, クロピドグレル	
	CYP2D6	デブリソキン, イミプラミン, プロプラノロール↓, リトナビル↓, コデイン, アンフェタミン, クロルプロマジン, ノルトリプチリン, アミトリプチリン	肝臓, 消化管, 腎臓
	CYP2E1	エタノール↑↓, アセトアミノフェン, 四塩化炭素, トルエン, ベンゼン, ジメチルニトロソアミン	肝臓, 肺, 胎盤
CYP3	CYP3A4	カルバマゼピン↑, ベラパミル↓, ニフェジピン↓, ジルチアゼム↓, リトナビル↑↓, アミオダロン↓, イミプラミン, ジアゼパム, コデイン, プロプラノロール, オメプラゾール, イトラコナゾール↓, シンバスタチン, ピタバスタチン, ワルファリン (*R*), マクロライド系抗生物質↓ (14員環), シクロスポリン↓, タクロリムス↓, グルココルチコイド↑↓, 17β-エストラジオール, テストステロン, プロゲステロン, アフラトキシンB_1, 非ヌクレオシド系逆転写酵素阻害薬 (ネビラピン↑, エファビレンツ↑↓, エトラビリン↑), HIVプロテアーゼ阻害薬 (リトナビルが最も強い)↓, (インターフェロンフリー) 抗HCV薬 (アスナプレビル)↑	肝臓, 消化管, 胎盤, 子宮, 腎臓, 肺
	CYP3A7	アフラトキシンB_1	
CYP4	CYP4A11	ラウリン酸 (ω酸化)	腎臓
	CYP4A12		肝臓

臓器により発現分子種が異なる. 肝臓で最も含量の多い分子種はCYP3A4で, 総量の30〜40%を占める. 薬物の約50%がCYP3A4で代謝される. 比較的基質特異性は低い (複数の分子種で代謝: 下線). 誘導剤: ↑, 阻害剤: ↓.

a CYPの性質と特徴

(1) CYPの分子種（表12・3）

NOTE　CYPの命名法
$CYPX_1X_2X_3$
X_1：ファミリー（数字）　アミノ酸配列の相同性が30～40%以上
X_2：サブファミリー（英字）　アミノ酸配列の相同性が55～60%以上
X_3：分子種（数字）

CYPは，**肝臓**で最も含量が多く，腎臓，肺，皮膚，小腸，胎盤などほとんどの組織・臓器の**小胞体（ミクロソーム画分）**に存在する（☞図12・6）．また，副腎皮質のミトコンドリアにも存在し，ステロイドホルモンの酸化的生合成にも関与している．

(2) CYPによる酸化反応機構（図12・8）

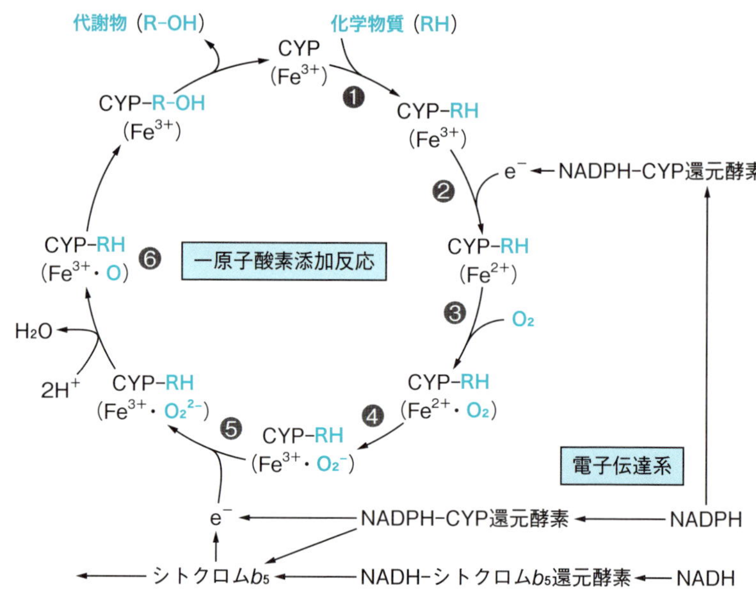

図12・8　CYPによる酸化反応機構

CYPは**一原子酸素添加酵素**（モノオキシゲナーゼ，monooxygenase）で**一原子酸素添加反応**を行う．反応には**2個の電子**と**分子状酸素**が必要である．

❶**酸化型CYP**（Fe^{3+}）に**基質（RH）が結合**する．

❷**NADPH-CYP還元酵素**から**1個目の電子**（e^-）を受け取り，CYP-RH（Fe^{2+}）に還元される．

❸CYP-RH（Fe^{2+}）に**分子状酸素（O_2）**が結合し，CYP-RH（$Fe^{2+}\cdot O_2$）を形成する．この反応は**COによって可逆的（競合的）に阻害**される．

❹CYP-RH（$Fe^{2+}\cdot O_2$）の鉄イオンから1個の電子が酸素の分子軌道に移動して鉄イオンが酸化型（Fe^{3+}）になり，酸素が1当量還元された複合体CYP-RH（$Fe^{3+}\cdot O_2^-$）を形成する．

❺電子伝達系のNADPH-CYP還元酵素またはNADH-シトクロムb_5還元酵素から**2個目の電子**を受け取り，反応性の高い複合体CYP-RH（$Fe^{3+}\cdot O_2^{2-}$）となる．

❻複合体CYP-RH（$Fe^{3+}\cdot O_2^{2-}$）は分解して酸素2原子のうち1個は還元されて水（H_2O）となり，もう1個は化学物質に導入されて，最終代謝

物R-OHを生成する.

結果的には，CYPが1分子の基質（化学物質）に酸素原子を1個添加するのに2個の電子が必要である.

❷ CYPによる酸化反応

a アルキル基の水酸化（図12・9）

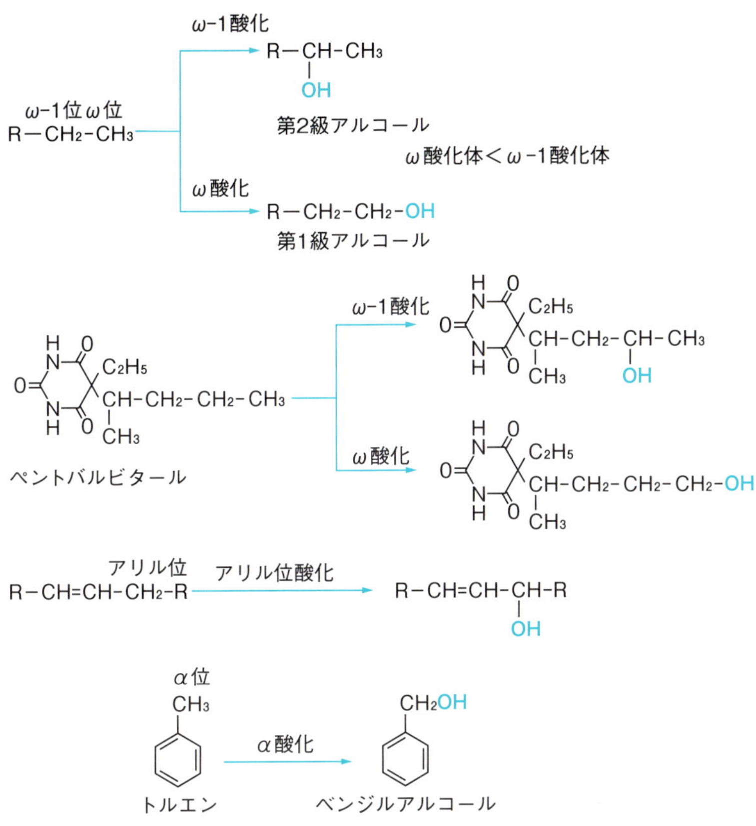

図12・9　CYPによるアルキル基の水酸化

直鎖のアルキル基は，ω位（末端）またはω-1位（末端から1つ内側）が酸化され，第1級または第2級アルコールを生成する．一般にω-1酸化体のほうがω酸化体よりも優位に生成する．プロピル基以上の長鎖のアルキル基はω-1位の水酸化が主反応となる．

二重結合を有するアルキル基ではアリル位（二重結合炭素の隣）が酸化されやすい．脂肪族環または芳香族環に結合したアルキル基では環に隣接した（α位）が酸化されやすい.

b 酸化的脱アルキル化（図12・10）

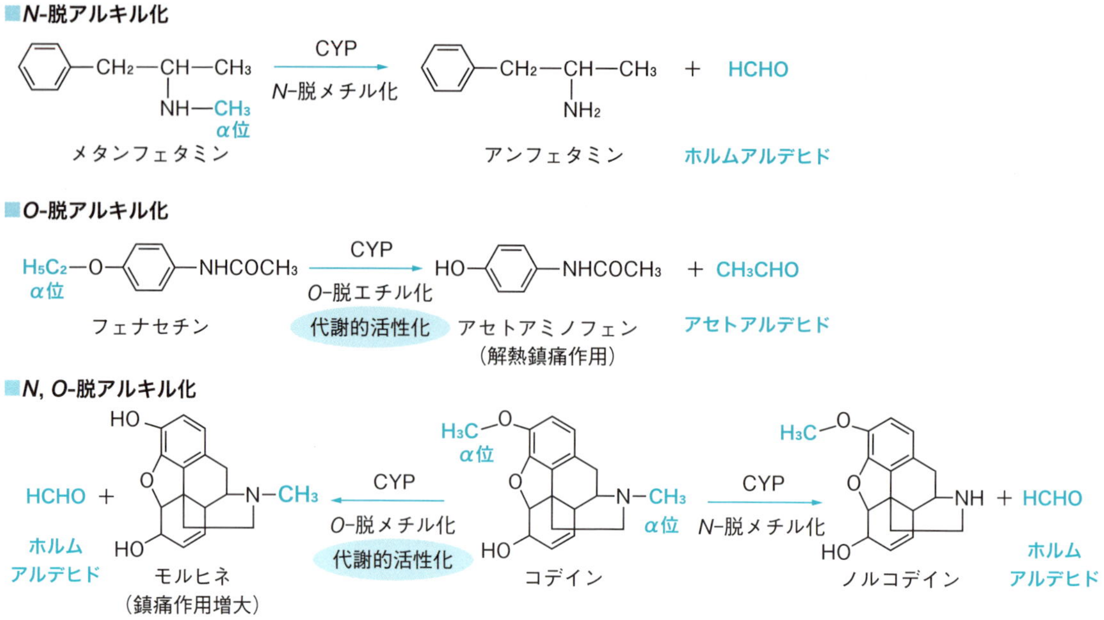

N-脱アルキル化

メタンフェタミン（C_6H_5–CH_2–CH(NH–CH_3)–CH_3，CH_3がα位）→ CYP，N-脱メチル化 → アンフェタミン（C_6H_5–CH_2–CH(NH_2)–CH_3）＋ HCHO（ホルムアルデヒド）

O-脱アルキル化

フェナセチン（H_5C_2–O–C_6H_4–$NHCOCH_3$，H_5C_2がα位）→ CYP，O-脱エチル化（代謝的活性化）→ アセトアミノフェン（解熱鎮痛作用）（HO–C_6H_4–$NHCOCH_3$）＋ CH_3CHO（アセトアルデヒド）

N, O-脱アルキル化

コデイン（H_3C–O，N–CH_3がα位）→ CYP，O-脱メチル化（代謝的活性化）→ モルヒネ（鎮痛作用増大）＋ HCHO（ホルムアルデヒド）

コデイン → CYP，N-脱メチル化 → ノルコデイン（–NH）＋ HCHO（ホルムアルデヒド）

図12・10　CYPによる脱アルキル化

N，O，Sなどのヘテロ原子に結合したアルキル基（メチル基，エチル基）のα位（ヘテロ原子の隣）の炭素が一原子酸素添加されやすい．α-水酸化中間体（下図）は不安定であり，分解して脱アルキル化が起こる．離脱したアルキル基は，対応する（アルキル基の炭素数が同じ）アルデヒドを生成する．

$$\text{R-X-CH}_2\text{-R'} \ (\text{X=O, N, S}) \rightarrow [\text{R-X-}\underset{\alpha位}{\text{CH(OH)}}\text{-R'}] \rightarrow \text{R-XH+R'CHO}$$

脱メチル化　→　R-XH + HCHO（ホルムアルデヒド）

脱エチル化　→　R-XH + CH_3CHO（アセトアルデヒド）

c エポキシ化・芳香族環の水酸化（図12・11）

脂肪族および芳香族の炭素間二重結合は，CYPによって一原子酸素添加反応を受けて三員環エポキシドを生成する．エポキシドは反応性に富み，生体組織のタンパク質や核酸などと反応して毒性や発がん性を示す．また，エポキシドは非常に不安定であり，一部は非酵素的な転移によって水酸化体（フェノール類）となる．

おさえておこう

・エポキシド　☞p.428：化学発がん

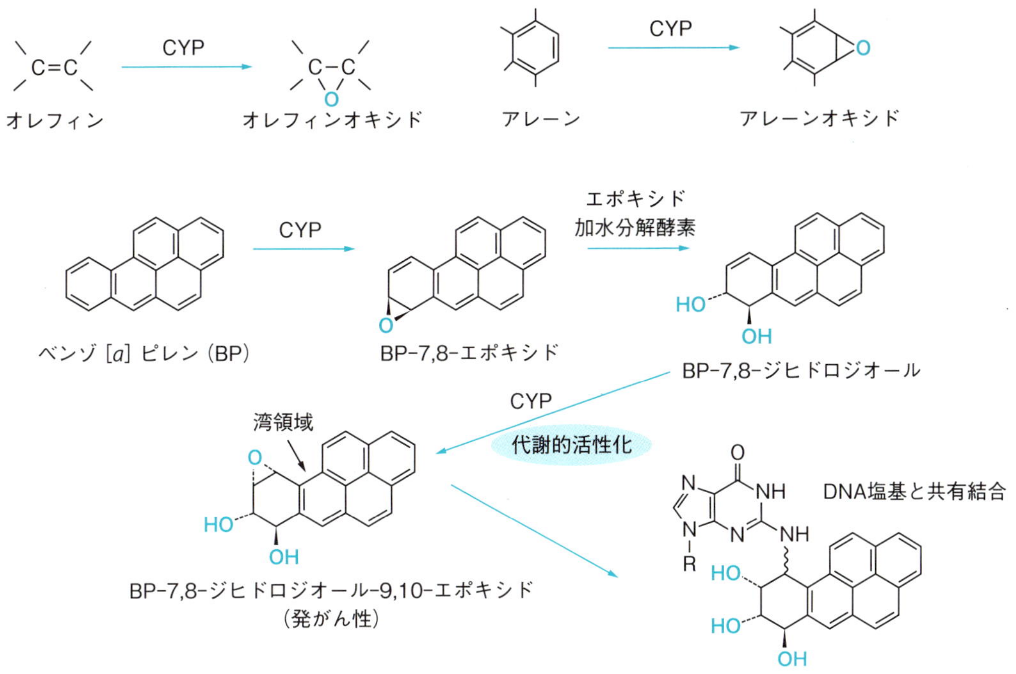

CYP
オレフィン
オレフィンオキシド
CYP
アレーン
アレーンオキシド

CYP
エポキシド加水分解酵素
ベンゾ［*a*］ピレン（BP）
BP-7,8-エポキシド
BP-7,8-ジヒドロジオール
CYP
代謝的活性化
湾領域
BP-7,8-ジヒドロジオール-9,10-エポキシド（発がん性）
DNA塩基と共有結合

図12・11　CYPによるエポキシ化

d ヘテロ原子の酸化（図12・12）

化学物質中のN，Sなどのヘテロ原子はCYPまたは小胞体のフラビン含有モノオキシゲナーゼ（flavine-containing monooxygenase，FMO）によって酸化される．塩基性の強い第2級，第3級アミンの酸化は主にFMOが触媒する．第1級，第2級アミン類は，N原子が酸化されるとヒドロキシルアミンが生成し，第3級アミン類では*N*-オキシドが生成する．

コラム

フェニルヒドロキシルアミンによるメトヘモグロビン血症の誘発

CYPによるアニリンの*N*-酸化体のフェニルヒドロキシルアミンは，酸素存在下でヘモグロビン（Fe^{2+}）をメトヘモグロビン（Fe^{3+}）に酸化する（メトヘモグロビン血症）．酸化型ヘモグロビン（Fe^{3+}）へは酸素が結合できなく，全身への酸素運搬が減少するので酸素欠乏状態（チアノーゼ）になる．ヘム鉄が酸化型（Fe^{3+}）のCYPでも酸素は結合できない（図12・8❷）．

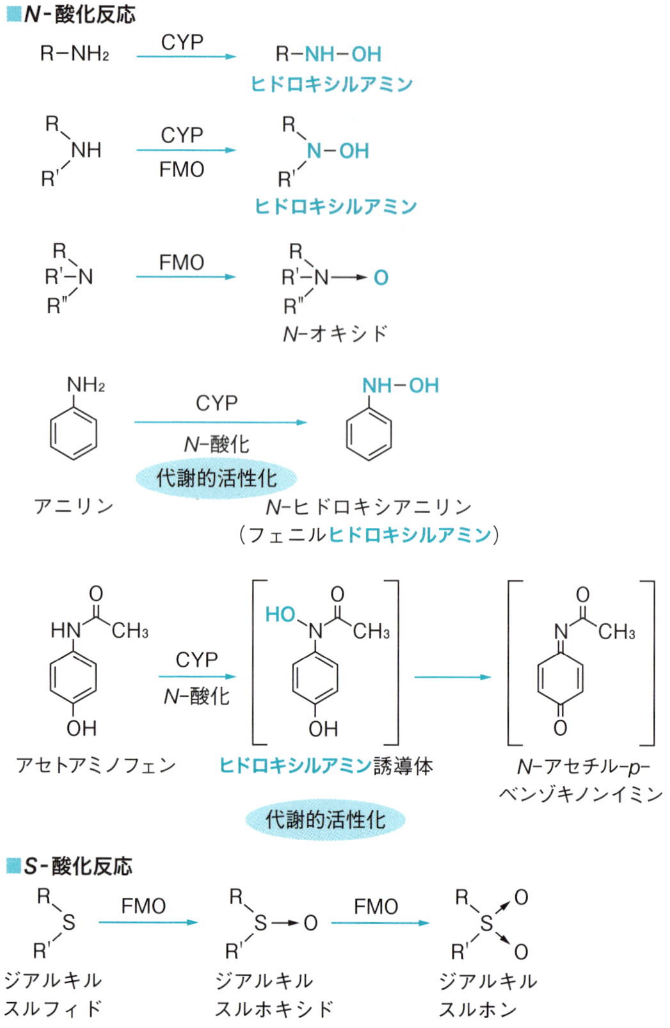

■***N*-酸化反応**

R−NH₂ →(CYP) R−NH−OH
ヒドロキシルアミン

R(R')NH →(CYP, FMO) R(R')N−OH
ヒドロキシルアミン

R(R')(R'')N →(FMO) R(R')(R'')N→O
N-オキシド

アニリン →(CYP, *N*-酸化) *N*-ヒドロキシアニリン（フェニルヒドロキシルアミン）
代謝的活性化

アセトアミノフェン →(CYP, *N*-酸化) [ヒドロキシルアミン誘導体] → [*N*-アセチル-*p*-ベンゾキノンイミン]
代謝的活性化

■***S*-酸化反応**

R(R')S →(FMO) R(R')S→O →(FMO) R(R')S(→O)₂
ジアルキルスルフィド　ジアルキルスルホキシド　ジアルキルスルホン

図12・12　CYPによるヘテロ原子の酸化

おさえておこう
・**アセトアミノフェン** ☞p.347
化学物質による器官毒性

e 脱硫(S)化（図12・13）

おさえておこう
・**パラチオン** ☞p.362

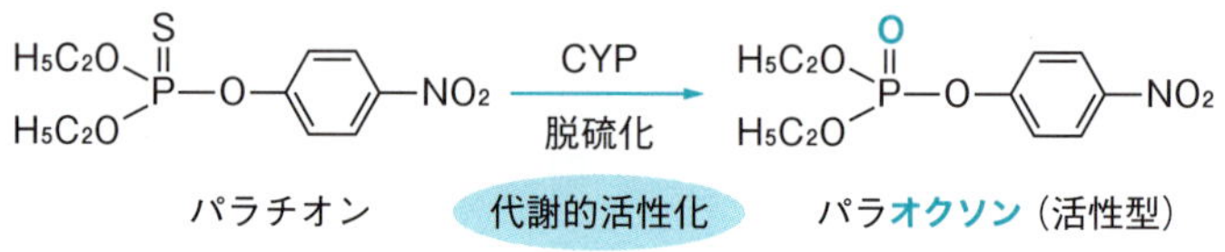

パラチオン →(CYP, 脱硫化) パラオクソン（活性型）
代謝的活性化

図12・13　CYPによる脱硫(S)化

多くの有機リン系農薬（**チオン体**）などのチオリン酸エステル化合物は脱硫反応を受けてS原子が**O原子**に**置換**（**オクソン体**）し，**活性型**（アセチルコリンエステラーゼ阻害）となる．

❸ アルコールの酸化

エタノールは主に肝臓（細胞質）の**アルコール脱水素酵素**（alcohol dehydrogenase, ADH）によって**アセトアルデヒド**に酸化（律速段階）された後，**アルデヒド脱水素酵素**（aldehyde dehydrogenase, ALDH）によって酢酸まで酸化（ミトコンドリア，細胞質）される．**遺伝的多型**が存在する．**メタノール**も同様の経路で有毒な**ホルムアルデヒド**とギ（蟻）酸に酸化される．ADH 以外にも **CYP2E1**（microsomal ethanol oxidizing system, MEOS）やカタラーゼ（ペルオキシソーム）がエタノールの酸化活性をもつが，それらの寄与する割合は小さい（図12・14）．

おさえておこう
・メタノール
・エチレングリコール ☞p.349

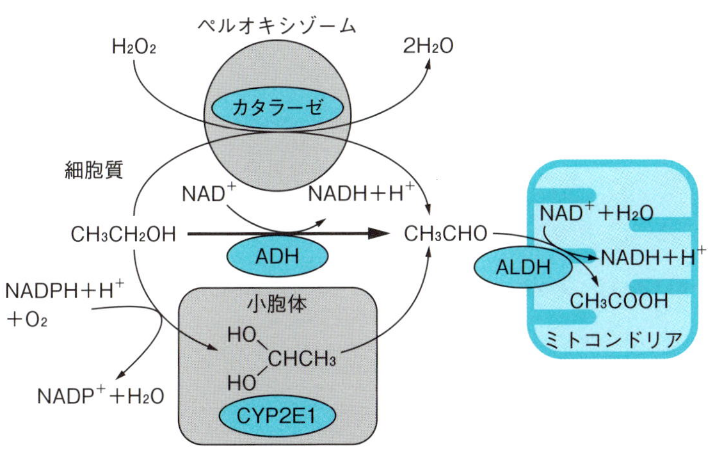

図12・14　アルコールの酸化

❹ 還元反応

小胞体または細胞質の還元酵素によって触媒され，また**腸内細菌**によっても行われる．

ⓐ アゾ基，ニトロ基，アレーンオキシドの還元（図12・15）

嫌気的条件下で，CYP，NADPH-CYP 還元酵素（小胞体），DT-ジアホラーゼ（NAD(P)H キノン還元酵素，細胞質），アゾ還元酵素，ニトロ還元酵素（腸内細菌）によって還元される．**プロントジル**（赤色素）は体内で**スルファニルアミド**に還元されて**抗菌作用**を示すが，**メトヘモグロビン血症**の原因となる **1, 2, 4-トリアミノベンゼン**にも還元されるために，副作用として**メトヘモグロビン血症**を起こす．**ニトロベンゼン**は体内で**メトヘモグロビン血症**の原因となるフェニル**ヒドロキシルアミン**に還元される．アレーンオキシド（エポキシド）は嫌気的条件下で CYP によって還元される．

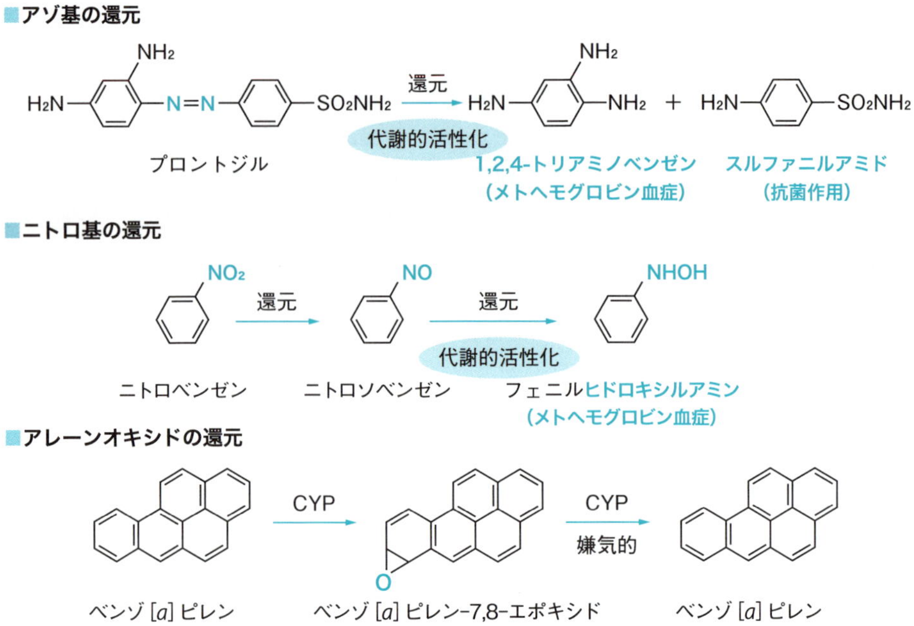

■アゾ基の還元

■ニトロ基の還元

■アレーンオキシドの還元

図12・15　アゾ基，ニトロ基，アレーンオキシドの還元

b 還元的脱ハロゲン化

四塩化炭素（有機溶剤）は肝臓でCYPによって**嫌気的に一電子還元**されて**トリクロロメチルラジカル**が生成されて，連鎖的な**脂質過酸化反応**によって**肝障害**（**脂肪肝**）が発現する（図12・16）．

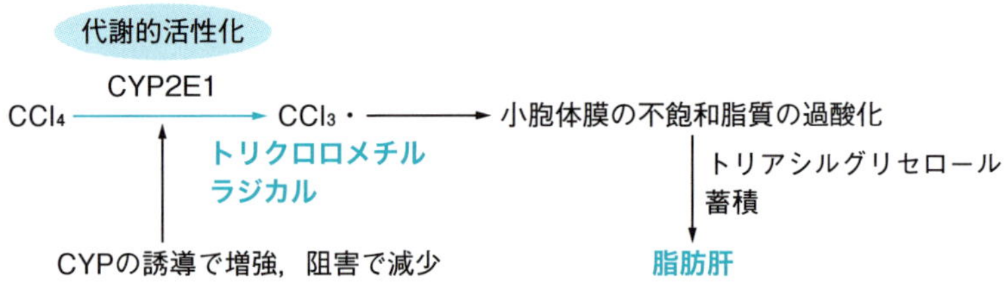

図12・16　CYPによる還元的脱塩素化

❺ 加水分解反応

a カルボキシルエステラーゼ（図12・17）

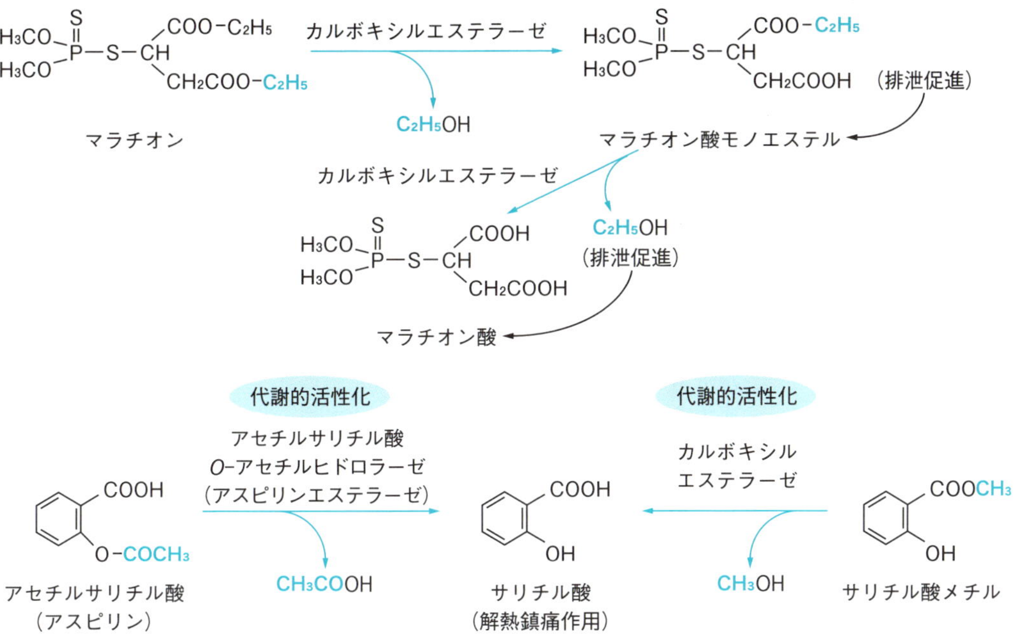

図12・17 カルボキシルエステラーゼによる加水分解

カルボン酸エステル類，アミド類，チオエステル類，リン酸エステル類および酸無水物は**エステラーゼ**により加水分解され，酸とアルコールまたはアミドなどに変換される．

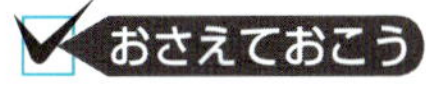

・**マラチオン** ☞p.362

コラム

マラチオンの選択毒性

昆虫と比べて哺乳動物の体内ではカルボキシルエステラーゼ活性が高いので，有機リン系農薬のマラチオンが活性型のマラオクソンに代謝される割合は低く，極性の高いマラチオン酸に加水分解されてただちに解毒，排泄される（選択毒性）．マラチオンは昆虫の体内のCYPによってマラオクソンに脱硫化されて殺虫作用を発現する．

コラム

サリチル酸

ヒポクラテスの時代からヤナギの鎮痛作用は知られていた．19世紀，ヤナギ（Salix）樹皮に含まれる活性成分のサリシン（Salicin）とよばれる苦味配糖体からサリチル酸が分離された．サリチル酸は局所刺激作用が強く，胃障害を起こしやすいために，1897年にホフマンによって副作用の少ないアセチルサリチル酸（アスピリン）が合成された．アセチルサリチル酸は世界初の合成医薬品である．

ⓑ エポキシド加水分解酵素 (図12・18)

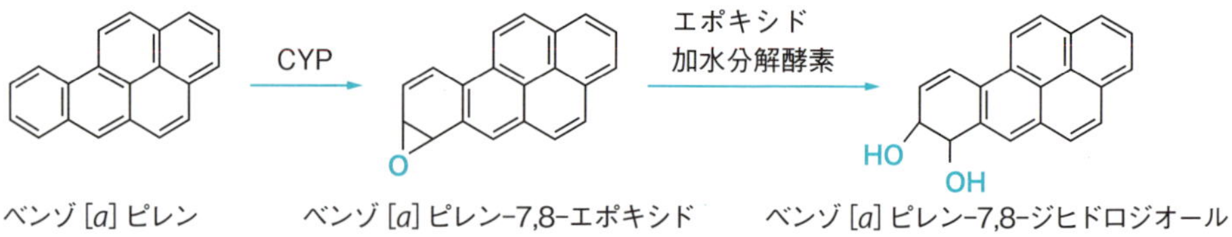

ベンゾ[*a*]ピレン　CYP→　ベンゾ[*a*]ピレン-7,8-エポキシド　エポキシド加水分解酵素→　ベンゾ[*a*]ピレン-7,8-ジヒドロジオール

図12・18　エポキシドのエポキシド加水分解酵素によるジヒドロジオール体への加水分解

CYPの酸化により生成したエポキシドは，**エポキシド加水分解酵素**によってジヒドロジオール体に加水分解される.

おさえておこう

・サイカシンの発がん性（β-グルコシダーゼ） ☞p.257

ⓒ 腸内細菌

腸内細菌が有するβ-グルコシド（グリコシド）を加水分解するβ-グルコシダーゼ（グリコシダーゼ）やβ-グルクロニドを加水分解するβ-グルクロニダーゼが関与する.

ポイント

- 第I相反応とは，脂溶性の化学物質を酸化，還元，加水分解などによって極性（水溶性）の高い物質に代謝し，体外への排泄を促進する反応.
- CYPは一原子酸素添加酵素（モノオキシゲナーゼ）で2個の電子と分子状酸素の供給を受けて一原子酸素添加反応を行う.
- 直鎖のアルキル基は，CYPによりω位（末端）またはω-1位（末端から1つ内側）が酸化され，第1級または第2級アルコールを生成する.
- CYPによりN，O，Sなどのヘテロ原子に結合したアルキル基（メチル基，エチル基）が酸化され脱アルキル化が起こる．離脱したアルキル基は，対応する（アルキル基の炭素数が同じ）アルデヒドを生成する.
- エポキシドは反応性に富み，生体組織のタンパク質や核酸などと反応して毒性や発がん性を示す.
- 第1級，第2級アミン類のN原子がCYPによって酸化されるとヒドロキシルアミンが生成する.
- チオリン酸エステルの有機リン系農薬（チオン体）はCYPによってS原子がO原子に置換（オクソン体）され，活性化される.
- エタノールは主にアルコール脱水素酵素によってアセトアルデヒドに酸化され，さらにアルデヒド脱水素酵素によって酢酸に酸化される．CYP2E1（microsomeal ethanol oxidizing system，MEOS）がエタノールの酸化活性をもつが，その寄与する割合は少ない.
- 嫌気的条件下でCYPは還元反応を行う．また，腸内細菌が物質の還元反応に関与する.
- 腸内細菌が有するβ-グルコシダーゼやβ-グルクロニダーゼが物質の加水分解に関与する.

C　第II相反応が関わる代謝・代謝的活性化

❶ 抱合反応

第II相反応（表12・4）によってさらに**極性物質に変換されて水溶性が増大**（アセチル抱合，メチル抱合を除く）するために尿中または胆汁中への**排泄がより促進**される．一般にヒトでは，**分子量の小さい**（抱合体を含む）化合物（**<約500**）は**尿中**に，**分子量の大きい**（抱合体を含む）化合物（**>約500**）は**胆汁中**に**排泄**されやすい．抱合体（主にグルクロン酸抱合体や硫酸抱合体）の胆汁中への排泄には，トランスポーターが関与している．ステロイドホルモン，ビリルビン，胆汁酸などの生体内物質も抱合反応によって体内レベルが調節されている．

表12・4　代表的な第Ⅱ相反応

抱合反応	主な基質	供与体	酵　素	局在部位
グルクロン酸抱合（β-グルコシド結合）	アルコール性水酸基 フェノール性水酸基 カルボキシ基 アミノ基 スルフヒドリル基	UDP-α-D-グルクロン酸	UDP-グルクロン酸転移酵素	小胞体（ミクロソーム画分）
硫酸抱合	アルコール性水酸基 フェノール性水酸基 アミノ基	活性硫酸（PAPS）	硫酸転移酵素	細胞質（可溶性画分）
アミノ酸抱合	カルボキシ基	CoA，**グリシン**，グルタミン，タウリン	アミノ酸 *N*-アシル基転移酵素	ミトコンドリア
アセチル抱合	芳香族アミン ヒドラジン アミド 水酸基	アセチルCoA	アセチル基転移酵素	細胞質（可溶性画分）
グルタチオン抱合	エポキシド ハロゲン化合物 芳香族ニトロ化合物	グルタチオン	グルタチオン *S*-転移酵素	細胞質（可溶性画分）
メチル抱合	水酸基，アミノ基（カテコールアミン等）	*S*-アデノシルメチオニン	メチル基転移酵素	小胞体（ミクロソーム画分）

a グルクロン酸抱合（図12・19）

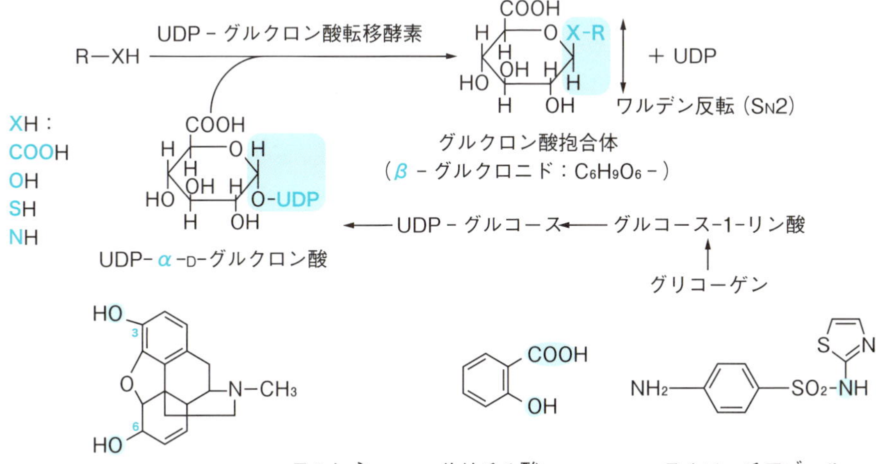

図12・19　グルクロン酸抱合反応

ネコを除く哺乳動物では，グルクロン酸抱合が主な第Ⅱ相反応であ

NOTE ネコにはグルクロン酸抱合能が欠損しているために，多くの薬物（抗炎症薬・解熱鎮痛薬など）に対して感受性が高く，副作用が発現しやすい．

＊5 UDP uridinediphosphate の略．

＊6 腸肝循環 ☞p.325

る．**小胞体**の**UDP**[＊5]**-グルクロン酸転移酵素**がグルコース-1-リン酸から生合成された**UDP-α-D-グルクロン酸**を供与体として，グルクロン酸残基を基質に転移させて**β-グルコシド結合**（**β-グルクロニド**）を生成させる反応．**カルボキシ基**，**水酸基**（**アルコール**，**フェノール**），アミノ基，スルフヒドリル基などの官能基が抱合を受ける．生体内成分のステロイドホルモン，ビリルビン，胆汁酸などもグルクロン酸抱合を受ける．胆汁中に排泄されたグルクロン酸抱合体の一部は，腸内細菌のβ-グルクロニダーゼによって加水分解（脱抱合）され，腸肝循環[＊6]するために排泄が遅くなる．

ここにつながる

・**2-アミノフルオレン，2-アセチルアミノフルオレン→ニトレニウムイオン，カルボニルイオン** ☞p.429

b 硫酸抱合（図12・20）

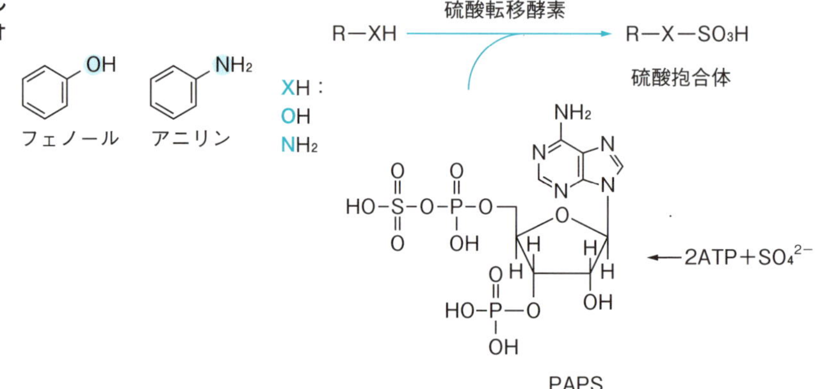

■代謝的活性化例

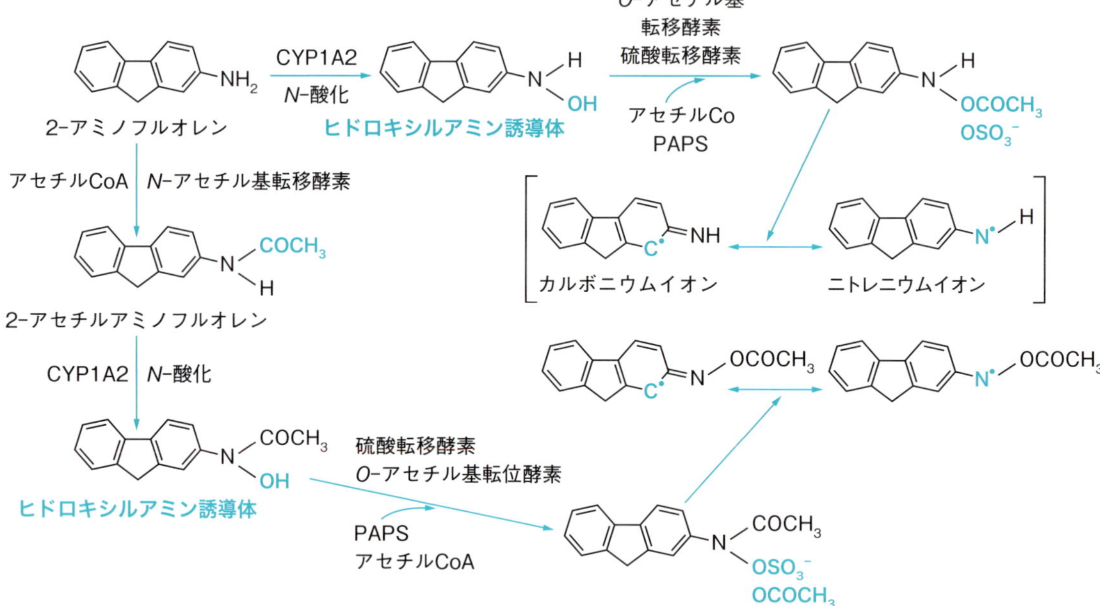

図12・20 硫酸抱合反応・アセチル抱合反応

細胞質の硫酸転移酵素が活性硫酸（3′-phosphoadenosine-5′-phosphosulfate，PAPS）を供与体として，硫酸残基を水酸基（アルコール，フェノール）やアミノ基に転移させる反応．PAPSは含硫アミノ酸（システイン，メチオニンなど）の硫黄代謝最終産物の一部がATPの存在下で活性化されたものである．硫酸抱合体は主に尿中に排泄される．胆汁に排泄された硫酸抱合体の一部は腸内細菌のアリルスルファターゼによって加水分解（脱抱合）され，腸肝循環するために排泄が遅くなる．

c アミノ酸抱合（図12・21）

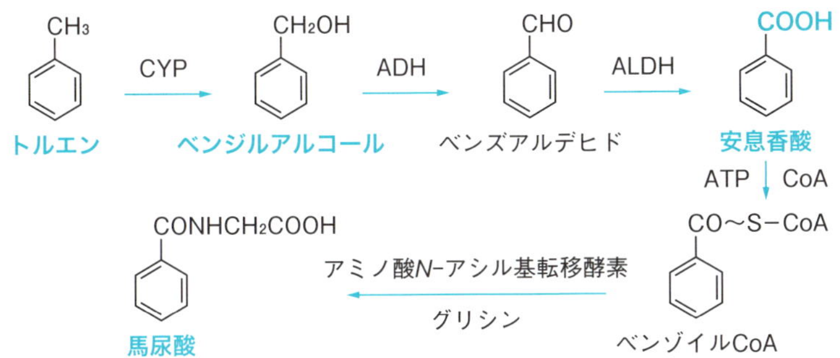

図12・21　アミノ酸抱合反応

カルボキシ基を有する基質が，ミトコンドリア内でATPの存在下でCoAエステルに変換されて活性化された後，アミノ酸*N*-アシル基転移酵素によりグリシン，グルタミン，タウリンと結合し抱合体が生成する反応．ヒトでは大部分がグリシンで抱合される．体内物質の胆汁酸はグリシン抱合（グリココール酸），タウリン抱合（タウロコール酸）されて胆汁中に排泄される．

d アセチル抱合（図12・20，22）

細胞質のアセチル基転移酵素がアセチルCoAを供与体として，アミノ基または水酸基を有する基質にアセチル残基を転移させる反応．芳香族アミン，ヒドラジン，スルホンアミドなどが基質となる．アミノ基・水酸基と比べてアセチル基は疎水性であるので，アセチル抱合体は水溶性が低下する．

e グルタチオン抱合（図12・23）

細胞質のグルタチオン*S*-転移酵素によって基質に還元型グルタチオン（グリシン，システイン，グルタミン酸からなるトリペプチド）を転移させる反応．グルタチオンのスルフヒドリル基（SH基）が求核性の官能基として作用し，エポキシド，芳香族ハロゲン化合物，芳香族ニトロ化合物の電子密度の低い部分に結合する．グルタチオン抱合体は，肝臓，

おさえておこう

・**馬尿酸**　☞p.112，表7・5

ここにつながる

・イソニアジドがアセチル抱合を受けて生成するアセチルヒドラジンは，肝障害発現に関与するため，アセチル抱合能の高いヒト（rapid acetylator）は肝障害を起こしやすい．Rapid acetylatorは，日本人に多く（約90％），アセチル抱合能の低いヒト（slow acetylator）は，欧米人に多い（50〜80％）といわれている．☞p.343，表12・5

・Trp-P-2→ニトレニウムイオン，カルボニウムイオン　☞p.429

NOTE　イヌでは芳香族アミンのアセチル抱合能が欠損しているか，きわめて低い．

■代謝的活性化例

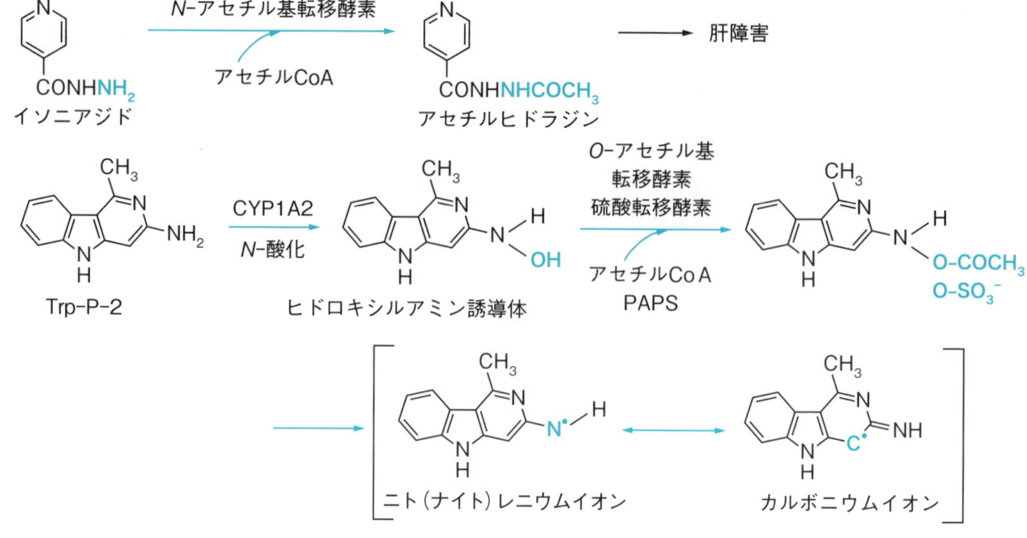

図12・22　アセチル抱合反応

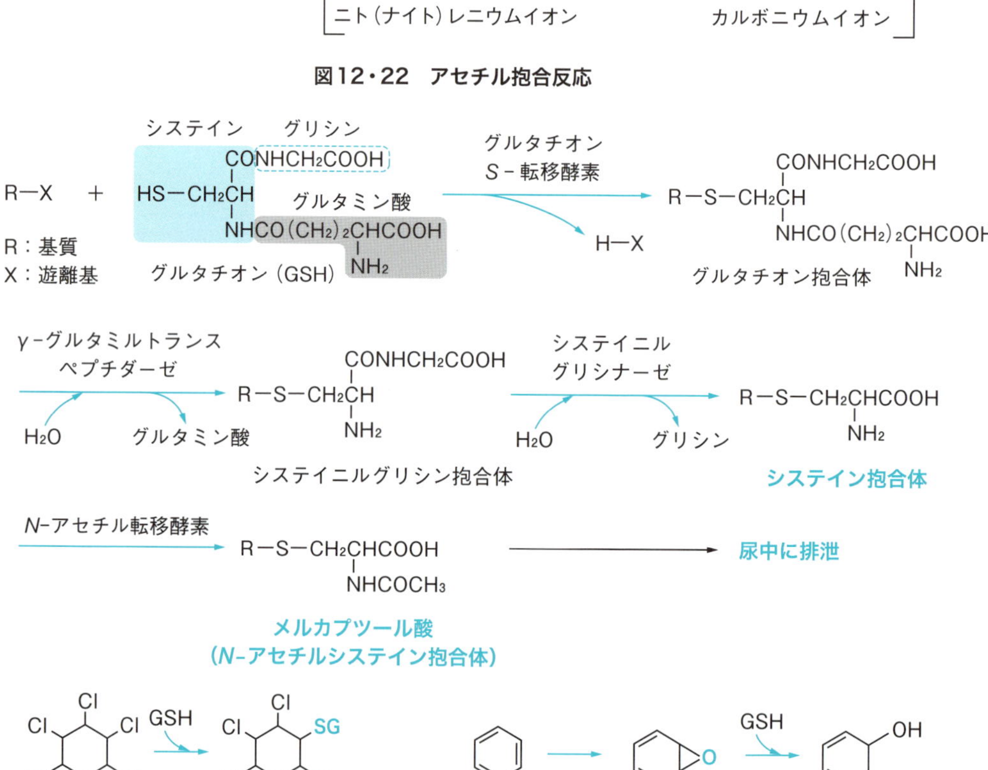

■代謝的活性化例

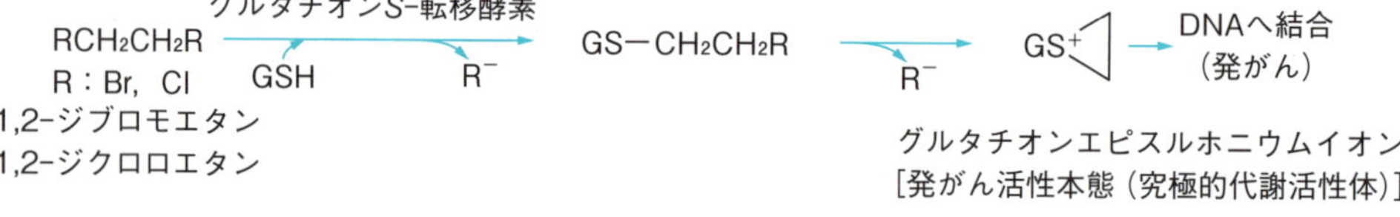

図12・23　グルタチオン抱合反応

腎臓で順次グルタミン酸とグリシンが加水分解によって切断され，**システイン抱合体**となってから*N*-アセチル化され，**メルカプツール酸誘導体**（***N*-アセチルシステイン抱合体**）となって**尿中に排泄**される．

f メチル抱合

カテコール*O*-メチル基転移酵素（COMT）など種々のメチル基転移酵素が*S*-アデノシルメチオニンを供与体として，水酸基，アミノ基，スルフヒドリル基を有する基質にメチル基を転移させる反応．ノルアドレナリンやヒスタミンなどの内因性物質，6-メルカプトプリンやアザチオプリンなどの薬物が基質となる．メチル抱合体は，アセチル抱合体と同様に水溶性が低下する．

g チオシアン酸合成

シアンイオン（CN^-）は，ロダネーゼ（硫黄転移酵素）によってチオシアン酸イオン（SCN^-）に代謝されて解毒・排泄（尿中）される．チオ硫酸イオン（$S_2O_3^{2-}$）はこの代謝を促進させるので，チオ硫酸ナトリウムがシアン中毒の解毒薬となる．

ここにつながる

・シアン（青酸）の解毒 ☞p.380

$$CN^- + S_2O_3^{2-} \xrightarrow[\text{ミトコンドリア}]{\text{ロダネーゼ}} SCN^-$$

ポイント

- ステロイドホルモン，ビリルビン，胆汁酸などの生体内物質も抱合反応の基質となる
- 小胞体のUDP-グルクロン酸転移酵素がUDP-α-D-グルクロン酸を供与体として，グルクロン酸残基を基質に転移させてβ-グルコシド結合（β-グルクロニド）を生成させる．
- 細胞質の硫酸転移酵素が活性硫酸を供与体として，硫酸残基を水酸基やアミノ基を有する基質に転移させる．
- 胆汁中に排泄されたグルクロン酸抱合体や硫酸抱合体は，腸内細菌によって加水分解を受けて脱抱合され，脂溶性が高くなり腸管から吸収されて腸肝循環する．
- カルボキシ基を有する基質はミトコンドリアでATPの存在下でCoAと結合して活性化された後，グリシンやグルタミンと結合して抱合体を生成させる．
- 細胞質の*N*-アセチル基転移酵素がアセチルCoAを供与体として，アミノ基を有する基質にアセチル残基を転移させる．
- *N*-酸化によって生成されるヒドロキシルアミン誘導体は，硫酸抱合やアセチル抱合を受けて代謝的活性化される場合がある．
- エポキシド，芳香族ハロゲン，ニトロ化合物がグルタチオン抱合を受ける．
- グルタチオン抱合体は主にメルカプツール酸誘導体（*N*-アセチルシステイン抱合体）として尿中へ排泄される．

薬物相互作用に関する詳しい内容については薬剤学，薬物動態学，薬物治療学(薬物相互作用)を参照のこと．

D 化学物質代謝に影響を与える因子

1 生理的因子

a 性 別

ラットではCYP，硫酸転移酵素，グルタチオン *S*-転移酵素に顕著な性差が認められる(雄＞雌)．たとえば，2-アセチルアミノフルオレン(2-AAF)は硫酸抱合・アセチル抱合で代謝的活性化されるが(☞図12・20)，ラットでの発がん性の顕著な性差(雄＞雌)と一致する．ヒトを含めてラット以外の動物で薬物代謝能の性差は顕著ではない．

ここにつながる

・**2-AAF** →ニトレニウムイオン，カルボニウムイオン ☞p.429

b 年 齢

薬物代謝能は，胎児や新生児では低い．乳幼児では成人レベルとなり，小児では成人を上回る．加齢に伴って薬物代謝・排泄能は低下し，薬物副作用の発現頻度が高くなる．新生児ではグルクロン酸抱合能が低いために，グルクロン酸抱合代謝されるビリルビンやクロラムフェニコールの代謝・排泄が遅延する結果(図12・24)，新生児黄疸やグレイ症候群[*7]を引き起こす．

＊7 **グレイ症候群** (grey syndrome) クロラムフェニコールの未変化体やニトロ基を有する代謝体が体内に貯留するためとされている．症状は腹部膨満に始まり，吐き気，嘔吐，下痢，チアノーゼ，呼吸困難となり，1日以内に循環虚脱を起こし，特有な灰白色の皮膚を呈するにいたる．致死率は約60%．

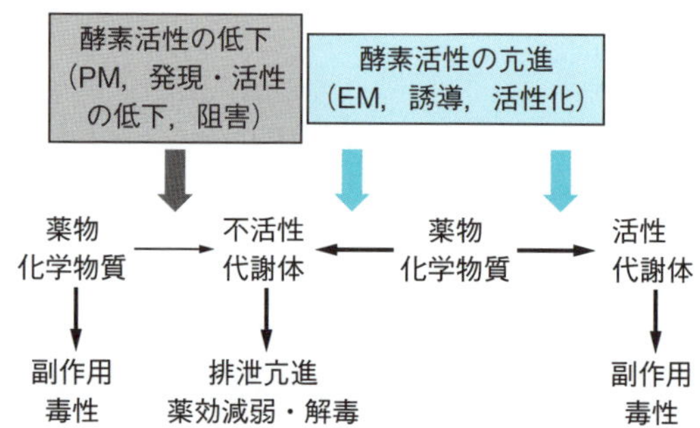

図12・24 薬物代謝酵素の活性や発現量の変化による生体影響

2 遺伝的因子

遺伝要因により代謝が遅い人をpoor metabolizer (PM)，代謝が速い人をextensive metabolizer (EM)とよぶ．PMまたはEMの頻度が人口の1%以上の場合，遺伝的多型 genetic polymorphismという．多くの薬物代謝酵素に遺伝的多型が存在する(表12・5)．1塩基多型 (single nucleotide polymorphism，SNP)に起因する場合が多い．

表12・5　薬物代謝酵素の遺伝的多型

酵　素		多型の頻度		主な基質	発現する主な副作用
		欧米人	日本人		
CYP2C9	EM PM	94～98% 2～6%	80% 0～5%	フェニトイン トルブタミド	運動失調 (PM) 低血糖 (PM)
CYP2C19	EM PM	96～97% 3～4%	80～87% 13～20%	ジアゼパム オメプラゾール イミプラミン	眠気，運動失調 (PM) アナフィラキシー様症状 (PM) 作用増強，抗コリン作用 (EM)
CYP2D6	EM PM	86～93% 7～14%	99～100% 0～1%	デブリソキン イミプラミン ノルトリプチン	起立性低血圧 (PM) 作用増強，抗コリン作用 (PM) 作用増強，抗コリン作用 (PM)
N-アセチル基転移酵素２ (NAT-2)	EM PM	18～51% 49～82%	88～90% 10～12%	**イソニアジド** プロカインアミド	**多発性神経炎・肝障害** (PM)*，**肝障害** (EM) 心室頻拍・粗動・細動 (PM)
アルデヒド脱水素酵素２ (ALDH2)	EM PM	93～100% 0～7%	56% 44%	アセトアルデヒド	紅潮，二日酔い (PM)
偽性コリンエステラーゼ	PM	欧米人に多い		コリンエステル	スキサメトニウム (サクシニルコリン) で無呼吸の危険
UDP- グルクロン酸転移酵素 (UGT1A1)	PM	15～30% (日本人を含むアジア人)		イリノテカン	重篤な下痢

N-アセチル基転移酵素２：PM (slow acetylator)，EM (rapid acetylator)

*Rapid acetylator では，イソニアジドからアセチルヒドラジンが生成され，これがCYPにより反応性の高い親電子性代謝物に変換されるために，rapid acetylator に肝障害が起こりやすいとの報告がある．一方，加水分解によって肝毒性のあるヒドラジンが生成され，ヒドラジンはslow acetylatorで生成されやすいことから，逆にslow acetylatorで肝障害が起こりやすいとの報告もある．

❸ 化学的因子

ⓐ 薬物代謝酵素の誘導

薬物代謝酵素（第Ⅰ相・第Ⅱ相反応）や薬物排泄トランスポーター（第Ⅲ相反応*8）がある種の化学物質によって核内受容体の活性化を介して誘導される（表12・6）．化学物質によってこれら代謝酵素やトランスポーターが誘導されると化学物質の代謝・排泄が亢進する．誘導物質は，細胞質内に存在する核内受容体に結合して複合体を形成し，核内に移行する．この複合体は標的となる遺伝子の発現調節（エンハンサー）領域に結合し，遺伝子の転写を促進する（図12・25）．

*8　**第Ⅲ相反応**　第Ⅰ相・第Ⅱ相で代謝された化学物質のトランスポーターによる細胞からの排泄を指す新しい概念．

NOTE　セントジョーンズワート
抗うつ作用や抗不安作用をもつハーブとして使用されている．このハーブ成分はCYP3A4やP-gpを誘導し，薬物相互作用（基質となる薬物の代謝や排泄が促進され作用が減弱）が問題となる．

表12・6　核内受容体による誘導

誘導される酵素とトランスポーター	誘導剤	核内受容体
第Ⅰ相：CYP1A1，1A2 第Ⅱ相：GST，UGT	**多環芳香族炭化水素**（ベンゾ［*a*］ピレン，3-メチルコラントレン，TCDD，コプラナーPCB），オメプラゾール，たばこ煙	**AhR**（**芳香族炭化水素受容体**，**Aryl hydrocarbon Receptor**）
第Ⅰ相：CYP2B6，2C9，2C19，3A4 第Ⅱ相：UGT 第Ⅲ相：P-gp，MRP，OAT2	バルビツール酸誘導体，フェニトイン	CAR（アンドロスタン受容体，Constitutive Androstane Receptor）
第Ⅰ相：CYP2B6，2C9，2C19，3A4 第Ⅱ相：UGT	グルココルチコイド	GR（グルココルチコイド受容体，Glucocorticoide Receptor）
第Ⅰ相：CYP2B6，2C9，2C19，3A4 第Ⅱ相：UGT 第Ⅲ相：P-gp，MRP，OAT2	**リファンピシン**，グルココルチコイド，カルバマゼピン，フェニトイン，**セントジョーンズワート**	**PXR**（**プレグナンX受容体**，**Pregnane X Receptor**）
第Ⅰ相：CYP3A4，4A1 第Ⅱ相：UGT 第Ⅲ相：P-gp，MRP	クロフィブラート	PPARα（α型ペルオキシゾーム増殖因子-活性化受容体，Peroxisome Proliferator-Activated Receptor）
第Ⅰ相：CYP2E1	エタノール，イソニアジド	核内受容体を介さない

UGT：UDP-グルクロン酸転移酵素（UDP-glucuronosyl transferase）

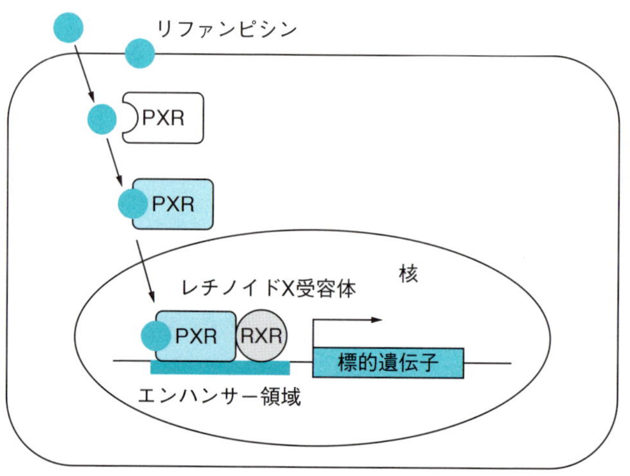

図12・25　核内受容体を介した薬物代謝酵素の誘導
リファンピシンの例．●：リファンピシン

b CYPの阻害

（1）同一CYP分子種の基質となる化学物質間での競合（表12・7）

複数の化学物質が同一の**CYP分子種を競い合う**（**特異的**）ために起こる阻害である．特異性は高く，CYPと化学物質の親和性の差に依存し，親和性の低い化学物質の代謝が阻害される．そのために，薬効が増強し，さらには副作用・毒性が発現しやすくなる．

表12・7 CYP競合阻害

阻害を受けるCYP分子種	競合阻害	
	阻害剤(CYPに高親和性)	阻害を受ける物質(CYPに低親和性)
2C9	ワルファリン セレコキシブ	トルブタミド フルバスタチン
2C19	オメプラゾール	ジアゼパム，フェニトイン，シロスタゾール
2D6	プロプラノロール クロルプロマジン	クロルプロマジン プロプラノロール
3A4	ジルチアゼム シクロスポリン，タクロリムス HIVプロテアーゼ阻害薬	シクロスポリン，タクロリムス，シンバスタチン ボセンタン，ピタバスタチン CYP3Aの基質となる薬物

(2) CYPと結合・複合体形成による阻害(表12・8)

アゾール環，イミダゾール環，トリアゾール環，ヒドラジン基を有する薬物，14員環マクロライド系抗生物質，クロラムフェニコールなどがCYPと**結合し複合体を形成**して阻害する．CYPを**不可逆的に阻害**する場合，**回復には数日間を要する**(CYPの新規合成による回復)．

表12・8 CYPと結合・複合体形成による阻害

阻害剤	阻害を受けるCYP分子種	阻害様式
シメチジン(イミダゾール系) イトラコナゾール，ミコナゾール(アゾール系) オメプラゾール(ベンズイミダゾール系)	1A2，2C9，2C19，2D6，3A4 2C9，3A4 2C9，2C19，3A4	イミダゾール環のNの不対電子とCYPのヘム部分との可逆的配位結合
イソニアジド(ヒドラジン基)	1A2，2C9，2C19，3A4	ヒドラジン基のNとCYPのヘム部分との可逆的配位結合
マクロライド系抗生物質(14員環)：エリスロマイシン，オレアンドマイシン，クラリスロマイシン	3A4(特異的)	アミノ糖の三級アミンがCYP3A4で脱メチル化された後，CYPのヘム部分への共有結合(不可逆的結合)
クロラムフェニコール	2C19	CYPによる代謝中間体のCYPリジン残基への共有結合(不可逆的結合)
グレープフルーツジュース	3A4(特異的)	成分のフラボノイド，フラノクマリン誘導体による不可逆的阻害

コラム

グレープフルーツジュースによるCYP3A4の阻害

グレープフルーツに含まれるフラノクマリン類など(果皮に多く含まれる：果肉だけを食するよりも果皮を含むジュースのほうが発現しやすい)がCYP3A4と薬物排泄トランスポーターのP-gpを阻害すると考えられている．小腸上皮細胞に発現するP-gpが阻害されると基質となる物質の吸収が増大(排泄阻害)し，小腸での代謝も阻害されるためにこれらタンパク質の基質となる薬物(CYP3A4とP-gpの基質の相同性は高い)の血中濃度が高くなり，薬物相互作用(作用増強：副作用発現)が問題となる．

柑橘類(ミカン属)による薬物相互作用

フラノクマリン類を含みCYP3A4を阻害するため薬物相互作用を起こす可能性がある品種
グレープフルーツ，ブンタン(ボンタン，ザボン)，バンペイユ，オロブランコ(スウィーティー)，キヌカワ，ハッサク，ナツミカン，ダイダイ(サワーオレンジ)，ライム，シークワーサー
フラノクマリン類を含まずCYP3A4阻害作用がなく薬物相互作用を起こす可能性の低い品種
レモン*，バレンシアオレンジ，スウィートオレンジ，カボス，ウンシュウミカン，ユズ，キンカン

*皮に含まれる成分に阻害作用がある．
[大日本住友製薬：医療情報サイト「カル・グレ」，愛媛大学医学部附属病院薬剤部：DIニュース2024年2月1日号より作成]

(3) CYP以外の薬物代謝酵素の阻害

CYP 以外の薬物代謝酵素も薬物（阻害剤）によって阻害される（表12・9）.

表12・9　CYP以外の薬物代謝酵素の阻害

阻害剤	阻害を受ける酵素	影響を受ける物質	効果・影響
アロプリノール	キサンチンオキシダーゼ	プリン系，キサンチン系薬物	代謝阻害により作用増強
アタザナビル	UDP-グルクロン酸転移酵素（UGT1A1）	イリノテカン	イリノテカン活性体のグルクロン酸抱合阻害（重篤な下痢・骨髄障害）
ジスルフィラム，セフメタゾール（セフェム系），カルモフール	アルデヒド脱水素酵素	アセトアルデヒド（飲酒・エタノール）	頭痛，嘔吐，顔面紅潮など二日酔い症状（ジスルフィラム様作用）
アンベノニウム，カルバメート化合物（ネオスチグミン，ジスチグミン）	コリンエステラーゼ	スキサメトニウム（サクシニルコリン）	サクシニルコリンの代謝阻害による筋弛緩作用の持続的延長
ソリブジン	ジヒドロピリミジン脱水素酵素	5-フルオロウラシル，テガフール	5-フルオロウラシルの代謝が抑制されて骨髄抑制（薬害事件）

c CYP誘導（↑）と阻害（↓）の両方の作用（二相作用）を有する化学物質

エタノール（飲酒，2E1：急性↓，慢性↑），グルココルチコイド（3A4↓↑），イソニアジド（1A2↓，2E1↑），オメプラゾール（2C19↓，1A2↑）などが二相作用する.

ポイント

- ラットでは化学物質の代謝能に顕著な性差（雄＞雌）が認められるが，ヒトでは認められない.
- 化学物質の代謝能は，胎児＜新生児＜乳幼児＜小児＞成人＞高齢者.
- 新生児ではグルクロン酸抱合能が低いために，新生児黄疸やグレイ症候群になりやすい.
- 遺伝要因により代謝が遅い人をPM，代謝が速い人をEMとよぶ.
- PMまたはEMの頻度が人口の1%以上の場合，遺伝的多型という.
- CYP2C9，CYP2C19，CYP2D6には遺伝的多型が，CYP2C19には人種差がある.
- *N*-アセチル基転移酵素とアルデヒド脱水素酵素には遺伝的多型と人種差がある.
- ある種の化学物質は核内受容体の活性化を介して薬物代謝酵素やトランスポーターを誘導する．その結果，併用薬物の代謝や排泄が促進され作用が減弱する.
- CYPを阻害（CYPと競合，CYPと結合・複合体形成など）する薬物は，併用薬物の代謝を抑制して作用を増強する.

E　化学物質による器官毒性

化学物質の生体に対する毒性は，その物理化学的性質だけでなく，遺伝子やタンパク質などの生体成分との相互作用によって特定の臓器・組織に毒性を発現する（臓器特異性）．化学物質の毒性が最も発現しやすい臓器・組織を標的臓器という．

❶ 肝臓に毒性を示す化学物質

肝臓は，肝小葉の集合体であり，体重の約2％を占める最大の臓器である．経口摂取された化学物質は，消化管から吸収され，門脈を経て肝臓に運ばれ，肝細胞と血液との間で物質交換が行われる．

（1） 化学物質によって障害を受けやすい臓器特性

①肝細胞は，活発に**血液との物質交換**を行っているため，常に高濃度の化学物質に曝露される．

②肝細胞は，脂肪を比較的多く含むため，脂溶性の高い化学物質が蓄積されやすい．

③肝細胞では，**異物代謝**が活発に行われている．

④脂溶性の高い化学物質や抱合体は，**腸肝循環**を繰り返し，化学物質やその代謝物に長期間曝露される．

（2） 肝臓に障害を与える化学物質（表12・10）

表12・10　化学物質による肝障害

分　類		原因化学物質
中毒性	細胞障害型	アセトアミノフェン 四塩化炭素 アフラトキシン ブロモベンゼン
	胆汁うっ滞型	メチルテストステロン α-ナフチルイソシアネート
	脂肪肝型	四塩化炭素 クロロホルム テトラサイクリン
アレルギー	細胞障害型 （急性肝炎型）	イソニアジド ハロタン
	胆汁うっ滞型	クロルプロマジン

化学物質による肝障害は，発生機序に基づいて**中毒性肝障害**と**アレルギー性肝障害**に分類される．これら肝障害は，さらに組織病理学的所見から細胞障害型，胆汁うっ滞型，脂肪肝型に分類できる．

（3） 肝臓に毒性を示す主な化学物質とその機序

①アセトアミノフェン：グルクロン酸抱合や硫酸抱合を受けて尿中に排泄されるが，一部はシトクロムP450（CYP）によって反応性に富む*N*-アセチル-*p*-ベンゾキノンイミンに代謝される．これは，グルタチオン抱合を受けてメルカプツール酸として尿中に排泄される．大量に曝露し

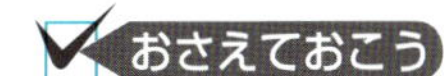

・シトクロムP450（CYP）
☞ p.326

た場合は，**グルタチオンの枯渇**が生じ，抱合されなかった活性化体が生体高分子と結合し，細胞死を引き起こす(図12・26).

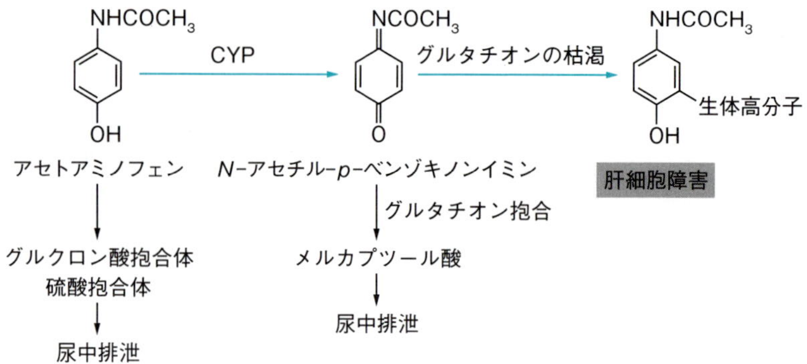

図12・26 アセトアミノフェンの毒性発現機序

②**四塩化炭素**：シトクロム P450 (CYP) によって還元的脱クロル化を受けてトリクロロメチルラジカルとなる．その一部はグルタチオン抱合を受けるが，残りは肝細胞において細胞小器官の膜脂質を過酸化するとともに，生体高分子と結合し，細胞死を引き起こす．

③**ハロタンやイソニアジド**：代謝的活性化により，肝細胞壊死とともにアレルギー反応を引き起こす．

❷ 腎臓に毒性を示す化学物質

腎臓は，糸球体と尿細管より構成されるネフロンを最小機能単位とする臓器である．

(1) 化学物質によって障害を受けやすい臓器特性

①腎臓への血液供給量が多いため，化学物質やその代謝物が多く到達する．

②尿細管上皮では，基底膜側細胞膜と刷子縁膜がそれぞれ異なる極性や輸送系をもつため，上皮細胞中の化学物質やその代謝物の濃度が高まる．

③体内に取り込まれた化学物質やその代謝物は，腎臓の尿細管内で濃縮される．

④尿細管で**異物代謝**(とくに**第Ⅰ相反応**)が活発である．

⑤近位・遠位尿細管や集合管での pH 変化により，上皮細胞中の化学物質やその代謝物濃度が増加する．

おさえておこう
・**第Ⅰ相反応** ☞p.326

(2) 腎臓に障害を与える化学物質（表12・11）

表12・11 化学物質による腎障害

腎障害	原因化学物質
糸球体障害やそれに伴うネフローゼ症候群	D-ペニシラミン 非ステロイド性抗炎症薬 トリメタジオン
近位尿細管障害	アミノ配糖体系抗生物質（ゲンタマイシン，ネオマイシン） ヘキサクロロ-1,3-ブタジエン 重金属イオン（カドミウム，水銀，鉛） シスプラチン
遠位尿細管障害	エチレングリコール

(3) 腎臓に毒性を示す主な化学物質とその機序

①**アミノ配糖体系抗生物質（ゲンタマイシン，ネオマイシン）**：糸球体でろ過されたのち，エンドサイトーシスにより近位尿細管細胞に取り込まれ，リソソーム内に蓄積し，リソソーム酵素を細胞外に放出させて壊死を引き起こす．

②**ヘキサクロロ-1,3-ブタジエン**：肝臓でグルタチオン抱合されたのち，腎臓でメルカプツール酸となって排泄されるが，一部はβ-リアーゼで活性チオール化合物となって，近位尿細管を特異的に障害する．

③**重金属イオン（カドミウム，水銀，鉛など）**：タンパク質のSH基と結合しやすいため，近位尿細管障害を引き起こす．このとき，アミノ酸，糖，β_2-ミオグロビンが再吸収されずに尿中に排泄される．

④**シスプラチン**：活性酸素を生成して，近位尿細管を障害する．

⑤**エチレングリコール**：アルコール脱水素酵素あるいはアルデヒド脱水素酵素によってシュウ酸に代謝され，遠位尿細管で尿中カルシウムと結合してシュウ酸カルシウム結晶となり，**尿路障害**を引き起こす．

❸ 神経系に毒性を示す化学物質

神経系組織は，主に神経細胞とグリア細胞からなり，このうち神経細胞は，細胞体，軸索，樹状およびシナプスからなるニューロンを基本単位として構成されている．神経細胞では，細胞体，軸索，神経伝達系が化学物質のおもな標的となる．

(1) 化学物質によって障害を受けやすい臓器特性

① 神経細胞の代謝活性は高いが，エネルギー貯蔵系がないために外から酸素やグルコースの供給を常に必要とする．

② 神経系には血液-脳関門が存在するが，脂溶性の高い化学物質はこれを通過する．

③ 新生児や乳幼児では，血液-脳関門が未熟であるため，化学物質が通過しやすい．

④ シナプスにおける情報伝達は，神経伝達物質と受容体との組み合わせで多様かつ特異的である．

⑤神経細胞は，障害を一度受けると，再生されることはない（正常には戻らない）．

(2) 神経系に障害を与える化学物質（表12・12）

表12・12 化学物質による神経系障害

神経障害	原因化学物質
神経細胞の呼吸阻害	一酸化炭素
	シアン化合物 硫化水素 アジ化ナトリウム
	ジニトロフェノール ペンタクロロフェノール
過剰神経刺激	有機リン系殺虫剤 有機リン系神経ガス カルバメート系殺虫剤
神経伝導の低下	テトロドトキシン サキシトキシン
麻酔作用	有機溶剤
中枢神経障害	低級アルキル水銀 四エチル鉛
パーキンソン病様症状	マンガン 1-メチル-1,2,3,6-テトラヒドロピリジン
神経伝達障害	アクリルアミド 有機スズ 二硫化炭素
遅発性神経病変	トリ-*o*-クレジルリン酸
難聴や平衡失調	ストレプトマイシン
視野狭窄（クロロキン網膜症）	クロロキン
スモン（亜急性脊髄視束神経症）	キノホルム

(3) 神経系に毒性を示す主な化学物質とその機序

①**一酸化炭素**：ヘモグロビンと酸素との結合を阻害することにより神経細胞の呼吸を阻害する．

②**シアン化合物**：シトクロム c オキシダーゼを阻害することにより神経細胞の呼吸を阻害する．

③**ジニトロフェノール**：ミトコンドリアの酸化的リン酸化に脱共役剤として作用し，ATP産生を阻害する．

④**有機リン系殺虫剤**：シナプスにおいてアセチルコリンエステラーゼを阻害し，過剰のアセチルコリンを蓄積することにより神経刺激を引き起こす．

⑤**テトロドトキシン**：神経細胞の細胞膜におけるナトリウムイオンの透過性を阻害することにより神経伝導を低下させる．

⑥**低級アルキル水銀（とくにメチル水銀）**：大脳や小脳に毒性を発現して感覚障害，視野狭窄，運動失調などの神経症状（ハンター・ラッセル症候群）を引き起こす．

⑦**マンガン**：ドーパミン作動性神経細胞に特異的に取り込まれ，細胞内のミトコンドリアの機能を障害することにより，パーキンソン病様症

ここにつながる

・ハンター・ラッセル症候群 ☞ p.481

状を引き起こす.

⑧**アクリルアミド**：軸索変性症を起こし，ミエリンを変性させる.

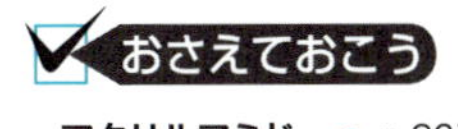

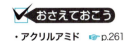

・**アクリルアミド** ☞p.261

❹ 呼吸器系に毒性を示す化学物質

呼吸器系は，気道（鼻腔から気管支の部位）と肺からなり，肺胞内で空気中の酸素を取り入れ，二酸化炭素を排出するガス交換が行われている.

（1） 化学物質によって障害を受けやすい臓器特性

①肺や気道は，外気と直接接触することから，常に空気中に含まれる種々の化学物質に曝露されている.

②体内循環の大部分は肺を通過するため，化学物質の吸収は，消化管と同等あるいはそれ以上である.

③血流量が多いため，化学物質が分布しやすい.

④気管支ではシトクロムP450（CYP）が高発現しているため，化学物質は解毒だけではなく代謝的活性化も起きる.

（2） 呼吸器系に障害を与える化学物質（表12・13）

表12・13　化学物質による呼吸器系障害

吸収部位	原因化学物質
呼吸器系	水溶性の高い気体（アンモニア，二酸化硫黄，塩素） 水溶性の低い気体（オゾン，二酸化窒素） シリカ（二酸化ケイ素） アスベスト（石綿） 金属微粒子（ヒ素，クロム，ニッケル，ベリリウム）
呼吸器系以外	パラコート ブレオマイシン

（3） 呼吸器系に毒性を示す主な化学物質とその機序

①**アンモニア，二酸化硫黄，塩素など**：水溶性が高く，上部気道を刺激し，呼吸困難を引き起こす.

②**オゾン，二酸化窒素など**：水溶性が低いため，気道深部や肺胞まで到達し，炎症を引き起こす.

③**シリカ**：マクロファージに貪食されてもリソソームで分解されず，リソソーム酵素の漏出を促進してマクロファージを傷害する．このとき，マクロファージから放出される因子によって肺線維症が引き起こされ，ガス交換の能力が低下する（けい肺症）.

④**アスベスト**：線維状のケイ酸マグネシウムであり，貪食したマクロファージを傷害し，肺の炎症と線維化を引き起こす（アスベスト肺）．曝露後20～40年の潜伏期間を経て，中皮腫や肺がんを発生させる.

⑤**パラコート**：ポリアミン輸送体を介して肺胞上皮細胞に運ばれたのち，代謝されてラジカルとなり，活性酸素の産生や肺線維症を引き起こす.

❺ 血液系に毒性を示す化学物質

血液は，血球（赤血球，白血球，血小板など）と血漿からなり，生体の細胞および臓器機能の維持に必要な酸素や栄養素を運搬する．血球は，骨髄において造血幹細胞が分化したものである．

（1） 化学物質によって障害を受けやすい特性

①末梢血の血球は，直接あるいは免疫機能を介して化学物質による傷害を受けやすい．

②造血幹細胞が直接あるいは免疫機構を介して傷害を受けると，血球系細胞の数や機能が低下する．

（2） 血液系に障害を与える化学物質（表12・14）

表12・14 化学物質による血液系障害

血液系障害	原因化学物質
再生不良性貧血	ベンゼン シクロホスファミド クロラムフェニコール 5-フルオロウラシル
メトヘモグロビン血症	アニリン ニトロベンゼン フェナセチン 亜硝酸塩
溶血性貧血	アセトアニリド アセトアミノフェン ペニシリン クロルプロマジン
鉄芽球性貧血	イソニアジド 無機鉛

（3） 血液系に毒性を示す主な化学物質とその機序

①**ベンゼン**：骨髄の造血機能を低下させて，血球（赤血球，白血球，血小板）の減少を導いて再生不良性貧血を引き起こす．

②**アニリン**：肝臓のシトクロム P450（CYP）によって *N*- 水酸化されてフェニルヒドロキシアミンになり，さらにニトロソベンゼンに酸化される．この際に，ヘム鉄2価が3価に酸化され，酸素との可逆的な結合ができなくなったヘモグロビンのメトヘモグロビンが生成し，貧血性低酸素症を引き起こす．

③**アセトアニリド**：オキシヘモグロビンに作用して過剰の過酸化水素を生成することにより，赤血球内の還元型グルタチオンを減少させて溶血性貧血を引き起こす．

④**イソニアジド**：δ-アミノレブリン酸合成酵素の補酵素であるピリドキサールの排泄を促進することによりヘム合成を阻害し，鉄芽球性貧血を引き起こす．

⑤**鉛**：δ-アミノレブリン酸からポルホリビリノーゲンの反応に関与するδ-アミノレブリン酸脱水素酵素を阻害することによりヘム合成を阻害し，鉄芽球性貧血を引き起こす．

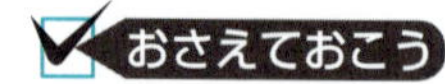

・**δ-アミノレブリン酸** ☞p.357

❻ 皮膚に毒性を示す化学物質

皮膚は，表皮，真皮，皮下組織の3層から構成され，皮脂腺や汗腺などの付属器官をもつ.

(1) 化学物質によって障害を受けやすい特性

①皮膚の面積は，肺に次いで大きい.

②真皮には，毛細血管が張りめぐらされているため，血行性に化学物質が取り込まれやすい.

③皮膚は，体表面にあるため，皮膚透過性の高い可視光線や紫外線によって化学物質が変化を受ける.

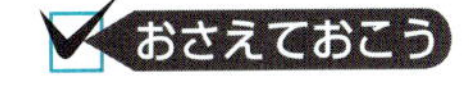

・可視光線，紫外線 ☞p.474

(2) 皮膚に障害を与える化学物質 (表12・15)

表12・15　化学物質による皮膚障害

分　類		原因化学物質
刺激性皮膚炎		有機溶媒 強酸性・強塩基性化学物質
アレルギー性接触皮膚炎		ニッケル クロム 2,4-ジニトロベンゼン ホルムアルデヒド ネオマイシン
化学熱傷		アンモニア 塩素 生石灰
光過敏症	光毒性皮膚炎	8-メトキシソラレン アントラセン テトラサイクリン類 フェオフォルビド ポルフィリン類
	光アレルギー性皮膚炎	スルホンアミド類 ハロゲン化サリシルアニリド類
接触性麻しん		アスピリン アゾ色素類
化学性ざ瘡		ポリ塩化ジベンゾフラン ポリ塩化ビフェニル
色素異常		石炭タールピッチ (増加) ソラレン類 (増加) フェノール類 (減少) カテコール類 (減少)

(3) 皮膚に毒性を示す主な化学物質とその機序

① **2,4-ジニトロベンゼン**：経皮吸収されてハプテンとなり，皮膚のタンパク質と結合して完全抗原となってⅣ型アレルギー反応 (遅延型) を引き起こす.

② **8-メトキシソラレン**：太陽光により光化学反応を起こして皮膚炎を引き起こす.

③**スルホンアミド類**：光化学反応によりハプテン抗原化したのち，皮膚のタンパク質と結合して完全抗原となってⅣ型アレルギー反応 (遅延型) を引き起こす.

ポイント

- 腸肝循環により，一部の脂溶性の高い化学物質は腸管への排泄と再吸収を繰り返す．
- 肝臓に毒性を示す代表的な化学物質には，アフラトキシン，四塩化炭素，アセトアミノフェン，ハロタンなどがあり，これらは代謝的活性化により毒性を示す．
- 腎臓は，ネフロンを機能単位とし，尿細管などでは化学物質やその代謝物が濃縮されやすい．
- 腎臓に毒性を示す代表的な化学物質には，糸球体障害をもたらす非ステロイド性抗炎症薬や，近位尿細管障害をもたらすカドミウム，シスプラチン，ヘキサクロロ-1,3-ブタジエン，アミノ配糖体系抗生物質がある．
- 神経系は，代謝が活発な細胞で構成されているが，エネルギー貯蔵系がなく，再生能も低いため，化学物質によって障害を受けやすい．
- 脂溶性の高い化学物質は，血液-脳関門を通過しやすいため，中枢神経障害を引き起こす．
- 神経系に毒性を示す代表的な化学物質には，ヘモグロビンの酸素運搬能を阻害する一酸化炭素，アセチルコリンエステラーゼを阻害する有機リン系殺虫剤，低級アルキル水銀，パーキンソン病様症状を示すマンガンがある．
- 呼吸器系に毒性を示す代表的な化学物質には，けい肺症を引き起こすシリカや中皮腫を引き起こすアスベスト，血行移行性に毒性を示すパラコートやブレオマイシンがある．
- 化学物質による代表的な血液系障害には，①再生不良性貧血，②メトヘモグロビン血症，③溶血性貧血，④鉄芽球性貧血がある．
- 血液系に毒性を示す代表的な化学物質には，再生不良性貧血を起こすベンゼン，メトヘモグロビン血症を引き起こすアニリン，溶血性貧血を引き起こすアセトアニリド，鉄芽球性貧血を引き起こすイソニアジドや無機鉛がある．
- 化学物質による代表的な皮膚障害には，①アレルギー性接触皮膚炎，②光毒性皮膚炎，③光アレルギー性皮膚炎などがある．
- 皮膚に毒性を示す代表的な化学物質には，アレルギー性接触皮膚炎を引き起こすニッケル，ホルムアルデヒド，光毒性皮膚炎を引き起こすポルフィリン類，光アレルギー性皮膚炎を引き起こすスルホンアミド類がある．

F　代表的な有害化学物質の毒性

化学物質あるいはその代謝物は，①特定の酵素の阻害やレセプターの遮断，②生体分子との共有結合の形成，③活性酸素による酸化ストレス，④抗体産生によるアレルギー反応，などの機構を介して毒性を発現する．

❶ 重金属類

重金属は，その価数や化学形態（無機態あるいは有機態）によって，体内動態，蓄積量，標的臓器，毒性が大きく異なる．

a 水　銀

水銀は，金属水銀，無機イオン型水銀，有機水銀の化学形態に大別される．

(1)　金属水銀 (Hg^0)

[体内動態] 肺からの吸収率は 70 %以上で，消化管からの吸収はほとんどない．

[急性毒性] 蒸気吸引により，発熱，呼吸困難，頭痛，嘔吐，下痢，肺気腫などを引き起こす．

[慢性毒性] 手指などのふるえなどの神経症状を呈する．

(2)　無機イオン型水銀 (Hg^{2+})

[体内動態] 消化管からの吸収率は低い (5 %以下)．吸収された Hg^{2+} の約 50 %は腎臓に蓄積する．

[急性・慢性毒性] **腎障害** (尿細管壊死) などを引き起こす．

・メタロチオネイン[*9]を誘導し，結合することで解毒される．

*9　メタロチオネイン　☞p.371

(3)　有機水銀 (アルキル水銀など)

[中毒事例] 熊本県水俣湾や新潟県阿賀野川におけるメチル水銀汚染によって水俣病ならびに第二水俣病が発生した．

[体内動態] 魚介類から摂取され，消化管からの吸収率は，95 %以上である．

・メチル水銀がシステインと結合してアミノ酸の輸送系により吸収される．
・**炭素数 3 個以下**の場合：**血液－脳関門**や血液－胎盤関門を**通過**する．
・炭素数 4 個以上の場合：体内に吸収されたのちに無機水銀に変換される．

[急性・慢性毒性] 知覚異常，視力・聴力障害および言語障害などの**中枢神経障害** (**ハンター・ラッセル症候群**[*10]) を引き起こす．

・メチル水銀は，水俣病の原因物質である．
・メチル水銀は，血液－胎盤関門を通過するため，胎児に対して成人よりも広い範囲の神経障害をもたらす (胎児性水俣病)．

[その他] 毛髪中に排泄され，曝露指標になる．

・環境中の微生物によって，メチルコバラミンが供与体となって無機水銀と有機水銀との相互変換が行われる．

おさえておこう
・**水俣病**　☞p.481
・**第二水俣病**　☞p.482

*10　ハンター・ラッセル症候群　☞p.481

コラム

水銀に関する水俣条約

水銀および水銀を使用した製品の製造と輸出入を規制する国際条約である．地球規模的な水銀および水銀化合物による汚染から健康および環境を保護することを目的とし，2013 年 10 月の熊本市・水俣市で開催された国際会議において採択・署名され，2017 年 8 月に発効された．現在 (2019 年 6 月) は，109 ヵ国 (欧州連合を含む) が締結している．この条約は，わが国の大きな貢献により採択され，また水俣病のような被害を二度と繰り返してはならない決意から，地名が冠されている．

b カドミウム

カドミウムは，鉱物中や土壌中に存在し，鉛，銅，亜鉛などの金属と共存しているため，鉱山開発などによって地中から掘り出されてきた．

おさえておこう
- **イタイイタイ病** p.480
- **メタロチオネイン** p.371

[中毒事例] 富山県神通川流域において，カドミウムに汚染された米などの農作物や飲料水を長期間摂取したことにより，骨軟化症や腎尿細管障害を主徴とするイタイイタイ病が発生した．

[体内動態] 消化管からの吸収率は低い（2～6％）．
- メタロチオネインを誘導し，結合することで解毒される．
- メタロチオネインに結合した形で細胞に蓄積する．
- 生物学的半減期は，約15～30年である．

[毒性機序] 吸収されたカドミウムがメタロチオネインの誘導能を上回ると，カドミウムはタンパク質のSH基に結合し，そのタンパク質生理機能を阻害して毒性を発現する．

[急性毒性] 大量経口摂取では嘔吐，腹痛，下痢などの消化管障害，肝障害，精巣障害を引き起こす．吸入曝露では間質性肺炎，肺気腫引き起こす．

[慢性毒性] 近位尿細管障害（腎障害）を引き起こす．
- 職業曝露による肺がんのリスク上昇が報告されている．国際がん研究機関（IARC）ではグループ1に指定されている．
- 活性型ビタミンDの不足（活性型ビタミンDを活性化する腎臓の障害に起因）によってカルシウムの吸収が低下する．

[曝露指標] 尿中β_2-ミオグロビンなどの低分子タンパク質が曝露指標になる．

c 鉛

鉛は，融点が金属としては低く（327℃），安価で精錬が容易であることから，合金，蓄電池，鉛管，顔料，塗料など幅広く使用されている．有機鉛は，過去にアンチノック剤として四エチル鉛がガソリンに添加されていた．

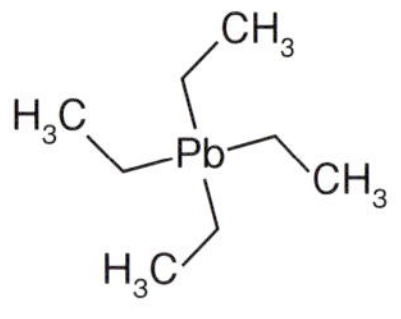

四エチル鉛

（1）無機鉛

[体内動態] 吸収率は，消化管からは約10％，肺では30～40％（小児では，消化管からの吸収率は，約50％）である．
- 吸収された鉛の大部分は血中で赤血球に結合している．
- 骨（約90％），肝臓，腎臓に蓄積する．
- 生物学的半減期は，骨では17～27年，肝臓や腎臓では36～40日である．

[毒性機序] 無機鉛は，δ-アミノレブリン酸脱水素酵素の阻害や3価鉄から2価鉄への還元反応の阻害など，**ヘム生合成を阻害**して貧血を引き起こす（図12・27）．

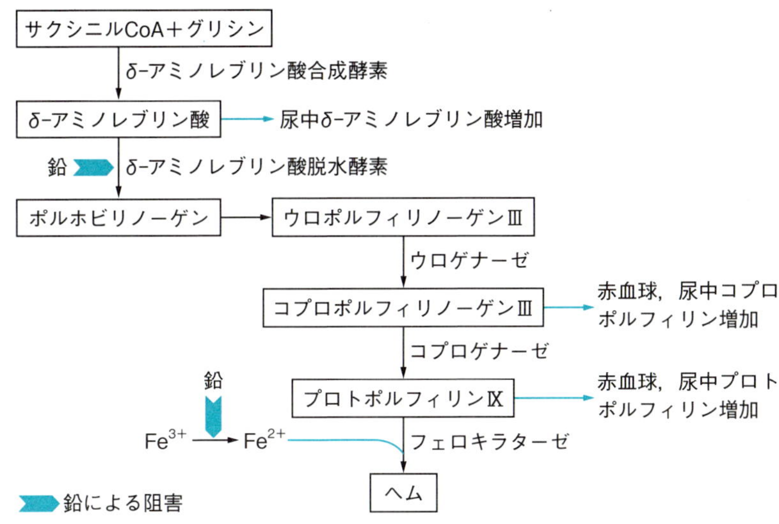

図12・27　鉛によるヘム生合成阻害

[急性毒性] 貧血，末梢神経障害，中枢神経障害（鉛脳症），胃腸障害（鉛疝痛）を呈する．

[慢性毒性] **貧血**，頭痛，下痢，腎障害などを引き起こす．

[曝露指標] **尿中δ-アミノレブリン酸**，**コプロトポルフィリン**が曝露指標になる．

(2)　有機鉛

[体内動態] 血液-脳関門を通過するため，脳に移行しやすい．

[急性毒性] 頭痛，興奮，幻覚などの中枢神経障害を引き起こす．

[慢性毒性] **中枢神経障害**，無機鉛と類似した症状を示す．

[曝露指標] 好塩基点赤血球数が曝露指標になる．

d ヒ　素

ヒ素は，古くから医薬品，農薬，漁網や皮革の防腐剤として使用されてきた．最近では，半導体材料としても使用されている．

(1)　無機ヒ素

[体内動態] 経口，経気道，経皮的に吸収され，大部分は尿中に排泄される．

・約90％が消化管から速やかに吸収される．

[毒性機序] 生体内のSH基と結合し，細胞の代謝に関与する酵素活性を阻害する．

[急性毒性] 消化管障害（嘔吐，下痢など），筋肉障害（反射不全，萎縮など）および神経・中枢障害（神経炎，知覚障害など）を引き起こす．

[慢性毒性] 色素沈着，下痢・便秘，肝障害，発がんなどを引き起こす．

・毒性：**三価の無機ヒ素**（**亜ヒ酸**）＞**五価の無機ヒ素**＞**五価の有機ヒ素**．

・無機ヒ素は，体内で有機化（メチル化あるいはジメチル化）されて排泄される．

NOTE　日本人は，諸外国に比較して陸上生物よりも高濃度のヒ素を含んでいる魚介類やヒジキ，ワカメを代表とする海藻類を食しているが，これらの海産物摂取によるヒ素中毒事例は報告されていない．これは，海産物中に主にアルセノベタイン（魚介類）やアルセノシュガー（海藻類）などの無機ヒ素化合物よりも毒性の低い有機ヒ素の形態で存在しているためである．

$$H_3C-As^{+}(CH_3)_2-CH_2COO^-$$

アルセノベタイン

(2) 有機ヒ素

・海産物に含まれるアルセノベタインは，無機塩よりもはるかに毒性が低い．

コラム

和歌山カレー事件

1998年7月に和歌山市の園部地区で催された夏祭りにおいて，カレーを食べた67人が腹痛や吐き気などを訴えて病院に搬送され4人が死亡した，毒物を使用した事件である．当初は，食中毒あるいは青酸中毒であると判断されていたが，カレーに亜ヒ酸が混入していることが判明した．

コラム

毒ガス兵器

旧日本軍では，毒ガス兵器としての有機ヒ素化合物のびらん剤(ルイサイト)やくしゃみ・嘔吐剤(ジフェニルシアノアルシン，ジフェニルクロロアルシン)を製造・使用していた．そのため，製造施設のあった広島県大久野島の土壌から高濃度のヒ素が検出されている．茨城県神栖市では，井戸水からジフェニルアルシン酸(ジフェニルシアノアルシンあるいはジフェニルクロロアルシンの分解生成物)が検出され，井戸水を飲用していた住民に中枢神経障害がみられている．ジフェニルアルシン酸は自然界に存在しないことから，このことは，旧日本軍の毒ガス兵器に起因する環境汚染であることが疑われていたが，最近の調査から不法投棄された産業廃棄物が汚染源である可能性が指摘されている．

e クロム

一般的な形態は，金属クロム，**三価クロム**，**六価クロム**である．金属クロムは，ステンレス鍋などの製造に，三価クロムは皮革なめし剤やサプリメントに，六価クロムはメッキ，顔料，防腐剤などに使用されている．

[体内動態] 消化管からの吸収率は，化学形態により異なり，三価のイオンでは2～3％，六価のオキシ酸(重クロム酸)では3～6％，ピコリン酸クロムなどの形態では10％以上である．

[急性毒性] 刺激性と腐食性による消化管障害(嘔吐，下痢など)および炎症や潰瘍などの組織の障害(炎症，潰瘍など)を引き起こす．

[慢性毒性] (**六価クロム**)皮膚炎，穿孔性潰瘍，アレルギー性湿疹，肺がんなどを引き起こす．

・作業環境におけるクロムの長期曝露は，無痛性の鼻中隔穿孔を起こす．

f スズ

スズには二価，四価の無機スズ化合物と，四価の有機スズ化合物がある．無機スズ化合物は，合金や缶詰のスズメッキなどに使用されている．有機スズ化合物である**トリブチルスズ化合物**(TBT)や**トリフェニルス**

ズ化合物（TPT）は，生物に対して高い毒性を示すことから，農薬や船舶および漁網の防汚剤として使用された．

（1） 無機スズ化合物

［体内動態］ 消化管からの吸収率は5%未満であり，イオンの状態や他物質の共存などに影響される．吸収されたスズは，主に骨に蓄積し，肺，肝臓，腎臓にも分布する．

［急性毒性］ スズメッキされた缶詰においては酸素，硝酸イオン，有機酸の存在でスズが溶出され，その中の食品を摂取すると，嘔吐，下痢などを引き起こす．

（2） 有機スズ化合物（図12・28）

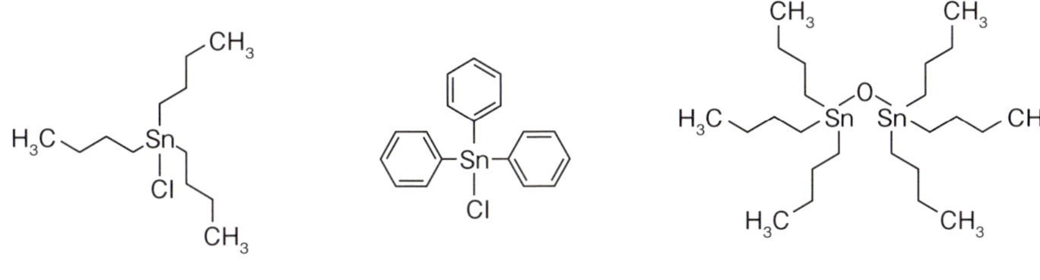

図12・28　有機スズ化合物

［体内動態］ 消化管からの吸収率は低く，大部分が糞便中に排泄される．

［急性毒性］ TPT の吸入事故において，めまい，吐き気，一過性の意識消失，光恐怖症などが報告されている．

［慢性毒性］ 免疫機能や糖・脂質代謝への影響が報告されている．

- TBT，TPT は内分泌かく乱作用があり，巻貝類のインポセックス（雄化）の原因物質とされている．
- TBT の1つであるビス（トリブチルスズ）オキシド（TBTO）は神経障害作用も強く，化審法で第一種特定化学物質に指定されている．
- TBT の13物質と TPT の7物質は，化審法において第二種特定化学物質に指定されている．

コラム

タリウム事件

タリウムは原子番号 81 の重金属元素であり，化合物として放射性医薬品や工業用試薬などに広く用いられている．しかしながら，水溶性が高く，消化管からよく吸収されることから，お茶やコーヒーにタリウムを混ぜた殺人目的の事件がいくつか発生している．タリウムの中毒症状［脱毛や神経障害（失明，下半身不随など）］が現れるのは，摂取後数日であることから，事件の犯人特定が遅れることがある．わが国において「毒物及び劇物取締法（毒劇法）」で劇物に指定されているため，販売時には厳格な規制が適用されている．

❷ 農　薬

ⓐ ビピリジニウム系農薬（図12・29）

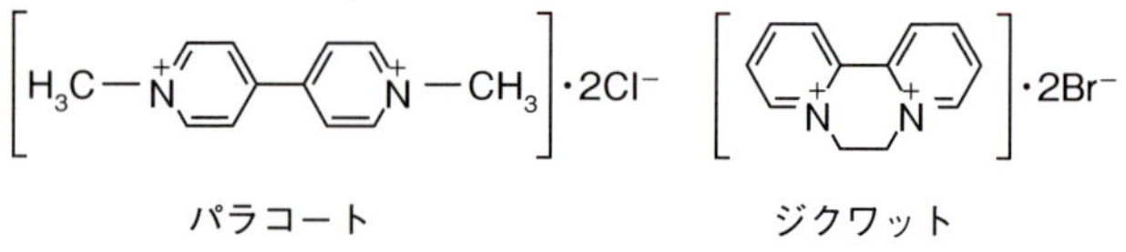

図12・29　ビピリジニウム系農薬

(1) パラコート

[用途] 除草剤として使用される.

[中毒事例] 誤飲や自殺による中毒事故が最も多い.

[体内動態] 経口，経皮，経気道的に吸収される.

[毒性機序] 生体内の酸化・還元酵素系によって1電子還元されて**パラコートラジカル**に変化したのち，受け取った電子を酸素に供与してスーパーオキシドアニオン（O_2^{-}）を生成する．さらに，ヒドロキシラジカルや過酸化脂質を生成し，細胞に損傷を与える.

[急性毒性] 第1期（～1日）は，激しい嘔吐や下痢，口腔や消化管粘膜の障害．第2期（2～3日）は，肝・腎・膵および循環器障害からの多臓器不全に陥る．第3期（3～10日）は，**間質性肺炎**，**肺線維症**（**遅発性肺障害**）が起こる．選択的な解毒薬はなく致死率が高い.

(2) ジクワット

[用途] 除草剤として使用される.

[体内動態] 経口，経皮，経気道的に吸収される.

[毒性機序] ジクワットラジカルを生成して毒性を示す．毒性はパラコートに比べ弱い．パラコートと混合して使用される場合が多い.

[急性毒性] 急性腎不全を起こす．肺線維症は発症しない.

ⓑ 有機リン系農薬（図12・30）

[用途] 殺虫剤として使用される.

[中毒事例] 有機リン系農薬による中毒は，パラコートに次いで多い．有機リン系化学兵器として知られるサリンによる事件や，中国で製造された冷凍餃子に国内使用禁止の有機リン系農薬であるメタミドホスが混入されて中毒事件が発生した.

[体内動態] 経口，経皮，経気道的に吸収される.

[毒性機序]（図12・31）

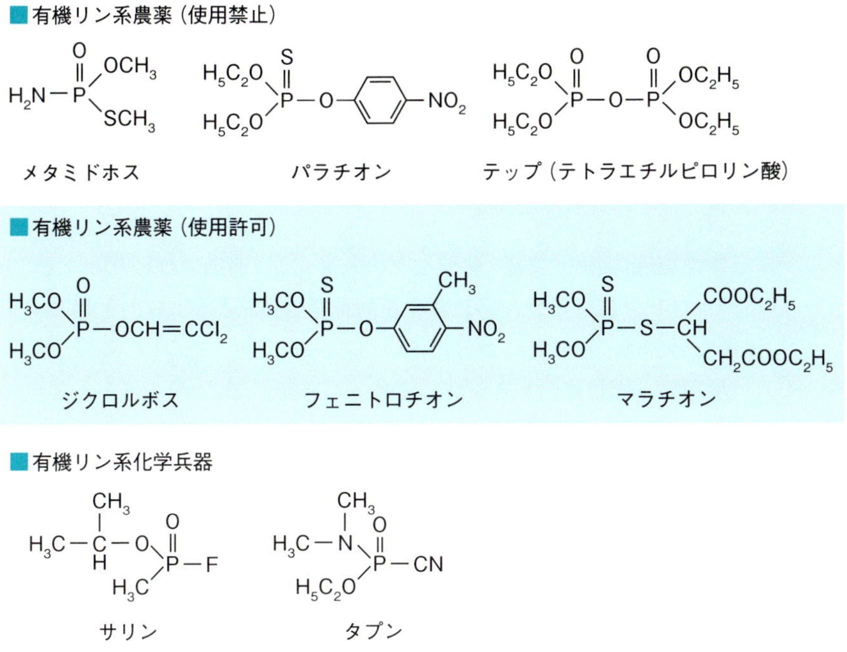

■有機リン系農薬（使用禁止）

メタミドホス　　パラチオン　　テップ（テトラエチルピロリン酸）

■有機リン系農薬（使用許可）

ジクロルボス　　フェニトロチオン　　マラチオン

■有機リン系化学兵器

サリン　　タブン

図12・30　有機リン系農薬と化学兵器

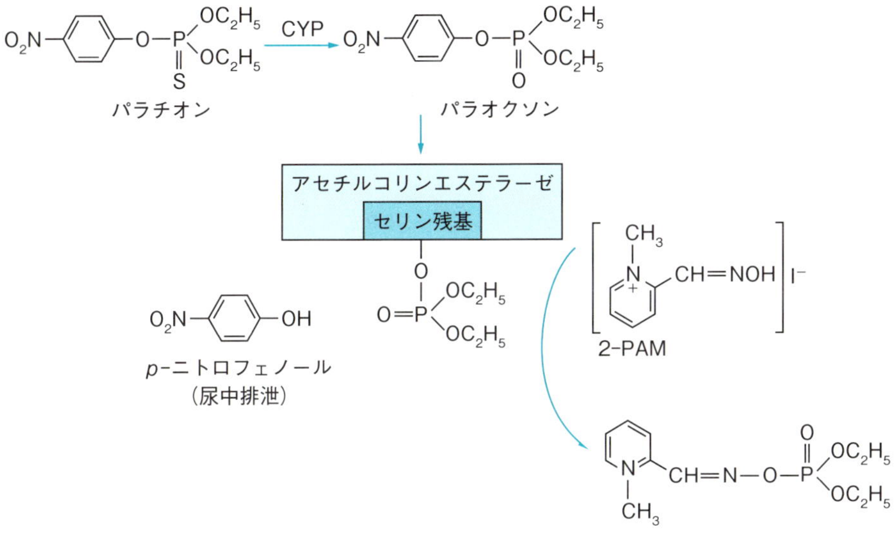

パラチオン —CYP→ パラオクソン

アセチルコリンエステラーゼ

セリン残基

2-PAM

p-ニトロフェノール
（尿中排泄）

図12・31　有機リン系農薬の毒性発現機序

・チオノ型（＞P＝S）の構造をもつ有機リン系農薬は，シトクロム P450により**オクソン型**（＞P＝O）に代謝されて毒性を示す．

・オクソン型の有機リン系農薬およびその代謝物は，**アセチルコリンエステラーゼ**の活性部位の**セリン残基**を**リン酸化**して酵素機能を阻害する．

・リン酸基に結合するアルキル基がエチルやプロピルの場合は，メチルの場合よりアセチルコリンエステラーゼからリン酸基が脱離しにくい．そのため，阻害作用が持続して毒性が強まる（毒性：パラチオン＞ジクロルボス）．

・有機リン系農薬の治療薬の**ヨウ化プラリドキシム**（**2-PAM**）は，アセチルコリンエステラーゼに結合したリン酸基を引き離すことにより，酵素機能を回復させる．対処療法薬としてアトロピンが用いられる．

[急性毒性] 縮瞳や発汗，流涙などの分泌亢進，筋肉のけいれんなど（アセチルコリンによる副交感神経や運動神経の過剰興奮）を引き起こす．重篤な場合は，呼吸麻痺から死にいたる．

[亜急性・慢性毒性] 速やかに代謝，排泄されるため，ほとんど現れないが，下肢の知覚異常，しびれや運動麻痺などの遅延性の神経症状を引き起こす場合がある．

①パラチオン：毒性が強い．体内で加水分解され，*p*-ニトロフェノールが尿中に排泄される．

②フェニトロチオン：パラチオンよりもはるかに毒性が低い．体内で加水分解され，*p*-ニトロ-*m*-クレゾールが尿中に排泄される．

③ジクロルボス[*11]：オクソン型であるため，シトクロム P450 による代謝的活性化を受けない．

*11 **ジクロルボス中毒例** ☞ p.312

④マラチオン：選択毒性に富む．ヒトでは，カルボキシルエステラーゼにより分解されるため，毒性は低い．昆虫では，シトクロム P450 による代謝的活性化により強い毒性を示す．

コラム

冷凍食品農薬混入事件

2007 年 12 月から 2013 年 1 月にかけて，メタミドホスが混入した中国から輸入された餃子を食べた千葉県と兵庫県の 3 家族 10 人が吐き気や下痢など食中毒の症状を訴えた事件が起こった．また，2013 年には冷凍食品会社の群馬工場が製造したピザなどの冷凍食品に異臭がある苦情が寄せられ，高濃度のマラチオンが検出されている．メタミドホスは，オクソン型の構造であるため，代謝的活性化を受けることなく毒性を示す．マラチオンは，生体内でカルボキシルエステラーゼにより代謝されるため毒性は弱い．

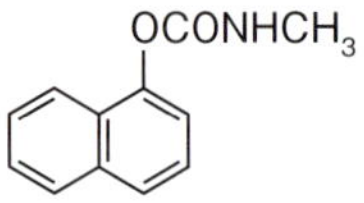

$OCONHCH_3$（ナフタレン環）

カルバリル

$OCONHCH_3$，CHC_2H_5，CH_3（ベンゼン環）

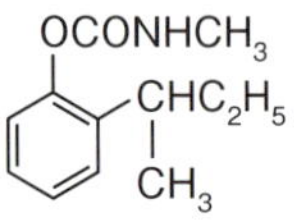

フェノブカルブ（BPMC）

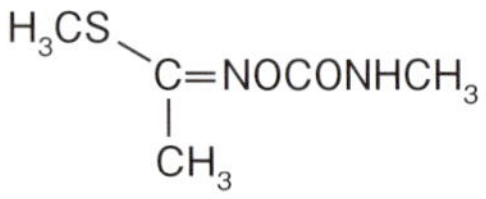

$H_3CS-C(=NOCONHCH_3)-CH_3$

メソミル

図 12・32 カルバメート系農薬

c カルバメート系農薬（図 12・32）

[用途] 殺虫剤として使用される．

[毒性機序] **アセチルコリンエステラーゼ**の活性部位の**セリン残基**を**カルバモイル化**して酵素機能を阻害する（可逆的）．カルバモイル化はリン酸化より弱いため，速やかに加水分解されて**アセチルコリンエステラーゼ活性が回復**する（毒性が減弱する）．

[急性毒性] 有機リン系農薬と同様の症状（縮瞳や発汗など）を引き起こす．血液-脳関門を通過しにくいため，呼吸麻痺などの中枢神経症状

は軽い．対処療法薬としてアトロピンが用いられる．2-PAMは，酵素からカルバモイル基を引き離すことができないため，中毒には効かない．

d 有機塩素系農薬（図12・33）

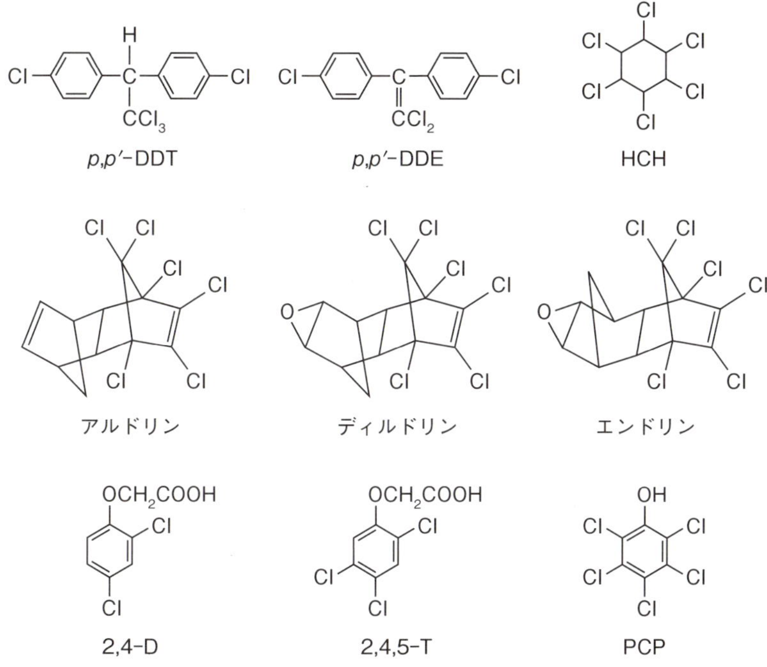

図12・33　有機塩素系農薬

［用途］主に殺虫剤として使用され，フェノキシ酢酸とペンタクロロフェノールは除草剤として使用される．

［毒性機序］神経細胞へのK^+流入や細胞からのNa^+流出を抑制して，刺激の反復をもたらす．

［中毒症状］急性中毒よりも慢性中毒が起こりやすい．急性毒性では頭痛，めまい，嘔吐，さらには全身けいれん，意識消失を引き起こす．慢性中毒は，それぞれの農薬により特徴が異なる．

①*p*′-ジクロロジフェニルトリクロロエタン（DDT）：シトクロムP450（CYP）によって脱塩化水素反応を受け，より**難分解性**の**DDE**に代謝される．第一種特定化学物質（化審法）に指定されている．

②ベンゼンヘキサクロリド（HCH，BHC）：**急性毒性**は，**γ体**が最も強い．**生体や環境中への残留性**は，**β体**が高い．第一種特定化学物質であり，わが国では使用禁止．

③シクロジエン誘導体（アルドリン，ディルドリン，エンドリン，クロルデンなど）：アルドリンは土壌中で徐々に酸化され，または生体内でシトクロムP450（CYP）によってエポキシ化されてより毒性の高い毒性のディルドリンに代謝される．エンドリンは，ディルドリンの立体異性体である．毒性は，エンドリン＞ディルドリン＞アルドリンである第

一種特定化学物質(化審法)に指定されている.

④フェノキシ酢酸誘導体(ジクロロフェノキシ酢酸(2,4-D), トリクロロフェノキシ酢酸(2,4,5-T)):植物成長ホルモン(オーキシン)様の作用をもち, 植物(とくに双子葉植物)の正常なホルモン作用をかく乱して植物を枯らす. ベトナム戦争で枯葉剤として使用された. 現在, 2, 4, 5-Tの使用は禁止されている.

⑤ペンタクロロフェノール(PCP):ミトコンドリアの酸化的リン酸化反応の脱共役剤としてATP産生を阻害する. 第一種特定化学物質(化審法)に指定されている. わが国では使用が禁止されている.

e ピレスロイド系農薬(図12・34)

[用途] 殺虫剤として使用される. フェノトリンは, ヒゼンダニの寄生によって起こる疥癬の治療のための医薬品としても使用されている.

[毒性機序] 神経軸索のNaチャネルの閉鎖を遅延させ, 神経伝導をかく乱する. 昆虫はけいれんや麻痺を起こして死ぬが, ヒトなどの哺乳類ではカルボシキエステラーゼによる加水分解反応を受けやすいため, 毒性は比較的低い.

[中毒症状] 全身倦怠感, 筋れん縮, 軽度の運動失調など(軽症)や興奮, 手足の振戦, 唾液分泌過多など(中等症), さらには間代性けいれん, 呼吸困難, 失禁など(重症)を引き起こす. 対症療法として, ジアゼパムなどの抗れん縮薬の投与, 重度の唾液分泌過多に対してアトロピンの投与などが行われる.

f ネオニコチノイド系農薬(図12・35)

[用途] 殺虫剤として使用される. 有機リン系農薬, カルバメート系農薬, ピレスロイド系殺虫剤に対する感受性が低下した害虫に対しても, ネオニコチノイド系農薬は殺虫効果を発揮する.

[毒性機序] 神経細胞のシナプス部分の後膜に存在するニコチン性アセチルコリン受容体に結合し, 神経の興奮とシナプス伝達の遮断を引き起こすことで殺虫活性を示す. ネオニコチノイド系農薬は, アセチルコリンエステラーゼによる分解を受けないため, ニコチン性アセチルコリン受容体を持続的に活性化し, その後脱感作する. ヒトなどの哺乳類では急性毒性は比較的低い.

[中毒症状] 悪心, 嘔吐, 流涎, 頻脈, 血圧上昇など(軽症), さらには口渇, 意識障害, けいれん, 低酸素症, 血圧低下, 心電図変化(心室性期外収縮, 発作性心房細動など)など(重症)を引き起こす. 有効な治療薬はなく, 胃洗浄, 吸着剤(活性炭)および下剤の投与のほか, 呼吸管理・血圧管理・輸液の施行などの全身管理が行われる.

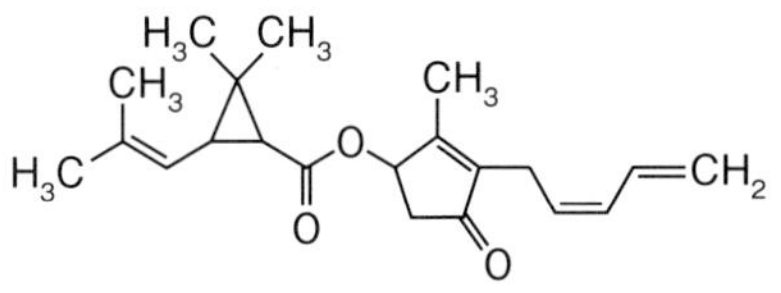

ピレトリンⅠ（天然ピレスロイド）

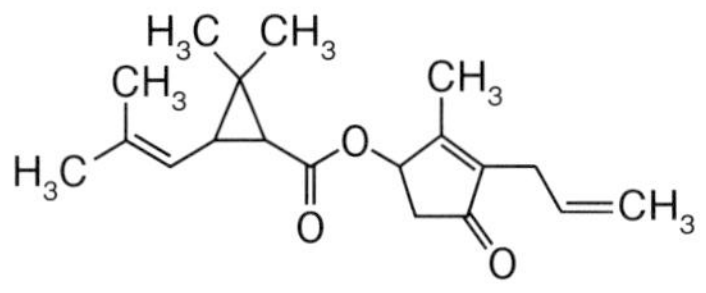

アレスリン

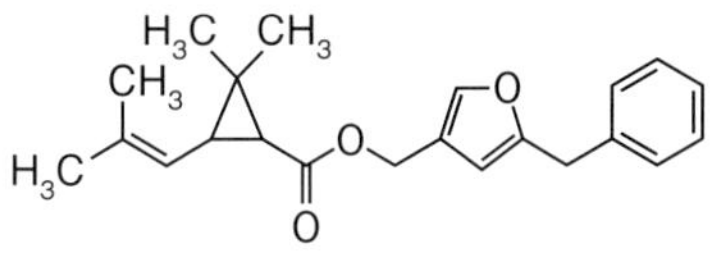

レスメトリン

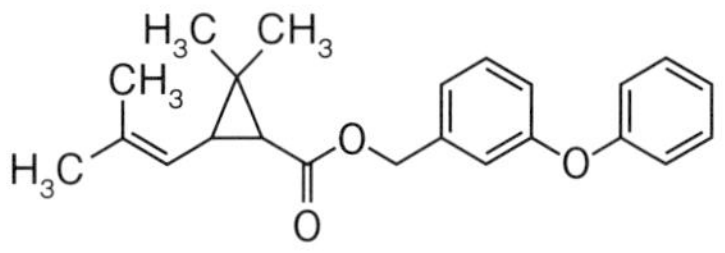

フェノトリン

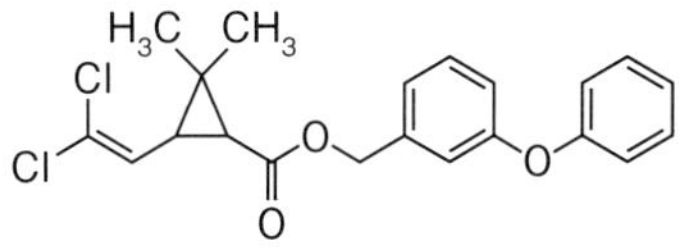

ペルメトリン

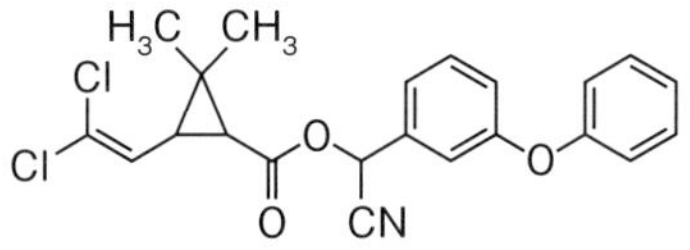

シペルメトリン

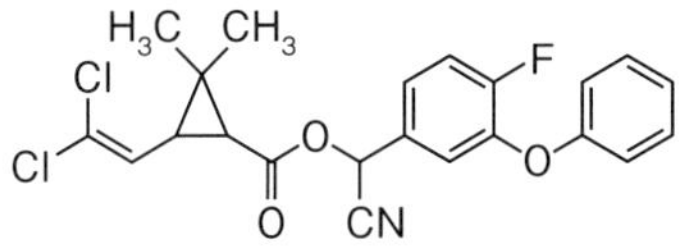

シフルトリン

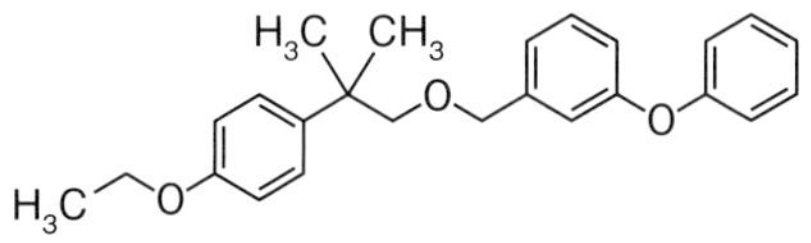

エトフェンプロックス

シラフルオフェン

図12・34　ピレスロイド系農薬

アセタミプリド

イミダクロプリド

チアクロプリド

ニテンピラム

クロチアニジン

チアメトキサム

ジノテフラン

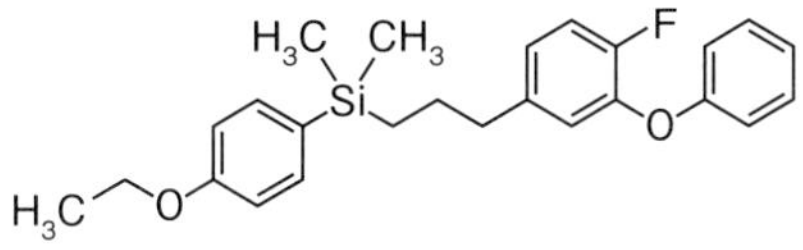

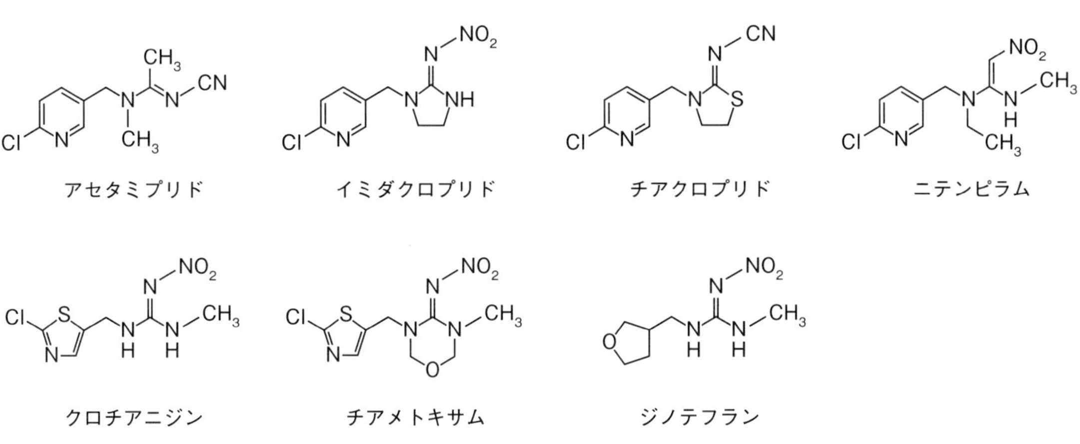

図12・35　ネオニコチノイド系農薬

g 有機フッ素系農薬

[用途] モノフルオロ酢酸アミド（FCH_2CONH_2）は殺虫剤，モノフルオロ酢酸ナトリウム（FCH_2CONa）は殺鼠剤として使用される．

[毒性機序] 生体内でモノフルオロクエン酸となり，TCA 回路（クエン酸回路）におけるクエン酸→イソクエン酸に関与する**アコニターゼを阻害**することにより，ATP 産生の停止とクエン酸の蓄積を起こす．

[中毒症状] 摂取により，胃痛や嘔吐，さらには意識混濁，全身性の強直性および間代性のてんかん様けいれんを引き起こす．重篤な場合は，チアノーゼから血圧降下，不整脈，心不全が起こり死にいたることがある．

h 含リンアミノ酸系除草剤（図 12・36）

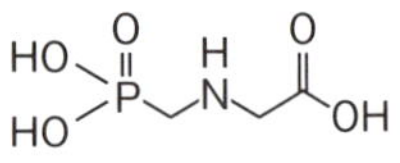

[用途] 除草剤として使用される．

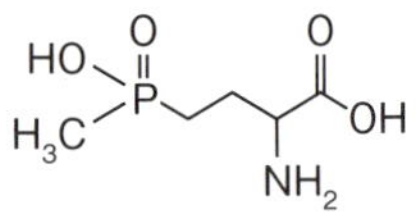

[毒性機序] 植物のアミノ酸合成を阻害する．構造中にリン（P）を含むが，ジクロルボスなどの有機リン農薬とは異なり，アセチルコリンエステラーゼ阻害作用はない．

[中毒症状] 嘔吐，下痢，代謝性アシドーシス，血圧低下，けいれん，意識障害などを引き起こす．また，ビピリジニウム系除草剤に比べ動物に対する毒性は低い．

図 12・36　含リンアミノ酸系除草剤

❸ 有機溶剤

有機溶剤は，脂溶性および揮発性に富む特徴をもち，芳香族および脂肪族の炭化水素類，塩素化炭化水素類，アルコール類，エステル類，ケトン類，アミン類などがある．

a 脂肪族系有機溶剤

(1)　四塩化炭素

[毒性機序] シトクロム P450（CYP）により代謝的活性化されて，トリクロロメチルラジカルを生成する．

[毒性] 肝障害を引き起こす．

(2)　クロロホルム

[毒性機序] シトクロム P450（CYP）により代謝的活性化されて，ホスゲンを生成する．

[毒性] 肝障害，腎障害，中枢神経系障害（酩酊，昏睡）を引き起こす．

(3)　トリクロロエチレン，テトラクロロエチレン

[毒性] 中枢神経系障害，消化管障害，肝障害，腎障害を引き起こす．

・化審法において第二種特定化学物質に指定されている．

(4)　1,2-ジクロロプロパン，ジクロロメタン

[毒性] 肝障害，腎障害を引き起こす．

・2012年に印刷工場の従業員が高頻度で胆管がんを発症していること

が報告された．

・IARCではグループ1（1,2-ジクロロプロパン）およびグループ2A（ジクロロメタン）に指定されている．

（5）エタノール

［毒性］中枢神経系に作用し，急性毒性として言語障害，運動障害を引き起こす．血中濃度は0.3％で昏睡状態，0.5％以上で死にいたる．アルコール脱水素酵素およびアルデヒド脱水素酵素によって酢酸に代謝され，さらに中間代謝経路（主にクエン酸回路）において炭酸ガスと水に分解される．

ここにつながる

・CYP2E1 ☞p.333

（6）エチレングリコール（☞p349）

b 芳香族系有機溶剤

（1）ベンゼン

［毒性機序］シトクロムP450（CYP）により代謝的活性化されて，エポキシドを生成する．

［毒性］造血機能障害（再生不良性貧血，白血病）を引き起こす．

［曝露指標］尿中フェノール，呼気中のベンゼンが曝露指標になる．

（2）トルエン，キシレン

［毒性］中枢神経系抑制，意識障害，運動機能異常を引き起こす．

［曝露指標］尿中代謝物の馬尿酸（トルエン），メチル馬尿酸（キシレン）が曝露指標になる．

（3）アニリン

［毒性機序］シトクロムP450によりフェニルヒドロキシルアミンを生成する．さらに，フェニルヒドロキシルアミンがニトロソベンゼンに酸化される際に，ヘモグロビンのFe^{2+}がFe^{3+}に酸化されてメトヘモグロビンとなる．

［毒性］メトヘモグロビン血症を引き起こす．

（4）メタノール

［毒性機序］アルコールデヒドロゲナーゼおよびホルムアルデヒドデヒドロゲナーゼによってギ酸に代謝される．メタノールの中枢神経毒性はギ酸に由来する．

［毒性］中枢神経毒性（酩酊，昏睡），視覚障害を呈する．

❹ ポリ塩化ビフェニル（PCB）（図12・37）

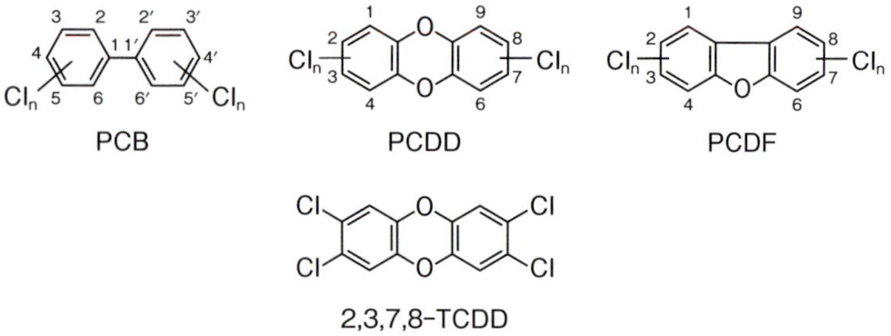

図12・37 PCBおよびダイオキシン類

[中毒事例] 変圧器やコンデンサーの絶縁油，熱媒体，潤滑油，塗料などに広く用いられていた．しかし，環境汚染や1968年に発生したカネミ油症事件[*12]によって，1972年に特定化学物質に指定され，製造が中止された．

*12 カネミ油症事件 ☞p.406

[亜急性・慢性毒性] 塩素ざ瘡，爪や口腔粘膜の色素沈着，肝機能障害を引き起こす．

・毒性はとくに**コプラナーPCB**（ビフェニル結合のオルト位に塩素置換を有しない扁平構造をとることが可能な異性体）が強い．

❺ ダイオキシン類（図12・37）

ポリ塩化ジベンゾフラン（PCDF），ポリ塩化ジベンゾ-*p*-ジオキシン（PCDD），コプラナーPCBを指す．

[体内動態] 脂溶性・難分解性であるため，生物濃縮を受けやすく，主に魚介類からの摂取が多い．

[毒性機序] 芳香族炭化水素受容体（AhR）と結合することにより，種々の遺伝子の転写が変動し，それに伴い毒性が発現する．

[急性・亜急性毒性] 動物によって大きく異なる．

[慢性毒性] 動物によって大きく異なる（感受性のモルモットと抵抗性のハムスターでは数千倍の違い）．

・発がん性，免疫機能低下，内分泌かく乱作用を有する．

・PCDDおよびPCDFでは，2,3,7,8位に塩素置換を有するものが最も毒性が強い．

・ダイオキシン類のうち，**2,3,7,8-テトラクロロジベンゾ-*p*-ジオキシン（2,3,7,8-TCDD）**が最も毒性が強い．

・ダイオキシン類の毒性は，2,3,7,8-TCDDの毒性を「1」とした**毒性等価係数**（TEF）から，2,3,7,8-TCDDの量に換算した**毒性等量**（TEQ）で表す．

・PCDFは，高温下でのPCBの副生成物であり，PCBより毒性が数百倍強いことから，カネミ油症の毒性は，PCDFに起因していると考えられている．

❻ 有機フッ素化合物(PFOS，PFOA)(図12・38)

有機フッ素化合物のうち，ペルフルオロアルキル化合物およびポリフルオロアルキル化合物を総称してPFAS[*13]とよび，数千種類以上の物質があるとされている．PFASには炭素鎖の長さが異なる複数の同族体が存在し，その物性は炭素鎖の長さで大きく異なる．**PFOS**(**ペルフルオロオクタンスルホン酸**)，**PFOA**(**ペルフルオロオクタン酸**)，**PFHxS**(**ペルフルオロヘキサンスルホン酸**)は，撥水性と撥油性の性質を併せもつため，金属メッキ処理剤，泡消火剤，界面活性剤などの用途で幅広く使用されてきた．しかし，自然環境中では分解されにくく，高い蓄積性を有することから，ヒトの健康や生態系に影響を及ぼす可能性が指摘されている．

[毒性]

・免疫力の低下を引き起こす．
・腎臓がん，前立腺がんや乳がんなどの発がん性を示す．IARCではグループ1(PFOA)およびグループ2B(PFOS)に指定されている．
・化審法において第一種特定化学物質に指定されている．

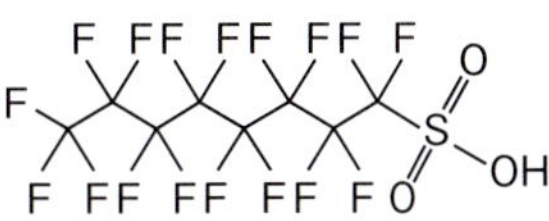

ペルフルオロオクタンスルホン酸

ペルフルオロオクタン酸

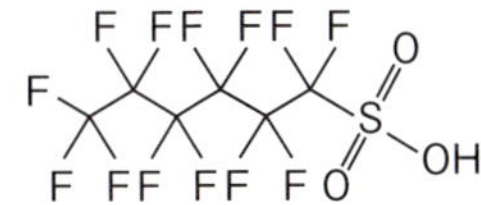

ペルフルオロヘキサンスルホン酸
(PFHxS)

図12・38　有機フッ素化合物

*13　PFASによる水環境汚染 ☞p.512

❼ 一酸化炭素

[中毒事例] 火災あるいは暖房や給湯機器の不完全燃焼での一酸化炭素中毒による死亡例が多発している．

[体内動態] 呼吸器から吸収される．

[毒性機序] ヘモグロビンに不可逆的に結合して，体細胞への酸素運搬を阻害する．

[急性毒性] 空気中CO濃度約0.1％(血中ヘモグロビンの50％がCO結合体)で失神，けいれん，昏睡などを引き起こし，空気中CO濃度0.5～1％の高濃度では数分で死にいたる．

[慢性毒性] 疲労感，手指感覚異常，聴覚低下など(製鉄や化学製造工場)を引き起こす．

ここにつながる

・ヘモグロビン(Fe^{2+})との結合力 ☞p.563

❽ シアン化物(シアン化水素)

[中毒事例] シアン化物：メッキ，金属加工，写真などの工業でシアン塩が広く利用されているため，中毒事故も多い．また，自殺や他殺など犯罪目的にも使用される．アミグダリン[*14]などの青酸配糖体を含有するバラ科やマメ科の食用植物の大量摂取によっても中毒を起こす．

*14　アミグダリン ☞p.306

[体内動態] 経口摂取すると，胃液(酸性)によってシアン化水素が遊離し，胃粘膜から吸収される．

[毒性機序] 細胞に取り込まれたシアン化水素は，細胞内ミトコンドリアの電子伝達系成分の**シトクロムcオキシダーゼ**(**シトクロムa/a_3複合体**)のFe^{3+}と結合して，その酵素を阻害する．そのため，ミトコンドリアのATP産生が阻害され，エネルギー要求量の高い中枢神経系に著

NOTE　電子伝達系における複合体Ⅳがシトクトムオキシダーゼcであり，2つの銅イオンを含むシトクロムaおよびシトクロムa_3の複合体である．

しい障害を与える（図12・39）.

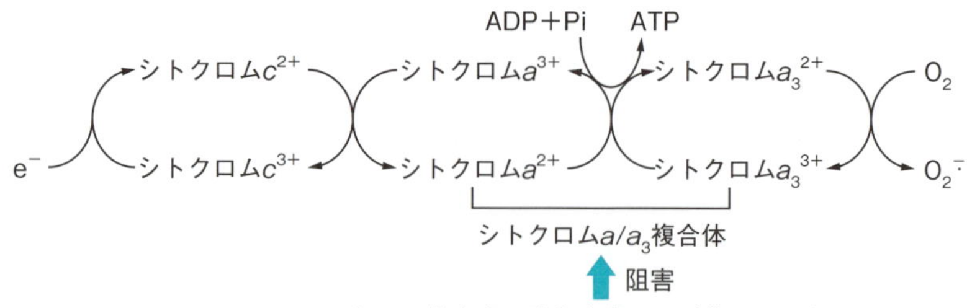

図12・39　シアン化水素，硫化水素，アジ化ナトリウムの毒性発現機序

［急性毒性］頭痛，動悸，虚脱から意識障害，さらには呼吸麻痺によって速やかに死にいたる．シアン化カリウムあるいはシアン化ナトリウムは，強塩基であるため，刺激性が強く，口腔や消化管の組織粘膜を障害して出血をもたらす．

Na–N＝N⁺＝N⁻

アジ化ナトリウム

❾ 硫化水素，アジ化物（アジ化ナトリウム）

［中毒事例］硫化水素：汚水処理場，化学工場，地下工事などでの発生だけでなく，自殺にも用いられている．

・アジ化物：防腐剤や自動車用エアバッグ起爆剤などに用いられる．

［体内動態］硫化水素：呼吸器から吸収される．

・アジ化物：アジ化水素の吸入．アジ化ナトリウムは経口摂取すると，胃液によりアジ化水素が生成する．

［毒性機序］細胞内ミトコンドリアの電子伝達系成分の**シトクロムcオキシダーゼ**（**シトクロムa/a_3複合体**）のFe^{3+}と結合して，その酵素を阻害する（図12・39）．

［急性毒性］呼吸器粘膜，皮膚や眼の粘膜障害，頻脈，代謝性アシドーシス，低血圧，呼吸不全，けいれん，さらには死にいたる．

［慢性毒性］不眠，意識障害，神経症状（うつ病，統合失調症）を引き起こす．

ポイント

- 有機水銀で炭素数3以下では中枢神経障害，炭素数4以上と無機水銀では腎障害を引き起こす．
- メチル水銀は，血液-脳関門を通過し，中枢神経障害（水俣病）を引き起こす．
- カドミウムは，米などから摂取され，腎障害を引き起こし，イタイイタイ病の原因となった．
- 無機鉛は，ヘム合成阻害により貧血を，有機鉛（四エチル鉛）では中枢神経障害を引き起こす．
- 無機ヒ素は，五価より三価で毒性が強く，色素沈着を引き起こし，海藻類に含まれる有機ヒ素は毒性が低い．
- 六価クロムは，鼻中隔穿孔を引き起こす．
- パラコートは，スーパーオキシドを生成し，肺線維症を引き起こす．
- チオノ型（>P＝S）の有機リン系農薬は，シトクロムP450により代謝的活性化されたオクソン型（>P＝O）がアセチルコリンエステラーゼのセリン残基をリン酸化して阻害する．2-PAMやアトロピンが解毒剤となる．

- カルバメート系農薬は，アセチルコリンエステラーゼのセリン残基をカルバモイル化して阻害する．アトロピンが解毒剤となるが，2-PAMは無効である．
- 有機塩素系農薬は，脂溶性・難分解性であるため生体に蓄積しやすい（慢性毒性を引き起こす）．
- ピレスロイド系農薬は，神経軸索のNaチャネルの閉鎖を遅延させて神経伝導をかく乱する．
- ネオニコチノイド系農薬は，ニコチン性アセチルコリン受容体に結合する．
- 含リンアミノ酸系除草剤は，植物のアミノ酸合成を阻害する．アセチルコリンエステラーゼ阻害作用はない．
- ダイオキシン類とは，PCDD，PCDF，コプラナーPCBをいい，2,3,7,8-TCDDが最も強い毒性を示す．
- ダイオキシン類は，脂溶性・難分解性であるため生物濃縮を受けやすく，主に魚介類からの摂取が多い．
- 一酸化炭素は，ヘモグロビンに不可逆的に結合して，体細胞への酸素運搬を阻害することにより毒性を発現する．
- シアン化水素，硫化水素，アジ化ナトリウムは，ミトコンドリアの電子伝達系成分のシトクロム*c*オキシダーゼ（シトクロムa/a_3複合体）を阻害して毒性を発現する．

G　重金属や活性酸素に対する生体防御因子

❶ 重金属に対する生体防御因子

ⓐ メタロチオネイン

［特性］

- 分子量約6,500の細胞質局在の**金属結合タンパク質**である．
- 構成アミノ酸の約1/3は，システインであり，それらはすべて遊離型（S-S結合なし）である．芳香族アミノ酸を含まない．
- 1分子中に複数個の金属イオンと結合することができる．結合できる金属イオン数は，水銀，カドミウム，亜鉛，銅で最大7分子，銅，銀では最大12分子である．とくに，**水銀**，**カドミウム**，**亜鉛**，**銅**との親和性が高い．鉄，ニッケル，コバルト，マンガンを結合することはできない．
- 重金属をはじめとする種々の因子（薬剤，ホルモン，ストレス，紫外線（UV）など）によって誘導される．

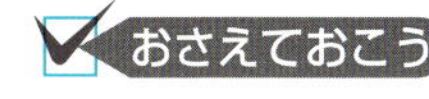

・カドミウム　☞p.355

［作用］

- 重金属と結合することにより，その毒性を軽減する重要な生体防御因子である．
- 金属曝露がない通常時では，必須微量金属の亜鉛や銅と結合し，それらの貯蔵や運搬に関与していると考えられている．
- 活性酸素などの酸化ストレスに対する抗酸化機能をもつ．

❷ 活性酸素に対する生体防御因子

ⓐ 活性酸素（図12・40）

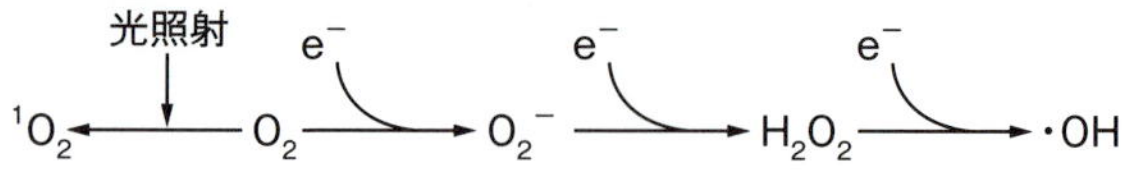

$^1O_2 \leftarrow$（光照射）$O_2 \xrightarrow{e^-} O_2^- \xrightarrow{e^-} H_2O_2 \xrightarrow{e^-} \cdot OH$

図12・40 活性酸素の生成

活性酸素は生体内で酸素分子種（O_2）が利用される過程でより反応性の高い酸素種の総称である．スーパーオキシドアニオンラジカル（O_2^-）*15，過酸化水素（H_2O_2），ヒドロキシルラジカル（$\cdot OH$），一重項酸素（$^1O_2$）がある．

*15 スーパーオキシドアニオン（O_2^-）：酸素分子（O_2）の1電子還元により生成する．キサンチンオキシダーゼやシトクロムP450（CYP）などの酸化還元酵素に触媒されるほか，自動酸化によっても生成する．

ⓑ 活性酸素による傷害

OH が最も高い細胞障害性をもつ．①DNAやタンパク質の機能を傷害する，②生体膜の高度不飽和脂肪酸の過酸化反応を引き起こす．

ⓒ 活性酸素防御系（図12・41）

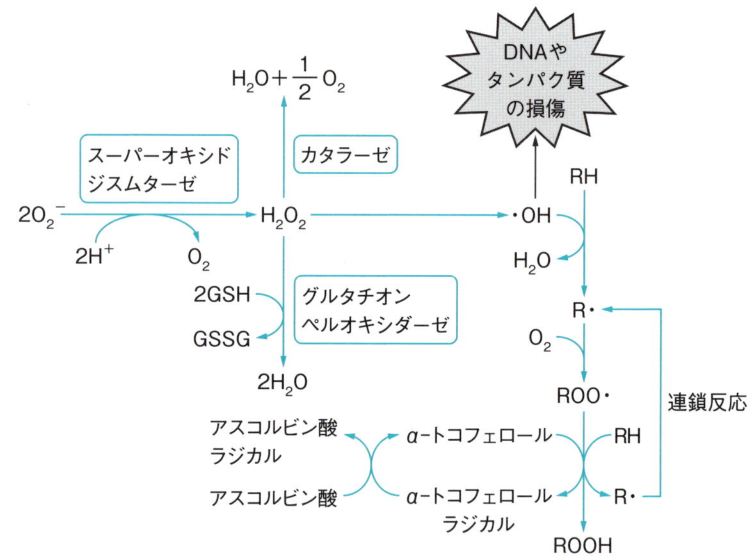

図12・41 活性酸素防御系

①**スーパーオキシドジスムターゼ**（SOD）：O_2^-を不均化する酵素である．**O_2^-をH_2O_2とO_2に分解**する．亜鉛と銅あるいはマンガンを含む．構造中に金属を含み，含まれる金属によって細胞内の局在が異なる．

$$2O_2^- + 2H^+ \rightarrow H_2O_2 + O_2$$

NOTE SODの細胞内局在
Ca/Zn-SOD：細胞質
Mn-SOD：ミトコンドリア

②**カタラーゼ：H_2O_2をH_2OとO_2に分解**する酵素である．活性中心にヘム鉄をもち，肝臓や腎臓のペルオキシソーム，赤血球中に多く分布する．

$$2H_2O_2 \rightarrow 2H_2O + O_2$$

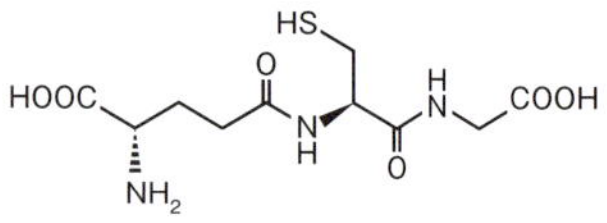

③**グルタチオン*16 ペルオキシダーゼ：H_2O_2をH_2Oに分解**する酵素

*16 グルタチオン（GSH）：グルタミン酸，システイン，グリシンの3つのアミノ酸からなるトリペプチドである．

HS, HOOC, O, N, H, NH₂, COOH

(1)．過酸化脂質の還元作用(2)も有する．H_2O_2に対する親和性は，カタラーゼよりも強い．活性中心にセレンをもち，ほとんどの組織に発現する細胞質型，消化管型，血漿型(細胞外型)の8種類のアイソフォームが存在する．

$$H_2O_2 + 2GSH \rightarrow 2H_2O_2 + GSSG \quad (1)$$

$$ROOH + 2GSH \rightarrow ROH + H_2O + GSSG \quad (2)$$

④**アスコルビン酸**(**ビタミンC**)：水溶性抗酸化物質．

⑤**α-トコフェロール**(**ビタミンE**)：脂肪酸ペルオキシラジカルと反応し，自身がラジカルとなることで，脂質過酸化の連鎖反応を停止する．

ポイント

- メタロチオネインは，システインを多く含む低分子金属結合タンパク質である．
- メタロチオネインは，水銀，カドミウム，亜鉛などの重金属により誘導され，金属と結合することでその毒性を軽減する．
- メタロチオネインは，活性酸素消去作用も有する．
- 活性酸素のうち，・OHが最も高い細胞障害性をもつ．
- スーパーオキシドジスムターゼは，O_2^-をH_2O_2に変換する．
- カタラーゼとグルタチオンペルオキシダーゼは，H_2O_2をH_2Oに変換する．
- アスコルビン酸とα-トコフェロールは，活性酸素の消去を行う．

H　薬物の乱用による健康影響

❶ 乱用薬物の動向

化学物質による中毒は，日常生活における誤飲・誤食や職業曝露のような意図しない曝露に加えて，犯罪で使用される場合，自殺を企図した医薬品や農薬の大量摂取，陶酔感・高揚感を得るための向精神薬やシンナー，覚醒剤等の摂取など，多様な理由によって起こり得る．このうち，本来の目的とは異なる薬物の利用や禁止薬物の使用，すなわち**薬物乱用**は，近年とくに大きな社会問題となっている．

乱用薬物をはじめとするほとんどの薬毒物は，各種法律によって規制されている．具体的には，**覚醒剤取締法**，**大麻取締法**，**麻薬及び向精神薬取締法**，**あへん法**，医薬品，医療機器等の品質，有効性及び安全性の確保等に関する法律(医薬品医療機器等法)ならびに毒物及び劇物取締法がある．近年の乱用薬物関連の違反検挙者数の推移を表12・16に示す．全体として，ここ15年間は14,000人前後で推移している．この中では覚醒剤取締法による検挙者数が最も多かったが，近年は減少傾向にあり，一方で，大麻取締法による検挙者数が急増し，2023年には逆転した．これらの法律で取り締まられている薬物以外にも，規制する法律のない薬物，いわゆる**危険ドラッグ**とよばれる薬物が，インターネットなどを通して容易に購入できるようになり，関連する事故や事件が近年増加していた．そのため，麻薬及び向精神薬取締法や医薬品医療機器等法，薬剤師法の一部を改正し，医療等の一定の用途を除いてその製造，輸入，販売等が禁止される「指定薬物」への迅速かつ包括的な指定，取締の強化が図られている．とくに，2013年からは，基本骨格が同じ物質群を一括して指定する包括指定の制度が導入され，カンナビノイド系（ナフトイルインドール）物質とカチノン系物質が指定されている．

カンナビノイド系
（ナフトイルインドール）

カチノン系

表12・16　麻薬・覚醒剤等事犯検挙人員の推移

	2010年	2014年	2018年	2022年	2023年
覚醒剤取締法	12,200	11,148	10,030	6,289	6,073
大麻取締法	2,367	1,813	3,762	5,546	6,703
麻薬及び向精神薬取締法	375	452	528	783	1,033
あへん法	23	24	2	3	6
合計	14,965	13,437	14,322	12,621	13,815

[法務省：犯罪白書]

コラム

危険ドラッグ

覚醒剤をはじめとする薬物乱用による事件や事故は古くから大きな社会問題であったが，近年とくに法律で取り締まることができない薬物が問題となっている．これら薬物は，覚醒剤や麻薬などの違法薬物ではないことが強調され，「合法ドラッグ」とよばれて販売されていた．新聞やテレビニュースでも「合法ドラッグ」という呼称が使われた．このため，若者をはじめとする多くの人が誤った認識で使用することも多かった．2000年から東京都は，法の目をかいくぐるこれら薬物を「脱法ドラッグ」とよぶようになり，この呼称が広く使われるようになった．しかし，これら薬物の使用は健康リスクを伴い，防止・規制されるべきであるにもかかわらず，「合法ドラッグ」や「脱法ドラッグ」という表現が「合法」や「脱法」という言葉を含むために，これら薬物が違法ではないことを示してしまっていること，また違法ではないので安全であるという印象を与えてしまうことなどの問題があると指摘されていた．そこで厚生労働省は2005年に「違法ドラッグ」という名称を使用することを提言した．さらに2014年7月には，警察庁と厚生労働省は，危険性の高い薬物であることがより理解できるような「脱法ドラッグ」，「違法ドラッグ」に代わる用語を公募した．その結果，約2万件の応募があり，「準麻薬」，「廃人ドラッグ」，「危険薬物」，「破滅ドラッグ」，「有害ドラッグ」など，さまざまな候補が寄せられた．「麻薬」および「薬物」は法令用語と重なることを考慮し，また「危険」や「ドラッグ」を含む用語が多かったことから，これを組み合わせて「危険ドラッグ」が採用された．

❷ 乱用薬物の種類と健康影響

薬物の継続的な乱用により，中枢神経系に変化が生じ，薬物に適応した状態となる．このような状態は薬物依存とよばれる．薬物依存が生じた状態で薬物の摂取を中止すると，薬物に対する強い精神的欲求や，離脱症状とよばれる身体所見（嘔吐，下痢，低血圧，けいれん，頻脈，動悸，発汗など）が認められる．前者を**精神依存**，後者を**身体依存**という．これらの依存の有無は使用する薬物により異なる．また，乱用薬物の多くでは**耐性**が生じ，摂取初期と同様の効果を得るためには徐々に摂取量を増やす必要がある．表12・17に代表的な乱用薬物の種類と依存性の特徴を示す．

表12・17 乱用薬物による依存性の分類と特徴

法律上の分類	薬物の種類	中枢作用	精神依存	身体依存	耐性	乱用・中毒時の症状
覚せい剤	メタンフェタミン，アンフェタミン	興奮	＋＋＋	−	＋＋	幻覚，散瞳，血圧上昇，不眠，食欲減退
麻薬	アヘン（ヘロイン，モルヒネなど）	抑制	＋＋＋	＋＋＋	＋＋＋	鎮痛，縮瞳，便秘，呼吸抑制，血圧低下
	コカイン	興奮	＋＋＋	−	−	散瞳，血圧上昇，不眠，食欲亢進
	LSD		＋＋＋	−	＋＋	幻覚，散瞳，運動失調
	MDMA		＋＋＋	−	＋	幻覚，体温上昇，血圧上昇，頻脈，不眠，食欲減退，感覚低下
大麻	大麻（マリファナなど）	抑制	＋＋	−	−	幻覚，感覚異常
毒物・劇物	有機溶剤（トルエン，シンナーなど）	抑制	＋	−	＋	酩酊，運動失調，思考・記憶力低下
−	アルコール（エタノール）	抑制	＋＋＋	＋＋	＋＋	酩酊，運動失調
医薬品	バルビツール酸系薬（フェノバルビタールなど）	抑制	＋＋	＋＋＋	＋＋	意識障害，呼吸抑制，血圧低下
	ベンゾジアゼピン系薬（トリアゾラムなど）	抑制	＋＋	＋＋＋	＋＋	催眠・鎮静，意識障害，呼吸障害，運動障害，昏睡

＋，−は，症状の有無および相対的な強さを表す．

以下には代表的な乱用薬物とそれらの健康影響や毒性学的特徴を記す．

a 覚醒剤

覚醒剤は，眠気を覚まし，精神的・肉体的疲労感を取り除いて作業効率を上げる効果があるとされる薬物の総称である．覚醒剤取締法で規制されており，代表的な覚醒剤としては，**メタンフェタミン**（フェニルメチルアミノプロパン）と**アンフェタミン**（フェニルアミノプロパン）がある．わが国ではメタンフェタミンに関する事件や事故が多い．覚醒剤取締法では，これらに加えて，合成原料と中間体を覚醒剤原料として規制している．

メタンフェタミン

アンフェタミン

［作用］覚醒剤はドパミンやノルエピネフリンの遊離促進および再取り込み抑制によって中枢興奮作用を発現し，幻覚や散瞳，血圧上昇，不眠，食欲減退などが認められる．作用発現は早く，かつ数時間持続する．これら作用の消失後は，摂取前よりも強い疲労感，さらには不安感が生じ，このため反復的に使用されることが多い．

b 麻 薬

（1）アヘン

アヘンは，**モルヒネ**，**コデイン**，デバインなど約20種のアルカロイドを含む麻薬の一種である．これらアルカロイドは硫酸，乳酸，メコン酸（アヘンに特徴的）の塩として存在する．あへん法における「アヘン」は，「けしの液汁が凝固したもの及びこれに加工を施したもの（医薬品として加工を施したものを除く）」であり，また「けし」は，「*Papaver somniferum* L., *Papaver setigerum* DC. 及びその他のケシ属の植物であって，厚生労働大臣が指定するもの」と定義されている．

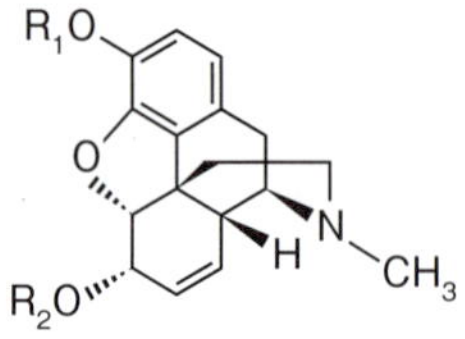

モルヒネ $R_1=R_2=H$
コデイン $R_1=CH_3$，$R_2=H$
ヘロイン $R_1=R_2=COCH_3$

［作用］アヘンアルカロイドの多くは中枢抑制作用を示し，縮瞳，便秘，呼吸抑制，血圧低下などを引き起こす．**モルヒネ**は優れた鎮痛薬として末期がん患者の疼痛治療に利用されている．**コデイン**は，モルヒネよりも強い鎮咳作用を有するが，その他の生理作用は弱く，乱用の危険性も少ない．モルヒネを原料として合成された**ヘロイン**（ジアセチルモルヒネ）は，かつて鎮咳薬として市販されたが，強力な麻薬症状を示し，また禁断症状も強いため，製造と使用が禁止された．

(2) コカイン

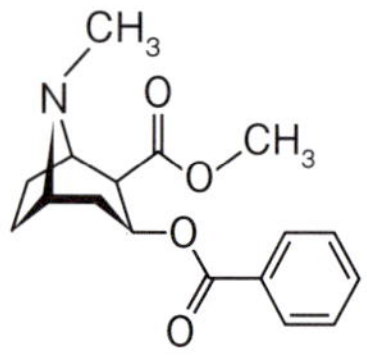

コカインは，コカの葉に含まれる主要なアルカロイド（総アルカロイドの 70 ～ 80 %）であり，トロパン骨格を有する．生体内では容易に代謝（加水分解）され，通常尿中に未変化体は検出されないため，その代謝物（ベンゾイルエクゴニン）が鑑定に利用される．

コカイン

［作用］コカインは局所麻酔作用を示す一方で，中枢に対しては，ノルアドレナリンやドパミンの取り込み阻害による興奮作用を示す．少量で精神的・肉体的疲労感の消失，食欲および性欲の亢進，多幸感などを生じる．このため乱用されやすく，精神依存を形成しやすい．慢性中毒症状として，消化器毒性，るい痩，顔面蒼白，振戦，散瞳，頻脈などがみられる．また妊婦が摂取すると，その血管収縮作用から胎児への血流量が減少し，新生児に障害（振戦，学習困難，情緒障害など）が認められる（コカインベビー）との報告もある．

(3) リゼルギン酸ジエチルアミド（LSD）

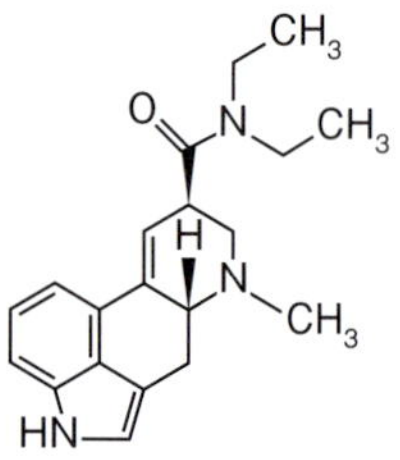

LSD は，麦角アルカロイドから部分合成された代表的な幻覚剤であり，現在知られている幻覚剤の中では最も強力な作用を有する．体内で速やかに代謝されるため，尿や糞便中には通常未変化体は認められない．2024年には，LSDの誘導体である1T-LSDが指定薬物に指定された．

LSD

［作用］LSDを数十 μg服用すると，数十分で幻覚を伴う激しい情動変化や統合失調症様症状が生じる．作用は8～12時間持続する．連用により耐性と精神依存を生じる．中毒症状としては，散瞳，流涎，嘔吐，運動失調，けいれん，四肢の麻痺などがみられる．これらの作用にはセロトニン神経系が関与すると考えられている．

MDMA

(4) 3,4-メチレンジオキシメタンフェタミン（MDMA）

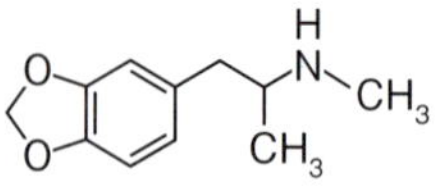

MDMA は，エクスタシーともいわれ，わが国でも乱用が問題になることが多い合成麻薬である．MDMAは，生体内で脱メチル化されて3,4-メチレンジオキシアンフェタミン（**MDA**）となる．MDA もまた，乱用

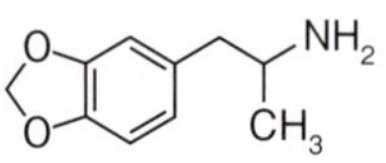

MDA

が問題となっている合成麻薬であり，ラブドラッグやアダムとよばれる．

[作用] MDMAは，LSDと類似した幻覚作用を伴い，メタンフェタミンと同様の中枢興奮作用を示す．体温調節中枢を抑制して40℃以上の高体温を生じることがある．また，頻拍や血圧上昇も引き起こし，ときとして死を招く．中毒症状としては，幻視，不安，異常行動，パニック発作，大うつ病性障害などが現れる．MDAの作用はMDMAに類似しているが，幻覚作用は強く，中枢興奮作用は弱い．また，作用時間は長く，全体としての作用も強い．

c 大　麻

大麻は，大麻取締法において「大麻草（*Cannavis sativa* L.，いわゆる麻）及びその製品（大麻草の成熟した茎及びその製品（樹脂を除く）並びに大麻草の種子及びその製品を除く）」として定義され，その栽培および使用が規制されている．アサの葉の乾燥品は**マリファナ**，アサの樹脂はハシシとよばれる．大麻の主成分は**Δ^9-テトラヒドロカンナビノール**（Δ^9-THC），カンナビジオール，カンナビノールであり，Δ^9-THCが大麻の薬理作用の本体である．Δ^9-THCはシトクロムP450による酸化的代謝を受けやすいため，未変化体は通常尿中に検出されない．

[作用] Δ^9-THCは脳のカンナビノイド受容体を介して作用を示し，幻覚作用，視覚・聴覚異常，時間・空間に対する感覚異常，多幸感・陶酔感が認められる．身体依存は形成されず，また精神依存も弱いが，妄想，不安，恐怖，無気力，抑うつ，錯乱などの中毒症状も認められる．

NOTE フェンタニル中毒の社会問題化

米国では，強力な合成オピオイドであるフェンタニル（ヘロインの50倍の強さ，ヒトの致死量は約2 mg）の乱用が社会問題となっている．フィラデルフィアなどの一部の都市では，フェンタニル中毒者が増加し，「ゾンビ・タウン」とよばれる現象が発生している．これは，フェンタニルやその関連薬の使用者が意識を失ったり，極度に緩慢な動きなったり，立ったまま前傾し続けたりすることでゾンビのように見えることから名付けられた．米国では，薬物の過剰摂取（オーバードーズ）により毎年約10万人が死亡している．

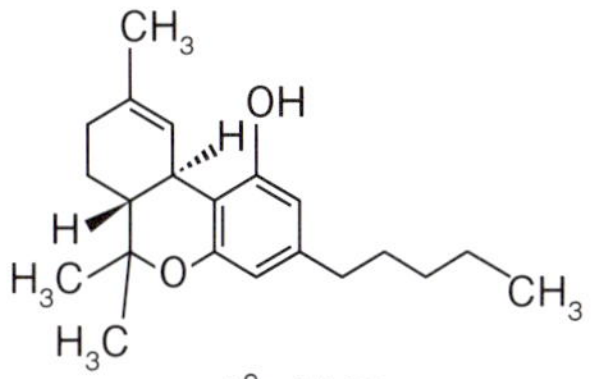

CH_3 OH H H H_3C O CH_3 H_3C

Δ^9−THC

d 医薬品

催眠薬や向精神薬，麻酔薬などがしばしば乱用され，事件や事故の原因となっている．

(1) 催眠薬

中枢神経系を抑制することで睡眠を引き起こす薬物であり，大量に摂取すると呼吸麻痺に陥り死にいたる．毒性が強く，連用で耐性や依存性が形成されるため，麻薬及び向精神薬取締法で向精神薬として規制されている．代表的な薬物として，**ベンゾジアゼピン系薬**のフルニトラゼパム，ニトラゼパム，エスタゾラムおよびトリアゾラム（ハルシオン），**バルビツール酸系薬**のバルビタールやフェノバルビタール，ならびにブロモバレリル尿素がある．

ベンゾジアゼピン系薬は，抗不安作用，催眠・鎮静作用などを示し，わが国ではよく処方されているが，容易に耐性や依存性を生じ，すべての医薬品の中で乱用率の高い医薬品群でもある．また，昏睡させた後の強盗，強姦，殺人など，犯罪に使用されることがある．中毒症状としては，意識障害，運動障害，構語障害，認識障害，昏睡などがある．ただし，安全域が広いため，一般に大量服用しても死に至ることはない．介在する受容体が異なるため，バルビツール酸系薬やアルコールと相加作用を示す．

(2)　向精神薬

三環系抗うつ薬（イミプラミン，アミトリプチリンなど）や**四環系抗うつ薬**（セチプリンなど）が乱用される．これらは脳においてノルアドレナリンやセロトニンの再取り込みを阻害，または放出を促進することで作用を示す．中毒症状としては，薬理作用に基づく動悸，口渇，めまい，消化器症状，排尿困難，発汗，発熱などがあり，大量服用では中枢神経症状が認められる．

(3)　麻酔薬

鎮痛・鎮静作用，筋弛緩作用，自律神経遮断などにより中枢神経系を抑制する全身麻酔薬と，知覚神経末梢に作用して適用局所の痛覚を麻痺させる局所麻酔薬がある．前者には**ケタミン**，フェンタニル，プロポフォール，オピオイド系薬，バルビツール酸系薬など，後者には，エステル型のプロカイン，ベンゾカイン，テトラカインなど，アミド型のリドカイン，ジブカイン，メピバカインなどがある．アミド型はエステル型に比べて生体内で安定であり，一般的に作用持続時間が長い．

違法に売買され，しばしば乱用されるケタミンでは，痛覚の低下に加えて，多幸感や幻覚，けいれん，離人症などが生じ，きわめて高用量では高熱，著しい心拍数増加や血圧上昇，昏睡が生じる．現在，ケタミンは麻薬に指定されている．

これら麻酔薬は胎盤を通過するため，妊婦が摂取すると胎児にも毒性影響が現れる．

ポイント

- 覚醒剤取締法，大麻取締法，麻薬及び向精神薬取締法のうち，覚醒剤取締法違反の検挙者数が過去数十年間最も多かったが，近年大麻取締法違反の検挙者数が急増し，2023年に逆転した．
- 精神依存とは，薬物を継続的に摂取した後，摂取を中止すると現れる，薬物に対する強い精神的欲求をいう．このとき，嘔吐，下痢，低血圧，けいれん，頻脈，発汗などの身体所見（離脱症状）が現れるような状態を身体依存という．
- 覚醒剤取締法で規制される代表的な覚醒剤として，メタンフェタミン（フェニルメチルアミノプロパン）とアンフェタミン（フェニルアミノプロパン）がある．
- 麻薬及び向精神薬取締法で規制される代表的な薬毒物として，アヘン，コカイン，リゼルギン酸ジエチルアミド（LSD）および3,4-メチレンジオキシメタンフェタミン（MDMA）がある．
- 大麻取締法における大麻とは，「大麻草（及びその製品（大麻草の成熟した茎及びその製品（樹脂を除く）並びに大麻草の種子及びその製品を除く）」である．
- 大麻の薬理作用の本体は，Δ^9-テトラヒドロカンナビノール（Δ^9-THC）である．
- アヘンは，強い精神依存および身体依存を生じる．
- アンフェタミン，コカイン，LSD，MDMA，大麻は，強い精神依存を生じるが，身体依存は生じない．
- ベンゾジアゼピン系やバルビツール酸系の催眠薬，三環系および四環系抗うつ薬は，連用で耐性や依存性を形成するため，麻薬及び向精神薬取締法で規制されている．

I 中毒原因物質の解毒処置法

❶ 中毒原因物質の分類

化学物質による中毒は，誤飲・誤食，職業曝露，自殺企図，薬物乱用，犯罪などさまざまな理由で起こり得る．中毒を引き起こす代表的な薬毒物を表12・18に示す．

表12・18 代表的な中毒原因薬毒物

分類	代表的薬毒物
医薬品	三環系抗うつ薬，四環系抗うつ薬，ベンゾジアゼピン系向精神薬，麻薬性鎮痛薬（モルヒネ，ケタミン），睡眠薬（バルビツール酸系，ブロム尿素系），解熱鎮痛薬（アセトアミノフェン）
違法薬物，危険ドラッグ	覚せい剤（メタンフェタミン，アンフェタミン），麻薬（アヘン，コカイン，MDMA，MDA），トリプタミン系（AMT，5-MeO-AMT，5-MeO-DIPT），フェネチルアミン系（2C-T-2，2C-T-4，2C-T-7，TMA）
農薬	有機リン系殺虫剤（パラチオン，フェニトロチオン，マラチオン），カルバメート系殺虫剤（カルバリル，メソミル），ジピリジニウム系除草剤（パラコート，ジクワット），アミノリン酸系除草剤（グルホサート，グルホシネート），有機塩素系除草剤（ペンタクロロフェノールなど），殺鼠剤（モノフルオロ酢酸ナトリウム，モノフルオロ酢酸アミド）
一般化学物質・工業用薬物	無機および有機酸類（塩酸，硫酸，フェノール），アルカリ類（水酸化ナトリウム，水酸化カリウム），酸化性物質（臭素酸塩，塩素酸塩，硝酸塩，過塩素酸塩），青酸カリウム，黄リン
天然物質	フグ毒（テトロドトキシン），シガテラ毒（シガトキシン），貝毒（サキシトキシン，ゴニオトキシン，ブレベトキシンB），アルカロイド（アコニチン類，ニコチン，ソラニン，ストリキニーネ），キノコ毒（イボテン酸，ムッシモール，シロシビン），マジックマッシュルーム（サイロシン，サイロシビン），青酸配糖体（アミグダリン）
金属	水銀（金属，無機，有機），ヒ素（無機，有機），鉛（無機，有機），スズ（無機，有機），カドミウム，タリウム
ガス	一酸化炭素，硫化水素，青酸ガス（シアン化水素），神経毒ガス（サリン，タブン，ソマン，VX）

AMT：α-methyltryptamine，5-MeO-AMT：5-methoxy-α-methyltryptamine，5-MeO-DIPT：5-methoxy-*N*,*N*-diisopropyltryptamine，2C-T-2：2,5-dimethoxy-4-ethylthiophenethylamine，2C-T-4：2,5-dimethoxy-4-isopropylthiophenethylamine，2C-T-7：2,5-dimethoxy-4-propylthiophenethylamine，TMA：3,4,5-trimethoxyamphetamine

中毒治療の基本的な原則は以下の5つである．近年，日本中毒学会などから標準的な治療法が提示されている．

①催吐や**胃洗浄**，腸洗浄による未吸収薬毒物の吸収防止

②活性炭，水，牛乳などの投与による薬毒物の吸収遅延

③下剤や利尿薬の投与，輸血，血液透析，血液吸着などによる薬毒物の排泄促進

④拮抗剤や解毒剤の投与による薬毒物の中和・解毒

⑤臨床症状に応じた治療薬の投与による対症療法

❷ 中和・解毒処置法

中毒の原因物質があらかじめ判明している場合には，適切な解毒剤や拮抗剤を投与することで中毒症状を改善できる場合がある．これまでに開発・使用されてきた解毒剤および拮抗剤とそれらの作用機序を表12・19に示す．

表12・19　薬毒物中毒に対する解毒剤・中和薬・治療薬

中毒物質		解毒剤・拮抗剤・治療薬	作用機序
医薬品 違法薬物 危険ドラッグ	三環系抗うつ薬	フィゾスチグミン	抗コリン作用に拮抗
	麻薬（モルヒネなど）	ナロキソン	オピオイドμ受容体の競合
	ベンゾジアゼピン系薬	フルマゼニル	ベンゾジアゼピン受容体の競合
	アセトアミノフェン	*N*-アセチルシステイン	グルタチオン供給
	中毒性薬物	炭酸水素ナトリウム	pH上昇による尿中排泄促進
		薬用炭（活性炭）	物理的吸着
農薬	有機リン系殺虫剤，サリン	ヨウ化プラリドキシム（PAM）	コリンエステラーゼに結合したリン酸基の解離
	有機リン系殺虫剤，サリン カルバメート系殺虫剤	アトロピン硫酸塩（カルバメート系殺虫剤にPAMは無効）	ムスカリン様作用に拮抗
	パラコート	なし	−
金属，化学物質	重金属（鉛，カドミウムなど）	エデト酸カルシウム二ナトリウム（EDTA $CaNa_2$）	可溶性キレートの形成
	ヒ素，水銀，銅，鉛，金，ビスマス，クロム，アンチモン	ジメルカプロール（BAL）	SH基と結合して可溶性キレートを形成
	鉛，水銀，銅	D-ペニシラミン	可溶性キレートの形成
	水銀	チオプロニン	可溶性キレートの形成
	メチル水銀，鉛	グルタチオン	SH基の保護，酸化還元作用
	鉄	デフェロキサミンメシル酸塩，デフェラシロクス	Fe^{3+}と可溶性キレートの形成
	タリウム，放射性セシウム	ヘキサシアノ鉄（Ⅱ）酸鉄（Ⅲ）水和物（プルシアンブルー）	可溶性キレートの形成
その他 化学物質	シアン（青酸），シアン化合物	チオ硫酸ナトリウム	シアン化物イオンを低毒性のチオシアン酸イオンに変換
		亜硝酸化合物（亜硝酸アミル，亜硝酸ナトリウム）	ヘモグロビンを，シアン化物と反応性の高いメトヘモグロビンに変換
		ヒドロキソコバラミン	ヒドロキソコバラミンのCo^+に結合しているOH^-とCN^-が置換し，シアノコバラミンとなり尿中排泄
	メタノール，エチレングリコール	エタノール，ホメピゾール	アルコール脱水素酵素の競合的阻害（毒性代謝物の生成抑制）
	アニリン，ニトロベンゼンなど（メトヘモグロビン血症）	メチレンブルー	メトヘモグロビンをヘモグロビンに変換

ポイント

- モルヒネ中毒にはナロキソンを用いる.
- アセトアミノフェン中毒には，グルタチオン供給源となる*N*-アセチルシステインを用いる.
- 有機リン系農薬の中毒にはPAMとアトロピンを用いる.
- カルバメート系農薬の中毒にはPAMは無効である.
- パラコートに対する有効な解毒剤や治療薬はない.
- ヒ素や水銀の中毒にはBALを用いる.
- シアン中毒には，チオ硫酸塩や亜硝酸化合物を用いる.

J 中毒原因物質の試験法

薬毒物中毒が起こった場合，その原因物質の推定や同定は，解毒法や治療法を決定する上で非常に重要である．中毒物質の分析試験は大きく**予試験**（**スクリーニング試験**）と**確認定量試験**に分けられる． これらの分析試験，とくに予試験は，その性格上迅速かつ簡便に行えることが望ましい．代表的な予試験を表12・20に示す．日本法医学会では，代表的な試験法を掲載した薬毒物検査マニュアルを整備し，公開している．

確認定量試験では，生体試料から各種溶媒で抽出した後， 機器分析が行われる．これには，薄層クロマトグラフィー，ガスクロマトグラフィー，高速液体クロマトグラフィー，イオンクロマトグラフィー，ガスクロマトグラフィー-質量分析法， 高速液体クロマトグラフィー-質量分析法， 原子吸光法，誘導結合プラズマ-質量分析法などが利用される.

ポイント

- メタンフェタミンはシモン試薬試験で陽性を示す.
- 大麻の検出にはデュケノア試薬が用いられる.
- 有機リン系農薬やカルバメート系農薬の検出には， アセチルチオコリンを基質としてコリンエステラーゼ活性を測定することが有効である.
- シアンの検出にはグアヤク試験紙法が用いられる.

表12・20 薬毒物の分析に用いられる予試験

薬毒物	検出および判定方法
メタンフェタミン	**シモン試薬試験**：20%炭酸ナトリウム溶液，50%アセトアルデヒド・エタノール溶液，1%ニトロプルシドナトリウム溶液と反応して青藍色を呈する．この反応は脂肪族第二級アミンに特異的である
アヘン	モルヒネとメコン酸を確認する
コカイン	チオシアン酸コバルト試薬と反応して青色沈殿が生じる．これに塩酸を添加すると桃色溶液となる
大麻（Δ^9-THC）	**デュケノア試薬**を加えて撹拌した後，塩酸とクロロホルムを添加すると紫色を呈する
有機リン系農薬	ニトロベンジルピリジン法：4-(4-ニトロベンジル)ピリジンのアセトン溶液を加えて加温し，次いでテトラエチルペンタンとエーテルを添加して撹拌するとエーテル層が紫色を呈する コリンエステラーゼ測定法：アセチルチオコリンと反応させ，416 nmの吸収(5-メルカプト-2-ニトロ安息香酸)を測定する
カルバメート系農薬	コリンエステラーゼ測定法を利用する（有機リン系農薬参照）
パラコート，ジクワット	呈色法：試料抽出液に，水酸化ナトリウムアルカリ性下でハイドロサルファイトナトリウムを添加すると青色（ジクワットは緑色）を呈する
シアン	**グアヤク試験紙法**（シェーンバイン法）：酒石酸で酸性とした試料から生じる気相中で，硫酸銅溶液で湿らせたグアヤク紙が青変する
硫化水素	鉛試験紙法：試料を含む密栓したフラスコ内の気相で，酢酸鉛を含むろ紙片（水酸化ナトリウム溶液で湿潤）が黒変する
ヒ素	ラインシュ法：塩酸酸性下で銅片を加えて加熱すると，銅片表面に灰～黒色の被覆物が形成される．これをガラス管内で加熱すると，昇華して八面体結晶（亜ヒ酸）が観察される
バルビツール酸系薬	試料をエーテル抽出後，硫酸銅水溶液，ピリジン・クロロホルム混液を添加すると有機層が紫色に呈色する（銅・ピリジン反応）
アセトアミノフェン	クレゾール－アンモニア法：塩酸酸性化で加熱し，次いでアンモニア存在下で *o*-クレゾールと反応させると青色を呈する
アンフェタミン類，バルビツール酸系薬物，ベンゾジアゼピン系薬物，コカイン系麻薬，大麻，MDMA*，モルヒネ系麻薬，オキシコドン類*，フェンシクリジン類，プロポキシフェン類*，三環系抗うつ薬	金コロイド標識抗薬物モノクローナル抗体を利用した免疫測定法キットであるトライエージDOA（2020年販売終了）またはシグニファイERを利用する（*はシグニファイERのみ）
モルヒネ，コデイン	マルキス試薬と反応して紫色を呈する

K 死因究明における毒性学・法中毒学的アプローチ

法中毒学とは，毒物学および分析化学，薬理学，臨床薬学などさまざまな学問を応用し，薬物使用，中毒，死亡に関する医学的かつ法的な調査を支援する学問である．法中毒学は，死体に限らず生体も対象とし，通常の臨床検査で使用される血液や尿試料に加え，筋肉や肝臓，脳などの組織，さらには骨などさまざまな試料に含まれる薬物や化学物質を多種多様な分析装置を用いて明確に識別し，正確にその量を測定する必要がある．また，得られた結果は犯罪への関与や死因究明など法的な判定に使用され，個人や社会に及ぼす影響が大きいことから，その分析には正確性，妥当性，信頼性が不可欠である．さらに，分析から得られた結果について，薬物動態，代謝，相互作用，副作用や薬物の安定性などさまざまな薬学的要因に加えて死後起こり得る現象についても考慮し，正しい評価を行う必要がある．

2020（令和2）年4月に**死因究明等推進基本法**が施行され，厚生労働大臣を本部長とする死因究明等推進本部において，法医学における薬毒物検査のあり方を含めた今後のわが国の死因究明のあり方が議論されはじめた．2021年6月に**死因究明等推進計画**が閣議決定され，死因究明等が適切に実施されるための人員確保，その資質の向上が求められることとなり，その中で初めて薬学教育における死因究明等に関する内容の充実を求められる文言が明記され，2024年に改訂された薬学教育モデル・コアカリキュラムにおいて，死因究明における薬学学修者の果たすべき役割が明記された．これにより，大学内における法医学と法中毒学すなわち医薬の分業・連携を通じた死因究明に関する実務・研究・教育の実施が可能になり，薬学学者に対して，法中毒学分野でのさらなる活躍が期待されいてる．

コラム

わが国における法中毒学の歴史

わが国の法中毒学の嚆矢となる衛生裁判化学講座は，1893（明治26）年に初めて東京帝国大学医科大学薬学科に設置され，法中毒学の実務を担当していた．この当時は法医学と衛生裁判化学が連携して解剖結果と薬物検査の結果に基づく鑑定を行い，死因の判定は大学内における医薬の分業・連携の上で実施されていた．6年制となった現在，衛生裁判化学は公衆衛生学領域を含めて衛生薬学となったため，法中毒学は法医学領域の一部として取り扱われてきた．しかしながら，2022（令和4）年度，薬学教育モデル・コアカリキュラム改正において，死因究明における毒性学・法中毒学的アプローチの教育内容の充実を要請することとなり，今後は薬学部教育において法中毒学教育を実施することが求められるようになった．

❶ 法中毒学における薬毒物分析

ⓐ 死後法中毒学における分析

死後法中毒学における分析では，死因究明を目的とし，死亡した個人から採取された検体を用いて，薬毒物の分析を実施し，薬毒物の死因への関与を立証する．法医解剖では，高度腐敗死体や白骨死体など，通常臨床では取扱わない事例を多く取扱う．そのため，分析試料は一般的な検査に用いる血液や尿だけでなく，毛髪，体液，臓器，胃内容物，筋肉，脂肪や骨などさまざまであり，これらの検体に適した前処理法や分析法を検討していく必要がある．さらに，これら検体はさまざまな死後変化の影響を受けるため，血液を用いることができる場合においても生前においては考えられないような濃度変化が起こっていることがある（表12・21）．これらの現象を理解した上で正確性や再現性のある定量分析を行い，正しい濃度評価を行う必要がある．法中毒学者は，得られた薬毒物情報を，解剖医とともに死亡時の状況，剖検検査結果や死者の生前の既往歴と併せて，死因への関与を検討する．死因への薬毒物の関与を明らかにすることは，公衆衛生と治安に重大な影響を及ぼし，死者だけでなく，生きた人も守ることにつながる．

表12・21　死後血液の薬物血中濃度変化

死後変化の要因	死後の薬毒物濃度変化
死後も残存する反応によるもの	代謝酵素により薬物血中濃度上昇，代謝物濃度低下
腐敗細菌による分解・産生	薬物血中濃度低下または上昇
死後の再分布	死後に周囲組織から血中に流入し薬物血中濃度上昇
消化管からの拡散	胃から心臓に拡散し心臓血の薬物濃度上昇

b 生体法中毒学における分析

生体法中毒学では，生体において，薬物の摂取がそれを摂取した人が取る行動へ与える影響について検討し，薬物と人の行動の関連性を明らかにすることで薬物使用が法的に問題になるか否かを立証する．飲酒や違法薬物が絡んだ事件・事故の裁判では，当事者の血中アルコール濃度や薬毒物濃度および行動能力や責任能力に与える影響の評価が，また，薬物を使用した性的暴行事件では，被害者の薬物の影響下における記憶障害や危険回避能力の評価が求められる場合がある．また，競技スポーツでは，アスリートの健康と福祉を守り，公平で均等な競技水準を維持し，公営競技の公正性を維持するためのドーピングに関する規則が設けられている．これらドーピング検査も，国際オリンピック委員会，世界アンチ・ドーピング機構，国際競馬統括団体連合と連携し，法中毒学者が生体試料の分析を実施している．

わが国においてはいまだ生体法中毒学の分析は未発達であり，これからの発展が期待される分野である．

NOTE　米国，欧州やオーストラリアではアルコール・薬物が人のパフォーマンスと行動に及ぼす影響およびその使用による医学的・法的影響を扱う「Human Performance toxicology」が発展しており，薬物とアルコールの使用に関する社会的調査や，危険運転・自動車事故・殺人・性的暴行を含む薬物に関連する犯罪，航空機・自動車・船舶の衝突事故などの捜査などが実施されている．

2 中毒原因物質

特別な毒物でなくとも日常使用しているさまざまな化学物質が，使用方法・使用量次第で毒となり得るため，中毒や死亡の原因となり得る薬毒物は，表12・18であげられた有害化学物質や乱用薬物に加え，処方薬，市販薬，工業製品，自然毒，一般家庭用品と幅広い．また，近年では，一時期流行した危険ドラッグだけでなく，ベンゾジアゼピン系催眠薬や向精神薬など既存の化合物の構造を一部変えたデザイナードラッグや，通常のドーピング検査で検出されないよう作られたデザイナーステロイドが流行し問題となっており，未知の構造をもつ薬物も多数存在する．

NOTE　通常服用量では死亡しない市販薬においても，過剰な服用や，他の薬剤との併用で致死性の症状が発現することもあり，近年死亡事例の報告も増加してきている．市販薬は簡易検査キットの対象薬物でないことから，検視や解剖時の見逃しに注意が必要である．

3 中毒死の現状

薬毒物による中毒死の発生状況を図12・42に示す．一酸化炭素が原因となった中毒死が最も多く，全体の7割程度を占めており，次いで医薬品や農薬が多い．中毒の総発生件数は2010年がピークであり，それ以降緩やかに減少している．しかし，硫化水素，ヘリウム，カフェインなどの新規中毒起因物質による中毒の発生件数の推移は，それと一致しなかった．

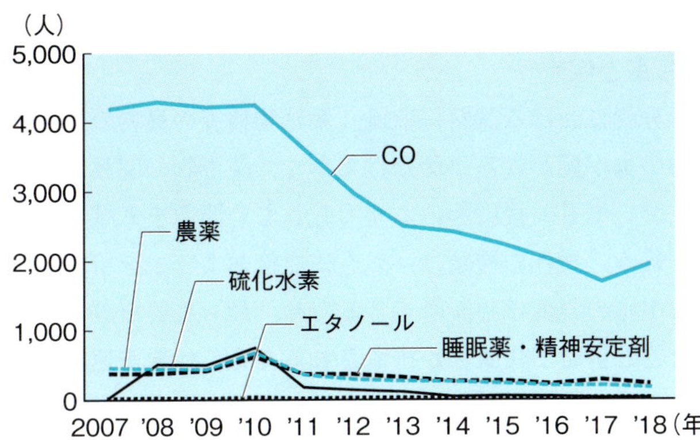

図12・42　中毒事故などの発生状況（2007～2018年）
［科学警察所：薬物による中毒事故等の発生状況．2007-2018より頻度の高いものを抽出し作成］

中毒死の死因の種類としては，自殺，事故，他殺の順に件数が多い．自殺の手段としては，比較的入手しやすい薬毒物が用いられやすく，時代による流行もみられる．以前は自殺に用いられることが多かった農薬は規制により減少した．一方，近年では，閉鎖空間で練炭を燃焼させ一酸化炭素を発生させる手段や，日用品を用いて有毒ガスである硫化水素を発生させる手段など，より準備が容易な手段での自殺が増えている．

中毒事故では，日用品の誤使用，職場における有機溶剤や工業薬品への曝露，自然毒の誤摂取，薬物の乱用などがある．近年では，インターネットの普及により，これまでに比べ乱用薬物へのアクセスが容易になっていることや，乱用者の低年齢化が問題となっている．近年では，危険ドラッグやデザイナーズドラッグの乱用増加も懸念されてている．

薬毒物を用いた殺人例は少ないが，青酸化合物，ヒ素，タリウムなどの食品への混入や，日用品に含まれるエチレングリコールやメタノールなど容易に入手が可能である毒物を使用した殺人などがみられる．また，世界的に毒ガスによるテロなどが発生している．

❹ 中毒の診断

薬物中毒では，特徴的な症状や所見が乏しいことがほとんどであり，救急医療や検視現場にて明らかな中毒事例が疑われる例は比較的少ない．中毒が疑われる場合は機器を用いた薬毒物検査が必須である．とくに，**中毒死事例は，臨床症状がなく，外表検査から中毒を判断することがむずかしい**ことを十分に留意すべきである．周囲の状況，臨床症状，身体・死体所見と併せて薬毒物検査結果を踏まえ，総合的な判断をする．

⑤ 薬毒物検査

a 試料の採取と保管

法中毒学分析における試料採取は，薬毒物検査の最初のステップである．薬毒物中毒が疑われる事例だけでなく，薬毒物の関与が疑われていない事例においても，後に起こるかもしれない問題を考慮して試料の採取や保存を行う．検体の種類は，おもに血液および尿を用いる．血液は定量値から中毒の程度の判断ができるため，最も重要な試料である．尿は，親化合物と併せて代謝物が排泄されるため，代謝が速い薬物の検出に有用である．その他，胃内容物は，経口摂取の場合，高濃度の中毒原因物質が含まれていたり，錠剤が残存していることが多く，中毒原因物質の検索に有用である．以下に死後法中毒学と生体法中毒学における試料採取にて注意すべき事項をあげる．

(1) 死後法中毒学における試料採取

NOTE　液体検体である髄液，硝子体液，胸水，心嚢液，胆汁，腹腔内液などは前処理が容易であり，血液や尿などが採取できない場合，分析対象となることが多い．

死亡状況によっては血液や尿の採取が困難であることもあり，胸腔内液や腹腔内液など採取可能な液体検体，脂肪，筋肉，臓器，骨などさまざまな検体を採取する．対象薬物によっては血液以外の検体を検査したほうがよいこともあり，死体状況にかかわらず，解剖時には可能な限り多種類の検体を採取することが望ましい．

(2) 生体法中毒学における試料採取

血液，尿，吐物，胃洗浄液などを採取する．分析対象とする化学物質によっては爪や毛髪も採取する．また，代謝が速く，検出がむずかしい薬毒物の使用が疑われた場合，採取時間が重要になるため，臨床法医学を担当する医師などと協力し，速やかに試料を採取することが望ましい．

採取した試料は，テフロンやシリコン製で密栓できるスクリューキャップ付きの清潔なガラス容器やポリエチレンチューブに採取する．有機溶剤中毒などでは，保存容器自体からの可塑剤などの溶出混入を防ぐため，ガラス容器に保存することが望ましい場合がある．

採取した試料は可能な限り早期に分析を行う．検査までに時間がかかる場合は−20℃以下で凍結保存する．揮発性物質は，凍結試料の解凍時に揮発してしまうことがあることから，最初から使用が疑われる事例では，少量を多数の容器に分けて保存する．揮発性物質に限らず冷凍解凍の影響で分解されてしまう薬毒物もあるため注意が必要である．

コラム

死後検体検査における硝子体液の有用性

死後，血液中のさまざまな物質が死後変化の影響を受け変化してしまうことが知られており，最も有名なのがグルコース濃度である．血中のグルコース濃度（血糖値）は，死戦期に上昇する一方，死後は常在菌などにより分解されてしまうことから，遺体における血糖値は当てにならないことがほとんどである．その他，死後の電解質（カリウムやナトリウム）濃度も，死後溶血に伴い細胞が崩壊することで血中に電解質が流出し，濃度が変化してしまう．また，薬毒物濃度も，死後周囲臓器からの拡散や再分布により，血中濃度が上昇してしまうことがある．硝子体液は眼球内に存在する透明で粘稠な液体であり（眼房水とは異なる），臨床検査ではほとんど使用されない検体であるが，血液と異なり死後変化の影響を受けにくく，さまざまな物質の濃度が安定しているとされ，近年，死後検体を用いた検査における有用性が着目される検体の1つである．

b スクリーニング試験

スクリーニング試験では，本格的な分析を行う前に，比較的簡単な方法（予試験）で薬毒物の有無や科学的正常を定性的にることができる．代表的なスクリーニング試験は表12・20に示す通りである．詳細な試験法は，「薬毒物試験法と注解 2017」（日本薬学会編）などに記載されているので，アドバンスド学習の際に参考にしてほしい．

c 確認試験および定量試験

スクリーニング試験で薬毒物の関与が推定できれば，試料検体から目的成分を抽出・精製し，薬毒物の同定と定量を行う．確認試験や定量法は，おもに機器分析によってなされる．❷ 中毒原因物質で記載した通り，日常に存在するさまざまな化学物質が使い方しだいで死亡の原因となりうる．これら化学物質を見逃すことなく検出するためには，対象とする物質の物理化学的性質に合わせた最適な分析機器を選択することが重要である．

機器分析を行う前には，使用する機械に適した処理法で試料から測定対象物質を抽出する，前処理作業を行うのが一般的である．

（1） 法中毒分析におけるLC-MS[*17]用検体前処理

法中毒学分析における対象検体には，どのような薬毒物が，どの程度の量含まれているのか不明な場合がほとんどである．そのため，前処理はできる限り簡易で，多くの薬毒物が抽出される方法が望ましい．アセトニトリルを用いた除タンパク法は，ほとんどの薬毒物が抽出できることから汎用される方法の1つである．しかし，検体を精製していないため，機器を汚染するなどの負担をかけることがある．

胸腔内液や腹腔内液などの液体成分，筋肉や皮下脂肪などの組織を用いて検査を実施する場合は，脂質成分を除去でき薬毒物の抽出もできる，QuECHERS（Quick，Easy，Cheap，Effective，Rugged and Safe）法などを使用する．

＊17　**LC-MS（液体クロマトグラフィー－質量分析法）**　液体クロマトグラフィー（LC）と質量分析（MS）を組み合わせて，複雑な混合物を分離し，質量分析計で検出・識別する方法．

❻ 法中毒学分析結果の解釈

薬毒物によっては，体内での代謝がきわめて速いものや微生物の作用などで死後にも分解を受けるもの，反対に産生されてしまうもの，生前通常治療域で服用していた場合でも死後致死域濃度まで濃度が上昇してしまうものなどがある．死因の診断に当たっては，臨床試験における治療域・中毒域・致死域などを参考にすることもあるが，過去の中毒事例の報告などから総合的に判断する．以下に注意すべき代表的な死後変化についてまとめる．

a 死後産生

死後検体を用いたアルコール検査では，死後バクテリアなどにより，エタノールを摂取していなくても，エタノールが産生される（**死後産生**）．腐敗試料では，エタノール以外のアルコール類も同時に産生されることもあることから，死後産生を裏付けるために，とくに産生されることが多い *n*-プロパノールの測定も併せて行われる．しかしながら，エタノールとともに *n*-プロパノールを産生しないバクテリアも存在していることや死後経過時間による産生率や同時に起こる分解速度も異なることなどから，死後のエタノール検査の解釈には注意が必要である．

b 死後拡散および死後再分布

医薬品や毒物を経口で摂取し，とくにその摂取量が多い場合，死後胃内に残存した薬毒物が胃内から浸潤し血液に拡散する**死後拡散**が起こる．また，分布容積が大きい塩基性の薬物では，死後の pH 変化に伴うタンパク質結合率変化などにより，血管周辺臓器などから血中に再分布していく**死後再分布**という現象が起こる．これらの現象により，死後検体中の薬毒物の濃度が死亡時と比較し大きく上昇してしまうことがある．薬物によっては，生前治療量で服用していた場合においても，致死的な濃度で検出されることがあるので注意が必要である．死後検体における薬物濃度のデータを集積し，正しい死後の中毒濃度の評価を行う必要がある．

c 死後分解

死後血液中でバクテリアが繁殖することや血漿エステラーゼなど死後もしばらく活性が失われない酵素により薬毒物が**死後分解**されてしまうこと，さらには溶血により放出されたヘモグロビンが触媒する酸化反応など生前では起こり得ない化学反応が起こることで薬毒物の濃度が低下したり，検出がむずかしくなることがある．このような薬毒物では，代謝物やアダクト[*18]の検出が有用である．

*18　**アダクト**　付加反応で生じる付加化合物

d その他

シアン化物は毒性が高く，事件・事故で問題となる薬毒物であるが，健常者の血液中に一定濃度存在しており，一般的に血中シアン化物イオン濃度は喫煙者で高くなる．そのため，シアン化合物が検出されたからといって必ずしも事件性があるとは限らない．また，火災事例は，建築素材や家具などが燃焼されることによりシアン化合物が発生し，シアン中毒になることがある．

7 法中毒学分析の現状

死因究明を目的とした法医解剖では，肉眼解剖に加え病理組織検査，CT などを用いた画像検査，生化学検査，薬毒物検査といったさまざまな医学的検査が含まれ，これらを総合的に判断することで正しい死因究明が可能となる．とくに薬毒物の使用の有無や薬物中毒は外表所見や解剖検査など肉眼的検査からの判断が困難であり，分析結果しだいでは死因が大きく変わることや新たに事件性が生じることもある．したがって，薬毒物検査は死因究明においても社会の治安維持の観点においても非常に重要である．

しかし，わが国では警察取扱い死体の9割程度は，初動1日程度で死体の外表検査，薬物簡易検査キット，状況調査などから犯罪性なしと診断され，解剖すら実施されていないのが現状である．わが国で警察が死因判定のために主に用いている薬物簡易検査キット（DRIVEN-FLOW や IVeX-screen など）は，本来，救命救急の現場において意識障害のある患者に対し適切な治療を迅速に施すために，覚醒剤や大麻や睡眠薬などのいわゆる乱用薬物使用の有無を短時間で判定するためのものであり，定量性に乏しく，偽陽性や偽陰性の頻度が高い．また，シアン化合物などの化学物質，市販薬，テトロドトキシンやトリカブトなど，多くの薬毒物の検出はできず，死因究明を目的とする検査としては不十分である．

実際，睡眠薬が関与した殺人を複数見逃した「首都圏連続不審死事件」や，シアン化合物が関与した殺人を複数見逃した「関西連続青酸事件」により検視時の薬物検査が問題となった．しかしながら，その後も現状検視後の法医解剖の必要性を正しく判断できる薬物検査は行えていない．さらに，警察の判断により犯罪性が否定され法医解剖が行われなかった約9割程度の非犯罪性死体においても，検体を警察が保管・検査することは警察行政の性質上困難とされている．上葬文化の海外と異なり，わが国ではほとんどすべての遺体が火葬されてしまうことから，火葬後に薬物が関与した犯罪が疑われた場合，それを証明することは不可能になる．

真の犯罪見逃しを防止し，正しい死因究明を行うためには，初動段階で犯罪が疑われない場合においても，正確な死因判定を目的とし，解剖が実施され，試料が採取・保管され，薬毒物検査ができる体制が構築されることが望まれる．

コラム

海外の法中毒分析の現状

法医学先進国であるスウェーデンでは，政府に法医学を振興し，鑑定実務を遂行するための部局（Rättsmedicinalverket，RMV；National Board of Forensic Medicine，国立法医学局）があり，スウェーデン内の6ヵ所の解剖施設を統括しつつ警察取扱い死体の約9割を解剖し，薬毒物検査については1施設に集約して実施している．さらには薬物分析担当者を実務家としてRMVに所属させながら，カロリンスカ大学やリンショーピン大学などの教員を兼務させ，法中毒学の教育研究を行っている．

また，もう1つの法医学先進地域であるオーストラリア・ビクトリア州にあるビクトリア州法医学研究所（Victorian Institute of Forensic Medicine，VIFM）では，警察取扱い死体の半数程度を解剖し，RMVと同等規模の設備と人員を有する薬物部門にて，解剖実施事例だけでなく，非解剖事例についても薬物分析を行っており，VIFMにおいても薬物部門の主任がモナッシュ大学法医教授を兼任し，法中毒学者育成プログラムを開講するなどしている．

RMV，VIFMいずれの機関でも，1つの機関内に多数かつ多様な質量分析装置を備え，それぞれの機器の特性に合わせて使い分けることにより，さまざまな薬毒物を検出できる分析法が確立されている．さらに，国や学会機関により分析法や，分析者の質が管理され，常に一定の結果が得られるよう，分析システムが管理されている．

ポイント

- 薬毒物中毒死は外表検査や解剖検査から判断することが困難であり，医薬連携のもと，分析を実施する必要がある．
- 得られた結果は犯罪への関与や死因究明など法的な判定に使用され，個人や社会に及ぼす影響が大きいことから，その分析には正確性，妥当性，信頼性が不可欠である．
- 法中毒学分析の対象は医薬品，工業用品，自然毒，家庭用品など幅広い．
- 法中毒の分析試料は，通常臨床で使用しない臓器，体液，骨，髪の毛など幅広く，これら試料にあった前処理法を選ぶ必要がある．
- 化合物に適した分析機器が多種あり，適した分析機器を選択し，薬毒物を見逃すことなく検出する必要がある．
- 死後変化を考慮し，結果を正しく解釈する必要がある．

Exercise

1 (　)に適当な語句を記入せよ.

① 弱酸性物質は(　　)性尿で再吸収されやすく,(　　　)性尿では排泄されやすくなる.

② トランスポーターによる能動輸送は(　　　　　　　)やイオンの電気化学的ポテンシャルを利用する.

③ 薬物代謝酵素は(　　　)で最も含量が多く,腎臓,肺,皮膚,小腸,胎盤などほとんどの組織・臓器に分布している.

④ 血液-脳関門には(　　　　)が存在し,抗がん薬などの異物は中枢へ移行しにくい.

2 次の記述のうち,正しいものには○,誤っているものには×を(　)に入れよ.

① 血漿タンパク質に結合していない分子量6万以下の化学物質は分子型のみが糸球体ろ過される.(　)

② 尿中で分子型として存在する化学物質は再吸収されやすい.(　)

③ 化学物質の脂溶性はオクタノール/水分配係数から予測できる.(　)

④ 血漿中で分子型として存在し,乳汁中ではイオン型として存在する化学物質は,乳汁中に移行しやすい.(　)

3 (　)に適当な語句を記入せよ.

① 第Ⅰ相反応とは,化学物質を(　　　　　　　　　)などによって極性の高い物質に代謝し,体外への排泄を促進する反応である.

② 還元型で(　　　)と結合したCYPは(　　　　)nmに極大吸収を示し,一原子酸素添加反応は阻害される.

③ CYPは一原子酸素添加酵素(モノオキシゲナーゼ)で2個の(　　　)と(　　　　　　)の供給を受けて一原子酸素添加反応を行う.

④ フェニルエチルエーテルがCYPによりO-脱アルキル化反応により(　　　　　　)と(　　　　　　　　　)が生成する.

⑤ 脂肪族および芳香族の炭素間二重結合は,CYPによって一原子酸素添加反応を受けて(　　　　　　)を生成する.

4 次の記述のうち,正しいものには○,誤っているものには×を(　)に入れよ.

① パラチオンはCYPにより脱硫反応を受けて活性型のパラオクソンとなる.(　)

② アルコール代謝に関与する主なCYPはCYP2E1である.(　)

③ 四塩化炭素は還元反応によって代謝的活性化される.(　)

④ マラチオンはカルボキシルエステラーゼによって活性化される.(　)

⑤ 加水分解反応は腸内細菌によっても行われる.(　)

5 (　)に適当な語句を記入せよ.

① 分子量の小さい抱合体は(　　　)中に,大きい抱合体は(　　　　)中に排泄される.

② 肝臓においてグルクロン酸抱合を触媒するUDP-グルクロン酸転移酵素は（　　　　　　）に局在する．
③ 硫酸抱合における硫酸供与体は含硫アミノ酸に由来する無機硫酸と（　　　　）から酵素的反応で生成するPAPSである．
④（　　　　　　）抱合は，エポキシド，芳香族ハロゲン化合物，芳香族ニトロ化合物の電子密度の低い部分に供与体が結合する．
⑤ トルエンは（　　　　）に代謝されて尿中に排泄される．

6 次の記述のうち，正しいものには○，誤っているものには×を（　）に入れよ．
① 硫酸抱合体はさらに代謝されてメルカプツール酸として尿中に排泄される．（　）
② カルボキシ基を有する薬物はアミノ酸抱合される．（　）
③ グルクロン酸抱合体や硫酸抱合体は腸内細菌によって還元されて腸肝循環する．（　）
④ 硫酸抱合などの第Ⅱ相反応は，発がん物質への代謝的活性化に関与する．（　）
⑤ *N*-アセチル基転移酵素は，芳香族アミン，ヒドラジン，アミドを主に抱合する．（　）

7（　）に適当な語句を記入せよ．
① 遺伝要因により代謝が遅い人を（　　　），代謝が速い人を（　　　）とよぶ．
② 薬物代謝酵素はある種の化学物質が（　　　　　　　　）と結合して活性化することによって転写が促進されて誘導される．
③ 飲酒によって誘導されるCYPの分子種は（　　　　　）である．
④ 複数の化学物質が同一のCYP分子種で競合すると，CYPへの（　　　　）が低い化学物質の代謝が（　　　）される．
⑤ 薬物代謝酵素の遺伝的多型は，（　　　　　　）に起因することが多い．

8 次の記述のうち，正しいものには○，誤っているものには×を（　）に入れよ．
① イソニアジドのアセチル化能は白人よりも日本人のほうが高い．（　）
② ベンゾ[*a*]ピレンなどの多環系芳香族炭化水素はCYP3A4を誘導する．（　）
③ 化学物質の代謝能は小児で最も高い．（　）
④ ヒトでは，薬物代謝能には性差があり，男性のほうが女性よりも代謝能が高い．（　）
⑤ エタノールはCYPの誘導と阻害の両方の作用を有する．（　）

9 次の記述のうち，正しいものには○，誤っているものには×を（　）に入れよ．
① アセトアミノフェンは，硫酸抱合を受けて肝障害を引き起こす．（　）
② エチレングリコールは，CYPによって酸化されて腎障害を引き起こす．（　）
③ ベンゼンは，再生不良性貧血を引き起こす．（　）
④ シアン化物は，電子伝達系のシトクロム*c*オキシダーゼを促進して神経障害を引き起こす．（　）
⑤ アニリンは，メトヘモグロビン血症を引き起こす．（　）

10 次の記述のうち，正しいものには○，誤っているものには×を（　）に入れよ．

① 水俣病は，無機水銀中毒による神経症状を主な症状としている．（　）
② カドミウムの主な毒性は，中枢神経障害である．（　）
③ 無機ヒ素化合物の毒性は，3価よりも5価のほうが強い．（　）
④ マラチオンは，哺乳動物ではカルボキシルエステラーゼによって分解される．（　）
⑤ カルバリルは，代謝的活性化を受けなくてもアセチルコリンエステラーゼ阻害作用を示す．（　）
⑥ パラコートは，CYPによって酸化されて肝障害を引き起こす．（　）

11 次の記述のうち，正しいものには○，誤っているものには×を（　）に入れよ．

① メタロチオネインの構成アミノ酸のうち，最も多いのはメチオニンである．（　）
② メタロチオネインは，カドミウムや亜鉛と結合するが，鉄やニッケルとは結合しない．（　）
③ メタロチオネインは，活性酸素種を消去する作用をもつ．（　）
④ スーパーオキシドジスムターゼは，過酸化水素をスーパーオキシドアニオンに変換する．（　）
⑤ グルタチオンペルオキシダーゼは，活性中心にヘム鉄をもち，過酸化水素を水に変換する．（　）
⑥ カタラーゼは，活性中心にコバルトをもち，過酸化水素を酸素と水に変換する．（　）

12 次の記述のうち，正しいものには○，誤っているものには×を（　）に入れよ．

① 覚醒剤取締法，大麻取締法，麻薬及び向精神薬取締法の検挙者数は，いずれも増加傾向にある．（　）
②「危険ドラッグ」は，法律でその販売や使用を取り締まることができないため，その関連事故や事件数が近年増加している．（　）
③ 薬物の継続的な乱用により，中枢神経系に変化が生じて薬物に適応した状態となることを薬物適応という．（　）
④ コカインは強い精神依存を示し，麻薬及び向精神薬取締法で取り締まられる．（　）
⑤ 合成麻薬であるMDMAは，生体内で脱メチル化されて，MDAとよばれる合成麻薬になる．（　）
⑥ 医薬品を乱用しても精神依存や身体依存は生じない．（　）
⑦ PAMは，有機リン系農薬とカルバメート系農薬にともに有効な解毒薬である．（　）
⑧ パラコートの解毒にはナロキソンが用いられる．（　）
⑨ 抗てんかん薬や鎮痛薬の解毒には，グルタチオン供給源となる*N*-アセチルシステインが用いられる．（　）
⑩ ホメピゾールは，メトヘモグロビンをヘモグロビンに変換するため，化学物質によるメトヘモグロビン血症に有効である．（　）
⑪ メタンフェタミンはシモン試薬試験陽性である．（　）

13 （　）に適切な語句を記入せよ．

① 薬物を長期間服用した後，その摂取を中止すると現れる強い欲求を（　）依存，また離脱症状とよばれる嘔吐や下痢，けいれんなどの所見を（　）依存という．

② 代表的な覚醒剤として，(　　　　　　　)と(　　　　　　　)がある．わが国では前者に関する事件や事故が多い．
③ アヘンに含まれるアルカロイドの1つである(　　　　)は，末期がん患者の疼痛治療にも利用されるが，健常人では強い依存性を示す．
④ (　　)は現在知られている最も強力な幻覚剤であり，麻薬及び向精神薬取締法により規制されている．
⑤ (　　　)は大麻の主成分の1つで，薬理成分の本体である．生体内で(　　　　　　)による代謝を受けやすいため，服用しても通常尿中に検出されない．
⑥ ヒ素や水銀の解毒には(　　)が用いられる．
⑦ (　　　)の解毒には，亜硝酸化合物とチオ硫酸塩が用いられる．
⑧ ベンゾジアゼピン系薬の解毒には，ベンゾジアゼピン受容体拮抗薬である(　　　　　)が用いられる．

14 次の記述うち，正しいものには○，誤っているものには×を(　　)に入れよ．
① 死後の薬物血中濃度は採取した部位によって異なる濃度を示すことがある．(　　)
② 裁判で用いられる薬毒物の分析は，国際認証を受けている分析機関で分析することが義務付けられている．(　　)
③ 死体を外表から観察し，薬物中毒を推定できる薬毒物もある．(　　)
④ 死後検体を用いた生化学的検査の評価には，臨床検査の結果をそのまま適応させてよい．(　　)
⑤薬物検査は除外診断のための1つの方法であり，薬物検査の結果によって解剖直後に推定された死因が変更することはない．(　　)

化学物質の安全性評価と適正使用

われわれ人類は，産業革命以後，さまざまな化学物質を合成し，医薬品，食品添加物，農薬，化学工業薬品などとして，あらゆる産業分野で活用し，その恩恵を受けてきた．しかしながら，それらの化学物質の中には，難分解性，蓄積性，慢性毒性を示す化学物質もあり，恩恵を凌駕する有害性が生体や生態系に深刻な影響を与えた例も少なくない．そこで，新たに開発された化学物質を医薬品や食品添加物あるいは農薬などとして使用する場合，毒性試験によりその化学物質の毒性を評価し，ヒトが浴する恩恵と毒性，代替品の有無などを総合的に判断する必要がある．本項では，化学物質の毒性をどのように評価するのか，どのような根拠に基づき化学物質の摂取許容量を設定するのか，どのように有害化学物質は法的に規制されているのかを学ぶ．

A リスクコミュニケーション

新有効成分医薬品，食品添加物，農薬，一般化学物質などの承認申請や登録にあたっては，さまざまな安全性に関する試験（毒性試験）を行い，その試験成績を申請時に提出する必要がある．行政はその結果をもとに，認可，製造の許可および登録を行う．さらに行政は対象化学物質が適正に使用されることを目的として，化学物質のベネフィットおよびリスクについて広く国民に知らせることで，国民の健康の保護を促進している．これらの情報発信の中でもリスクについての情報は重要であり，ヒトおよび環境への影響を最小限に抑えるために頻繁に意見交換会（リスクコミュニケーション）が行われている．リスクコミュニケーションは個々の化学物質の特性，生体への影響および毒性などの情報をよく理解し，その上でベネフィットを考慮した使用についての知識の普及をはかることを目的としている．発信元（行政など）はリスクコミュニケーションによって対象となる国民に情報が正しく届き，理解されているかについて把握するべきであるが，国民の理解度をどのように評価するかについては今後の課題である．

コラム

リスクコミュニケーション

環境省は化学物質に関するリスクコミュニケーションの推進を目的としてさまざまな取り組みを行っており，その1つとして市民，産業，行政の代表による化学物質の環境リスクに関する情報の共有，相互理解を促進する場（化学物質の環境円卓会議）を設けている．別の取り組みとして，2003年度から化学物質アドバイザーの育成および派遣事業に力を注いでいる．化学物質アドバイザーは，化学物質に関する専門知識や，化学物質に関する情報を的確に説明する能力を有している人材である．リスクコミュニケーションにおいて，中立的な立場で対象となる化学物質の情報提供を行うことで，参加者の知識のギャップを埋める働きを担う．さらに，市民，企業向けの勉強会や教育機関からの要請に応じて，講演会の講師としても活躍している．

厚生労働省や農林水産省では食品に関するリスクコミュニケーションを定期的に開催しており，最近では，「輸入食品の安全性確保に関する取組について」，「食品中の放射性物質に対する取組について」などのリスクコミュニケーションが開催されている．

B　リスクアセスメント

リスクアセスメントとは，事業場にある危険性や有害性を特定，リスクの見積り，優先度の設定，リスクの低減措置の決定を行う一連の手順である．2016年6月1日の労働安全衛生法の改正により，SDS[*1]交付義務の対象となる物質（2023年8月30日現在で667物質）について，事業場における化学物質のリスクアセスメントが義務化された．労働安全衛生法[*2]に基づく化学物質のリスクアセスメントの対象事業場は，SDS交付義務対象物質を製造する事業場だけではなく，SDS交付義務対象物質を取扱っている化学メーカーやサービス業などの事業場も含まれる．化学物質のリスクアセスメントにおいては，設備・機器の爆発や引火などのおそれ（化学物質の危険性に基づくリスク）と，労働者の健康に悪影響を及ぼすおそれ（化学物質の有害性に基づくリスク）の両方が対象となる．リスクの見積りに関して，厚生労働省は化学物質のリスクアセスメントを支援するツールを公開している．

*1　SDS　☞p.413

*2　労働安全衛生法　☞p.110

NOTE　SDS（safety data sheet）とは，化学物質や化学物質を含む製品を譲渡する際に，その化学物質の危険性や取扱いに関する情報を提供する文書である．

C　毒性試験法

新有効成分医薬品の承認申請に必要な非臨床試験には薬理試験，薬物動態試験，毒性試験，食品添加物の指定には有効性試験や安全性試験，農薬の登録申請には薬効，薬害，毒性および残留性に関する試験成績の提出が義務付けられており，これらの安全性評価試験（毒性試験）は，**優良試験所基準**（good laboratory practice，**GLP**）に基づいた適合施設で実施されることで，その安全性が確保されている．GLPは，被験物質に対する安全性試験成績の信頼性を確保することを目的としており，医薬品に対しては薬事法の規定に基づき「医薬品の安全性に関する非臨床試験の実施に関する省令」として医薬品GLPが設置されている．農薬や一般化学物質などに対しても農薬取締法や化学物質の審査及び製造等の規制に関する法律（化審法）においてGLP基準が設けられている．

毒性試験は，以下のように大別される（表13・1）．

①全般的な毒性発現を観察するための**一般毒性試験**（急性（単回投与），亜急性および慢性（反復投与）毒性試験）

②特定の毒性発現を検査する**特殊毒性試験**（繁殖，催奇形性（生殖・発生）毒性，発がん性（がん原性），遺伝毒性，免疫毒性，局所刺激試験など）

表13・1 GLPに基づく化学物質の安全性試験

	医薬品	化学物質	食品添加物	農　薬
急性毒性試験	（単回投与）○			○
亜急性毒性試験	（反復投与）○	（28日間反復投与）○	（28，90日間反復投与）○	○
慢性毒性試験		△	（1年間反復投与）○	○
生殖・発生毒性試験（催奇形性，生殖毒性，繁殖毒性など）	○	△	（催奇形性）○	（繁殖毒性，催奇形性）○
遺伝毒性試験（変異原性試験）	○	○	○	○
がん原性試験	△	△	（発がん性）○	（発がん性）○
抗原性試験	△		○	
依存性試験	△			
局所刺激性試験	△			△
皮膚（光）感作性試験	△			○
免疫毒性試験	△			

○：申請に必須，△：申請時に必ずしも必要でない，空欄：申請に不要．

❶ 一般毒性試験

a 急性毒性試験（医薬品の場合は，単回投与毒性試験）

[目的等] 被験物質の量-反応関係を調べることにより，**おおよその LD_{50} [*3] を算出**する．得られた結果は，亜急性および慢性毒性試験での用量設定などの計画に利用する．

*3 LD_{50} ☞p.450

[投与期間] 単回投与．

[観察および検査] 通常14日間，一般状態，死亡率，体重の変化などを調査し，期間終了後，剖検し肉眼的病理所見を記録する．

b 亜急性および慢性毒性試験（医薬品の場合は，反復投与毒性試験）

[目的等] 被験物質を繰り返し投与した場合の用量ならびに時間に対する毒性の変化を調べる．亜急性毒性試験で得られた結果は，慢性毒性試

*4 NOEL，NOAEL ☞p.401
*5 ADI ☞p.402

験での用量設定などの計画に利用する．慢性毒性試験では**最大無作用量**(no observed effect level，NOEL)[*4]や**無毒性量**(no observed adverse effect level，NOAEL)[*4]などが推定され，許容1日摂取量(ADI)[*5]の算出に利用される．

[投与期間] 亜急性毒性試験では**28日**，**90日**が主に使用され，慢性毒性試験では**6ヵ月から動物の一生涯(通常1～2年)**にわたって投与する．医薬品については，臨床での使用が予想される期間に応じて，**1，3，6あるいは9ヵ月**の反復投与毒性試験が行われる．

[観察および検査] 一般状態，死亡率，体重の変化などを調査し，期間終了後，剖検し肉眼的病理所見を記録する．

❷ 特殊毒性試験

a 繁殖毒性試験 (医薬品の場合は，催奇形性試験とあわせて生殖・発生毒性試験)

[目的等] 被験物質を二世代および三世代にわたって投与し，発情，交尾，受胎，分娩，哺育などの生殖機能，離乳および出産後の新生児の生育に及ぼす影響に関する情報を得る．

[投与期間] **第一世代の雌雄の離乳後まもない時期**から投与が開始され，**第二世代の離乳(雌の場合)**，**あるいは交配が終了(雄の場合)するまで**投与する．

[観察および検査] 全試験動物について，一般状態，妊娠・分娩状態を観察し，新生児について，発達の身体的指標および発達の機能的指標を観察または検査する．

b 催奇形性試験

[目的等] 妊娠中の母動物に被験物質を投与し，胎児の発生・発育に対する影響，とくに催奇形性に関する情報を得る．

[投与期間] **胎児の器官形成期を含む期間**とし，連日投与を行う．

[観察および検査] 母動物の一般状態および妊娠状態を観察し，出産予定日の母動物および母動物より摘出した胎児について剖検し肉眼的病理所見を記録する．

c 発がん性試験 (医薬品の場合は，がん原性試験)

[目的等] 被験物質を投与し，発がん性を示すかについて情報を得る．食品添加物の指定および農薬の登録を要請する場合には必須項目であるが，医薬品における本試験の必要性は，臨床における最長の投薬期間ならびにがん原性に関する懸念の有無に基づいて考慮される．食品添加物の指定においては，1年間反復毒性試験と併合することもある．

[投与期間] **使用動物種のほぼ一生に相当する期間**行う(ラットでは24ヵ月以上30ヵ月以内，マウスおよびハムスターでは18ヵ月以上24ヵ

月以内).

[観察および検査] 一般状態とともに全組織における腫瘍発生の有無を調べる.

d 遺伝毒性(変異原性)試験

[目的等] 被験物質がDNAに影響を与えることで，遺伝子突然変異あるいは染色体の構造異常および数的異常を引き起こす性質を有すかについて情報を得る．本試験としては，「①微生物(細菌)を用いる復帰突然変異試験」,「②哺乳類培養細胞を用いる染色体異常試験」および「③げっ歯類を用いる小核試験」を実施するが，1つの試験ではがん原性に関連するすべての遺伝性毒性機序を検出できないことから，組み合わせによる試験が実施される(表13・2).

表13・2 遺伝毒性試験

試験の指標	遺伝毒性試験
遺伝子突然変異	①哺乳類培養細胞を用いる遺伝子突然変異試験 ②ショウジョウバエを用いる遺伝子突然変異試験 ③げっ歯類を用いる遺伝子突然変異試験
染色体異常	①げっ歯類の骨髄細胞を用いる染色体異常試験 ②げっ歯類の生殖細胞を用いる染色体異常試験 ③げっ歯類を用いる優性致死試験
DNA損傷	①微生物を用いるDNA修復試験(*rec*アッセイなど) ②哺乳類の細胞を用いる不定期DNA合成(UDS)試験 ③哺乳類の細胞を用いる姉妹染色分体交換(SCE)試験

(1) 微生物(細菌)を用いる復帰突然変異試験(Ames(エイムス)試験*6)

*6 Ames試験 ☞p.433

[目的等] 被験物質による*Salmonella* Typhimurium(ネズミチフス菌)のヒスチジン合成能欠損TA株(ヒスチジン要求性)の復帰突然変異を観察することで，変異原性について情報を得る.

[観察] 被験物質に変異原性があれば，TA株がヒスチジン非要求性に復帰するので，培地上のコロニー数が増加する．被験物質にS9 mixを加え，代謝物の変異原性を判定することも可能である．発がんイニシエーターのスクリーニング法として行われる.

(2) 哺乳類培養細胞を用いる染色体異常試験

[目的等] 哺乳類の初代または樹立培養細胞株(チャイニーズハムスターの卵巣由来細胞であるCHO細胞が汎用されている)を使用して，被験物質が培養細胞の染色体に異常を誘発するかについて情報を得る.

[観察] 被験物質曝露後に，構造異常および数的異常をもつ培養細胞の出現頻度を計測する．被験物質にS9 mixを加え，代謝物による影響も観察する.

(3) げっ歯類を用いる小核試験

[目的等] 被験物質を投与したマウスまたはラットを使用して，被験

物質が染色体に異常を誘発し，小核を形成するかについて情報を得る．

[観察] マウスまたはラットに被験物質を強制経口または腹腔内投与後，骨髄あるいは末梢血の赤血球を採取し，アクリジンオレンジ蛍光染色法またはギムザ染色法にて幼若赤血球で小核を有する細胞の出現頻度を計測する．

e その他の試験

新有効成分医薬品の申請の場合，免疫毒性試験（一般毒性試験で免疫毒性の徴候があった場合），局所刺激試験，依存性試験（向精神薬など）などの試験が必要に応じ実施される．農薬の登録申請にはその農薬が使用される状況を鑑みて，植物体内，土壌中，水中運命に関する試験や，水産動植物やそれ以外の有用生物への影響に関する試験を行う．また，最近では化学物質が胎児期あるいは生後発達期の神経系の構造および機能に影響を与える発達神経毒性が問題となっており，現在化学物質による発達神経毒性試験ガイドラインの作成が急がれている．

コラム

化粧品の動物実験

動物実験廃止に早くから取り組んでいる欧州において，2003年3月に化粧品に関する動物実験の禁止を定める欧州化粧品規制を制定し，EU域内での製品および原料の動物実験の禁止ならびに，EU域外を含め動物実験を行った製品についてEU域内での販売を禁止した．わが国においても化粧品を提供する企業では，動物実験を用いずになおかつ安全性を確保するための代替法の確立を進めている．

ポイント

- 安全性評価試験（毒性試験）は，GLPに基づいた施設で行われる．
- 毒性試験は，一般毒性試験と特殊毒性試験に大別される．
- 一般毒性試験は単回投与により判定する急性毒性試験と反復投与により判定する亜急性および慢性毒性試験があり，医薬品の場合，投与期間は臨床での使用が予想される期間に応じて設定される．
- 特殊毒性試験には，繁殖毒性，催奇形性，発がん性，遺伝毒性試験などがある．
- 遺伝毒性試験には，微生物，哺乳類培養細胞およびげっ歯類を用いた試験があり，微生物を用いた遺伝毒性試験としてネズミチフス菌のヒスチジン要求変異株を用いた復帰突然変異を判定するAmes(エイムス)試験がある．
- エイムス試験は発がんイニシエーターのスクリーニング法として行われる．

D 化学物質の毒性評価

化学物質は，その有用性からさまざまな分野で利用されており，われわれは化学物質の恩恵を受けながら生活している．しかしながら，化学物質の性状や用量しだいでは，化学物質を原因とした健康被害が引き起こされてしまう場合がある．医薬品として使用される化学物質であっても用量が過剰であれば有害作用を示し，ビタミンなどのように生体に必須の栄養素であり，摂取量が必要量を下回ると欠乏症が起こる物質であっても，過剰に摂取した場合は有害な作用が現れる．毒性学の祖といわれるパラケルスス*7は「すべての物質は毒であり，毒でないものは存在しない．まさに用量が毒と薬を区別するのである」と述べている．人体にとって無害な物質というものは存在せず，どのような物質であっても用量によっては毒性を示すことになる．一方，有害な化学物質であっても有害作用を示さない曝露量が存在している．すなわち，化学物質が生体に有害な作用を示すかどうかは曝露量に依存している．そのため，化学物質の量－反応関係は，化学物質の毒性を考える際の重要な概念となる．

*7　パラケルスス　Paracelsus（1493?～1541）　スイス生まれの医師，化学者．

❶ 一般的な有害化学物質の量－反応関係

化学物質によって生体に起こる反応は，薬理学的な変化，病理学的な変化，生化学的な変化や死亡などさまざまである．生体が化学物質に曝露されるとき，ある一定の曝露量までは生体は反応を起こさないが，曝露量が増加していくと，やがて生体は反応を示すことになる．生体が反応を示す最小量を**閾値**（threshold value）といい，化学物質の曝露量が閾値を超えない範囲では生体は反応を示さない．動物試験において，実験動物に化学物質を複数の用量段階で投与した場合，ある用量までは反応は起こらないが，一定の用量を超えると反応が認められる．そのとき，実験動物にいかなる作用も起こさない最も高い用量を**無作用量**（no observed effect level，NOEL）という．また，有害な作用が現れない最も高い用量を**無毒性量**（no observed adverse effect level，NOAEL）といい（図13・1），有害な作用が現れる最小の用量を**最小毒性量**（lowest observed adverse effect level，LOAEL）という．

化学物質を多数の個体に投与した場合，一般的には化学物質の用量と反応を示す個体数の間には一定の関係が成り立ち，横軸に用量（対数），縦軸に反応率をプロットすると図13・2aのようなヒストグラムを得ることができる．そして，縦軸に累積反応率をプロットすると図13・2bに示す累積正規分布曲線が得られる．累積正規分布曲線からプロビット変換により回帰直線が得られるため（図13・2c），LD_{50}（50% lethal dose）やTD_{50}（50% toxic dose）を求めることができる．

NOTE　量－影響関係と量－反応関係
量－反応曲線の縦軸は，個体に対しては症状の程度（重症度）を示し，その場合，曲線は量－影響関係を表している．一方，遺伝形質が均一な実験動物の集団に対しては，量－反応曲線の縦軸は発生率を示し，その場合，曲線は量－反応関係を表している．一般的に，量－反応曲線は後者，すなわち実験動物における発生率を示す曲線として理解されることが多い．

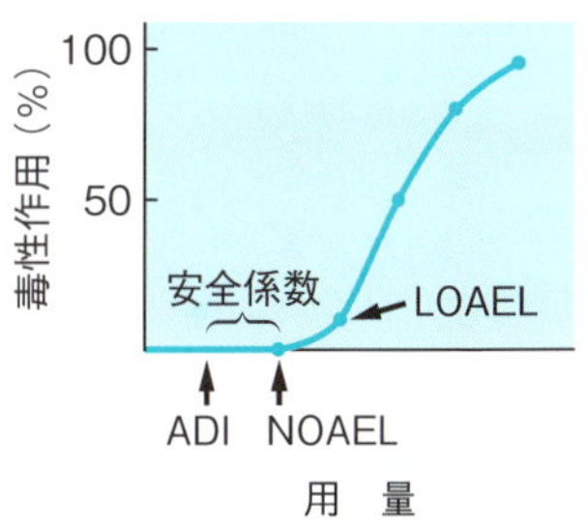

図13・1　有害化学物質の用量と毒性作用の関係

NOTE　LD_{50}とは50%致死量（50% lethal dose）のことであり，実験動物の半数に致死作用を示す量である．また，TD_{50}とは50%毒性量（50% toxic dose）のことであり，実験動物の半数に毒性が発現する量である．

ここにつながる

・ADI　☞p.402
・安全係数　☞p.402

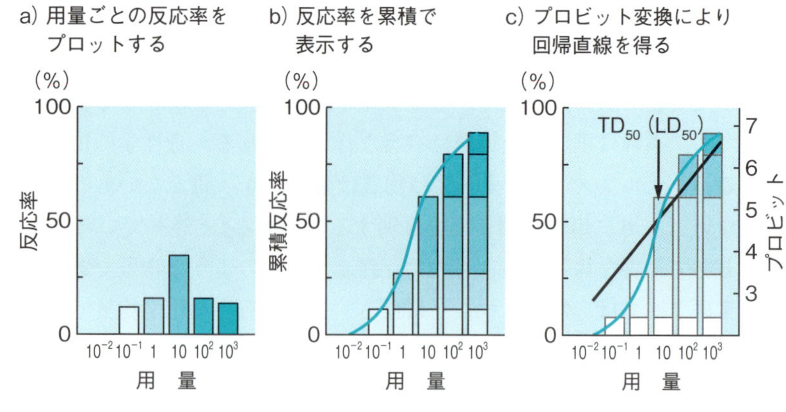

図13・2　用量－反応率，用量－累積反応率，用量－プロビットの関係

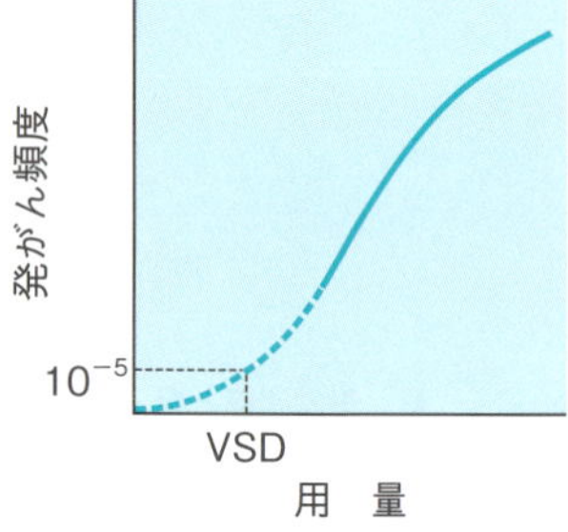

図13・3　遺伝毒性発がん物質の用量と発がん頻度の関係

ここにつながる

・VSD p.403
・化学物質による発がん p.423

❷ 発がん物質の量－反応関係

化学物質の中には発がんを誘発するものが存在し，そのような発がん物質には遺伝毒性を有するものと非遺伝毒性のものがある．遺伝毒性発がん物質は，DNA を損傷させて突然変異を誘発することで発がん性を示す．そのため，遺伝毒性発がん物質への曝露量がゼロにならない限りは，突然変異を原因とした発がんの可能性は残り，閾値を設定できないと考えられている．したがって，遺伝毒性発がん物質の量－反応関係は図13・3のグラフのように描ける．一方，非遺伝毒性発がん物質は，DNA に直接作用せずに細胞増殖の刺激やその物理的性質によって発がん性を示すことから，閾値が存在すると考えられている．

ポイント

- 動物試験において，いかなる作用も起こさない最も高い用量をNOELという．
- 動物試験において，有害な作用が現れない最も高い用量をNOAELという．
- 遺伝毒性発がん物質には閾値を設定できないと考えられている．

E　化学物質の安全摂取量

❶ 許容1日摂取量（ADI）

ある物質について，ヒトが一生涯摂取し続けても，健康に悪影響が認められないと推定される1日あたりの摂取量を**許容1日摂取量**（acceptable daily intake，**ADI**）といい，mg/kg 体重/日で表す．食品添加物や農薬のように，意図的に使用される物質について使用される指標である．1日許容摂取量と表記されることもある．ADI は，一般毒性試験，生殖発生毒性試験，遺伝毒性試験などの各種毒性試験の無毒性量のうち，最も低い無毒性量を ADI 設定のための NOAEL として算定し，以下の式のようにNOAEL を**安全係数**で除して求める（図13・1）．

ADI = NOAEL/安全係数

化学物質に対する感受性は，実験動物とヒトの間で異なり，さらにはヒトの間でも個体差がある．そのため，動物実験から求めたNOAELをもとにADIを設定する場合は，一般的に**動物種間の差**として10，**ヒトにおける個体差**として10を設定し，これらを乗じた100を安全係数として用いる．ダイオキシン類などのように非意図的に生成される環境汚染物質については，**耐容1日摂取量**(tolerable daily intake，**TDI**)が用いられる．TDIの単位はADIと同様にmg/kg体重/日で表す．また，TDIでは安全係数を**不確実係数**とよぶ．

❷ 実質安全量(VSD)

遺伝毒性発がん物質には閾値が存在せず，曝露量がゼロでない限りは発がんの可能性は残るため，ADIを設定することができない．しかし，日常生活において発がん物質への曝露を完全に除去することは非常に困難である．そのため，遺伝毒性発がん物質では，ヒトが一生涯曝露され続けても発がんを起こす確率が一定値以下であれば，その発がん物質のヒトへの危険性は許容できるほどに低いと考え，ADIの代替として**実質安全量**(virtually safe dose，**VSD**)を用いる．VSDは，ある発がん物質に一生涯曝露され続けても発がんの危険率が10^{-5}(10万人に1人)あるいは10^{-6}(100万人に1人)にとどまる1日あたりの曝露量である(図13・3)．

❸ ヒトへの推定曝露量(EHE)

ヒトへの化学物質の曝露量を計算する際に，呼吸の量，食事の量や体重などの数値が一律であると仮定して推定した曝露量を**ヒトへの推定曝露量**(estimated human exposure，**EHE**)という．以下に示した各経路(①～⑤)からの1日あたりの摂取量を合計し，ヒトの体重で除して，mg/kg/日あるいはμg/kg/日単位の総曝露量を算出する．

① 呼吸からの曝露量

=大気中の濃度×空気吸入量(20 m^3/日)

② 飲料水からの曝露量

=飲料水中の濃度×飲料水摂取量(2 L/日)

③ 食物からの曝露量=食物中の濃度×食物摂取量

食物中の濃度データが得られない場合は，魚介類による曝露量で代用する．

魚介類からの曝露量

=魚介類中の濃度×魚介類摂取量(120 g/日)

④ 他の食品(穀物，野菜，果物，肉，卵，乳製品)からの曝露量

既存データを利用して曝露量を推定する．

⑤ 家庭用品からの曝露量

その用途から考えられる曝露量を推定する．

ヒトに関する代謝などのデータがない限り，吸収率は100% として計算する．

❹ 安全マージンあるいは曝露マージン

化学物質への曝露において，NOAEL と EHE の比を**安全マージン**（margin of safety，**MOS**）あるいは**曝露マージン**（margin of exposure，**MOE**）とよび，下式で求める．

$$\text{MOSあるいはMOE} = \text{NOAEL/EHE}$$

MOE を用いたリスク評価では，MOE と不確実係数積（UFs）を比較して，MOE ≦ UFs の場合はリスクの懸念があり，MOE ＞ UFs ではリスクの懸念がない．不確実係数積は，種差（10）と個人差（10）を乗じた 100 を基本とし，それ以外の要素（試験期間など）を加味する場合はさらに係数を乗じることでその値を求める．

❺ 残留農薬基準

＊8　**農薬**　☞p.312
＊9　**食品衛生法**　☞p.270

食品中に残留する農薬[＊8]がヒトの健康に悪影響を及ぼさないよう，食品への残留が許容できる限度である残留農薬基準が食品衛生法[＊9]に基づいて設定されている．残留農薬基準は，農薬の使用基準に基づいた作物残留試験から得られた残留量を基に設定されるが，残留量は外的要因（気象条件等）により変動する可能性があるため，基準値は安全性を考慮して設定される．わが国では，ヒトが食品によって農薬を長期間摂取した場合かつ，短期間に大量摂取した場合に健康に悪影響が出ないように基準値が設定される．

農薬を長期間摂取した場合の健康影響（慢性毒性）は，ADI に基づいて評価される．また，農薬の代謝や毒性の性質・程度によっては，短期間（24 時間あるいはそれよりも短い時間）に大量摂取したときに健康被害（急性毒性）が懸念される場合もある．そのため，2014 年から順次，短期間に通常よりも多く摂取した場合の健康影響を評価するために**急性参照用量**（acute reference dose，**ARfD**）が設定されている．ARfD とは，ヒトがある物質を 24 時間あるいはそれよりも短い時間経口摂取したときに健康に悪影響を示さないと推定される 1 日あたりの摂取量である．ADI に基づく農薬の慢性毒性のリスク管理では，対象となる農薬の 1 日あたりの推定摂取量を作物残留試験で得られた基準値案と食品摂取量（1 日に食事として摂取する農作物の量）を乗じて算出する．この推定摂取量が ADI の 80% を超えないように基準値を設定する．ADI の 80% とするのは，大気や水など，食品以外からの農薬摂取量を最大 20% と仮定するためである．また，ARfD に基づく農薬の急性毒性のリスク管理では，短期間での最大農薬摂取量を各食品の最大1日摂取量と最高残留濃度または基準値案により求め，最大農薬摂取量がARfDを超えないように基準値を設定する．

⑥ 50%致死量（LD_{50}）

化学物質の急性毒性を調べるための単回投与毒性試験において，用いた実験動物の50%を致死させる用量である50%致死量（LD_{50}）の値が小さいほど急性毒性は強い．毒物及び劇物取締法に基づく毒物および劇物の判定では，動物における知見が判定基準の1つとして用いられる（表13・3）．

表13・3 毒物劇物の判定基準

経路（急性毒性）	毒物基準	劇物基準
経口	LD_{50}：50 mg/kg以下	LD_{50}：50 mg/kgを超え 300 mg/kg以下
経皮	LD_{50}：200 mg/kg以下	LD_{50}：200 mg/kgを超え 1,000 mg/kg以下
吸入ガス	LC_{50}：500 ppm（4時間）以下	LC_{50}：500 ppm（4時間）を超え 2,500 ppm（4時間）以下
吸入蒸気	LC_{50}：2.0 mg/L（4時間）以下	LC_{50}：2.0 mg/L（4時間）を超え 10 mg/L（4時間）以下
吸入ダスト・ミスト	LC_{50}：0.5 mg/L（4時間）以下	LC_{50}：0.5 mg/L（4時間）を超え 1.0 mg/L（4時間）以下

※LC_{50}：半数致死濃度

［厚生労働省：毒物劇物の判定基準，https://www.nihs.go.jp/mhlw/chemical/doku/shingi/kijun.pdf（2023年11月アクセス）を参考に著者作成］

ポイント

- ADIは，食品添加物や農薬のように意図的に摂取される物質について使用される指標である．
- 安全係数（不確実係数）は，種差と個体差を考慮するための数値である．
- 遺伝毒性発がん物質では，ADIの代替としてVSDが用いられる．

F 有害化学物質の法的規制

化学物質の中には，その有害な性質によって健康被害や環境汚染を引き起こすものが存在する．そのため，化学物質の生産，使用，貯蔵，廃棄の一連の過程において，化学物質を適切に管理することが健康被害や環境汚染を未然に防止する上で重要となる．わが国には，化学物質の規制に関わるさまざまな法律があり（図13・4），たとえば労働安全衛生法は，職場で使用される化学物質について規制しており，化学物質による労働災害を防止している．また，毒物及び劇物取締法は，主として急性毒性による健康被害が起こるおそれが高い物質を毒物または劇物に指定し，保健衛生上の見地から必要な規制を定めている．農薬として用いられる化学物質は農薬取締法によって規制されており，食品への残留農薬の規制には食品衛生法が関わる．本項目では，化学物質の規制に関わる法律のうち，**化学物質の審査及び製造等の規制に関する法律（化審法）**と**特定化学物質の環境への排出量の把握等及び管理の改善の促進に関する法律（化管法）**について解説する．

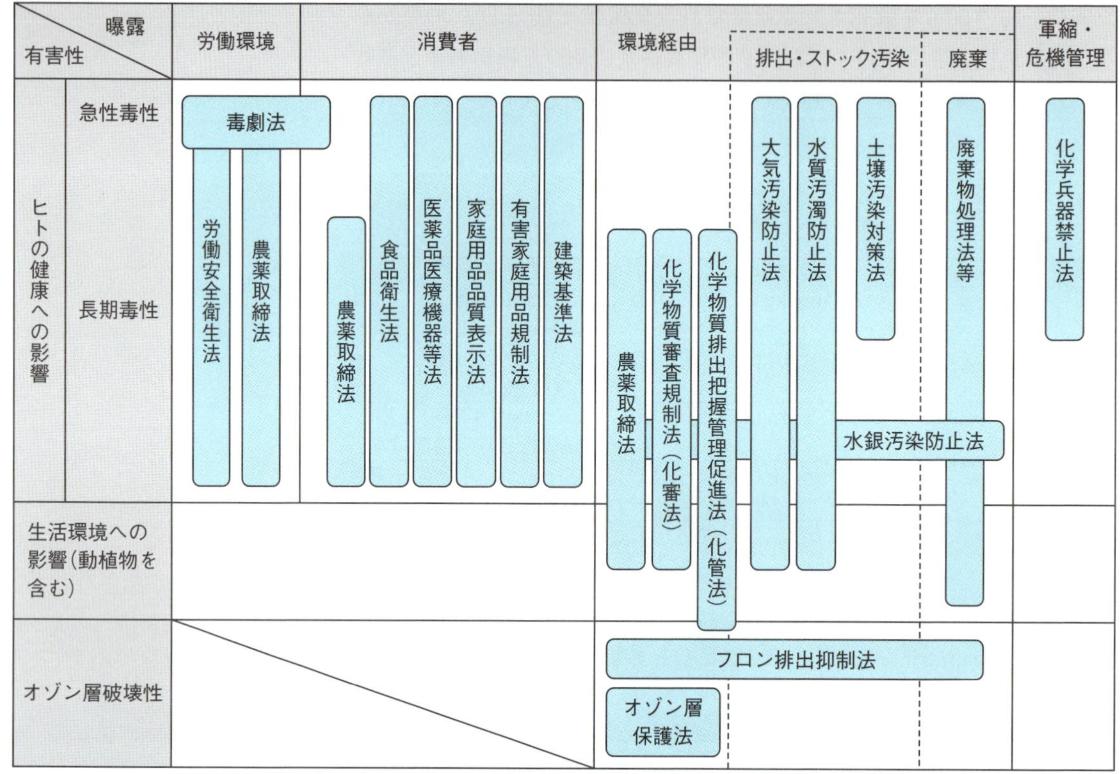

図13・4 化学物質管理に関する法律

［経済産業省：化学物質管理政策をめぐる 最近の動向について（総論），https://www.meti.go.jp/shingikai/sankoshin/seizo_sangyo/kagaku_busshitsu/pdf/010_01_00.pdf（2024年5月アクセス）p.2を参考に著者作成］

❶ 化学物質の審査及び製造等の規制に関する法律（化審法）

ⓐ 化審法の背景と変遷

1968年，わが国においてポリ塩化ビニル（PCB）[*10]を起因とした**カネミ油症事件**が起こり，この事件を契機に1973年に**化審法**が制定された．化審法は「人の健康を損なうおそれ又は動植物の生息若しくは生育に支障を及ぼすおそれがある化学物質による環境の汚染を防止するため，新規の化学物質の製造又は輸入に際し事前にその化学物質の性状に関して審査する制度を設けるとともに，その有する性状等に応じ，化学物質の製造，輸入，使用等について必要な規制を行うこと」を目的としている．制定当時は，PCBに類似した化学物質，すなわち難分解性の性状を有し，生物の体内に蓄積しやすくかつヒトの健康を損なうおそれがある物

*10 PCB ☞p.368

NOTE カネミ油症事件
1968年，米ぬか油の製造過程で熱媒体として使用されていたPCBが米ぬか油に混入し，コプラナーPCBやポリ塩化ジベンゾフラン（PCDF）で汚染された米ぬか油を摂取した人々に健康被害が発生した事件．

質を特定化学物質（現行法の第一種特定化学物質）として規制した．

以後，化審法では数回の改正が実施されている．1980年代に，難分解性で長期毒性を有するが，高蓄積性を示さない塩素系有機溶剤トリクロロエチレンなどによる環境汚染が問題となった．そのため，このような性質をもつ物質についても，環境中の残留状況によっては規制の必要性が生じ，1986年に改正が行われた．2003年の改正では，化学物質による動植物への影響にも着目した審査・規制制度，難分解性・高蓄積性を有する既存化学物質に関する規制，環境中への放出の可能性を考慮した審査制度，事業者が入手した有害性情報の報告の義務付けなどが導入された．

2009年の大改正では，包括的管理制度が導入され，既存化学物質を含むすべての化学物質について，一定数量以上の製造・輸入を行った事業者に，毎年度その数量等の届け出の義務を課し，国は，届け出の内容や有害性に係る既知の知見等を踏まえ，優先的に安全性評価を行う必要がある化学物質を優先評価化学物質として指定することになった．また，それまで規制対象としていた環境中で分解しにくい化学物質に加え，環境中で分解しやすい化学物質についても対象とした．ストックホルム条約[*11]の規制対象となる物質について，条約で許容される例外的使用を厳格な管理のもとで認めるために第一種特定化学物質に係る規制の見直しを行う等，規制の国際整合化も行った．2009年の改正によって，化学物質の有害性（ハザード）のみに着目した規制体系から，ヒトおよび動植物へどれだけ影響を与える可能性があるかの環境排出量（曝露量）を加味したリスク評価に基づく体系になっている．2017年の改正では，新規化学物質の審査特例制度における国内総量規制が製造・輸入数量から環境排出数量に変更された．また，一般（新規）化学物質のうち，ヒトの健康や（生活環境）動植物の生息等に与える毒性が強いものを「特定一般（新規）化学物質」として指定することになった．特定新規化学物質は公示される際に，特定一般化学物質として公示される．

*11　ストックホルム条約 ☞ p.458

b 化審法の体系

化審法では，新規化学物質の上市前の事前審査および上市後の化学物質の継続的な管理によって，化学物質による環境汚染を防止している（図13・5）．新規化学物質の事前審査では，新規の化学物質を製造または輸入しようとする者は，国に事前に届出をし，国はその届け出られた新規化学物質の性状（分解性，蓄積性，ヒト健康・生態への毒性を有するものであるか否か）を審査し，その結果に応じた規制を行う．化審法による化学物質の区分と規制は以下の通りである．化審法が規制対象とするのは，一般的に工業化学品とよばれるものである．

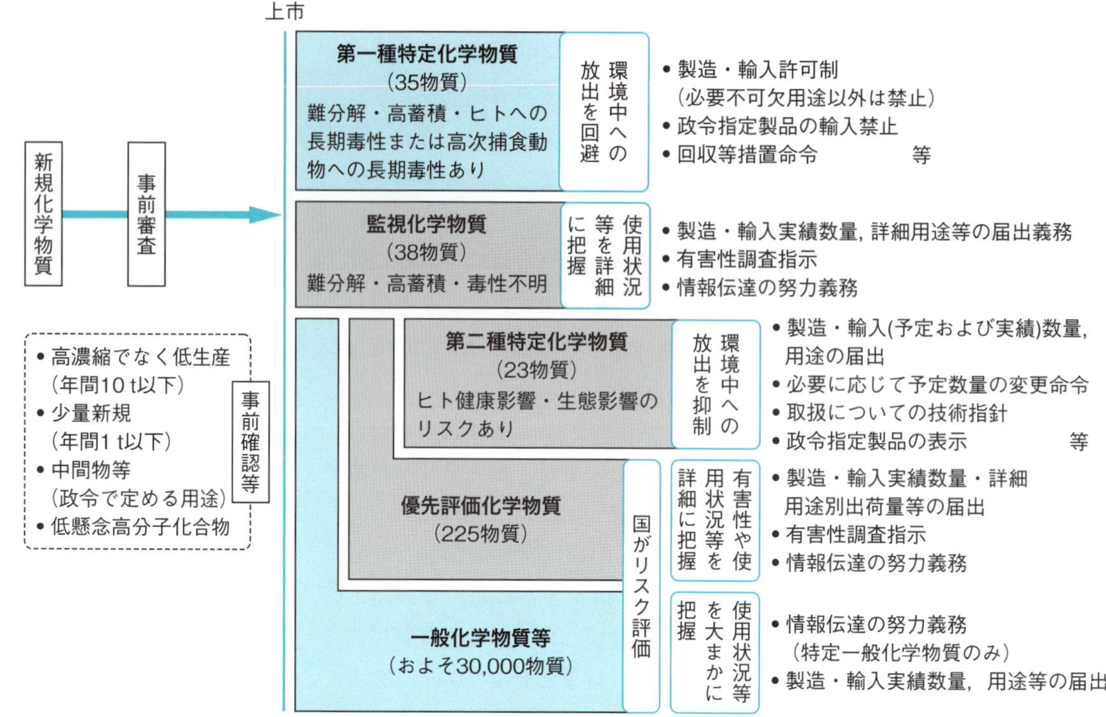

図13・5 化審法の体系
[経済産業省：化審法の施行状況（令和４年度），https://www.meti.go.jp/policy/chemical_management/kasinhou/information/sekou_R4_230901.pdf（2024年５月アクセス）p.5を参考に著者作成]

第一種特定化学物質：難分解性，高蓄積性，ヒトへの長期毒性または高次捕食動物への長期毒性を有する化学物質（表13・4）．製造・輸入が許可制となっており，特定の用途以外での使用が禁止されている．

第二種特定化学物質：ヒトまたは生活環境動植物に対して長期毒性を有するおそれがあり，相当広範な地域の環境中に相当程度残留することで，ヒトまたは生活環境動植物への被害を生ずるおそれがある化学物質（表13・4）．製造・輸入（予定および実績）数量，用途の届出が必要であり，必要に応じて予定数量の変更命令が行われる．

監視化学物質：難分解性，高蓄積性であるが，ヒトまたは高次捕食動物に対する毒性が不明の化学物質（表13・4）．製造・輸入実績数量，詳細用途等の届出の義務が課される．

優先評価化学物質：ヒトまたは生活環境動植物への長期毒性を有しないことが明らかではなく，かつ相当広範な地域の環境中に相当程度残留することで，ヒトまたは生活環境動植物への被害を生ずるおそれがないと認められないため，リスク評価を優先的に行う必要がある物質．

一般化学物質：既存化学物質名簿に掲載されている化学物質のうち，第一種特定化学物質，第二種特定化学物質，優先評価化学物質，監視化学物質以外の物質は，一般化学物質としての届出対象となる．

表13・4　化審法によって規制される化学物質

第一種特定化学物質
①ポリ塩化ビフェニル，②ポリ塩化ナフタレン（塩素数が２以上のものに限る），③ヘキサクロロベンゼン，④1,2,3,4,10,10-ヘキサクロロ-1,4,4a,5,8,8a-ヘキサヒドロ-エキソ-1,4-エンド-5,8-ジメタノナフタレン（別名アルドリン），⑤1,2,3,4,10,10-ヘキサクロロ-6,7-エポキシ-1,4,4a,5,6,7,8,8a-オクタヒドロ-エキソ-1,4-エンド-5,8-ジメタノナフタレン（別名ディルドリン），⑥1,2,3,4,10,10-ヘキサクロロ-6,7-エポキシ-1,4,4a,5,6,7,8,8a-オクタヒドロ-エンド-1,4-エンド-5,8-ジメタノナフタレン（別名エンドリン），⑦1,1,1-トリクロロ-2,2-ビス（4-クロロフェニル）エタン（別名DDT），⑧1,2,4,5,6,7,8,8-オクタクロロ-2,3,3a,4,7,7a-ヘキサヒドロ-4,7-メタノ-1H-インデン，1,4,5,6,7,8,8-ヘプタクロロ-3a,4,7,7a-テトラヒドロ-4,7-メタノ-1H-インデンおよびこれらの類縁化合物の混合物（別名クロルデンまたはヘプタクロル），⑨ビス（トリブチルスズ）＝オキシド，⑩*N,N'*-ジトリル-パラ-フェニレンジアミン，*N*-トリル-*N'*-キシリル-パラ-フェニレンジアミンまたは*N,N'*-ジキシリル-パラ-フェニレンジアミン，⑪2,4,6-トリ-ターシャリ-ブチルフェノール，⑫ポリクロロ-2,2-ジメチル-3-メチリデンビシクロ[2．2．1]ヘプタン（別名トキサフェン），⑬ドデカクロロペンタシクロ[5．3．0．0(2,6)．0(3,9)．0(4,8)]デカン（別名マイレックス），⑭2,2,2-トリクロロ-1-（2-クロロフェニル）-1-（4-クロロフェニル）エタノールまたは2,2,2-トリクロロ-1,1-ビス（4-クロロフェニル）エタノール（別名ケルセンまたはジコホル），⑮ヘキサクロロブタ-1,3-ジエン，⑯2-（2H-1,2,3-ベンゾトリアゾール-2-イル）-4,6-ジ-tert-ブチルフェノール，⑰ペルフルオロ（オクタン-1-スルホン酸）（別名PFOS）またはその塩，⑱ペルフルオロ（オクタン-1-スルホニル）＝フルオリド（別名PFOSF），⑲ペンタクロロベンゼン，⑳r-1,c-2,t-3,c-4,t-5,t-6-ヘキサクロロシクロヘキサン（別名α-ヘキサクロロシクロヘキサン），㉑r-1,t-2,c-3,t-4,c-5,t-6-ヘキサクロロシクロヘキサン（別名β-ヘキサクロロシクロヘキサン），㉒r-1,c-2,t-3,c-4,c-5,t-6-ヘキサクロロシクロヘキサン（別名γ-ヘキサクロロシクロヘキサンまたはリンデン），㉓デカクロロペンタシクロ[5．3．0．0(2,6)．0(3,9)．0(4,8)]デカン-5-オン（別名クロルデコン），㉔ヘキサブロモビフェニル，㉕テトラブロモ（フェノキシベンゼン）（別名テトラブロモジフェニルエーテル），㉖ペンタブロモ（フェノキシベンゼン）（別名ペンタブロモジフェニルエーテル），㉗ヘキサブロモ（フェノキシベンゼン）（別名ヘキサブロモジフェニルエーテル），㉘ヘプタブロモ（フェノキシベンゼン）（別名ヘプタブロモジフェニルエーテル），㉙6,7,8,9,10,10-ヘキサクロロ-1,5,5a,6,9,9a-ヘキサヒドロ-6,9-メタノ-2,4,3-ベンゾジオキサチエピン＝3-オキシド（別名エンドスルファンまたはベンゾエピン），㉚ヘキサブロモシクロドデカン，㉛ペンタクロロフェノールまたはその塩もしくはエステル，㉜ポリ塩化直鎖パラフィン（炭素数が10から13までのものであって，塩素の含有量が全重量の48％を超えるものに限る），㉝1・1'-オキシビス（2,3,4,5,6-ペンタブロモベンゼン）（別名デカブロモジフェニルエーテル），㉞ペルフルオロオクタン酸（別名PFOA）もしくはペルフルオロアルカン酸（構造が分枝であって，炭素数が8のものに限る）またはこれらの塩，㉟ペルフルオロ（ヘキサン-1-スルホン酸）（別名PFHxS）もしくはペルフルオロ（アルカンスルホン酸）（構造が分枝であって，炭素数が6のものに限る）またはこれらの塩
第二種特定化学物質
トリクロロエチレン，テトラクロロエチレン，四塩化炭素，トリフェニルスズ＝*N,N*-ジメチルジチオカルバマート，トリフェニルスズ＝フルオリド，トリフェニルスズ＝アセタート，トリフェニルスズ＝クロリド，トリフェニルスズ＝ヒドロキシド，トリフェニルスズ＝脂肪酸塩（脂肪酸の炭素数が9，10または11のものに限る），トリフェニルスズ＝クロロアセタート　など23物質
監視化学物質
酸化水銀（Ⅱ），1-tert-ブチル-3,5-ジメチル-2,4,6-トリニトロベンゼン，シクロドデカ-1,5,9-トリエン，シクロドデカン，1,1-ビス（tert-ブチルジオキシ）-3,3,5-トリメチルシクロヘキサン，テトラフェニルスズ，1,3,5-トリブロモ-2-（2,3-ジブロモ-2-メチルプロポキシ）ベンゼン，O-（2,4-ジクロロフェニル）＝O-エチル＝フェニルホスホノチオアート，1,3,5-トリ-tert-ブチルベンゼン，ポリブロモビフェニル（臭素数が2から5のものに限る）　など41物質

[経済産業省：対象物質等一覧，https://www.meti.go.jp/policy/chemical_management/kasinhou/about/substance_list.html（2024年11月アクセス）を参考に著者作成]

上市後の化学物質の継続的な管理では，一般化学物質を年間1t以上，製造・輸入した事業者に対し，その数量等の届出義務を課す制度を導入している．国は，届出の情報と有害性に関する既知見に基づいてスクリーニング評価を行い，リスクが十分に低いと判断できない物質を優先評価化学物質に指定する．リスク評価は，優先評価化学物質に指定された化学物質を対象として第二種特定化学物質の指定や優先評価化学物質の取消しを判断するために実施され，長期毒性のデータを得ていない段階での「リスク評価（一次）」と，有害性調査指示等により得た長期毒性のデータを用いる「リスク評価（二次）」に分かれている．リスク評価（一次）は，評価Ⅰ～Ⅲの3段階に分けて実施される（図13・6）．

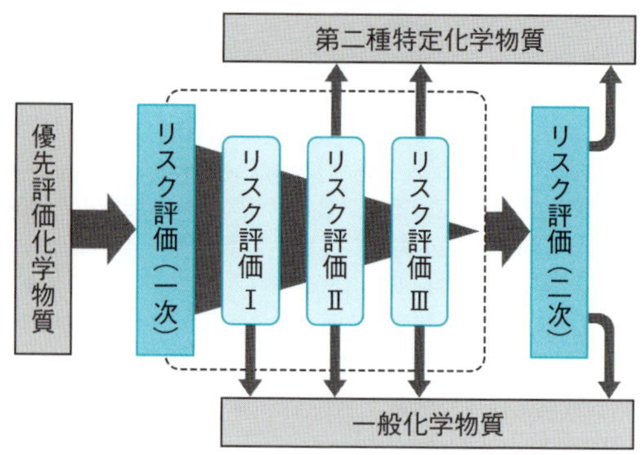

図13・6 リスク評価のフロー
［経済産業省：化審法におけるスクリーニング評価・リスク評価，https://www.meti.go.jp/policy/chemical_management/kasinhou/information/ra_index.html（2023年11月アクセス）を参考に著者作成］

評価Ⅰ：リスク評価を進める優先順位付けを行う
評価Ⅱ：取扱い情報の報告を求めるべき用途について判断
評価Ⅲ：取扱い情報や追加モニタリングデータ等も用いて有害性調査指示について判断

c 新規化学物質の届出に必要な試験

化審法における化学物質の安全性を評価するための試験法は「新規化学物質等に係る試験の方法について」（厚生労働省・経済産業省・環境省）に記載されており，経済協力開発機構（OECD）テストガイドラインに基づいたものである．新規化学物質等に係る試験には以下のようなものがある．

① 微生物等による化学物質の分解度試験（活性汚泥を用いた分解性の判定）
② 魚介類の体内における化学物質の濃縮度試験，1-オクタノールと水との間の分配係数測定試験（蓄積性の判定）
③ 細菌を用いる復帰突然変異試験，哺乳類培養細胞を用いる染色体異常試験（ヒト長期毒性に関する判定）
④ 哺乳類の生殖能および後世代に及ぼす影響に関する試験，鳥類の繁殖に及ぼす影響に関する試験（高次捕食動物の長期毒性の判定）
⑤ 哺乳類を用いる28日間の反復投与毒性試験（ヒトスクリーニング毒性試験）
⑥ 藻類生長阻害試験，ミジンコ急性遊泳阻害試験，魚類急性毒性試験（生態毒性の判定）

❷ 特定化学物質の環境への排出量の把握等及び管理の改善の促進に関する法律（化学物質排出把握管理促進法，化管法）

1999年に制定された化管法は，事業者による化学物質の自主的な管理の改善を促進し，環境の保全上の支障を未然に防止することを目的とした法律であり，PRTR（Pollutant Release and Transfer Register：化学物質排出移動量届出）制度ならびにSDS（Safety Data Sheet：安全データシート）制度を柱としている．

コラム

PRTR制度導入の経緯

1984年，インドのボパール市で化学工場から有害物質イソシアン酸メチルが大量に漏洩し，3,000人以上の死者を出す大惨事となった．その後，米国内でも同様の漏洩事故が起こったため，地域住民は化学物質の使用状況や排出状況を知る必要があるという世論が米国国内で高まり，1986年に米国で最初の本格的なPRTR制度である「有害物質排出目録（TRI）」制度が導入された．その後，1992年の地球サミット（国連環境開発会議）で採択されたアジェンダ21において，PRTRが情報の伝達・交換による化学物質の管理あるいは化学物質のライフサイクル全体を考慮したリスク削減の手法と位置付けられ，1996年にはOECDから加盟国にPRTRを導入するよう勧告が実施された．このような流れの中，日本では環境庁（現在の環境省）と通商産業省（現在の経済産業省）が共同で「特定化学物質の環境への排出量の把握等及び管理の改善の促進に関する法律案」を取りまとめ，1999年に化管法が法制化された．

a PRTR制度

PRTR制度は，人の健康や生態系に有害なおそれのある化学物質が，事業所から環境（大気，水，土壌）へ排出される量および廃棄物に含まれて事業所外へ移動する量を，事業者が自ら把握し国に届け出をし，国は届出データや推計に基づき，排出量・移動量を集計・公表する制度である（図13・7）．

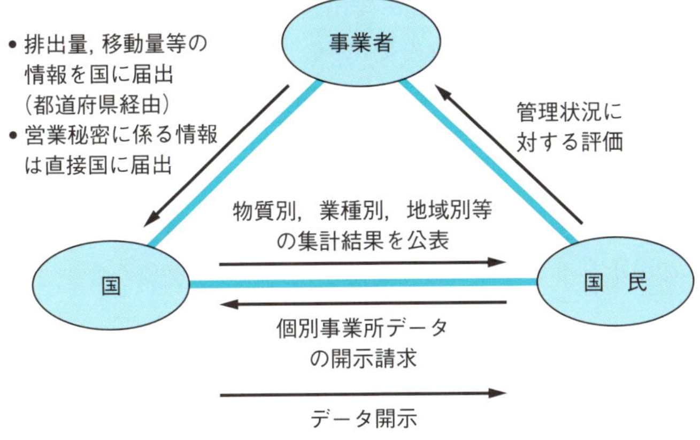

図13・7　PRTR制度の仕組み

PRTR制度は次の3つの過程で構成される．

① 事業者による化学物質の排出量等の把握と届出

② 国における届出事項の受理・集計・公表

③ データの開示と利用

PRTR制度の対象となるのは，化管法において**第一種指定化学物質**として定義される化学物質である．第一種指定化学物質は，ヒトや生態系への有害性（オゾン層破壊性を含む）があり，環境中に継続して広く存在する（曝露可能性がある）と認められる物質である．2023年4月時点で計515物質が指定されている．第一種指定化学物質のうち，ヒトに対する発がん性，生殖細胞変異原性，生殖発生毒性のいずれかが高く，とくに重篤な障害をもたらす物質を**特定第一種指定化学物質**として指定している（23物質，表13・5）．

表13・5　特定第一種指定化学物質

特定第一種指定化学物質
アセトアルデヒド，石綿，エチレンオキシド，カドミウムおよびその化合物，六価クロム化合物，クロロエチレン，3,3′-ジクロロ-4,4′-ジアミノジフェニルメタン，1,2-ジクロロプロパン，ダイオキシン類，トリクロロエチレン，トルイジン，ニッケル化合物，ヒ素およびその無機化合物，1,3-ブタジエン，2-ブロモプロパン，ベリリウムおよびその化合物，ベンジリジン=トリクロリド，ベンゼン，ペンタクロロフェノール，ポリ塩化ビフェニル，ホルムアルデヒド，鉛およびその化合物，ビス（トリブチルスズ）=オキシド

PRTR制度の対象事業者は，第一種指定化学物質を製造，使用その他業として取扱う等により，事業活動に伴い当該化学物質を環境に排出されると見込まれる事業者であり，政令で規定された要件（対象業種，事業者規模および対象化学物質の年間取扱量等）をすべて満たす事業者である．また，PRTR制度の対象事業者だけが第一種指定化学物質の排出源ではなく，届出の対象とはならない事業者，自動車等の移動体や家庭等も第一種指定化学物質の排出源となる．そのため，国は対象事業者以外の排出源からの排出量（届出外排出量）を推計して集計し，対象事業者からの届出データ（届出排出量）の集計と併せて公表している．2022年度のPRTRデータを参照すると，届出排出量と届出外排出量の合計は309千tであり，そのうち上位10物質の排出量が合計225千t（全体の73％）となっている（図13・8）．全国の事業者から届出のあった総排出量・移動量は369千t（総排出量122千t，総移動量247千t）であり，大気への排出と事業所外への廃棄物としての移動が多くなっている（表13・6）．

PRTR制度の年間取扱量や排出量等を把握する際に対象となるのは，第一種指定化学物質を一定割合以上（1質量％以上．ただし，特定第一種のみ0.1質量％以上）含有する製品であり，化学薬品，染料，塗料，溶剤等があげられる．なお，事業者による取扱いの過程で対象化学物質が環境中に排出される可能性が少ないと考えられる製品は，事業者の負担等を考慮し，例外的に把握の対象外としており，対象物質の含有率が

1% 未満（特定第一種指定化学物質の場合は0.1% 未満）のもの，密封された状態で使用されるもの（乾電池など）や一般消費者用のもの（家庭用洗剤，殺虫剤など）などが例としてあげられる．

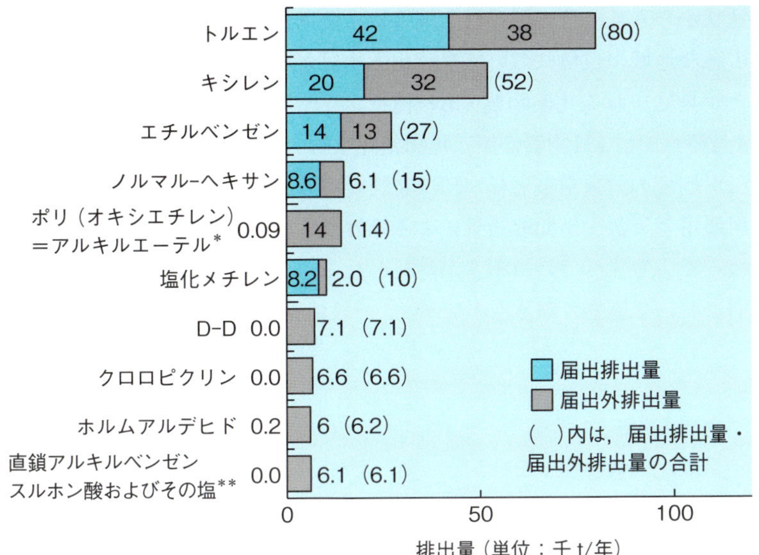

図13・8　届出排出量・届出外排出量上位10物質とその排出量（2022年度）
*アルキル基の炭素数が12から15までのものおよびその混合物に限る．
**アルキル基の炭素数が10から14までのものおよびその混合物に限る．
［経済産業省・環境省：令和４年度 PRTR データの概要，https://www.env.go.jp/content/000202131.pdf（2024年５月アクセス）を参考に著者作成］

表13・6　総届出排出量・移動量の構成

排出・移動区分		排出量・移動量（千 t）	総排出量・総移動量比率（%）
排出量	大気への排出	111	30
	公共用水域への排出	6.3	1.7
	事業所内の土壌への排出	2.2	0.00060
	事業所内の埋立処分	5.1	1.4
移動量	事業所外への廃棄物としての移動	246	67
	下水道への移動	0.79	0.21

［経済産業省・環境省：令和４年度 PRTR データの概要，https://www.env.go.jp/content/000202131.pdf（2024年５月アクセス）を参考に著者作成］

b SDS制度

SDS 制度は，事業者による化学物質の適切な管理の改善を促進するため，化管法で指定された「化学物質又はそれを含有する製品」（以下，「化学品」）を他の事業者に譲渡または提供する際に，その化学品の特性および取扱いに関する情報（SDS）の提供を義務づけるとともに，ラベルによる表示に努めることを促す制度である．取引先の事業者からSDSの提供を受けることによって，事業者は自らが使用する化学品について必要な情報を入手し，化学品の適切な管理に役立てることができる．

NOTE　SDS は，国内では2011 年度までは一般的に「MSDS（Material Safety Data Sheet：化学物質等安全データシート）」とよばれていた．

SDS制度の対象となる化学物質は，**第一種指定化学物質**および**第二種指定化学物質**として定義される．第二種指定化学物質は，第一種指定化学物質と同じ有害性の条件に当てはまり，かつ，その有する物理的化学的性状からみて，その製造量，輸入量または使用量の増加等により，相当広範な地域の環境において当該化学物質が継続して存することとなることが見込まれる化学物質（第一種指定化学物質を除く）である．2023年4月時点で計134物質が第二種指定化学物質に指定されている．

SDS制度の対象事業者は，PRTR制度の対象事業者と異なり，業種や常用雇用者員数，年間取扱量による除外要件はなく，指定化学物質等を取扱っているすべての事業者が対象となる．また，SDSは事業者間での取引において提供されるものであり，一般消費者は提供の対象ではない．

ポイント

- 化審法では，新規化学物質の上市前の事前審査と上市後の化学物質の継続的な管理を実施している．
- 化審法では，化学物質の分解性の判定に活性汚泥が用いられる．
- 化管法は，事業者による化学物質の自主的な管理の改善を促進している．
- 化管法は，PRTR制度とSDS制度を柱としている．

G 内分泌かく乱化学物質

環境中に放出された化学物質の中には，ホルモン類似作用を有するものが見いだされており，これらは**内分泌かく乱化学物質**と称されている．内分泌かく乱化学物質とは，「内分泌系の機能を改変し，それによって健全な生物体またはその子孫，さらにまた（下位）個体の健康に悪影響を及ぼす外因性物質またはその混合物」と定義されている．内分泌かく乱化学物質問題は，ホルモン類似作用を有する化学物質の存在が実験的に確認されていることに加え，ヒトにおいて内分泌系が関与する障害の発生率が増加していることや，野生生物において内分泌系への影響が原因と考えられる個体数への影響などが懸念の根拠となっている．

NOTE
内分泌かく乱化学物質の定義は，世界保健機関（WHO）により2002年に国際化学物質安全性計画（International Programme on Chemical Safety，IPCS）を通じて提唱されたもの．

❶ 内分泌かく乱化学物質とその作用点

内分泌かく乱化学物質の主な標的組織としては，生殖能力の獲得および維持に必要であるエストロゲンおよびアンドロゲンを産生・分泌する卵巣や精巣といった生殖腺や，脳の発達および成長に必要である甲状腺ホルモンを産生・分泌する甲状腺，さらにはこれらの産生・分泌を調節する脳の視床下部-下垂体系への影響が想定されている．

内分泌かく乱化学物質の影響は，幅広い生物種で報告されているがエストロゲン，アンドロゲン，甲状腺ホルモンは脊椎動物に共通に存在することから，これらのホルモンに関する類似作用や拮抗作用，生合成過程が主な作用点であると考えられ，このような作用を検出するためのスクリーニング試験が欧米でガイドライン化されている．一方で，化学物質の中には，これらのホルモン系以外に作用点を有するものや，複数のホルモン系に対して同時に作用するものなども知られており，その作用機構は複雑である．

a エストロゲンおよびアンドロゲン受容体に対するアゴニスト・アンタゴニスト作用

エストロゲンやアンドロゲンは，核内受容体*12 であるエストロゲン受容体やアンドロゲン受容体に対してそれぞれアゴニストとして作用することで，そのホルモン作用を発揮する（図13・9）．化学物質の中にはこれらの受容体に結合し，アゴニストとして作用することでエストロゲンやアンドロゲンと類似した作用を示すものや，アンタゴニストとして作用することでエストロゲンやアンドロゲン作用を阻害するものが存在する．エストロゲン受容体に対してアゴニスト作用を示すものとしては，ポリカーボネート樹脂やエポキシ樹脂の原料であるビスフェノールA，非イオン性界面活性剤*p*-ノニルフェノールポリエトキシレートの分解生成物である *p*-ノニルフェノールなどがある．アンドロゲン受容体のアンタゴニスト作用を示すものとしては，農薬であるビンクロゾリンやDDTの代謝物である *p,p′*-DDE*13 などがある（図13・10）．

*12　**核内受容体**　リガンド依存的に作用する転写調節因子であり，ヒトではエストロゲン受容体やアンドロゲン受容体をはじめ48種類存在すると予測されている．核内受容体にはステロイドホルモン類の受容体のほかに，甲状腺ホルモン受容体，脂溶性ビタミン類の受容体，生体異物関連受容体，胆汁酸関連受容体および脂質代謝関連受容体等が存在する．

H_3C　CH_3　HO　OH
ビスフェノールA

C_9H_{19}　HO
ノニルフェノール

Cl　Cl　N　O　O　O　CH_2　C　H_3
ビンクロゾリン

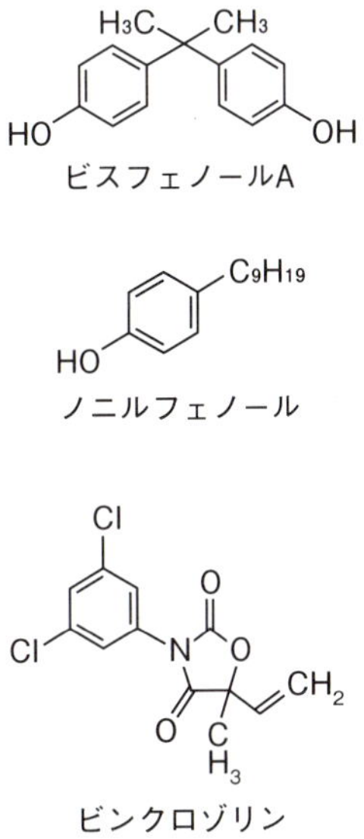

図13・10　エストロゲン受容体やアンドロゲン受容体に対してアゴニストまたはアンタゴニスト作用を有する化学物質の構造

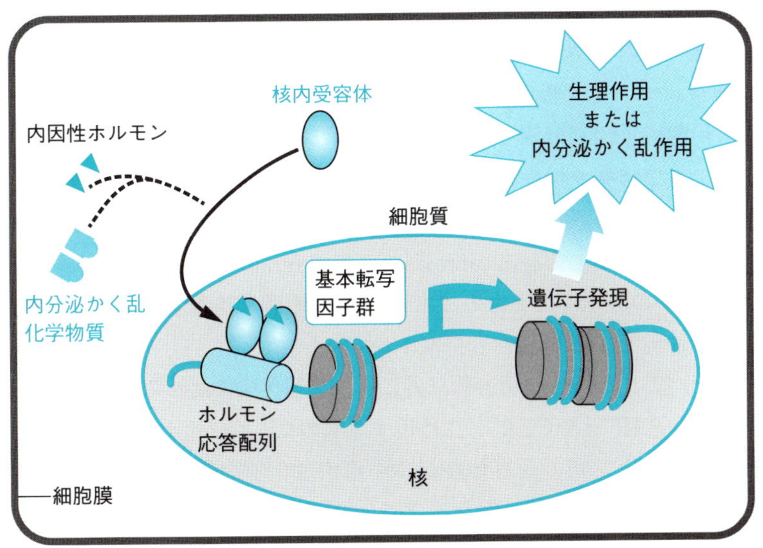

図13・9　核内受容体を介した化学物質の内分泌かく乱作用

おさえておこう
*13　*p,p′*-DDE（構造式）☞ p.363

また，環境化学物質以外にも，大豆に含まれる植物エストロゲンのイソフラボン類やゲニステインなども，エストロゲン受容体に対するアゴニスト作用を有することが知られている．大豆や大豆食品は人類が長い食経験を有することから，通常の摂取量であればとくに問題ないと考えられる

おさえておこう

*14　特定保健用食品　☞p.226
*15　大豆イソフラボン　☞p.232

が，これに上乗せして特定保健用食品*14を介して大豆イソフラボン*15の摂取を行うことは，内分泌かく乱作用の観点から注意が必要である．厚生労働省では，妊娠中や授乳中の女性，また乳幼児や小児は大豆イソフラボンを含む特定保健用食品を摂取しないように注意喚起している．

コラム

ジエチルスチルベストロールの内分泌かく乱作用

ジエチルスチルベストロール（**DES**：図13・11）は，エストロゲン作用を有する非ステロイド性合成ホルモン製剤で，1940～1970年代に流産の防止を目的とした医薬品として使用されていた．しかし，過去に妊娠中にDESを投与された母親から生まれた女児において，若年性の膣がんや子宮形成不全など発生との因果関係が報告されたことから，現在では多くの国で使用が禁止されている．内分泌かく乱化学物質問題においては，化学物質のエストロゲン作用に起因する影響がとくに懸念されているが，DESのこのような影響もその根拠の1つとなっている．

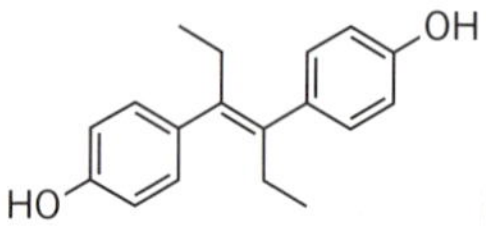

図13・11　ジエチルスチルベストロール

b その他の核内受容体に対する作用

内分泌かく乱化学物質が作用する核内受容体は，エストロゲン受容体やアンドロゲン受容体だけではない．**トリブチルスズ**や**トリフェニルスズ**（図13・12）などの有機スズ化合物は，一部の巻貝類の雌個体の**雄化**を誘導する内分泌かく乱作用を有するが，近年，この作用は有機スズ化合物がレチノイン酸代謝物をアゴニストとする核内受容体の**レチノイドX受容体**（**retinoid X receptor，RXR**）の強力なアゴニストとして作用することで誘導されることが明らかとなった．また，これらの有機スズ化合物は，脂肪細胞分化の制御因子である核内受容体のペルオキシソーム増殖因子活性化受容体（peroxisome proliferator-activated receptor, PPAR）γのアゴニストとしても作用し，肥満を誘導する環境化学物質（obesogen）である可能性も指摘されている．

また，これらの核内受容体以外にも，異物代謝に関わる酵素の発現調節を行うPXR*16やCAR*17に作用するものや，甲状腺ホルモン受容体，脂溶性ビタミン類の受容体などに作用する化学物質も見いだされており，その作用点は多岐にわたる．

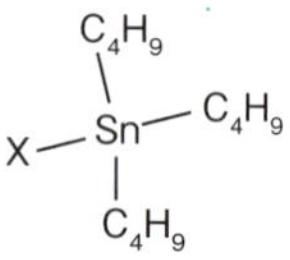

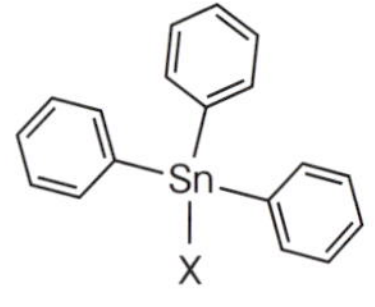

トリブチルスズ

トリフェニルスズ

図13・12　内分泌かく乱作用をもつ有機スズ化合物

*16　**PXR**（プレグナンX受容体）☞p.344，表12-6
*17　**CAR**（アンドロスタン受容体）☞p.344，表12-6

コラム

有機スズ化合物のアロマターゼ酵素阻害説

かつて有機スズ化合物は，一部の巻貝類の雌個体に雄性生殖器を発生させることから，雄化を誘導する代表的な内分泌かく乱化学物質と位置付けられていた．また，エストロゲン受容体やアンドロゲン受容体には結合しないことから，アンドロゲンをエストロゲンに代謝するアロマターゼ酵素を阻害することで体内のアンドロゲン濃度を上昇させ，雄化を誘導すると考えられていた（アロマターゼ酵素阻害説）．現在はこの説は否定され，ヒトに対しては巻貝類で確認されているような生殖器形成異常が起こることはないと考えられている．

ⓒ 甲状腺ホルモンに対する内分泌かく乱作用

先天性甲状腺機能低下症*18の臨床所見からも明かなように，甲状腺ホルモンのかく乱で影響が最も懸念されるのは胎生期や発達期である．近年の大規模疫学調査では，先天性甲状腺機能低下症のような重篤な状態ではなくとも，妊娠初期の母体において軽微な甲状腺機能低下が誘導されると，子どもの知能指数（IQ）の低下など脳発達に少なからず影響を与えることが明らかになったことから，世界的に問題となっている．

甲状腺ホルモンはエストロゲンやアンドロゲンと同様に核内受容体を介して作用することから，内分泌かく乱化学物質問題が顕在化した当初は，甲状腺ホルモンのかく乱においても主に甲状腺ホルモン受容体に作用する化学物質の影響を中心に検討が行われてきた．しかしながら近年では，これ以上に甲状腺ホルモンの代謝や動態に影響を与えるような化学物質の影響が懸念されている．一般的に化学物質が生体内に曝露すると代謝酵素が誘導され，これらの化学物質を生体外へと排泄する機構が働くが，これらの酵素の中には甲状腺ホルモンを代謝するものも存在する．したがって，妊娠初期にこのような代謝酵素を誘導する化学物質に曝露すると，一時的に甲状腺機能低下状態が誘導され，子どもの脳発達に影響が及ぶ可能性がある．このような問題に対応するために，現在では関連ガイドライン試験*19で血中甲状腺ホルモン量や甲状腺病理の確認が追加されているが，具体的なリスク管理については世界的に議論されているところである．

ⓓ ダイオキシン類の内分泌かく乱作用

ダイオキシン類は強力な毒性をもつだけでなく，内分泌かく乱作用を有することも指摘されており，その曝露と子宮内膜症発症などとの因果関係が疑われている．ダイオキシン類は生体内に摂取されると，核内受容体とは異なったタイプの転写調節因子である**芳香族炭化水素受容体**（aryl hydrocarbon receptor，AhR）と結合し，さらに核内に存在するARNT（AhR nuclear translocator）とよばれる因子と相互作用することにより，さまざまな標的遺伝子の発現を誘導することで生体に対して正および負の影響を与える（図13・13）．ダイオキシン類の中で最

*18　**先天性甲状腺機能低下**　☞p.96

*19　**ガイドライン試験**　化学物質やその混合物の物理化学的性質，生態系への影響や健康影響等に関する知見を得るために，国際的に合意された試験法．化学物質の安全性を評価するために用いられる各種試験法（一般毒性試験，特殊毒性試験など）が含まれる．
一般毒性試験　☞p.397
特殊毒性試験　☞p.398

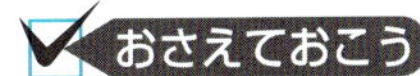

・ダイオキシン類　☞p.368

も毒性が強いとされている2,3,7,8-テトラクロロジベンゾ-*p*-ジオキシン（2,3,7,8-TCDD）は，エストロゲン様作用/抗エストロゲン作用の両方の作用をもつことが知られているが，AhRに結合した2,3,7,8-TCDDがエストロゲン受容体の活性化や分解を制御していることが確認されており，これが内分泌かく乱作用を示す原因の1つと考えられている．

おさえておこう
- PXR，CAR，AhR ☞p.344

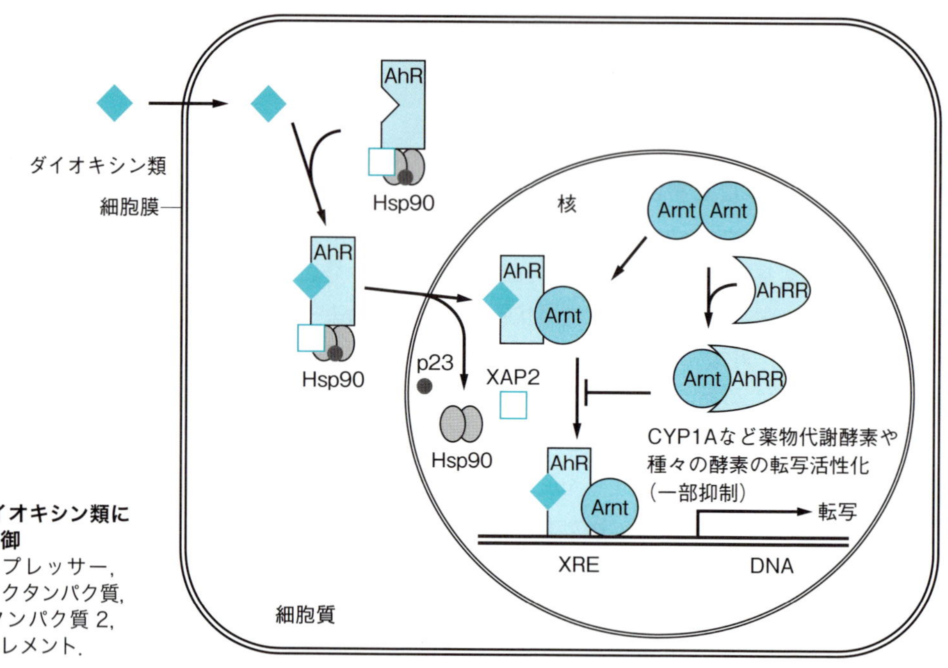

図13・13　ダイオキシン類による遺伝子転写制御
AhRR：AhRリプレッサー，Hsp90：熱ショックタンパク質，XAP2：X関連タンパク質2，XRE：異物応答エレメント．

❷ 内分泌かく乱化学物質の低用量影響

内分泌かく乱化学物質問題については，これまでにも精力的に研究が進められてきたが，いまだ解決にはいたっていない．この問題の最大の難問は，通常の毒性試験ではとらえられない低用量域（NOAELやADI以下の用量域）において，突発的に毒性が現れる低用量影響（図13・14）の可能性が指摘されている点にある．この現象は，ビスフェノールAなどの一部の化学物質が，胎生期や発達期に曝露することで起こることが実験動物で報告されているが，その一方で再現性が得られないなどの問題もあり，現在も低用量影響の問題についてはその真偽に関する結論が出ていない．

おさえておこう
- NOAEL ☞p.401
- ADI ☞p.402

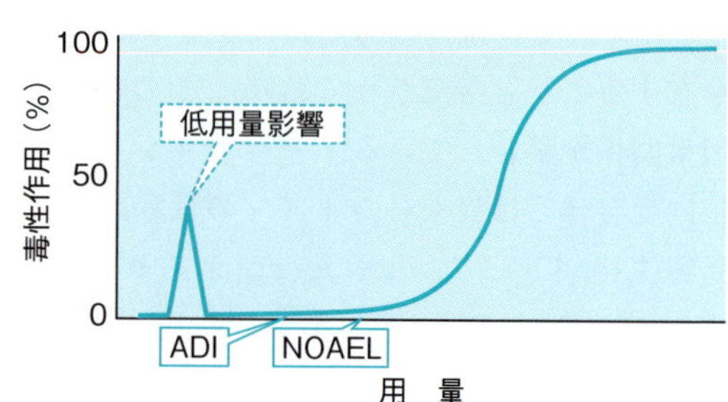

図13・14　化学物質の毒性作用における用量反応関係と低用量影響

❸ 内分泌かく乱化学物質の曝露に対する予防的措置

内分泌かく乱化学物質による健康影響については，低用量影響問題に代表される通り，科学的に解明されていない点が多々残されている．このような現状を踏まえ，現在は予防的措置として，ビスフェノールAを含むポリカーボネート製の哺乳瓶や食器の輸入や販売を禁止する国もある．また，ポリカーボネート製の哺乳瓶を使う場合には，熱湯を使うとビスフェノールAがより速やかに溶出するので，熱湯を注ぎ込まないようにするなどの指導も行われている．さらに，フタル酸エステル類についても，わが国をはじめ，EUや米国において乳幼児を対象としたおもちゃや育児用品等への使用が禁止されている．妊婦や乳幼児などそのリスクが懸念される集団については，このように化学物質との接触をできる限り避けるといった予防的措置が重要であろう．

ポイント

- 内分泌かく乱化学物質問題では，化学物質の作用点としてエストロゲン受容体やアンドロゲン受容体に対する作用が注目された．
- ビスフェノールAや*p*-ノニフェノールはエストロゲン作用，ビンクロゾリンや*p,p'*-DDEは抗アンドロゲン作用を示す．
- エストロゲン受容体やアンドロゲン受容体以外の核内受容体も，内分泌かく乱化学物質の作用点となる．
- トリブチルスズやトリフェニルスズは，レチノイドX受容体（RXR）のアゴニストとして作用することで，一部の巻貝の雌を雄化する．
- ダイオキシン類は，芳香族炭化水素受容体（AhR）のアゴニストとして作用することで，毒性を発揮する．
- 大豆イソフラボンにもエストロゲン作用があることから，妊娠中や授乳中の女性，また乳幼児や小児については，通常摂取量以上の大豆イソフラボン摂取に注意が必要である．
- 内分泌かく乱化学物質による健康影響を回避するためには，対象化学物質を食品容器等には使用しないなどの予防的措置が必要である．

コラム

フタル酸エステル類の健康影響

プラスチックを軟らかくする可塑剤として用いられるフタル酸エステル類は，食品包装材や医療器具等の製造に使用されていることから，ヒトにとって曝露機会の多い化学物質である．フタル酸エステル類は生体内半減期が短く，元来生体内への蓄積性を示さない化学物質であるが，ほとんどの人から検出されることからも慢性的に曝露していることがわかる．成人はもちろんのこと，子どもや妊婦からもフタル酸類が検出されており，疫学調査から胎児の成長や子どもの肥満，流産との関係が指摘されている．またフタル酸ビス（2-エチルヘキシル）は，国際がん研究機関（IARC）の発がん性評価ランクにおいて2B（ヒトに対して発がん性のある可能性がある）と判定されている．

フタル酸ビス（2-エチルヘキシル）

$COOC_4H_9$　$COOCH_2C_6H_5$

フタル酸ブチルベンジル

フタル酸ジブチル

$COOCH_2CH(CH_3)_2$　$COOCH_2CH(CH_3)_2$

フタル酸ジイソブチル

可塑剤として汎用されているフタル酸エステル類

Exercise

1 次の記述のうち，正しいものには○，誤っているものには×を（　）に入れよ．

① 急性毒性試験は，正確なLD_{50}を求めるために行われる．（　）

② 慢性毒性試験の結果から，NOAELを求めることができる．（　）

③ 医薬品の反復投与毒性試験とは，6ヵ月を超える長期連続投与試験のことである．（　）

④ 催奇形性試験は，化学物質が胎児期に作用して奇形を起こす性質の有無を調べる方法である．（　）

⑤ 遺伝毒性（変異原性）試験は，被験物質がDNAに影響を与えることで，遺伝子突然変異あるいは染色体の構造異常および数的異常を引き起こす性質を有すかについて調べる試験法である．（　）

⑥ エイムス試験は，発がんプロモーターのスクリーニング法として使われる．（　）

2 （　）に適切な語句を記入せよ．

① 化学物質の有害作用が現れない最大用量を（　　　）という．

② 許容1日摂取量（ADI）の単位は（　　　）である．

③ 遺伝毒性発がん物質はADIが設定できないため，ADIの代替として（　　　）が用いられる．

④ 化審法では，難分解性，高蓄積性，人への長期毒性または高次捕食動物への長期毒性を有する化学物質を（　　　）に指定している．

⑤ 化管法は，（　　　）制度と（　　　）制度の2つの制度を柱としている．

3 次の記述のうち，正しいものには○，誤っているものには×を（　）に入れよ．

① 内分泌かく乱化学物質とは，エストロゲン受容体またはアンドロゲン受容体に対して作用する化学物質のみを指す．（　）

② 大豆イソフラボンやゲニステインなどの天然由来成分に内分泌かく乱作用はない．（　）

③ トリブチルスズやトリフェニルスズは，一部の巻貝の雌を雄化する．（　）

④ *p,p'*-DDEは，アンドロゲン受容体に対してアンタゴニスト作用を有する．（　）

⑤ トリブチルスズやトリフェニルスズの内分泌かく乱作用は，アロマターゼ酵素阻害である．（　）

4 （　）に適切なる語句を入れよ．

① ビスフェノールAは，エストロゲン受容体に対して（　　　）作用を示す．

② ダイオキシン類は，（　　　　　　）のアゴニストとして作用することで毒性を示す．

③ ビスフェノールAによる健康影響を回避するためには，食品容器等には使用しないなどの（　　　）が必要である．

14 化学物質による発がん

A 発がん過程と化学発がん物質

❶ がんの発生

現在のわが国では，生涯で2人に1人ががんに罹患し，3人に1人ががんで死亡している．われわれの身体は，諸説あるがおおよそ数十兆個の細胞から構成されており，細胞分裂することによって毎日一定数の細胞が入れ替わっている．このように，新生すると同時に同数の細胞が死滅することでわれわれの身体が維持されている．細胞分裂は遺伝子の情報をもとにDNAの複製をすることで起こるが，「何らかの原因」により遺伝子が**突然変異**し，コピーのミスが生じることがある．健康体であっても，1日に数千ものコピーミスが起こると考えられているが，このミスで生じた異常なDNAは修復されたり，異常な細胞は免疫細胞の標的となり排除される．

がんは，わが国をはじめ多くの先進諸国における死因の第1位を占める病気であるが，そのおおよそ70％は65歳以上の高齢者に発症する．がんは高齢者に好発するが，最近の研究によりこの原因として細胞の老化によりDNA修復能が低下し，損傷したDNAが蓄積することで変異のリスクが上がりがんが発生する（**発がん**）ことが示されている．また，この変異した細胞の数が喫煙や大量飲酒により増加することも確認されている．さらに，近年，がん細胞から放出されたエクソソームとよばれる小胞が，正常細胞をがん化させる可能性が示唆されている．

本章では，化学物質を含めた環境要因による発がんに焦点を当てて解説する．

❷ がんの原因

がんの原因には，実にさまざまな要因が関係しており，**環境要因**と**遺伝要因**に大別され，がんの多くは環境要因が原因である．したがって，がんの予防では環境要因の改善が重要である．胃がんを例にあげると，**ヘリコバクター・ピロリ**（*Helicobacter pylori*，ピロリ菌）の除菌や禁煙は環境要因の改善につながり，がんの予防効果があるが，生まれつきの要因（遺伝要因）は変えられない．このように環境要因と遺伝要因は互いに独立して発がんに寄与しているようにみえるが，遺伝と環境の両因子が相互作用することで病気の発症に影響することがある．胃がんでは，ピロリ菌の除菌をしなくてもすべての人が胃がんに罹患するわけではない．遺伝要因が背景にあり胃がんになりやすい人がピロリ菌を保有すると，胃がんが発生しやすくなる．

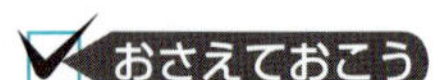

・**放射線**　p.461
・**ウイルス**　p.72，73

がんの原因となる環境要因として，**化学物質**，**放射線**，**感染症**（**ウイルス**やピロリ菌）などがあげられる．これら環境要因への恒常的な曝露を受けることにより，発がんに至る可能性がある．

❸ 多段階発がん説

多段階発がん説の適用ができない発がん事例も知られるようになったが，ここでは現在多くの支持を受けるノルウェーの Nordling 博士らにより提唱された多段階発がん説で正常細胞の発がん過程を説明する．この説では，「1 個の細胞に生じた DNA の突然変異が，段階的に蓄積することでがんの発生率を高める」としている．具体的には，**イニシエーション**（initiation，起始），**プロモーション**（promotion，促進），および**プログレッション**（progression，進展）の段階を経て発がんに至る（図14・1）．

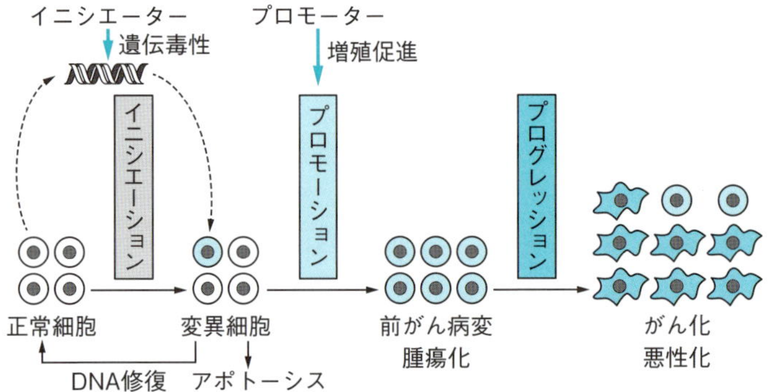

図14・1　発がん過程

通常，正常細胞は遺伝子の損傷を受けたとしても，備わっている遺伝子修復機能やアポトーシスを介して異常細胞を除去することで正常な状態を保持している．しかしながら，発がん物質によっては，遺伝子損傷が修復されずに突然変異をきたすことがある．この過程をイニシエーションとよび，**遺伝毒性**をもつ物質が**DNA に不可逆的な損傷**（突然変異）を引き起こす段階であり，この遺伝毒性をもつ発がん物質を**イニシエーター**（initiator，初発因子）とよぶ[*1]．遺伝毒性をもたない発がん物質を**プロモーター**（promotor，促進因子）というが，これが先のイニシエーションされた細胞に持続的に作用[*2]すると，1 個の変異細胞が分裂・増殖し，最終的には腫瘍[*3]を形成するようになる．この過程をプロモーションとよぶ．プロモーターは，さまざまなシグナル伝達経路に作用し遺伝子発現に影響を与えることで前がん細胞を増加させる．プ

＊1　イニシエート細胞と正常細胞とを形態学的あるいは形質的に区別することは現時点ではできない．
＊2　プロモーターはそれ自体で遺伝毒性を示さないので，その作用は可逆的と考えられる．そのため，影響が現れるためには継続した曝露が必要になる．
＊3　**腫瘍**　体内で生成した細胞の塊をいう．

ロモーションを受けた細胞は増殖を続けることで突然変異が蓄積していき，腫瘍が悪性化し，無限の増殖能と**浸潤能**や**転移能**をもった悪性の細胞(がん)へと至る．この過程がプログレッションである．プロモーション作用は**可逆的**(DNAの突然変異は起こらない)であるので，これが単独で作用してもがん化は誘導されない．したがって，ここではイニシエーションに続いてプロモーション(プロモーターへの曝露)がなければ，がんは発生しないと考える(図14・2)．

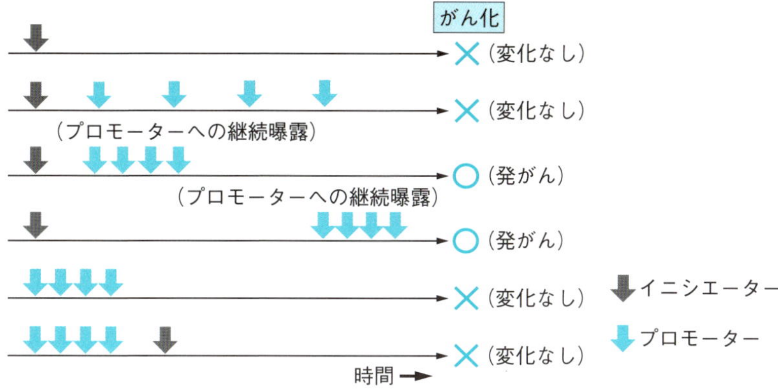

図14・2 イニシエーターとプロモーターの発がん作用

多くの発がん物質がそれ単独では発がんを示さない用量でイニシエーション作用を示す．発がん物質の中には，イニシエーションとプロモーションの両作用をもつ物質も存在し，これらは完全発がん物質とよばれる*4．

*4 **完全発がん物質** 多環芳香族炭化水素のベンゾ[*a*]ピレンが知られており，有機物の不完全燃焼や熱分解などで生成する．

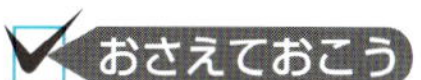

・**ベンゾ[*a*]ピレン** ☞p.258

❹ 発がん物質の分類

発がん物質(carcinogen)とは，それ自体でがんを誘発する，またはがんの発生率を増加させる化学物質である．われわれの身のまわりには発がん性を示す，あるいは発がん物質と疑われるものも存在しており，WHOの専門機関であるInternational Agency for Research on Cancer(IARC，国際がん研究機関)は，ヒトに対する**発がん性**が認められる物質をグループ1としている(表14・1)*5．

*5 IARCの発がん性評価は，その物質の発がん性の可能性について示したものであり，発がん性の強さや曝露量に応じたリスクに関するものではない．

表14・1 IARCのグループ1に指定された物質等の例

カドミウムおよびカドミウム化合物，アフラトキシン，ベンゼン，ベンゾ[*a*]ピレン，**PFOA(パーフルオロオクタン酸)**，2,3,7,8-テトラクロロジベンゾ-*p*-ジオキシン，ヒ素およびヒ素化合物，6価クロム化合物，ニッケル化合物，アスベスト，アルコール飲料，加工肉 など

2023年12月時点で128種類がリストに定められている．

発がん物質はそれらの作用機序の違いの観点からいくつかに分類できるが，ここでは**遺伝毒性**を示すもの(genotoxic)と示さないもの(non-genotoxic)に分類する．遺伝毒性発がん物質(genotoxic carcinogen)は，

ここにつながる

・**遺伝毒性試験** ☞p.399，432

それ自体，あるいは代謝物がDNAと反応するが，非遺伝毒性発がん物質はタンパク質などの生体高分子との結合を介することや遺伝子の発現異常を引き起こすことで異常な細胞増殖をもたらす．

コラム

遺伝毒性と遺伝子障害性

毒性学（toxicology）の領域では，遺伝子や染色体に損傷を与える作用があることを遺伝毒性と表現している．しかしながら，遺伝毒性物質の影響がおしなべて世代を超えて遺伝するという印象を与え得る．発がん物質の閾値（threshold）を判断する際は遺伝毒性を遺伝子障害性とよぶことがあり，遺伝子障害性は変異原性試験やそのほかの試験法を駆使して総合的に判断する必要がある．

❺ 代表的な発がんプロモーター

表14・2には代表的な発がんプロモーターをあげている．これらはいずれも非遺伝毒性発がん物質であり，それぞれの作用影響の標的となる臓器に特異性がある．

表14・2　プロモーション作用をもつ代表的な発がん物質と標的臓器

発がん物質	標的臓器（発がん部位）
アスベスト	**胸膜，肺**
2,3,7,8-テトラクロロジベンゾ-*p*-ジオキシン，コプラナーPCB	皮膚，肝臓
オカダ酸	皮膚
12-*O*-テトラデカノイルホルボール 13-アセタート（TPA）	**皮膚**
17*β*-エストラジオール	**子宮，乳腺**

表14・2にはプロモーターに関してあげたが，イニシエーターにも標的臓器があり，アフラトキシンB_1は肝臓，ベンゾ[*a*]ピレンは皮膚，ジメチルニトロソアミンは胃，マスタードガスは呼吸器，2-ナフチルアミンは膀胱を標的とする．

コラム

内因性の発がん機序の示唆

本項では，外因性のイニシエーター作用をもつ遺伝毒性物質による影響を解説したが，実際の生体内では活性酸素種などの内因性の遺伝毒性物質による遺伝子障害も考えられる．たとえば，ピロリ菌は胃がんのプロモーターとして作用し得るが，ピロリ菌の慢性感染により生成した一酸化窒素（NO）やパーオキシナイトライト（$ONOO^-$）などの活性酸素種による変異原性が胃がんの発生に関与する可能性が示唆されている．

❻ 遺伝毒性をもつ発がん物質

遺伝毒性発がん物質は，一般に**親電子性**（**求電子性**，electrophilic）を示し，DNAの求核性部位と反応することで共有結合を形成し得る．遺伝毒性発がん物質の中には，**代謝的活性化**(metabolic activation)を必要とせず，DNA 結合能をもつ**一次発がん物質**（**直接発がん物質**）がある．逆に，生体内でシトクロム P450（CYP）などにより酵素的に活性化された後に DNA への結合性を獲得する物質を**二次発がん物質**（**発がん前駆物質**）という．

a 一次発がん物質（直接発がん物質）

図 14・3 に代表的な一次発がん物質を示している．一次発がん物質は，それ自身の反応性の高さから，接触した組織（局所）においてがんを誘発しやすく，反応性の高い**アルキル化薬**として作用する．現在は労働安全衛生法により使用が禁止されているが，ビス（クロロメチル）エーテルはアルキル化薬として機能し，過去に職業曝露に起因する肺がんを引き起こした．イペリット（硫黄マスタードガス）や，イペリットの硫黄を窒素原子に置き換えて合成された**ナイトロジェンマスタード**（メクロレタミン）も同様に DNA のアルキル化薬として作用する（☞コラム）．殺菌消毒薬として用いられる**エチレンオキシド**，**アジリジン**，**β-プロピオラクトン**は環ひずみ（ring strain）が大きい構造をもつため反応性が高く，DNA や生体高分子を直接アルキル化する．

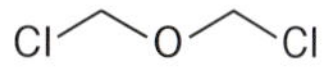

ビス（クロロメチル）エーテル

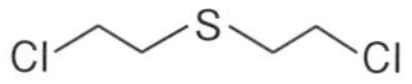

イペリット

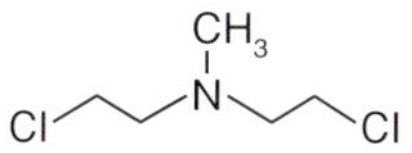

メクロレタミン
（ナイトロジェンマスタード）

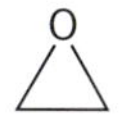

エチレンオキシド

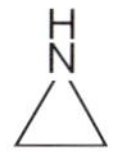

アジリジン

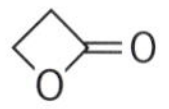

β-プロピオラクトン

図 14・3　一次発がん物質の化学構造

毒ガス兵器から抗がん薬の開発　　コラム

第一次世界大戦に化学兵器として用いられたイペリットの構造をヒントに合成されたのが，人類最初の抗がん薬といわれるナイトロジェンマスタードである．ナイトロジェンマスタードは，白血病や悪性リンパ腫に対して効果を認めたが，その反応性の高さから正常細胞も死滅させるという強い副作用が問題となった．その後，毒性を弱めたマスタード化合物が開発され，シクロホスファミド，イホスファミド，メルファラン，ベンダムスチンといった抗がん薬が現在使用されている．一般に，マスタード化合物などのアルキル化薬は DNA のグアニン残基の *N*7 位（電子密度が高く反応生が高い）をアルキル化することで細胞傷害性を示す．

b 二次発がん物質（発がん前駆物質）

ヒトでは約 50 種類の P450（CYP）分子種が確認されており，これらのうち，薬物代謝に関与する P450 分子種の数に比べて，発がん物質の代謝的活性化を担う分子種として **CYP1A1**，**CYP1A2**，**CYP1B1**，**CYP2E1**，**CYP3A4** が知られている．二次発がん物質は P450 などによる代謝を受けることで反応性を獲得するが，活性化された最終的な代謝産物を**究極発がん物質**（ultimate carcinogen）とよぶ．したがって，究極発がん物質が形成される組織や臓器が発がんの標的となりうる．次に，代表的な発がん物質の代謝的活性化の機序を示す．

(1) エポキシドの形成

P450によりエポキシド（**エポキシ化**）を形成することで発がん性を獲得する化合物があり，**ベンゾ [*a*] ピレン**，**アフラトキシンB_1**，**塩化ビニル**，**スチレン**，**ベンゼン**などが知られている．

①**ベンゾ [*a*] ピレン**：有機物の不完全燃焼で生成する多環芳香族炭化水素[*6]であり，大気中や食品中に含まれる．一般に，多環芳香族炭化水素類は体内でP450（おもにCYP1A1，CYP1B1）によりエポキシ化され，さらに**エポキシド加水分解酵素**（**エポキシドヒドロラーゼ**）の作用を受けてジオールが形成されるという活性化を経る．ベンゾ [*a*] ピレンの場合，最終的に究極発がん物質の**7,8-ジヒドロジオール-9,10-エポキシド**が生成する（☞図12・11）．図14・4に示すように，**ベイ（湾）領域**[*7]の近傍に形成されるエポキシドはきわめて安定化したカルボニウムイオンを与えると考えられている．エポキシドヒドロラーゼは主として解毒反応を担うが，ベンゾ [*a*] ピレンや**7,12-ジメチルベンズ [*a*] アントラセン**（DMBA，タール成分）から生じたエポキシドの加水分解反応では，代謝的活性化[*8]に寄与することがある．

*6 **多環芳香族炭化水素類** ☞p.258

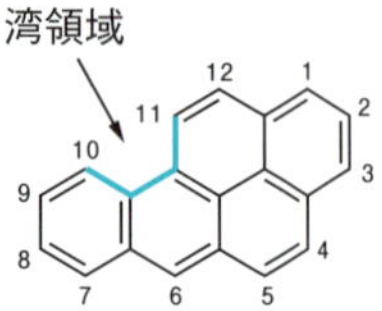

図14・4 ベンゾ [*a*] ピレンの湾領域

*7 **ベイ（湾）領域** 多環芳香族炭化水素において，4つの炭素から構成される部位をいう．

*8 **ベンゾ [*a*] ピレンの代謝的活性化** ☞p.258，331

②**アフラトキシンB_1**：アスペルギルス属のカビ（*Aspergillus flavus*）が産生する**マイコトキシン**（カビ毒）であり，強力な**肝がん**誘発作用をもつ．海外から輸入されるナッツ類から検出されることがある．アフラトキシンB_1は天然物の中で最強の発がん物質であり，CYP3A4によりエポキシ化されることで究極発がん物質になる（図14・5）．

おさえておこう
・マイコトキシン ☞p.309

アフラトキシンB_1 —CYP→ エポキシド →

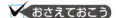

図14・5 アフラトキシンB_1の代謝的活性化経路

③**塩化ビニルモノマー（クロロエチレン），スチレンモノマー**：塩化ビニルモノマーは，ポリ塩化ビニル（塩化ビニル樹脂，いわゆる塩ビ）の合成原料となるが，本樹脂製品中に残存したモノマー（単量体）を吸入する可能性も指摘されている．ポリ塩化ビニルの用途としては，上下水道管や家具の合成皮革などに使用されている．塩化ビニルモノマーが引き起こす職業がんとして，**肝血管肉腫**がよく知られている．塩化ビニルモノマーは，肝臓におけるCYP2E1によりクロロエチレンオキシド，さらにはその酸化体に代謝される．とくにクロロエチレンオキシドは反応性が高く，発がんに関与するとされている．

おさえておこう
・塩化ビニルモノマー ☞p.107

プラスチック樹脂のポリスチレンは，スチレンモノマーを重合させて作られ，製品としては，食品容器，梱包緩衝材，そしてカップ麺容器などに用いられる．スチレンモノマーの代謝（CYP2E1）によって生じるスチレンオキシドはDNAと付加体を形成することが認められているが，発がん性との関連はないとされている．ポリスチレン製の容器からスチレンモノマーやスチレンオリゴマー（ダイマーやトリマー）がごく少量存在することがあり，食品の汚染と関連して調査・研究が進められている．

④芳香族アミン類：発がん性をもつ芳香族アミン類として，**2-アセチルアミノフルオレン**（げっ歯類で膀胱がんや肝臓がん）[*9]，**2-ナフチルアミン（ヒトに膀胱がん）**，**4-(ジメチルアミノ)アゾベンゼン**[*10]，**ベンジジン（ヒトに膀胱がん）**，***o*-トルイジン（ヒトに膀胱がん）**や，食品中で発生する**ヘテロサイクリックアミン**類（Trp-P-1，Trp-P-2，Glu-P-1，Glu-P-2[*11]など）などがある．これら芳香族アミン類は，まず**P450（CYP1A2**など）による***N*-水酸化（*N*-ヒドロキシ化）**を受けた後，第二相抱合反応を担う**アセチルトランスフェラーゼ**（アセチル抱合）および**スルホトランスフェラーゼ**（硫酸抱合）などにより代謝的活性化を受ける．構造中に生じた*O*-アセチル基や*O*-スルホニル基は非酵素的に取り除かれ，生じた**ニトレニウムイオン**または**カルボカチオン**がDNAや生体高分子と結合する．

⑤ *N*-ニトロソ化合物：発がん性を示す代表的なニトロソ化合物として***N,N*-ジメチルニトロソアミンアミン**（NDMA）や*N,N*-ジエチルニトロソアミンアミン（NDEA）などのジアルキルニトロソアミンが知られている．ジアルキルニトロソアミンは，P450（CYP2E1やCYP2A6）による**α-水酸化**[*12]を受けた後，最終的に生成する不安定なメチルジアゾニウムイオンは**窒素**（N≡N）を放出して，**メチルカチオン**が**DNAと付加体**を形成する．また，***N*-ニトロソアミン4-(methylnitrosamino)-1-(3-pyridyl)-1-butanone（NNK）**[*13]は，たばこに特有の強力な発がん性ニトロソアミンであり，CYP2A6によるα-水酸化を受けた後，最終的には究極活性体であるメチルカチオンが生成する（図14・6）．以上に加えて，*N*-アルキル-*N*-ニトロソウレア，*N*-アルキル-*N*-ニトロソグアニジンなどもあげられる．ただし，これら化合物の代謝では，非酵素的にモノアルキルニトロソアミンに変換される（図14・7）．

*9 **2-アセチルアミノフルオレンの代謝的活性化** ☞p.338（図12・20）

*10 **4-(ジメチルアミノ)アゾベンゼン** 使用が禁止（げっ歯類で発がん性）される前は，着色料（バターイエロー）としてマーガリンなどの食品に使用されていた．

*11 **Trp-P-1，Trp-P-2，Glu-P-1，Glu-P-2** ☞p.259

*12 メチル基やエチル基などの小さなアルキル側鎖を有するジアルキルニトロソアミンでは，おもにCYP2E1が代謝し，アルキル側鎖が大きくなるにつれてCYP2A6の関与が増加することが知られている．

*13 **NNK** IUPAC名：4-(メチルニトロソアミノ)-1-(3-ピリジル)-1-ブタノン

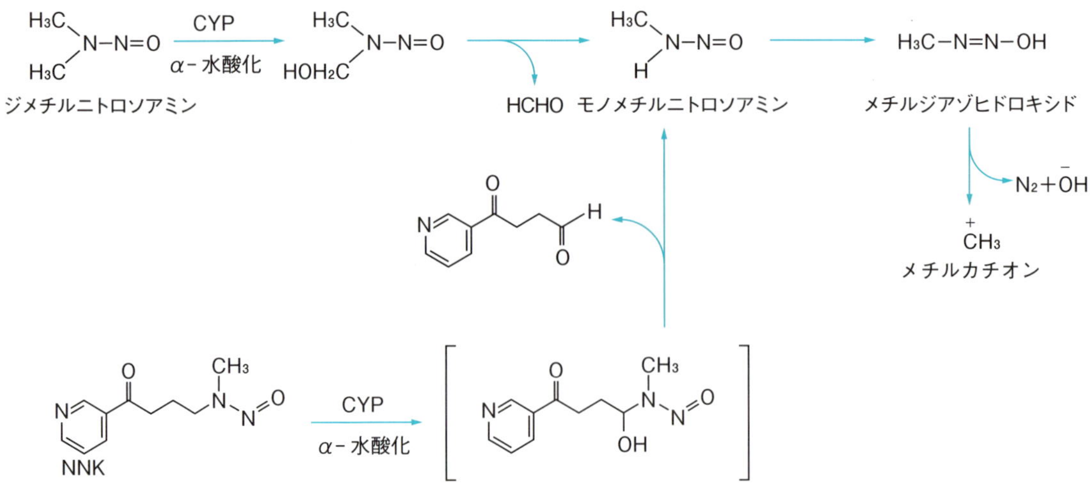

H_3C / H_3C N−N=O　CYP　α-水酸化　HOH_2C / H_3C N−N=O　→　HCHO　H_3C / H N−N=O　→　H_3C−N=N−OH

ジメチルニトロソアミン　モノメチルニトロソアミン　メチルジアゾヒドロキシド

$N_2 + \bar{O}H$

$\overset{+}{C}H_3$

メチルカチオン

NNK　CYP　α-水酸化

図14・6　ジメチルニトロソアミンおよびNNKの代謝的活性化経路

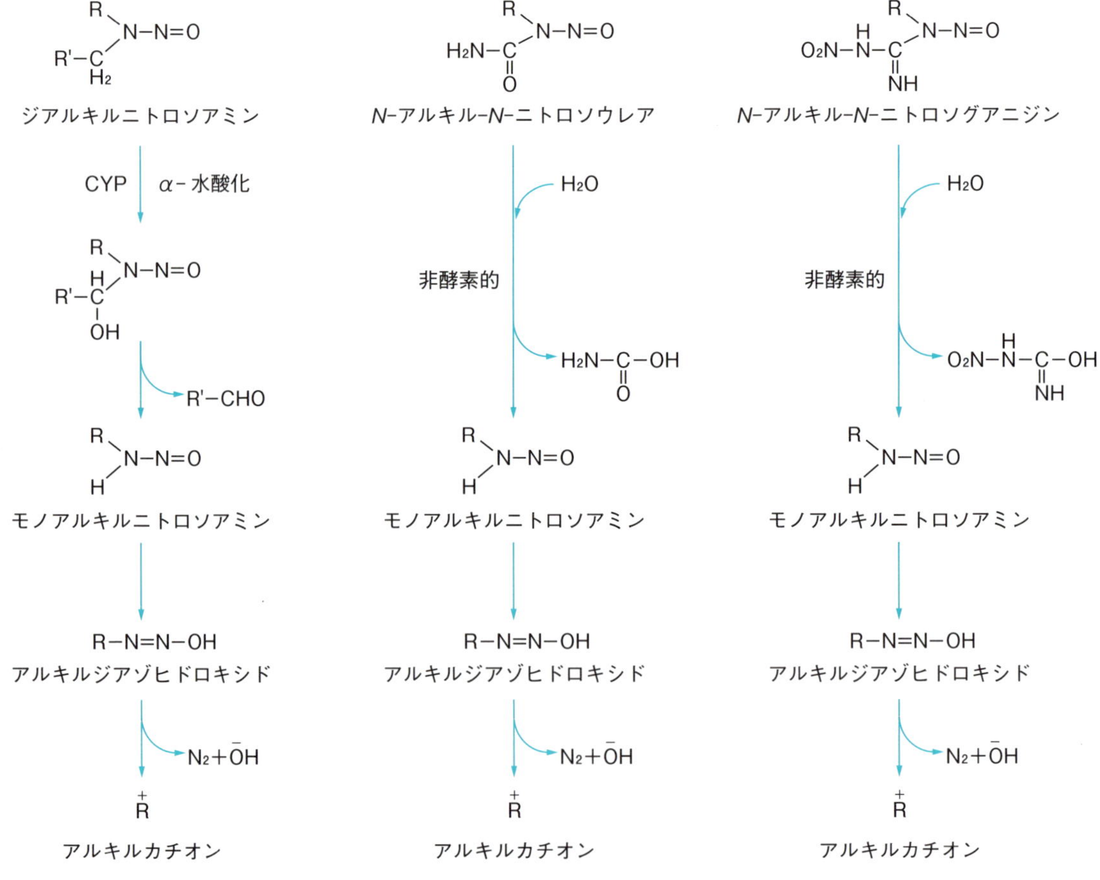

図14・7　ニトロソ化合物の代謝的活性化経路

⑥**サイカシン**：ソテツの実に含まれる**サイカシン**（配糖体として存

在) *14 は，腸内細菌のβ‐グルコシダーゼの作用により加水分解された後，アグリコン部分（メチルアゾキシメタノール）はメチルジアゾヒドロキシドを経て，最終的にメチルカチオンが生成する．

⑦**その他**：放射性物質（ウラン，ラジウム，ラドン，ヨウ素，セシウムなど），金属（ヒ素，ベリリウム，カドミウム，鉛など），固体（プラスチックやアスベスト）．

*14 サイカシン ☞p.257

コラム

医薬品原料からNDMAが検出

ニトロソアミン類につては，2018年に外国で製造・輸入されたるバルサルタンの原薬からNDMAやNDEAが検出された．2019年には，ラニチジン，ニザチジン，メトホルミンからNDMAが検出されたこともあり，一部製品が自主回収するに至っている．原因として，溶媒として用いた*N,N*‐ジメチルホルムアミドと反応で用いる亜硝酸ナトリウムによるものと考えられている．

ポイント

- がんが発生する原因として，環境要因と遺伝素因がある．
- イニシエーションは，発がん段階における最初のステップである．
- 発がんイニシエーション段階は，DNAに不可逆的な突然変異を伴う．
- 遺伝毒性物質は，イニシエーターとして作用する．
- プロモーションは，発がん段階においてイニシエーターの次の段階である．
- 発がんを誘発するためには，プロモーターは継続して作用し続ける必要がある．
- プロモーターとしてのみ作用する物質は，遺伝毒性を示さない．
- イニシエーターやプロモーターの作用影響には，臓器（組織）特異性がある．
- ベンゾ[*a*]ピレンのように，イニシエーターとプロモーターの両方の作用をもつ物質もある．
- 発がん物質には，遺伝毒性をもつものとそうでないものがある．
- 遺伝毒性をもつ発がん物質は，一次発がん物質（直接発がん物質）と二次発がん物質（発がん前駆物質）に分けられる．
- 一次発がん物質は，その物質自身がDNAに作用する．
- 二次発がん物質は，それ自体では反応性が低いため，P450などにより代謝的活性化された後にDNAに作用する．
- 二次発がん物質の代表的な活性本体として，エポキシド，ヒドロキシルアミンエステル，およびアルキルジアゾヒドロキシド（メチルカチオン）などがある．
- 芳香族アミン類は，代謝的活性化されてニトレニウムイオンとなりDNAと結合する．
- 多環状芳香族炭化水素類は，代謝的活性化されてエポキシドとなり発がん性を示す．
- ニトロソ化合物は，代謝的活性化されてメチルカチオンなどのアルキルカチオンとなり発がん性を示す．

B 遺伝毒性試験

❶ 発がん物質と遺伝毒性

前述したように，発がん物質は遺伝毒性発がん物質と非遺伝毒性発がん物質に分類できる．発がん物質のリスク評価に際して，これらを区別することが重要である．遺伝毒性を示す発がん物質は**閾値がない**毒性を示し，非遺伝毒性発がん物質は毒性が発現する用量に**閾値がある**毒性をもつとされている．遺伝毒性が確認された発がん物質は，閾値が存在しないことから**許容1日摂取量（ADI）**[*15]の設定ができず，食品や農薬には原則使用できない．食品添加物や農薬の遺伝毒性試験では，次に示す3つのコアバッテリーを組み合わせた試験の結果から総合的に評価される（表14・3）．さらに，近年では，これまでに蓄積したデータを基盤として，化合物の構造上の特徴から変異原性試験の結果を予測をすることが可能になりつつある（定量的構造活性相関QSAR[*16]）.

①細菌を用いる復帰突然変異試験（**Ames（エイムス）試験**）

②哺乳類培養細胞を用いる**染色体異常試験**または***in vitro*小核試験**または**マウスリンフォーマTK試験（MLA）**

③げっ歯類の造血組織を用いる***in vivo*小核試験（骨髄・末梢血）**

以上は，*in vitro*および*in vivo*試験の相補的な組み合せである．

以上に加えて，次の試験の組み合わせも用意されている．

①**Ames試験**

②げっ歯類の造血組織を用いる***in vivo*小核試験（骨髄・末梢血）**[*17]

③***in vivo*コメット試験（肝臓）**[*17]

上述した標準的な試験に加えて，解析する化合物の特性に応じて，追加の遺伝毒性試験を実施することがある（表14・3）.

*15 **許容1日摂取量（ADI）** ☞ p.402

*16 **QSAR** quantitative structure-activity relationship

ここにつながる

・**発がん物質の量－反応関係** ☞ p.402

*17 2つの異なる標的臓器の*in vivo*試験.

表14・3 代表的な遺伝毒性試験法

	*in vitro*試験（細菌・細胞）	*in vivo*試験
突然変異誘発性	細菌を用いる復帰突然変異試験（**Ames試験**） 哺乳類培養細胞を用いる遺伝子突然変異試験：**マウスリンフォーマTK試験（MLA）**	トランスジェニック動物遺伝子突然変異（TGR）試験 *Pig-a*遺伝子突然変異試験
染色体異常誘発	哺乳類培養細胞を用いる**染色体異常試験** 哺乳類培養細胞を用いる***in vitro*小核試験**	げっ歯類の造血組織を用いる***in vivo*小核試験（骨髄・末梢血）** 染色体異常試験
DNA損傷性	**コメット試験** **不定期DNA合成（UDS）試験**	**コメット試験（肝臓）** **不定期DNA合成（UDS）試験**
生殖細胞遺伝毒性		精原細胞を用いる染色体異常試験 げっ歯類を用いる優性致死試験 マウスを用いる遺伝性転座試験

② 主な遺伝毒性試験

ⓐ 微生物を用いる復帰突然変異試験

(1) 使用する菌株

・ネズミチフス菌（*Salmonella* Typhimurium, ヒスチジン要求性, his^-）：TA100, TA98, TA1535, TA1537など

・大腸菌（*Escherichia coli*, トリプトファン要求性, trp^-）：WP2uvrAなど

(2) 試験の原理と方法

変異原性と発がん性の間には高い相関性があるため，Ames試験は発がん物質の簡便な試験法として広く用いられる．本来，微生物は自身で生育（増殖）するために必要なアミノ酸を合成できるが，Ames試験では，遺伝子操作によりヒスチジンやトリプトファンが存在しなければ生育できない菌株（ネズミチフス菌（ヒスチジン要求性，his^-）と大腸菌（トリプトファン要求性，trp^-））を用いる．これらの菌株に変異原性物質（イニシエーター）を作用させるとDNAに突然変異が生じ，試験菌株の表現型がヒスチジン要求性あるいはトリプトファン要求性からそれぞれ非要求性（his^+，trp^+ revertants）に復帰する（復帰突然変異）ことで，野生株のようにヒスチジンやトリプトファンが存在しなくても最少グルコース寒天培地上で増殖し，コロニーを形成するようになる（図14・8）*18．

また，Ames試験ではフェノバルビタールや5,6-ベンゾフラボンで処理したげっ歯類（通常ラット）から調製した肝臓のホモジネートを9,000×gで遠心した後に得られる上清（S9）にNADPH生成系などを加えた代謝活性系（S9mix*19）での試験も並行して行う．したがって，被験物質にS9mixを添加することでコロニー数が増加した場合，代謝的活性化を受けて変異原性（発がん性）を獲得する二次発がん物質である可能性が高い．

判定として，一般に，復帰変異コロニー数が溶媒対照の2倍以上増加し，かつ用量依存性が認められる場合を陽性とする．Ames試験では，通常，5菌株（たとえば，ネズミチフス菌4菌株，TA100とTA1535（塩基対置換型変異を検出），TA98とTA1537（フレームシフト型変異を検出）などと大腸菌1菌株（WP2uvrAなど））を用いて行われる．

*18 試験過程において，少量のヒスチジンあるいはトリプトファンを添加する．したがって，要求性株は数回分裂した後に増殖を停止し，微小なコロニーが形成される．

*19 S9mix 薬物代謝酵素の誘導薬で処理して得られたS9mixには，肝臓のミクロソームとサイトゾルが存在し，シトクロムP450をはじめとする多彩な代謝酵素が含まれる．

ここにつながる

・イニシエーター ☞p.424

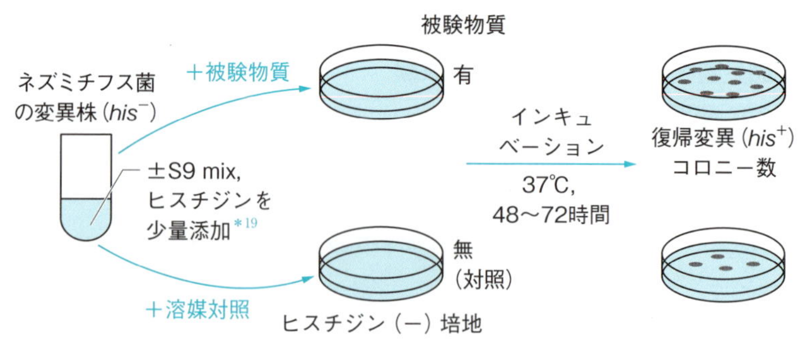

図14・8 Ames試験

b 哺乳類培養細胞を用いる染色体異常試験と*in vitro*小核試験

(1) 使用する細胞

・チャイニーズハムスター細胞株(CHL/IU, CHO, V79など)

・ヒト末梢血リンパ球細胞などの初代培養細胞

(2) 試験の原理と方法

細胞増殖では，通常**細胞周期**に応じて複雑なステップで染色体が複製後に分離される．遺伝毒性をもつ化学物質の場合，染色体複製と分離ステップで染色体の1つもしくは複数の染色体DNAに作用し，切断や2ヵ所以上の切断部位での相互交換が生じ，染色体の構造異常や数的異常が起こり得る．この試験法は，染色体構造がない細菌と違った複雑な機能をもつ哺乳類細胞に与える化学物質の遺伝的影響を評価することができる．

細胞を被験物質で一定時間処理した後，コルヒチンなどで細胞周期をM期で停止させ，光学顕微鏡により染色体の**構造異常**および**数的異常**(**倍数体**)を観察する．Ames試験と同様に，代謝的活性化が必要な被験物質(二次発がん物質)の場合，S9mixの混在下で試験を行う．発がん物質の多くは，染色体異常の中でも交換型の構造異常を引き起こす．

c げっ歯類の造血組織を用いる*in vivo*小核試験(骨髄・末梢血)

(1) 使用する動物

・マウス，ラット

(2) 試験の原理と方法

哺乳類の赤芽球は，幼若赤血球に分化し，末梢血中に移動する際，主核は**脱核**して無核の**赤血球**となる．しかしながら，化学物質により染色体の構造異常や細胞分裂の異常をきたした場合，核に取り込まれなかった**小核**は細胞質中に存在する．この小核をアクリジンオレンジで超生体染色[*20]して検出する(図14・9)．マウスやラットなどのげっ歯類に被験物質を投与(通常は経口投与)し，骨髄あるいは末梢血の幼若赤血球中の染色分体断片(小核)の有無を顕微鏡で観察する．個体あたり2,000個以上の幼若赤血球を観察し，小核を有する細胞の発生率を求める．

*20 **超生体染色** 生体染色は生体内に色素を投与して細胞を染色するが，超生体染色は体外に取り出した細胞を生きた状態のままで染色する．

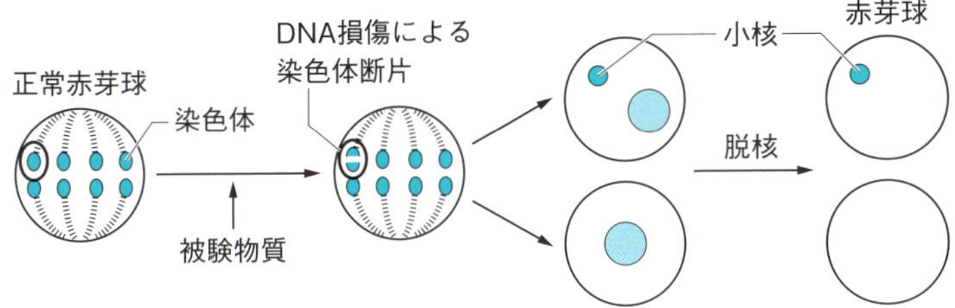

図14・9　げっ歯類を用いる*in vivo*小核試験の概略

小核試験のほかにも，げっ歯類を用いた *in vivo* 試験として，トランスジェニック動物遺伝子突然変異（TGR）試験や**コメット試験**がある．コメット試験（あるいは単細胞ゲル電気泳動法）は，DNA の初期段階での損傷を検出することができる．動物に化学物質を投与後，各臓器から**細胞**を採取し，スライドガラス上のアガロース包埋し，試験の標本を作成する．次いで，界面活性剤などで細胞膜や核膜を破壊し，アルカリ条件下で電気泳動する．化学物質により **DNA 損傷**や切断を受け，低分子量化した DNA 断片は陽極側に速く泳動するため，核から尾を引いた彗星（コメット）のような泳動像を呈する．

ポイント

- 遺伝毒性とは，化学物質などの要因が DNA や染色体，あるいはそれらと関連するタンパク質に作用することで，DNA や染色体の構造や量の異常をきたす性質をいう．
- 遺伝毒性を示す発がん物質は，閾値がない毒性を示す．
- Ames 試験では，ネズミチフス菌のヒスチジン要求株と大腸菌のトリプトファン要求株を用いる．
- Ames 試験では，塩基対置換型変異とフレームシフト型変異の両方の突然変異を検出することができる．
- 代謝的活性化を必要とする発がん物質の遺伝毒性試験では，S9mix を添加する必要がある．
- S9mix は，フェノバルビタールや 5,6-ベンゾフラボンなどの薬物代謝酵素を誘導する薬物で処理したラットから調製した肝ホモジネートを 9,000×*g* で遠心した後に得られる上清（S9）に NADPH 生成系などを加えたものである．
- 染色体異常には，構造異常および数的異常（倍数体）の 2 つのタイプがある．
- げっ歯類を用いる *in vivo* 小核試験は，染色体異常試験の 1 つである．
- コメット試験は，1 つの細胞（単離細胞）を調べて DNA の初期損傷を検出することができる．

C　がん化に関わる遺伝子

❶ がん細胞の基本的特徴

多細胞生物においては，互いに機能を異にする細胞群が適切に配置され，直接あるいは液性因子などを介して間接的な細胞間コミュニケーションをとりながら機能を調節し，生体の恒常性を維持している．しかしながら，遺伝子配列の傷（**遺伝子変異**）の蓄積により発生したがん細胞は，上記の制御を逸脱した次の8つの特徴的な形質を獲得している．

① 増殖因子非依存的な持続的増殖
② 細胞増殖抑制シグナルの異常や抵抗性
③ 細胞死抵抗性や回避能
④ 不死化に伴う無限増殖能
⑤ 血管新生誘導能
⑥ 細胞浸潤と転移能の獲得
⑦ 宿主免疫応答からの回避能
⑧ 代謝リプログラミング

以上の基本的ながんの特徴に加え，最近では**ゲノム不安定性**や**炎症**もがんの発症に関与することが示されている．これらの特徴は，多段階発がんの考えと同様にいくつかの段階を経て獲得される性質と考えられている．

❷ がん遺伝子とがん抑制遺伝子

一般に，多段階発がんの各過程の経過に応じて病変が悪性化して，最終的にがん化する．この時，異常な遺伝子の蓄積が認められるようになる．変異が起こる遺伝子の種類として，細胞増殖などのアクセルの役割をする**がん遺伝子**の活性化や増幅と，逆に細胞増殖を抑制するブレーキの役割をする遺伝子である**がん抑制遺伝子**の不活性化がある．表14・4に代表的ながん遺伝子およびがん抑制遺伝子とこれら遺伝子産物の代表的な機能と関連するおもながんについて示した．

がん遺伝子の1つであるHER2は，細胞の増殖や生存を促進するシグナル伝達に関わるタンパク質であり，二量体形成後，HER2のチロシンキナーゼが活性化し，以降，細胞生存や細胞増殖に関与する複数のカスケード[*21]が活性化する．**乳がん**や胃がんなどでは，HER2をコードする遺伝子（*HER2/ERBB2*）が増幅するコピー数異常が起こっている．これにより，HER2タンパク質が過剰に発現することで，上記のシグナル伝達経路が常に活性化し，がんが発生しやすくなると説明されている．2008年に登場した分子標的薬の一種であるトラスツズマブ（商品名ハーセプチン）は，HER2特異的なモノクローナル抗体であり，HER2と結合することで受容体シグナルを阻害する．遺伝性乳がん卵巣がん症候群は，乳がんや卵巣がんの発症リスクが高くなる遺伝性の腫瘍である．発症には，*BRCA1/BRCA2*の2種類のがん抑制遺伝子の変異が関与する．細胞中のDNAは，紫外線や化学物質などにより常に損傷を受けているが，*BRCA*遺伝子は損傷を受けたDNAを修復することでがん化を抑制する作用がある（☞コラム）．

＊21 **カスケード** 多段の滝のように，上流のイベント開始後（ここでは，HER2の二量体形成に関するシグナル），下流でリン酸化などを介してシグナルを増幅し，細胞内の標的まで導く一連の流れを示す．

NOTE 細胞のがん化に関与する**がん遺伝子**（oncogene）の多くは正常細胞の遺伝子に由来している．これら遺伝子はがん遺伝子に変化しうる性質をもつことから，**がん原遺伝子**（proto-oncogene）とよばれる．

ここにつながる

・**多段階発がん** ☞p.424

表14・4　代表的ながん遺伝子・がん抑制遺伝子とこれらと関連する主ながん等

	遺伝子名	遺伝子産物の主な機能	関連する主ながん等
がん遺伝子	***EGFR***	上皮成長因子受容体（EGFR，HER1）受容体型チロシンキナーゼ	**肺（非小細胞）がん**，結腸・直腸がん
	***HER2*（*ERBB2*）**	ヒト上皮増殖因子受容体２型（EGFR2，HER2）受容体型チロシンキナーゼ	**乳がん**，胃がん，卵巣がん
	BCR-ABL	慢性骨髄性白血病患者の95％以上でフィラデルフィア染色体（9番目と22番目の染色体が相互転座し，*BCR*遺伝子と*ABL*遺伝子が融合し，*BCL-ABL*遺伝子が形成）が見つかっている．遺伝子産物のBcl-Ablは恒常的に活性化されたチロシンキナーゼである．	慢性骨髄性白血病
	MYC	転写制御因子（c-Myc）	バーキットリンパ腫（高悪性度のB細胞リンパ腫）
	HRAS*，*KRAS	**低分子量Gタンパク質**	**大腸がん**
	FOS	遺伝子産物のc-Fosは380個のアミノ酸から構成され，Fosファミリーに属する転写因子である．	
がん抑制遺伝子	***TP53***	細胞死プログラムの誘導，細胞周期の抑制 *TP53*の変異はヒトがんの中で最も高頻度に見つかる遺伝子異常である．393個のアミノ酸から構成される核内タンパク質p53をコードしている．	リ・フラウメニ症候群（*TP53*遺伝子の異常を生まれながらにしてもち，種々のがんを発症しやすくなる）
	RB	細胞周期の抑制	網膜芽細胞腫
	APC	β-カテニンの制御（Wntシグナル経路）	**家族性大腸腺腫症**
	DCC	細胞接着因子（N-CAM）	**大腸がん**
	BRCA1/BRCA2	**DNA修復**	**遺伝性乳がん卵巣がん症候群**（*BRCA1/BRCA2*遺伝子のどちらかに変異があると，乳がんとともに卵巣がんも発症しやすい）（☞コラム）

また，がんの発症機序として，がん遺伝子やがん抑制遺伝子のジェネティック（genetic，DNA配列の変化を伴う）な異常が注目されてきたが，現在ではエピジェネティック（epigenetic，DNA配列の変化を伴わない）な機序の破綻も重要であることが明らかになっている．たとえば，がん抑制遺伝子のプロモーター領域（CpGアイランド）における高メチル化により，プロモーターは不活性化状態となり，当該遺伝子からの転写が起こらなくなり，発がんに寄与する．

コラム

家族性のがん発症に関与する遺伝子

わが国では，2020年度から，乳がんと診断後，一定の基準を満たす場合，*BRCA1*と*BRCA2*の遺伝子検査が保険適用になった．さらに，乳がんあるいは卵巣がんに罹患しており，*BRCA1/BRCA2*遺伝子変化がある場合（遺伝学的検査が陽性），がんの発症を予防する目的での乳房や卵管・卵巣を切除する手術（リスク低減手術）や乳房造影MRI検査が保険適用になった．米国の女優アンジェリーナ・ジョリー氏は，遺伝子検査の結果，*BRCA1*の遺伝子変異が見つかり，遺伝性乳がん卵巣がん症候群と診断された．アンジェリーナ氏の母親は，乳がんと卵巣がんを患い56歳で他界している．以上のことを受けて，アンジェリーナ氏は，2013年に乳房，2015年に卵巣・卵管のリスク低減手術を受けている．

ポイント

- がん細胞がもつ特徴的な獲得形質として，① 増殖因子非依存的な持続的増殖，② 細胞増殖抑制シグナルの異常や抵抗性，③ 細胞死抵抗性や回避能，④ 不死化に伴う無限増殖能，⑤ 血管新生誘導能，⑥ 細胞浸潤と転移能の獲得，⑦ 宿主免疫応答からの回避能，⑧ 代謝リプログラミング，などがあげられる．
- 変異が起こることで正常細胞ががん化しやすくなる遺伝子として，がん遺伝子とがん抑制遺伝子の２種類がある．
- がん遺伝子とは，遺伝子が増幅されたり，遺伝子の転写やコードする遺伝子産物の働きが過剰に亢進したりした場合に，がん化を促進させる遺伝子である．
- がん抑制遺伝子とは，遺伝子が欠失したり，転写が不活性化されたり，コードする遺伝子産物の働きが抑制されたりした場合に，がん化を促進させる遺伝子である．
- 代表的ながん遺伝子として，*KRAS*，*HER2*（*ERBB2*），*MYC*などがある．
- 代表的ながん抑制遺伝子として，*TP53*，*RB*，*APC*，*BRCA1*/*BRCA2*などがある．

Exercise

1　（　　）に適切な語句を記入せよ．

① がんの原因となる環境要因として，（　　　）などがある．

② イニシエート細胞に（　　　）が継続的に作用しなければ，がん化は起こらない．

③ 遺伝毒性発がん物質は，発がん過程で（　　　）として作用する．

④ ヘリコバクター・ピロリや食塩がプロモーターとして作用するおもな標的臓器は（　　　）である．

⑤ 2-ナフチルアミンがイニシエーターとして作用するおもな標的臓器は（　　　）である．

2　次の記述のうち，正しいものには○，誤っているものには×を（　　）に入れよ．

① 多段階発がん説で説明できる発がん過程は，プロモーション，イニシエーション，プログレッションの順に進行する．（　）

② イニシエーションの過程では，突然変異は起こらない．（　）

③ 12-*O*-テトラデカノイルホルボール 13-アセタート（TPA）は，プロモーターとして作用し，皮膚がんを引き起こす．（　）

④ アスベスト（石綿）はイニシエーターとして作用し，肺がんを引き起こす．（　）

3　（　　）に適切な語句を記入せよ．

① ヘテロサイクリックアミンは，（　　　）反応とそれに続く*O*-アシル化反応によって代謝的活性化される．

② サイカシンの代謝的活性化には，腸内細菌の（　　　）による加水分解が関与する．

③ ベンゾ[*a*]ピレンは，P450（CYP）によりベイ（湾）領域に（　　　）が形成される．

④ *N*,*N*-ジメチルニトロソアミンアミン（NDMA）は，代謝されて（　1　）を放出して，（　2　）がDNAを付加体を形成する．

4 次の記述のうち，正しいものには○，誤っているものには×を（　）に入れよ．

① 一次発がん物質は，その物質自体がDNAに作用して発がんを誘導し得る．（　）

② アフラトキシン B_1 はそれ自体で反応性が高く，代謝を受けることなくDNAをアルキル化する．（　）

③ 2-ナフチルアミンは，*N*-水酸化を受けた後，最終的にニトレニウムイオンまたはカルボカチオンがDNAや生体高分子と結合する．（　）

④ 2-アセチルアミノフルオレインの代謝的活性化には，P450（CYP）による*N*-水酸化が関与している．（　）

5 （　）に適切な語句を記入せよ．

① 遺伝毒性を示す発がん物質は（　　）がない毒性を示す．

② Ames試験で用いる代表的な細菌株は，（　　）のヒスチジン要求性株である．

③ Ames試験で用いる大腸菌株は，（　　）要求性である．

④ 生体内で代謝されて活性化する物質の遺伝毒性を調べる試験では，（　　）を添加して解析を行う．

⑤ Ames試験では，種類の異なる菌株を使用することで（　1　）変異と（　2　）変異をそれぞれ検出できる．

⑥ 哺乳類培養細胞を用いる染色体異常試験では，染色体の（　　）異常や数的異常（倍数体）を観察する．

6 次の記述のうち，正しいものには○，誤っているものには×を（　）に入れよ．

① 遺伝毒性試験には，DNA損傷を検出する試験と染色体異常を検出する試験がある．（　）

② 哺乳類培養細胞を用いる染色体異常試験では，S9mixを使用する必要はない．（　）

③ 化学物質の遺伝毒性の有無は，Ames試験と，げっ歯類もしくは哺乳動物細胞を用いた試験を組み合せて評価する．（　）

④ げっ歯類を用いた*in vivo*の遺伝毒性試験には，Ames試験，トランスジェニック動物遺伝子突然変異（TGR）試験，コメット試験がある．（　）

7 次の記述のうち，正しいものには○，誤っているものには×を（　）に入れよ．

① 塩基の挿入や欠損により読み枠がずれてしまう変異をフレームシフト突然変異とよぶ．（　）

② *TP53*は，がん抑制遺伝子として多くのがんで欠失などの変異が報告されている．（　）

③ バーキットリンパ腫は，おもに*TP53*遺伝子の異常により発症する．（　）

④ がん細胞は，正常細胞とは異なる代謝経路を利用して増殖することができる．（　）

⑤ 乳がん患者では，9割以上の確率で*BRCA1*の変異が見つかっている．（　）

⑥ 大腸がん患者では，高頻度でがん抑制遺伝子*APC*に変異が見つかっている．（　）

⑦ 発がんには，遺伝子の変異に加えて，遺伝子数の増加による遺伝子産物の増加も影響する．（　）

15 地球環境と生態系

A 地球規模の環境問題の成因，人に与える影響

1900年代後半より人口やエネルギー消費などが指数関数的に増加し，地球規模の環境問題が顕在化してきた．地球温暖化（global warming），オゾン層破壊（ozon deletion），酸性雨（acid rain），熱帯林減少，砂漠化，海洋汚染，生物多様性の減少，有害廃棄物の越境移動，開発途上国の環境問題に加え，水銀汚染やプラスチックによる海洋汚染などがおもなものである．そして，これらの環境問題はその発生や影響が相互に関係している．

❶ 地球温暖化

ⓐ 温室効果（greenhouse effect）

日中地表に到達する太陽エネルギーの約70％（地表面47％，水など23％）が地表に吸収されて熱に変換されることで地表を温める．夜間にはこの熱が地表面から赤外線として宇宙空間に放射されて気温は低下する．大気中には地表から放出される赤外線を吸収して大気を温める効果を持つガス（**温室効果ガス**）が存在する．温室効果ガスがないと，夜間の地表は平均気温−18℃と見積もられているが，温室効果ガスの存在により世界平均気温は約15℃に保たれており，温室効果ガスは地球の温暖な環境には必要不可欠な存在である．

温室効果ガスには，二酸化炭素，水蒸気，メタン，亜酸化窒素，フロン類などがある．温室効果ガスによる温室効果能力は，二酸化炭素を基準の1とした**地球温暖化係数**（global warming potential, GWP）で表される（表15・1）．フロン類などは二酸化炭素と比べて著しく高い値である．一方，地球温暖化に対する寄与度でみると，二酸化炭素の存在量は圧倒的に多く，約60％と最も高い（図15・1）．

ここにつながる

・フロン ☞p.444

表15・1 温室効果ガスの地球温暖化係数

温室効果ガス	地球温暖化係数
二酸化炭素	1
メタン	25
一酸化二窒素	298
ハイドロフルオロカーボン	12～9,370
パーフルオロカーボン	7,390～17,340
六フッ化硫黄（SF_6）	22,800
三フッ化窒素（NF_3）	17,200

［地球温暖化対策の推進に関する法律施行令より著者作成］

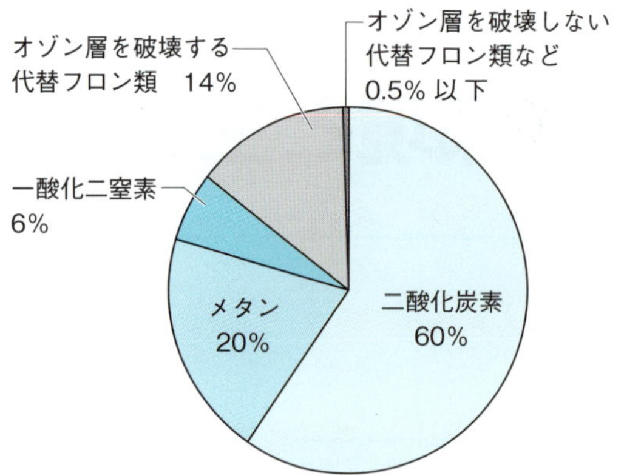

図 15・1　産業革命以降人為的に排出された温室効果ガスによる地球温暖化への寄与度
［資料　IPCC：第３次評価報告書］

b 二酸化炭素濃度の増加と気温の上昇

二酸化炭素の大気への放出量は，産業革命以後より指数関数的に増加している．大気中の二酸化炭素濃度は産業革命以前では約 278 ppm であったが，2023 年には約 1.5 倍の 420.0 ppm にまで上昇している（図 15・2）．

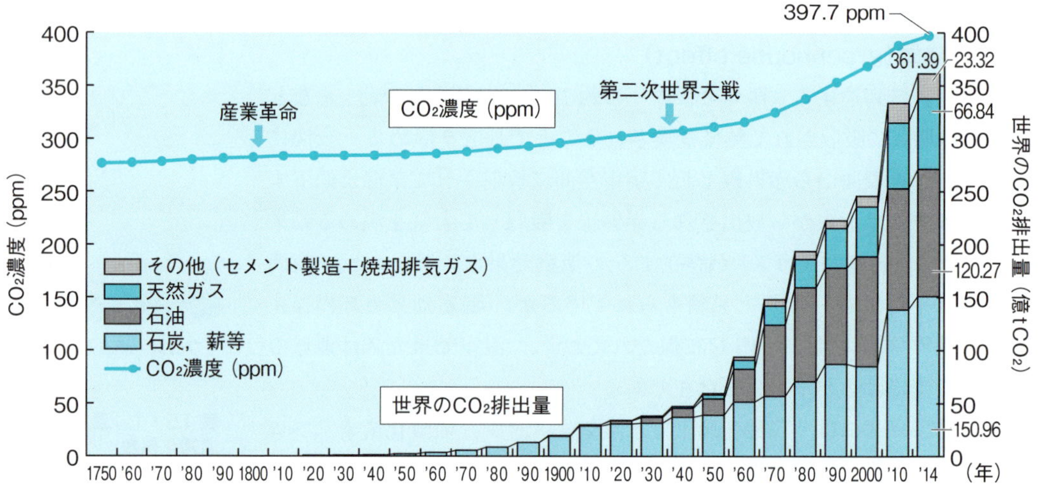

図 15・2　化石燃料などからの CO_2 排出量と大気中の CO_2 濃度の変化
［資料　CDIAC，ORNL］

一方，地球の平均気温はこの 100 年間において 0.74℃の割合で上昇している（図 15・3）．有効な温暖化対策をとらなかった場合，20 世紀末頃（1986 ～ 2005 年）と比べて，21 世紀末（2081 ～ 2100 年）の世界の平均気温は，2.6 ～ 4.8℃上昇すると予測されている．

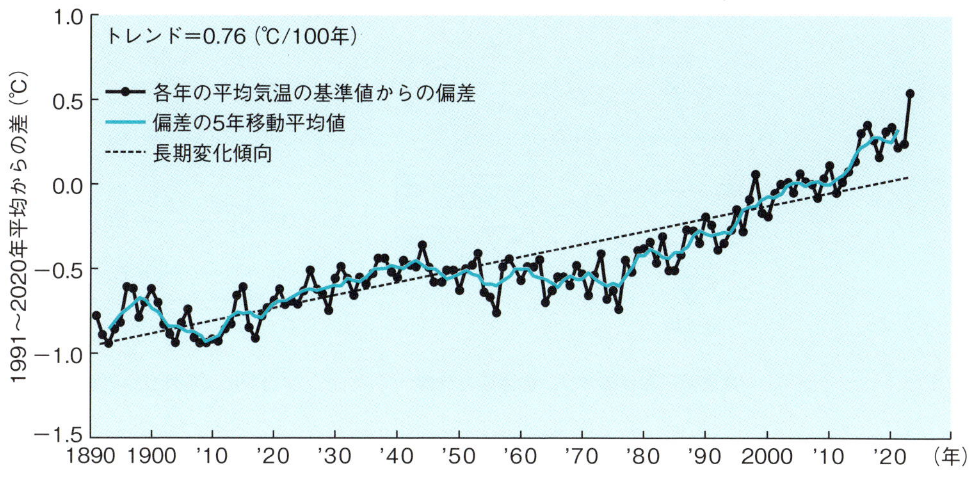

図15・3 世界の年平均気温偏差の経年変化
基準値は1991〜2020年の30年平均値．
［気象庁：世界の年平均気温，https://www.data.jma.go.jp/cpdinfo/temp/an_wld.html（2024年6月4日アクセス）より引用］

コラム

真鍋叔郎（Syukuro Manabe）

地球温暖化予測モデルの開発により，2021年ノーベル物理学賞を受賞した．このモデルは，地球の気候を物理法則に基づいてシミュレーションすることで，二酸化炭素の増加が与える気候への影響を初めて明らかにしたものである．そして，国連気候変動枠組条約締約国会議（COP）の話し合いのもとになる，気候変動に関する政府間パネル（IPCC）がまとめるレポートに活用されている．

c 地球温暖化による影響

地球温暖化により北極圏や南極圏の氷河が溶け海水面が上昇し，海岸の浸食による後退や水没する地域が現れる．また，干ばつや洪水などの異常気象，森林火災や砂漠化などの増加も予測されている．さらに，気温の変化による野生生物種の減少・絶滅や生息域の変化が起こる．そして，人の健康に対して脅威となるのは，動物媒介性感染症の拡大である．マラリア原虫を媒介するハマダラカの生息地北上によるマラリアをはじめ，デング熱，エボラ出血熱，ジカ熱などの熱帯特有の感染症の流行域拡大にもつながる．

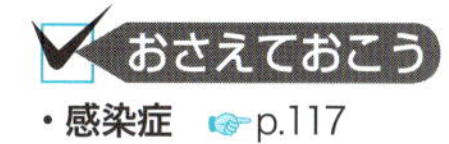

・**感染症** p.117

2 オゾン層破壊

オゾン層は，地表から10〜50 km上空にある成層圏に形成されており，波長200〜290 nmの有害な紫外線（UVBの一部とUVC）を吸収して地表への到達を阻止している．成層圏オゾン層では，オゾンは酸素と紫外線の反応により生成と分解が繰り返されて，通常はその動的平衡状態が保たれている（図15・4）．しかし，1980年代初めに南極上空にオゾンの少ない領域（**オゾンホール**）が確認され，オゾン層の破壊が危惧されはじめた(図15・5).

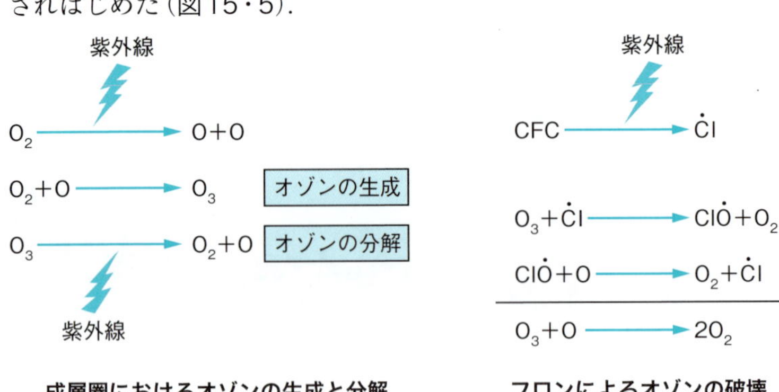

図15・4 オゾン層の生成と分解およびフロンによるオゾン層の破壊

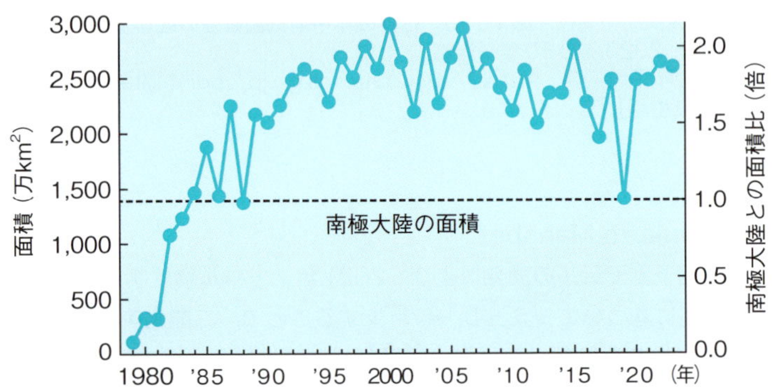

図15・5 オゾンホール面積の年最大値の推移

1979～2023年の年最大値の経年変化. 米国航空宇宙局(NASA)提供のTOMS, OMIおよびOMPSデータをもとに作成.
[気象庁:南極オゾンホールの年最大面積の経年変化, https://www.data.jma.go.jp/gmd/env/ozonehp/link_hole_areamax.html(2023年12月18日アクセス)より引用]

コラム

オゾンホール

南極上空オゾン層のオゾン量が極端に少なくなり穴の空いたような状態となる現象であり, 1980年代初めから観測されている. 南極上空では非常に強い極渦(低温の渦)が吹き, この中で極域成層圏雲が発生し, ここでフロンから塩素ラジカルを生じる反応が起こる. なお, 北極上空の極渦は南極のものより弱いため, オゾンホールは小さい.

a フロンガスによるオゾン層破壊のメカニズム

フロンが成層圏に存在することが確認され, オゾン層破壊の原因物質として知られるようになった. フロンは製品名「フレオン®」の通称であり, 正式には**クロロフルオロカーボン**(chlorofluorocarbon, CFC)というメタン骨格にフッ素と塩素が結合した構造の安定な化合物である(図15・6). 低毒性, 不燃性, 非腐食性などのさまざまな長所を持つため, スプレー噴射剤, 精密機器の洗浄剤, 発泡スチロール製造における発泡剤，冷蔵庫やエアコンの冷媒など幅広い用途で使用されてきた．フロンは安定性が高く大気中に約100年存在し，ゆっくりと対流圏から成層圏へ到達すると，太陽光の強い紫外線を受けることで塩素ラジカル（Ċl）を生じる．塩素ラジカルはオゾンと反応して酸素と一酸化塩素（ClȮ）を生成し，この一酸化塩素は原子状酸素と反応して酸素を生じるとともに自らは塩素ラジカルに戻る．したがって，塩素ラジカルは消滅することなくオゾンを酸素へと変換させる触媒として作用し，連鎖反応的にオゾンを破壊し続ける（図15・4）．また，構造内に臭素を持つ化合物は**ハロン**とよばれ，生じる臭素ラジカルは塩素ラジカルよりもオゾン破壊作用は強力である．なお，フロンなどの構造内に含まれるフッ素はオゾン破壊には関与しない．また，オゾン破壊能力は，**オゾン破壊係数**で表される（表15・2）．

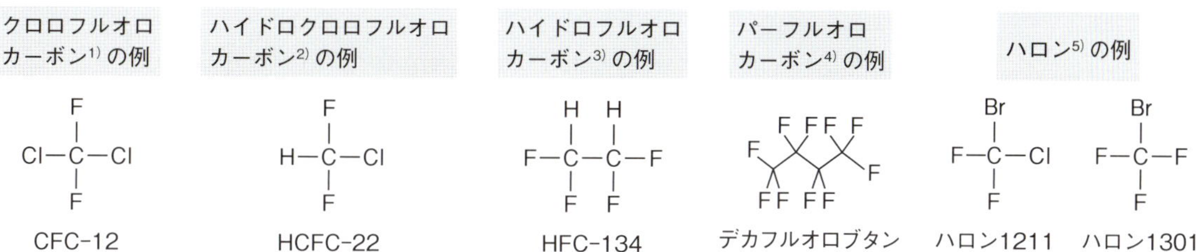

図15・6 フロン類およびハロン類の構造式

1)：塩素，フッ素，炭素で構成される．
2)：水素，塩素，フッ素，炭素で構成される．
3)：水素，フッ素，炭素で構成される．
4)：フッ素，炭素で構成される．
5)：臭素，フッ素，炭素で構成され，塩素は含むものとそうでないものがある．

b 特定フロンと代替フロン

クロロフルオロカーボンは，オゾン破壊作用が強力であるため，**特定フロン**とよばれる（図15・6）．塩素を一部水素に置換して，オゾン破壊作用を弱くするとともに分解性を上げたものが**ハイドロクロロフルオロカーボン**（HCFC）であるが，これも現在は特定フロンである．塩素を含まないようにした**ハイドロフルオロカーボン**（HFC）や**パーフルオロカーボン**（PFC）は，**代替フロン**とよばれ，オゾン破壊作用を持たない（オゾン破壊係数は0）．

ハイドロクロロフルオロカーボン（HCFC） コラム

オゾン破壊作用を弱くするためにクロロフルオロカーボンの構造内にある塩素を一部水素に置換したものであり，かつては代替フロンとよばれていた．しかしながら，現在は，オゾン破壊作用を持たないもののみを代替フロンとよぶようになったため，ハイドロクロロフルオロカーボンは特定フロンに分類されている．

表15・2　主なオゾン層破壊物質の大気中寿命とオゾン破壊係数[1]

		大気中寿命(年)	オゾン破壊係数
塩素系	CFC-12 (CCl_2F_2)	102	0.73
	CFC-113 (CCl_2FCClF_2)	93	0.81
	CFC-11 (CCl_3F)	52	1
	四塩化炭素 (CCl_4)	32	0.72
	HCFC-22 ($CHClF_2$)	12	0.034
	HCFC-141b (CH_3CCl_2F)	9.4	0.102
	HCFC-142b (CH_3CClF_2)	18	0.057
	1,1,1-トリクロロエタン (CH_3CCl_3)	5	0.14
	塩化メチル (CH_3Cl)	1	0.57
臭素系	ハロン1301 ($CBrF_3$)	72	15.2
	ハロン1211 ($CBrClF_2$)	16	6.9
	臭化メチル (CH_3Br)	0.8	0.57
	極短寿命ガス ($CHBr_3$など)	<0.5	[2]
フッ素系	HFC-134a (CH_2FCF_3)	14	0

[1] 人間活動および自然発生源の両方を含む.
[2] 推計が不確実
(出典)　Scientific Assessment of Ozone Depletion, 2018 (WMO, 2018)
[環境省：令和4年度オゾン層等の監視結果に関する年次報告書，表2-1-1，p.94，2024より引用]

c オゾン層破壊による影響

ここにつながる
・紫外線　☞p.474

成層圏オゾン層が破壊されると，有害な紫外線(おもにUVC)が地表に到達することになる．紫外線は皮膚透過性が低いため，皮膚表面や眼の障害，すなわち皮膚がんや白内障の発症率増加につながる．また，免疫力の低下による感染症増加や農作物への影響も予想される．

3 酸性雨

雨滴には大気中の二酸化炭素が溶解しており，飽和状態まで溶解しているとpH 5.6となる．したがって，これより低いpH 5.6以下の雨滴を酸性雨とよぶ．

a 酸性雨の発生メカニズム

ここにつながる
・硫黄酸化物，窒素酸化物　☞p.540，542

化石燃料の燃焼は，燃料に含まれる硫黄化合物による硫黄酸化物(SOx)の生成や燃料に含まれる窒素化合物や空気中の窒素の酸化による窒素酸化物(NOx)の生成をもたらす．SOxやNOxは大気中で硫酸や硝酸などに変換され，これらを溶解した雨滴は酸性雨になる．米国においては，pHが1に近い雨滴が観察されたこともある．

b 酸性雨による影響

酸性雨は，植物の葉に直接作用するとともに，土壌を酸性化して栄養塩類を溶出させるなどにより樹木を枯死させる．また，湖沼を酸性化させるためプランクトンが減少し，これにより魚類が減少して生態系が破壊される．さらに，金属や石材などによって構築された建築物や歴史的建造物などを腐食させる．

酸性雨による影響は，ドイツのシュバルツバルト（黒い森）とよばれる針葉樹林の衰退が有名である．酸性雨は，SOx や NOx の発生源である化石燃料を多量に燃焼させる工業地帯から数千 km 離れた地域へ移動して降下することもあり，「国境を越えた環境汚染」といわれている．わが国では，太平洋岸の工業地帯に限らず全国で酸性雨が観察されている（図15・7）．

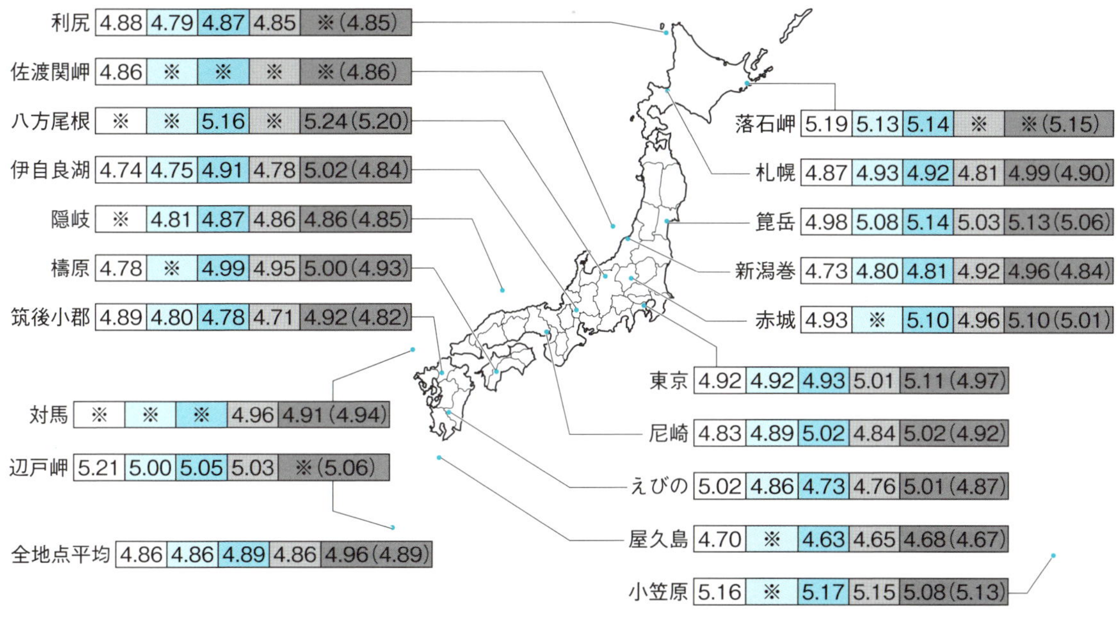

図15・7　降水中pH分布図

※：当該年平均値が有効判定基準に適合せず，棄却された．
注：平均値は降水量加重平均により求めた．
［環境省：令和4年版 環境白書・循環型社会白書・生物多様性白書，降水中pH分布図，p.201より引用］

ポイント

- 地球規模の環境問題は，その発生や影響が相互に関係している．
- 温室効果ガスには，二酸化炭素，水蒸気，メタン，亜酸化窒素，フロン類などがある．
- 温室効果ガスによる温室効果能力は，地球温暖化係数で表される．
- 地球温暖化に対する寄与度は，二酸化炭素が最も高い．
- 地球温暖化により，熱帯特有感染症の流行域拡大のおそれがある．
- 成層圏オゾン層は有害な紫外線（UVBの一部とUVC）を吸収する．
- オゾン層破壊はおもにフロン類から生じる塩素ラジカルにより引き起こされる．
- オゾン破壊能力は，オゾン破壊係数で表される．
- オゾン破壊作用を持つクロロフルオロカーボンとハイドロクロロフルオロカーボンは特定フロン，オゾン破壊作用を持たないハイドロフルオロカーボンは代替フロンとよばれる．
- オゾン層破壊は，皮膚がんや白内障の発症率増加につながる．
- pH 5.6以下の雨を酸性雨とよぶ．

- 酸性雨の原因は，化石燃料の燃焼で生成される硫黄酸化物（SOx）と化石燃料の燃焼や空気中窒素の酸化により生成される窒素酸化物（NOx）である.
- 酸性雨は，樹木の枯死，湖沼の酸性化，建築物や歴史的建造物などの腐食を起こす.

B　生態系の構成員の特徴と相互関係

① 生態系

生態系とは，一定の区域に存在する生物とそれを取り巻く非生物的環境を含めた系をいう.

a 生態系の非生物的環境

生態系の非生物的環境には，**地圏**（岩圏ともいう），**気圏**，**水圏**がある（図15・8）.

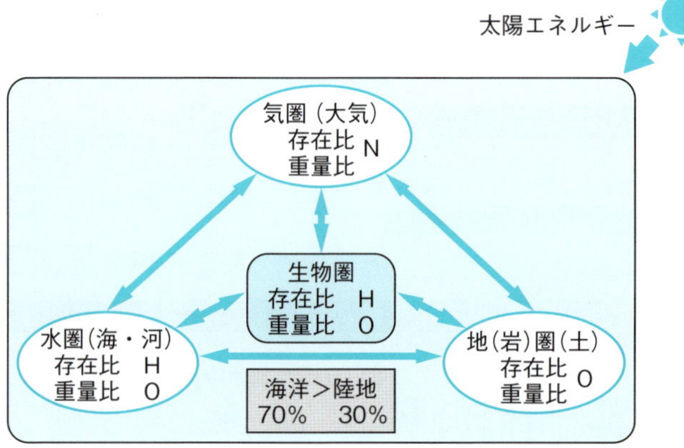

図15・8　生態系

(1)　地圏（岩圏）

半径約6,400 kmある地球の表層部の岩石部分である.

(2)　気　圏

地上約500 kmまでの部分であり，そのうち地表から約10 kmまでが対流圏で，その上層にある地表から約10～50 kmまでが成層圏であり，ここにはオゾン層が形成されている．大気成分は地球上でほぼ均一になっている.

ここにつながる
・オゾン層　p.443

(3)　水　圏

地球表面の70％は水で覆われ，その97.5％は海水などの塩水であり，淡水はわずか2.5％である．淡水のうち氷雪69％，地下水30％で，湖沼水0.6％，河川水0.03％である.

ここにつながる
・原水　p.496

(4)　生物圏

生物による生命活動が営まれている部分であり，地圏，気圏，水圏にまたがっている．生物圏は地上最高部から海底最深部までにわたる，わずか約20 kmである．

b 生態系における主要元素の分布

生態系を構成する各圏における元素の存在度（原子の個数の割合）にはそれぞれ特徴がある（表15・3）．

表15・3　地球環境における主要元素の存在度

順位	地圏	気圏	水圏	生物圏	人体
1	O (60.4 %)	N (78.3 %)	H (66.4 %)	H (49.8 %)	H (60.6 %)
2	Si (20.5 %)	O (21.0 %)	O (33.0 %)	O (24.9 %)	O (25.7 %)
3	Al (6.2 %)	Ar (0.93 %)	Cl (0.33 %)	C (24.9 %)	C (10.7 %)
4	H (2.92 %)	C (0.03 %)	Na (0.28 %)	N (0.27 %)	N (2.4 %)
5	Na (2.49 %)	Ne (0.0018 %)	Mg (0.034 %)	Ca (0.073 %)	P (0.13 %)

[E. S. Deevey. Jr. : Mineral cycles. Sci Am **223** : 149-158, 1970, R. E. Dickerson : Chemical evolution and the origin of life. Sci Am **239** : 70-86, 1978より著者作成]

(1)　地圏（岩圏）

酸素が約60 %で，次にケイ素が多い．重量比においても，最も高いものは酸素である．

(2)　気　圏

窒素が約78 %，次に酸素で約21 %，アルゴン，二酸化炭素の順である．重量比においても，最も高いものは窒素である．

ここにつながる
・空気の組織　☞p.537

(3)　水　圏

おもに水で構成されるため，水素が約66 %，酸素が約33 %である．重量比においては，酸素の原子量が水素の約16倍であるため，最も高いものは入れ替わって酸素となる．

(4)　生物圏

生物体の大部分が水で構成されるため，水素，酸素の順に多い．他の圏と比べて炭素が多く，核酸やタンパク質に含まれる窒素やリンも多い．重量比で最も高いものは，水圏同様に酸素となる．

なお，各圏における元素の重量比でみると，水の割合が高い水圏と生物圏では水素に代わって酸素が最も高くなるため，気圏以外はすべて酸素が最も高い．

c 生態系における物質循環

地球に対して宇宙空間から入り込むのは基本的に太陽エネルギーに限定されるため，他の物質は地球上で無限に循環して再利用されている．

(1)　炭素循環

地球上では炭素は気圏である大気中に二酸化炭素の形で存在し，これが水圏の海水などに溶け込んでいる．また，生物体に有機物として存在している．さらに，地中に石炭・石油などの化石燃料の形で深層炭素が存在している．

植物は光合成により二酸化炭素を取り込んで酸素に変換し，この酸素を動物などが呼吸で取り込んで二酸化炭素を吐き出す．このことにより，大気中の二酸化炭素は循環している．しかしながら，産業革命により化石燃料が利用されるようになると，多量の二酸化炭素が大気中へ放出されるようになり，地球温暖化が引き起こされることになった．

ここにつながる
・地球温暖化　☞p.441

(2)　窒素循環

地球上の窒素は大部分が大気中に窒素ガスとして存在しているが，ほとんどの生物はこれを直接利用できない．しかしながら，根粒細菌などのごく一部の生物は窒素ガスを生物が利用できるアンモニアに変換する．これにより植物が窒素を利用し，さらに動物体内へと移行していく．植物や動物の死骸・排泄物に含まれる有機態窒素は，微生物により無機態窒素に変換される．無機態窒素は植物に利用されるとともに，脱窒により大気中へ戻されて循環する．

化学的に窒素固定してアンモニアを合成する方法が20世紀初頭に開発され，窒素肥料が大量に製造されて使用されるようになった．この窒素肥料が雨などで水域へ流入すると，富栄養化が引き起こされる原因となる．また，家庭からの生活雑排水中の窒素化合物も，富栄養化の一因になっている．

窒素と同様にリンにおいても，リン肥料や生活雑排水の水域への流入により，富栄養化が引き起こされる原因となる．

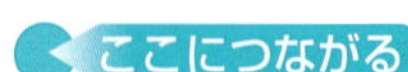
・富栄養化　☞p.532

d 生態系の生物的環境

生態系に含まれる生物は，**生産者**，**消費者**，**分解者**に分けられ，太陽エネルギーの利用により無機物を有機物にして消費者が利用できる化学エネルギーとして固定する生産者の存在が不可欠である（図15・9）．

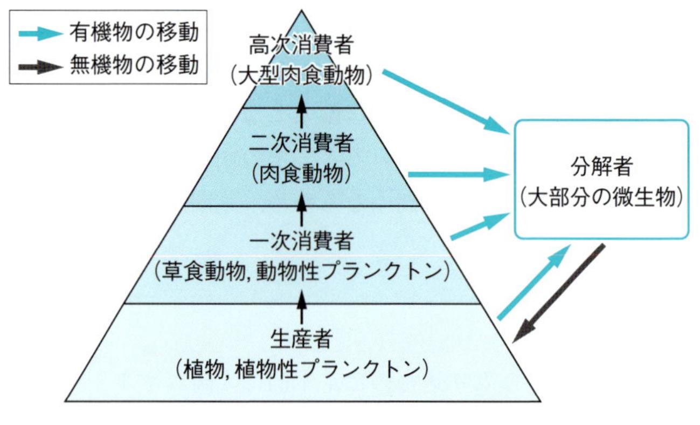

図15・9　生態ピラミッドと食物連鎖

(1) 生産者

生産者は，無機物から有機物を合成して他の生物に頼ることなく生存可能な**独立栄養生物**であり，太陽エネルギーで光合成を行うものは光合成独立栄養生物，無機化学物質の酸化によりエネルギーを得るものは化学合成独立栄養生物である．光合成独立栄養生物は植物や水生生物の植物性プランクトンであり，化学合成独立栄養生物は硝化細菌などである．

(2) 消費者

生産者を食物とする草食動物（一次消費者），それを食物とする肉食動物（二次消費者），さらに二次消費者を捕食する大型動物（高次消費者）がある．水生生物では動物性プランクトンが該当する．消費者は他の生物に依存して生きているため，**従属栄養生物**である．

(3) 分解者

分解者は，生物の死骸や排泄物などの有機物質を栄養源として代謝分解するため**従属栄養生物**であり，微生物や腐生植物[*1]が該当する．有機物は無機物にまで分解され（生分解），再び生産者に取り込まれるため，物質は生態系を循環している．

*1 **腐生植物** 光合成を行わないため葉緑素をもたず，共生している菌類から栄養分を吸収している植物．正式には菌従属栄養植物とよばれる．

❷ 食物連鎖

食物連鎖とは，生態系に生息する生物の間にある「食う・食われる」の関係のことであり，狭義には**捕食連鎖**をいう．生産者である植物あるいは植物プランクトンは太陽エネルギーを利用して光合成することでエネルギーを得ているが，この**エネルギー同化率**はわずか約1％である．生産者は食物連鎖の最下位に位置し，草食動物に捕食される．草食動物はさらに上位の肉食動物に捕食されるが，これら消費者による捕食では取り込まれた栄養物質のうち約90％は未消化のまま体外へ排出されるため，エネルギー同化率は約10％である．したがって，捕食される生物は捕食する生物よりも圧倒的に多く存在する必要があり，食物連鎖の上位に行くにしたがって生物体量（バイオマス）や生物の個体数は減少するため，栄養段階ごとで表わすとピラミッド状になる（**生態ピラミッド**，図15・9）．食物連鎖の下位に位置する生物の個体数が圧倒的に多い状態が維持できなくなると，その生態系は崩壊する．

分解者は生物の死骸や排泄物などの有機物質を代謝分解することで栄養源としており，この食物連鎖を**腐生連鎖**という．腐生連鎖により生じた無機物質は生産者により再利用される．このように，捕食連鎖と腐生連鎖はつながっており，食物環を形成している（図15・9）．

大気中に窒素は約78％も存在するもののほとんどの生物は直接利用できない．しかし，マメ科植物と共生する根粒細菌などは**窒素固定**により窒素ガスを生物が利用できるアンモニアに変換することができる．アンモニアに変換された窒素は生物に取り込まれてアミノ酸や核酸など利用され，排泄物や死骸として再び環境中に放出される．放出された有機

NOTE エネルギー同化率
摂取したエネルギーのうち体内に残って同化したもの割合であり，生産者ではわずか約1％しかないが，消費者では約10％である．

ここにつながる
・生物濃縮 ☞p.452

NOTE バイオマス
「特定の時点のある空間に存在する生物の物質量」のことであり，海よりも陸のほうが多い．近年は，生物も資源として認識されており，「再生可能な生物由来の有機性資源で，化石燃料を除いたもの」と示す場合もある．すなわち，紙，家畜の糞尿，食品廃棄物，下水汚泥および生ゴミも含まれる．

窒素化合物は硝化細菌によってアンモニア態窒素，亜硝酸態窒素，硝酸態窒素へと変換される（**硝化**）．硝酸態窒素は再び植物に取り込まれて利用されるが，一部は脱窒細菌により窒素ガスへ変換されて大気中に放出される（**脱窒**）．

ポイント

- 生態系は，生物圏とそれを取り巻く非生物的環境の地圏，気圏，水圏とで構成される．
- 元素の存在度が最も大きいものは，地圏では酸素，気圏では窒素，水圏では水素である．
- 生産者は独立栄養生物であり，消費者と分解者は従属栄養生物である．
- エネルギー同化率は，生産者では1%，消費者では10%程度である．
- 食物連鎖では，上位の生物ほど個体数が少ない生態ピラミッドを構成する．
- 生産者を消費者が捕食してエネルギーを得るのが捕食連鎖，分解者が死骸や排泄物を分解してエネルギーを得るのが腐生連鎖である．
- 根粒細菌は，窒素固定により窒素ガスをアンモニアに変換できる．
- 硝化細菌は，硝化により有機窒素化合物をアンモニア態窒素，亜硝酸態窒素，硝酸態窒素へと変換する．
- 脱窒細菌は脱窒により，硝酸態窒素を窒素ガスへ変換されて大気中に放出する．

C　化学物質の環境内動態

前項の通り，地球上の元素は非生物的環境から生物的環境へ，生物的環境から非生物的環境へ，化学的性質を変えながら環境中を循環している（物質循環）．地球上でさまざまな要因で発生した化学物質も，元素と同様に物質循環している．化学物質の物質循環，すなわち化学物質の環境中での動態を理解することは，人の健康や生態系への影響を知る上で重要である．ここでは，化学物質の環境内動態として生物濃縮，生物学的変換，生分解について取り上げる．

❶ 生物濃縮

ある物質の生体内濃度が，周囲の環境中に存在する濃度よりも高くなることを**生物濃縮**（bioconcentration）といい，生物濃縮の程度は化学物質の生体内濃度と環境中濃度の比である**濃縮係数**[*2]で表される．濃縮係数が1を越えた場合，濃縮されていると考える．生物濃縮に最も関係している化学物質の性質は脂溶性である．一般的に，脂溶性が高い化学物質は生体内の細胞内脂肪に移行し蓄積するため生物濃縮されやすい．化学物質の脂溶性を定量的に示す指標として，1-オクタノール／水分配係数（1-octanol water partition coefficient，Po/w）[*3]が用いられ，対数値（log*P*o/w）で表される．多くの化学物質においては，log*P*o/wと濃縮係数の間には**正の相関**があることが知られている．

*2　**濃縮係数＝生体内濃度／環境中濃度**　生体内濃度が環境中濃度より高値の場合，濃縮されていると解釈される．

*3　**1-オクタノール／水分配係数（log*P*o/w）**　値が大きいほど脂溶性が高い．

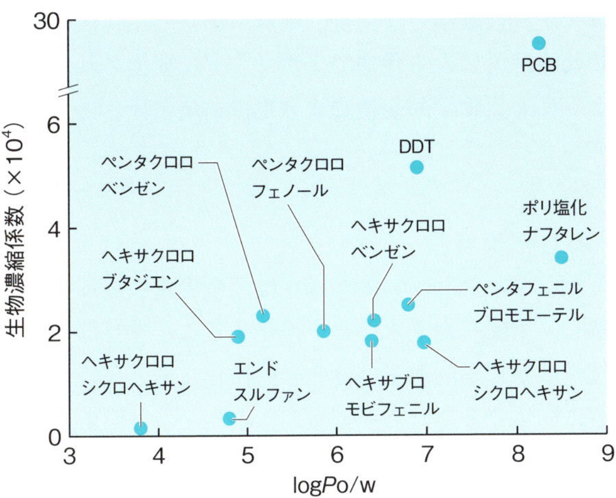

図15・10 生物濃縮係数とlog*Po*/wの相関性
[環境省：POPs 残留性有機汚染物質，2021 年 3 月，https://www.env.go.jp/content/900410784.pdf（2024 年 7 月アクセス）より著者作成]

化学物質が生物濃縮される場合，直接濃縮と間接濃縮の2つの経路がある．直接濃縮は，皮膚や呼吸器を介して環境中から直接体内に取り込まれる経路である．一方，食物に含まれる化学物質が捕食によって生物に取り込まれ，食物連鎖によって濃縮される経路を間接濃縮という．陸生動物ではおもに間接濃縮が，水生動物では直接濃縮と間接濃縮の両方が生物濃縮の経路になる．したがって，生物濃縮は環境汚染物質だけでなく，生体にとって重要な栄養素でも認められる．

NOTE 生物濃縮されやすい環境汚染物質として，ポリ塩化ビフェニル（PCB）やジクロロジフェニルトリクロロエタン（DDT）などの有機塩素化合物が知られている．これらは蓄積性があり，難分解で人への毒性を有しているため，化審法の第一種特定化学物質に指定されている．

コラム

未来の環境影響評価

近年，これまでの実験データ等を用いて化学物質の性質（毒性，濃縮係数など）を予測する定量的構造活性相関（quantitative structure-activity relationship, QSAR）の手法の発達に伴い，環境影響評価への応用が期待されている．新規化学物質は，既知の官能基と元素の組み合わせが多いため，log*Po*/w などはかなり精度よく予測することができる．一方で，毒性や濃縮係数といった細胞膜の透過性など生体側の要因が関係する事象の予測は十分とはいえず，研究の進展を注視することが求められる．

❷ 生物学的変換

化学物質が生体内に取り込まれると，薬物代謝酵素などにより代謝されるため生体内で化学的な変化が生じる．この変化を生物学的変換（biotransformation）という．無機水銀は，環境中に放出されると微生物によってメチル化され，脂溶性が高く有害なメチル水銀に生物変換される．メチル水銀は食物連鎖によって生物濃縮されて，高次消費者に蓄積していく．蓄積したメチル水銀の神経障害に起因した公害が水俣病である．このほか，燃焼で発生する環境汚染物質であるベンゾ[*a*]ピレンは，

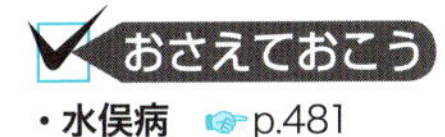

• 水俣病 ☞p.481

そのままの構造では発がん性を示さないが，皮膚や肺から生体内に容易に取り込まれ，薬物代謝酵素による代謝でエポキシドに変換されて発がん性を示す．このように，生物学的変換により毒性が増強することを代謝活性化という．

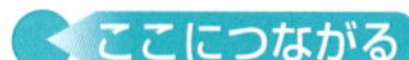
・二次発がん物質 ☞p.427

❸ バイオレメディエーション

バイオレメディエーション（bioremediation）は，微生物によって環境汚染物質などを分解し，土壌，地下水などを浄化することを目的とした技術である．この技術は物理学的あるいは化学的浄化技術と比較して，多様な環境汚染物質に応用できるため，近年期待が高まっている．さらに，遺伝子工学によって浄化能を高めた微生物を用いたり，栄養物質や酸素で微生物の浄化能を活性化させることで，難分解性の環境化学物質に対する汚染浄化に応用する研究が精力的に行われている．

このように，微生物などによって化学物質を分解し無機化することを生分解（biodegradation）という．人の活動によって作られる化学物質の生分解性を確保することは，化学物質による生態系への影響や人への健康影響を軽減する上できわめて重要である．「化学物質の審査及び製造等の規制に関する法律」（化審法）では，化学物質の微生物による生分解性を確認する試験法として，分解度試験が取り入れられている．

おさえておこう
・化審法 ☞p.406

❹ ファイトレメディエーション

ファイトレメディエーション（phytoremediation）は，ギリシャ語「Phyto（植物）」とラテン語「Remediation（修復）」を組み合わせた造語である．植物は土壌中に含まれる水分や養分とともにさまざまな元素を吸収している．ファイトレメディエーションは，この性質を利用して，土壌や水に含まれるカドミウムなどの環境汚染物質を除去する環境修復技術のことを指す．1990 年代から環境にやさしく低コストな環境修復技術として，世界中で研究されるようになった．近年では，化学物質を蓄積することができる数百種類の植物がみつかっており，有害な化学物質や放射性物質の除去に応用されている．

ここにつながる
・汚水処理 ☞p.519

ポイント

- 生物濃縮に最も関係している化学物質の性質は脂溶性である．
- 1-オクタノール / 水分配係数（log*Po/w*）は値が大きいほど脂溶性が高く，一般的に濃縮係数と正の相関関係が認められる．
- 生物濃縮には直接濃縮と間接濃縮がある．
- 化学物質が，生体内で薬物代謝酵素などにより化学的変化を受けることを生物学的変換という．
- 化学物質の生分解性を確保することは，化学物質による環境や健康への影響を軽減する上できわめて重要である．

D 地球環境の保全に関する国際的な取り組み

❶ 地球規模の環境汚染

近年，地球規模の環境問題への関心は著しく高まっている．地球環境問題は，国境を越えて波及するため，わが国で環境保護の法整備を行っても他国での環境破壊・環境汚染問題によって環境被害を受けることがある．したがって，地球環境の保全には国際的な枠組みで有効な対策を実行する必要がある（表15・4）．

表15・4 地球環境の保全に関する国際的な取り組み

環境問題	国際条約など	具体的内容
地球温暖化	京都議定書 パリ協定	世界の平均気温上昇を抑制 温室効果ガス排出量と吸収量のバランスをとる
オゾン層破壊	ウィーン条約 モントリオール議定書	特定フロンやハロンなど生産全廃
酸性雨	東アジア酸性雨モニタリングネットワーク（EANET）	酸性雨の現状の把握やその影響の解明
野生生物の種の減少	ワシントン条約	絶滅のおそれのある野生動植物の種の国際取引に関する条約
	カルタヘナ議定書	遺伝子組換え生物等による悪影響を防止
海洋の汚染	ロンドン条約 ロンドン議定書	廃棄物等の海洋投棄および洋上焼却を原則禁止
化学物質の管理と有害廃棄物の越境移動	バーゼル条約	有害廃棄物越境移動の国際的なルール

地球規模の環境問題は，大きく分けて，地球温暖化，オゾン層の破壊，酸性雨，熱帯林の減少，砂漠化，土壌浸食，野生生物の種の減少，海洋の汚染，化学物質の管理と有害廃棄物の越境移動，開発途上国における環境問題の9つに大別できる．これらのほか，地球規模の環境問題として，水銀汚染や廃プラスチックによる海洋汚染がある．この項では，これら地球規模の環境問題に対する国際的な取り組みを概説する．

ここにつながる
・水俣条約 ☞p.355

a 地球温暖化

20世紀に入ると，石油・石炭など化石燃料の使用量が著しく増大し，二酸化炭素など温室効果ガスの大気中濃度が上昇した．地球の平均気温は10年間で約0.2℃の割合で上昇しているといわれており，海面上昇などによる環境影響が地球規模で発生している．

1992年，大気中の温室効果ガスの濃度を安定化させることを目標とする「国連気候変動枠組条約」が採択され，地球温暖化対策に全世界で取り組んでいくことが合意された．同条約に基づき，国連気候変動枠組条約締約国会議（COP）が1995年以降毎年開催されている．1997年に京都で開催されたCOP3で採択され，2005年に発効した京都議定書は，先進国各国に対して温室効果ガス排出削減を規定した最初の国際的枠組みであり，長期にわたる地球温暖化対策の第一歩となった．2020年までの削減目標を示した京都議定書の後を受けた2016年発効の**パリ協定**では，開発途上国も加わって2020年以降の目標策定に関する国際的枠組みが決定された．パリ協定においては，① 世界の平均気温上昇を産業革命以前に比べて2℃より十分低く保ち，1.5℃に抑える努力をする，② できるかぎり早く世界の温室効果ガス排出量をピークアウトし，21世紀後半には温室効果ガス排出量と（森林などによる）吸収量のバランスをとる，という2つの世界共通の長期目標が掲げられた．

近年，わが国の産業界ではパリ協定に基づき，温室効果ガス排出削減に向けた目標設定とその達成を目指した取り組みが強化されている．多くの企業が，地球環境保全を重要な経営課題と捉えて，環境レポートなどにより目標とその達成度を公表している．

b オゾン層の破壊

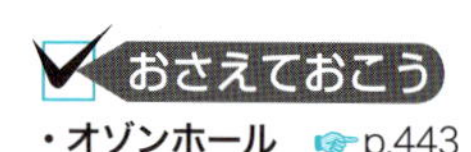

・オゾンホール ☞p.443

20世紀後半になると，南極上空などに**オゾンホール**が認められるようになった．オゾンホール拡大の原因は，スプレーや冷蔵装置に多用されていた**フロンガス**や**ハロンガス**の放出量増大と考えられたため，これらの放出を削減することを目的とした地球規模でのオゾン層保護の取り組みが強化された．1985年，オゾン層の保護を目的とする国際協力のための基本的枠組みの**ウィーン条約**が採択され，1988年に発効された．ウィーン条約では，オゾン層およびオゾン層を破壊する物質について国際的に研究を進めること，オゾン層に影響を及ぼす人間活動を規制することなどが決定された．1989年には，オゾン層保護に対する取り組みをより具体的にして，オゾン層を破壊するおそれがある物質を特定・規制する**モントリオール議定書**が発効された．同議定書の発効により，1996年以降特定フロンやハロンなどが生産全廃となった．さらにオゾン層保護を強化するため，クロロフルオロカーボン（CFC）やハイドロクロロフルオロカーボン（HCFC）等のオゾン層破壊物質の生産および消費等が順次規制されてきた．これらオゾン層保護への取り組みは，世界中で実行に移されたため最も成功した国際的な環境条約といわれている．

なお，2016年からオゾン層破壊作用を持たない代替フロンであるハイドロフルオロカーボン（HFC），パーフルオロカーボン（PFC）も，地球温暖化対策として同議定書の枠組みで排出削減が義務化されている．

c 酸性雨

硫黄酸化物（SOx）あるいは窒素酸化物（NOx）は，大気中でさらに酸化されて硫酸（H_2SO_4）と硝酸（HNO_3）に変化し，酸性雨の原因となる．SOx や NOx は発生した国のみでなく，国境を越えて移動するため，SOx や NOx の削減に対して国際的に取り組む必要性があった．このような背景に基づき，1979年に長距離越境大気汚染条約が締結され，大気汚染の越境防止対策や酸性雨のモニタリングを実施してきた．また，東アジア地域は，世界の3分の1を超える人口を抱え，近年著しい経済発展を遂げていることに伴い，大気汚染，さらには酸性雨の問題に直面している．このため，東アジア地域における酸性雨の現状の把握やその影響の解明に向けた地域協力の体制を構築することを目的として，2001年から東アジア酸性雨モニタリングネットワーク（EANET）が本格的に活動している．

酸性雨に対する国際的な取り組みが強化されたが，2023（令和5）年版の環境省報告書によると，わが国の降水は引き続き酸性化した状態（全平均値 pH4.96，☞図15・7）にある．なお，欧米などと比べて低い pH を示しているものの，中国の大気汚染物質排出量の減少とともに pH 上昇の兆候がみられている．

d 野生生物の種の減少

地球規模の環境変化，人類による乱獲，科学技術の発展に伴う遺伝子組換え生物の登場により，生物多様性が損なわれ種の減少につながることが危惧されている．生物の多様性を維持・確保するために，いくつかの国際的な取り組みが実行されている．

1975年に発効した**ワシントン条約**（絶滅のおそれのある野生動植物の種の国際取引に関する条約）は，野生動植物の一定の種が過度に国際取引に利用されることのないよう，これらの種を保護することを目的とした国際条約である．2003年に発効した**カルタヘナ議定書**は，遺伝子組換え生物等が生物の多様性の保全および持続可能な利用に及ぼす可能性のある悪影響を防止するための措置を規定している．これらの国際的な取り組みは，現在も継続して実行されている．

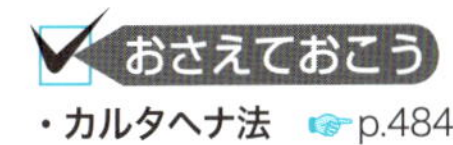

・カルタヘナ法 ☞p.484

コラム

ワシントン条約の実際

ワシントン条約により国際取引が規制されている代表的な対象物として象牙があり，象牙および象牙製品の輸出入は原則禁止されている．さらに，これらの日本国内の商取引は，種の保存法により原則禁止されており，違反時の罰則も規定されている．ただし，たとえば条約適用前から所有していた全形牙を所有し続けることは可能である．

このほか，動物実験の臓器標本を米国からわが国に移動させる際も，同条約に基づく移動許可が必要であり，同条約が機能していることを確認できる．

e 海洋の汚染・化学物質の管理と有害廃棄物の越境移動

わが国や英国のような島国は海洋を介して，大陸の国々は陸続きで他国と国境を接している．環境汚染物質を含む化学物質や廃棄物の国境を越えた意図的および非意図的な移動は，国際問題に発展するため，問題解決に向けた国際条約等が必要になる．

1975年に発効したロンドン条約（廃棄物その他の物の投棄による海洋汚染の防止に関する条約）は，水銀，カドミウム，放射性廃棄物などの有害廃棄物の海洋投棄を禁止する条約である．2007年に発効したロンドン議定書は，廃棄物等の海洋投棄および洋上焼却を原則禁止するものである．

1992年に発効したバーゼル条約（有害廃棄物の国境を越える移動及びその処分の規制に関する条約）は，1980年代に多発した有害廃棄物の越境移動をめぐる事件を契機としてつくられた，有害廃棄物越境移動の国際的なルールである．近年，プラスチックによる海洋汚染の深刻化を受け，汚れたプラスチックごみの輸出を制限する国際的な取り組みが議論され，2019年のバーゼル条約締約国会議において，リサイクルに適さない汚れたプラスチックごみを同条約の規制対象とする改訂案が採択された．わが国でもバーゼル条約の改訂案に基づき，プラスチックごみの輸出承認を受ける過程において，環境大臣による環境汚染防止措置の確認及び輸出相手国からの輸入の同意を得ることが必要になっている．

コラム

原発処理水とロンドン条約

福島第一原子力発電所の処理水放出は，海洋汚染の防止を目的としたロンドン条約に抵触するのではないか，という疑問があるかもしれない．ロンドン条約は，放射性廃棄物などの海洋投棄を禁止しているが，ここでいう海洋投棄は，「海洋において廃棄物等を船舶等から故意に処分すること及び海洋において船舶等を故意に処分すること」と定義されており，陸上からの放出は禁止されておらず，条約違反には当たらないと解釈できる．また，処理水の生体影響については，処理水放出が計画通りに履行された場合，自然界からの放射線量による生体影響と区別がつかない程度と考えられる．

❷ 化学物質に関する国際協力

PCB（ポリ塩化ビフェニル），DDTなどの，毒性が強く，残留性，生物蓄積性，長距離にわたる環境における移動の可能性，人の健康または環境への悪影響を有する化学物質をPOPs（persistent organic pollutants）という．2004年に発効されたストックホルム条約は，POPsから人の健康と環境を保護することを目的としており，POPsの環境中への放出を規制している．2019年には，ペルフルオロオクタン酸（PFOA）とその塩およびPFOA関連物質が製造・使用，輸出入の禁止が規定されている付属書Aに登録された．わが国では，付属書Aに登録された化学物質は，化審法（化学物質の審査及び製造等の規制に関する法律）の第一種特定化学物質に指定し厳しい規制および管理がなされている．

ポイント

- 地球温暖化防止の取り組みとして，京都議定書およびパリ協定がある．
- オゾン層を保護する国際協定は，ウィーン条約とモントリオール議定書がある．
- 酸性雨の原因物質である硫黄酸化物（SOx），窒素酸化物（NOx）は国境を越えて移動する．
- ワシントン条約は一定の野生動植物を保護する条約である．
- カルタヘナ議定書は遺伝子組み換え生物の適正管理を求めている．
- ロンドン条約およびバーゼル条約は，有害廃棄物の国境移動を制限する国際的な取り組みである．
- ストックホルム条約は，有害な化学物質の環境中への放出を規制している．

Exercise

1 次の記述のうち，正しいものには○，誤っているものには×を（　）に入れよ．

① 温室効果ガスの地球温暖化係数は，二酸化炭素が最も大きい．（　）
② オゾン層破壊により，皮膚がんや白内障の発症率が増加する．（　）
③ 酸性雨とは，pH 7以下の雨のことである．（　）
④ 水圏における元素の重量比が最も高いのは，水素である．（　）
⑤ 生産者と分解者は独立栄養生物であり，消費者は従属栄養生物である．（　）
⑥ 生産者よりも消費者のほうが，エネルギー同化率は高い．（　）
⑦ 根粒細菌による硝酸態窒素の窒素ガスへの変換を窒素固定，脱窒菌による窒素ガスのアンモニアへの変換を脱窒という．（　）

2 （　）に適切な語句を記入せよ．

① 生物濃縮の程度を示す指標である（　　）は，化学物質の環境中濃度と生体内濃度の比で表される．
② 動物毒であるテトロドトキシンは，（　　）により魚の体内に蓄積している．
③ 生物濃縮には直接濃縮と間接濃縮があり，（　　）は食物連鎖によって引き起こされる．
④ 薬物代謝酵素などによる（　　）により毒性が増強することを（　　）という．
⑤（　　）とは，微生物が持つ化学物質の分解能力を利用して汚染浄化を図る技術のことである．

3 （　）に適切な語句を記入せよ．

① 世界初の温室効果ガス排出量の削減目標を設定した国際条約は（　　）である．
② パリ協定は，開発先進国および途上国における（　　）の排出削減に関する国際条約である．
③ 1989年にオゾン層を破壊するおそれがある物質を特定・規制する（　　）が発効された．
④ ワシントン条約は，（　　）の保護を目的とした国際条約である．
⑤（　　）は，有害廃棄物の海洋投棄を禁止する条約である．
⑥ 2019年の（　　）締約国会議では，汚れたプラスチックごみが規制対象となった．

16 放射線の生体への影響

A 放射線による生物影響

❶ 主な電離放射線

放射線は，電離放射線と非電離放射線に分類される（図16・1）．電離放射線は，粒子線（荷電粒子のα線，β線，非荷電粒子の中性子線）と電磁波（光子）（X線，γ線）に分けられる．α線は，ヘリウムの原子核（陽子2個＋中性子2個）からなり，α壊変により放出される（図16・2）．β線は，電子（β^+線は陽電子，β^-線は陰電子）であり，β壊変において放出される（図16・2）．また，X線は，電子のエネルギー損失の結果，余剰エネルギーとして発生し（原子核外で発生），γ線は，原子核のエネルギー変化（励起状態→基底状態）の結果，核内から発生する（図16・3）．

NOTE 放射線の単位

放射性同位体の1秒間あたりの壊変数（decay per second，dps）をBq（ベクレル）とよぶ．放射線が物質に与えるエネルギー量（J/kg）を吸収線量といい，単位はGy（グレイ）である．放射線の線質による違いを考慮した等価線量（Sv：シーベルト），さらに，各臓器・組織の放射線感受性を考慮した実効線量（Sv）がある．実効線量は，確率的影響のリスク評価に用いる．

等価線量＝吸収線量×放射線加重係数

実効線量＝（等価線量×各臓器の組織加重係数）の合算

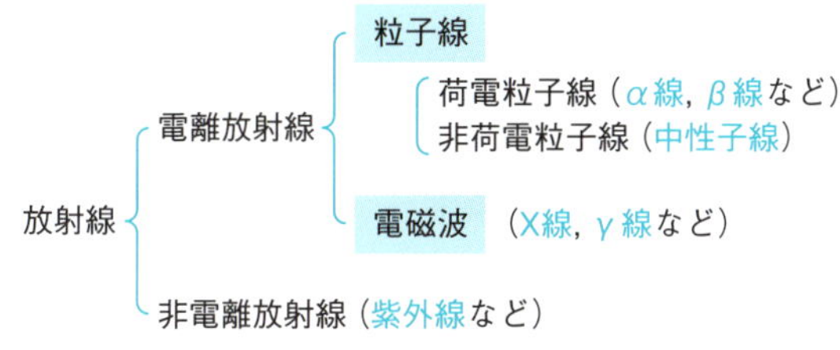

図16・1 放射線の種類

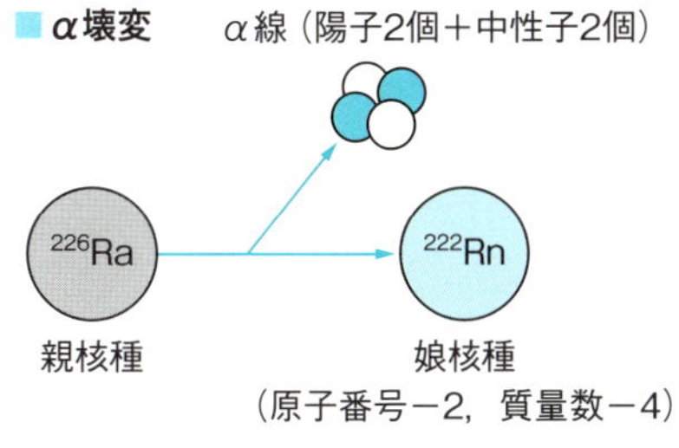

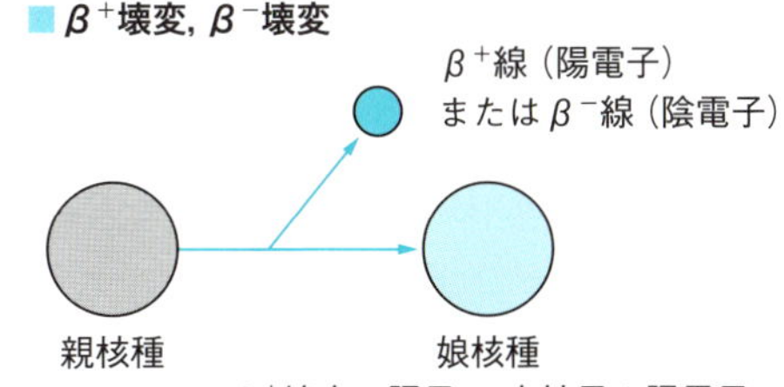

図16・2 放射線（α線とβ線）の放出

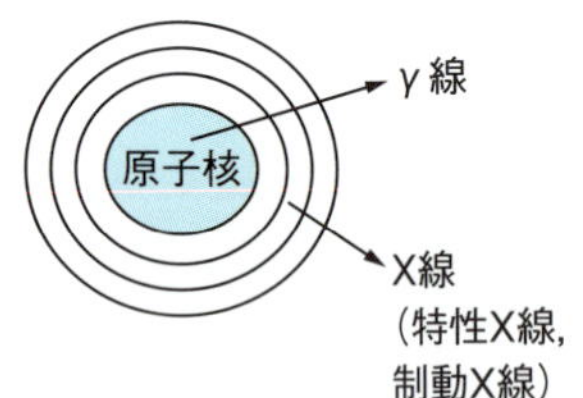

図16・3 X線とγ線の放出
X線：電子のエネルギー損失に伴い，原子核外で発生
γ線：核異性体転移などにより原子核内から発生

これら電離放射線は，原子を電離・励起させる性質をもち，**電離・励起作用の強さはα線＞β線＞X線・γ線**となり，**飛程の長さと透過力の強さは，X線・γ線≫β線＞α線**となる（図16・4）．

α線やγ線は，核種ごとに固有のエネルギー（**線スペクトル**）で放出される．一方，β線の場合，1つの核種から放出されるβ線のエネルギーは1つではなく，最大エネルギー（核種に固有）までの幅広いエネルギー分布の電子である（**連続スペクトル**）．

代表的なα線放出核種には，^{222}Rnがあり，β^-線放出核種には，^{3}H，^{14}C，^{32}P，^{35}Sがある．これらの核種が放出するβ線の最大エネルギーはそれぞれ異なり，^{32}Pは高エネルギーβ^-線（硬β）を，^{3}Hは低エネルギーβ^-線（軟β）を放出する．一方，γ線放出核種には，^{125}Iや^{137}Csがあり，^{125}Iの放出するγ線のエネルギーは^{137}Csに比べて弱い．

なお，以後本章では，電離放射線を放射線と略する．

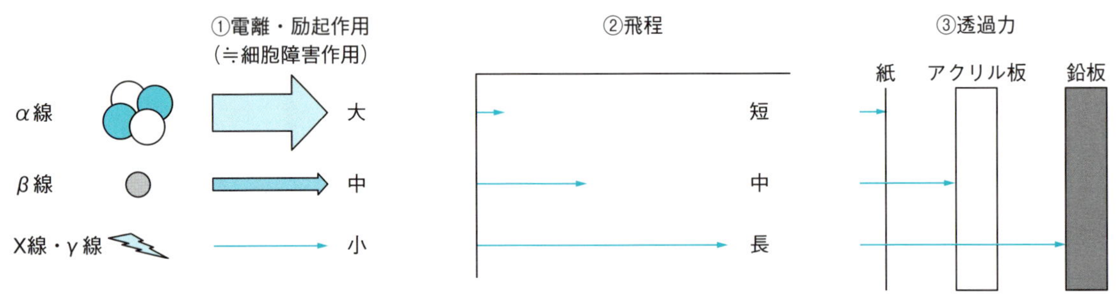

図16・4 放射線の性質

❷ 放射性同位体の壊変と半減期

放射線は，放射性同位体の壊変によって発生する．たとえば，α線が発生するα壊変では，親核種から陽子2個と中性子2個がα線として放出され，原子番号−2，質量数−4の娘核種が生じる（図16・2）．図16・5のように，壊変によって親核種の量が半分になるまでの期間を半減期とよび，核種によって固有の値となる（**物理学的半減期**）．一方，体内に放射性同位体を摂取した後，体外へ排出され，体内の物質量が半分になるまでの期間を**生物学的半減期**という．実際に放射性同位体による生体への影響を考えるときには，これら2つの半減期から表される**有効（実効）半減期**を考慮する．

$$\frac{1}{\text{有効半減期}} = \frac{1}{\text{物理学的半減期}} + \frac{1}{\text{生物学的半減期}}$$

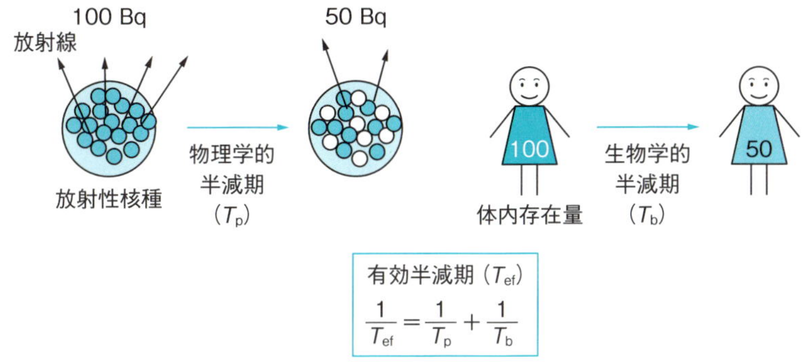

図16・5　物理学的半減期，生物学的半減期，有効半減期

❸ 放射線障害の特徴

放射線は，高エネルギーの粒子・光子であり，高速で直線的に飛び，その飛跡周囲の水分子を電離させヒドロキシラジカルを生成させる($H_2O \rightarrow H\cdot + \cdot OH$)．放射線の粒子が通過した細胞内では，粒子との衝突やラジカルによってDNA鎖やタンパク質に障害が生じる．このように，放射線による細胞障害は，銃弾で撃ち抜かれるようなイメージであり，放射線が通過した場所に強い障害が現れる．しかし，放射線による被ばくは，無知覚であり，高線量でも被ばくしていることを感知できない．その障害は，数時間から数日で現れる障害(急性障害)と数年から数十年後に現れる障害(晩発性障害)があり，その障害に対する治療は困難であり難治性である．また，ある線量以上(しきい線量)の被ばくで必ず現れる障害(身体的影響)と被ばく線量の増加に伴い発生確率が増加する障害(発がんや遺伝的影響)がある(図16・6)．これらはそれぞれ，確定的影響と確率的影響とよばれる(図16・7)．

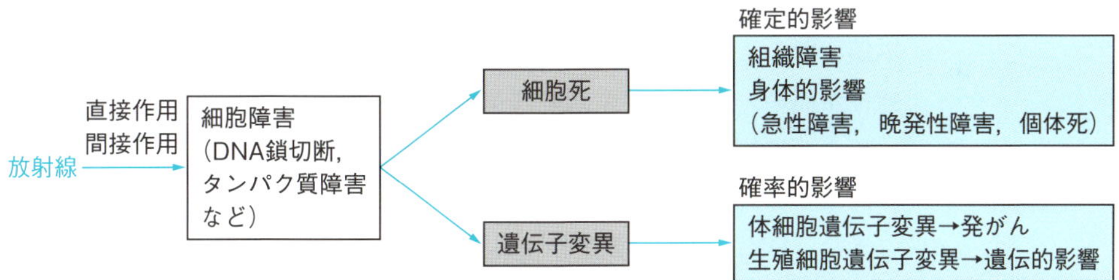

図16・6　放射線による生体への影響

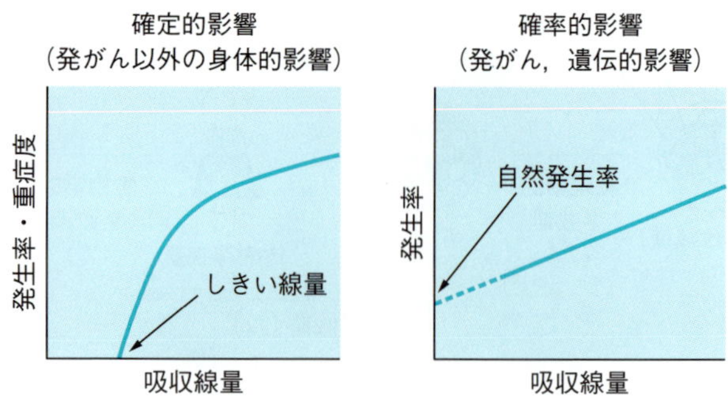

図16・7　確定的影響と確率的影響

❹ 直接作用・間接作用

放射線による生体への作用機序には，**直接作用**と**間接作用**がある．直接作用とは，放射線粒子のエネルギーが原子に付与されることによってDNA鎖切断などが生じる作用機序である．間接作用とは，放射線が水分子を電離させ，生じたヒドロキシラジカルや派生した活性酸素種によってDNA鎖やタンパク質，脂質などが酸化的障害を受ける作用機序のことである．直接作用は，α線や重粒子線などによる生物作用において強く認められ，間接作用は，X線やγ線などによる生物作用において重要となる．

❺ 細胞内での放射線障害と修復

放射線によるDNA損傷は，一本鎖切断，二本鎖切断，酸化的障害などがある．これらを修復するため，細胞は，細胞周期のG_1期あるいはG_2期で一時停止し（チェックポイント），DNA損傷の修復を行う．その結果，**細胞分裂の遅延**が生じる．

放射線による細胞障害のうち，とくに重要なものはDNA鎖切断（一本鎖切断，二本鎖切断）である．DNA鎖切断は，細胞死に結びつく可能性が高い．切断DNA鎖の修復機序としては，相補的なDNA鎖を用いて正確に修復できる相同組換え修復と相補的なDNA鎖を用いない非相同末端結合修復が知られている．

また，DNA鎖切断を伴わない損傷部の塩基やヌクレオチドは，**エンドヌクレアーゼ**によって切り出され，その後これらが相補的に合成される**塩基除去修復**が行われる．

❻ 放射線による細胞死

放射線によるDNA損傷が修復不可能な場合，細胞は細胞死に向かう．放射線による細胞死には2つの形態があり，**間期死**と**分裂死**（増殖死）である．

間期死とは，障害を受けた細胞が分裂することなく死んでいく形態であり，アポトーシス様の形態を示す．**放射線感受性の高いリンパ球**などは0.2～0.5 Gy程度の被ばくによって間期死を起こす.

一方, 増殖死では, 放射線による障害を受けた細胞が数回分裂したのちに増殖能を失う. 体内の細胞では, 増殖能の高い幹細胞で生じやすい.

❼ 分割照射や低線量率時の障害度低下（亜致死損傷からの回復）

総照射線量が同じ場合, 高線量を1回照射する場合と低線量に分けて分割照射する場合を比べると, 細胞障害の大きさは, 低線量で複数回照射する場合のほうが小さくなる. これは, 分割照射の間（数時間）に細胞がDNA損傷修復を行い, 回復するためである（**亜致死損傷回復**）.

この分割照射と同様に, 線量率（Gy/分）の違いによっても差が現れる. 総吸収線量が同じ場合, 低線量率で長時間照射された場合は, 高線量率で短時間照射された場合に比べて細胞障害が小さい（**線量率効果**）. これは, 低線量率で長時間照射されている間にも分割照射同様, 障害が修復されるためと考えられる.

すなわち, 個体（ヒト）の放射線障害を考えた場合, 低線量率を長期間被ばくする場合と高線量率を短期間被ばくする場合では, その障害の大きさは異なるため, 総被ばく線量だけでなく, どれくらいの期間で被ばくしたか（線量率の違い）も考慮する必要がある.

また, 放射線の生体への影響の度合いは, たとえ同じ吸収線量であっても放射線の線質によって異なり, 一般的にα線や重粒子線のほうがX線, γ線, β線に比べて生物効果（細胞障害など）は大きくなる.

放射線の作用は, 酸素分圧が低いと弱くなることが知られている（**酸素効果**）. そのため, がん組織の中心部に近い低酸素領域では, 放射線による殺がん作用が弱くなる. この酸素効果は, X線やγ線の寄与が大きい間接作用においてとくに重要となるが, 直接作用においても認められる.

ポイント

- 電離・励起作用の強さ　α線＞β線＞X線・γ線
- 透過力の強さと飛程の長さ　X線・γ線≫β線＞α線
- $\dfrac{1}{\text{有効半減期}} = \dfrac{1}{\text{物理学的半減期}} + \dfrac{1}{\text{生物学的半減期}}$
- 確定的影響：ある線量以上（しきい線量）の被ばくで必ず現れる障害（身体的影響）
- 確率的影響：被ばく線量の増加に伴い発生確率が増加する障害（発がんや遺伝的影響）
- 直接作用：直接的なエネルギー付与. α線や重粒子線の作用における寄与が大きい
- 間接作用：ラジカル生成による酸化的障害作用. X線やγ線の作用における寄与が大きい
- 細胞周期を停止し, DNA鎖切断修復（細胞分裂遅延）
- 放射線による細胞死：間期死（リンパ球）と増殖死
- 分割照射や低線量率照射によって細胞障害は減弱
- 酸素効果：酸素分圧の低下により放射線作用が減弱

B　それぞれの臓器・組織への放射線による影響の違い

❶ 臓器・細胞による放射線感受性の違い

放射線による細胞障害は，未分化で細胞分裂が盛んな細胞，すなわち幹細胞において強く現れる．そのため，幹細胞のある臓器（骨髄，消化管など）において放射線障害が強く認められる．ただし，例外として，リンパ球は細胞分裂能はほとんどないが，放射線感受性は高い．

放射線高感受性の臓器としては，**骨髄（造血組織）**，**腸**，**皮膚**，**毛嚢**，**水晶体**，**精巣（睾丸）**などがある．これらの臓器には**幹細胞**が存在し，放射線被ばくにより幹細胞が死ぬと，その組織は修復・再生ができず大きな組織障害が現れる．一方，肝臓，腎臓，膵臓，甲状腺などは中程度の放射線感受性であり，神経や筋肉などの細胞は分裂・増殖する時期を過ぎると増殖能を失うため，放射線感受性が低い（ただし，分裂・増殖している時期は感受性が高くなる）．

❷ 放射性同位体の体内での分布・集積

放射性同位体には，集積器官がある．たとえば，骨の構成成分の元素あるいはそれと類似した性質をもつ元素（^{32}P，^{45}Ca，^{90}Sr，^{226}Ra，^{239}Pu）は骨に集積する（**向骨性元素**）．また，ヨウ素（^{123}I，^{125}I，^{131}I）は甲状腺ホルモンの合成に必要であるため，**甲状腺**に取り込まれ，蓄積する．^{59}Feは，赤血球の代謝に重要な脾臓に集積する．^{3}H，^{14}C，^{40}K，^{137}Csなどは全身に分布するが，とくに^{40}K，^{137}Csは主に筋肉に集積する．

❸ 各臓器・組織への影響

a　造血組織（骨髄，リンパ球および末梢血球）

血球成分（赤血球，リンパ球，血小板など）は，骨髄の造血幹細胞から分化する．T細胞の分化成熟は胸腺で行われ，リンパ球は，脾臓，リンパ節などの末梢のリンパ組織に移行する．末梢のリンパ球は0.2 ～0.5 Gyの低い線量で間期死を起こすことから，放射線高感受性であり，**低線量の被ばくにより血中リンパ球数は低下**する．末梢のリンパ組織（胸腺，脾臓，末梢リンパ節）に存在するリンパ球も高感受性のため，これらの臓器は障害を受けやすい．

とくに，**骨髄中の造血幹細胞（赤芽球，リンパ芽球，巨核芽球）は放射線感受性が高く，障害を受けやすい**．3～10 Gyの放射線被ばくにより造血系障害による死（**骨髄死**）が生じ，ヒトでは，2.5～3 Gy被ばくにより約4週間で大部分が死にいたる．まず，リンパ球，顆粒球が減少し，免疫能が低下する．次に，血小板が減少し，血液凝固能が低下し，出血傾向となる．さらに赤血球が減少し，貧血となる．とくに血小板の減少が致死要因とされている．

b 消化管

消化管の臓器を放射線感受性の高い順に並べると，小腸（とくに十二指腸）＞大腸＞胃＞食道・口腔・咽頭となる．小腸の放射線感受性が高い理由は，絨毛上皮細胞のもととなる幹細胞がダメージを受けやすいためである．消化管粘膜（消化管上皮）において，小腸の絨毛の下にある絨毛基底部には，クリプト（腺窩）が存在し，ここに絨毛上皮細胞のもととなり，補充を担う幹細胞が存在する．このクリプトの幹細胞は放射線感受性が高く，被ばくにより幹細胞が死ぬと，寿命により脱落した絨毛上皮細胞の代わりを新たに補充することができなくなり，腸内壁全体を上皮細胞でおおうことがむずかしくなる．障害が重度の場合には，体液の漏出，脱水症状，腸内細菌の体液中への侵入などが生じ，死にいたる（腸管死）．胃腸障害は3 Gy以上，腸管死はヒトの場合，5～20 Gyの被ばくにより1～3週間で生じる．

c 皮　膚

一度に高線量を被ばくすると，急性皮膚炎を生じる．被ばく線量の増加に伴い障害が強くなり，脱毛，紅斑および色素沈着，水疱形成，潰瘍形成が生じる．低線量を長期間被ばくした場合には，慢性皮膚炎（乾性皮膚炎，角皮形成，湿性皮膚炎，慢性潰瘍など）が生じ，皮膚での発がんにつながる可能性が高い．

d 生殖器

①精巣（睾丸）：放射線により精原細胞が死ぬと精子の供給が低下するため，0.15 Gy以上の被ばくから数日後に精子数が減少し，一時不妊となる．さらに，3.5～6 Gy以上の被ばくにより，すべての精原細胞が死滅した場合には，永久不妊となる．

②卵巣：放射線感受性は若い卵母細胞ほど高く，卵母細胞の数は更年期に近づくにつれて減少するため，更年期に近づくにつれ永久不妊になるしきい線量は低くなる（一時不妊：0.65～1.5 Gy以上，永久不妊：2.5～6 Gy以上）．

e 眼の水晶体

放射線感受性が高く，確定的影響の放射線白内障が生じる．放射線白内障は，潜伏期が平均2～3年と長い晩発影響である．

f 肝臓，腎臓

放射線感受性は比較的低い（30～40 Gyで肝炎，腎炎）．

g 肺

放射線低感受性の組織であるが，放射線治療により，肺炎（直後），肺線維症(数ヵ月後)が生じることもある.

h 甲状腺

成人での放射線感受性は低いが，幼少期や甲状腺機能亢進症の場合など甲上腺機能が活発なときは，感受性が高くなる．甲状腺は，甲状腺ホルモン(サイロキシン)の合成のため，**ヨウ素の特異的集積器官**であり，放射性ヨウ素も蓄積しやすい．晩発性障害として原爆被ばくや頸部への放射線治療によって甲状腺腫瘍や甲状腺がんの発症率が高くなる．

i 骨

成人での放射線感受性は低いが，胎児期や成長期のように骨が成長する時期では放射線感受性が高く，被ばくにより骨の成長が一時的に停止する．また，向骨性元素(^{32}P，^{45}Ca，^{90}Srなど)は骨へ集積するため，これら放射性同位体の集積により**骨腫瘍**の発症率が増加する．

j 中枢神経系

放射線感受性は低いが，成体後の被ばくによる晩発性障害として脊髄炎，脳壊死が知られている．100 Gy以上の放射線を被ばくした場合，神経細胞も死滅するため，被ばくの1～2日後に興奮状態，異常行動，てんかん様発作，昏睡などの中枢神経障害が生じて死にいたる(中枢神経死)．

4 放射線による個体死

動物の高線量被ばくによる個体死は，**骨髄死**(5～10 Gy)，**腸管死**(10～100 Gy)，**中枢神経死**(100 Gy以上)，**分子死**(1,000 Gy以上)[*1]があり，致死要因が被ばく線量増加に伴い変化する．

*1 **分子死** 1,000 Gy以上の高線量放射線被ばくの場合，体内の生体高分子の構造の変性・不活性化が生じ，被ばく中あるいは直後に死亡する．

ポイント

- 放射線高感受性の臓器：骨髄(造血組織)，腸，皮膚，毛嚢，水晶体，精巣(睾丸)
- 向骨性元素：^{32}P，^{45}Ca，^{90}Sr，^{226}Ra，^{239}Pu
- 末梢リンパ球は放射線感受性が高い→低線量でのリンパ球減少(最初に影響が出る)
- 骨髄の造血幹細胞の障害→骨髄死
- 消化管の絨毛上皮の幹細胞は障害を受けやすい→胃腸障害，腸管死
- 皮膚の障害：急性皮膚炎(短期間に高線量)，慢性皮膚炎(長期間に低線量)
- 生殖器：一時不妊(低線量)，永久不妊(高線量)
- 水晶体：白内障(晩発影響，確定的影響)
- 甲状腺：放射性ヨウ素の蓄積による影響(甲状腺がんなど)
- 骨：向骨性元素による蓄積による影響(骨腫瘍など)
- 中枢神経：放射線感受性低い

C　晩発影響

❶ 発がん

確率的影響であり，しきい線量が存在せず，被ばく線量に応じて発がんの発症率が自然発症率よりも高くなる．骨腫瘍，甲状腺腫瘍などは，被ばく後，数年から40年以上（平均10年以上）で発症率が増加する．白血病以外のがんの潜伏期は10年以上であるが，白血病は被ばく後2～3年から発症がはじまり，その発症率は7～8年で最大となり，その後徐々に減少する．

❷ 白内障

眼の**水晶体上皮**細胞は放射線感受性が高いため，放射線被ばくにより障害を受けると水晶体に混濁が生じ，白内障となり視力障害が生じる．白内障は確定的影響であり，年齢が若いほどしきい線量は低くなる．白内障の潜伏期は，ヒトでは6ヵ月～35年（平均2～3年）で被ばく線量の増加に伴い潜伏期は短くなる．

❸ 再生不良性貧血

長期間，低線量の放射線を被ばくすると，骨髄の造血幹細胞が障害を受け，赤血球の供給が恒常的に減少する．その結果，末梢の赤血球数が減少し，再生不良性貧血が発症する．これは，**晩発性の確定的影響**である．

❹ 胎内被ばく

胎児期は，胎内で受精卵からさまざまな組織・器官に分化し，個体となる時期である．そのため，胎児期では細胞分裂を活発に行っており，この時期の放射線感受性は高い．したがって，妊娠中に母体とともに胎児が被ばくする場合（胎内被ばく），胎児にも障害が現れる．受精後の発生段階は，着床前期，器官形成期，胎児期に分けられ，胎児がどの時期に被ばくするかにより発症する障害は異なる．受精から8日後までの着床前期では0.1 Gy以上の被ばくで受精卵は死亡する（生存した場合は正常に発育）．また，形態異常は器官形成期（着床～妊娠8週）でのみ生じる（確定的影響）．重度の形態異常は新生児死亡となる．妊娠8週～出生までの胎児期での被ばくでは，白血病の発症率が高くなる（確率的影響）．とくに，妊娠8～25週では中枢神経系が形成される時期のため，精神遅滞が生じやすい．

❺ 放射線による突然変異と遺伝的影響

放射線が細胞の核にあるDNA鎖に障害を与え，遺伝子突然変異（**点**

突然変異）が生じる．点突然変異は通常の状態でも**自然突然変異**として自然に生じるが，通常はDNA損傷修復機構の働きによって常に修復されている．放射線被ばくによってのみ生じる放射線特異的な突然変異は存在せず，放射線の被ばくにより**突然変異の確率が自然突然変異の確率に加えて増加**する．放射線による遺伝子突然変異の確率が自然突然変異の確率の2倍に増加するときの放射線量を**倍加線量**という．

体細胞での遺伝子突然変異は発がん，**生殖細胞での突然変異**は**遺伝的影響**の原因となる．突然変異は確率論のため，**発がんと遺伝的影響は確率的影響**となる．被ばく線量依存的に**突然変異の頻度（誘発率）は増加**する．点突然変異は，次世代（娘細胞）に引き継がれる．

一方，染色体の切断や誤った再接合によって生じる**染色体異常**は，細胞への障害が大きく，生殖細胞や体細胞自身が死滅することが多いため，その異常が次世代（娘細胞）に伝わりにくく，遺伝的影響や発がんの原因となりにくい．

放射線による遺伝的影響は，生殖腺の被ばく線量（生殖腺線量）と被ばく後に産むと予想される子どもの人数（子ども期待数）に依存する．

ポイント

- 発がん：体細胞の遺伝子変異．確率的影響，数年から数十年後に発症率増加
- 放射線による発がんは，自然発症の発がんと区別できない
- 白内障：水晶体上皮細胞の障害．確定的影響である
- 再生不良性貧血：低線量長期間被ばくによる骨髄造血幹細胞の障害による造血機能低下（確定的影響）
- 胎内被ばく
  - ・着床前期：受精卵の死亡
  - ・器官形成期：奇形，重度奇形による新生児死亡
  - ・胎児期：精神遅滞，発育遅延，遺伝的影響，白血病の発症率増加
- 遺伝的影響：生殖細胞における遺伝子変異による
- 倍加線量：突然変異の確率が自然突然変異の2倍になる線量

D 日常生活における放射線被ばく（天然放射性核種と人工放射性核種）

❶ 自然放射線

われわれは，自然界に存在する天然放射性核種によって常に一定量の被ばくをしている．自然放射線による被ばくは，**年間で2.4 mSv程度**であり，その内訳は，地球上に降り注ぐ**宇宙線**，**土壌中（岩石）の放射性核種（ウラン**など）からの放射線による被ばく，地殻から放出され，**空気中に存在するラドンの吸入**による被ばく，**食品中のカリウム（放射性同位体 ^{40}K）**による被ばくなどがある（図16・8）．そのほか，日常生活において，治療や検査による医療被ばく，産業活動による被ばくがある．

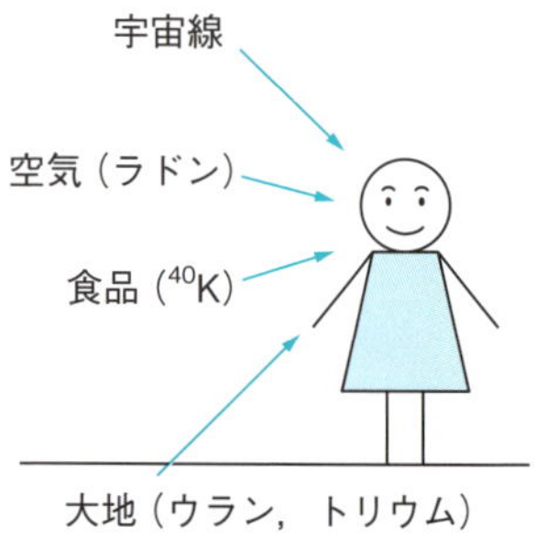

図16・8　自然放射線

❷ 天然放射性核種

天然に存在する放射性核種には，^{3}H，^{14}C，^{40}K，^{222}Rn，^{226}Ra，^{235}U などがある．これらの自然放射線による世界的な**年間平均実効線量は 2.4 mSv**である．なお，**職業被ばくの年間実効線量限度**は，**100 mSv/5年（各年で50 mSv/年を超えない）**，女性は 5 mSv/3月，妊娠中である女性は，1 mSv（管理者が妊娠と知ったときから出産までの間につき）である．

a ^{226}Ra（ラジウム），^{235}U（ウラン），^{238}Uなど

地殻・岩石・土壌に存在する長寿命の放射性核種であり，壊変系列を形成し，放射性の娘核種が生じる．これらは，永続平衡の状態で天然に存在しており，地表やトンネル内，石材に微量に含まれるこれらの放射性核種から放出される放射能によりわれわれは外部被ばくしている．また，これらは，食品中や飲料水中にも微量に含まれる．

b ^{222}Rn（ラドン）

地殻中の天然放射性核種の壊変によって発生する気体であり，空気中に存在し，吸入によって肺から内部被ばくする．

c ^{40}K

食物中に含まれるカリウムの放射性同位体（0.0117 %の存在比）であり，食品の摂取によって体内に取り込まれ，自然放射線による内部被ばくの原因となる．

d ^{14}C

宇宙線によって生成し（二次宇宙線である中性子線が ^{14}N に作用し生成），環境中に常に一定濃度で存在する．半減期が約5,700年であるため，発掘した遺跡・出土品などの年代測定に用いられる．^{3}H（トリチウム）も宇宙線によって生成される．

❸ 人工放射性核種

人工放射性核種のうち，環境中に存在するのは1950年代から1960年代に行われた大気圏核実験による核分裂生成物である．^{90}Sr（β線放出，骨に集積），^{131}I（γ線・β線放出，甲状腺に集積），^{137}Cs（γ線・β線放出，筋肉に集積），^{239}Pu（原子炉中で^{238}Uより生成，原爆の原料，骨に集積）などがある．また，医療用の放射性医薬品において人工放射性核種が製造されており，^{18}F，^{60}Co，^{99m}Tc，^{123}I，^{131}Iなどがある．

a ^{99m}Tc（核異性体*2）

半減期が6時間と短いγ線放出核種（核異性体転移による）であり，

*2 **核異性体** 質量数，原子番号は同じで，エネルギー準位が異なる異性体を核異性体という．質量数の後ろのmは準安定のmetastableを意味する．核異性体転移では，高エネルギーの準安定核異性体（^{99m}Tc）が低エネルギーの安定な核種（^{99}Tc）に変化する際に余剰エネルギーをγ線として放出する（核内の変化）．

シンチグラフィーなど多くの放射性医薬品に用いられている．過渡平衡にある長半減期の親核種から短半減期の娘核種を抽出する**ミルキング**とよばれる原理を利用し，**^{99}Mo-^{99m}Tcジェネレーター**で製造される．

b ^{60}Co

強い**γ線放出核種**であり，ジャガイモの発芽防止や医療用具のγ線滅菌，密封小線源によるがん治療に用いる．

c ^{11}Cや^{18}F

半減期がきわめて短い**$β^+$線（ポジトロン）放出核種**であり，病院内のサイクロトロンにより製造し，**PET（positron emission tomography）**での診断に用いる．

d ^{123}I，^{125}I，^{131}I

よく用いられる放射性ヨウ素は3種類あり，^{123}I，^{125}I，^{131}Iである．これら放射性ヨウ素も非放射性ヨウ素と同様に**甲状腺に集積**する（甲状腺ホルモン合成のため）．これらはすべてγ線を放出するが，その中で**^{131}Iのみ$β^-$線も放出**する．そのため，β線による細胞障害効果を利用し，**甲状腺機能亢進症**や**甲状腺がんの治療**に用いられる．半減期の短い^{123}I（13時間）と^{131}I（8日）は，シンチグラフィーといった診断に用いられる．半減期の比較的長い^{125}I（60日）は，ホルモン量（インスリンなど）を測定する**ラジオイムノアッセイ**（**RIA**）などの**体外診断薬**に用いられる．これらのうち^{131}Iのみ核分裂生成物である．

ポイント

- 自然放射線による被ばく：年間で2.4 mSv程度
  - 宇宙線
  - 地表（ウラン，トリウム）
  - 空気中^{222}Rn（ラドン）の吸入
  - 食品中^{40}Kの摂取
- 人工放射線核種
  - ^{99m}Tc：シンチグラフィーなど多くの放射性医薬品に用いられている．ミルキングとよばれる原理を利用し，^{99}Mo-^{99m}Tcジェネレーターで製造
  - ^{60}Co：ジャガイモの発芽防止，滅菌，密封小線源でのがん治療
  - ^{11}Cや^{18}F：ポジトロン放出核種．PETに利用
  - ^{123}I，^{125}I，^{131}I：半減期は^{123}I（13時間），^{131}I（8日），^{125}I（60日）である．^{123}Iはシンチグラフィー，^{125}Iは体外診断薬（RIA），^{131}Iは甲状腺がん治療，シンチグラフィーに用いられる

E　放射線を防護する方法

❶ 体内被ばくと体外被ばく

放射性同位体が体外に存在し，放出された放射線を人体が浴びる場合を**体外（外部）被ばく**とよび，飛程が長く，透過力の強いγ線や強いβ線などで危険性が高い．一方，体内に放射性同位体を摂取し，体内に存在する放射性同位体によって被ばくする場合を**体内（内部）被ばく**とよび，飛程が短くエネルギーを近傍で放出するα線核種などで危険性が高くなる．体内摂取経路には，吸入摂取，経口摂取，経皮吸収がある．

❷ 放射線防護の方法

放射線障害の治療は困難である（ほとんど治療法がない）ため，放射線被ばくを最小限にする対策が必要である．①放射性物質を扱う時間をできる限り短くし，放射線を浴びる時間を極力短くすること（**時間**），②放射線量は距離の二乗に反比例して減少するため，少しでも放射線源からの距離をとり離れること（**距離**），③放射線の種類と強さに応じた適切な遮へい材を用いること（**遮へい**）の3点が外部被ばくに対する放射線防護の三原則であり，これらの対策を行うことで被ばく線量を最小限に抑えることが大切である．

遮へい材としては，β^-線には**アクリル板**，γ線には**鉛板や鉛ブロック**を用いるのがよい．α線は，透過力が弱いため紙でも遮へいできる．しかし，飛程がとても短いため距離をとるのがよい．^{32}P などの強いβ^-線源を遮へいする場合に，原子番号の大きい鉛などを用いた場合には，β^-線（電子）の飛跡が原子核周囲で曲げられ減速し，その際に減少したエネルギーがX線として放出されてしまう（**制動放射**）（図16・9）．そのため，^{32}P などの遮へいの際には，鉛ではなく構成元素の原子番号の小さいアクリル板を用いる．中性子線は，水素を多く含む物質（重水など）やホウ素を含む化合物で遮へいする．

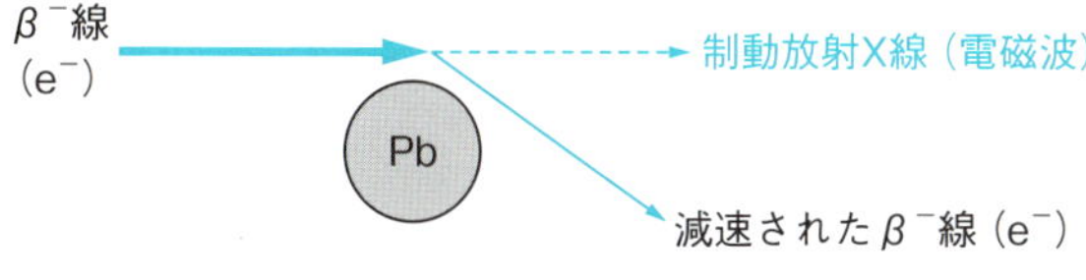

図16・9　制動放射

❸ 遮へいによる減衰と半価層

γ線は，透過力が非常に強いが，遮へい材によって減衰させることができる．最初のγ線量が半分になるときの遮へい材の厚さを**半価層**といい，半価層の値は遮へい材によって異なる．半価層の小さい遮へい材ほど遮へい能力が高いことを表す．**遮へい能力は，原子番号の大きいものほど大きく**，鉛＞鉄＞アルミニウムのようになる．

ポイント

- 体外（外部）被ばく：γ線や強いβ線など
- 体内（内部）被ばく：α線核種など
- 放射線防護の三原則とは，時間，距離，遮へい
  - ・γ線：鉛ブロックで遮へい
  - ・β線：アクリル板で遮へい
  - ・α線：距離をとる
  - ・中性子線：水素を多く含む物質（重水など）やホウ素を含む化合物で遮へい
- γ線に対する遮へい材の遮へい能力：原子番号に比例
- 半価層：線量を入射線量の半分にする遮へい材の厚さ

F　非電離放射線

太陽から放出される放射線のうち，X 線よりも長波長の電離作用のない電磁波を非電離放射線という．波長により，**紫外線**（約 10 ～ 400 nm），**可視光線**（約 400 ～ 750 nm），**近赤外線**（750 nm ～ 4 μm），**遠赤外線**（4 μm ～ 1 mm）に分類される（図 16・10）．生体にとって有害な放射線（短波長の電磁波など）は，オゾン層，大気圏，磁場によって遮られ，地表には到達しない．

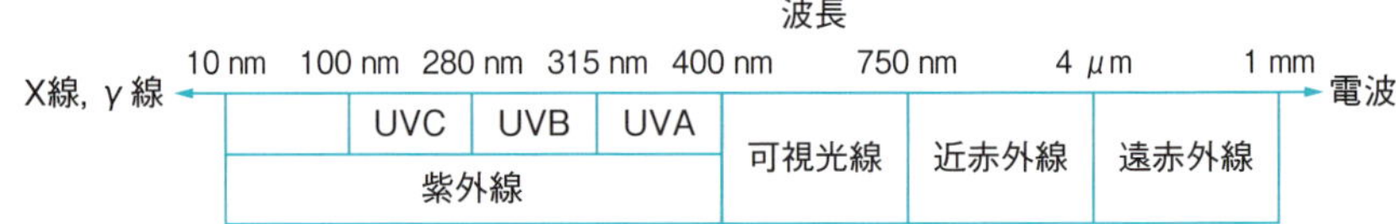

図16・10　非電離放射線の種類と波長

❶ 紫外線（ultra violet，UV）

波長が長いものは透過力が強く，短いものは障害作用が強い．波長の長いものから，UVA，UVB，UVC という．波長の短い UVC と UVB の短波長側は，オゾン層に吸収されてしまうが，UVA と UVB の一部は地表に到達する．UV による障害としては，**皮膚障害**や**白内障**などがある．

ⓐ UVA（波長 315 ～ 400 nm）

波長が長いため，透過力が高く，UVB や UVC に比べて皮膚の深部まで作用し，**メラニン**の合成を促す（日焼け：サンタン）．また，UVB よりも深部にまで到達するため，水晶体内に水不溶性タンパク質の増加を

引き起こし，混濁を生じさせる（白内障）．

b UVB（280～315 nm）

UVAに比べて皮膚の浅いところで作用し，水ぶくれ（サンバーン）を生じさせる．一方，骨の形成に重要なビタミンD_3の生合成にUVBを浴びることが必要であり，日光を浴びる時間が少ないと骨形成に問題がでてくる．そのため，健康線（ドルノ線）ともよばれる．

c UVC（100～280 nm）

地表には到達しないが，殺菌灯などで用いられる．波長が短く，細胞障害作用が強い．とくに260 nm付近のものは，DNA損傷作用が強く，殺菌作用も強い．

コラム

紫外線によるDNA障害

紫外線によってピリミジン塩基（チミン，シトシン）が二量体（ピリミジンダイマー）を形成する．ヒトを含む哺乳動物の細胞とウイルスには存在しないが，大腸菌から鳥類まではピリミジンダイマーを修復する光回復酵素を有している．可視光により，光回復酵素は，ピリミジンダイマーを開裂させ，モノマーに戻す．一方，ヒトでは光回復酵素ではなく，エンドヌクレアーゼによる塩基除去修復によって修復が行われる．このエンドヌクレアーゼを欠損したヒト遺伝病として色素性乾皮症（xeroderma pigmentosum, XP）が知られ．XPの患者はピリミジンダイマーを修復できないため，皮膚がんが多く発症する．

❷ 赤外線（約750 nm～1 mm）

近赤外線（750 nm～4 μm），遠赤外線（4 μm～1 mm）に分類され，熱作用をもつ．近赤外線は，可視光線に近い性質を有し，赤外線通信などに用いられる．遠赤外線は，電波に近い性質を有し，熱作用がある．サーモグラフィーは，生体や熱源から発せられる遠赤外線を検知し，強度を解析し温度分布を調べる．製鉄業やガラス工業において近赤外線を長時間浴びることによって皮膚や網膜の熱傷や赤外線白内障が生じる．

ポイント

- 紫外線（UV）
  - UVA：透過力強い．メラニン合成，白内障
  - UVB：サンバーン，ビタミンD_3合成（骨形成に必要）
  - UVC：殺菌作用強い
- 赤外線（近赤外線，遠赤外線）：熱作用．熱傷，白内障

G　放射線の医療への応用

医療において放射線はさまざまな治療や診断に利用されている．放射線のもつ細胞障害作用を利用し，がん治療や医療器具の滅菌が行われ，また放射線の透過性を利用し，体内の画像診断が行われている．治療と画像診断のどちらにおいても，体外から放射線を照射する外部照射の場合と**放射性医薬品**（*in vivo*）を服用し，体内の放射性核種からの放射線を利用する場合がある．また，放射性医薬品（*in vitro*）による体外診断にも放射性核種が用いられる（詳細は，「新 放射化学・放射性医薬品学」（南江堂）など放射性医薬品学の成書を参照）．

1 画像診断

a X線検査，X線コンピュータ断層撮影法（X線CT）

X線を体外から照射し，体内でのX線吸収率の違いを利用する．X線CTでは，断層画像を取得し診断を行う．X線造影剤が用いられる．

b SPECT（single photon emission computed tomography）

^{99m}Tcや^{123}I，^{111}Inなどの短半減期の**γ線放出核種**を用いた*in vivo*診断用放射性医薬品を投与し，体内で放出される**γ線**を体外の検出器で計測することにより，放射性医薬品の体内分布を画像化し，診断を行う．

c PET（positron emission tomography）

^{18}Fなどの短半減期の**β^+壊変核種**を用いた*in vivo*診断用放射性医薬品を投与する．β^+壊変により生じた陽電子が陰電子と結合し，消滅して発生する“対向する2本の**消滅放射線**（電磁波）”を体外で同時に計測し，*in vivo*診断用放射性医薬品の体内分布を画像化し，診断を行う．

2 放射線治療

a 外部照射

X線，γ線，陽子線，重粒子線などの放射線を体外から患部に照射することにより，がん細胞などに障害作用を与え，がん治療などを行う．

b 内部照射療法（RI内用療法）

内部照射療法では，*in vivo*治療用放射性医薬品を投与し，患部に集積した放射性医薬品から放出される放射線によりがん治療などを行う．*in vivo*治療用放射性医薬品には，細胞障害作用の強い**α線**や**β^-線**を放出する放射性核種が用いられる．

❸ *in vitro* 診断用放射性医薬品

放射性核種（^{125}I など）を用いたラジオイムノアッセイ（RIA）などの方法により，血中などの生理活性物質や薬物の量を測定し診断する．また DNA 診断にも用いられる．

Exercise

1 次の記述のうち，正しいものには○，誤っているものには×を（　　）に入れよ．

① 有効半減期は，有効半減期＝物理的半減期×生物学的半減期で表される．（　　）
② 電離・励起作用の強さ，透過力の強さ，飛程の長さは，すべて α 線＞β 線＞X 線・γ 線である．（　　）
③ 放射線障害のうち遺伝的影響と発がんは，ある線量以上（しきい線量）の被ばくで必ず現れる確定的影響である．（　　）
④ γ 線の被ばくによって体内でヒドロキシラジカルによる酸化的障害が生じる．（　　）
⑤ 総線量が同じ場合，高線量率の短時間照射のほうが低線量率の長時間（分割）照射に比べて細胞障害は小さい．（　　）
⑥ 同じ吸収線量の場合，α 線のほうが X 線に比べて細胞障害作用は大きい．（　　）
⑦ 末梢血中のリンパ球の放射線障害を受けやすい理由は，未分化で細胞分裂が盛んな細胞であるためである．（　　）
⑧ ^{90}Sr は骨に，^{131}I は甲状腺に蓄積しやすい．（　　）
⑨ 放射線被ばくによる白内障の発症には，しきい値はなく，被ばく線量の増加に伴い発生確率が増加する．（　　）
⑩ 胎内被ばくによって胎児の形態異常や精神遅滞が生じることがある．（　　）
⑪ β^- 線の遮へいには，アクリル板が適している．（　　）
⑫ γ 線に対する遮へい材の遮へい能力は，遮へい材の原子番号が大きいほど高い．（　　）
⑬ ^{226}Ra は，空気中に存在し，吸入によって肺から内部被ばくする．（　　）
⑭ ^{40}K は，食品の摂取によって体内に取り込まれ，内部被ばくの原因となる．（　　）
⑮ ^{99m}Tc の製造では，過渡平衡にある短半減期の ^{99}Mo から長半減期の ^{99m}Tc を抽出する．（　　）
⑯ ^{11}C や ^{18}F は，γ 線放出核種であり，PET での診断に用いる．（　　）
⑰ ^{131}I は，γ 線と β^- 線を放出し，甲状腺機能亢進症や甲状腺がんの治療に用いられる．（　　）
⑱ UVB はビタミン D_3 の生合成に関与し，UVC には殺菌作用がある．（　　）
⑲ 過度の赤外線曝露によって皮膚の熱傷や白内障を引き起こす危険性がある．（　　）

環境保全と法的規制

A 典型七公害と四大公害

❶ 公害の定義と典型七公害

公害とは，環境基本法で「事業活動そのほかの人の活動に伴って生じる相当範囲にわたる，①大気汚染，②水質汚濁，③土壌汚染，④騒音，⑤振動，⑥地盤沈下および，⑦悪臭によって，人の健康または生活環境に係わる被害が生じること」と定義されており，これらの7項目を典型七公害とよぶ.

おさえておこう
- **大気汚染** ☞p.538
- **水質汚濁** ☞p.520

NOTE　地震や洪水などの自然現象による健康被害（自然災害）や食品および医薬品による健康被害（食品公害，薬品公害）は，「公害」の範疇には入らない.

❷ 典型七公害の現状

現在，わが国では，公害の発生防止に向けた法整備が進み，環境汚染による大規模な公害の発生は起こっていない．しかしながら，その一方で，公害に関する苦情件数は毎年7万件程度ある．典型七公害における苦情件数は，騒音＞大気汚染＞悪臭＞水質汚濁＞振動＞土壌汚染＞地盤沈下の順になっており，2022年度の調査結果で騒音が38.2％，大気汚染が27.0％を占めている．また，典型七公害以外の公害では，廃棄物投棄，雑草などの花粉の浮遊，雑草などによる交通視野妨害，汚水の流出，洗車場の汚水散布などに対する苦情事例があり，そのうち廃棄物投棄が約4～5割を占めている.

NOTE　わが国の公害は，産業型汚染から都市（生活）型汚染に移行した.

NOTE　**公害苦情件数（2022年）**
典型七公害：約5.1万件
典型七公害以外：約2.1万件

❸ わが国の公害事例および四大公害

わが国の公害は，明治時代中期に起こった「足尾銅山鉱毒事件[*1]」や「別子銅山煙害事件」にはじまり，1950年代から1970年代の高度経済成長期に「イタイイタイ病」「水俣病（熊本水俣病）」「四日市喘息」「第二水俣病（新潟水俣病）」「大阪国際空港騒音事件」「光化学スモッグ」などが相次いで起こった（表17・1）.

これらの公害のうち，被害の大きかった「イタイイタイ病」「水俣病（熊本水俣病）」「第二水俣病（新潟水俣病）」「四日市喘息」は一般に四大公害（病）とよばれる（表17・2）.

＊1　足尾銅山鉱毒事件　「日本の公害運動の原点」といわれ，田中正造を中心に鉱毒被害住民の救済運動が行われたが，政府による公害防止対策がほとんどとられなかったため，渡良瀬川流域を中心に被害が拡大した.

NOTE　わが国は，第二次世界大戦後の復興から高度経済成長を達成しようとしていた1950～1970年代にかけて，環境保護対策も行われないまま「四大公害」をはじめ多くの公害を相次いで引き起こすことになってしまった.

表17・1　わが国の主な公害事例

年	事　例	原　因	発生地域
1879(明治12)	足尾銅山鉱毒事件	不明	栃木
1893(明治26)	別子銅山煙害事件	亜硫酸ガス	愛媛
1937(昭和12)	安中鉱毒(煙害)事件	カドミウム	群馬
1955(昭和30)	イタイイタイ病公式発見	カドミウム	富山
1956(昭和31)	水俣病(熊本水俣病)公式発見	メチル水銀	熊本
1961(昭和36)	四日市喘息被害	硫黄酸化物	三重
1962(昭和37)	胎児性水俣病公式発見	メチル水銀	熊本
1965(昭和40)	第二水俣病(新潟水俣病)公式発見	メチル水銀	新潟
1969(昭和44)	大阪国際空港騒音事件	ジェット機騒音	大阪
1970(昭和45)	光化学スモッグ発生	光化学オキシダント	東京
1972(昭和47)	慢性ヒ素中毒発生	ヒ素	宮崎
1973(昭和48)	慢性ヒ素中毒発生	ヒ素	島根
1974(昭和49)	東海道新幹線騒音・振動事件	鉄道騒音・振動	愛知
1975(昭和50)	六価クロム汚染による健康被害	六価クロム	東京
1978(昭和53)	西淀川排気ガス公害事件	大気汚染	大阪
1982(昭和57)	川崎喘息被害	硫黄酸化物	神奈川
2003(平成15)	井戸水のヒ素汚染*2	有機ヒ素化合物	茨城

*2　井戸水のヒ素汚染(茨城県神栖市)　☞p.358，コラム 毒ガス兵器

表17・2　四大公害

	原因物質	発生地域	症　状
イタイイタイ病	カドミウム	富山県神通川下流域	腎障害，骨軟化症
水俣病(熊本水俣病)	メチル水銀	熊本県水俣湾沿岸地域	中枢神経障害
第二水俣病(新潟水俣病)	メチル水銀	新潟県阿賀野川下流域	中枢神経障害
四日市喘息	硫黄酸化物	三重県四日市市	呼吸器疾患

おさえておこう

・カドミウム　☞p.355

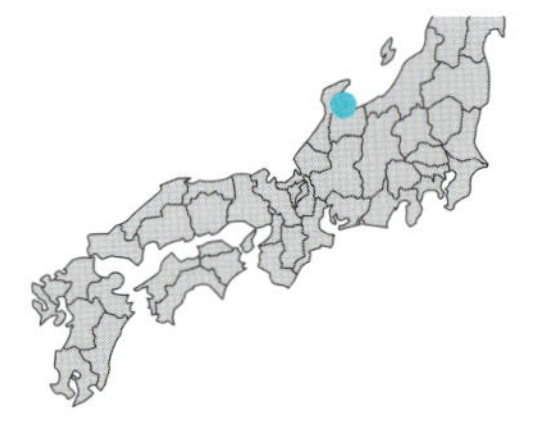

図17・1　イタイイタイ病被害地域

NOTE　2013年3月17日，神通川流域カドミウム汚染田の復元工事が完了した．対象面積1 686 haのうち，農用地以外へ転用される部分を除く863 haが総事業費407億円かけて復元された．復元までに33年かかった．総事業費407億円は，三井金属鉱業と国，県，市が負担した．

NOTE　神通川流域住民健康管理支援制度の対象者は，1975年以前に汚染地域に20年以上住み，尿中β_2-ミクログロブリン濃度が50 mg/gCr以上であることが基準となっている．

a イタイイタイ病

[公式発見] 1955年

[原因物質] カドミウム

[被害地域] 富山県神通川下流域(図17・1)

[汚染原因] 神通川上流の三井金属鉱業神岡鉱業所の排水に含まれていたカドミウムが神通川流域の水質と土壌を汚染し，カドミウムに汚染された米や飲料水の長期摂取によって慢性カドミウム中毒が引き起こされた．

[症状] 腎障害と激痛を伴う骨軟化症を主症状とする．肩や膝，腰などをはじめ全身に激痛があり，やがて歩行困難となり，わずかな衝撃でも簡単に骨折するようになる．患者の多くは，更年期以降の経産婦であった．

[認定患者数] 201人(生存者：0人)(2024年8月末現在)

[特記事項]

・公式発見から13年後の1968年に厚生省が「イタイイタイ病の本態は，カドミウムの慢性中毒により，まず腎障害を生じ，次いで骨軟化症をきたし，これに妊娠，授乳，内分泌の変調，老化および栄養としてのカルシウムの不足などが誘因となって生じたもので，原因物質のカドミウムは三井金属鉱業神岡鉱業所の排水に起因する」と公式見解を発表している．

コラム

イタイイタイ病被害者救済（三井金属鉱業と全面解決）

2013年12月，神通川流域カドミウム被害者団体連絡協議会と原因企業である三井金属鉱業は全面解決に合意した．

合意内容：

①現在および将来の認定患者・要観察者に対する賠償を継続する．

②公害防止対策の継続により神通川の水質レベルを維持していく．

③神通川流域における汚染田復元工事が完了した．

④認定患者・要観察者ではなくてもカドミウムにより腎機能に一定の影響がある被害者に対して「神通川流域住民健康管理支援制度」を実施する．

これまで，カドミウム中毒患者のうちイタイイタイ病患者のみが補償の対象であり，前段症状とされる腎障害の被害者への補償は長年取り残されてきた．2013年12月，三井金属鉱業はカドミウムにより腎障害を発症した被害者に健康管理支援一時金を支払うことにした．

b 水俣病（熊本水俣病）

［公式発見］1956年

［原因物質］**メチル水銀**

［被害地域］熊本県水俣湾を中心とした不知火海沿岸地域（図17・2）

［汚染原因］チッソ水俣工場の排水に含まれていたメチル水銀が水俣湾を中心に不知火海を汚染し，メチル水銀に汚染された魚介類の摂取によってメチル水銀中毒が引き起こされた．アセトアルデヒド製造工程で無機水銀が触媒として用いられていたが反応中に副生したメチル水銀が原因である．

［症状］四肢末端の感覚障害，運動失調，平衡機能障害，求心性視野狭窄，歩行障害，筋力低下，振戦，聴力障害などの中枢神経障害（**ハンター・ラッセル症候群**[*2]）を主症状とする．

［認定患者数］2,284人（生存者：254人）（2022年11月末現在）

［特記事項］

・公式発見から6年後の1962年には，脳性小児麻痺様の症状を示す**胎児性水俣病**患者が発見された．

・公式発見から12年後の1968年に政府は「熊本水俣病はチッソ水俣工場の，新潟水俣病は昭和電工鹿瀬工場の，アセトアルデヒド製造工程で副生されたメチル水銀化合物が原因である」と公式見解を発表した．

・水俣病は，「日本の公害病の原点」，「日本の公害問題の原点」あるいは「日本の環境行政の原点」などといわれる．

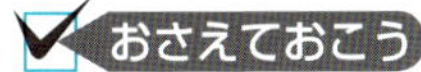

・メチル水銀 p.354

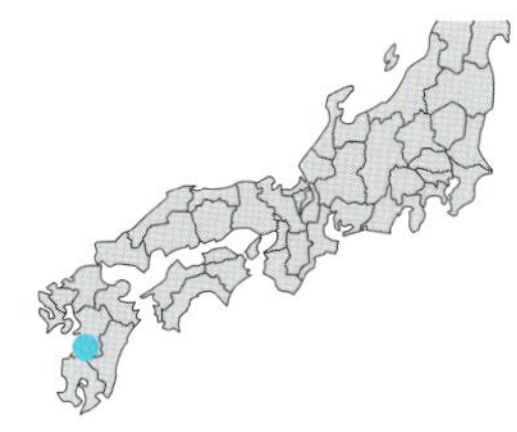

図17・2 水俣病被害地域

*2 **ハンター・ラッセル症候群**（Hunter-Russel syndrome） 英国人医師のハンターとラッセルらが，動物実験に基づいてメチル水銀中毒の臨床症状を1940年に報告した．彼らの報告した臨床症状のうち感覚障害，運動失調，求心性視野狭窄，聴力障害のすべての症状をそろえた症例をハンター・ラッセル症候群とよび，メチル水銀中毒の典型的症例とされている．

NOTE 水俣病に対する政府の対応の遅れは，原因物質の排出防止対策を遅らせて被害を拡大しただけでなく，第二水俣病の発生を引き起こすことにもなってしまった．

コラム

水俣病関西訴訟最高裁判決

2004年10月15日，最高裁判所は，水俣病の被害拡大防止を怠った国と熊本県に対し，責任を認めた判決を言い渡した．水俣病発生から約50年を経てようやく「行政に責任あり」が確定した．従来，行政には広範囲な裁量権があるとして権限の不行使は違法性を問われないとされてきた（これまで，行政が「権限の不行使」に関して最高裁へ上告すれば勝訴していた）．したがって，権限を行使しない行政の無策は「違法である」というこの判決がもつ意味は大きい．国民の生命や健康に影響が生じる可能性があるとき，行政は機敏かつ適切な対応をする責務があることを示した判決であった．

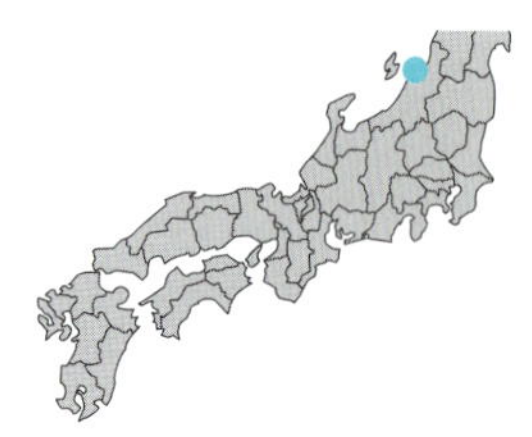

図17・3　第二水俣病被害地域

c 第二水俣病（新潟水俣病）

［公式発見］1965年

［原因物質］メチル水銀

［被害地域］新潟県阿賀野川下流域（図17・3）

［汚染原因］阿賀野川上流の昭和電工鹿瀬工場の排水に含まれていたメチル水銀が阿賀野川を汚染し，メチル水銀に汚染された魚介類の摂取によってメチル水銀中毒が引き起こされた．昭和電工鹿瀬工場でもチッソ水俣工場と同様にアセトアルデヒド製造工程で無機水銀を触媒に用いていた．

［症状］「熊本水俣病」と同様

［認定患者数］716人（生存者：103人）（2022年11月末現在）

おさえておこう

・硫黄酸化物　☞p.540

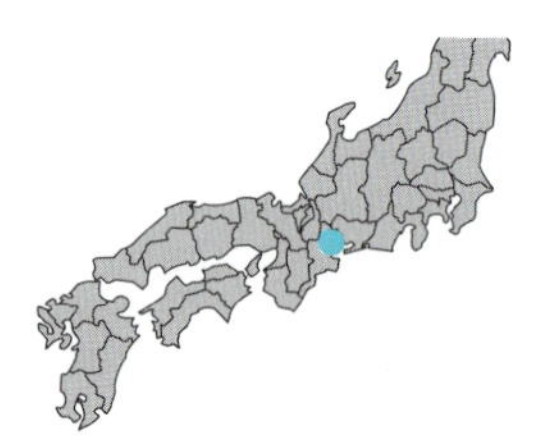

図17・4　四日市喘息被害地域

d 四日市喘息

［被害者発生］1961年

［原因物質］硫黄酸化物

［被害地域］三重県四日市市（図17・4）

［汚染原因］石油コンビナート（6社）が硫黄分を多く含む原油を使用したことにより，大量の硫黄酸化物（とくに二酸化硫黄）が大気中に排出されたために，地域住民に呼吸器疾患が多発した．

［症状］慢性気管支炎，気管支喘息，喘息性気管支炎，肺気腫などの呼吸器疾患を主症状とする．

［認定患者数］2,216人（生存者：318人）（2021年3月末現在）

［特記事項］

・四日市公害訴訟において「大気汚染に関して複数排出者の共同不法行為が成立する」ことが認められ，硫黄酸化物（二酸化硫黄）の大気汚染に係る環境基準および排出規制の強化や大気汚染防止の総量規制条項の導入など，わが国のその後の公害対策に大きな影響を与えた．

ポイント

- 典型七公害は，環境基本法の公害の定義の中に明記されている．
- 典型七公害とは，①大気汚染，②水質汚濁，③土壌汚染，④騒音，⑤振動，⑥地盤沈下，⑦悪臭のことである．
- 四大公害とは，「イタイイタイ病」，「水俣病（熊本水俣病）」，「第二水俣病（新潟水俣病）」，「四日市喘息」のことである．
- イタイイタイ病の原因物質は，カドミウムである．
- 水俣病および第二水俣病の原因物質は，メチル水銀である．
- 四日市喘息の原因物質は，硫黄酸化物である．
- メチル水銀は，血液–脳関門や血液–胎盤関門を容易に通過するため，中枢神経障害や胎児性水俣病を引き起こす．
- メチル水銀は，水域で食物連鎖を通して生物濃縮が行われ，魚介類を通じてヒトへ摂取される．

B 環境基本法

わが国では，1950年代から1960年代にイタイイタイ病や水俣病をはじめとする公害事例が多発したことから，公害対策を総合的かつ計画的に推進する目的で，1967年に「**公害対策基本法**」が制定された．さらに，1972年には自然環境の適正な保全を総合的に推進することを目的に「**自然環境保全法**」が制定された．これらの法律は，その後1993年に，国民の健康保護と生活環境の保全を目的として自然環境の保護や地球環境の保全に関する基本理念を含めた「**環境基本法**」として改正された．

コラム

環境基本法第１条

「この法律は，環境の保全について，基本理念を定め，並びに国，地方公共団体，事業者及び国民の責務を明らかにするとともに，環境の保全に関する施策の基本となる事項を定めることにより，環境の保全に関する施策を総合的かつ計画的に推進し，もって現在及び将来の国民の健康で文化的な生活の確保に寄与するとともに人類の福祉に貢献することを目的とする．」

❶ 基本理念

環境基本法では，次の3点を基本的な理念としている．

①環境の恵沢の享受と継承等（第3条）

②環境への負荷の少ない持続的発展が可能な社会の構築等（第4条）

③国際的協調による地球環境保全の積極的推進（第5条）

NOTE 基本理念を実現するための基本施策（5項目）

①環境基本計画の策定（第15条）

②環境基準の設定（第16条）

③特定地域における公害の防止（公害防止計画）（第17，18条）

④環境保全のための施策（第19～31条）

⑤地球環境保全等に関する国際協力（第32～35条）

❷ 環境基本計画

環境基本法の理念を実現し，持続可能な社会への転換をはかっていくために，4つの項目が設定された．

①**循環**：環境への負荷を少なくし，循環を基調とする経済社会システムを実現する．

②**共生**：健全な生態系を維持・回復し，自然とヒトとの共生を確保する．

③**参加**：環境保全に関する行動に参加する社会を実現する．

④**国際的取り組み**：地球環境を良好な状態に保持するための国際的な取り組みを推進する．

2018 年 4 月に第五次環境基本計画が閣議決定され，6 つの重要戦略が掲げられている．

①持続可能な生産と消費を実現するグリーンな経済システムの構築

②国土のストックとしての価値の向上

③地域資源を活用した持続可能な地域づくり

④健康で心豊かな暮らしの実現

⑤持続可能性を支える技術の開発・普及

⑥国際貢献によるわが国のリーダーシップの発揮と戦略的パートナーシップの構築

❸ 環境基準

「環境基本法」の第 16 条第 1 項には，ヒトの健康の保護と生活環境を保全する上で維持することが望ましい環境上の条件として，**大気汚染**，**水質汚濁**，**土壌汚染**および**騒音**に関する**環境基準**が定められている．

また，ダイオキシン類による健康障害から国民を保護することを目的に「**ダイオキシン類対策特別措置法**」が1999年7月に制定され，2000年1月から施行された．この法律の中でダイオキシン類に係る環境基準が定められている．

コラム

生物多様性の保全および持続可能な利用に関する取り組み

・カルタヘナ法

生物の多様性に関する条約のバイオセーフティに関するカルタヘナ議定書（カルタヘナ議定書）を締結するための国内制度として定められた「遺伝子組換え生物等の使用等の規制による生物の多様性の確保に関する法律」（平成15年法律第97号，「カルタヘナ法」）が定められている．カルタヘナ法の目的は，遺伝子組換え生物等を使用等する際の規制措置を講じることで，生物多様性への悪影響の未然防止等を図ることである．

・カルタヘナ法違反事例

2023年3月8日，赤色に発光するように遺伝子改変したメダカを未承認で飼育，販売したなどとして，警視庁生活環境課は，カルタヘナ法違反容疑で60～72歳の男5人を逮捕したと発表した．当該の遺伝子改変メダカは，東京工業大学の基礎生物学研究所が作成したものである．これを2009年3月に正式な手続きを踏んで同大淡水魚飼育室が譲り受けたが，同大の生命理工学部の元学生が在学時の2009年10～11月までの間に，そのメダカの卵を無断で持ち出し流出した経緯である．今回の事件は，このカルタヘナ法に違反して逮捕者が出た初めてのケースである．

a 大気汚染に関する環境基準

大気汚染に関する環境基準は，「大気汚染に係る環境基準」(表17・3)，「有害大気汚染物質(ベンゼン等)に係る環境基準」(表17・4)，「微小粒子状物質に係る環境基準」(表17・5)が設定されており，**二酸化硫黄**，**一酸化炭素**，**浮遊粒子状物質**，**微小粒子状物質**，**二酸化窒素**，**光化学オキシダント**，**ベンゼン**，**トリクロロエチレン**，**テトラクロロエチレン**および**ジクロロメタン**の10項目が対象となっている．また，環境基準が設定されていない有害大気汚染物質については，環境目標値の1つとして環境中の有害大気汚染物質による健康リスクの低減をはかるための指針値が設定されている(表17・6)．

NOTE 2009年9月，微小粒子状物質(PM2.5)の環境基準が追加設定された．

表17・3 大気汚染に係る環境基準

物 質	環境上の条件	測定方法
二酸化硫黄(SO_2)	1時間値の1日平均値が0.04 ppm以下であり，かつ，1時間値が0.1 ppm以下であること	溶液導電率法または紫外線蛍光法
一酸化炭素(CO)	1時間値の1日平均値が10 ppm以下であり，かつ，1時間値の8時間平均値が20 ppm以下であること	非分散型赤外分析計を用いる方法
浮遊粒子状物質(SPM)	1時間値の1日平均値が0.10 mg/m^3以下であり，かつ，1時間値が0.20 mg/m^3以下であること	ろ過捕集による重量濃度測定方法またはこの方法によって測定された重量濃度と直線的な関係を有する量が得られる光散乱法，圧電天びん法もしくはβ線吸収法
二酸化窒素(NO_2)	1時間値の1日平均値が0.04 ppmから0.06 ppmまでのゾーン内またはそれ以下であること	ザルツマン試薬を用いる吸光光度法またはオゾンを用いる化学発光法
光化学オキシダント(O_X)	1時間値が0.06 ppm以下であること	中性ヨウ化カリウム溶液を用いる吸光光度法もしくは電量法，紫外線吸収法またはエチレンを用いる化学発光法

備考
1. 環境基準は，工業専用地域，車道その他一般公衆が通常生活していない地域または場所については，適用しない．
2. 浮遊粒子状物質とは大気中に浮遊する粒子状物質であってその粒径が10 μm以下のものをいう．
3. 二酸化窒素について，1時間値の1日平均値が0.04 ppmから0.06 ppmまでのゾーン内にある地域にあっては，原則としてこのゾーン内において現状程度の水準を維持し，またはこれを大きく上回ることとならないよう努めるものとする．
4. 光化学オキシダントとは，オゾン，ペルオキシアセチルナイトレートその他の光化学反応により生成される酸化性物質(中性ヨウ化カリウム溶液からヨウ素を遊離するものに限り，二酸化窒素を除く)をいう．

[環境省：大気の汚染に係る環境基準について，https://www.env.go.jp/kijun/taiki1.html(2024年7月アクセス)より引用]

表17・4 有害大気汚染物質(ベンゼン等)に係る環境基準

物 質	環境上の条件	測定方法
ベンゼン	1年平均値が0.003 mg/m^3以下であること	キャニスターまたは捕集管により採取した試料をガスクロマトグラフ質量分析計により測定する方法を標準法とする．また，当該物質に関し，標準法と同等以上の性能を有すると認められる方法
トリクロロエチレン	1年平均値が0.13 mg/m^3以下であること	
テトラクロロエチレン	1年平均値が0.2 mg/m^3以下であること	
ジクロロメタン	1年平均値が0.15 mg/m^3以下であること	

備考
1. 環境基準は，工業専用地域，車道その他一般公衆が通常生活していない地域または場所については，適用しない．
2. ベンゼン等による大気の汚染に係る環境基準は，継続的に摂取される場合にはヒトの健康を損なうおそれがある物質に係るものであることにかんがみ，将来にわたってヒトの健康に係る被害が未然に防止されるようにすることを旨として，その維持または早期達成に努めるものとする．

[環境省：ベンゼン等による大気の汚染に係る環境基準について，https://www.env.go.jp/kijun/taiki3.html (2024年7月アクセス)より引用]

表17・5　微小粒子状物質に係る環境基準

物　質	環境上の条件	測定方法
微小粒子状物質	1年平均値が15μg/m^3以下であり，かつ，1日平均値が35μg/m^3以下であること	微小粒子状物質による大気の汚染の状況を的確に把握することができると認められる場所において，ろ過捕集による質量濃度測定方法またはこの方法によって測定された質量濃度と等価な値が得られると認められる自動測定機による方法

備考：1．環境基準は，工業専用地域，車道その他一般公衆が通常生活していない地域または場所については，適用しない．
2．微小粒子状物質とは，大気中に浮遊する粒子状物質であって，粒径が2.5μmの粒子を50%の割合で分離できる分粒装置を用いて，より粒径の大きい粒子を除去した後に採取される粒子をいう．
[環境省：微小粒子状物質による大気の汚染に係る環境基準について，https://www.env.go.jp/kijun/taiki4.html (2024年7月アクセス) より引用]

表17・6　有害大気汚染物質に係る指針値

2020年8月

物質	指針値
アクリロニトリル	年平均値2 μg/m^3以下
アセトアルデヒド	年平均値120 μg/m^3以下
塩化ビニルモノマー	年平均値10 μg/m^3以下
塩化メチル	年平均値94 μg/m^3以下
水銀およびその化合物	年平均値40 ngHg/m^3以下
ニッケル化合物	年平均値25 ngNi/m^3以下
クロロホルム	年平均値18 μg/m^3以下
1,2-ジクロロエタン	年平均値1.6 μg/m^3以下
1,3-ブタジエン	年平均値2.5 μg/m^3以下
ヒ素および無機ヒ素化合物	年平均値6 ng As/m^3以下
マンガンおよび無機マンガン化合物	年平均値140 ngMn/m^3以下

b 水質汚濁に関する環境基準

公共用水域の水質汚濁に関して，水質汚濁に係る環境基準（水質環境基準）が設定され，「**人の健康の保護に関する環境基準**」と「**生活環境の保全に関する環境基準**」が定められている．

NOTE　水質汚濁に係る「人の健康の保護に関する環境基準」の中で，「検出されないこと」となっている物質は，全シアン，アルキル水銀，PCBである．

(1) 人の健康の保護に関する環境基準

人の健康の保護に関する環境基準（表17・7）は，全国の公共用水域（河川，湖沼，海域）および地下水について一律に適用されている．基準項目については，現在27項目となっている．

(2) 生活環境の保全に関する環境基準

生活環境の保全に関する環境基準（☞p.606）は，公共用水域について，利水の態様に応じ水域ごとに類型が指定されている．**pH**，BODまたはCOD，DO，浮遊物質量（SS），**大腸菌数**および***n*-ヘキサン抽出物質**について，河川では6類型，湖沼では4類型，海域では3類型が設けられている．

また，富栄養化が問題となる閉鎖性水域である湖沼や海域では，**全窒素**および**全リン**についても環境基準が設定されており，湖沼では5類型，海域では4類型が設けられている．さらに，**全亜鉛**，ノニルフェノール，直鎖アルキルベンゼンスルホン酸についても環境基準が設定されており，河川と湖沼では4類型，海域では2類型が設けられている．低層溶存酸素量については，湖沼および海域で環境基準が設定され，両水域ともに3類型が設けられている．

表17・7 人の健康の保護に関する環境基準(27項目)

	項 目	基準値		項 目	基準値
1	カドミウム	0.003 mg/L以下	15	1,1,2-トリクロロエタン	0.006 mg/L以下
2	**全シアン**	**検出されないこと**	16	トリクロロエチレン	0.01 mg/L以下
3	鉛	0.01 mg/L以下	17	テトラクロロエチレン	0.01 mg/L以下
4	六価クロム	0.02 mg/L以下	18	1,3-ジクロロプロペン	0.002 mg/L以下
5	ヒ素	0.01 mg/L以下	19	チウラム	0.006 mg/L以下
6	総水銀	0.0005 mg/L以下	20	シマジン	0.003 mg/L以下
7	**アルキル水銀**	**検出されないこと**	21	チオベンカルブ	0.02 mg/L以下
8	**PCB**	**検出されないこと**	22	ベンゼン	0.01 mg/L以下
9	ジクロロメタン	0.02 mg/L以下	23	セレン	0.01 mg/L以下
10	四塩化炭素	0.002 mg/L以下	24	硝酸性窒素および亜硝酸性窒素	10 mg/L以下
11	1,2-ジクロロエタン	0.004 mg/L以下	25	フッ素	0.8 mg/L以下
12	1,1-ジクロロエチレン	0.1 mg/L以下	26	ホウ素	1 mg/L以下
13	シス-1,2-ジクロロエチレン	0.04 mg/L以下	27	1,4-ジオキサン	0.05 mg/L以下
14	1,1,1-トリクロロエタン	1 mg/L以下			

備考
1. 基準値は年間平均値とする.ただし,全シアンに係る基準値については,最高値とする.
2. 「検出されないこと」とは,測定方法の項に掲げる方法により測定した場合において,その結果が当該方法の定量限界を下回ることをいう.
3. 海域については,フッ素およびホウ素の基準値は適用しない.
4. 硝酸性窒素および亜硝酸性窒素の濃度は,規格43.2.1,43.2.3,43.2.5または43.2.6により測定された硝酸イオンの濃度に換算係数0.2259を乗じたものと規格43.1により測定された亜硝酸イオンの濃度に換算係数0.3045を乗じたものの和とする.

[環境省:水質汚濁に係る環境基準,別表1 人の健康の保護に関する環境基準,https://www.env.go.jp/kijun/mizu.html(2024年7月アクセス)より引用]

c 土壌汚染に関する環境基準

土壌の汚染に係る環境基準(☞p.591)は,27項目について設定されている.この中で,「検出されないこと」となっている物質は,全シアン,有機リン,アルキル水銀,PCBである.

d 騒音に関する環境基準

騒音に係る環境基準(☞p.591)はその発生源が多種多様であることから,地域の類型および時間区分ごとに「道路に面する地域以外の地域に係る環境基準」,「道路に面する地域に係る環境基準」,「航空機騒音に係る環境基準」および「新幹線鉄道騒音に係る環境基準」の4種が定められている.

騒音の単位はdB(デシベル)であり,音圧レベルで測定されるが,航空機騒音だけは時間帯補正等価騒音レベル(L_{den})で評価される.L_{den}では,各飛行機の騒音を聞こえはじめから聞こえ終わりまでにヒトが受ける騒音エネルギーとして測定する.

e ダイオキシン類に係る環境基準

「ダイオキシン類[*3]対策特別措置法」の第7条の規定に基づき,ダイオキシン類による大気の汚染(表17・8),水質の汚濁(水底の底質の汚染を含む)および土壌の汚染に係る環境基準が設定されている(☞p.592).

*3 **ダイオキシン類** 「ダイオキシン類対策特別措置法」では,ポリ塩化ジベンゾ-*p*-ジオキシン(polychlorinated dibenzo-*p*-dioxin, PCDD)やポリ塩化ジベンゾフラン(polychlorinated dibenzofuran, PCDF)に加えて,コプラナーPCBも含まれる.

表17・8　ダイオキシン類に係る環境基準

物　質	環境上の条件	測定方法
ダイオキシン類	1年平均値が 0.6 pg-TEQ/m^3 以下であること	ポリウレタンフォームを装着した採取筒をろ紙後段に取り付けたエアサンプラーにより採取した試料を高分解能ガスクロマトグラフ質量分析計により測定する方法

備考
1. 環境基準は，工業専用地域，車道その他一般公衆が通常生活していない地域または場所については，適用しない.
2. 基準値は，2,3,7,8-テトラクロロジベンゾ-*p*-ジオキシンの毒性に換算した値とする.
[環境省：ダイオキシン類による大気の汚染，水質の汚濁（水底の底質の汚染を含む）及び土壌の汚染に係る環境基準，https://www.env.go.jp/kijun/dioxin.html（2024年7月アクセス）より引用]

ポイント

- 「環境基本法」には，大気汚染，水質汚濁，土壌汚染および騒音に関する環境基準が定められている.
- 大気汚染に関して，「大気汚染に係る環境基準」，「有害大気汚染物質（ベンゼン等）に係る環境基準」，「微小粒子状物質に係る環境基準」が設定されている.
- 水質汚濁に係る環境基準は，「人の健康の保護に関する環境基準」と「生活環境の保全に関する環境基準」が定められている.
- ダイオキシン類に係る環境基準は，ダイオキシン類対策特別措置法に基づき，定められている.

C　公害・環境汚染防止関連法規

環境基本法の下に，典型七公害や環境汚染を防止するため整備されている主な法律を表17・9に示す.

表17・9　公害および環境汚染の防止関連法律

対　象	法　　律	制定年
大気汚染	大気汚染防止法	1968（昭和43）
	スパイクタイヤ禁止法	1990（平成　2）
	自動車NO_x・PM法	2001（平成13）
水質汚濁	下水道法	1958（昭和33）
	水質汚濁防止法	1970（昭和45）
	海洋汚染防止法	1970（昭和45）
	瀬戸内海環境保全特別措置法	1973（昭和48）
	浄化槽法	1983（昭和58）
	湖沼水質保全特別措置法	1984（昭和59）
	水道水源特別措置法	1994（平成　6）
土壌汚染	農用地の土壌の汚染防止等に関する法律	1970（昭和45）
	土壌汚染対策法	2002（平成14）
騒　音	騒音規制法	1968（昭和43）
振　動	振動規制法	1976（昭和51）
地盤沈下	工業用水法	1956（昭和31）
	建築物用地下水の規制に関する法律	1962（昭和37）
悪　臭	悪臭防止法	1971（昭和46）
廃棄物処理	廃棄物の処理及び清掃に関する法律（廃棄物処理法）	1970（昭和45）
化学物質	化学物質の審査及び製造等の規制に関する法律（化審法）	1973（昭和48）
	特定化学物質の環境への排出量の把握等及び管理の改善の促進に関する法律（化学物質排出把握管理促進法：化管法）	1999（平成11）
ダイオキシン類	ダイオキシン類対策特別措置法	1999（平成11）

❶ 大気汚染を防止するための法規制

ⓐ 固定発生源

大気汚染防止法では，工場や事業場などの固定発生源から排出される大気汚染物質について排出基準等(表17・10)が定められている．なお，2018年4月より水銀に対して排出基準が設定された(表17・11)．ばい煙[*4]の排出基準は，**一般排出基準**[*5]のほか，**特別排出基準**[*6]，**上乗せ排出基準**[*7]および**総量規制基準**[*8]も一部設定されている．

大気汚染防止法では，ばい煙排出者に対して排出基準に適合しないばい煙の排出を禁止し，違反者には刑罰を科することとしている．また，都道府県知事は，排出基準違反のばい煙を継続して排出するおそれがある施設に対してばい煙の処理方法などの改善や一時使用停止を命令することができる．

＊4 **ばい煙** 大気汚染防止法における「ばい煙」とは，硫黄酸化物，ばいじんおよび有害物質(①カドミウムおよびその化合物，②塩素および塩化水素，③フッ素，フッ化水素，フッ化ケイ素，④鉛およびその化合物，⑤窒素酸化物)を指す．

＊5 **一般排出基準** ばい煙発生施設ごとに国が定める基準である．

＊6 **特別排出基準** ばい煙発生施設が集合した地域に新たに設置される施設に対して適用するもので，**硫黄酸化物**と**ばいじん**について設定されている．

＊7 **上乗せ排出基準** ばいじんと有害物質を対象に都道府県が条例により地域の状況に応じて設定できるもので，一般排出基準より厳しい基準になっている．

＊8 **総量規制基準** 工場や事業場が密集している地域における汚染物質濃度を許容限度内に抑えるように，その地域のばい煙発生施設から排出される汚染物質の総量を定めて，施設ごとの排出量として割り当てて規制するものである．現在，**硫黄酸化物**と**窒素酸化物**について設定されている．

ⓑ 移動発生源

自動車排出ガス規制については，1992年に，**自動車から排出される窒素酸化物の特定地域(大都市地域)における総量の削減等に関する特別措置法(自動車NO_x法)**が制定された．特定地域として，**埼玉**，**千葉**，**東京**，**神奈川**，**大阪**，**兵庫**，**愛知**，**三重**の8都府県内196市区町村が指定されている．その後，2001年には，自動車交通に起因する粒子状物質の削減をはかるために，自動車NO_x法の改正法(**自動車NO_x・PM法**)が公布された．この法律には，一定の自動車に関して，窒素酸化物や粒子状物質の排出の少ない自動車を使用するように「車種規制」が盛り込まれている．

コラム

自動車排出ガス規制の経緯

自動車排出ガス規制については，1966年に**一酸化炭素**が規制され，続いて，**窒素酸化物**と**炭化水素**の規制が1973年にガソリン車を対象に，1974年にディーゼル車を対象に行われた．1989年には，中央公害対策審議会答申が発表され，ディーゼル車については粒子状物質の規制を追加し，2段階(新短期目標および新長期目標)で規制を強化することとした．その後も，中央環境審議会によって答申がまとめられ，2003年には第七次答申がとりまとめられている．

ⓒ その他

大気汚染防止法や自動車NO_x・PM法のほかに「**スパイクタイヤ禁止法**」や「**ダイオキシン類対策特別措置法**」などがある．また，微小粒子状物質(PM2.5)については，2013年に注意喚起のための暫定的な指針が策定されている(表17・12)．

❷ 水質汚濁を防止するための法規制

ⓐ 水質汚濁防止法

公共用水域等の水質保全をはかるため，「**水質汚濁防止法**」に基づい

表17・10 工場および事業場から排出される大気汚染物質に対する規制方式とその概要

2022年3月改正

物質名			主な発生の形態など	規制の方式と概要
ばい煙	硫黄酸化物 (SO_x)		ボイラー，廃棄物焼却炉などにおける燃料や鉱石などの燃焼	①排出口の高さ (He) および地域ごとに定める定数Kの値に応じて規制値 (量) を設定 許容排出量 (Nm^3/h) ＝ $K \times 10^{-3} \times He^2$ 一般排出基準：K＝3.0～17.5 特別排出基準：K＝1.17～2.34 ②季節による燃料使用基準 燃料中の硫黄分を地域ごとに設定 硫黄含有率：0.5～1.2％以下 ③総量規制 総量削減計画に基づき地域・工場ごとに設定
ばい煙	ばいじん		同上および電気炉の使用	施設・規模ごとの排出基準 (濃度) 一般排出基準：0.04～0.5 g/Nm^3 特別排出基準：0.03～0.2 g/Nm^3
ばい煙	有害物質	カドミウム (Cd) カドミウム化合物	銅，亜鉛，鉛の精錬施設における燃焼，化学的処理	施設ごとの排出基準 1.0 mg/Nm^3
ばい煙	有害物質	塩素 (Cl_2)， 塩化水素 (HCl)	化学製品反応施設や廃棄物焼却炉などにおける燃焼，化学的処理	施設ごとの排出基準 塩素：30 mg/Nm^3 塩化水素：80～700 mg/Nm^3
ばい煙	有害物質	フッ素 (F)，フッ化水素 (HF) など	アルミニウム精錬用電解炉やガラス製造用溶融炉などにおける燃焼，化学的処理	施設ごとの排出基準 1.0～20 mg/Nm^3
ばい煙	有害物質	鉛 (Pb)， 鉛化合物	銅，亜鉛，鉛の精錬施設などにおける燃焼，化学的処理	施設ごとの排出基準 10～30 mg/Nm^3
ばい煙	有害物質	窒素酸化物 (NO_x)	ボイラーや廃棄物焼却炉などにおける燃焼，合成，分解など	①施設・規模ごとの排出基準 60～950 ppm ②総量規制 総量削減計画に基づき地域・工場ごとに設定
揮発性有機化合物 (VOC)			VOCを排出する次の施設 化学製品製造・塗装・接着・印刷における乾燥施設，吹付塗装施設，洗浄施設，貯蔵タンク	施設ごとの排出基準 400～60,000 ppmC
粉じん	一般粉じん		ふるいや堆積場などにおける鉱石，土砂などの粉砕・選別，機械的処理，堆積	施設の構造，使用，管理に関する基準 集じん機，防塵カバー，フードの設置，散水など
粉じん	特定粉じん (石綿)		切断機などにおける石綿の粉砕，混合その他の機械的処理	事業場の敷地境界基準 濃度10本/L
粉じん	特定粉じん (石綿)		吹き付け石綿使用建築物の解体・改造・補修作業	建築物解体時などの除去，囲い込み，封じ込め作業に関する基準
水　銀			☞表17・11	☞表17・11
特定物質 (アンモニア，一酸化炭素，メタノールなど28物質)			特定施設において故障，破損などの事故時に発生	事故時における措置を規定 事業者の復旧義務，都道府県知事への通報など
有害大気汚染物質			248物質 (群) このうち「優先取組物質」として23物質	知見の集積など，各主体の責務を規定 事業者および国民の排出抑制など自主的取組，国の科学的知見の充実，自治体の汚染状況把握など
有害大気汚染物質	指定物質	ベンゼン	ベンゼン乾燥施設など	施設・規模ごとに抑制基準 新設：50～600 mg/Nm^3 既設：100～1,500 mg/Nm^3
有害大気汚染物質	指定物質	トリクロロエチレン	トリクロロエチレンによる洗浄施設など	施設・規模ごとに抑制基準 新設：150～300 mg/Nm^3 既設：300～500 mg/Nm^3
有害大気汚染物質	指定物質	テトラクロロエチレン	テトラクロロエチレンによるドライクリーニング機など	施設・規模ごとに抑制基準 新設：150～300 mg/Nm^3 既設：300～500 mg/Nm^3

注）1) ばいじんおよび有害物質については，都道府県は条例で国の基準より厳しい上乗せ基準を設定することができる．
2) 上記基準については，大気汚染状況の変化，対策の効果，産業構造や大気汚染源の変化，対策技術の開発普及状況などを踏まえ，随時見直しを行っていく必要がある．
3) 有害大気汚染物質とは，低濃度でも継続的な摂取により健康影響が懸念される物質のことである．

[環境省：大気環境・自動車対策，https://www.env.go.jp/air/osen/law/t-kisei1.html (2024年7月アクセス) より引用]

表17・11　水銀の排出基準

水俣条約の対象施設	大気汚染防止法の水銀排出施設		排出基準[1] (μg/Nm^3)[2]		（参考）実態調査による排ガス中の水銀濃度 (μg/Nm^3)　(　) は平均値	
			新設	既設	実態調査のための測定方法	左記方法以外
石炭火力発電所産業用石炭燃焼ボイラー	石炭専焼ボイラーおよび大型石炭混焼ボイラー		8	10	0.1～4.4 (1.2)	0.1～13 (1.2)
	小型石炭混焼ボイラー[3]		10	15	＜0.1～16 (1.9)	0.1～6.2 (1.3)
非鉄金属（銅，鉛，亜鉛および工業金）製造に用いられる精錬および焙焼の工程	一次施設	銅または工業金	15	30	銅＜0.1～1.2 (0.5)	銅＜0.1～18 (2.4)
		鉛または亜鉛	30	50	亜鉛＜0.1～39 (9.4)	亜鉛0.4～150 (26)
	二次施設	銅，鉛または亜鉛	100	400	銅0.1～360 (66) 鉛＜0.1～2,300 (29) 亜鉛＜0.1～1,100 (90)	銅33～710 (370) 鉛1.8～2,000 (563) 亜鉛0.5～1,600 (280)
		工業金	30	50	金＜0.1～11 (2.0)	金430
廃棄物の焼却設備	廃棄物焼却炉		30	50	＜0.1～380 (11)	＜0.1～300 (17)
	水銀含有汚泥等の焼却炉等		50	100	−	12～200 (84)
セメントクリンカーの製造設備	セメントの製造の用に供する焼成炉		50	80[4]	0.9～260 (46)	0.2～220 (39)

1) ガス状水銀＋粒子状水銀
2) 酸素換算は，石炭燃焼ボイラー6％，セメントクリンカー製造用焼成炉10％，廃棄物焼却炉・水銀含有汚泥等焼却炉12％
3) 伝熱面積が10 m^{2}以上であるか，またはバーナーの燃料の燃焼能力が重油換算一時間あたり50 L以上であるもののうち，バーナーの燃料の燃焼能力が重油換算一時間あたり100,000 L未満のもの．
4) 原料とする石灰石中の水銀含有量が0.05mg-Hg/kg-Limestone（重量比）以上であるものについては，140 μg/Nm^3

表17・12　PM2.5の注意喚起のための暫定的な指針

レベル	暫定的な指針となる値	行動の目安	注意喚起の判断に用いる値[3]	
			午前中の早めの時間帯での判断	午後からの活動に備えた判断
			5時～7時	5時～12時
	日平均値 (μg/m^2)		1時間値 (μg/m^2)	1時間値 (μg/m^2)
II	70超	不要不急の外出や屋外での長時間の激しい運動をできるだけ減らす（高感受性者[2]においては，体調に応じて，より慎重に行動することが望まれる）	85超	80超
I	70以下	とくに行動を制約する必要はないが，高感受性者は，健康への影響がみられることがあるため，大量の変化に注意する	85以下	80以下
（環境基準）	35以下[1]			

1) 環境基準は環境基本法16条1項に基づく人の健康を保護する上で維持されることが望ましい基準．PM2.5に係る環境基準の短期基準は日平均値35 μg/m^{2}であり，日平均値の年間98パーセンタイル値で評価
2) 高感受性者は，呼吸器系や循環器系疾患のある者，小児，高齢者など
3) 暫定的な指針となる値である日平均値を超えるか否かについて判断するための値

て，特定施設を設置する工場や事業場から公共用水域に排出される排水について全国一律の基準が定められている．排水基準には，「健康に係る有害物質についての排水基準」（表17・13）と「生活環境に係る汚染状態についての排水基準」（表17・14）が設定されている．また，水質汚濁防止法の第3条第3項の規定に基づき，都道府県は条例により**一律排水基準**よりもさらに厳しい**上乗せ排水基準**を設定することができる．上

表17・13 健康に係る有害物質についての排水基準

2015年10月21日改正

	許容限度		許容限度
カドミウムおよびその化合物	カドミウムとして0.03 mg/L	1,1,2-トリクロロエタン	0.06 mg/L
シアン化合物	シアンとして1 mg/L	1,3-ジクロロプロペン	0.02 mg/L
有機リン化合物（パラチオン，メチルパラチオン，メチルジメトンおよびEPNに限る）	1 mg/L	チウラム	0.06 mg/L
		シマジン	0.03 mg/L
		チオベンカルブ	0.2 mg/L
鉛およびその化合物	鉛として0.1 mg/L	ベンゼン	0.1 mg/L
六価クロム化合物	六価クロムとして0.5 mg/L	セレンおよびその化合物	セレンとして0.1 mg/L
ヒ素およびその化合物	ヒ素として0.1 mg/L	ホウ素およびその化合物	海域以外の公共用水域に排出されるもの 10 mg/L 海域に排出されるもの 230 mg/L
水銀およびアルキル水銀その他の水銀化合物	水銀として0.005 mg/L		
アルキル水銀化合物	**検出されないこと**		
ポリ塩化ビフェニル	0.003 mg/L	フッ素およびその化合物	海域以外の公共用水域に排出されるもの 8 mg/L 海域に排出されるもの 15 mg/L
トリクロロエチレン	0.1 mg/L		
テトラクロロエチレン	0.1 mg/L		
ジクロロメタン	0.2 mg/L		
四塩化炭素	0.02 mg/L	アンモニア，アンモニウム化合物，亜硝酸化合物および硝酸化合物	1 Lにつきアンモニア性窒素に0.4を乗じたもの，亜硝酸性窒素および硝酸性窒素の合計量 100 mg
1,2-ジクロロエタン	0.04 mg/L		
1,1-ジクロロエチレン	1 mg/L		
シス-1,2-ジクロロエチレン	0.4 mg/L		
1,1,1-トリクロロエタン	3 mg/L	1,4-ジオキサン	0.5 mg/L

表17・14 生活環境に係る汚染状態についての排水基準

2008年9月改正

	許容限度
水素イオン濃度（pH）	海域以外の公共用水域に排出されるもの 5.8以上8.6以下 海域に排出されるもの 5.0以上9.0以下
生物化学的酸素要求量（BOD）	160（日間平均120）mg/L
化学的酸素要求量（COD）	160（日間平均120）mg/L
浮遊物質量（SS）	200（日間平均150）mg/L
n-ヘキサン抽出物質含有量（鉱油類含有量）	5 mg/L
n-ヘキサン抽出物質含有量（動植物油脂類含有量）	30 mg/L
フェノール類含有量	5 mg/L
銅含有量	3 mg/L
亜鉛含有量	2 mg/L
溶解性鉄含有量	10 mg/L
溶解性マンガン含有量	10 mg/L
クロム含有量	2 mg/L
大腸菌群数	日間平均3,000個/cm^3
窒素含有量	120（日間平均60）mg/L
リン含有量	16（日間平均8）mg/L

「日間平均値」とは，1日の操業時間内において排水を3回以上測定した結果の平均値である．

乗せ排水基準は，1975年以降すべての都道府県において設定されている．

b その他

水質汚濁防止法のほかに「**瀬戸内海環境保全特別措置法**」，「**湖沼水質保全特別措置法**」，「**海洋汚染防止法**」，「**水道水源法**」，「**下水道法**」，「**浄化

槽法」などがある.

❸ 土壌汚染を防止するための法規制

ⓐ 農用地の土壌の汚染防止等に関する法律（土壌汚染防止法）

農用地の土壌に含まれる**特定有害物質**により，人の健康を損なうおそれがある農畜産物が生産される，または農作物などの生育が阻害されることを防止することを目的として制定された．現在，特定有害物質として，**カドミウム**，**銅**および**ヒ素**が規定されている．

ⓑ 土壌汚染対策法

土壌汚染の状況を把握し，土壌汚染による人の健康被害を防止するため，土壌汚染対策法が制定された．地下水の摂取などによるリスクの観点から特定有害物質（26 物質）について**土壌溶出量基準**と**地下水基準**が設定されている（表 17・15）．また，直接摂取によるリスクの観点から特定有害物質（25 物質）のうち 9 物質について**土壌含有量基準**が設定されている（表 17・15）．

表 17・15 特定有害物質の種類と土壌の汚染状態に関する基準および地下水基準

2020 年 4 月改正

特定有害物質の種類		土壌溶出量基準 (mg/L)	土壌含有量基準 (mg/kg)	地下水基準 (mg/L)
第一種特定有害物質（揮発性有機化合物）	クロロエチレン	0.002 以下	–	0.002 以下
	四塩化炭素	0.002 以下	–	0.002 以下
	1,2-ジクロロエタン	0.004 以下	–	0.004 以下
	1,1-ジクロロエチレン	0.1 以下	–	0.1 以下
	1,2-ジクロロエチレン	0.04 以下	–	0.04 以下
	1,3-ジクロロプロペン	0.002 以下	–	0.002 以下
	ジクロロメタン	0.02 以下	–	0.02 以下
	テトラクロロエチレン	0.01 以下	–	0.01 以下
	1,1,1-トリクロロエタン	1 以下	–	1 以下
	1,1,2-トリクロロエタン	0.006 以下	–	0.006 以下
	トリクロロエチレン	0.01 以下	–	0.01 以下
	ベンゼン	0.01 以下	–	0.01 以下
第二種特定有害物質（重金属等）	カドミウムおよびその化合物	0.003 以下	45 以下	0.003 以下
	六価クロム化合物	0.05 以下	250 以下	0.05 以下
	シアン化合物	**検出されないこと**	50 以下（遊離シアンとして）	**検出されないこと**
	水銀およびその化合物	水銀 0.0005 以下，かつアルキル水銀が**検出されないこと**	15 以下	水銀 0.0005 以下，かつアルキル水銀が**検出されないこと**
	セレンおよびその化合物	0.01 以下	150 以下	0.01 以下
	鉛およびその化合物	0.01 以下	150 以下	0.01 以下
	ヒ素およびその化合物	0.01 以下	150 以下	0.01 以下
	フッ素およびその化合物	0.8 以下	4,000 以下	0.8 以下
	ホウ素およびその化合物	1 以下	4,000 以下	1 以下
第三種特定有害物質（農薬等／農薬＋PCB）	シマジン	0.003 以下	–	0.003 以下
	チオベンカルブ	0.02 以下	–	0.02 以下
	チウラム	0.006 以下	–	0.006 以下
	ポリ塩化ビフェニル（PCB）	**検出されないこと**	–	**検出されないこと**
	有機リン化合物	**検出されないこと**	–	**検出されないこと**

ポイント

- 典型七公害や環境汚染を防止するために，環境基本法の下に個別の法律が整備されている.
- 工場や事業場などの固定発生源から排出される大気汚染物質については，大気汚染防止法により排出規制されている.
- 自動車排出ガス規制については，自動車NO_x・PM法により排出規制されている.
- 公共用水域に排出される排水については，水質汚濁防止法により排出規制されている.

Exercise

1 (　　) に適切な語句を記入せよ.

① 典型七公害の中で，現在苦情件数が最も多いものは (　　　　　　) である.

② 四大公害とは，イタイイタイ病，水俣病，(　　　　　　　)，四日市喘息のことである.

③ イタイイタイ病の主要原因物質は (　　　　　　　) である.

④ 水俣病は (　　　　　　　) を主症状とする.

⑤ 健康に係る有害物質についての排出基準で「検出されないこと」となっている物質は (　　　　　　) である.

2 次の記述のうち，正しいものには○，誤っているものには×を (　　) に入れよ.

① 水俣病の主要原因物質はPCBである.　(　　)

② イタイイタイ病は中枢神経障害と骨軟化症を主症状とする.　(　　)

③ 四日市喘息の主要原因物質は窒素酸化物である.　(　　)

④ 健康に係る有害物質についての排水基準において，すべての都道府県で上乗せ基準が設定されている.　(　　)

⑤ 環境基本法において，環境基準が定められている典型七公害は，大気汚染，水質汚濁および土壌汚染の3項目のみである.　(　　)

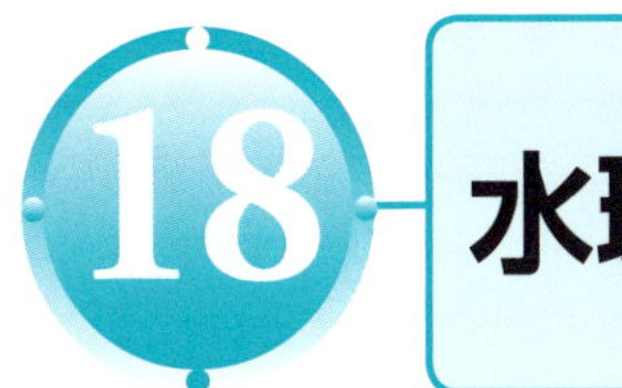

水環境

A 上 水

❶ 水の必要性

水は人体組織の約60～70%を占め，その2/3は細胞内に存在し，残りは主に血漿，リンパ液など細胞外液として存在しており，生命の維持に欠くことができない重要な役割を果たしている．生命維持に必要な水の摂取量は，成人で1日約2Lである．このほかに体内でつくられる水が約0.2Lあると考えられるので，1日に体内に供給される水は約2.2Lということになる．一方，体内から1日に排泄される水は尿として約1.2L，汗として0.7L，呼気に0.2L，糞に0.1L程度であり，収支バランスは尿量によって調節されている．

コラム

水の使用用途と使用量

水は生命維持のためだけでなく，生活用水としても必要である．また，農業用水，工業用水および水産用水，公共用水としても使われる．わが国の年間の水使用量は797億m^3（2020年）で，この用途を農業用水，工業用水，残りを生活用水として分類した場合，それぞれ532億m^3（66.8%），130億m^3（16.3%），135億m^3（16.9%）になる．

❷ 水道の種類

水道法の定義によると，水道とは「導管およびその他の工作物により水をヒトの飲用に適する水として供給する施設の総体をいう．ただし，臨時に設置されたものを除く」となっている．水道にはいくつかの種類があるが（表18・1），水道法は給水人口が101人以上のものを対象としている．水道水の1人1日あたりの平均給水量は1990年頃まで増加傾向にあったが，2000年以降は下降状態であり，2020年度は約262L（2012年度は約363L）となっている．

直接または間接的に人間に摂取，利用される飲料水や生活用水はその安全性，清浄さがきわめて重要である．このような水の汚染により起こる健康被害としては，病原性の細菌やウイルスなどの生物的要因による疾病と，重金属や農薬などの化学的要因による疾病がある．

NOTE **わが国の水道普及率**（2023年3月）
全体：98.3%
上水道：96.6%
簡易水道：1.3%
専用水道：0.3%

表18・1 水道の種類

水道法の適用	種類	定義
あり	上水道事業	給水人口が5,001人以上の水道
	簡易水道事業	給水人口が101人以上5,000人以下の水道
	貯水槽水道	上記2つの水道事業者から供給を受ける水のみを水源とする水道
	水道用水供給事業	水道事業者に水道用水の卸売りをするもの
	専用水道	寄宿舎，社宅，療養所，養老施設における自家用の水道．101人以上の特定の人々に供給するもの
なし	小規模水道	飲料水供給施設給水人口10〜100人のもの
	飲用井戸	自家用井戸，業務用井戸など

❸ 水 源

NOTE 水道水は，水源→原水採取→浄化→送水→給水の過程で供給される．

＊1 **自浄作用** 自浄作用とは湖沼などに汚染物質が流入した際に，湖沼などがもつ物理学的(希釈，沈殿，拡散作用など)，化学的(酸化，還元，加水分解など)，生物学的作用（微生物による分解など）により正常な状態に戻そうとする作用を指す．最も浄化作用が強いのは，**好気性微生物による分解**である．ちなみに嫌気性微生物による分解では，CH_4，NH_3，H_2Sなどの環境汚染物質を生成することもある．

＊2 **伏流水** 河川水が地下に浸透し，不透水層の上層を流れる浅い地下水のことであり．一般的には，第一不透水層の上を流れる水を指す．地表水に比べて水質はよいが，河川水の汚染の影響を受けやすい．

ダム・河川水，湖沼水，貯水池などの地表水は主に水道水の**原水**として，伏流水を含めた地下水はおもに井戸水の原水として使用される（表18・2）．地表水は生物の生息域に存在するため有機物が多く，細菌感染なども起こりやすい反面，微生物による有機物の**自浄作用**[＊1]も大きい．しかし近年，湖沼水や貯水池では，富栄養化による藻類などの異常な増殖によって水に異臭味が生じ水道事業等に影響が出ている．地下水は遊離炭素や溶存塩素類が多い上に，地質中に$CaCO_3$や$MgCO_3$が蓄積しているためカルシウムやマグネシウム含量も多く硬度が高い．また，近年はトリクロロエチレン，テトラクロロエチレン，1,1,1-トリクロロエタンなどによる人為的な汚染が顕在化している．2020年の上水道における水源の割合は，ダム直接，放流を含めた河川**地表水**が74.9％，**伏流水**[＊2]を含めた地下水が22.4％，湖沼水が1.4％となっている．

表18・2 地表水と地下水の特徴

原水の種類	遊離炭酸(pH)	溶存塩素	溶存酸素	硬度	細菌汚染	自浄作用	その他の特徴
地表水	少ない（弱アルカリ性）	少ない	多い	低い（軟水）	受けやすい	受けやすい	**有機物を多く含む**
地下水	多い（弱酸性）	多い	少ない	高い（硬水）	受けにくい	受けにくい	**無機物を多く含む**

❹ 上水（水道水）の浄水法

NOTE **年間浄水量における浄化処理方式の種別の割合**（2021年度，日本水道統計より）
消毒のみ：16.7％
緩速ろ過：3.2％
急速ろ過：77.4％
膜ろ過：2.7％
このうち「高度浄水処理その他の処理」を必要としたもの：43.8％

水道水の浄水は主に**沈殿**→**ろ過**→**消毒**の工程で行われている．水質が清浄な伏流水や地下水を原水とした場合には，塩素消毒のみの方式が用いられる場合もあるが，一般的には，沈殿・ろ過工程と，塩素消毒とを組み合わせて行う．沈殿・ろ過の方式には，**普通沈殿－緩速ろ過**と**薬品凝集沈殿－急速ろ過**があるが（表18・3），わが国では8割近くの施設で薬品凝集沈殿－急速ろ過方式が採用されている．ただし，上記の浄水方式だけでは十分な水質が得られない場合は，オゾン処理や活性炭処理などの**高度処理**（**特殊浄水法**）を加えた浄水処理を行っている．また，近年のわが国においては，従来式の砂ろ過方式に代わって，**膜ろ過**方式も導入されるようになってきた．

表18・3　緩速ろ過方式と急速ろ過方式の比較

項　目	事　項	緩速ろ過法	急速ろ過法
水質に対する有効性	細菌類	どちらも効果大	
	色度	中	大
	濁度	どちらも効果大	
	浮遊物質	どちらも効果大	
	NH_4^+-N	大	小
ろ過作用	微生物による作用	**大**	**なし**
	ろ過速度	**遅い(4〜5 m/日)**	**速い(120〜150 m/日)**
	吸着	大(粘着性生物膜)	大(物理化学的付着)
	ろ別	どちらも効果大	
その他	敷地面積	**大**	**小**
	建設費	大	小
	維持費	小	大
	発生汚泥量	小	大
	洗浄作業	時間と労力大	自動洗浄

a **緩速ろ過方式**(普通沈殿＋緩速ろ過法)(図18・1，表18・3)

自然の浄化能力を利用して，ゆっくりろ過する方式．時間はかかるが，薬品を使用しないので安全な浄水を得ることができる．また一般的に味も良好なものが得られる．

(1)　普通沈殿

凝集処理を行わず，原水中の微細な懸濁物質を自然沈降によって除去する．沈殿池内の平均流速は0.3 m/分以下を標準としている．

(2)　緩速ろ過法

普通沈殿の後に，ゆっくりと水を通して砂層表面に存在する**生物ろ過膜**を通すことで**生物化学的**に浄化を行う．この操作は2週間ぐらい通水すると，砂層表面に原水中の微小生物(主に**好気性微生物**)からなる生物ろ過膜ができ，水中の懸濁物質や溶解物質が捕捉され酸化分解されることを利用している．物理化学的除去のほかに，生物学的作用も利用しているのでアンモニア性窒素，臭気，鉄，マンガン，合成洗剤など溶解しているものもある程度除去できる．ろ過速度は4〜5 m/日と急速ろ過の30〜40分の1の速度であるため，同じ水量を得るためには急速ろ過法に比べ，広大な面積を必要とする．

NOTE　緩速ろ過法の生物ろ過膜は，ろ過を繰り返すと肥厚し物理的に通水効率が落ちる．そのため1〜3ヵ月程度に一度，砂層の表面を1〜1.5 cmぐらいかきとって表面を新しくする．わが国で緩速ろ過法を採用するところは少ない．

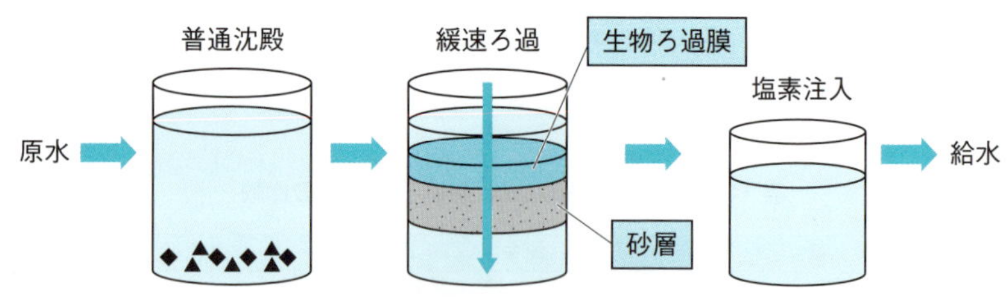

図18・1　緩速ろ過方式による浄化

b 急速ろ過方式（薬品凝集沈殿＋急速ろ過法）（図18・2，表18・3）

薬品（凝集剤）を用いて短時間でろ過する方式．ゴミの**凝集塊**（**フロック**）を形成させ，沈殿を容易にする．処理時間は短いが，薬品を使用するため浄水に薬品が残留するのが欠点である．

（1）　薬品凝集沈殿

コロイド粒子[*3]のように容易に沈降しない懸濁物質を，凝集剤により互いに付着させ**凝集**（**フロック化**）させて沈殿させる．凝集剤としては一般に**硫酸アルミニウム**（硫酸バンド），**ポリ塩化アルミニウム**（PAC：パック）が用いられている．また，微細なフロックが生成した場合には，吸着架橋することで大きなフロックにする**凝集補助剤**（フロック形成補助剤：活性ケイ酸，アルギン酸ナトリウムなど）を用いて，沈殿分離効果を高める場合もある．

*3　**コロイド粒子**　一般に粒子径 10^{-3} mm 以下のものはコロイド粒子とよばれ，ブラウン運動などによりそのままでは沈降しない．

1）硫酸アルミニウムによる凝集

以下の過程を経て，凝集沈殿を引き起こす．

①水中のアルカリ分と反応してコロイド状の水酸化物を生成する．

$$Al_2(SO_4)_3 + 6NaOH = 2Al(OH)_3 + 3Na_2SO_4$$
$$Al_2(SO_4)_3 + 3Na_2CO_3 + 3H_2O = 2Al(OH)_3 + 3Na_2SO_3 + 3CO_2$$

②コロイド状の水酸化物は（＋）の電荷を有するので，（－）の電荷を有する水中の懸濁物質を電気的に中和する．

③撹拌されることにより相互に吸着し粒子は形を増大しフロックを形成する．

④フロックは微生物，色，臭気，有機物，浮遊物質を包含して沈殿する．

NOTE　水中のアルカリが不足するときには，凝集補助剤（pH 調整剤）としてアルカリ剤（炭酸ナトリウム，水酸化ナトリウムや水酸化カルシウムなど）を加える．

2）ポリ塩化アルミニウム（PAC，$[Al_2(OH)_nCl_{6-n}]_m$）による凝集

ポリ塩化アルミニウムは液体状で，それ自身加水分解し，重合しているので，一般に硫酸アルミニウムよりも（＋）電荷が高く，架橋性もあるため，凝集効果が強い．適用 pH 範囲も広く，優れた凝集剤であるがコストが高い．

（2）　急速ろ過法

薬品凝集沈殿を行った後に，その上澄液を緩速ろ過の砂層に比べ粗い砂層に比較的速い速度 120 ～ 150 m/日で通過させ，**物理的効果**に砂層内部でフロックを除去する方法である．生物ろ過膜による処理は期待できず，水質は緩速ろ過法よりも劣る．

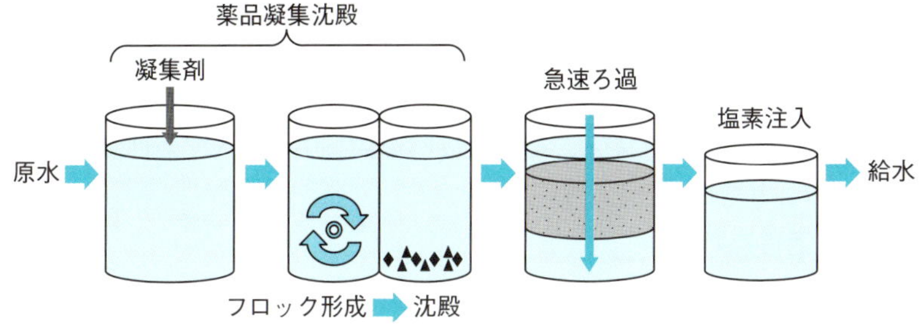

図18・2 急速ろ過方式による浄化

c 膜ろ過方式

原水を有機または無機の連続した多孔性フィルターを通して，原水中に存在する除去対象物質と水とを分離することで清浄な水を得る方法である．使用されるろ過膜は，分離除去可能な対象物質の大きさによって主に4種類に分けられており，粗いほうから順に，精密ろ過（MF）膜，限外ろ過（UF）膜，ナノろ過膜（NF）膜，逆浸透（RO）膜がある．わが国においては，膜ろ過方式の導入が諸外国に比べて遅れていたが，クリプトスポリジウム原虫や高度処理が必要なトリハロメタン類の除去，また**オゾン処理**[*4]により生じる副生成物の混入の懸念から，近年，導入が進められている．

現に，2023年度末においては，ほとんどの都道府県で膜ろ過方式が導入されており，水道用水供給事業と上水道事業のうち24事業において100％膜ろ過方式を用いた浄化が行われている．膜ろ過方式は，クリプトスポリジウム原虫を完全に除去できるなど高い水質が得られることに加え，施設の省スペース化や凝集剤などの薬品使用量が削減できるなどの利点があるが，コスト面や導入実績が乏しいといった問題から，2021年度の浄水量全体における膜ろ過方式の割合は2.7％と依然低い．しかし，膜ろ過方式による浄水量は，過去20年間で約10倍になっており，今後その割合は年々増加していくものと考えられる．

NOTE 膜ろ過方式に用いられるろ過膜によって分離される対象物とその大きさ
MF膜：0.1～1 μm程度の粒子や高分子．細菌類，原虫類など
UF膜：2 nm～0.1 μm程度の粒子や高分子．タンパク質，コロイド高分子，ウイルスなど
NF膜：2 nmより小さい粒子や高分子．UF膜とRO膜の中間の性能で，硬度成分もある程度除去できる．
RO膜：無機イオンレベルを分離除去できる．海水を淡水にすることができる．

*4 **オゾン処理** 高度処理☞p.500

NOTE 2023年度末時点において，47都道府県の中で，茨城県，千葉県，徳島県では膜ろ過方式は導入されていない．

d 高度処理（特殊浄化法）

原水が汚染されている場合には，沈殿，ろ過，消毒などの浄水処理だけでは水質基準を満たすレベルの浄水が得られないこともある．このような場合は，通常の浄水処理に加えて高度処理が施される．

(1) 曝気処理（空気との接触）

揮発性物質（**臭気物質**，**低沸点有機ハロゲン化合物**），CO_2，NH_3，H などの揮散除去（エアー・ストリッピング法）に用いる．また，地下水には鉄，マンガンが重炭酸塩として溶存するが，これを曝気処理するこ

とで酸化し沈殿除去することができる.

(2) オゾン処理

塩素よりも酸化力が強いため，異臭味，着色物質，フェノール類，トリハロメタン前駆体など塩素消毒では除けない物質を**酸化分解**できる．また殺菌効果も期待できる．しかしオゾン処理の際に副生成物に発がん物質が検出されたことから，その生成物を除去する目的で**活性炭処理を併用**することを原則としている．

(3) 活性炭処理

通常のろ過法では除くことができないトリハロメタン類などの**水溶性有機物を物理化学的に吸着除去**することができる．またフェノール類や異臭物質の低減化にも有効である．

(4) 前・中間塩素処理

急速ろ過法において，消毒以外の目的で行う塩素処理には，沈殿池よりも前の地点で注入する前塩素処理と，沈殿池とろ過池の中間地点で注入する中間塩素処理がある．前塩素処理は，沈殿池内における藻類の繁殖抑制などの目的で用いるが，アンモニア，アミン類を窒素ガスに酸化分解除去したり，高濃度のマンガンイオンの酸化沈殿除去する効果も期待できる．しかし浄化前の原水を塩素処理するため，塩素副生成物であるトリハロメタン類やカビ臭物質が生成しやすい欠点がある．中間塩素処理は，前塩素処理に比べて塩素副生成物の生成は低減できるが，沈殿池内に藻類が繁殖しやすい欠点がある．

ポイント

- 地表水には有機物が多く，地下水には無機物が多く含まれる．
- 上水の浄化工程は，沈殿→ろ過→消毒の順で行われる．
- 上水の浄化は，一般的に普通沈殿–緩速ろ過法または薬品凝集沈殿–急速ろ過法のうちのどちらかと，塩素消毒とを組み合わせて行われる．
- 緩速ろ過法では，生物ろ過膜を用いた生物化学的作用による浄化が行われる．
- 急速ろ過法では，ろ過速度が速いという利点を有しているが，砂層内部でフロックを物理的効果により除去するため，生物化学的作用による浄化は期待できない．
- 薬品凝集沈殿では，硫酸アルミニウムやポリ塩化アルミニウムなどの凝集剤を用いてフロックを形成させる．
- 膜ろ過方式では，クリプトスポリジウム原虫や細菌類による汚染を完全除去できる利点を有する．
- 通常の浄水処理だけでは水質基準を満たすレベルの浄水が得られない場合には，高度処理を行う．

e 消　毒

ろ過方式では原水をかなり浄化できるが，病原性微生物などに対する効果は十分ではない．したがって，ろ過方式で処理された水から病原体を除く目的で消毒処理が行われる．わが国では水道水の消毒剤としては，水道法により酸化作用を有する**塩素剤のみ**が許可されている．塩素剤は速やかに作用し，残留性が高いため効果が持続するという利点を有する．また安価に処理できる点も利点である．塩素剤としては通常，液体塩素，次亜塩素酸塩が用いられている．

(1) 塩素の存在形態と殺菌効果

塩素を水に注入するとき，水の消毒に用いる程度の低い濃度では塩素はほとんど完全に加水分解する．殺菌力は，HClO が強く，ClO^- は残留性が高いが，殺菌力はHClOの約100分の1程度である．またpHによって塩素の存在形態は異なるため，注入した塩素量が同じでも殺菌力が異なる．水道水中のCl_2，HClO，ClO^-を**遊離残留塩素**という（表18・4）．

表18・4 遊離残留塩素の存在形態とpH

pH		塩素の存在形態	存在する塩素化合物
酸性 弱酸性	(4以下) (4～5)	分子型・非解離型	分子状塩素 (Cl_2) $Cl_2 + H_2O \rightleftarrows$ **HClO** + HCl
中性～弱アルカリ性	(5～10)	どちらも存在する	**HClO** $\rightleftarrows H^+ +$ **ClO^-**
アルカリ性	(10以上)	イオン型・解離型	**ClO^-**

コラム

塩素の殺菌作用

塩素の殺菌作用は主にHClOの酸化作用による菌体膜の破壊と酵素（とくにSH酵素）の失活による．この機構はHClOより誘導される活性酸素（・OH）によるものである（HClO ＋ $O_2^- \rightarrow$ ・OH + Cl^- + O_2）．したがって，加水分解によって生じる**Cl^-には殺菌作用**がない．

一方で，水中にアンモニアやアミン類が存在すると，これらが塩素と反応して**クロラミン**が生成する（表18・5）．クロラミンは**結合残留塩素**とよばれる．遊離残留塩素に比べて残留性が高く安定して存在するが，殺菌力は弱い．

表18・5 クロラミンの生成とpH

pH		主に存在するクロラミン	反応式
酸　性	(4.4以下)	トリクロラミン	$NHCl_2$ + HClO → **NCl_3** + H_2O
弱酸性	(5～6.5)	ジクロラミン	NH_2Cl + HClO → **$NHCl_2$** + H_2O
中性～アルカリ性	(7.5以上)	モノクロラミン	NH_3 + HClO → **NH_2Cl** + H_2O

▶塩素化合物の殺菌力と残留安定性

殺菌力：HClO ＞ ClO^- ＞クロラミン

安定性：クロラミン＞ ClO^- ＞ HClO

(2) 残留塩素

浄水場から配水された直後の水は微生物がほぼ完全に除かれているが，各家庭への配水中に給水管内などで再汚染する可能性もある．この再汚染に対しても安全性を保つために，浄水場から配水される水道水中に過剰の塩素（**残留塩素**）を含ませている．残留塩素量は水道法施行規則第16条において，表18・6のように定められている．

NOTE　残留塩素は多すぎると塩素臭味がするので，水道水水質基準にはないが，水質管理目標設定項目（☞p.510）では上限を「1 mg/L以下」としている．

NOTE 残留塩素量は，遊離残留塩素または結合残留塩素のどちらかが基準を満たしていればよい.

表18・6 給水末端（給水栓）での残留塩素量

条 件	残留塩素	
	遊離残留塩素	結合残留塩素
通常（汚染されていない水）	**0.1 mg/L 以上**	**0.4 mg/L 以上**
病原微生物などによる汚染の疑いのある水	0.2 mg/L 以上	1.5 mg/L 以上

(3) 塩素注入時における残留塩素濃度の変化

水を塩素で消毒した場合，同量の塩素剤を加えても水質により生じる残留塩素の種類と量が異なる.

1) 純水に塩素を注入した場合（図18・3のa）

塩素注入量に比例して**遊離残留塩素**が増加する.

$$Cl_2 + H_2O \rightleftarrows HClO + H^+ + Cl^-$$

2) 還元性物質（NO_2^-，Fe^{2+}，Mn^{2+}，H_2Sなど）を含む水に塩素を注入した場合（図18・3のb）

塩素注入量が0～Ⅰの濃度域では，塩素が還元性物質を酸化するのに消費されるが，Ⅰの濃度以上に塩素を注入していくと，塩素注入量に比例して遊離残留塩素が増加する.

例）亜硝酸が混入している場合

0～Ⅰの濃度域での反応：$HNO_2 + HClO \rightarrow HNO_3 + H^+ + Cl^-$ …［イ］

3) アンモニア，アミン類を含む水に塩素を注入した場合（図18・3のc）

塩素注入量が0～Ⅰの濃度域では，主としてクロラミンなどの**結合残留塩素**を生成する．さらに塩素を注入する（Ⅰ～Ⅱの濃度域）とHClOによりクロラミンは**分解**され，残留塩素量は一時的に減少するが，その後塩素を注入し続けていくと注入量に比例して遊離残留塩素が増加する．このように残留塩素が減少した後に，遊離残留塩素が増加しはじめる点（Ⅱの濃度）を**不連続点**という．この点を過ぎるとアンモニア，アミン類は除かれ，遊離残留塩素が生じ殺菌効果が強くなる．このように不連続点を確認し，それ以上の塩素を注入消毒する方法を**不連続点塩素処理**という.

例）アンモニアが混入している場合

0～Ⅰの濃度域での反応：

$NH_3 + HClO \rightarrow NH_2Cl + H_2O$（クロラミンの生成） …［ロ］

Ⅰ～Ⅱの濃度域での反応：

$2NH_2Cl + HClO \rightarrow N_2\uparrow + 3HCl + H_2O$ または

$2NHCl_2 + H_2O \rightarrow N_2\uparrow + HClO + 3HCl$（クロラミンの分解） …［ハ］

4) 還元性物質とアンモニア，アミン類を含む水に塩素を注入した場合（図18・3のd）

塩素により先に還元性物質が酸化された後に，アンモニア，アミン類などの酸化が起こる.

例) 亜硝酸とアンモニアが混入している場合
0～Ⅰの濃度域での反応：還元性物質の酸化([イ]の反応)
Ⅰ～Ⅱの濃度域での反応：クロラミンの生成([ロ]の反応)
Ⅱ～Ⅲの濃度域での反応：クロラミンの分解([ハ]の反応)

(4) 塩素消費量と塩素要求量

塩素要求量とは，水に塩素を注入して所定時間接触後，遊離残留塩素が残留するのに必要な塩素量をいう(図18・3のa:0，b:Ⅰ，c:Ⅱ，d:Ⅲに相当)．また，遊離型，結合型に関係なく初めて残留塩素を認めるのに必要な塩素量を**塩素消費量**という(図18・3のa:0，b:Ⅰ，c:0，d:Ⅰに相当).

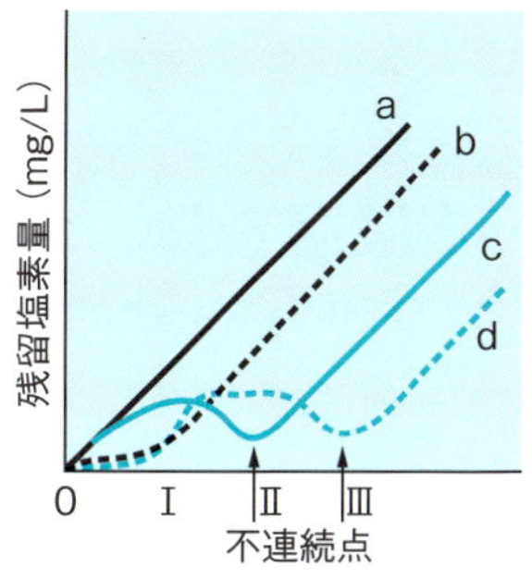

図18・3 全残留塩素曲線

(5) 塩素消毒の問題点

1) 異臭物質の生成

クロラミン(とくにトリクロラミン)はクロラミン臭(カルキ臭)を発するため，水道水が有機物やアンモニアを含む場合は塩素消毒により異臭を発する．また水中に**フェノール類**が含まれる場合は，反応すると**クロロフェノール**を生成し，異臭の原因となる.

2) 消毒副生成物の生成

①塩素酸：次亜塩素酸による消毒を行っている場合に生成する．発がん性に関する知見は十分ではないものの，赤血球細胞への酸化的損傷を与え，ヘモグロビン，血球容量，赤血球数の減少などを起こす.

②トリハロメタン：ろ過などによって取り除ききれなかった**フミン質**[*5]と塩素が反応すると**トリハロメタン**が生成する．トリハロメタンはメタンの3つの水素原子がハロゲン(塩素，臭素)で置換されたもの(**クロロホルム**，**ジブロモクロロメタン**，**ブロモジクロロメタン**，**ブロモホルム**)の総称であり，遺伝毒性，発がん性，肝・腎毒性などの毒性が知られている．水質基準ではおのおののトリハロメタンに基準値が定められているが，消毒副生成物の全生成量を抑制する指標として，個々の基準値とは別に総トリハロメタン量[*6]にも基準値を設けている.

*5 **フミン質** 枯れ葉などの植物由来の**水溶性有機物**であるフミン酸やフルボ酸などの腐植質の総称．環境中の微生物に分解されずに残ったものであり，水を茶色くする着色作用を有する．水溶性なので，砂や生物ろ過膜などは除去できず，活性炭処理が有効である.

*6 水道水の水質基準における総トリハロメタン量(表18・7 ☞p.506)

③**MX**(3-chloro-4-(dichloromethyl)-5-hydroxy-2[5H]-furanone)：近年，強力な遺伝毒性や発がん性を有する消毒副生成物として問題となっている(図18・4).

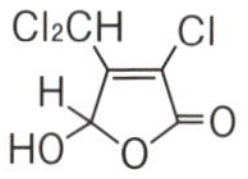

図18・4 MXの構造式

④クロロ酢酸，トリクロロ酢酸：水道原水の塩素消毒を行ったときに，原水中の有機物質が反応して生成する副生成物．クロロ酢酸は発がん性こそ認められていないが，小動物実験でほかの臓器の重さに比して脾臓の重量が増加したことから，基準値が定められた．トリクロロ酢酸はマウスで肺腫瘍を起こすことが報告されているが，ほかの種での発がん性は認められていない．マウスの結果をもとに基準値が算出されている．いずれも活性炭で除去できる.

⑤臭素酸：次亜塩素酸による消毒を行っている場合に生成し，ヒトで発がん性を示す可能性がある．オゾン処理でも発生する．

⑥ホルムアルデヒド：塩素処理の際に原水中に含まれるアミン，アミノ酸類などと反応して生成する．近年では，プラスチックの硬化促進剤などに用いられるヘキサメチレンテトラミンを含む原水の浄水処理により，高濃度のホルムアルデヒドが発生する水質事故があった．塗料から流出する場合もある．アレルギー性接触性皮膚炎や呼吸器への刺激作用の報告があるが，経口摂取での発がん性等の報告はない．吸入時の影響を考慮して基準値が定められている．オゾン処理でも発生する．

3) 塩素消毒が無効な病原体

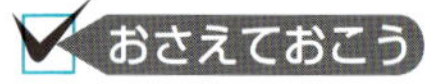

・クリプトスポリジウム ☞p.300

クリプトスポリジウムは**塩素抵抗性の原虫**であるため，通常の塩素消毒では死滅しない．原水がクリプトスポリジウムに汚染されていても，ろ過方式の場合はほとんど排除できるが，塩素消毒のみを行っている施設では注意が必要である．対策として，紫外線照射処理が導入されつつある．またクリプトスポリジウムは加熱に弱いので，汚染の疑いがある場合には**煮沸消毒**が有効である．

おさえておこう

・富栄養化 ☞p.532

> **コラム**
>
> **富栄養化による水道水への影響**
>
> 富栄養化状態となった湖などから原水を採取すると，藍藻類や放線菌から産生された**ジェオスミン**や**2-メチルイソボルネオール**（**2-MIB**）（図18・5）などが混入し，これが水道水のカビ臭の原因物質となることがある．また**ミクロシスチン**も藍藻類から産生される汚染物質であり，**肝毒性作用**を有する．

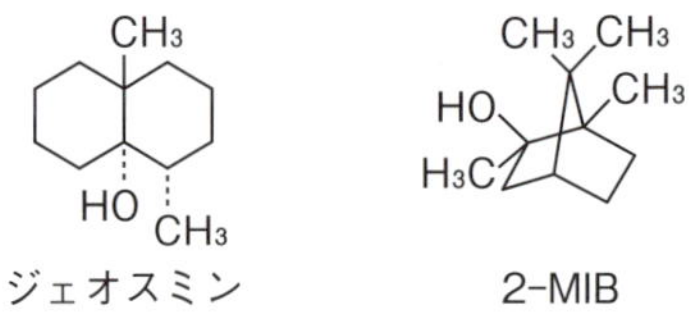

ジェオスミン　　2-MIB

図18・5　ジェオスミンと2-MIBの構造式

(6) 残留塩素測定法

DPD（ジエチル-*p*-フェニレンジアミン）法を用いる．残留塩素は分解しやすいので，採水後ただちに測定を行う．

1) 遊離残留塩素の測定

遊離残留塩素は，中性条件下でただちにDPDを定量的に酸化して，赤色のセミキノン中間体となる（図18・6）．時間が経過するとクロラミンも酸化するので迅速に吸光度を測定する．

2) 全残留塩素の測定

別の試験管で遊離残留塩素の測定と同様の操作を行い，ヨウ化カリウム（KI）で2分間処理した後，DPDを加えることにより全残留塩素が測定できる．

3）結合残留塩素の算出

結合残留塩素＝全残留塩素－遊離残留塩素

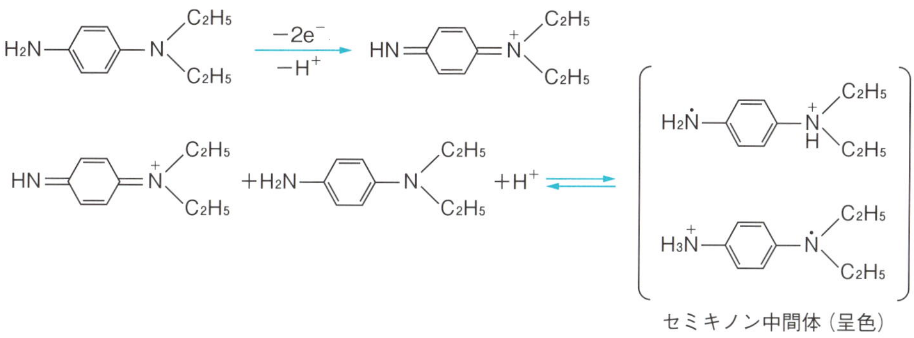

セミキノン中間体（呈色）

図18・6 DPD法におけるセミキノン中間体の生成

ポイント

- 残留塩素には遊離残留塩素と結合残留塩素があり，その殺菌作用は主に酸化作用によるものである．
- 水中にアンモニア，アミン類などが存在するとこれらが塩素と反応して結合残留塩素であるクロラミンを形成する．
- 殺菌力は遊離残留塩素が結合残留塩素よりも強いが，安定性は結合残留塩素のほうが強い．また Cl^- には殺菌作用がない．
- 結合残留塩素（クロラミン）は過剰な塩素注入を行うことで分解されることから，塩素消毒の際には結合残留塩素から遊離残留塩素に変化する点（不連続点）が存在する．
- 塩素消毒は効果的な方法ではあるが，毒性のある消毒副生成物を生じたり，塩素抵抗性の原虫には効果がないなどの欠点も有する．
- 富栄養化状態となった湖などから原水を採取すると，水道水にカビ臭の原因物質であるジェオスミンや 2-MIB や肝毒性作用をもつミクロシスチンなどが混入する．

❺ 水道水の水質基準

水道法では，水道により供給される水に対して，①ヒトの健康の確保と②生活利用上の要請を基準に規定されている．

a 水質基準

従来は健康に関する項目（29項目）と水道水が有すべき性状（17項目）が規定されていたが，2004年にこの区分を廃止し一括して50項目（2014年までの改正により51項目）が定められた（表18・7）．水道事業者などはこの基準に適合した水の供給と，定期的にその供給する水の水質を検査することが義務付けられている．以下に主要な水質基準項目とその試験法について示す．

表18・7　水道法による水道水の水質項目と基準値

2020年4月1日施行

番号	項目	基準値	番号	項目	基準値
1	一般細菌	1 mLの検水で形成される集落数が100以下	27	総トリハロメタン	0.1 mg/L以下
			28	トリクロロ酢酸	0.03 mg/L以下
2	大腸菌	検出されないこと	29	ブロモジクロロメタン	0.03 mg/L以下
3	カドミウム及びその化合物	カドミウムの量に関して，0.003 mg/L以下	30	ブロモホルム	0.09 mg/L以下
			31	ホルムアルデヒド	0.08 mg/L以下
4	水銀及びその化合物	水銀の量に関して，0.0005 mg/L以下	32	亜鉛及びその化合物	亜鉛の量に関して，1.0 mg/L以下
5	セレン及びその化合物	セレンの量に関して，0.01 mg/L以下	33	アルミニウム及びその化合物	アルミニウムの量に関して，0.2 mg/L以下
6	鉛及びその化合物	鉛の量に関して，0.01 mg/L以下	34	鉄及びその化合物	鉄の量に関して，0.3 mg/L以下
7	ヒ素及びその化合物	ヒ素の量に関して，0.01 mg/L以下	35	銅及びその化合物	銅の量に関して，1.0 mg/L以下
8	六価クロム化合物	六価クロムの量に関して，0.02 mg/L以下	36	ナトリウム及びその化合物	ナトリウムの量に関して，200 mg/L以下
9	亜硝酸態窒素	0.04 mg/L以下	37	マンガン及びその化合物	マンガンの量に関して，0.05 mg/L以下
10	シアン化物イオン及び塩化シアン	シアンの量に関して，0.01 mg/L以下	38	塩化物イオン	200 mg/L以下
11	硝酸態窒素及び亜硝酸態窒素	10 mg/L以下	39	カルシウム，マグネシウム等（硬度）	300 mg/L以下
12	フッ素及びその化合物	フッ素の量に関して，0.8 mg/L以下	40	蒸発残留物	500 mg/L以下
13	ホウ素及びその化合物	ホウ素の量に関して，1.0 mg/L以下	41	陰イオン界面活性剤	0.2 mg/L以下
			42	ジェオスミン	0.00001 mg/L以下
14	四塩化炭素	0.002 mg/L以下	43	2-メチルイソボルネオール	0.00001 mg/L以下
15	1,4-ジオキサン	0.05 mg/L以下			
16	シス-1,2-ジクロロエチレン及びトランス-1,2-ジクロロエチレン	0.04 mg/L以下	44	非イオン界面活性剤	0.02 mg/L以下
			45	フェノール類	フェノールの量に換算して，0.005 mg/L以下
17	ジクロロメタン	0.02 mg/L以下			
18	テトラクロロエチレン	0.01 mg/L以下	46	有機物（全有機炭素（TOC）の量）	3 mg/L以下
19	トリクロロエチレン	0.01 mg/L以下			
20	ベンゼン	0.01 mg/L以下	47	pH値	5.8以上8.6以下
21	塩素酸	0.6 mg/L以下	48	味	異常でないこと
22	クロロ酢酸	0.02 mg/L以下	49	臭気	異常でないこと
23	クロロホルム	0.06 mg/L以下	50	色度	5度以下
24	ジクロロ酢酸	0.03 mg/L以下	51	濁度	2度以下
25	ジブロモクロロメタン	0.1 mg/L以下			
26	臭素酸	0.01 mg/L以下			

注1）No.1～31が健康関連項目，No.21～31が消毒副生成物，No.32～51が生活上支障関連項目となっている．
注2）総トリハロメタンとは，クロロホルム，ジブロモクロロメタン，ブロモジクロロメタン，ブロモホルムのそれぞれの濃度の総和を指す．

（1）一般細菌

水の一般細菌とは，一定条件の下で標準寒天培地を用いて培養したとき集落を形成し得る生菌をいう．一般細菌は良好な水では少なく，汚染されている水ほど多い傾向があることから，水の汚染度を示す指標となる．水道水の消毒効果や配水中の汚染の有無などを判断するには，簡便に検出される点で大腸菌検出法より優れている．

試験法

1）標準寒天培地法

方法：1 mLの検水をペトリ皿にとり，加熱して45～50℃に保った標準寒天培地15 mLを加えて十分に混合し，培地が固まるまで静置する．ペトリ皿を逆さにして35～37℃の恒温槽で22～26時間培養する．

判定：1 mLの検水で形成される集落数が100以下であること．

(2) 大腸菌

水系感染症のおもな原因菌が人獣の糞便に由来することから，**大腸菌は糞便汚染の指標として最も重要**である．2004年の水道法の改正により大腸菌は「**検出されないこと**」となったため，定量試験は不要となった．

試験法

1）特定酵素基質培地法

原理：この方法では**4-メチルウンベリフェリル-β-D-グルクロニド（MUG）**と乳糖アナログであるガラクトース誘導体を含む培地中で培養を行う．ガラクトース誘導体は大腸菌が存在すると加水分解されてガラクトースを遊離し，これを栄養源として大腸菌はさらに増殖する．MUGは大腸菌特有の酵素である**β-グルクロニダーゼ**により**加水分解**されると，**4-メチルウンベリフェロン**を遊離する（図18・7）．これが**青色蛍光**を発することから，この蛍光を検出することで大腸菌の有無が判定できる．

方法：MUGを含む培地（MMO-MUG培地，IPTG添加ONPG-MUG培地，XGal-MUG培地，ピルビン酸添加XGal-MUG培地など）に検水を加え，24時間培養した後，培地に紫外線（366 nm）を照射し，蛍光の有無を調べる．

判定：培地に対応する比色液より蛍光が強い場合には陽性と判定する．

NOTE

IPTG：イソプロピル-β-D-1-チオガラクトピラノシド

ONPG：o-ニトロフェニル-β-D-ガラクトピラノシド

MMO：ONPGを含有する最小培地

XGal：5-ブロモ-4-クロロ-3-インドリル-β-D-ガラクトピラノシド

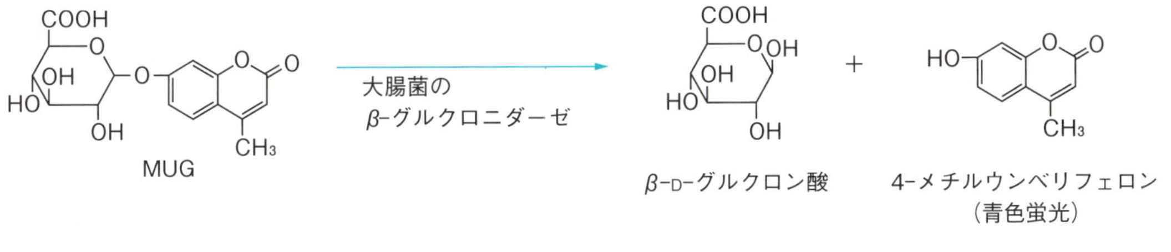

図18・7 MUGの加水分解

コラム

従来は，β-グルクロニダーゼ活性（大腸菌）のみを検出できるMMO-MUG培地しか特定酵素基質培地法に用いることができなかったが，2003年の水道水質基準改正に伴って大腸菌群が共通して有するβ-ガラクトシダーゼ活性も同時に検出できるIPTG添加ONPG-MUG培地，XGal-MUG培地，ピルビン酸添加XGal-MUG培地も使用できるようになった．水道水質基準では大腸菌群の測定までは要求されていないが，大腸菌測定用の市販の培地には大腸菌群を検出するための基質も同時に添加されており，現在ではそれら市販の培地を特定酵素基質培地法に用いてもよいことになっている．β-ガラクトシダーゼは，ONPGまたはXGalを加水分解して，おのおの*o*-ニトロフェノール（黄色），5,5-ジブロモ-4,4-ジクロロインジゴ（青色～青緑色）の呈色物質を生成することから，これら検出することで大腸菌群の存在を確認することができる．

(3) 硝酸態窒素および亜硝酸態窒素

水中の硝酸態窒素および亜硝酸態窒素は，主として動物性有機物に由来し，NH_3の酸化で生成する．したがって，し尿や下水などの混入による汚染を推定する1つの指標となる．また，湖沼，貯留池，井戸の底層などでは嫌気性微生物による硝酸イオンの還元により逆向きの反応が進行することもある．

$$\text{動物性有機物-N} \rightarrow NH_3\text{-N} \rightleftarrows NO_2\text{-N} \rightleftarrows NO_3\text{-N}$$

これらの窒素化合物はし尿汚染の時期の判断にも用いられ，NH_3-Nは最近のし尿汚染の指標，NO_3-Nは過去のし尿汚染の指標，どちらも検出されれば継続的なし尿汚染と判断される．NH_3-Nは塩素消毒で除去されるため，水道水の水質基準からは除外されている．

試験法

1) イオンクロマトグラフィー

特徴：亜硝酸イオン（NO_2^-）や硝酸イオン（NO_3^-）のみならず，フッ化物イオンや塩化物イオンも同時に定量できる．

2) ジアゾ化法

原理：亜硝酸態窒素の場合は，酸性条件下でスルファニルアミドを加えると，試料中の亜硝酸イオンと反応してジアゾニウム塩が生成するので，これをナフチルエチレンジアミンと反応させて，生成したアゾ色素を比色法により検出する．硝酸態窒素の場合は，試料中の硝酸をカドミウム・銅カラムにより還元し，亜硝酸態窒素とした後にジアゾ化法で定量する．この方法をとくにカドミウム還元ジアゾ化法とよぶ．

コラム

硝酸態窒素による乳児のメトヘモグロビン血症

NO_2^-はメトヘモグロビン血症[*7]の原因となる．実際に水道水に多く存在するのはNO_3^-であり，成人の胃はpH2前後であるのでNO_2^-への還元は起こらないが，生後数ヵ月までの乳児の胃はpH4以上であるため，NO_2^-へ還元されやすい．国内での事故はないが，欧米においては死亡例が報告されている．

(4) 塩化物イオン

塩化物イオン(Cl^-)は動物排泄物，厨房排水などに多量に含まれており，水にこれらの排泄物，排水が混入すればCl^-が増加するのでし尿汚染の指標となる．Cl^-そのものは無害であるが，200 mg/L を超えると塩辛味が感じられるようになる．水質基準で定められている基準値は，味覚の点から定められたものである．

試験法

1）イオンクロマトグラフィー(前記)

2）硝酸銀滴定法(モール法)

方法：クロム酸カリウム(K_2CrO_4)溶液を指示薬として，硝酸銀溶液で滴定する．硝酸銀($AgNO_3$)がCl^-と反応して塩化銀(AgCl)の白色沈殿を生じるが，$AgNO_3$が過剰になると淡黄褐色の沈殿が生じるのでこれを終点とする．

(5) カルシウム，マグネシウム等(硬度)

硬度には，①総硬度，②永久硬度，③一時硬度，④カルシウム硬度，⑤マグネシウム硬度，がある．水道法の水質基準に硬度300 mg/L以下と定められているが，これは石けんの洗浄作用を失わせるなど日常生活への影響から定められたものである．

①総硬度：水中のカルシウムイオン(Ca^{2+})およびマグネシウムイオン(Mg^{2+})量を，これに対応する$CaCO_3$の量(mg/L)に換算して表したもの．また総硬度＝永久硬度＋一時硬度で表される．

②永久硬度：カルシウムおよびマグネシウムの硫酸塩，硝酸塩，塩化物などのように煮沸によって析出しないCa^{2+}およびMg^{2+}の量を$CaCO_3$の量(mg/L)に換算して表したもの．

③一時硬度：カルシウムおよびマグネシウムの重炭酸塩(炭酸水素塩)のように煮沸によって析出するCa^{2+}およびMg^{2+}の量を$CaCO_3$の量(mg/L)に換算して表したもの．

④カルシウム硬度：水中のカルシウムイオン(Ca^{2+})のみ量を表した硬度．

⑤マグネシウム硬度：水中のマグネシウムイオン(Mg^{2+})のみ量を表した硬度．

試験法(総硬度)

1）イオンクロマトグラフィー(前記)

2）誘導結合プラズマ(ICP)発光分光分析法

3）エリオクロムブラックT(EBT)法

方法：検水にKCN，$MgCl_2$，EBT(青色)を加えるとCa^{2+}とMg^{2+}がEBT錯体を形成してブドウ赤色になる．これをEDTAで滴定すると，最初にCa^{2+}が次いでMg^{2+}がEDTAとキレートを形成し，EBTが遊離型(青色)になるので，これを終点とする．

特徴：KCNはCa^{2+}，Mg^{2+}以外の金属イオン(Fe^{2+}，Cu^{2+}など)を

＊7 **メトヘモグロビン血症** 血液中に酸素を結合できないメトヘモグロビン(ヘモグロビンに配位されているFe^{2+}がFe^{3+}になっているもの)が多い状態をいう．通常メトヘモグロビンはヘモグロビンの1％以下に抑えられているが，10％以上になるとチアノーゼなどの酸素欠乏症となり，50％以上になると致命的になる場合がある．

マスキングすることから，これらの妨害を防ぐ．また検水中にMg^{2+}が存在せずにCa^{2+}だけの場合，終点が不明瞭になるため，既知量の$MgCl_2$を加えて終点を見えやすくしている．計算時には加えたMg^{2+}分を差し引く．

(6) 全有機炭素（total organic carbon，TOC）

水中に有機物として存在する炭素の総量で，し尿や下水などによる汚染の指標になる．

試験法

1）TOC分析計による測定

原理：検水中の有機物を燃焼させてCO_2に変え，非分散型赤外線吸収装置で測定する．

特徴：改正前は過マンガン酸カリウム消費量を測定することで水中の有機物量の指標としていたが，この方法では完全に酸化反応が進行せず，還元性無機物の影響を受けるなどの問題があったが，TOCはほぼ完全に有機物をCO_2に変えて測定ができる．

b 水質管理目標設定項目（表18・8）

水質管理目標設定項目は，毒性の評価値が暫定的であったり，検出される可能性が低いために水質基準にはならないが，水質管理を行うときに注意すべき項目として定められている，水質基準と同様に，ヒトの健康に関連する項目と生活上支障関連項目で構成されており，27項目の目標値が設定されている．生活上支障関連項目の中には水質基準と同じ項目もあるが，より質の高い水道水を供給するための値になっており，水質基準より厳しい目標値が設定されている．

▶水質管理目標設定項目への分類要件

水質基準には該当しないが，上水において評価値の1/10に相当する値を超えて検出される可能性のある項目を水質管理目標設定項目とする．

表18・8　水質管理目標設定項目と目標値

2020年4月1日施行

番号	項　目	目標値
1	アンチモン及びその化合物	アンチモンの量に関して，0.02 mg/L以下
2	ウラン及びその化合物	ウランの量に関して，0.002 mg/L以下（暫定）
3	ニッケル及びその化合物	ニッケルの量に関して，0.02mg/ L以下
4	1,2-ジクロロエタン	0.004 mg/L以下
5	トルエン	0.4 mg/L以下
6	フタル酸ジ（2-エチルヘキシル）	0.08 mg/L以下
7	亜塩素酸	0.6 mg/L以下
8	二酸化塩素	0.6 mg/L以下
9	ジクロロアセトニトリル	0.01 mg/L以下（暫定）
10	抱水クロラール	0.02 mg/L以下（暫定）
11	農薬類（注）	検出値と目標値の比の和として，1以下
12	残留塩素	1 mg/L以下
13	カルシウム，マグネシウム等（硬度）	10 mg/L以上100 mg/L以下
14	マンガン及びその化合物	マンガンの量に関して，0.01mg/L以下
15	遊離炭酸	20 mg/L以下
16	1,1,1-トリクロロエタン	0.3 mg/L以下
17	メチル-*t*-ブチルエーテル	0.02 mg/L以下
18	有機物等（過マンガン酸カリウム消費量）	3 mg/L以下
19	臭気強度（TON）	3 TON以下
20	蒸発残留物	30 mg/L以上200 mg/L以下
21	濁度	1度以下
22	pH値	7.5程度
23	腐食性（ランゲリア指数）	−1程度以上とし，極力0に近づける
24	従属栄養細菌	1 mLの検水で形成される集落数が2,000以下（暫定）
25	1,1-ジクロロエチレン	0.1 mg/L以下
26	アルミニウム及びその化合物	アルミニウムの量に関して，0.1 mg/L以下
27	ペルフルオロオクタンスルホン酸（PFOS）及びペルフルオロオクタン酸（PFOA）	ペルフルオロオクタンスルホン酸（PFOS）及びペルフルオロオクタン酸（PFOA）の量の和として，0.00005 mg/L以下（暫定）

コラム

農薬の取り扱い

農薬は対象とする病害虫に応じ散布される地域，また，病害虫の発生時期に応じ散布される時期が限定されるなど，その他の化学物質に比較して使用形態が独特である．このような背景から農薬類の取り扱いについては2013年に大幅な見直しが行われ，各農薬類の出荷量，原水や水道水からの検出状況，許容1日摂取量（ADI）に基づいて規制対象項目や目標値が設定された．その後，この見直しは毎年行われており，項目の追加・削除，検査法の変更，目標値等の改正が行われている．またこれらの農薬類の規制については，個々に目標値が設定されており，対象となる農薬類のそれぞれの検出値を目標値で割った値の和が1を超えないこととする総農薬方式を採用している．2023年4月1日現在における対象農薬リスト掲載農薬類は114物質となっている．

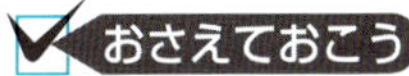

おさえておこう

・**許容1日摂取量（ADI）** ☞p.402

コラム

PFASによる水環境汚染

有機フッ素化合物であるPFAS (per and polyfluoroalkyl substances) は，撥水・撥油性や物理的・化学的安定性を有することから，表面処理剤や泡消火薬剤をはじめとする幅広い用途で用いられていた化学物質である．しかしPFASの一種であるPFOS (perfluorooctane sulfonate)，PFOA (perfluorooctanoic acid) およびPFHxS (perfluorohexane sulfonate) については，難分解性，高蓄積性に加え，ヒトや高次捕食動物に対する長期毒性が懸念されることから，おのおの2010年，2021年および2023年に化審法（化学物質の審査及び製造等の規制に関する法律）の第一種特定化学物質（☞ p.409，表13・4）に指定され，その製造および輸入が原則禁止されている．また水道水質についても，2020年に水質管理目標設定項目としてPFOSおよびPFOAの合算値で50 ng/L以下と暫定目標値が追加されている（表18・8）．しかし現在，一部の地域では水道原水となる河川や湖沼，地下水で，この値を超えるレベルのPFOS/PFOAが検出されており，その対策が急務となっている．その一方で，PFASの曝露による健康影響については情報が不足しており，早急なリスク管理が望まれる．

ポイント

- 「し尿混入」の指標としては一般細菌，硝酸態窒素および亜硝酸態窒素，Cl^-，TOCがあるが，最も直接的な指標は大腸菌で，水質基準では「検出されないこと」となっている．
- 水質基準ではおのおののトリハロメタンに基準値が定められているが，消毒副生成物の全生成量を抑制する指標として，個々の基準値とは別に総トリハロメタン量にも基準値を設けている．
- 大腸菌の検出には，4-メチルウンベリフェリル-β-D-グルクロニド (MUG) を含む培地を用い，試験終了後の培地に紫外線を照射した際の青色蛍光の強度により判定する．

B 下 水

❶ 下水道の種類

下水道法によれば，「下水とは，生活もしくは事業（耕作の事業を除く）に起因し，もしくは付随する廃水（以下汚水という）または雨水をいう」と定義されている．下水道は，汚水や雨水を集め，水質汚濁防止のためのさまざまな処理をし，河川などの環境水域へ戻すための施設であり，下水を集め排除するための管路，ポンプ施設などの排水施設と，集めた下水を処理する施設などから構成される．わが国の下水道普及率は年々増加しており，2023年3月には81.0%（福島県の一部の地域を除く[*8]）になっている（図18・8）．しかしながら，首都圏の大都市で90%以上の普及率を占める一方で，全国平均を下回る普及率の政令指定都市や，下水道の整備予定自体がない市町村も存在しており，上水道普及率とは対照的に地域差が非常に大きい．下水道は下水道法により公共下水道，流域下水道，都市下水路の3つに分けられる．

*8 東日本大震災の影響により調査不能な福島県の2町については，調査の対象外となっている．

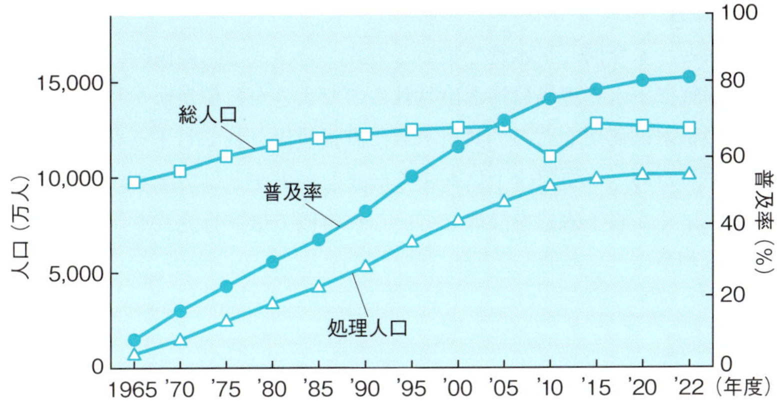

図18・8 下水道普及率の推移

注) 1) 2010年度は岩手県,宮城県,福島県の3県は対象外.
2) 2015年度以降は福島県の一部の地域は対象外.
[日本下水道協会資料,環境省報道発表資料より著者作成]

a 公共下水道

主として市街地における下水を排除し処理するために,各市町村が設置・管理するもので,下水処理場(終末処理場)を有するもの(単独公共下水道)と下水処理場を個別に有せず流域下水道に接続するもの(流域関連公共下水道)がある.

NOTE わが国の下水道普及率の推移

1965年 8.3%
1975年 22.8%
1985年 36.0%
1995年 54.0%
2005年 69.3%
2015年 77.8%
2022年 81.0%

b 流域下水道

水質保全が重要な公共用水域を対象に2つ以上の市町村の区域にわたって設置される下水道で,施設は幹線管渠(きょ),ポンプ場,下水処理場から構成される.その設置・管理は都道府県が行う.市町村は計画区域内の下水を排除するため,流域幹線管渠に接続する枝線管渠からなる流域関連公共下水道を設置・管理する.

c 都市下水路

主として市街地内の雨水や雑排水の排除を目的とし設置される排水路である.

❷ 下水の性質

下水管には台所水,洗濯水,水洗便所からのし尿および種々の産業排水が流入してくる.都市の家庭下水の成分は窒素化合物40%,炭素化合物50%,脂質10%で,利用者の排出量は1人1日あたりBODとして50〜70 g,窒素約10 gが標準的な値とされている.下水の汚濁の指標としては,BOD,COD,SS,蒸発残留物,強熱減量[*9]などが用いられる.

おさえておこう

・BOD ☞p.522
・COD ☞p.523
・SS ☞p.524

*9 **強熱減量** 汚水や汚泥中の揮発性物質(主に有機物量)を示す指標.蒸発残留物を600℃で強熱灰化して揮発する物質量をmg/Lあるいはmg/kgで表す.

❸ 下水の集め方

下水道において下水を集める方法には,合流式と分流式が存在する.

a 合流式

雨水と汚水を同じ下水管で集める方式．合流式は，降雨時に沈殿物などが一気に下水処理場に掃き出されるので大きな負荷がかかり，一定量以上の下水は河川などの公共用水域に直接放流されてしまうなどの欠点を有するため，水質保全上はあまり好ましい方法とはいえない．わが国では，早くから下水道を設置している都市圏では，合流式を用いているところが多い．

b 分流式

雨水と汚水を別々の下水管で集める方式．汚水は下水処理場に送って処理をした後に放流するが，雨水は処理場を経由せずにそのまま河川に放流される．新たに設置される下水道は，分流式を取り入れるようになってきている．

4 下水処理法

a 下水処理の分類

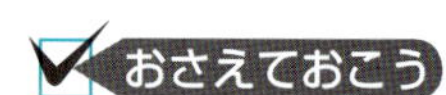

おさえておこう

・富栄養化　☞p.532

下水処理は大別すると**予備処理**，**一次処理**，**二次処理**，**後処理**に分けられる．また一部の有機物や富栄養化現象の原因となる窒素，リンなど，一次処理，二次処理では十分に除去できない汚染物質を除去する場合や処理水を再利用する場合には，二次処理後に**高度処理**が行われる（表18・9）．

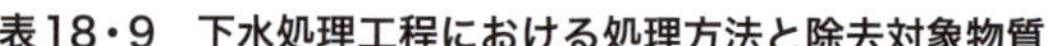

表18・9　下水処理工程における処理方法と除去対象物質

処理工程	対象となる除去物質	主な施設・処理法		
予備処理	大型の浮遊物，砂利，砂	スクリーン，沈砂池		
一次処理	浮遊物，有機物（SS，BOD）	最初沈殿池		
二次処理	溶解性有機物（BOD）	好気的生物処理法	浮遊生物法	**標準活性汚泥法** 長時間エアレーション法 **オキシデーションディッチ法** など
			生物膜法	**散水ろ床法** **接触曝気法** 回転円盤法（回転板接触法） など
		嫌気的処理		消化法（メタン発酵法）
高度処理	浮遊物	凝集沈殿法		
	有機物	活性炭吸着法		
	窒素	硝化脱窒法，嫌気無酸素好気法（リンと同時除去）		
	リン	凝集沈殿法，嫌気好気法，嫌気無酸素好気法（窒素と同時除去）		

b 予備処理

主に大型の浮遊物（ゴミ，木片，プラスチックなど）や砂利，砂などの物理的な不純物の除去を行う工程である．スクリーンで大型の浮遊物を取り除き，その後，沈砂池などで砂や小石などの重い粒子を沈殿除去する．予備処理を行うことで，後続の処理工程における処理効率の向上や使用される機器の故障を防ぐことができる．また，最終的に放流される水の品質が向上するとともに，エネルギー消費や運用コストも削減できるメリットがある．

c 一次処理

予備処理を行った汚水から，主に細かいSSを沈殿させて除去を行う工程である．**最初沈殿池**（**一次沈殿池**）において，1～3時間程度滞留させることで，有機性に富んだ微細浮遊物質を沈殿除去する．そのため，汚水中の有機物の一部（BODの30％程度）も一緒に除去される．

d 二次処理

二次処理では，汚水中の有機物（BOD）の除去を行う．生物処理が用いられ，**好気性生物処理法**と**嫌気性生物処理法**に大別される．好気性処理法では微生物を水中に浮遊させて用いる方法（**浮遊生物法**）と微生物を砂，砕石，板などに付着させて用いる方法（**生物膜法**）がある．わが国の終末処理場では，浮遊生物法が都市部等の大量の下水を効率的に処理するための信頼性の高い方法として広く採用されている．好気性生物処理はpH7～8，温度は30～40℃が適している．30℃以下では浄化能率が低下し，40℃以上では急速に活性が減退する．

（1） 好気性生物処理法

1）標準活性汚泥法

最も一般的に用いられている二次処理方法．活性汚泥で有機物を分解する反応槽と新たに生じた活性汚泥を沈殿分離するための沈殿池からなる（図18・9）．

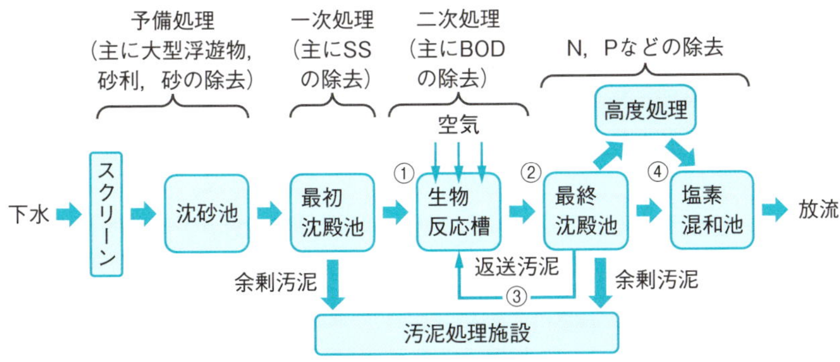

図18・9 標準活性汚泥法を用いた下水処理システムの一例

① 生物反応槽にて溶存酸素存在下で，6～8時間かけて好気性微生物が水中のBOD成分（有機物）を酸化分解（資化）して増殖し，凝集性のあるゼラチン状の**フロック**を形成する．

② 最終沈殿池にて曝気を止めるとフロックは急速に沈殿，分離し清

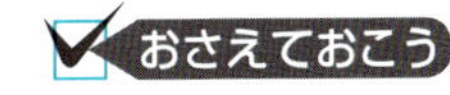

・フロック ☞p.498

澄な水が得られる．沈殿したフロックの集合物が活性汚泥である．

③分離した水は，塩素混和池にて塩素処理を施し，残留微生物の殺菌を行った後に河川や海などに放流する．

④沈殿したフロックの一部は，返送汚泥として新しい汚水の植種用に使用される．

バルキング（膨化）現象　コラム

標準活性汚泥法の沈殿分離の際に，有用でない微生物が増殖し過ぎるなどにより活性汚泥が膨れて軽くなることで，水中に均一に分散しやすくなる状態を**バルキング（膨化）現象**という．糸状性細菌の異常増殖などによるものが典型的な例である．生物的処理後の水を汚泥と分離できないなど，標準活性汚泥法による下水処理に悪影響を与える．

2）長時間エアレーション法

標準活性汚泥法を改良した処理方法である．最初沈殿池を設けずに，2～3倍に拡大した生物反応槽で微生物に長時間酸素を供給し，有機物を分解・汚泥を安定化させる．活性汚泥の自己酸化が促進するため，結果的に余剰汚泥の生成量を減少させることができる．最初沈殿池が不要で汚泥処理コストの削減や維持管理が容易であるため，とくに小規模な下水処理施設で適用されている．その一方で，空気を送り込む送風機の稼働時間が長くなるため，エネルギー効率が悪くなるデメリットがある．

3）オキシデーションディッチ法

本法は，最初沈殿池を設けずに機械式曝気装置のある水深の浅い無終端水路（循環する水路）を反応タンクとして，負荷の低い条件で活性汚泥処理を行い最終沈殿池で汚泥と処理水とを分離する方法である．流入負荷の時間変動や水温低下があっても安定した有機物の除去が可能である上に，汚泥発生量が標準活性汚泥法と比較して少なく，運転管理が簡便である利点を有している．また反応層内において，好気と無酸素状態を工程に組み入れることで，同時に窒素除去を行う高度処理が可能である（高度処理オキシデーションディッチ法，図18・10）．一般的に広い敷地面積を要することから，わが国では主に地方都市の小規模の汚水処理施設で用いられている．

①曝気撹拌装置で酸素を供給し，反応槽内の下水を流動させる．

②図18・10のようにこの方法では曝気ゾーンが水路の一部にしかないため，反応槽内が**好気領域**と**嫌気領域**に分けられる．

③好気領域では下水中のアンモニアが**硝化細菌**によって酸化（硝化）されて**亜硝酸**や**硝酸**となる．

④嫌気領域では**脱窒細菌**が③で生成した亜硝酸や硝酸の酸素を利用して呼吸するために，下水中のアンモニアが最終的に**窒素ガス**として除かれる（**脱窒**）．

おさえておこう

・硝化細菌，脱窒細菌，硝化・脱窒法 ☞p.518

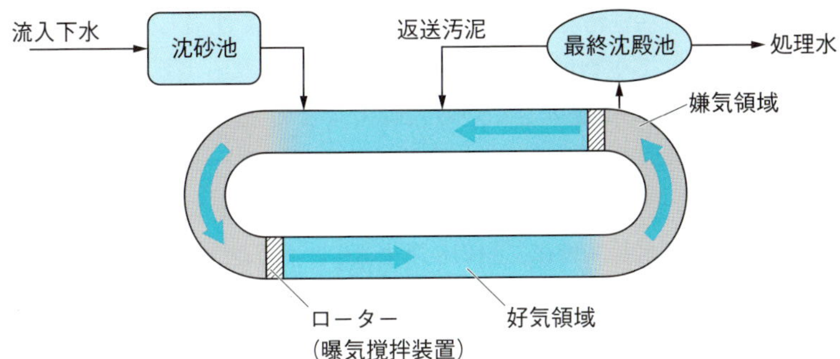

図18・10 高度処理オキシデーションディッチ法による下水処理システム

4) 散水ろ床法(図18・11)

一次処理水を砕石(3.5～10 cm程度)などの担体でみたされた通気性のよい「ろ床」に散水して浄化する方法である．汚水がろ床を流れる過程で，担体表面に好気性微生物で形成された生物膜に接触することでBOD成分が酸化除去される．曝気を必要としないためエネルギー効率に優れ，活性汚泥の管理が不要であることから運転管理が容易である．一方で，臭気の発生や処理性能が安定しない，生物膜が剥離して処理水に混入するなどのデメリットもある．散水ろ床法には，標準散水ろ床法と高速散水ろ床法があり，わが国でもわずかではあるが高速散水ろ床法を導入している終末処理場がある．

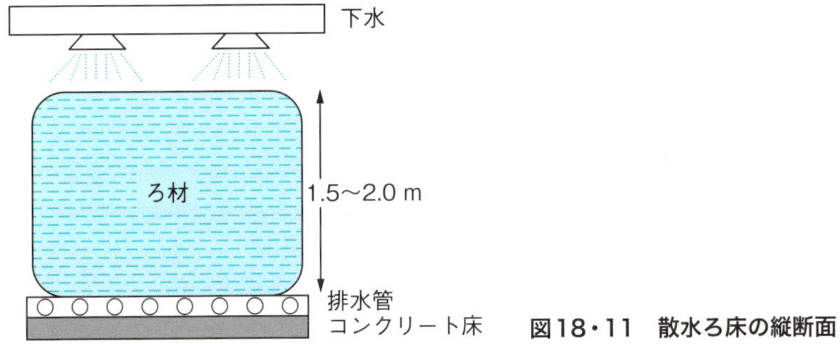

図18・11 散水ろ床の縦断面

(2) 嫌気性生物処理法

一般的には**余剰汚泥の分解**，し尿等の処理に用いられるが，有機物濃度の比較的高い廃水(BOD 10,000 mg/L以上)にも用いられる．高分子有機物(炭水化物，脂肪)を嫌気的に分解してメタン，硫化水素，アンモニアなどを排出する方法である．好気性生物処理に比べ，①曝気処理を必要としないため省エネルギーであること，②メタンや窒素・リンなど有用物質の回収が期待できること，③汚泥の発生量が少ないこと，などの利点がある．

e 後処理

後処理では，二次処理された処理水を最終沈殿池において，3～4時間程度掛け汚泥などの浮遊物を沈殿させて処理水(上澄み)を分離する

(図18・9②)．活性汚泥法の場合は，最終沈殿池で沈殿した汚泥の一部が返送汚泥として生物反応槽に送られて再利用される(図18・9③)．最終的に処理水は，混入している大腸菌などの微生物を除去するために，必ず消毒施設において**塩素処理**等の消毒処理が行われた後に放流される(図18・9④)．なお下水道法により，公共下水道または流域下水道からの放流水の水質基準は，pH5.8以上8.6以下，大腸菌群数3,000個/cm^3以下，SSが40 mg/L以下と定められているほかに，下水処理方式別にBOD量，窒素含有量，リン含有量の排出基準が定められている．

f 高度処理

(1) 有機物質の除去

活性炭吸着法や凝集沈殿法，膜ろ過法等が用いられる．

(2) リンの除去

1) 物理化学的方法

凝集剤として塩鉄(塩化第二鉄，硫酸第二鉄)，アルミニウム塩(硫酸アルミニウム，ポリ塩化アルミニウム)，石灰などを添加して不溶性リン化合物にさせる凝集沈殿法がある．

おさえておこう
・硫酸アルミニウム，ポリ塩化アルミニウム ☞p.498

2) 生物学的方法

活性汚泥中のリン蓄積細菌は，嫌気的条件下でリンを放出し，その後好気的条件下に変えると，放出した以上に過剰なリンを取り込む性質を有していることから，これを応用した**嫌気・好気法(AO法)**がリン除去の生物学的方法として用いられている．糸状性細菌によるバルキング対策にも有効である．

(3) 窒素の除去

1) 物理化学的方法

アルカリ性にして曝気するアンモニア・ストリッピング法，ゼオライトやイオン交換法(吸着)などの方法がある．

2) 生物学的方法

窒素ガスとして放出させる**硝化・脱窒法**(**好気・嫌気法**)がある．硝化細菌によってNH_3を酸化(硝化)して亜硝酸や硝酸とし，脱窒細菌で還元して窒素ガスにすることで取り除く．高度処理オキシデーションディッチ法なども高度処理法の1つであるといえる．

酸化反応 $NH_4^+ + 2O_2 \rightarrow NO_3^- + H_2O + 2H^+$ (好気的条件)

還元反応 $2NO_3^- + 10H^+ \rightarrow N_2 + 4H_2O + 2OH^-$ (嫌気的条件)

(4) リンと窒素の同時除去

1) **嫌気・無酸素・好気法(A_2O法)**

原理的には脱リン反応の嫌気・好気法と脱窒素反応の硝化・脱窒法を組み合わせた生物学的方法である．生物反応槽を嫌気槽，無酸素槽，好気槽に分け，汚水を好気槽と無酸素槽で循環させることで，窒素を気化させ空気中に放出させるとともに，リンを汚泥中に封じ込め余剰汚泥として引き抜くことでリンおよび窒素を除去する（図18・12）.

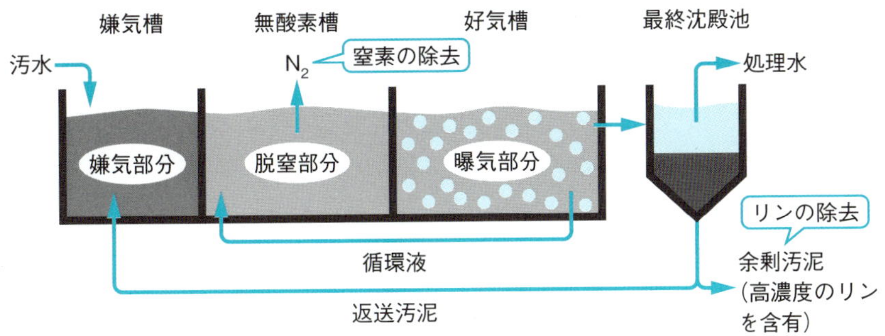

図18・12 嫌気・無酸素・好気法（A_2O 法）の概略図

コラム

医薬品やパーソナルケア製品を含む汚水処理の問題点

近年，医薬品やパーソナルケア製品起源の化学物質（pharmaceuticals and personal care products, PPCPs）による水環境汚染が世界的に問題視されている．PPCPs の排出源としては，生活排水に加え，医療機関からの排水，畜産・養殖施設からの排水があげられており，年間を通して水環境中に放出されていると想定されている．医薬品の中には，鋭敏な生理活性を有するものが存在し，またヒトのし尿中に存在する代謝物にもなお生理活性が残存しているものも存在することから，水圏生態系への影響や薬剤耐性菌の発生を引き起こすことが懸念されている．また PPCPs が水道原水に存在した場合，それが浄水工程で十分に除去処理されなければ，ヒトが飲料水を介して PPCPs を摂取する可能性があり，PPCPs の水環境中での存在実態，浄水処理工程における挙動，ヒトや生態系への影響評価について関心が集まっている．

⑤ 有害廃水処理

工場などから排出される汚水には種々の有害物質が含まれているため，下水道に流すことができないものがある．有害物を含む有害廃水とその処理法について表18・10に示す．

表18・10 有害廃水とその処理法

有害物質	処 理 法
重金属	水酸化物沈殿法：難溶性水酸化物を形成する重金属は，アルカリ剤を添加して沈殿除去する（Cu, Cd, Pb, Zn, Cr, Sn, Mn, Ni）
	硫化物凝集沈殿法：難溶性硫化物を形成する重金属は硫化ナトリウムを加えて沈殿除去する（Hg, Cu, Cd, Sn, Pb）
	イオン交換法：廃水中に溶解している重金属イオンは陽イオン交換樹脂により吸着除去する．しかし，濃度の濃い金属廃水には適さない
	フェライト法：第一鉄イオンを含む水溶液にアルカリ剤を加えて酸化処理を行うことによって，強磁性を有する沈殿物（フェライト）を生成させ，磁気的方法で分離除去する
六価クロム	硫酸第一鉄，亜硫酸塩などの還元剤で毒性の弱い三価クロムにし，次いでアルカリ性とすることで沈殿除去する
ヒ素化合物	三価のヒ素を塩素により酸化して毒性の弱い五価に変換し，第二鉄塩を加えて pH を弱アルカリ性とすることで生成する $Fe(OH)_3$ に沈殿吸着されて共沈除去できる
アルキル水銀	H_2SO_4-$KMnO_4$ 処理（湿式灰化法）などで無機水銀とし，硫化物凝集沈殿法により除去する．
シアン	アルカリ性塩素処理法：NaOH を添加してアルカリ性とした後に塩素を加える．次いで pH を中性にし，さらに塩素を加えると二段階反応で窒素ガスと二酸化炭素に分解する
PCB	高温燃焼処理法
有機リン系農薬	アルカリ性条件下で加水分解を行う

ポイント

- 下水処理の工程は，一次処理（物理的処理：SSの除去）→二次処理（生物的処理：BODの除去）→三次処理（化学的処理：窒素，リンの除去）で行われる．
- 二次処理では好気性微生物を用いた浮遊微生物法や生物膜法が用いられ，わが国では主に浮遊微生物法の一種である標準活性汚泥法とオキシデーションディッチ法が用いられている．
- 標準活性汚泥法において，活性汚泥が水に均一に分散して沈殿しにくい状態をバルキング現象といい，標準活性汚泥法による下水処理に悪影響を与える．
- リンの除去には，活性汚泥中に存在するリン蓄積細菌の特性を応用した嫌気・好気法（AO法）が高度処理として用いられている．
- 窒素の除去の高度処理法である硝化・脱窒法では，好気的条件下において硝化細菌がNH_3を酸化（硝化）して亜硝酸や硝酸とし，これらを嫌気的条件下で脱窒細菌により還元し窒素ガスにすることで下水中に存在する窒素を取り除く．
- リンと窒素の同時除去する高次処理法として，嫌気・好気法と硝化・脱窒法を組み合わせた嫌気・無酸素・好気法（A_2O法）が用いられている．

C　水質汚濁

汚染物質が河川，湖沼，港湾または沿岸海域など公共用水域や地下水に混入し，その水質が悪くなることを水質汚濁という．水質汚濁はヒトの健康や生活環境，動植物の生態などに悪影響を及ぼす．水質汚濁の主な原因として，工業および事業所から出る産業排水や家庭から出る生活排水がある． 産業排水や生活排水が公共用水域に流入し，河川や湖沼などが持つ自然自浄作用の限界を超えたときにその水質が悪化する．近年，わが国においては河川および海域の汚濁は改善されてきているが，それらに比べて湖沼の改善は遅れている．

NOTE

環境基本法 ― 水質汚濁に係る環境基準 ┬ 人の健康の保護に関する環境基準
└ 生活環境の保全に関する環境基準

おさえておこう
- **水道水の水質基準** ☞p.505
- **水質管理目標設定項目** ☞p.510
- **一律排水基準** ☞p.521

NOTE　ダイオキシン類にもダイオキシン類対策特別措置法により水質汚濁に係る環境基準が設定されている．

❶ 水質汚濁に係る環境基準

水質汚濁に係る環境基準とは，公共用水域および地下水の水質について，ヒトの健康を保護しおよび生活環境を保全する上で維持されることが望ましい基準である． **人の健康の保護に関する環境基準**（項目）と**生活環境の保全に関する環境基準**（項目）の2つがある．

人の健康の保護に関する環境基準（☞p.486）の中で，**全シアン**，**アルキル水銀**，**PCB**の3つの項目については，「検出されないこと」とされている． 一方， 生活環境の保全に関する環境基準（生活環境項目）とは，ヒトの生活に密接な関係のある財産や動植物とその生息環境などの保全を目的とした環境基準である（☞p.587）． 公共用水域は， ヒトの生活の中でさまざまに利用されており，各水域の利用を保全するために必要な水質項目として基準値が設定されている．生活環境項目は，水域ごとに必要な項目が設定されており，水域の利用目的の適応性に応じて，目標となる「類型」(河川については6類型，湖沼については4類型，海域については3類型)ごとにまとめられ，それぞれの基準値が設定されている．

NOTE 地下水についても水質汚濁に係る環境基準が設定されている．地下水の環境基準には，表17・17に示す人の健康の保護に関する環境基準の27項目に加え，クロロエチレン（別名 塩化ビニルまたは塩化ビニルモノマー）に関する基準値（0.002 ng/L以下）が設定されている．また，シス-1,2-ジクロロエチレンに代わり，シス体とトランス体を合わせた1,2-ジクロロエチレンに関する基準値（0.04 mg/L以下）が設定されている．

コラム

一律排水基準

水質汚濁防止法では，事業所に対して健康に係る有害物質などの排水許容限度を**一律排水基準**として定めている(☞p.492，表17・13)．一律排水基準の中で「検出されないこと」とされている項目は，**アルキル水銀化合物**である．また，自己流量の少ない都市内の河川へ排水する工場・事業場が集中している地域では，国が定める一律排水基準より厳しい**上乗せ基準**を都道府県が定めている．

❷ 水質汚濁の主な指標（表18・11）

表18・11 水質汚濁指標

生活環境項目	測定意義	測定法
pH	下水，工業排水などの混入による水質変化の指標 酸性雨による水質変化の指標	ガラス電極法
DO	水質汚濁の指標	ウインクラー法
BOD	河川の有機性汚濁の指標	ウインクラー法 20℃，5日間のDO消費量
COD	湖沼，海域の有機性汚濁の指標	ニクロム酸法 酸性高温過マンガン酸法 アルカリ性過マンガン酸法
大腸菌数	し尿汚染の指標	特定酵素基質寒天培地を用いたメンブランフィルター法
SS	河川，湖沼の有機性，無機性浮遊物質による汚染の指標	重量法
n-ヘキサン抽出物質	海域の油分による汚染指標	重量法
全窒素	湖沼，海域の富栄養化による汚染指標	ケルダール分解，ジアゾ化法
全リン	湖沼，海域の富栄養化による汚染指標	原子吸光光度法
全亜鉛	河川，湖沼，海域の水生生物の保全	抽出-原子吸光光度法
ノニルフェノール	河川，湖沼，海域の水生生物の保全	ガスクロマトグラフ質量分析法
直鎖アルキルベンゼンスルホン酸およびその塩	河川，湖沼，海域の水生生物の保全	高速液体クロマトグラフタンデム質量分析法

a pH（水素イオン濃度）

環境水のpH変化は，魚介類の生息や農作物の生育に影響を及ぼすことがある．生活環境項目では，河川，湖沼および海域に共通の項目であり，それぞれの水域の類型ごとにpHの基準が定められている．

b DO*10（溶存酸素量）

DOとは，水に溶存する酸素の量をmg/Lで表したものであり，河川，湖沼および海域の水質汚濁の指標になる．

一般に清浄な水のDO値は8～10 mg/Lであり，ほぼ飽和に近い(20℃の飽和溶存酸素濃度は8.84 mg/L)．水域に有機物が流入すると**好気性微生物**がこの有機物を酸化分解し，その際に水中の酸素が消費される．

*10 DO dissolved oxygenの略

NOTE DOは水温，気圧，塩濃度の影響を受ける．汚濁が同じであれば，低水温，高気圧，低塩濃度の条件の水でDO値は高くなる．

＊11　DOの測定　☞p.527

したがって，水が有機物による汚濁を受けると好気性微生物による浄化作用によりDOが低下するために，DO値[＊11]は水質汚濁の指標として用いられる．また，有機物による汚濁が進行し，DOが著しく低下すると**嫌気性微生物**が増殖し，有機物を嫌気的に分解し，悪臭の原因となるメタン，アンモニア，硫化水素などを生成する(図18・13)．

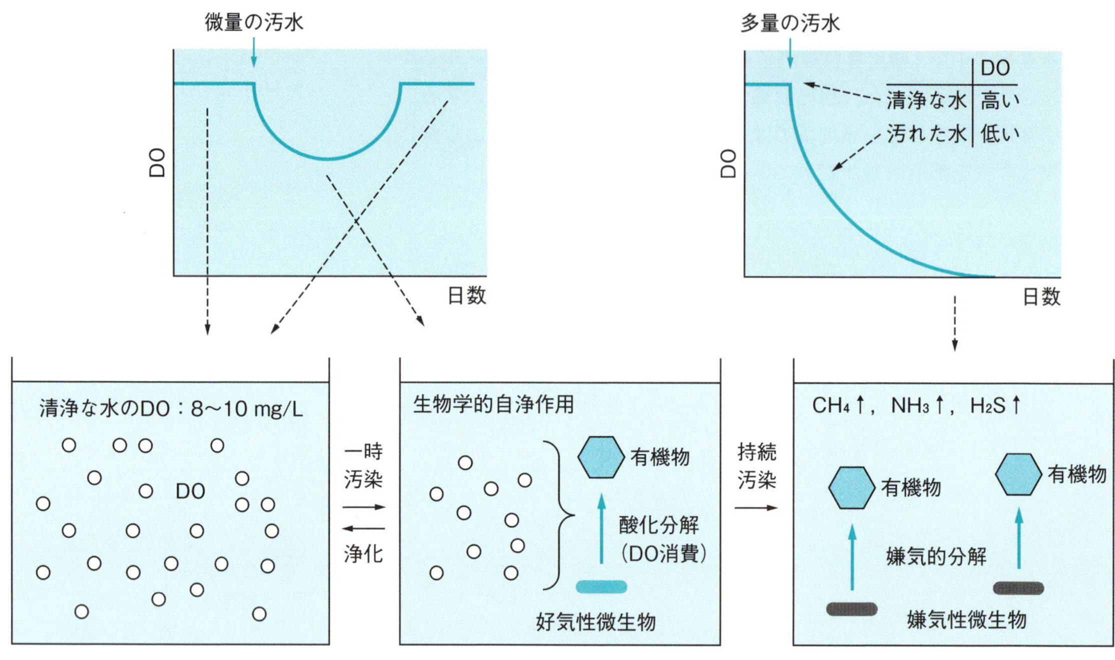

図18・13　水質汚濁とDOの変化

＊12　**BOD**　biochemical oxygen demandの略

NOTE　BODを20℃で測定した場合，5日目までは酸素消費量と日数はほぼ直線であるから，5日間の酸素消費量をBODとして求める．

＊13　BODの測定　☞p.528

c BOD[＊12](生物化学的酸素要求量)

BODとは，水中の有機物が微生物の働きによって酸化分解されるときに消費される酸素の量であり，mg/Lで表す．**河川**の有機汚濁をはかる代表的な指標であり，有機物を多く含む水はBOD値[＊13]が高い．BODには主に**炭素化合物の酸化による第1段階**と**窒素化合物の酸化(硝化)による第2段階**がある．これは，微生物による有機物の酸化分解の速度が炭素化合物と窒素化合物とで異なるためである．第1段階の酸素消費(約10日)は主に炭素化合物の酸化によるものであり，全酸素消費量の約70〜90%に相当する．このとき，炭素化合物は炭酸塩となり，タンパク質などのアミノ基は脱アミノ化されてアンモニウム塩などの無機窒素化合物となる．第2段階の酸素消費(約100日)では，第1段階の酸化で生じたアンモニウム塩などが硝化細菌によりさらに酸化(硝化)され，亜硝酸塩を経て硝酸塩になる(図18・14)．

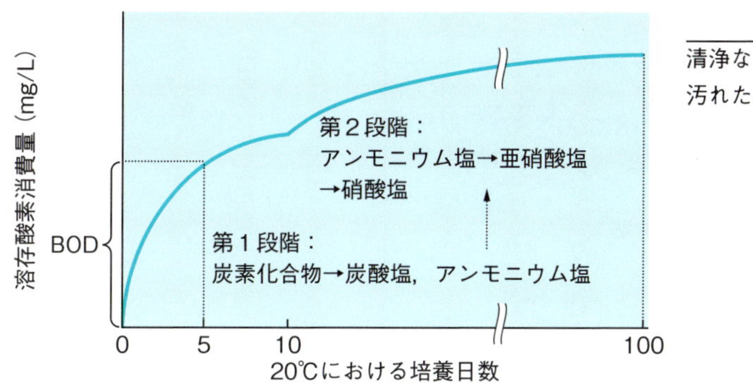

	BOD
清浄な水	低い
汚れた水	高い

図18・14 DO消費曲線

BODは，通常試料水を20℃，5日間，暗所で好気性微生物と接触させてその間に消費されるDOを測定し算出する．また，瞬時酸素要求量（IDOD[*14]）とは，瞬時（15分間）に無機性または有機性の還元物によって化学的（非生物学的）に消費される酸素量（mg/L）を表したものであり，BODとは区別される（図18・15）．還元性無機物や還元性有機物が多く含まれる工業排水では，IDODは高値を示す．

＊14 IDOD immediate dissolved oxygen demandの略

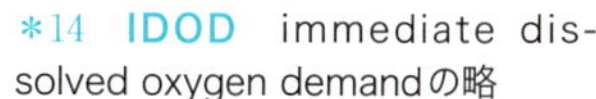

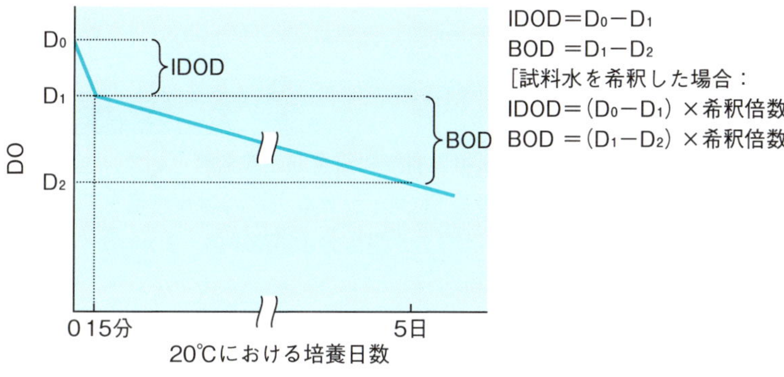

図18・15 BODとIDODの測定

d COD[*15]（化学的酸素要求量）

CODとは，水中の被酸化物（とくに有機物）が酸化剤によって酸化される際に消費する酸素の量であり，mg/Lで表す（図18・16）．湖沼，海域の有機汚濁をはかる代表的な指標であり，有機物を多く含む水はCOD値[*16]が高い．CODは，有害物質を含みBOD測定が不可能な工業排水などでも測定可能である．なお，有機物の種類によりCODとBODの値は異なることがあるため，両者の値に相関関係は認められない．

＊15 COD chemical oxygen demandの略

NOTE 水中の還元性無機物質も酸化剤により酸化される．

＊16 CODの測定 ☞p.529

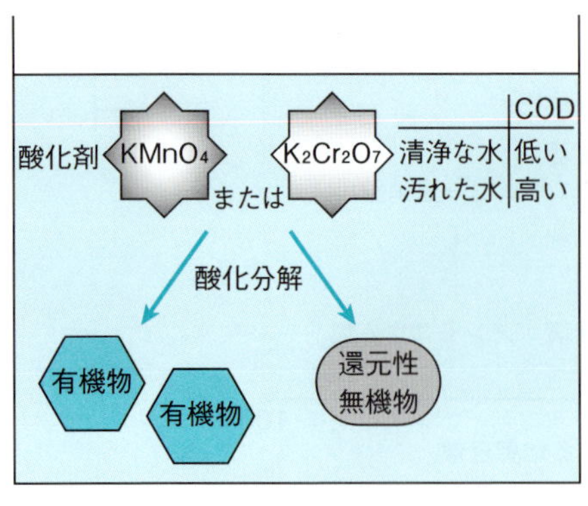

図18・16　COD測定の概略

コラム

湖沼・海域でCODが採用されている理由

有機性汚濁の指標として，河川ではBOD，湖沼・海域ではCODが採用されている．その理由として，①塩濃度の高い海域には，BOD測定が適応できないこと，②湖沼・海域などの停滞性水域では，易分解性有機物はほとんど分解されてしまい，残りの有機物を微生物が酸素を消費して分解するのに多くの時間がかかってしまうこと，③植物プランクトン由来の有機汚濁の影響や溶存酸素の生成と消費の両方を行う藻類の影響を考慮する必要があることがあげられ，BODは湖沼・海域の指標としては適切ではないと判断されている．

コラム

水中の有機物質量の指標

BODおよびCOD以外の水中の有機物質量を表す指標として，全有機炭素（TOC）および全酸素消費量（TOD）がある．TOCは炭素量をTODは酸化に必要な酸素量を表す．TOCの水道水の水質基準は，3 mg/L以下である．

e 大腸菌数

大腸菌は一般に人獣の腸管内に生息する細菌であり，水がし尿で汚染されているか否かを判断する指標になる．大腸菌は，水道法による水道水の水質基準の1つの項目として採用されており，その水源である公共用水域の大腸菌数を把握することはきわめて重要である．大腸菌数の測定方法は，特定酵素基質寒天培地を用いたメンブランフィルター法が採用されている．

f SS[*17]（浮遊物質量）

＊17　**SS**　suspended solidの略

水中に浮遊または懸濁している**直径2 mm以下**の粒子状物質のことで，粘土・鉱物による微粒子，動植物プランクトンやその死骸，工業排水に由来する有機物や金属の沈殿物が含まれる（図18・17）．河川と湖沼の水質汚濁の重要な指標の1つである．SSは一般にガラスろ過器でろ取した残渣の乾燥重量で示す．

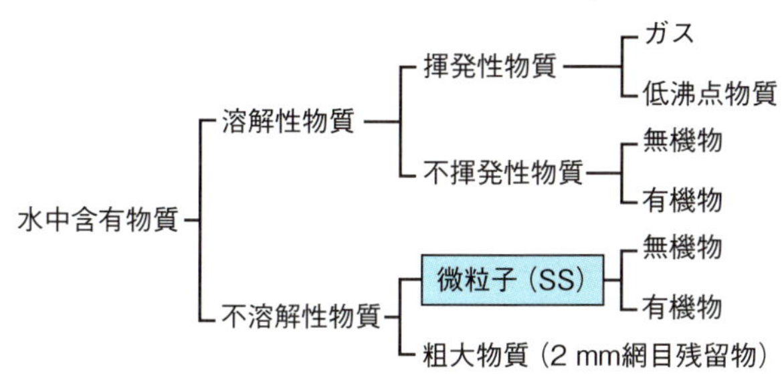

図18・17 水に含有される物質
［衛生試験法・注解2015をもとに著者作成］

g *n*-ヘキサン抽出物質（油分など）

n-ヘキサン抽出物質は，海域の**油分**による汚染指標となる．動植物油脂，脂肪酸，脂肪酸エステル，リン脂質などの脂肪酸誘導体，ワックスグリース，石油系炭化水素などの総称であり，溶媒である *n*-ヘキサン層に分配され抽出される不揮発性物質のことを指す．*n*-ヘキサン抽出物質は，*n*-ヘキサン抽出した抽出液を揮散・乾燥させた後，重量を秤量して測定する．

h 全窒素と全リン

NOTE 全窒素，全リン：総窒素（TN），総リン（TP）ともいう．

全窒素および全リンはそれぞれ水中に含まれる窒素化合物の総量とリン化合物の総量のことをいう．窒素およびリンはともに植物の増殖に欠かせない元素であるが，富栄養化の要因であり，湖沼ではアオコ，沿岸海域では赤潮を発生させる．したがって，湖沼や海域の**富栄養化**＊18の指標として全窒素・全リンを測定する．

＊18 **富栄養化** ☞p.532

i 全亜鉛

亜鉛は従来から工場や事業所に対して排水規制が行われていたが，水生生物の保護を目的に，2003年11月に環境基準項目として設定された．全亜鉛基準値は，淡水域（河川および湖沼）で0.03 mg/L以下，一般海域で0.02 mg/L以下，海域のうち，繁殖場などの特別域で0.01 mg/L以下とされている．この基準は水道水質基準（1 mg/L以下）よりも厳しい値である．

j ノニルフェノール

亜鉛に続く水生生物の保全に係る環境基準項目として，2012年にノニルフェノールが追加された．水環境中で検出されるノニルフェノールは，ノニルフェノールが環境中に排出されたものと，非イオン系界面活性剤であるノニルフェノールエトキシレートが環境水中に排出された後に微生物による分解過程を経て副生成したものがある．

k 直鎖アルキルベンゼンスルホン酸およびその塩

直鎖アルキルベンゼンスルホン酸およびその塩は，界面活性剤の一種であり，家庭用洗浄剤などでも広く使用されている．その生産・使用状況や公共用水域などにおける検出状況，水生生物への毒性などを勘案し，水生生物への影響が懸念されたことから，亜鉛およびノニルフェノールに続き水生生物の保全に係る環境基準項目として，2013年に追加された．

l 底層溶存酸素量

NOTE　2022年に全国で初めて琵琶湖および東京湾について底層溶存酸素量に係る水質環境基準の水域類型が指定された．

水域の底層を生息域とする魚介類などの水生生物や，その餌生物が生存できることはもとより，それらの再生産が適切に行われることにより，底層を利用する水生生物の個体群が維持できる場を保全・再生することを目的に，底層溶存酸素量が2016年に湖沼および海域の生活環境の保全に関する環境基準に新たに追加された．

3 水質汚濁の動向

わが国の水質汚濁状況を把握するものとして，「環境基準」の達成状況がある．生活環境の保全に関する項目（生活環境項目）のうち，BODまたはCODの環境基準の達成率は，水域全体で87.8%（2022年）であり，図18・18に示すようにほぼ横ばいである．水域別では，2022年度は河川92.4%，湖沼50.3%，海域79.8%であり，湖沼では依然として達成率が低い．

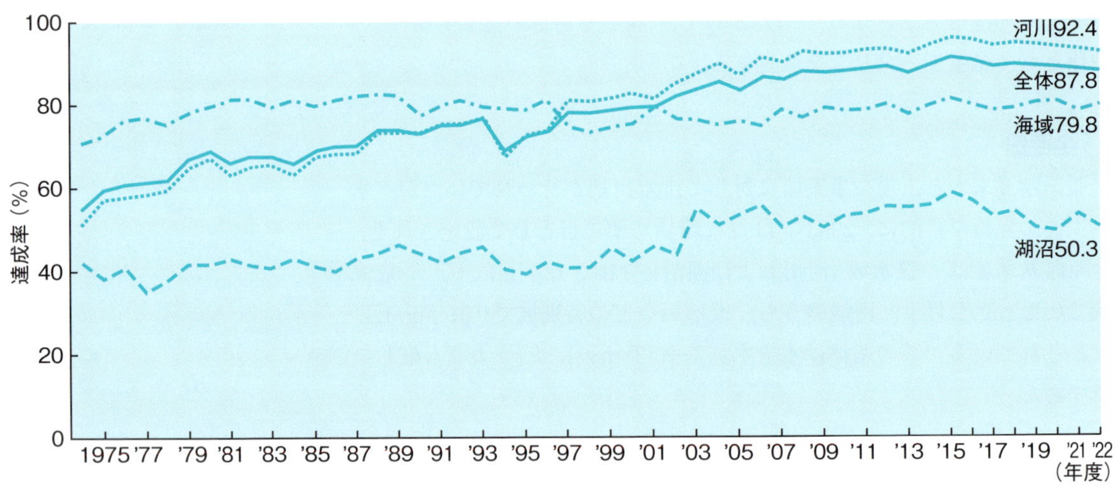

図18・18　環境基準達成率の推移（BODまたはCOD）
［環境省：公共用水域水質測定結果］

ポイント

- 「人の健康保護に関する環境基準」の中で，全シアン，アルキル水銀，PCBの3つの項目については「検出されないこと」とされている．
- 水が有機物による汚濁を受けるとDOは減少し，BODおよびCODは上昇する．
- 「生活環境の保全に関する環境基準」において，DOの基準は河川，湖沼，海域のすべての水域において定められている．
- BODには主に炭素化合物の酸化による第1段階と窒素化合物の酸化（硝化）による第2段階がある．
- CODは海水や湖沼水の「生活環境の保全に関する環境基準」において定められている．
- SSとは水中に浮遊または懸濁している直径2 mm以下の粒子状物質のことである．
- 湖沼や海域の富栄養化の指標として全窒素・全リンを測定する．
- 近年，わが国においては河川および海域の汚濁は少しずつ改善されてきているが，それらに比べて湖沼の改善は遅れている．

D　DO，BOD，CODの測定

① DOの測定

ⓐ ウインクラー法（図18・19）

（1）測定原理

試料に硫酸マンガン（$MnSO_4$）とアルカリ性KI溶液を加えるとMn$(OH)_2$の沈殿を生じ，これがDOによって亜マンガン酸（H_2MnO_3）に酸化（酸素固定）される．次に，濃硫酸を加えることで沈殿物のH_2MnO_3がKIと反応してDOと当量のI_2を遊離する．これをチオ硫酸ナトリウム（$Na_2S_2O_3$）で滴定する．また，測定にあたり，亜硝酸塩の妨害を防ぐためにアジ化ナトリウム（NaN_3）を，第二鉄塩の妨害を防ぐためにフッ化カリウム（KF）を加える．

$MnSO_4 + 2NaOH \rightarrow Mn(OH)_2\downarrow + Na_2SO_4$

$Mn(OH)_2 + 1/2O_2 \rightarrow H_2MnO_3\downarrow$（褐色沈殿，酸素固定）

$H_2MnO_3 + 2KI + 2H_2SO_4 \rightarrow MnSO_4 + K_2SO_4 + 3H_2O + I_2$（沈殿消失）

$I_2 + 2Na_2S_2O_3 \rightarrow 2NaI + Na_2S_4O_6$（滴定反応）

（2）試験操作手順

①試料をフラン瓶に充満させる．
②試料（V_1 mL）に$MnSO_4$溶液1 mLとアルカリ性KI・NaN_3溶液1 mLを加える．
③栓をした後，数回転倒混和して沈殿を試料に十分接触させる．
④濃硫酸を1 mL加えてただちに栓をして振り動かし，I_2を遊離させる．
⑤フラン瓶から適量（V_2 mL）をフラスコに分取し，遊離したI_2を指

示薬としてデンプン試薬を用い，0.025 mol/L $Na_2S_2O_3$ 溶液で滴定する．

$$DO\,(mg/L) = 0.2 \times a \times F \times \frac{V_1}{V_2} \times \frac{1{,}000}{V_1 - 2}$$

a：滴定に要した0.025 mol/L $Na_2S_2O_3$溶液の量（mL）
F：0.025 mol/L $Na_2S_2O_3$溶液のファクター
V_1：フラン瓶の容量（mL）
V_2：滴定に用いた試料の量（mL）
V_1-2：実際の試料の量．$MnSO_4$ 溶液 1 mL，アルカリ性 KI・NaN_3 溶液 1 mLを試料に加えたために消失した試料水（2 mL）を差し引く．
0.2：0.025 mmol/L $Na_2S_2O_3$溶液1 mL = 0.2 mg O（対応量）

図18・19　ウインクラー法によるDOの求め方

❷ BODの測定

通常，20℃，5日間に消費されるDOを**ウインクラー法**を用いて測定する．

(1) 試料の前処理

・中和
・残留塩素が存在する場合，**亜硫酸ナトリウム（Na_2SO_3）**を加え還元除去（煮沸による残留塩素の除去は好気性微生物を死滅させるので行ってはいけない）
・重金属，有害物質が含まれている場合，イオン交換樹脂，活性炭などを用いて除去
・試料水のDOが著しく低い場合，DOを20℃飽和量に調整
・汚染の激しい場合，希釈水で希釈
・亜硝酸塩を多く含む場合，アジ化ナトリウムを加え分解
・試料水が好気性微生物を含まない場合（産業排水など），下水や河川水から調製した適量の**微生物を含む希釈溶液（植種水）**を添加

(2) 試験操作手順

①必要があれば測定する試料に応じて前処理を行う．
②15分後のDO（IDODを除去した試料水のDO）を測定し，D_1（mg/L）とする．
③20℃，5日間放置した後のDOを測定し，D_2（mg/L）とする．
④このとき，BOD（mg/L）は$D_1 - D_2$として求められるが，前処理で試料水を希釈した場合には，さらに希釈倍数を乗じて補正する（☞図18・15）．

コラム

汚濁負荷量

水環境に流入する陸域から排出される有機物や窒素, リンなどの汚濁物質量をいい, 総量規制や廃水処理設備の設計の際に用いられる. 一般的には, 汚濁物質の時間あるいは日排出量で表し,「汚濁負荷量＝汚濁濃度×排水量」で計算する. また, 家庭や工場からの排水量に, そのBOD濃度をかけたものを「BOD負荷量」とよぶ.

BOD負荷量 (mg/分) ＝ BOD (mg/L) × 流量 (L/分)

❸ CODの測定

CODには, **ニクロム酸法**, **酸性高温過マンガン酸法**および**アルカリ性過マンガン酸法**の3種類の測定法があり, それぞれ特徴がある (表18・12). また, 測定値は酸化剤の種類 (過マンガン酸カリウム, ニクロム酸カリウム), pH, 反応条件 (時間, 温度) などの影響を受けるため, 測定法の種類により得られるCOD値は異なる. そのため, 測定値の補正は行わないが, 試験法を明記することにしている.

表18・12　CODの測定法と特徴

測定法	特　徴
ニクロム酸法	・酸化力：強 ・硫酸銀 (Ag_2SO_4) 添加によりCl^-の妨害を除去する ・硫酸銀には酸化剤による有機物の分解を促進する「触媒作用」が期待できる ・有機物をほぼ完全に分解でき, COD測定法のうち最も高いCOD値が得られる
酸性高温過マンガン酸法	・酸化力：中 ・硝酸銀 ($AgNO_3$) 添加によりCl^-の妨害を除去する ・炭素化合物の酸化は効率よく進むが, 窒素化合物の酸化は遅い ・JIS (日本産業規格) が採用する方法であり, わが国で最も用いられている ・飲料水試験の過マンガン酸カリウム消費量の測定原理と同じ
アルカリ性過マンガン酸法	・酸化力：弱 ・Cl^-の妨害を受けないので, 海水のCOD測定に適している ・還元性無機物の影響を受けにくい

a 二クロム酸法 (図18・20)

(1) 測定原理

本法は酸化力が強く有機物はほとんど完全に分解される. また, 試料水に硫酸銀 (Ag_2SO_4) をあらかじめ添加することによってある種の有機物の酸化を促進するとともにCl^-の妨害を除去することができる. 硫酸銀を触媒として, 有機物を硫酸酸性下, 二クロム酸カリウム ($K_2Cr_2O_7$) で酸化し, 過剰の$K_2Cr_2O_7$を指示薬として*o*-フェナントロリン鉄 (Ⅱ) 試液を用い, 硫酸鉄 (Ⅱ) アンモニウム溶液 ($FeSO_4(NH_4)_2SO_4$) で滴定する方法である.

試料の酸化反応：$Cr_2O_7^{2-} + 14H^+ + 6e^- \rightarrow 2Cr^{3+} + 7H_2O$

滴定反応：$Cr_2O_7^{2-} + 6Fe^{2+} + 14H^+ \rightarrow 2Cr^{3+} + 6Fe^{3+} + 7H_2O$

(2) 試験操作手順

①試料(V mL)をフラスコに取り，Ag_2SO_4 1 gを加えてよく振り混ぜる．

②0.04 mol/L $K_2Cr_2O_7$ 1 mLおよびH_2SO_4 60 mLを加えて混和する．

③還流冷却器を付けて2時間加熱する．

④冷却後，残った$K_2Cr_2O_7$を指示薬として*o*-フェナントロリン鉄(Ⅱ)試液を加え，0.1 mol/L $FeSO_4(NH_4)_2SO_4$で滴定する(滴定の終点：青緑色→赤褐色)．

$$COD\,(mg/L) = 0.8 \times F \times (b-a) \times \frac{1,000}{V}$$

a：本試験で滴定に要した0.1 mol/L $FeSO_4(NH_4)_2SO_4$溶液の量(mL)
b：空試験で滴定に要した0.1 mol/L $FeSO_4(NH_4)_2SO_4$溶液の量(mL)
F：0.1 mol/L $FeSO_4(NH_4)_2SO_4$溶液のファクター
V：試料の量(mL)
0.8：0.1 mol/L $FeSO_4(NH_4)_2SO_4$溶液1 mL＝0.8 mg O(対応量)

図18・20 ニクロム酸法によるCODの求め方

b 酸性高温過マンガン酸法(図18・21)

(1) 測定原理

本法は硝酸銀($AgNO_3$)を用いてCl^-の妨害を防ぐ方法である．炭水化物の有機物は酸化されやすいが，窒素質の有機物は酸化されにくい．試料を硫酸酸性下，過マンガン酸カリウム($KMnO_4$)で酸化した後，シュウ酸ナトリウム($Na_2C_2O_4$)を一定量加えて残留する$KMnO_4$と反応させ，次いで残存する$Na_2C_2O_4$を$KMnO_4$で逆滴定する方法である．$AgNO_3$は酸化反応を促進させる触媒作用も有している．

試料の酸化反応：$MnO_4^- + 8H^+ + 5e^- \rightarrow Mn^{2+} + 4H_2O$

過マンガン酸とシュウ酸の反応：

$$2MnO_4^- + 5C_2O_4^{2-} + 16H^+ \rightarrow 2Mn^{2+} + 10CO_2 + 8H_2O$$

(2) 試験操作手順

①試料(V mL)に20％$AgNO_3$ 5 mLを加えてよく混和する(Cl^-の除去)．

②30％硫酸 10 mLを加えて酸性とする(過剰のAg^+を除去：$2Ag^+ + SO_4^{2-} \rightarrow Ag_2SO_4$)．

③0.005 mol/L $KMnO_4$溶液を10 mL加えて沸騰水浴中で30分間加熱する．

④残った$KMnO_4$に0.125 mol/L $Na_2C_2O_4$ 10 mLを加えて脱色させる．

⑤ただちに，0.005 mol/L $KMnO_4$溶液で逆滴定する(滴定の終点：15

秒間持続する微紅色）．

$$COD\,(mg/L) = 0.2 \times F \times (a-b) \times \frac{1{,}000}{V}$$

a：本試験の滴定前後に要した0.005 mol/L $KMnO_4$溶液の量（mL）
b：空試験の滴定前後に要した0.005 mol/L $KMnO_4$溶液の量（mL）
F：0.005 mol/L $KMnO_4$溶液のファクター
V：試料の量（mL）
0.2：0.005 mol/L $KMnO_4$溶液 1 mL＝0.2 mg O（対応量）

図18・21　酸性高温過マンガン酸法によるCODの求め方

c アルカリ性過マンガン酸法（図18・22）

（1） 測定原理

本法はCl^-の妨害を受けない．試料中の被酸化物をアルカリ性の条件下，$KMnO_4$で酸化した後，KIを加え，硫酸酸性として未反応の$KMnO_4$によってKIからI_2を遊離させ，この遊離したI_2をデンプン試液を指示薬として用い，$Na_2S_2O_3$で滴定して求める．

試料の酸化反応：$MnO_4^- + 4H^+ + 3e^- \rightarrow MnO_2 + 2H_2O$

滴定反応：$2MnO_4^- + 10I^- + 16H^+ \rightarrow 2Mn^{2+} + 5I_2 + 8H_2O$

$I_2 + 2Na_2S_2O_3 \rightarrow 2NaI + Na_2S_4O_6$

（2） 試験操作手順

①試料（V mL）に20% NaOH 1 mLを加えてアルカリ性とする．
②0.005 mol/L（または0.002 mol/L）$KMnO_4$を加えて混和する．
③沸騰水浴中で60分間加熱する．
④残った$KMnO_4$に10% KIを加えて冷却後，10% 硫酸を加える．
⑤遊離したI_2を指示薬としてデンプン試液を用い，0.025 mol/L（または0.01 mol/L）$Na_2S_2O_3$で滴定する．

$$COD\,(mg/L) = K \times F \times (b-a) \times \frac{1{,}000}{V}$$

a：本試験で滴定に要した$Na_2S_2O_3$溶液の量（mL）
b：空試験で滴定に要した$Na_2S_2O_3$溶液の量（mL）
F：$Na_2S_2O_3$溶液のファクター
V：試料の量（mL）
K：0.025 mol/L $Na_2S_2O_3$溶液を用いた場合は0.2（対応量）
　0.01 mol/L $Na_2S_2O_3$溶液を用いた場合は0.08（対応量）

図18・22　アルカリ性過マンガン酸法によるCODの求め方

ポイント

- ウインクラー法では酸素の固定に硫酸マンガンを用いる.
- ウインクラー法では亜硝酸塩による妨害を防ぐためにアジ化ナトリウムを添加する.
- BODは通常20℃, 5日間に消費されるDOをウインクラー法を用いて測定する.
- 微生物を含まない水のBODを測定する場合には, 適量の微生物を含む希釈溶液(植種水)を添加する.
- 排水のBOD値に排出量を乗じることによって汚濁負荷量(BOD負荷量)が算出される.
- CODはニクロム酸法, 酸性高温過マンガン酸法, アルカリ性過マンガン酸法により測定される.
- ニクロム酸法では, 硫酸銀を添加することでCl^-の影響を除去する.
- ニクロム酸法によるCODの測定では, ほかのCODの測定法に比べ最も強い酸化力が期待できる.
- アルカリ性過マンガン酸法は, 水中のCl^-の影響を受けない.

E 富栄養化

湖沼や内湾, 内海のような閉鎖性水域では, 人間の社会経済活動に伴う窒素・リンなどの栄養塩類の流入により, それらを栄養素とする**植物プランクトン**の異常増殖が引き起こされる. このような状態を**富栄養化**という. 閉鎖性海域[*19]では, 植物プランクトンなどの異常増殖により赤潮[*20]などの現象がみられる. 富栄養化の主な原因は, 台所排水などの一般家庭からの生活排水, 工場・事業所からの産業排水, 耕作地からの農業排水や畜産排水に由来する栄養塩類(窒素・リンなど)の流入である(図18・23). 閉鎖性水域では水や汚染物質の外部交換が行われにくく, いったん自浄能力を超えた汚濁が起こると深刻化しやすい.

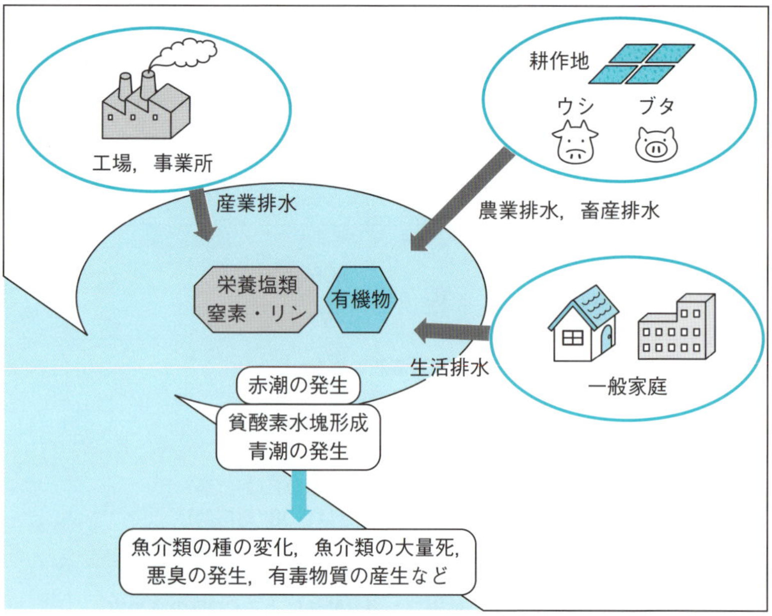

*19 **閉鎖性海域** 外海との海水の交換が少ない海域のことをいう. わが国においては瀬戸内海や伊勢湾, 東京湾などが該当する. 閉鎖性海域では, 海水の交換が少ないため汚濁物質が滞留しやすく, 富栄養化が進みやすい.

*20 **赤潮** 植物プランクトンなどの異常増殖により海や湖沼の水が変色する現象. 水が赤色や褐色に染まることが多いため, 赤潮とよばれるが, 水の色は原因となるプランクトンの色素に依存する. 海域など塩濃度が高い水域では赤潮が発生しやすい(塩濃度が関与)が, 湖沼など塩濃度の低い水域ではアオコ[*21]や水の華[*22]が発生しやすい.

*21 **アオコ** 湖沼や養魚池などで大発生して, 水を青緑色に変色させる微小な藻類の総称, またその大発生の現象をいう. 水の華の一形態.

*22 **水の華** 微小な藻類が高密度に発生し水面付近が変色する現象.

図18・23 富栄養化の原因とその問題点

❶ 富栄養化によってもたらされる問題点

海域においては赤潮による漁業被害（魚介類の大量死など）が問題となっている．この原因として，大量に増殖したプランクトンの死骸や有機汚濁物質などを微生物が分解することによる貧酸素水塊[*23]の形成，プランクトンのエラへの付着やプランクトンが分泌する不飽和脂肪酸や活性酸素などによるエラのガス交換障害による呼吸麻痺，プランクトンが産生する有害物質による中毒などによるものと考えられている．また，湖沼においては透明度の低下や水色の変化による美観の劣化のほか，浄水場におけるろ過障害や異臭味問題，水産における魚種の変化など種々の問題が生じている．とくに，水道水中の異臭味問題が生じるカビ臭物質の代表的なものに放線菌や藍藻類の二次代謝産物であるジェオスミンと2-MIBがある．さらに，藍藻類にはミクロシスチンとよばれる有毒化合物（肝臓毒）を産生することがある（図18・24）．

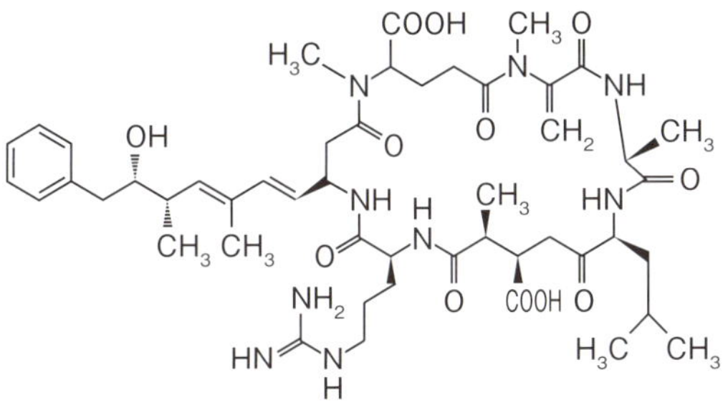

図18・24　ミクロシスチン

NOTE　富栄養化は，窒素が0.2～0.3 mg/L以上，リンが0.01～0.03 mg/L以上で発生する．

＊23　**貧酸素水塊**　閉鎖系水域で魚介類が生育できないほどDO濃度が低下した水の塊のこと．東京湾や三河湾でよく出現する．有害な硫化水素を含んでいる場合もある．また，貧酸素水塊が表層に上昇し海水が青色・白濁色を呈する現象を青潮という．

おさえておこう

- **水道水の水質基準** ☞p.505
- **ジェオスミン，2-MIB** ☞p.504

▶富栄養化の問題点

湖沼

- 水の華による透明度の低下や美観の劣化
- プランクトン類の死骸による悪臭
- DOの不足による水質悪化
- 藻類などによる浄水場のろ過障害
- カビや藻類の代謝産物による異臭味問題
- 水産における魚種の変化

海域

- 赤潮による透明度の低下
- 貧酸素水塊の発生
- DOの不足による水質悪化
- 汚泥の堆積
- 魚介類（とくに養殖魚）のへい死

❷ 富栄養化の対策

富栄養化対策を実施するにあたっては，その要因物質に関する環境上の目標を明らかにすることが必要であり，窒素とリンの環境基準として湖沼ではⅠ～Ⅴ類型（N：0.1～1 mg/L以下，P：0.005～0.1 mg/L以下），海域ではⅠ～Ⅳ類型（N：0.2～1 mg/L以下，P：0.02～0.09 mg/L以下）が定められている（☞p.588，590）．また，生活排水対策として下水道普及率の増加や合併処理浄化槽の普及が推進されているとともに，各家庭において洗剤は適正量使う，油・米のとぎ汁を流さないことなどが富栄養化の防止につながる．

ポイント

- 富栄養化の原因物質は窒素やリンなどの栄養塩類である．
- 富栄養化は閉鎖性水域（内湾，内海，湖沼）で発生しやすい．
- 富栄養化は，赤潮やアオコの発生要因となる．
- 藍藻類の中には肝毒性を示すミクロシスチンを産生するものがある．
- 放線菌や藍藻類はカビ臭物質であるジェオスミンや2-MIBを産生する．
- わが国の多くの河川，湖沼では家庭用排水（生活排水）が水質汚濁の最大の要因となっている．

Exercise

1　次の記述のうち，正しいものには○，誤っているものには×を（　）に入れよ．

① 緩速ろ過法は，急速ろ過法に比べて広い敷地面積を要する．（　）
② 薬品沈殿には酸化アルミニウムがよく用いられる．（　）
③ 緩速ろ過法は，原水中のフミン質の除去に効果的である．（　）
④ 次亜塩素酸はアンモニアと反応して結合残留塩素を生成する．（　）
⑤ 遊離残留塩素は結合残留塩素よりも安定性，殺菌力ともに強い．（　）
⑥ 水に塩素を注入し，初めて遊離残留塩素を認めるのに必要な塩素量を塩素要求量という．（　）
⑦ 塩素の殺菌作用はその還元作用によるものである．（　）
⑧ 塩素消毒は特定の原虫に対しては効果的ではない．（　）
⑨ 水道の水質基準では，大腸菌は集落数100以下/mLとなっている．（　）
⑩ 水がし尿で汚染されるとCl^-量が増加する．（　）
⑪ 硬度は，水中のCa^{2+}およびMg^{2+}量をそれぞれ$CaCO_3$および$MgCO_3$量（mg/mL）で表したものである．（　）
⑫ 都市部のように大規模な下水の処理には標準活性汚泥法が適している．（　）
⑬ 活性汚泥とは，微生物と水中浮遊物質が凝集した凝集塊（フロック）である．（　）
⑭ 活性汚泥は静置した場合に水中に均一に分散するほうがよい．（　）
⑮ オキシデーションディッチ法は，浮遊生物法の一種である．（　）
⑯ 活性汚泥法では，処理の際に生じた余剰汚泥はすべて廃棄することになっている．（　）
⑰ 散水ろ床法では，ろ材の表面に物理的な膜を形成してろ過を行う．（　）
⑱ 下水中に存在する窒素の除去には，AO法が用いられる．（　）

2　(　　)に適切な語句を記入せよ.

① 「人の健康保護に関する環境基準」の中で,「検出されないこと」とされているのは,(　1　),(　2　),(　3　)の3つの項目である.

② DO, BOD, CODのうち, 河川, 湖沼, 海域のすべての水域で環境基準が定められている項目は,(　　　)である.

③ IDODとは(　　　　　　　　　)のことである.

④ 有機物質による汚染が進行するとDOは(　　　　)する.

⑤ 汚濁の進行した河川では嫌気性微生物により(　1　),(　2　),(　3　)が生成される.

⑥ SSや*n*-ヘキサン抽出物質は一般に(　　　　)法で測定する.

⑦ SS, BOD, COD, DO, TOCのうち, 河川に大量の有機物が流入したときに値が減少する汚濁指標は(　　　)である.

3　次の記述のうち, 正しいものには○, 誤っているものには×を(　　)に入れよ.

① 「生活環境の保全に関する環境基準」において, DOの基準が定められているのは河川と湖沼であり, 海域については定められていない.　(　　)

② 「生活環境の保全に関する環境基準」において, *n*-ヘキサン抽出物質の基準は海域と湖沼で定められている.　(　　)

③ *n*-ヘキサン抽出物質は, 油分による汚染の指標となる.　(　　)

④ 湖沼および海域の環境基準にはBODの基準値が設定されていない.　(　　)

⑤ 地下水については, 水質汚濁に係る環境基準が設定されていない.　(　　)

⑥ 水質汚濁によりDOが低下すると, 微生物による有機物の分解が起こらなくなる.　(　　)

4　(　　)に適切な語句を記入せよ.

① DOは(　　　　　　　　)法で測定する.

② BODは(　　　)℃, 5日間に消費されるDO(mg/L)で示される.

③ CODの測定法のうち, 最も高いCOD値が得られることが期待されるのは,(　　　　　　)法である.

④ CODの測定法のうち, Cl^-の影響を受けない方法は,(　　　　　　　　　　　　　　)法である.

⑤ COD測定法のうち, 酸化力は(　　1　　)法＞(　　　　2　　　　)法＞(　　　　3　　　　)法の順に強い.

⑥ 二クロム酸法では(　　　　　)を添加することによりCl^-の妨害を防ぐ.

5　次の記述のうち, 正しいものには○, 誤っているものには×を(　　)に入れよ.

① BOD測定の際, 試料中に残留塩素がある場合は塩素を煮沸除去してから行う.　(　　)

② COD値は測定する方法により値が異なる.　(　　)

③ アルカリ性過マンガン酸法は, 試料水中のCl^-の影響を受けやすい.　(　　)

④ 酸性高温過マンガン酸法や二クロム酸法によるCODの測定法では, Cl^-の影響を除くために銀塩を添加して測定する.　(　　)

6　(　　)に適切な語句を記入せよ.

① 富栄養化の原因物質である栄養塩類には(　1　)や(　2　)がある.

② 湖沼や内湾, 内海を(　　　)水域という.

③ 閉鎖性水域で魚介類が生育できないほどにDOが低下した水の塊のことを(　　　)という.

④ カビ臭物質の代表的なものとして(　1　), (　2　)がある.

⑤ 藍藻類の中には肝毒性を示す(　　　)を産生するものがある.

7　次の記述のうち, 正しいものには○, 誤っているものには×を(　　)に入れよ.

① 貧酸素水塊によって青潮が発生する.　(　　)

② 富栄養化は赤潮や青潮の要因となる.　(　　)

③ 富栄養化は湖沼よりも河川で発生しやすい.　(　　)

④ 富栄養化は浄水過程におけるろ過障害や異臭味問題を引き起こす.　(　　)

⑤ 各家庭において油や米のとぎ汁を流さないことは富栄養化の防止につながる.　(　　)

大気環境

A 大　気

❶ 地球環境と空気

気圏は地球の自然環境を構成する非生物的環境の1つであり，空気によって成り立っている．地球をおおう空気の層を大気という．すなわち，気圏は大気からなる．

大気の密度は，地上で約1.2 kg/m^{3}である．地上約8～18 kmまでを**対流圏**，地上約50 kmまでを**成層圏**という．大気の最外層は約500 kmであるが，約1,000 kmでも空気は存在する．

対流圏は，生態系における生物圏の一部として重要である．対流圏では，気温は100 m上昇するごとに約0.6℃低下していく．空気は移動と混合を繰り返し，それが地上付近の気象に反映される．

おさえておこう

・生態系　p.448
・岩圏，気圏，水圏　p.448
・気圏の主要構成元素　p.449

ここにつながる

・オゾン層破壊　p.443
・地球温暖化　p.441

❷ 空気の組成

空気の組成は表19・1に示す通りである．最も体積比(%)が高いのは**窒素**であり，約78%(重量比では約76%)である．次いで**酸素**が多く，約21%(重量比では約23%)である．この2つの成分で，約99%を占めることになる．これ以外の成分としては，**アルゴン**が3番目に多く(体積比約0.93%)，次に**二酸化炭素**(体積比約0.03%)と続く．そのほか，ネオン，ヘリウム，メタンなどの微量成分も含まれている．

表19・1　空気の主要成分(乾燥状態0℃，1気圧)

	体積比(%)	重量比(%)
窒素	78.08	75.5
酸素	20.95	23
アルゴン	0.934	1.29
二酸化炭素*	0.032	0.04

*産業活動およびその他の要因でいくらか変動する．

コラム

乾燥空気の成分は，場所・季節・時刻に関わらず，ほとんど一定である．ただし，二酸化炭素・メタン・一酸化二窒素（亜酸化窒素）・一酸化炭素・オゾン・二酸化窒素などはとくに人間の産業活動によって変動する．この変動の程度は大きなものではないが，小さな変化であっても影響が大きい場合がある．地球温暖化の重要な原因物質とされる二酸化炭素濃度は，産業革命前でも0.028％であったといわれている．

ポイント

- 空気を構成する気体の体積比は，窒素（78％），酸素（21％），アルゴン（0.93％），二酸化炭素（0.03％）の順である．

B 大気汚染

❶ 大気汚染とは

人為的な活動によって大気が有害物質で汚染され，ヒトの健康や生活環境に悪影響が生じる状態を大気汚染という．大気汚染は環境基本法で規定された「典型七公害」の1つであり，たとえば火山の噴火などの自然災害によるものは含まない．大気汚染の原因となる物質を大気汚染物質とよぶ．

大気汚染はヒトや動物の健康を害し，農作物や森林に被害をもたらす．また，生活環境は悪化し，大気汚染防止設備の設置や公害行政の巨大化などの経済的損失も発生する．

大気汚染の原因は多様であるが，大気汚染物質の量，大気汚染の範囲，ヒトに対する影響の大きさから考えると，燃焼による汚染がとくに重要である．

おさえておこう

- **環境基本法** p.483
- **典型七公害** p.479
- **環境基準** p.484

❷ 大気汚染物質の種類

大気汚染物質は，粒子状物質とガス状物質に大別される．

粒子状物質には，降下ばいじん（すす，燃えかすなどの微粒子）や浮遊粉じん（石などが砕けて粉状になったもの）が含まれる．

ガス状物質は，硫黄酸化物，窒素酸化物，その他に分類される．硫黄酸化物としては，二酸化硫黄，三酸化硫黄，硫酸ミストがあげられる．窒素酸化物には，一酸化窒素，二酸化窒素，亜酸化窒素が含まれる．これらのほか，オゾン，一酸化炭素，光化学オキシダントなどが大気を汚染する．さまざまな有機化合物やハロゲン化合物も大気汚染物質となることがある．

大気汚染物質の種類は多いが，環境基本法に基づいて健康影響が危惧される重要な汚染物質について「人の健康を保護し，及び生活環境を保

ここにつながる

- **自動車NO_x・PM法** p.489
- **排煙脱硫装置** p.541
- **排煙脱硝装置** p.542
- **大気汚染を防止するための法規制** p.489

全する上で維持されることが望ましい基準」として環境基準が定められている．すなわち，「大気汚染に係る環境基準」(☞p.485) に二酸化硫黄，一酸化炭素，浮遊粒子状物質，二酸化窒素，光化学オキシダントの5項目が，「有害大気汚染物質（ベンゼン等）に係る環境基準」(☞p.485) にベンゼン，トリクロロエチレン，テトラクロロエチレン，ジクロロメタンの4項目が，ダイオキシン類対策特別措置法に基づいた「ダイオキシン類に係る環境基準」(☞p.487) にダイオキシン類が定められている．最近，「微小粒子状物質に係る環境基準」(☞p.485) に微小粒子状物質についての環境基準が定められるにいたっている．

コラム

酸素は大気汚染物質？

46億年前に誕生したころの地球の大気中には，酸素はほとんど存在しなかった．40億年前に発生した生物は，大気中に存在した二酸化炭素を自分たちの身体の成分として固定しながら増殖した．そのときに酸素が大気中に放出された．なぜなら，二酸化炭素を構成する炭素と酸素のうち，酸素は不要だったからである．その後，30億年前に光合成を行う生物が生まれ広がり，大気中の酸素はますます増加し，多くの嫌気性生物が死滅した．酸素の排出は，生物が行った最初の大規模な環境破壊だったのかもしれない．そうすると，地球最初の大気汚染物質は酸素だということになる．

❸ 大気汚染物質の発生

大気汚染物質の中で，発生源から直接的に排出されているものを**一次汚染物質**という．たとえば，二酸化窒素は自動車や工場などの発生源において空気中の窒素と酸素が高温の条件下で化学反応して発生し，そのまま大気中に排出されるので一次汚染物質である．代表的な一次汚染物質として，**二酸化硫黄**，**一酸化炭素**，**浮遊粒子状物質**などがあげられる．

これに対し，ある物質が発生源から大気中に排出され，その後，化学変化によって生成した大気汚染物質を**二次汚染物質**という．たとえば，**硫酸ミスト**は硫黄酸化物が大気中で紫外線と水分の存在下で液滴状の粒子に変化したものであるので二次汚染物質である．窒素酸化物や炭化水素が大気中で光化学反応して生成する**光化学オキシダント**も二次汚染物質である．

一方，大気汚染物質の発生源は，そのありようによって区別している．すなわち，工場などのように固定された場所で大気汚染物質を排出する発生源を**固定発生源**といい，自動車などのように移動しながら大気汚染物質を排出する発生源を**移動発生源**という．大気汚染物質には，固定発生源を主な発生源とするものと，移動発生源を主な発生源とするものがある．

大気汚染には，人為的な活動によって起こるものだけでなく，自然の活動によって起こるものもある．たとえば，火山が噴火して火山灰が大気中に大量に排出される場合がそれに相当する．しかしながら，「事業活動その他の人の活動に伴って生ずる相当範囲にわたる」ものを公害として定義している環境基本法の立場から，このような自然発生源は環境問題としての大気汚染の発生源とはみなされない．

コラム

越境大気汚染

大気汚染の原因物質（硫黄酸化物，窒素酸化物，オゾン，残留性有機汚染物質，重金属など）が遠く数百～数千 km の遠く離れた発生源から気流に乗って運ばれ，国境線を越えて大気汚染を引き起こす現象を越境大気汚染とよんでいる．かつては東アジア，北米，欧州において，越境大気汚染による酸性雨被害が問題となった．現在でも中国などアジア地域の目覚ましい経済発展に伴って発生した多量の大気汚染物質が，偏西風などに乗ってくる越境大気汚染が危惧されている．実際，2013年には微小粒子状物質（PM2.5）が中国からわが国に飛来したとして大きな話題となった．また，わが国における光化学オキシダントの発生が広域化し，オゾン濃度が全国的に上昇している原因も，アジア地域からの汚染物質の可能性が高いとされている．わが国の大気汚染の何割がどの国からの越境汚染によるのかを算出することは困難であるが，大気の流れや各国の汚染物質排出量，さらには大気中の化学・物理変化を加味したモデルシミュレーションは可能である．それによれば，西日本のPM2.5の50％以上は中国からの越境大気汚染によるが首都圏ではわが国で排出されたものの寄与が大きく，またオゾンでは中国の寄与は10～20％程度であり発生源の存在地域が多様であることなどが示されている．越境大気汚染の防止のために，被害国と加害国を含む多国間での協調的な取り組みが求められている．

❹ 主な大気汚染物質

以下に，「大気汚染に係る環境基準」に環境基準が定められている大気汚染物質を中心に，発生，影響，動向，測定法についてまとめる．

a 硫黄酸化物

硫黄酸化物には，**二酸化硫黄**（SO_2），**三酸化硫黄**（SO_3），および**硫酸ミスト**が含まれる．このうち，二酸化硫黄と三酸化硫黄を SO_x と表すことがある．

（1） 硫黄酸化物の発生

硫黄酸化物は，石油・石炭などの化石燃料に含まれる硫黄が燃焼に伴って生成したものである．すなわち，化石燃料の大規模な燃焼が硫黄酸化物による大気汚染の原因である．そのような化石燃料の燃焼は，主として工場のような固定発生源で行われるので，固定発生源が硫黄酸化物の主な発生源である．

含硫化合物を含む燃料を燃焼すると，まず二酸化硫黄が発生する．二酸化硫黄が大気中に排出されると紫外線の存在下で酸化され，三酸化硫黄が生成する．三酸化硫黄は大気中の水分と反応して硫酸ミストを形成する．

（2） 硫黄酸化物の影響

硫黄酸化物は主として呼吸器を強く刺激する．喘息様の咳や気管支炎様の症状を示し，咳が頻繁になって二次的に心肺機能に悪影響を及ぼす．このような作用は，硫酸ミストが存在すると，きわめて顕著になる．硫酸ミストは，ほかの硫黄酸化物に比べて眼や気道粘膜への刺激が強いからである．

石油化学コンビナートから排出された硫黄酸化物が主な原因物質となって発生した，**四日市喘息**[*1]（三重県四日市市）や川崎喘息（神奈川県川崎市）は，硫黄酸化物による大気汚染の公害としてよく知られている．

硫黄酸化物は，酸性雨の原因物質としても重要である．すなわち，大気中に放出されたSO_xは水分と反応して硫酸となり，雨に含まれて降下する．その結果，地上の金属を腐食させるだけでなく，植物を枯死させる．すなわち，植物は硫黄酸化物に対する感受性が高く，葉の変色や枯死が発生しやすい．

*1 **四日市喘息** ☞p.482

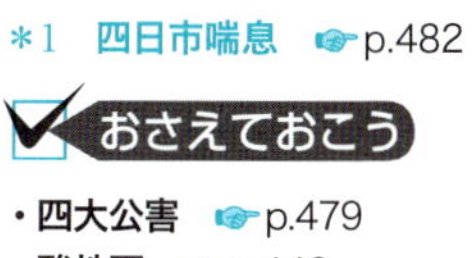

- **四大公害** ☞p.479
- **酸性雨** ☞p.446

(3) 硫黄酸化物の動向

わが国では，大気中の硫黄酸化物濃度は1967年をピークに年々減少し，ピーク時に比べると著しく改善された（図19・1）．環境基準の達成率は**ほぼ100％**である．これは，**重油の脱硫**処理を行った低硫黄燃料の使用，**排煙脱硫装置**の普及，自動車の排ガス規制などの低減対策によるものである．このうち，排煙脱硫装置とは，化石燃料などの燃焼等による排ガスから硫黄酸化物を除去する装置のことであり，硫黄酸化物による大気汚染の低減にきわめて効果的である．

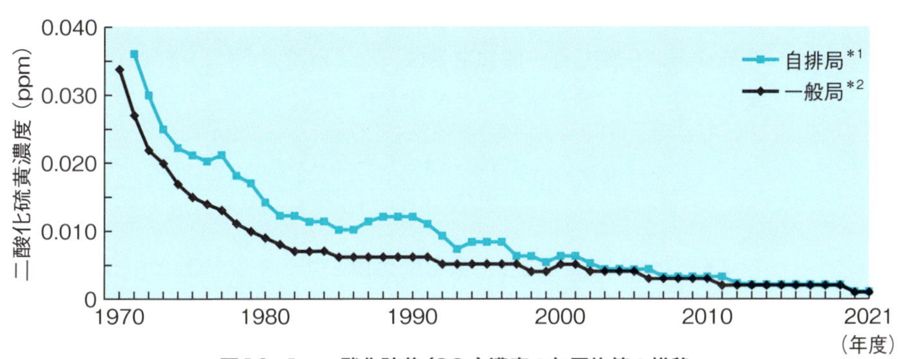

図19・1 二酸化硫黄（SO_2）濃度の年平均値の推移

*1 自動車排出ガス測定局（自排局）：自動車の排出ガスによる大気汚染状況の監視を目的とした測定局
*2 一般環境大気測定局（一般局）：自動車の排出ガスの影響を直接受けない場所で一般環境における大気汚染状況の監視を目的とした測定局
[環境省：令和3（2021）年度大気汚染状況について]

(4) 硫黄酸化物の測定

環境中の硫黄酸化物の測定には，**溶液導電率法**が用いられる．これは，微量の硫酸を含む過酸化水素水を捕集液として試料空気を通じるものである．試料空気中に二酸化硫黄あるいは三酸化硫黄が含まれていると，次のような反応が起きて硫酸が生成するので，SO_4^{2-}の増加によって上昇した導電率を，溶液導電率分析計で測定することによって硫黄酸化物の濃度評価を行う．

$$SO_2 + H_2O_2 \rightarrow H_2SO_4$$
$$SO_3 + H_2O \rightarrow H_2SO_4$$

硫黄酸化物は，**トリエタノールアミン・パラロザニリン法**によっても測定することができる．捕集液として，アジ化ナトリウム（NaN_3）を含むトリエタノールアミン溶液を用いる．試料空気をこの捕集液に通じると，硫黄酸化物は亜硫酸イオン（SO_3^{2-}）として安定化される．亜硫酸イオンはホルムアルデヒドと反応してヒドロキシメチルスルホン酸（$HOCH_2SO_3H$）が生成する．ヒドロキシメチルスルホン酸は*p*-ロザニリン塩酸塩と反応して赤紫色の*p*-ロザニリンメチルスルホン酸となるので，これを波長560 nmで比色定量する．

b 窒素酸化物

窒素酸化物には，**一酸化窒素（NO）**，**二酸化窒素（NO_2）**，および**亜酸化窒素（N_2O）**が含まれる．窒素酸化物は，NO_xと表されることがある．NO_xは大気汚染物質として重要である．一酸化窒素と二酸化窒素の大気中の濃度を比較すると，二酸化窒素のほうが高い．

（1） 窒素酸化物の発生

窒素酸化物は，高温燃焼が存在するところで空気中の窒素と酸素が反応して発生する．すなわち，窒素と酸素が反応して，まず一酸化窒素が生成する．生成した一酸化窒素は，次に示すように，空気中の酸素と反応して徐々に二酸化窒素へと酸化されていく．

$$N_2 + O_2 \rightarrow 2NO$$
$$2NO + O_2 \rightarrow 2NO_2$$

このようにして生成した窒素酸化物を**サーマル NO_x** という．これに対し，燃料中の窒素化合物が燃焼して発生した窒素酸化物を**ヒューエル NO_x** という．大気汚染物質としての窒素酸化物の大部分はサーマルNO_xである．石油ストーブやガスコンロなどの開放型暖房器具を使ったときの室内でもサーマルNO_xが増加する．

サーマルNO_xは1,000℃付近の温度で容易に生成するので，発生は固定発生源だけでなく移動発生源でも起こる．大気汚染物質としての窒素酸化物の発生源としては，工場などの固定発生源だけでなく，移動発生源としての自動車がとくに重要である．窒素酸化物は高温燃焼において発生するので，高速走行中の自動車は重要な発生源となる．

サーマルNO_xは空気中の窒素と酸素から生成するので，重油などの化石燃料から窒素化合物を除去する脱硝は窒素酸化物の低減にあまり有効ではない．一方，化石燃料などの燃焼等によって発生した排ガスから窒素酸化物を除去する**排煙脱硝装置**は，窒素酸化物の低減に有効である．

(2) 窒素酸化物の影響

人体に対する窒素酸化物の影響としては，気道粘膜への刺激が知られ，気管支炎や肺気腫などの呼吸器疾患を引き起こすことがある．

また，窒素酸化物はヘモグロビンに作用する血液毒となる．すなわち，二酸化窒素はヘモグロビンの鉄をFe^{2+}からFe^{3+}へと酸化する．その結果，ヘモグロビンは酸素と結合できなくなり，酸欠状態が引き起こされ，チアノーゼなどの症状が現れる．このようなヘモグロビンの病態をメトヘモグロビン血症という．

一方，一酸化窒素はヘモグロビンと結合して，ニトロソヘモグロビン（ニトロシルヘモグロビン複合体NO-Hb）を形成する．ヘモグロビンに対する一酸化窒素の親和性は，一酸化炭素よりも高い．

おさえておこう
・ヘモグロビンとの結合 ☞p.563
・酸性雨 ☞p.446

窒素酸化物は，酸性雨の原因物質となる．すなわち，大気中に放出されたNO_xは水分と反応して硝酸となり，雨に含まれて降下する．その結果，地上の金属を腐食させるだけでなく，植物を枯死させる．ただし，硫黄酸化物と異なり，植物に対する窒素酸化物の毒性は低く，植物の枯死は土壌の酸性化などの二次的な影響だと考えられている．

窒素酸化物は，光化学オキシダントの原因物質の1つである．これについては，光化学オキシダントの項で述べる．

(3) 窒素酸化物の現況

窒素酸化物は，1973年まで漸増傾向にあったが，その後は長期的にみると減少し（図19・2），環境基準の達成率はほぼ100％である．

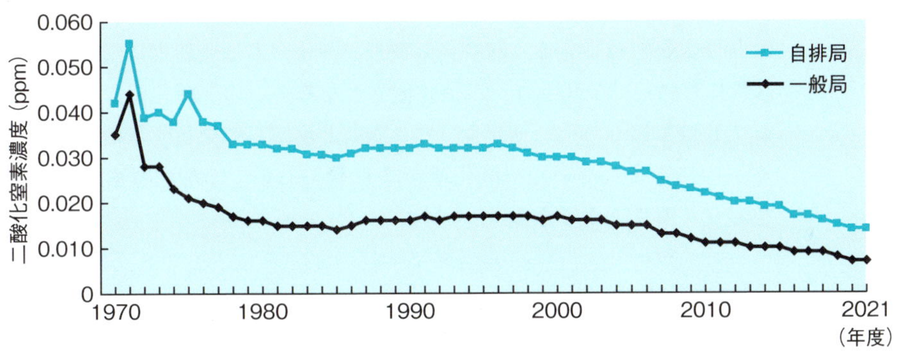

図19・2 二酸化窒素（NO_2）濃度の年平均値の推移
［環境省：令和3（2021）年度大気汚染状況について］

大都市地域における窒素酸化物対策として，「自動車から排出される窒素酸化物及び粒子状物質の特定地域における総量の削減等に関する特別措置法（自動車NO_x・PM法）」に基づき，大都市圏においてNO_xおよび浮遊粒子状物質の排出量の少ない車種の使用を義務付ける規制などが行われている．

自動車NO_x・PM法の対策地域の二酸化窒素濃度は，ほかの地域に比べると高値ではあるが，環境基準達成率はほぼ100％である．

(4) 窒素酸化物の測定

窒素酸化物（一酸化窒素と二酸化窒素）は**ザルツマン法**によって測定される．この測定においては，図19･3のような装置を組む．この装置において，A管とD管には一定量のザルツマン試薬を，B管には硫酸酸性過マンガン酸カリウム溶液を，それぞれ入れておく．C管は，空のトラップ管である．ザルツマン試薬とは，スルファニル酸，*N*-(1-ナフチル）エチレンジアミンおよび酢酸からなる溶液で，一酸化窒素とは反応しないが二酸化窒素とは反応してアゾ色素を生成して赤～赤紫色を発色する．

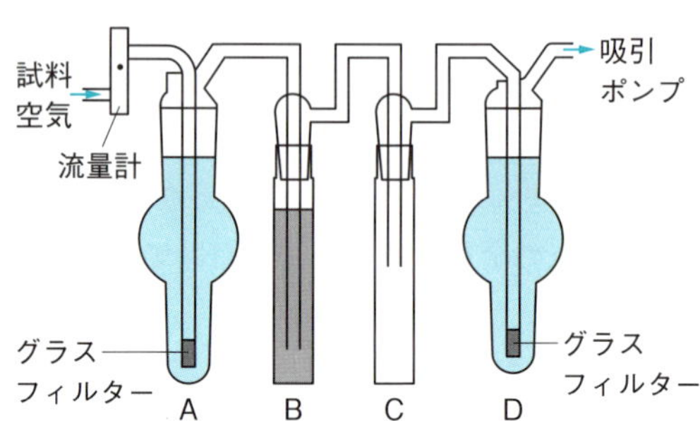

図19･3 ザルツマン法による窒素酸化物の測定

吸引ポンプを作動させると，試料空気は左上の流量計を通ってA管に流入するが，このとき流量計によって流入した試料空気量を知ることができる．A管に流入した試料空気に含まれる二酸化窒素はただちにザルツマン試薬と反応して発色するので，これを比色することによって二酸化窒素を定量できる．試料空気中の一酸化窒素はA管では反応せず，B管に移動して酸化され，二酸化窒素となる．この二酸化窒素はC管を経てD管に移り，そこでザルツマン試薬と反応して発色するので，試料空気中に含まれていた一酸化窒素はD管において二酸化窒素として比色定量することができる．

c 一酸化炭素

一酸化炭素（CO）は，ヘモグロビンとの親和性が酸素の200～300倍高いことが特徴の気体である．一酸化炭素が結合したヘモグロビンをカルボキシヘモグロビンという．一酸化炭素は無色無臭の気体であるので，中毒を起こしやすい．一酸化炭素中毒では，酸欠によるチアノーゼが現れ，最終的には死にいたる．

(1) 一酸化炭素の発生

一酸化炭素は，不完全燃焼によって発生する．大気汚染物質としての一酸化炭素の発生の大部分は，移動発生源としての自動車に由来すると考えられている．一酸化炭素は，自動車が低速走行中や減速中である場合や，アイドリングを行っている場合に多く発生する．

(2)　一酸化炭素の影響

大気中の一酸化炭素によって死にいたるような影響は考えられないが，心血管障害や異常出産などの慢性中毒の影響が危惧されている．

また，一酸化炭素は，温室効果ガスであるメタンの大気中での寿命を長くすることが知られているので，地球温暖化を防止する上でも重要な大気汚染物質である．

おさえておこう
・地球温暖化 ☞p.441

(3)　一酸化炭素の動向

一酸化炭素による大気汚染は，その大部分が自動車から排出されたものである．実際，一酸化炭素の規制は1966年に運輸省の行政指導で始まり，1968年以降は大気汚染防止法に基づいて実施されている．その結果，大気中の一酸化炭素濃度は着実に低下した（図19・4）．環境基準の達成率は100％となっている．

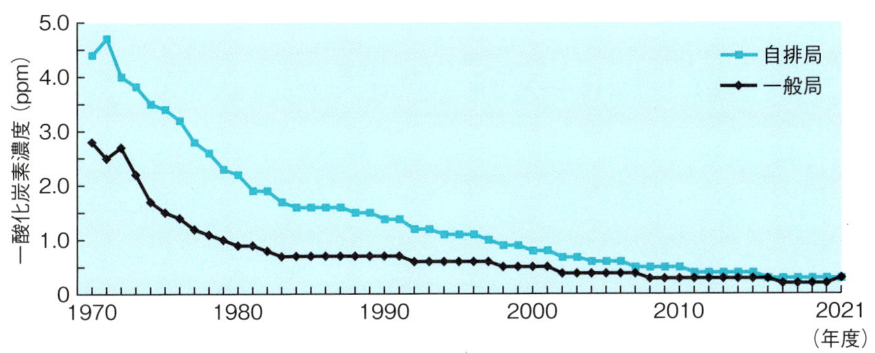

図19・4　一酸化炭素濃度の年平均値の推移
［環境省：令和3（2021）年度大気汚染状況について］

(4)　一酸化炭素の測定

一酸化炭素は，**非分散型赤外分析計**を用いて測定される．

異なる原子からなる分子は，特有の波長の赤外線を吸収する．この原理に基づいて，一酸化炭素は4.7 μm付近の赤外線吸収を示す．これを利用して一酸化炭素濃度を測定する．

d　浮遊粒子状物質

浮遊粒子状物質（suspended particle matter, SPM）は，大気中に浮遊する粒子状物質のうち，粒径が10 μm 以下のものをいう．粒子径を表すPM（particle matter）を用いたPM10は，10 μmの粒子を50％捕集した粒子径分布の粒子のことであり同義ではない．浮遊粒子状物質が大気中で増加すると，大気の混濁度が高まるために視程障害が発生し遠くが見えにくくなる．また，吸入によるヒトの健康への影響が懸念される．

(1)　浮遊粒子状物質の発生

浮遊粒子状物質の発生源は多様である．工場のばい煙に含まれるばいじん，ディーゼル自動車排ガスに含まれる黒煙などの人工的な発生源のほか，砂じん，黄砂や火山灰などの自然に由来することもある．硫黄酸化物や窒素酸化物などの発生源から放出された汚染物質が，大気中で他の成分反応して二次生成粒子となることもある．

(2) 浮遊粒子状物質の影響

浮遊粒子状物質は，微小であるために大気中に長時間滞留する．そのため，呼吸をした際に，肺や器官などに沈着し，呼吸器に悪影響を及ぼすとされる．そのような悪影響は，大気中に硫酸ミストが存在するとさらに増強されるといわれている．

浮遊粒子状物質のうち，ディーゼル排気微粒子（DEP）は，発がん性やアレルギー疾患（気管支喘息，花粉症など）への関与が懸念されている．

(3) 浮遊粒子状物質の動向

大気中の浮遊粒子状物質濃度については，1968年にピークがあり，その後，減少に転じた．近年は，ゆるやかではあるが，改善傾向が認められる（図19・5）．

浮遊粒子状物質の環境基準達成率は，**ほぼ100％**である．

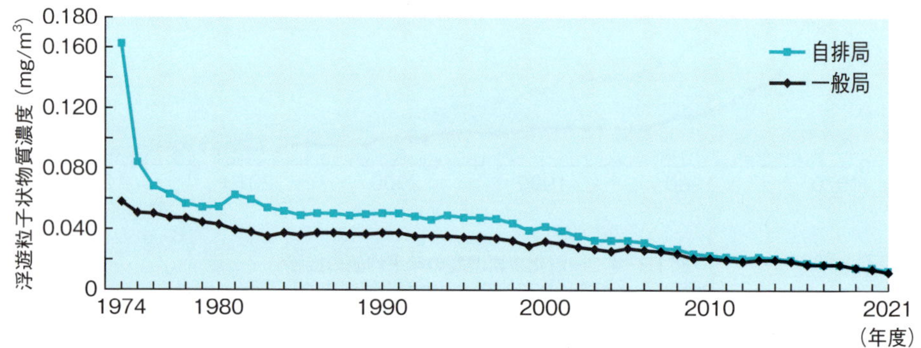

図19・5　浮遊粒子状物質濃度の年平均値の推移
［環境省：令和3（2021）年度大気汚染状況について］

(4) 浮遊粒子状物質の測定

浮遊粒子状物質の測定には，浮遊粒子状物質の重量を直接測定する標準測定法と，標準測定法との等価性が認められた等価測定法がある．

標準測定法である**重量法**では，ローボリュームエアサンプラーを用いて捕集した試料空気について，規格の定められたろ紙にろ過捕集された浮遊粒子状物質の重量を測定する．この際，分粒装置によって粒子状物質をあらかじめ除去してから測定を行う．

等価測定法には，光散乱法（散乱光法），**β線吸収法**，圧電天びん法がある．光散乱法では，試料大気に光を照射し，その散乱光の強度を測定する．この方法では，浮遊粒子状物質の相対濃度が測定される．この相対濃度を質量濃度に換算するためには，重量法を同時に行って換算係数を求める必要がある．β線吸収法は，^{14}C や ^{147}Pm などの密封線源から放射されたβ線がろ紙上の粒子状物質により吸収され，透過量が減少することを利用したものであり，わが国において広く使われている．圧電天びん法は，粒子を静電的に水晶振動子上に捕集し，水晶振動子の振動数の変化量から質量濃度を求める方法である．これらの等価測定法は，粒子濃度の時間変度を連続的に測定することが可能であり，大気汚染常時監視測定局で利用されている．

e 微小粒子状物質

微小粒子状物質（PM2.5）は，粒径が2.5 μm以下のものである．環境基本法では「粒径が2.5 μmの粒子を50 %の割合で分離できる分粒装置を用いて，より粒径の大きい粒子を除去した後に採取される粒子」と規定されている．

（1） 微小粒子状物質の発生

微小粒子状物質は，化石燃料の燃焼によって生じた汚染物質が大気中で反応して生成する二次粒子であり，人工的な発生源に由来することが多い．

（2） 微小粒子状物質の影響

微小粒子状物質はSPMやPM10と比較して粒径が小さいため，肺胞など呼吸器系の深部まで到達し沈着しやすい．呼吸器系や心血管に悪影響を及ぼすとされ，気管支喘息，慢性閉塞性肺疾患，不整脈や心筋梗塞などの原因となる．

（3） 微小粒子状物質の動向

微小粒子状物質の環境基準は2009年に設定され，以降は大幅な改善が認められる（図19・6）．微小粒子状物質の環境基準達成率は，2019年以降はほぼ100 %を維持している．

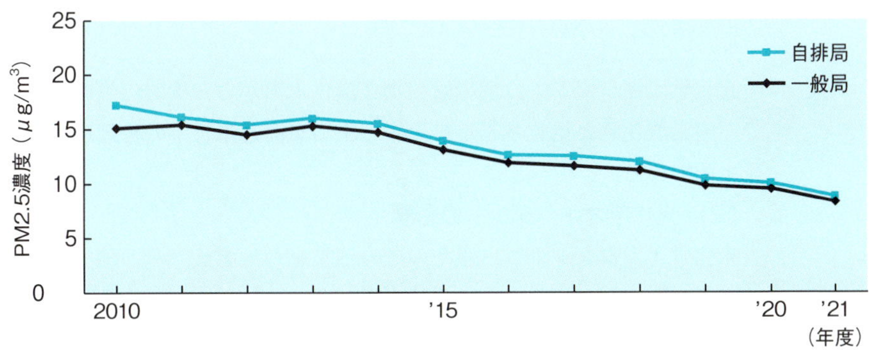

図19・6 微小粒子状物質（PM2.5）濃度の年平均値の推移
［環境省：令和3（2021）年度大気汚染状況について］

（4） 微小粒子状物質の測定

微小粒子状物質の測定には，浮遊粒子状物質と同様の測定法を用いる．

f 光化学オキシダント

光化学オキシダントは，光化学反応によって発生した酸化性物質の総称である．この酸化性物質には，窒素酸化物と炭化水素から発生した**オゾン**や**ペルオキシアシルナイトレート**（peroxyacyl nitrates，**PAN**）が含まれる．光化学オキシダントの成分である酸化性物質は，中性ヨウ化カリウム溶液に導入するとヨウ化カリウムを酸化してヨウ素を遊離するという共通の性質をもつ．

光化学スモッグは，光化学オキシダント，アルデヒド，エアロゾル，ときには硫酸ミストが混在してスモッグ状になったものである．スモッグ（smog）とは，煙（smoke）と霧（fog）を合成した混成語である．光化学スモッグが発生し，光化学オキシダント濃度が増加したときには，光化学スモッグ警報や光化学スモッグ注意報が出される．

(1) 光化学オキシダントの発生

光化学オキシダントは，日差しが強く風が弱い夏（5～9月）の日中（10時頃から17時頃）にとくに発生しやすい．逆に雨の日には発生しない．

光化学オキシダントの原因物質は窒素酸化物と炭化水素である．その発生に関わる反応は単純ではないが，以下にその例を示す．

$N_2 + NO_2 \rightarrow 2NO$　　$2NO + O_2 \rightarrow 2NO_2$

（高温燃焼による窒素酸化物の発生）

$NO_2 \rightarrow NO + O$　　$O + O_2 \rightarrow O_3$

（光化学反応によるオゾンの生成）

$R\text{-}CH{=}CH\text{-}R' + O_3 \rightarrow R\text{-}COOO\cdot + R'\text{-}CHO$

（ペルオキシラジカルとアルデヒドの発生）

$R\text{-}COOO\cdot + H_2O \rightarrow R\text{-}COOOH$　（ヒドロペルオキシドの発生）

$R\text{-}COOO\cdot + NO_2 \rightarrow R\text{-}COOONO_2$　（PANの発生）

光化学オキシダントは窒素酸化物と炭化水素から二次的に生成するので，窒素酸化物と炭化水素を排出する工場や高速走行中の自動車が主な発生源である．

(2) 光化学オキシダントの影響

光化学オキシダントは，眼やのどの粘膜を刺激する．その結果，眼がチカチカして涙が出るなどの症状が現れる．また，のどの痛み，咳，息切れなども感じる．重症例では，頭痛，めまい，吐き気などが起こり，呼吸困難や意識障害を起こした例もある．

(3) 光化学オキシダントの動向

光化学オキシダントの発生は気象条件に大きく左右されるので，年度ごとの変動が大きいのが特徴である．全体的には，1970年代をピークに減少傾向にあるが，増加している都市地域もある．全体としては，漸増傾向にある（図19・7）．

注意報発令濃度（光化学オキシダントとして0.12 ppm）を超える日数

は，大都市だけでなくその周辺部において増加傾向にあり，光化学オキシダントによる広域的な汚染が危惧されている．

環境基準達成状況は，数%以下の**きわめて低い水準**にある．

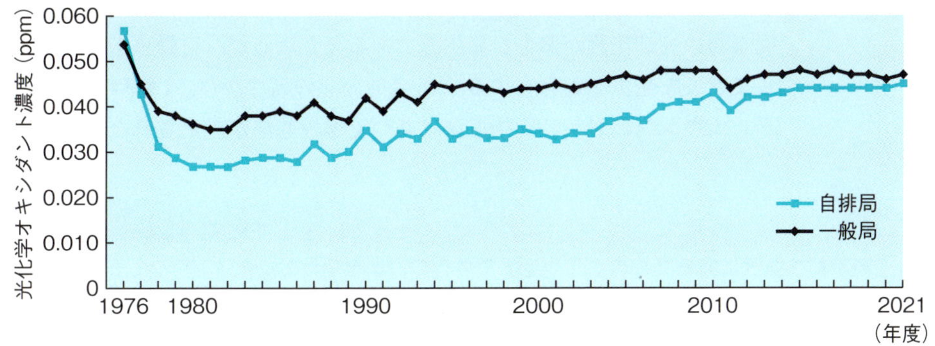

図19・7 光化学オキシダント濃度の年平均値の推移
[環境省：令和3年(2020)年度大気汚染状況について]

(4) 光化学オキシダントの測定

光化学オキシダントが中性ヨウ化カリウム溶液からヨウ素を遊離する性質を利用した，**中性ヨウ化カリウム法**で測定する．

すなわち，試料空気をリン酸塩緩衝液で中性にした2%ヨウ化カリウム溶液に通じると，吸収された光化学オキシダントによってヨウ素が遊離する．次いで，ヨウ素 (I_2) は過剰のヨウ化カリウム (KI) と反応して三ヨウ化カリウム (KI_3) となる．

$$2KI + O_3 + H_2O \rightarrow 2KOH + I_2 + O_2$$
$$KI + I_2 \rightarrow KI_3$$

水溶性の I_3^- は352 nmに吸収極大をもっているので，その吸光度を測定する．

g その他

ベンゼンは，化学工業製品原料などに広範囲に使われているだけでなく，ガソリンにも含まれており，大気汚染物質となり得る．ヒトに対する発がん性が指摘されており，1997年2月に環境基準が設定されている．

トリクロロエチレンは，化学工業製品原料，溶剤，洗浄剤などに広く用いられている化学物質である．動物実験において発がん性が確認されているだけでなく，中枢神経，肝臓，腎臓などに障害を引き起こすことが報告されている．1997年2月に環境基準が設定されている．

テトラクロロエチレンは，トリクロロエチレンと用途も毒性も同様である．環境基準も同じく1997年2月に設定されている．

ジクロロメタンは，化学工業製品の洗浄・脱脂など広範な用途に用いられている化学物質である．ヒトに対して発がん性を示す可能性は低いとされるが，動物実験では発がん性を示す．2001年4月に環境基準が設定されている．

ダイオキシン類は，炭素・酸素・水素・塩素が加熱される過程で非意図的に生成する化学物質で，ヒトに対して発がんを促進するとされる．廃棄物の焼却施設がおもな発生源であるとされるが，自動車排ガスなどさまざまな発生源が存在する．社会的関心の高さから，1999年12月にダイオキシン類対策特別措置法に基づく環境基準が設定された．

コラム

光化学スモッグ

1970年7月18日，東京都杉並区にある高校のグラウンドで体育の授業を受けていた43名の女子学生が眼やのどの痛みや頭痛を訴えて倒れ，次々と病院に搬送されるという事件が発生した．後に，東京都の調査によってその原因が光化学スモッグ（光化学オキシダントやエアロゾルなどが空中に停留しスモッグ状に滞留したもの）と判明し，光化学スモッグが国民の間に広く認知されることとなった．1970年代は，大気汚染物質を排出する工場や自動車が急激に増えた高度成長期の負の遺産ともいえる公害が社会問題になった時期であった．さまざまな取り組みの結果，光化学スモッグは1980年代に沈静化した．ところが，最近になって関東地方を中心に，光化学スモッグの再発が危惧される事態となっている．たとえば，2004年は22都府県で延べ189日の注意報発令があった．原因はよくわかっていないが，自動車の排気ガスの不十分な規制，紫外線の増加，ヒートアイランド現象，大陸の大気汚染の影響などがいわれている．

ポイント

- 硫黄酸化物，窒素酸化物，一酸化炭素，浮遊粒子状物質，光化学オキシダントは，「大気汚染に係る環境基準」が定められている大気汚染物質である．
- 大気汚染物質の発生，環境・ヒトへの影響およびわが国における動向は，汚染物質ごとに特徴があり，定められた方法によって測定される（表19・2）．

表19・2　大気汚染物質のまとめ

	発　生	影　響	動　向	測　定
硫黄酸化物	化石燃料の燃焼（固定発生源）	呼吸器疾患（四日市喘息），酸性雨	著しく改善（重油の脱硫，排煙脱硫装置）	溶液導電率法 トリエタノールアミン・パラロザニリン法
窒素酸化物	高温燃焼（高速走行中の自動車）	呼吸器疾患，メトヘモグロビン血症，酸性雨	大都市とその周辺で改善が遅れている（排煙脱硝装置，自動車NO_x・PM法）	ザルツマン法
一酸化炭素	不完全燃焼（低速走行中の自動車）	慢性一酸化炭素中毒（カルボキシヘモグロビン）	着実に低下	非分散型赤外分析法 検知管法
浮遊粒子状物質	工場ばいじん，ディーゼル排ガス，二次生成粒子	呼吸器疾患（DEP，PM2.5）	緩やかな改善傾向	重量濃度測定法（重量法）， β線吸収法
光化学オキシダント	窒素酸化物と炭化水素から光化学反応で（オゾン，PAN）	眼やのどの粘膜を刺激	大都市とその周辺部で増加傾向	中性ヨウ化カリウム法

C 逆転層

❶ 逆転層とは

空気は上昇するごとに温度が減少する．乾燥した空気では，100 m上昇するごとに温度が約0.98 ℃低下する（**乾燥断熱減率**，図19・8）．実際の大気の気温減率は，水分子の凝結に伴う放熱により変化し，大気が100 m 上昇するごとに温度は平均して約0.6 ℃低下している．一方，大気の密度は低温のほうが高くなる．そのため地上近くに存在する大気は，温度が高く密度が低い．密度の低い大気は上昇するので，大気の対流が起こる．

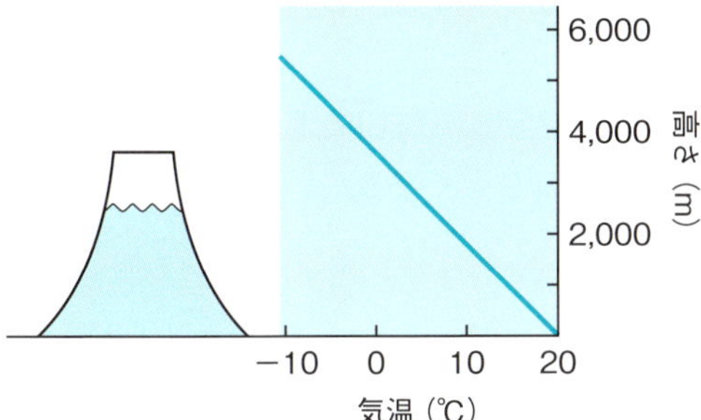

図19・8 乾燥断熱減率

しかしながら，大気温度の垂直分布が逆転し，上空の大気のほうが高温である状態が発生することがある．このような状態を**逆転層**とよんでいる（図19・9）．逆転層が発生すると，地上付近の大気は相対的に低温となるため密度は高くなる．このような状況では大気は安定となり，対流は起こらない．

逆転層の発生には，大気温度の垂直分布の逆転が生じる成因が存在することと，大気の動き（風）が無風に近い状態となり大気の安定が保たれることが必要である．

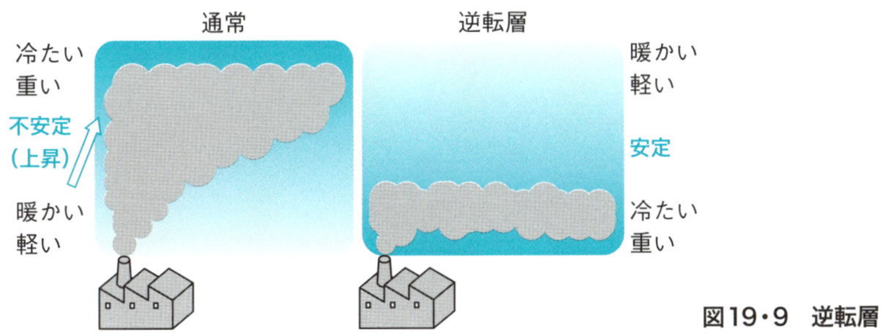

図19・9 逆転層

❷ 逆転層の成因

逆転層の主な成因は以下の通りである．

・**放射性逆転層**：風のない晴天の夜に地表面が急速な熱放射によって冷

却され，それに接する空気の温度が低くなり，上層の暖気がそのまま残って逆転層が発生する．放射性逆転層は，前夜が晴天であった冬の朝に発生しやすい．

・**地形性逆転層**：渓谷や盆地の斜面に沿って冷気がゆっくりと侵入し，地上付近に冷気の層を形成し，上層に暖かい大気の層を形成したとき．

・**沈降性逆転層**：高気圧圏内では空気が周囲に流出するため，上空の空気が沈降する沈降性気流が発生する．発生した下降気流は断熱圧縮を受け，そのためにある程度の高度（2 km 程度）に気温の高い層ができて逆転層が発生することがある．沈降性逆転層は，夏の日中に発生しやすい．

・**移流性逆転層**：冷えた地表に暖かい空気が緩やかに流れ込んだとき，下層から気温が低下して，逆転層が発生する．移流性逆転層では，霧の発生を伴うことがある．

・**前線性逆転層**：前線が存在し，寒気団が暖気団の下にもぐり込んだとき．前線が停滞すると，大気汚染はひどくなる．

❸ 大気汚染への影響

逆転層が形成されている状態では，大気は安定な状態になっており，風は弱いか無風であり，対流による大気の混合は起こりにくい．そのため，逆転層に大気汚染物質が排出されると地表付近に汚染物質が停滞しやすく，大気汚染による被害が発生しやすい（図19・9）．逆転層が低い位置で形成されている場合には，とくにこの傾向が強い．

ポイント

■ 逆転層は，大気汚染に影響を及ぼす代表的な気象要因である．

Exercise

1 (　)に適切な語を記入せよ.

空気の組成の99%は(　1　)と(　2　)からなるが，これらに次いで(　3　)と(　4　)が多く含まれる.

2 「大気汚染に係る環境基準」が設定されている汚染物質には○，そうでないものには×を(　)に入れよ.

① 二酸化窒素　(　)
② 光化学オキシダント　(　)
③ 二酸化炭素　(　)
④ 二酸化硫黄　(　)
⑤ テトラクロロエチレン　(　)
⑥ アンモニア　(　)
⑦ 一酸化炭素　(　)

3 (　)に適切な語を記入せよ.

ガソリンエンジンの自動車が高速で走行すると(　1　)の発生量が増加し，低速で走行すると不完全燃焼が起こって炭化水素や(　2　)が発生しやすくなる．大気中において，(　1　)と炭化水素は二次汚染物質である(　3　)の主な原因物質となる.

4 硫黄酸化物に関する記述について，正しいものには○，誤っているものには×を(　)に入れよ.

① 工場などの固定発生源が，主な発生源である.　(　)
② 酸性雨の原因物質となる.　(　)
③ 硫酸ミストは，二酸化硫黄に比べて眼や気道粘膜への刺激が強い.　(　)
④ 排煙脱硫装置は，硫黄酸化物低減の有効な対策である.　(　)

5 窒素酸化物に関する記述について，正しいものには○，誤っているものには×を(　)に入れよ.

① 高速走行中の自動車が，主な発生源である.　(　)
② ディーゼル排ガス中の窒素酸化物は，主として燃料中の窒素に由来する.　(　)
③ 一酸化窒素の大気中濃度は，二酸化窒素の大気中濃度よりも高い.　(　)
④ 重油の脱硝は，窒素酸化物低減の有効な対策である.　(　)

6 光化学オキシダントに関する記述について，正しいものには○，誤っているものには×を(　)に入れよ.

① 大気中で光化学反応によって発生した酸化性物質の総称である.　(　)

② PAN (peroxyacyl nitrate) は，光化学オキシダントの一種である．（　）
③ オゾンとオレフィン類の反応により，ペルオキシラジカルが生成する．（　）
④ 光化学オキシダントの原因物質は，硫黄酸化物と炭化水素である．（　）

7 浮遊粒子状物質に関する記述について，正しいものには○，誤っているものには×を（　）に入れよ．

① 大気中に浮遊する粒子状物質のうち，粒径が10 μm以上のものをいう．（　）
② DEPやPM2.5は，健康影響が懸念されている浮遊粒子状物質である．（　）
③ 発生源の大部分は，低速走行中の自動車である．（　）
④ 浮遊粒子状物質が，気管支を通過して肺胞に到達することはない．（　）

8 大気汚染物質と測定法の対応について，正しいものには○，誤っているものには×を（　）に入れよ．

① 硫黄酸化物　―　溶液導電率法（　）
② 窒素酸化物　―　ザルツマン法（　）
③ 一酸化炭素　―　中性ヨウ化カリウム法（　）
④ 光化学オキシダント　―　重量濃度測定法（　）
⑤ 浮遊粒子状物質　―　非分散型赤外分析法（　）

9 逆転層が発生すると思われる気象条件には○，そうでないものには×を（　）に入れよ．

① 冬の朝，強い北風が吹いて気温が急速に低下した．（　）
② 夏の日の午後，大都市郊外で気温が30℃以上に上昇した．（　）
③ 冬の日没後に快晴となり，その後，無風になった．（　）
④ 盆地の上空に冷たい空気が流入し，その後，無風になった．（　）

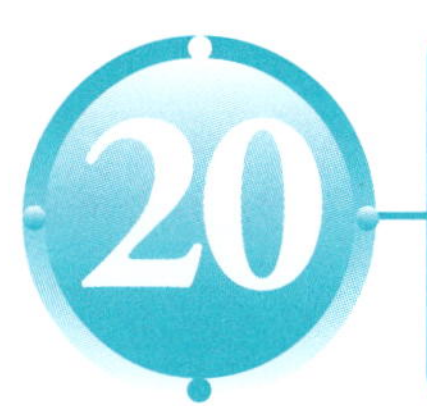

室内環境

A　室内環境を評価するための代表的な指標

室内環境の対象となる住宅，事務所，学校，病院，宿泊施設などヒトが日常生活を過ごす屋内とそれに準ずる閉鎖された空間は，ヒトにとってより快適なものを構築することを目的としてつくられる．この快適な空間の構築を実現するための評価の指標として，以下に示す**気温**（**温度**），**気湿**（**湿度**），**カタ冷却力**，**気動**，**感覚温度**，**不快指数**，**暑さ指数**，**熱輻射**（**熱放射**），**照度**，**換気**などがある．

a　気温（温度）

ヒトにとって快適な気温（温度）(temperature) とは，体内で生成される熱量と，体外に放散される熱量がほぼ等しく，一定の体温を維持することができる温度であり，温感条件のうち最もヒトの快適性に影響を与える因子である．建築物環境衛生管理基準では，「18℃以上28℃以下」，学校保健安全法による学校環境衛生基準（以下，学校環境衛生基準）では「18℃以上28℃以下が望ましい」(いずれも2022年4月1日施行) と定められている．測定は熱輻射や風の影響を受けずに温度の測定ができる**アスマン通風乾湿計**（図20・1）や，**棒状温度計**または**二重管温度計**で行う．学校環境衛生基準では，「アスマン通風乾湿計を用いて測定する」と定められていたが，一部改正 (2018年4月1日) により「0.5度目盛りの温度計を用いて測定する」と改められた．

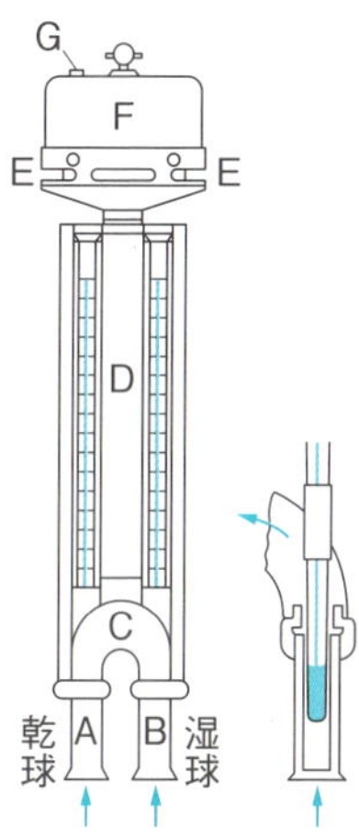

図20・1　アスマン通風乾湿計
AおよびBはそれぞれ乾球温度計および湿球温度計を挿入した金属筒で，C部で金属筒Dに連結し，F部にゼンマイ装置と歯車を備え，ネジGを回すことにより，E部の翼車が回転して，AおよびBの下端から空気を急速に吸引する．

b　気湿（湿度）

気湿（湿度）には，**絶対湿度** (absolute humidity) と**相対湿度** (relative humidity) があり．一般には相対湿度が用いられる．絶対湿度とは，試料空気が含んでいる水分量，すなわち，1気圧で1 m^3中に含まれている水蒸気量 (g/m^3) のことである．一方，相対湿度は，ある温度において含み得る最大水蒸気量（飽和水蒸気圧：g/m^3）に対する絶対湿度 (g/m^3) を百分率（%）で表したものである．ヒトにとって快適な相対湿度の条件は45～70％程度とされているが，夏は高湿，冬は低湿である日本の気候の特徴を考慮し，建築物環境衛生管理基準では「40％以上70％以

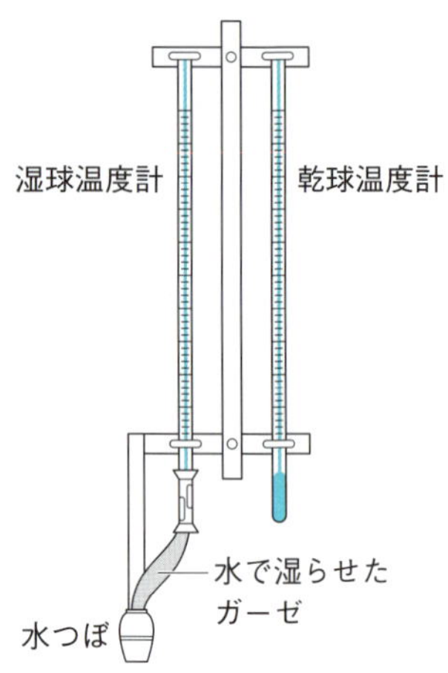

図20・2 August乾湿計

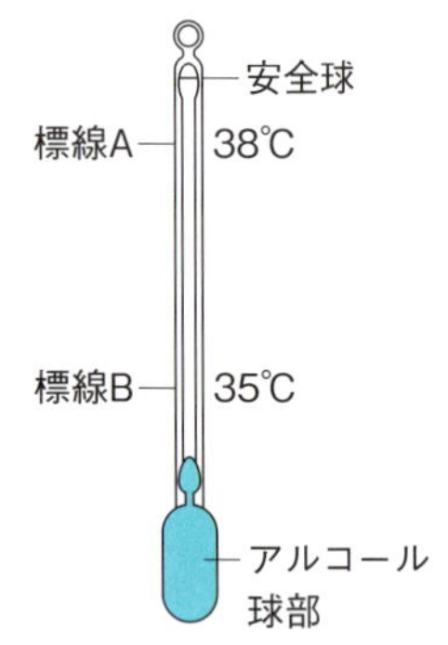

図20・3 乾カタ温度計

NOTE 温度の単位
①摂氏(Celsius centigrade, C):水の凝固点を0℃とする.
②華氏(Fahrenhct, F):水と塩の混合時の凝固点を0°Fとする.
③絶対温度(Kelvin, K):原子・分子の熱運動が完全に静止すると考えられる温度を0Kとし,気相,液相,固相が共存する水の三重点を273.16K(0.01℃)として温度目盛りの間隔を摂氏のそれと同様にした温度単位.

下」,学校環境衛生基準では「30%以上,80%以下であることが望ましい」と定められている.気湿の測定は,アスマン通風乾湿計(図20・1)または**August乾湿計**(図20・2)で行い,乾球温度計および湿球温度計の差から求めることができる.学校環境衛生基準では,「アスマン通風乾湿計を用いて測定する」と定められていたが,一部改正(2018年4月1日)により「0.5度目盛りの乾湿球温度計を用いて測定する」と改められた.

c カタ冷却力

カタ冷却力(kata cooling power)とは,人体の平温(36.5℃)に等しい温度において,その周囲の空気により,単位体表面積から単位時間に奪われる熱量(mcal/cm^2/秒)を示す指標である.カタ冷却力は**カタ温度計**で測定するが,これには**乾カタ温度計**(図20・3)とこの球部を湿ったガーゼなどでおおった**湿カタ温度計**がある.それぞれのカタ温度計により,生体からの幅射,伝導および気流による熱損失である**乾カタ冷却力**と生体からの幅射,伝導,気流に水分の蒸散量による熱損失を加えた**湿カタ冷却力**を算出できる.またカタ冷却力の値が大きい場合は,一般に寒く,小さい場合は暑く感じられる.

実際のカタ冷却力は,カタ温度計のアルコール柱が標線A(38℃,100°F)から標線B(35℃,95°F)まで下降する冷却時間(秒)を求めて次式から算出する.

$$H = \frac{f}{T}$$

H:カタ冷却力(mcal/cm^2/秒)
f:カタ係数(mcal/cm^2,カタ温度計に固有の値)
T:冷却時間(秒)

d 気 動

室内の空気の流動を気動(air movement(気流速度,air current))という.気動はヒトの皮膚表面からの放熱を促して,1 m/秒ごとに約3℃の体表温度の低下をもたらす.また,室内でヒトが皮膚刺激を受けて物質代謝を活発にする快適な気動の範囲は,0.3〜0.5 m/秒程度が望ましい.気動の方向が一定でなく微弱なときは,カタ温度計を用いてこれを測定するが,室外などで方向性があり風速が大きいときは,熱線風速計を用いて測定することもできる.カタ温度計による気動V(気流速度,m/秒)は,乾カタ冷却力H(mcal/cm^2/秒)とアスマン通風乾湿計の乾球温度t(℃)から次式を用いて求めることができる.

気動が1 m/秒以下（$H/\theta \leqq 0.60$）のとき

$$V=\left\{\frac{(H/\theta-0.20)}{0.40}\right\}^2 \qquad \theta=36.5-t\ ℃$$

気動が1 m/秒以上（$H/\theta \geqq 0.60$）のとき

$$V=\left\{\frac{(H/\theta-0.13)}{0.47}\right\}^2 \qquad \theta=36.5-t\ ℃$$

V：気動（m/秒）

H：カタ冷却力（mcal/cm^2/秒）

θ：乾カタ温度計を用いた場合36.5 − t ℃（t℃は気温）

なお，学校環境衛生基準では，「カタ温度計又は微風速計を用いて測定する」と定められていたが，一部改正（2018年4月1日）により「0.2 m/秒以上の気流を測定することができる風速計を用いて測定する」と改められた．

e 感覚温度

感覚温度（effective temperature）は，実効温度，有効温度あるいは等感温度とも称し，**気温**，**気湿**および**気動**の三因子の総合効果によるヒトの温度感覚を示す指標で，飽和状態（気湿100％）で無風（静止空気：0.1 m/秒）の空気温度として示すものである．感覚温度は，アスマン通風乾湿計の乾球温度と湿球温度および乾カタ温度計による気動の値から**感覚温度図表**（図20・4）を用いて求められる．また，熱輻射を考慮に入れた感覚温度として**補正感覚温度**がある．

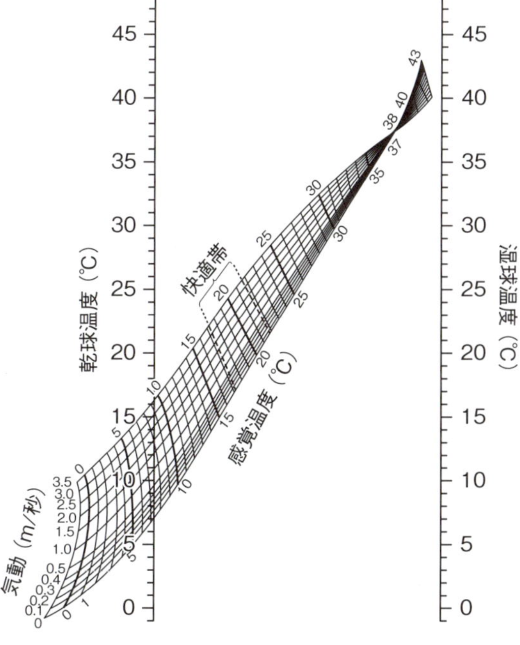

図20・4　感覚温度図表（℃）
上衣をつけた軽労作の場合に用いる．

コラム

感覚温度

人体からの対流，輻射，蒸発により，それに等しい熱量が放出されるとき，人体に同程度の温熱感を与える．このことから，ヤグローは人工気候室において，実験的な各種温熱条件で米国人を被験者として温熱指標を作成し，これを感覚温度（実効温度）と称した．

f 不快指数

不快指数（discomfort index，DI）とは，冷房設計のために考案されたヒトの感じる快・不快の程度（夏の蒸し暑さの程度）を表した温度指数で，アスマン通風乾湿計の乾球と湿球の温度から，次式で算出される．

$$\mathrm{DI}(\text{不快指数}) = 072\,(t + t') + 40.6$$

t：乾球温度　t'：湿球温度

日本人の場合，不快指数77で65％が，米国人では不快指数75で50％が不快と感じるとされているが，不快指数に普遍的な妥当性は求められない．

コラム

温湿指数

米国では，従来不快指数とよばれていたが，温湿指数（temperature humidity index，THI）と改称されている．これは1959年より米国の天気予報で採用されている．しかしわが国では，温湿指数ではなく不快指数という呼称が現在でも一般的であり，1961年より天気予報などで用いられている．

g 暑さ指数

暑さ指数（**WBGT**：wet bulb globe temperature（湿球黒球温度））は人体と外気との熱のやりとり（熱収支）に着目した指標で，人体の熱収支に与える影響の大きい①**湿度**，②**熱輻射**，③**気温**の3要素を取り入れた指標である．WBGTは，熱中症を予防することを目的として1954年に米国で提案された．WBGT値の測定を行うためには，状況に応じて，**乾球温度計**，**湿球温度計**，**黒球温度計**を使用し，それぞれの測定値をもとに下記の式により計算する．

暑さ指数（WBGT）の算出式

屋外での算出式

WBGT（℃）＝0.7×湿球温度＋0.2×黒球温度＋0.1×乾球温度

屋内での算出式

WBGT（℃）＝0.7×湿球温度＋0.3×黒球温度

h 熱輻射（熱放射）

人工的熱源や壁面などの放射体から熱エネルギーが放出されることを熱輻射（熱放射）(thermal radiation) といい，これは輻射熱計により測定できる．熱輻射は，銅版製 (0.5 mm) で直径6インチ[*1]（直径3インチの小球が使用されることもある）のつや消し黒塗りの球体にコルク栓を通して普通の温度計の球部をその中心部に挿入した**黒球温度計**（グローブサーモメーター，図20・5）で通常測定され，黒球温度（黒球に挿入した温度計の示度）と気温との差を**実効輻射温度**として求める．

*1 1インチ＝2.54 cm

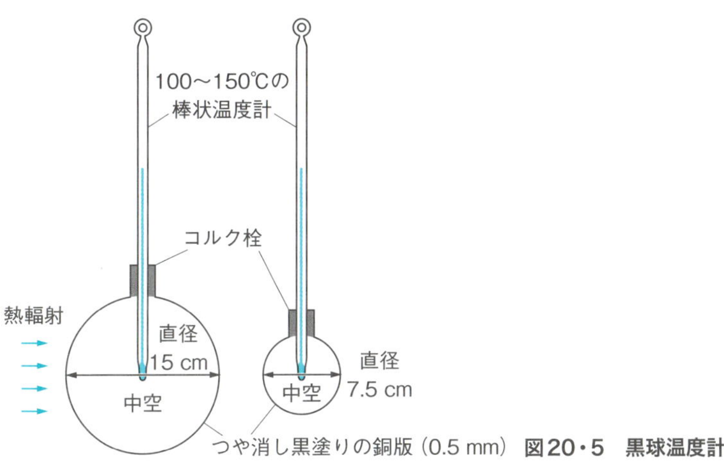

図20・5 黒球温度計

i 照 度

照度 (illumination level) とは，ある面が光で照らされる度合い（入射光密度）のことで，光源からの距離の2乗に反比例し，単位は**ルクス** (lx)[*2] を用いる．学校環境衛生基準における照度の測定には，光電池照度計や光電管式照度計が使用され，教室は水平照度で，黒板は垂直照度で測定される．

*2 **ルクス**
① 1 lxは1 m^2あたり1ルーメン(lm)の光束を受けたときの明るさ（1 lx =1 l m/m^2）である．
② 1 lm は全方向に一様に 1 カンデラ（光度の単位，cd）の光度をもつ点光源が単位立体角に放射する光線束をいう．
③ 1 lxは1 cdの点光源から1 mの距離における場所の明るさに相当する．

j 換 気

ヒトが居住する密閉された室内空間では，生命活動により二酸化炭素などの汚染物質が蓄積して清浄とはいえない状態となってくるため，室内空気を外気空気と入れ換える換気が必要となる．換気量は，単位時間あたりに置換される空気量 (m^3/時) で表し，室内空気中の汚染物質を許容濃度以下にするための換気量を**必要換気量** V' (m^3/時)[*3] といい，次式を用いて求められる．

$$V' = \frac{M \times 100}{C_s - C_0}$$

V'：必要換気量 (m^3/時)

M：室内で発生する汚染物質の時間あたりの量 (mg/時)

C_s：室内の汚染物質の許容濃度 (mg/m^3)

C_o：室外の汚染物質の濃度 (mg/m^3)

*3 必要換気量は二酸化炭素がほかの汚染指標とよく相関し，適度な換気が行われていれば室内の二酸化炭素濃度は上昇しないため，通常，二酸化炭素を指標とする場合が多い．

また，換気量（m^3/時）を室内空間（室内気積，m^3）で除して求めた値は，室内空気が1時間あたりに置換される回数で，室内空気の**換気回数**（回/時）となる．

ポイント

- 室内評価の指標として，気温（温度），気湿（湿度），カタ冷却力，気動（気流速度），感覚温度（実効温度），不快指数（温湿指数），暑さ指数，熱輻射（熱放射），照度，換気などがある．
- 気温と気湿は，アスマン通風乾湿計を用いて測定することができる．
- 気動は，アスマン通風乾湿計とカタ温度計を用いて測定することができる．
- 暑さ指数は，湿度，熱輻射，気温の3要素を取り入れた指標である

B　室内環境と健康との関係

室内環境を評価するための代表的な指標を前項で示したが，ヒトの日々の生活の中で体内に取り込まれる空気の量の多さを考えると，これが健康に与える影響はきわめて大きいものであることが理解される．物理学的要因である**気温**（**温度**）や**気湿**（**湿度**）などは，室内環境で**真菌**（**カビ**），**衛生動物**，**レジオネラ属菌**，**ウイルス**などのヒトの健康に害を及ぼす生物学的要因に直接的あるいは間接的に影響している．また，室内環境を構成するフローリング，壁や壁紙，合板などの建造物の器材，建具，衣類などから揮散してくる**揮発性有機化合物**（**volatile organic compounds**，**VOC**）が室内空気の汚染の原因となってヒトの健康に害を与えることがある．さらにヒトの生活に伴って室内環境中に増加する**二酸化炭素**，台所の調理によるガスコンロの利用，冬期の石油ヒーターの利用によって発生する**一酸化炭素**などの濃度もヒトの健康維持のために環境基準値[*4]以下にしなければならない．以下，これらの室内環境要因とヒトの健康との関係について述べる．

*4　ビル管理法などによる室内環境基準

❶ 物理学的要因による健康影響

ⓐ 気温（温度）

ヒトにとって快適な気温は，冬場で18℃～22℃，夏場で25℃～28℃であるといわれている．気温28℃以上では，疲労感に加え心拍数の増加や体温調節機能への負荷などを呈し，気温18℃未満では，末梢血管の収縮，血圧の上昇などを呈する．さらに，16℃未満で高血圧症のリスクが高まることや呼吸器系疾患への抵抗力が低下するとして，世界保健機関（WHO）[*5]は，循環器系疾患の発症率を低減させるためには，住宅内の室温を**18℃以上**に維持することを推奨している．

*5　WHO　☞p.4

b 気湿（湿度）

ヒトにとって最も快適な相対湿度の条件は45～70％程度とされているが，高湿度状態は暑さに対する不快感を高めるだけでなく，アレルギー疾患などとの関連が指摘されるカビやダニの増殖を招きやすくなる．WHOは，2009年に「WHO guidelines for indoor air quality」中で，居住者の健康（アレルギー）に高湿度状態とカビが関係していることを指摘している．一方，低湿度状態は，気道粘膜の防御機能を低下させインフルエンザなどの感染症に罹患しやすい状況にさせる．また，アトピー性皮膚炎や気管支喘息などのアレルギー性疾患などを増悪させる．

コラム

熱中症

熱中症とは，暑さが原因となって発症する暑熱障害の総称（皮膚などの障害は除く）であり，熱失神，熱けいれん，熱疲労，熱射病に分類される．発症の原因は主として，脱水と過度の体温上昇であり，場合によっては死にいたる．近年，年度ごとの死亡者数は1,000人を超えており，死亡総数に占める65歳以上の高齢者の割合は，2000年50.2％，2010年79.3％，2020年86.1％と急増している．日本生気象学会では，WBGTを温度指標に採用した「日常生活における熱中症予防指針」を公表している（表20・1）．

環境省は，改正気候変動適応法の施行に伴い，2024年4月24日から「熱中症特別警戒アラート」の運用を開始した．これは，熱中症による重大な健康被害が発生する場合に，危険な暑さへの注意と熱中症予防行動をよびかけるものであり，都道府県内において，すべての暑さ指数情報提供地点における翌日の最高WBGTが，35（予測値）に達する場合に都道府県ごとに前日の午後2時に発表される．

表20・1　日常生活における熱中症予防指針

WBGTによる温度基準域	注意すべき生活活動の目安	注意事項
危　険 31℃以上	すべての生活活動で起こる危険性	高齢者においては安静状態でも発生する危険性が大きい．外出はなるべく避け，涼しい室内に移動する
厳重警戒 28以上31℃未満		外出時は炎天下を避け，室内では室温の上昇に注意する
警　戒 25以上28℃未満	中等度以上の生活活動で起こる危険性	運動や激しい作業をする際は定期的に十分に休息を取り入れる
注　意 25℃未満	強い生活活動で起こる危険性	一般に危険性は少ないが激しい運動や重労働時には発生する危険性がある

［日本生気象学会：日常生活における熱中症予防指針Ver.4，2022より許諾を得て転載］

❷ 生物学的要因による健康影響

a 衛生動物

ゴキブリ，ハエ，カ，ダニ類，ネズミ類などの衛生動物（insanitary animals）は，室内環境でヒトの健康に害を及ぼすことが知られている．中でもダニ類は，温度20～30℃，湿度60％以上でよく繁殖することから，室内空気汚染物質として問題になる．一般家庭の中で見つかるダニは約30種類で，とくにヒョウダニの死骸などが気管支喘息やアレルギー性鼻炎，アトピー性皮膚炎などの原因物質（アレルゲン）の1つになっている．また，学校保健安全法による学校環境衛生基準では，教室などの

NOTE　衛生動物
ヒトの健康に影響を及ぼす動物の総称として用いられる．ヒトへの影響の考え方によって，①感染症を媒介する動物，②ヒトに直接害を与える動物，③ヒトの健康に直接被害を与えないが不快感を与える動物，④健康に直接の影響を与えないが生活に密着している屋内動物，に分類される．

衛生基準は，ダニ数100匹/m^2，または同等のアレルゲン量以下となっている．

b 真菌（カビ）

住宅の気密化と断熱化が進み，カビの増殖に適した室内環境が通年的に生じやすくなっている．真菌（カビ）は増殖する際に胞子を放出するが，それ自体がアレルゲンとなるため，アレルギー性疾患の発症や喘息患者における増悪化が懸念されている．また，ダニの餌になって，複合的なアレルゲンとなる可能性もあるので注意を要する．カビは，気温25℃，気湿70％以上で増殖しやすくなるが，さらに高湿度条件（気湿75％以上）となることでその速度は急激に早まることから，適切な換気と湿度管理がアレルギー予防策として推奨されている．

c レジオネラ属菌

レジオネラ症（legionellosis）の原因菌として知られているレジオネラ属菌*Legionella pneumophila*は，もともとは環境中に普通に存在するグラム陰性桿菌である．本菌は細胞寄生性で，循環水で形成されやすい原生動物やカビ類（真菌類）などからなる生物膜中の原生動物に捕食されて，そこで寄生増殖すると考えられている．したがって，レジオネラ症は循環水を利用した施設やジャグジーにおいて，また加湿器などのエアロゾルを発生させる人工環境で空調設備を介すなどして，感染する機会が増えている．レジオネラ症は**日和見感染症**であり，レジオネラ属菌の空気感染によって，免疫力が低下した高齢者などに**劇症型の肺炎**（**レジオネラ肺炎**）や一過性の**熱性疾患**である**ポンティアック熱**を引き起こす．

コラム

レジオネラ症

レジオネラ症は，1976年に米国のフィラデルフィアのホテルで開かれた退役軍人（在郷軍人，Legionnaire）の会合で集団発生している．原因究明のために，会合が行われた集会場の空調設備の冷却水を調査したところ，大量に繁殖した原因菌が分離された．分離された原因菌は，退役軍人会で集団発生した肺炎であったことにちなんで「*Legionella pneumophila*」と命名されたため，その名称（レジオネラ症）でよばれているが，別名「在郷軍人病」と称することもある．またわが国では，高齢者を中心として病院や老人養護施設などで本症の発症があり，死亡事故も報告されている．2023年2月，福岡の老舗旅館が1週間に1回以上必要な浴槽水の入れ換えを年2回しか行わず，基準値の最大3,700倍のレジオネラ菌が検出されたことがニュースとなった．

❸ 化学的要因による健康影響

a 二酸化炭素

二酸化炭素（CO_2）の室内での発生源は，ヒトの呼気（約4～6％のCO_2を含む），喫煙，炊事，調理などで，一般に室内の空気中のCO_2が局所刺激，頭部重圧感，頭痛，耳鳴り，めまい，血圧上昇など，ヒトに影響を与えるまでの濃度（約4％）に上昇することはない．しかし，閉め切った室内にヒトが多数集まり，呼気由来のCO_2の上昇とともに水蒸気圧が上昇して，蒸し暑く感じたり，頭痛が起こったりすることがある．建築物における衛生的環境の確保に関する法律（建築物衛生管理法，ビル衛生管理法）の建築物環境衛生管理基準では1,000 ppm以下，学校環境衛生基準では1,500 ppm以下である．この基準値の違いは，ビル衛生管理法の特定用途のほとんどは空気調和[*6]設備が設置されているが，学校教室では，自然換気のところが多いためである．また，労働衛生上の許容濃度は5,000 ppmとなっている．

＊6　**空気調和**　冷暖房や加湿・除湿，換気の操作により，室内の温熱条件や清浄度を快適に保つことをいい，一般に空調と略してよんでいる．

b 一酸化炭素

一酸化炭素（CO）は，家庭用燃料，都市ガスなどを使用した家庭内の燃焼装置の不完全燃焼によって生成する無色，無臭のガスで，密閉度の高い室内では，しばしばCO中毒事故が発生している．COは血液中のヘモグロビン（Hb）との結合力[*7]がO_2の200～300倍と強く，酸素（O_2）の約200分の1の濃度のCOが空気中に存在すると，平衡状態で血中のオキシヘモグロビン（O_2-Hb）とカルボキシヘモグロビン（CO-Hb）の濃度がほぼ同等となり，CO-Hbの濃度が50％を超えるとO_2の供給が半減して人体の生命維持に対してきわめて危険な状態となる．表20・2にCO-Hb濃度と中毒症状を示す．また，COは喫煙によるたばこ煙中に約4％と多量に含まれている．

＊7　**Hbとの結合力**　HbとO_2，CO，一酸化窒素（NO）との結合力は，O_2-Hb：CO-Hb：NO-Hb=1：300：300,000である．ニトロソヘモグロビン（NO-Hb）はCO-Hbと同様に酸素と結合できず，酸素運搬機能を低下させる．

表20・2　CO-Hb濃度と中毒症状

CO-Hb（％）	中毒症状
1～10[1)]	無症状
10～20	前額部緊迫感，頭痛，皮膚血管拡張
20～30	頭痛，側頭部脈動，下肢脱力
30～40	激頭痛，めまい，倦怠，嘔吐，虚脱
40～50	呼吸・脈拍増加，虚脱，意識消失
50～60[2)]	けいれん，昏睡，仮死

[1)] ACGIH（1964年）の許容濃度委員会は正常人の平均CO-Hb値を1％，喫煙者のCO-Hb値を2～10％としている．
[2)] CO-Hb 60％以上は致死濃度と考えられる．
［日本薬学会編：衛生試験法・注解 2020，金原出版，p.1126，2020より許諾を得て転載］

また，学校環境衛生基準では，一部改正（2018年4月1日）により教室などの衛生基準は，6 ppm以下と改められた．労働環境の許容濃度は，日本産業衛生学会（2022年）では50 ppm，米国産業衛生専門家会議（ACGIH，2022年）では25 ppmである．

c 揮発性有機化合物（VOC）

VOCとは，揮発性があり，常温・常圧で気体として存在する有機化合物の総称であるが，沸点の範囲から，高（超）揮発性有機化合物（VVOC：very volatile organic compounds，沸点50℃未満），揮発性有機化合物（VOC：volatile organic compounds，50℃以上260℃未満），準（半）揮発性有機化合物（SVOC：semi volatile organic compounds，260℃以上400℃未満）に分類される（表20・3）．VOCは，室内環境を構成するあらゆる素材や日用生活用品から，常温で容易に揮散して空気中に存在するのに対し，SVOCは，主に床や壁面，ハウスダストに吸着し，平衡状態を保ち存在する．VOCのヒトへの健康影響については，鼻・眼・喉の粘膜への刺激症状や中枢神経系への影響のほか，アレルギー有病率との関連性が報告されている．

表20・3　有機化合物の沸点範囲による分類

有機化合物分類名	沸点範囲（℃）	有機化合物例
高揮発性有機化合物 （超揮発性有機化合物）（VVOC）	氷点下（<0）から 50～100	プロパン，ブタン，塩化メチル，アセトアルデヒド
揮発性有機化合物（VOC）	50～100から 240～260	ホルムアルデヒド，*d*-リモネン，トルエン，エチルベンゼン，キシレン，スチレン，アセトン，パラジクロロベンゼン，テトラデカン，ヘキサナール
準揮発性有機化合物 （半揮発性有機化合物）（SVOC）	240～260から 380～400	DDT，クロルデン，フェノブカルブ，ダイアジノン，クロルピリホス，フタル酸ジ-2-エチルヘキシル，フタル酸ジ-*n*-ブチル，PCB

ホルムアルデヒドは沸点ではVVOCであるが，WHOの分類ではVOCに示されている．

コラム

MVOC

室内に生育する真菌や細菌などの微生物は，増殖や代謝の過程において室内の有機物質を分解し，その生成物として，アルコール類やケトン類，カビ臭のもととなるジェオスミンなどの化合物を生成する．これらの化合物は微生物由来揮発性有機化合物（microbial volatile organic compounds, MVOC）といわれ，健康影響との関連性が疑われている．

4 シックハウス症候群と化学物質過敏症（多種化学物質過敏状態）

a シックハウス症候群

シックハウス症候群[*8]とは，室内空気環境の悪化により，皮膚や眼，喉の粘膜刺激症状や，頭痛，易疲労，めまい，悪心・嘔吐などの不定愁訴といわれる本人にしか自覚できない症状を呈するもので，基本的にはその環境を離れるとそれら症状が改善する．シックハウス症候群の原因は化学物質だけではなく，ダニや真菌などの生物学的要因や湿度などの物理学的要因，さらにはライフスタイルなどさまざまな要因が複雑に関係していると考えられている．したがって，厚生労働省「室内空気質健康影響研究会報告書：シックハウス症候群に関する医学的治験の整理」

*8 **シックハウス症候群**　欧米で問題となっていたシックビルディング症候群（sick building syndrome）から派生したわが国独自の用語である．基本的にはシックビルディング症候群が住宅で生じたものと考えられているが，必ずしも両者は同一視されていない．

では，シックハウス症候群は医学的に確立した単一の疾患ではなく「居住者の健康を維持するという観点から問題のある住宅においてみられる健康障害の総称」を意味する用語であるとみなすことが妥当であると指摘している．

NOTE　シックハウス症候群と化学物質過敏症の症状は類似しているが，シックハウス症候群の原因は住居に由来し，原因となる住居を離れれば症状が消える．一方，化学物質過敏症はその住居から離れても，その後さまざまな化学物質に敏感に反応するようになる．また，シックハウス症候群は，粘膜への刺激症状や皮膚の症状が多く，それらが訴えの主体になるのに対し，化学物質過敏症は，多臓器にまたがる多彩な自覚症状を呈する．

b 化学物質過敏症（多種化学物質過敏状態）

化学物質過敏症*9とは，初回にある程度の量の化学物質に曝露されるか，あるいは低濃度の化学物質に長期間曝露された後，同様もしくは類似の化学物質に対してきわめて微量でも起こす過敏反応をいう．この過敏反応が，最初に曝露された化学物質と異なる場合をとくに多種化学物質過敏状態*9という．Ⅰ型アレルギーに類似した反応と化学物質そのものによる中毒作用に関連した機序によって，神経系が過敏になっていると考えられているが詳細は不明である．化学物質過敏症は，頭痛，筋肉痛（筋肉の不快感），倦怠感，疲労感，関節痛，咽頭痛，微熱，下痢，腹痛，便秘，羞明・一過性暗点，うつ状態，不眠，皮膚炎（かゆみ），感覚異常，月経過多など多臓器にまたがる多彩な自覚症状を呈することを特徴とする．

表20・4に厚生労働省の「室内空気質健康影響研究会」が2004年に報告しているシックハウス症候群と化学物質過敏症に関する医学的知見の整理を示す．

*9 **化学物質過敏症と多種化学物質過敏状態**　わが国では化学物質過敏症（chemical sensitivity）というが，欧米では多種化学物質過敏状態（multiple chemical sensitivity）と一般的によぶ場合が多い．

表20・4　シックハウス症候群と化学物質過敏症

シックハウス症候群	化学物質過敏症
①医学的に確立した単位の疾患ではなく，居住に由来するさまざまな健康障害の総称を意味する用語 ②主な症状：皮膚や眼，咽頭などの皮膚・粘膜刺激症状，全身倦怠感，頭痛・頭重などの不定愁訴 ③発症関連因子：ホルムアルデヒド等化学物質，カビ，ダニなど ④室内濃度指針値は，必ずしもシックハウス症候群をただちに引き起こす閾値ではないため，診断に際しては総合的な検討が必要	①微量化学物質に反応し，非アレルギー性の過敏状態の発現により，精神・身体症状を示すとされるもの ②その病態や発症機序について，未解明な部分が多い ③診断を受けた症例には，中毒やアレルギーといった既存の疾病による患者が含まれている ④病態解明を進めるとともに，感度や特異性に優れた臨床検査方法および診断基準が開発されることが必要

［厚生労働省：室内空気質健康影響研究会報告書　シックハウス症候群に関する医学的知見の整理，2004より著者作成］

c シックハウス症候群対策

室内空気中のVOCはシックハウス症候群の主たる要因の1つであり，厚生労働省は1997～2002年にホルムアルデヒド等13物質に**室内濃度指針値***10を，また未知の影響が多いVOCs量を全体として規制するために，**総揮発性有機化合物**（total volatile organic compounds，TVOC）として暫定目標値を設定した．2019年4月には，最新の国内外の評価機関における評価結果を考慮して，既存3物質（**キシレン**，**フタル酸ジ-2-エチルヘキシル**，**フタル酸ジ-*n*-ブチル**）の濃度指針が改正・強化された

*10　現行の室内濃度指針値は，今後集積される新たな知見や，それらに基づく国際的なリスク評価の進捗に伴って，将来必要があれば変更され得るものである．

(表20・5). 室内濃度指針値は「公衆衛生の観点から, 化学物質の不必要な曝露を低減し, それらが健康影響の危惧を起こすことなく安全かつ適正に使用されることを目的として, シックハウス対策に取り組むにあたって参考となる濃度」であり, 現状で入手可能な毒性に関する科学的知見に基づき, ヒトが指針値以下の濃度でその化学物質に一生涯曝露されても, 健康に有害な影響はないとして算出された値である. これによって指針値を超えない室内環境の住宅や建物を提供することが考慮されるようになったが, これら指針値がシックハウス症候群の基準として用いられているわけではなく, 指針値と症状からただちにシックハウス症候群であると判断される医学的な関係を示す根拠にはいたっていない.

表20・5に示すVOCのうち, **ホルムアルデヒド**と**クロルピリホス**は, 2003年7月に施行された「改正建築基準法」により, この指針値以下にするよう規制対象となっている. ホルムアルデヒドは, これを発散する建築材料の内装使用面積の制限がなされ, クロルピリホスは居室を有する建築物への使用が禁止されている.

表20・5　室内空気汚染物質の室内濃度指針値

2019年1月

揮発性有機化合物	主な用途	毒性指標	室内濃度指針値
ホルムアルデヒド	接着剤, 防腐剤	ヒト吸入曝露における鼻咽頭粘膜への刺激	100 μg/m^3 (0.08 ppm)
アセトアルデヒド	接着剤, 防腐剤	ラットの経気道曝露における鼻腔嗅覚上皮への影響	48 μg/m^3 (0.03 ppm)
トルエン	塗料用溶剤	ヒト吸入曝露における神経行動機能および生殖発生への影響	260 μg/m^3 (0.07 ppm)
キシレン	塗料用溶剤	ヒトにおける長期間職業曝露による中枢神経系への影響	200 μg/m^3 (0.05 ppm)
スチレン	プラスチック・ゴム合成原料	ラット吸入曝露における脳や肝臓への影響	220 μg/m^3 (0.05 ppm)
エチルベンゼン	塗料用溶剤	マウスおよびラット吸入曝露における肝臓および腎臓への影響	3,800 μg/m^3 (0.88 ppm)
パラジクロロベンゼン	防臭剤, 防虫剤	ビーグル犬経口曝露における肝臓および腎臓等への影響	240 μg/m^3 (0.04 ppm)
クロルピリホス	防シロアリ剤	母ラット経口曝露における新生児の神経発達への影響および新生児脳への形態学的影響	1 μg/m^3 (0.07 ppb) ただし, 小児の場合は, 0.1 μg/m^3 (0.007 ppb)
ダイアジノン	殺虫剤	ラット吸入曝露における血漿および赤血球コリンエステラーゼ活性への影響	0.29 μg/m^3 (0.02 ppb)
フェノブカルブ	殺虫剤	ラットの経口曝露におけるコリンエステラーゼ活性などへの影響	33 μg/m^3 (3.8 ppb)
フタル酸ジ-2-エチルヘキシル	可塑剤	ラットの雄生殖器系への影響	100 μg/m^3 (6.3 ppb)
フタル酸ジ-*n*-ブチル	可塑剤	ラットの生殖・発生毒性についての影響	17 μg/m^3 (1.5 ppb)
テトラデカン	塗料用溶剤	C8-C16 混合物のラット経口曝露における肝臓への影響	330 μg/m^3 (0.04 ppm)
総揮発性有機化合物量 (TVOC)		国内の室内 VOC 実態調査の結果から, 合理的に達成可能な限り低い範囲で決定	暫定目標値 400 μg/m^3

[室内空気中化学物質の室内濃度指針値について (平成31年1月17日薬生発0117第1号), 厚生労働省医薬・生活衛生局長通知, 2021より著者作成]

❺ 受動喫煙

直接喫煙(能動喫煙)のヒトへの主な健康影響としては，呼吸器障害，循環器障害，がんなどの発症との関連性が医学的に明らかで，数多くの疫学調査でも肺がん，咽頭がんなどの呼吸器に関連したがんの死亡率の相対危険度が喫煙者で高いことが証明されている．密閉度が高い住居の室内で喫煙すると，喫煙者の出す煙(**主流煙**)とたばこの放置時の煙(**副流煙**)により周囲の非喫煙者を間接的に喫煙させる(**受動喫煙(間接喫煙)**)ことになり，非喫煙者に対する健康面での悪影響が問題となる．たとえば，主流煙には表20・6に示す主要有害物質が含まれており，その有害物質の多くは主流煙の数倍から数十倍も副流煙に多量に含まれている．実際に受動喫煙により，非喫煙者の血中にニコチンが検出されるようになり，肺がん，虚血性心疾患，呼吸器疾患，乳幼児突然死症候群などの危険性が高まることが知られている．こうしたことからWHO[*5]は，2003年に採択された「たばこの規制に関する世界保健機関枠組条約(**たばこ規制枠組条約：WHO Framework Convention on Tobacco Control, WHO FCTC**)」を通じて国際的対応としてたばこ使用を減らす取り組みを実施しており，わが国も2004年にこれを批准している．

表20・6 たばこ煙中の主要有害物質

物質名	たばこ主流煙中の有害物質等の収量	副流煙／主流煙の比(倍)
一酸化炭素	2.0～24.4 mg	3.4～21.4
ニコチン	0.1～2.7 mg	2.8～19.6
タール	1.5～31.4 mg	1.2～10.1
カルボニル類		
ホルムアルデヒド	3.5～104 μg	6.2～121.4
アセトアルデヒド	112～1182 μg	2.2～14.4
アセトン	82.5～575 μg	2.5～11.5
アクロレイン	9.9～116 μg	4.3～29.0
プロピオンアルデヒド	11.8～108 μg	2.4～14.6
クロトンアルデヒド	2.2～35.9 μg	3.7～20.8
メチルエチルケトン	13.6～132 μg	2.3～14.3
ブチルアルデヒド	12.0～68.5 μg	2.3～8.6
窒素酸化物		
一酸化窒素	34.9～163 μg	15.8～61.3
窒素化合物	34.8～308 μg	16.3～64.6
アンモニア	2.7～33.9 μg	294.2～2,565.5
揮発性有機化合物		
1,3-ブタジエン	9.1～80.8 μg	6.3～43.0
イソプレン	71.7～720 μg	6.0～37.4
アクリロニトリル	1.1～20.3 μg	10.5～88.6
ベンゼン	7.6～72.5 μg	8.2～42.0
トルエン	9.1～126 μg	10.9～68.8
ベンゾ[*a*]ピレン	2.2～29.4 ng	7.6～48.8
たばこ特異的ニトロソアミン		
N-ニトロソノルニコチン	21.9～259 ng	0.8～3.7
4-(メチルニトロソアミノ)-1-(3-ピリジル)-1-ブタノン	27.7～186 ng	1.9～4.9
N-ニトロソアナタビン	18.5～231 ng	0.4～1.9
N-ニトロソアナバシン	9.9～37.8 ng	0.7～1.6

[厚生労働省：喫煙と健康 喫煙の健康影響に関する検討会報告書，厚生労働省平成11～12年度たばこ煙の成分分析について(概要)，2016より著者作成]

ⓐ 受動喫煙防止対策

わが国では，2003年に施行された**健康増進法**により，多数の者が利用する施設を管理する者，これらを利用する者について，受動喫煙を防止するために必要な措置を講ずる努力義務を定め，受動喫煙防止の取り組みを推進し一定の成果をあげてきた．その一方で，依然として多くの

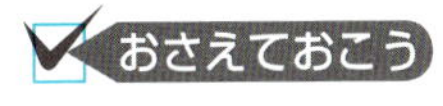

・健康増進法 ☞p.276

非喫煙者が受動喫煙の機会を有している状況にあることから，健康増進法の一部を改正する法律（平成30年法律第78号：**改正健康増進法**）が2018年7月に成立した．

この改正法では，①望まない受動喫煙をなくすこと，②受動喫煙による健康影響が大きい子どもや患者などにとくに配慮すること，③施設の類型・場所ごとに対策を実施することの3つの基本的な考え方を示している．また，改正法では，一定の場所を除いて禁煙とすることが法律上の義務として明記された．この義務に違反した場合は，最初，都道府県知事等による指導を促し，指導に従わなければ義務違反の内容に応じて勧告・命令等を行い，改善がみられない場合に限って，罰則（過料）を適用することとなっている．改正法は，規制の内容に応じて段階的に施行されてきたが，2020年4月1日に全面施行となった．

ポイント

- シックハウス症候群とは，医学的に確立した単一の疾患ではなく，居住に由来するさまざまな健康障害の総称を意味する用語である．
- 化学物質過敏症とは，微量の化学物質に反応し，非アレルギー性の過敏状態の発現により，精神・身体症状を示すとされるものである．
- 室内濃度の指針値が設定されている13種の揮発性有機化合物（VOC）のうち，ホルムアルデヒドとクロルピリホスは，「改正建築基準法」により規制されている．
- ホルムアルデヒドは，建築材料の内装使用面積の制限がなされており，クロルピリホスは居室を有する建築物への使用が禁止されている
- 密閉度が高い住居の室内で喫煙すると，喫煙者の出す煙（主流煙）とたばこの放置時の煙（副流煙）により周囲の非喫煙者を間接的に喫煙させることになる．これを受動喫煙（間接喫煙）という．
- 健康増進法の一部改正（改正健康増進法）により，受動喫煙を防止するための取り組みが強化され，多くの人が利用する施設等の区分に応じ，その利用者に対し，一定の場所以外での喫煙を禁止するとともに，施設等の管理権限者が講ずべき措置等について定められた．

Exercise

1 (　　)に適切な語句を記入せよ.

① 感覚温度は(　1　),(　2　)および(　3　)の三因子の総合効果によるヒトの温度感覚を示す指標である.
② 暑さ指数は,(　1　),(　2　)および(　3　)の三要素に基づいて算出される.
③ ヒョウダニの死骸や排泄物は,気管支ぜん息や鼻炎などの(　　)の原因となる.
④ レジオネラ症は,免疫力が低下した高齢者などに発症する(　　)症で,劇症型の肺炎を起こすことがある.
⑤ CO_2 濃度の基準は,建築物衛生管理法(ビル衛生管理法)の建築物環境衛生管理基準では(　1　)ppm以下,学校保健安全法の学校環境衛生基準では(　2　)ppm以下である.
⑥ たばこの煙は,(　1　)煙と(　2　)煙に区別することができる.
⑦ 世界保健機関(WHO)は,(　　)を通じて国際的対応としてたばこ使用を減らす取り組みを実施しており,わが国もこれを批准している.
⑧ シックハウス症候群の発症関連因子としては,ホルムアルデヒドなどの化学物質のほか,(　1　)や(　2　)などがある.
⑨ ホルムアルデヒドなど(　1　)種の化学物質の室内濃度指針値と(　2　)の暫定目標値が厚生労働省より示されている.

2 次の記述のうち,正しいものには○,誤っているものには×を(　　)に入れよ.

① アスマン通風乾湿計の乾球と湿球との温度の合計から相対湿度が算出できる.　(　　)
② カタ冷却力は,人体の平温(36.5℃)に等しい温度において,その周囲の空気により,単位体表面積から単位時間に奪われる熱量を示す指標である.　(　　)
③ 人工的熱源や壁面などの放射体から熱エネルギーが放出されることを熱輻射(熱放射)という.　(　　)
④ 照度の単位にはデシベル(dB)が用いられている.　(　　)
⑤ 総揮発性有機化合物(TVOC)の暫定目標値は,室内空気汚染物質の毒性をもとに定められている.　(　　)
⑥ COは,一酸化窒素よりもヘモグロビンに対する親和性が高い.　(　　)
⑦ COはたばこの主流煙に含まれるが,副流煙には含まれない.　(　　)
⑧ たばこの主流煙と副流煙には,ともに発がん物質が含まれている.　(　　)
⑨ ベンゼンは,室内濃度指針値が設定されている化学物質である.　(　　)
⑩ シックハウス症候群の発症には,居住環境の密閉化が関与している.　(　　)

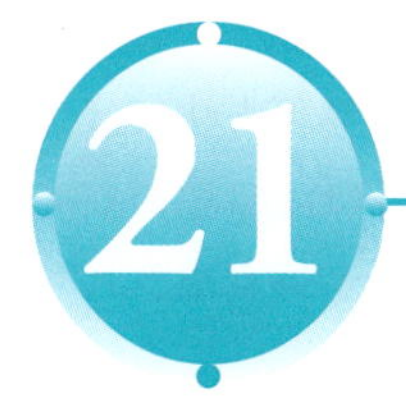

21 廃棄物

A 廃棄物の種類と処理

廃棄物処理法（廃棄物の処理及び清掃に関する法律）では，廃棄物とは，ごみ，粗大ごみ，燃え殻，汚泥，ふん尿，廃油，廃酸，廃アルカリ，動物の死体その他の汚物または不要物であって，固形状または液状のもの（放射性物質及びこれによって汚染された物は除く）とされている．廃棄物は，大きく産業廃棄物と一般廃棄物の2つに区分されている（図21・1）．

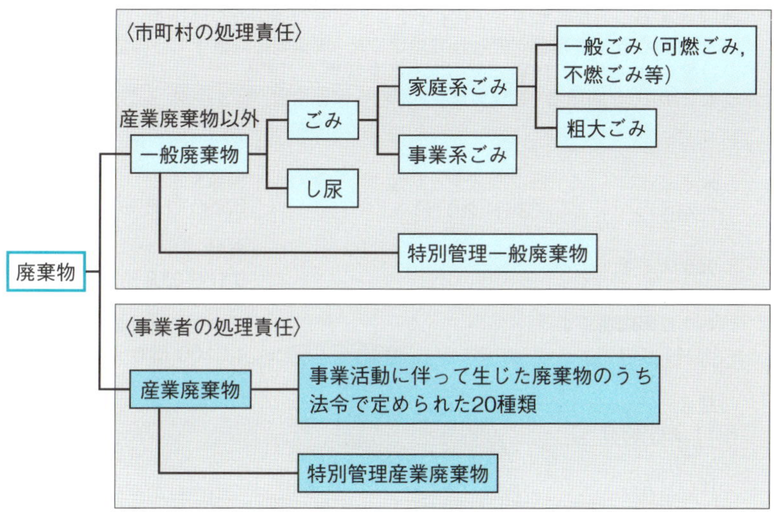

図21・1　廃棄物の区分
[環境省：令和6年版環境・循環型社会・生物多様性白書，図3-1-6，p.162より引用]

❶ 産業廃棄物

産業廃棄物とは，事業活動によって生じた廃棄物のうち，表21・1に示した1～20の20種類のもの（燃え殻，汚泥，廃油，廃酸，廃アルカリ，廃プラスチック類など）と廃棄物処理法に規定されている輸入された廃棄物のことである．産業廃棄物の処理責任は，排出事業者にある（図21・1）．近年，産業廃棄物の排出量はほぼ横ばいの状態で推移しており，大きな増減はみられない状態が続いている（図21・2）．産業廃棄物の排出量で最も多いのは**汚泥**であり，全体の約4割を占める．次いで**動物のふん尿**，**がれき類**が多い（図21・3）．産業廃棄物の処理方法には，直接再生利用，中間処理（焼却，粉砕，脱水など），最終処分（埋め立てなど）がある．2021年度では，産業廃棄物総量の約50％が再利用されており，約2％が最終処分されている（図21・4）．

表21・1　産業廃棄物の種類

	種　類
1	燃え殻
2	汚泥
3	廃油
4	廃酸
5	廃アルカリ
6	廃プラスチック類
7	ゴムくず
8	金属くず
9	ガラスくず・コンクリートくずおよび陶磁器くず
10	鉱さい
11	がれき類
12	ばいじん
13	紙くず
14	木くず
15	繊維くず
16	動植物性残さ
17	動物系固形不要物
18	動物のふん尿
19	動物の死体
20	1～19の産業廃棄物を処分するために処理したもの（コンクリート固化物など）
21	輸入された廃棄物（1～20の廃棄物，航行廃棄物，携帯廃棄物を除く）

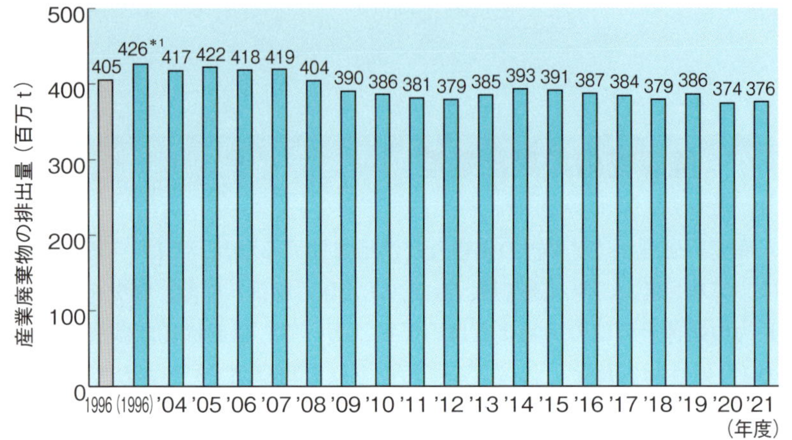

図21・2　産業廃棄物の排出量の推移

*1　ダイオキシン対策基本方針（ダイオキシン対策関係閣僚会議決定）に基づき，政府が2010年度を目標年度として設定した「廃棄物の減量化の目標量」（1999年9月設定）における1996年度の排出量を示す．

[環境省：令和6年版環境・循環型社会・生物多様性白書，図3-1-9，p.164より引用]

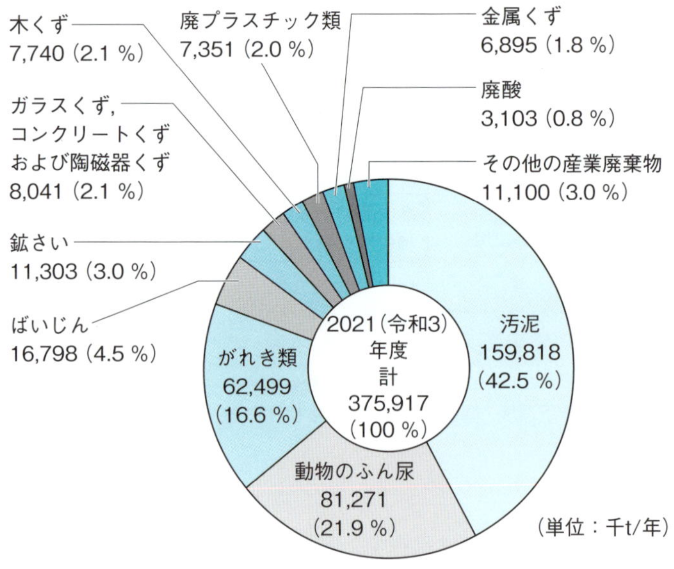

図21・3　産業廃棄物の種類別排出量

[環境省：令和5年度事業，産業廃棄物排出・処理状況調査報告書，令和3年実績，図-Ⅲ・2，p.25より引用]

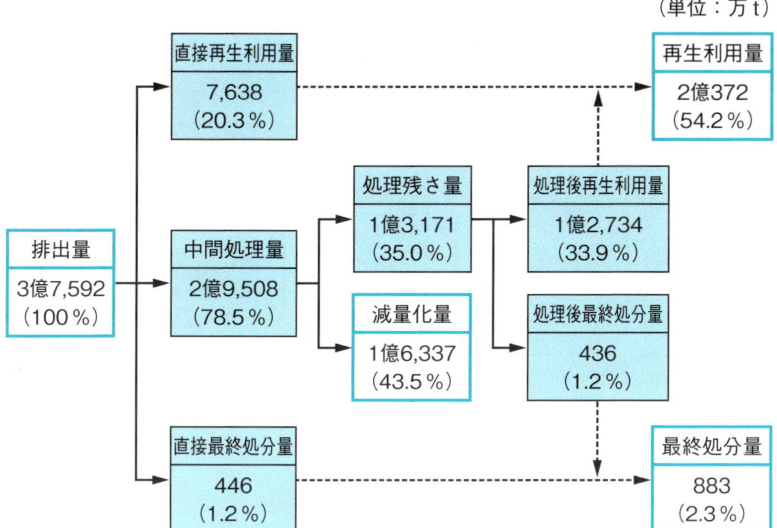

図21・4　産業廃棄物の処理の流れ（2021年度）
［環境省：令和6年版環境・循環型社会・生物多様性白書，図3-1-15，p.173より引用］

❷ 一般廃棄物

産業廃棄物以外の廃棄物を一般廃棄物という．家庭から排出される家庭系ごみ，事業所から排出される事業系ごみ，し尿などは一般廃棄物である（図21・1）．一般廃棄物の**処理責任は，市町村**にある（図21・1）．ごみの総排出量や1人あたりのごみの排出量は，経済成長に伴い増加していたが，2000年度以降は減少傾向にある（図21・5）．ごみの処理方法には，直接資源化，中間処理，最終処分があり，2022年度では，ごみの総量の約20％が資源化，約9％が最終処分されている（図21・6）．

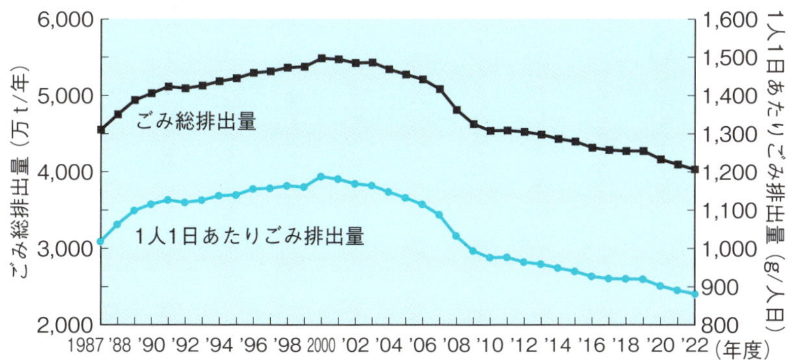

図21・5　ごみの総排出量の推移
［環境省：令和6年版環境・循環型社会・生物多様性白書，図3-1-7，p.162より引用］

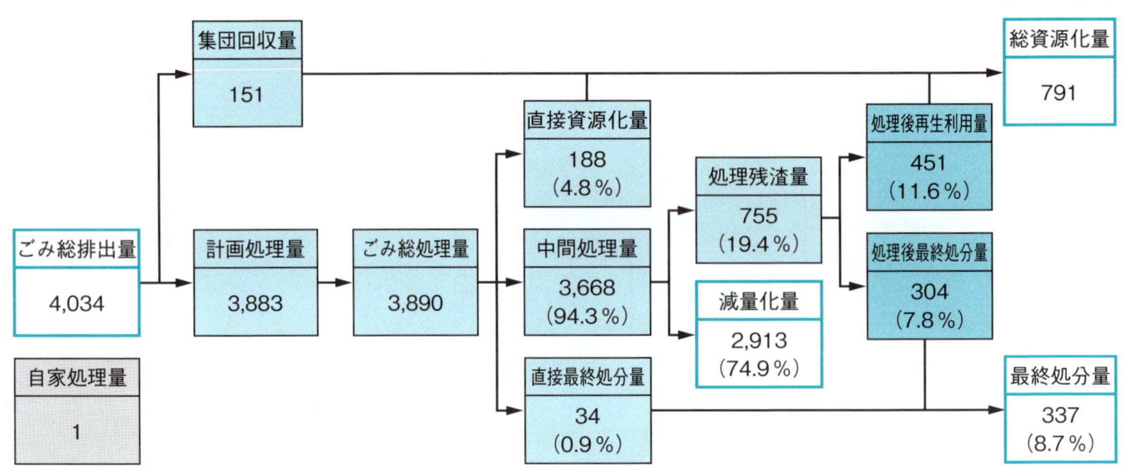

図21・6　全国のごみ処理の流れ(2022年度)
[環境省：令和6年版環境・循環型社会・生物多様性白書，図3-1-8，p.163より引用]

❸ 特別管理廃棄物

廃棄物のうち，爆発性，毒性，感染性，人の健康または生活環境に係る被害が生じるおそれがある一般廃棄物および産業廃棄物をそれぞれ，**特別管理一般廃棄物**および**特別管理産業廃棄物**という(図21・1)．特別管理廃棄物には，PCB使用製品や感染性廃棄物が含まれている(表21・2)．特別管理廃棄物は，種類に応じた特別な処理基準などが設けられ，通常の廃棄物よりも厳しい規制を受ける．事業活動によって特別管理産業廃棄物を排出する事業者は，特別管理産業廃棄物の適切な処理を行わせるために，事業場ごとに**特別管理産業廃棄物管理責任者**を設置しなければならない．とくに，感染性産業廃棄物が生じる事業場の事業者は，薬剤師をはじめ要件を満たす者を特別管理産業廃棄物管理責任者としなければならない．

NOTE　特別管理産業廃棄物管理責任者　以下のいずれかの要件を満たす者から選任する．

1. 医師，歯科医師，**薬剤師**，獣医師，保健師，助産師，看護師，臨床検査技師，衛生検査技師または歯科衛生士
2. 2年以上環境衛生指導員の職にあった者
3. 大学，高等専門学校において，医学，薬学，保健学，衛生学もしくは，獣医学の課程を修めて卒業した者，またはこれと同等以上の知識を有すると認められる者

表21・2　特別管理廃棄物

区分	主な分類		概要
特別管理一般廃棄物	PCB使用部品		廃エアコン・廃テレビ・廃電子レンジに含まれるPCBを使用する部品
	廃水銀		水銀使用製品が一般廃棄物となったものから回収したもの
	ばいじん		ごみ処理施設のうち，集じん施設によって集められたもの
	ばいじん，燃え殻，汚泥		ダイオキシン特措法の特定施設である廃棄物焼却炉から生じたものでダイオキシン類を含むもの
	感染性一般廃棄物		医療機関等から排出される一般廃棄物で，感染性病原体が含まれ若しくは付着しているおそれのあるもの
特別管理産業廃棄物	廃油		揮発油類，灯油類，軽油類（難燃性のタールピッチ類等を除く）
	廃酸		著しい腐食性を有するpH2.0以下の廃酸
	廃アルカリ		著しい腐食性を有するpH12.5以上の廃アルカリ
	感染性産業廃棄物		医療機関等から排出される産業廃棄物で，感染性病原体が含まれ若しくは付着しているおそれのあるもの
	特定有害産業廃棄物	廃PCB等	廃PCB及びPCBを含む廃油
		PCB汚染物	PCBが染みこんだ汚泥，PCBが塗布され若しくは染みこんだ紙くず，PCBが染みこんだ木くず若しくは繊維くず，PCBが付着・封入されたプラスチック類若しくは金属くず，PCBが付着した陶磁器くず若しくはがれき類
		PCB処理物	廃PCB等又はPCB汚染物を処分するために処理したものでPCBを含むもの
		廃水銀等	水銀使用製品の製造の用に供する施設等において生じた廃水銀又は廃水銀化合物，水銀若しくはその化合物が含まれている産業廃棄物又は水銀使用製品が産業廃棄物となったものから回収した廃水銀
		指定下水汚泥	下水道法施行令第13条の4の規定により指定された汚泥
		鉱さい	重金属等を一定濃度以上含むもの
		廃石綿等	石綿建材除去事業に係るもの又は大気汚染防止法の特定粉塵発生施設が設置されている事業場から生じたもので飛散するおそれのあるもの
		燃え殻	重金属等，ダイオキシン類を一定濃度以上含むもの
		ばいじん	重金属等，1,4-ジオキサン，ダイオキシン類を一定濃度以上含むもの
		廃油	有機塩素化合物等，1,4-ジオキサンを含むもの
		汚泥，廃酸，廃アルカリ	重金属等，PCB，有機塩素化合物，農薬等，1,4-ジオキサン，ダイオキシン類を一定濃度以上含むもの

［環境省：令和6年版環境・循環型社会・生物多様性白書，表3-5-1，p.188より引用］

ポイント

- 廃棄物は，一般廃棄物と産業廃棄物に分けられる．
- 一般廃棄物の処理責任は，市町村にある．
- 産業廃棄物の処理責任は，排出事業者にある．
- 爆発性，毒性，感染性，人の健康または生活環境に係る被害が生じるおそれのある廃棄物を特別管理廃棄物という．

B　廃棄物処理の問題点とその対策

❶ 最終処分場の確保と循環型社会の形成

最近では廃棄物の削減や再利用などが進み，最終処分場の残余容量は，産業廃棄物では横ばい，一般廃棄物ではやや減少で推移している（図21・7，8）．産業廃棄物の残余年数は2021年度では約20年であり（図21・7），一般廃棄物の残余年数は2022年度時点で，全国平均では約23

NOTE　広域臨海環境整備センター法
大都市圏において最終処分場を整備するために制定された法律．大阪湾広域臨海環境整備センター（大阪湾フェニックスセンター）が設立されており，近畿の市町村が参加して埋立事業を行っている．

年である(図21・8).今後も最終処分場を確保していくためには,廃棄物の排出量を削減することが不可欠である.このため,わが国では,廃棄物の発生抑制や再利用を推進し,環境負荷が少ない「**循環型社会**」の実現を目指しており,このような循環型社会実現のために,**循環型社会形成推進基本法**および個別法が制定されている(図21・9).

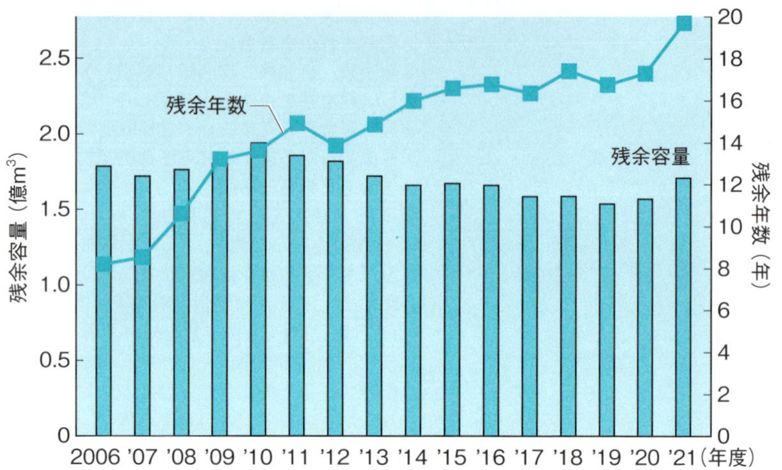

図21・7 産業廃棄物の最終処分場の残余容量と残余年数
[環境省:令和6年版環境・循環型社会・生物多様性白書, 図3-1-21, p.175より引用]

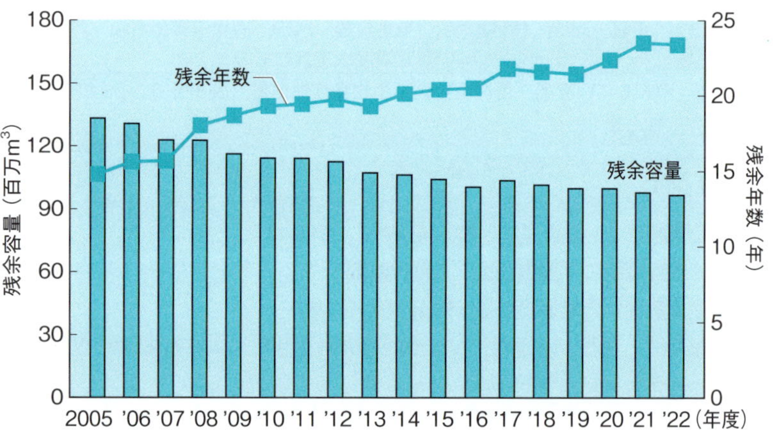

図21・8 一般廃棄物の最終処分場の残余容量と残余年数
[環境省:令和6年版環境・循環型社会・生物多様性白書, 図3-1-20, p.175より引用]

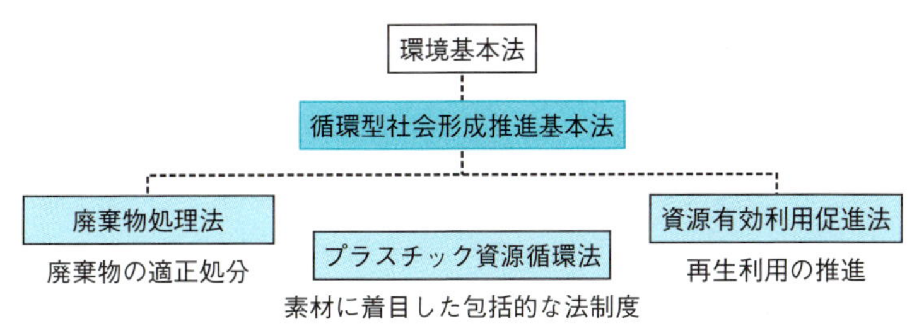

個別物品の特性に応じた規制

容器包装リサイクル法	家電リサイクル法	食品リサイクル法	建設リサイクル法	自動車リサイクル法	小型家電リサイクル法
びん，ペットボトル，紙製・プラスチック製容器包装等	エアコン，テレビ，冷蔵庫・冷凍庫，洗濯機・衣類乾燥機	食品残さ	木材，コンクリート，アスファルトなど	自動車（シュレッダーダスト，エアバック等）	小型電子機器等（携帯電話等）

グリーン購入法
国が率先して再生品を利用

＊この他に「船舶の再資源化解体の適正な実施に関する法律」（シップ・リサイクル法）がある（2025年施行予定）

図21・9　循環型社会を形成するための法律
［環境省：資源循環の高度化を通じた循環経済への移行，2024をもとに著者作成］

ⓐ 循環型社会形成推進基本法[＊1]

循環型社会形成推進基本法では，廃棄物等の発生の抑制，循環資源の循環的な利用，適正処分が確保されることによって，天然資源の消費を抑制し，環境への負荷ができる限り低減される社会を目指すべき「循環型社会」と定義している．また，廃棄物の処理を**発生抑制，再使用，再生利用，熱回収，適正処分の優先順位で行う**ことを定めている．循環型社会形成推進基本法が目指す循環型社会を実現するための個別法[＊1]として，廃棄物処理法，資源有効利用促進法，プラスチック資源循環法，個別リサイクル法，グリーン購入法が制定されている（図21・9）．

＊1　循環型社会形成推進基本法と個別法
基本法：国の制度・政策等の基本方針が示されるもの．
個別法：基本法に示された方針に基づいて，個別分野における政策実現のために制定されるもの．

ⓑ 廃棄物処理法（廃棄物の処理及び清掃に関する法律）

廃棄物処理法では，廃棄物の排出抑制，廃棄物のリサイクルを含む適正処理を推進するために排出事業者の責任や廃棄物の不適切処理に対する罰則などが規定されている．

ⓒ 資源有効利用促進法（資源の有効な利用の促進に関する法律）

資源有効利用促進法は，循環型社会を形成していくために必要な廃棄物の**発生抑制**（**Reduce**），**再使用**（**Reuse**），**再資源化**（**Recycle**）という**3R**の取り組みを総合的に推進するための法律である．使用済みパソコン，小形二次電池（ニカド電池，ニッケル水素電池など）の回収・リサイクルの義務化を定めている．

d プラスチック資源循環法（プラスチックに係る資源循環の促進等に関する法律）

プラスチック資源循環法は，プラスチック製品の設計から廃棄処理にいたるまでの各段階で，3R に加えて，再生可能な資源への置き換え（Renewable）をする 3R + Renewable を推進し，プラスチック資源の循環を促進することを目的とした法律である．

e 個別リサイクル法[*2]

個別物品のリサイクル，適正処分に関する法律である個別リサイクル法には，容器包装リサイクル法，家電リサイクル法，食品リサイクル法，建設リサイクル法，自動車リサイクル法，小型家電リサイクル法，シップ・リサイクル法がある（図21・9）．

*2 **個別リサイクル法**
・容器包装リサイクル法：容器包装に係る分別収集及び再商品化の促進等に関する法律
・家電リサイクル法：特定家庭用機器再商品化法
・食品リサイクル法：食品循環資源の再生利用等の促進に関する法律
・建設リサイクル法：建設工事に係る資材の再資源化等に関する法律
・自動車リサイクル法：使用済自動車の再資源化等に関する法律
・小型家電リサイクル法：使用済小型電子機器等の再資源化の促進に関する法律
・シップ・リサイクル法：船舶の再資源化解体の適正な実施に関する法律（2025年施行予定）

f グリーン購入法（国等による環境物品等の調達の推進等に関する法律）

グリーン購入法は，国などの公的機関が率先して環境負荷が少ない製品やサービスの調達を推進し，これらの適切な情報提供を促進することにより，需要の転換を図り，持続的発展可能な社会の構築を推進する法律である．

❷ 不法投棄とマニフェスト制度

産業廃棄物の不法投棄件数や不法投棄量は減少しているが，いまだに産業廃棄物の不法投棄や不適正処理が行われている（図21・10）．不法投棄対策として廃棄物処理法が改正され，廃棄物処理の規制の強化，マニフェスト制度の強化，不法投棄に係る罰則の強化などが行われている．

産業廃棄物の処理の責任は，排出事業者にある．マニフェスト制度

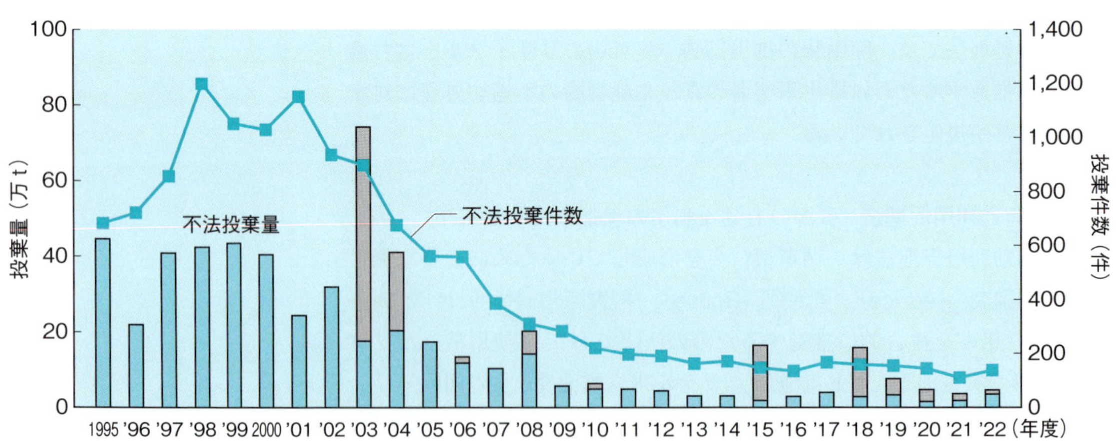

図21・10 産業廃棄物の不法投棄件数および投棄量の推移（新規判明事案）
［環境省：令和6年版環境・循環型社会・生物多様性白書，図3-1-23，p.178より引用］

は，排出事業者が産業廃棄物の処分を委託する場合，産業廃棄物処理の流れを確認し，不法投棄や不適切な処理を防ぐことを目的とした制度である．この制度では，産業廃棄物の名称，運搬業者・処分業者名等を記載した**マニフェスト**（**産業廃棄物管理票**）を排出事業者が交付し，委託した産業廃棄物が適正に処理されていることを把握する．排出事業者自らが産業廃棄物を処理する場合は，マニフェストの交付は不要である．マニフェストの交付なしでの産業廃棄物の委託，マニフェストへの虚偽記載などの違反行為があった場合は，行政指導，行政処分，刑事処分などの罰則が課せられる．マニフェストには，紙マニフェストと**電子マニフェスト**がある（図21・11）．

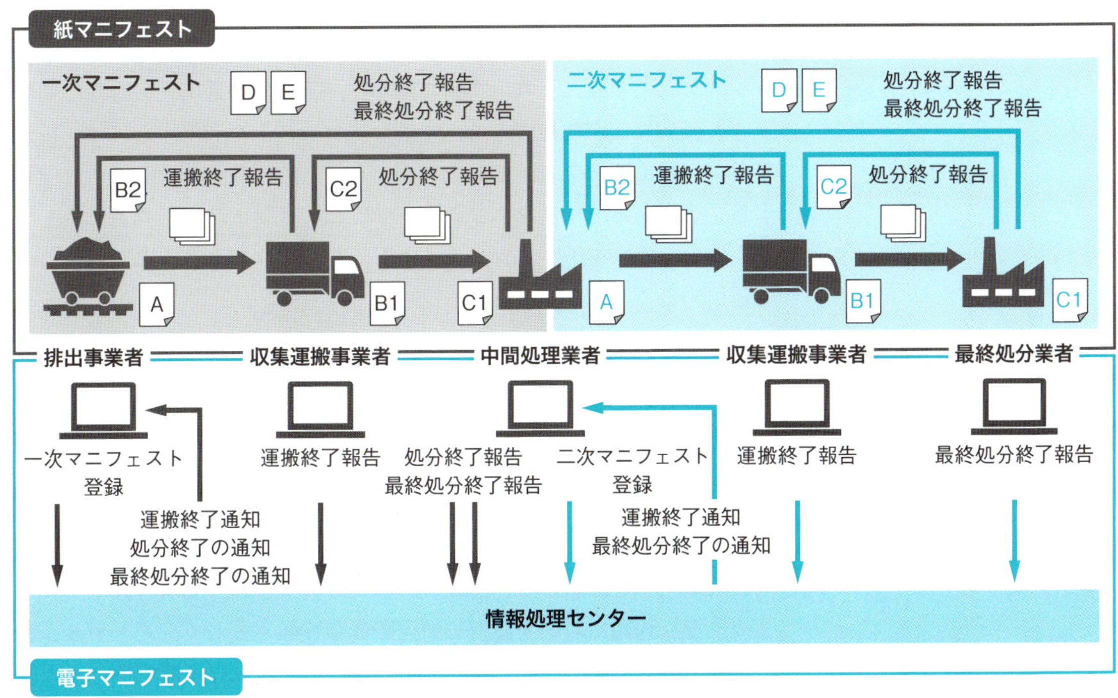

図21・11　マニフェスト制度の仕組み

紙マニフェストでは，排出事業者が必要事項を記入し，7枚複写式のマニフェスト（A, B1, B2, C1, C2, D, E票）を交付し，産業廃棄物と一緒に流通させる．産業廃棄物を受け渡す際に，排出事業者，収集運搬事業者，処分業者（中間処理業者）は，マニフェストの一部を手元に残し，残りは産業廃棄物とともに受け渡す．運搬事業者，処分業者（中間処理業者）は，それぞれの処理後マニフェストを返送し，適正処理（運搬・処分）の終了を報告する（図21・11）．中間処理業者が中間処理をしたものをさらに最終処分業者に委託する場合は，中間処理業者が排出事業者としてマニフェストを新たに交付し，処理を委託する．最初の排出事業者が交付するマニフェストを**一次マニフェス**

ト，中間処理業者が交付するマニフェストを**二次マニフェスト**という．排出事業者は，委託した産業廃棄物がマニフェスト交付後90日以内に中間処理（中間処理をしない場合は，最終処分）が，180日以内に最終処分が終了したことを確認しなければならない．期限が過ぎても処理事業者からマニフェストによる処理終了報告がない場合，排出事業者は，委託した産業廃棄物の処理状況を把握し適切な措置を取るとともに，都道府県等にその旨を報告する義務がある．また，排出事業者，収集運搬事業者，処分業者は，マニフェストをそれぞれ5年間保管しなければならない．

NOTE　公益財団法人日本産業廃棄物処理振興センター（JWセンター）
JWセンターは全国で唯一の「情報処理センター」に指定されている．
https://www.jwnet.or.jp
JWNET（廃棄物処理法に規定された電子マニフェストシステム）
https://www.jwnet.or.jp

電子マニフェストは，紙マニフェストの記載内容を電子データ化し，排出事業者，収集運搬業者，処理業者が**情報処理センター**を介してネットワーク上でやりとりする仕組みである（図21・11）．電子マニフェストシステムの普及により，事務の効率化，データの透明性の確保，法令遵守の徹底などが期待できる．電子マニフェストを利用するには，排出事業者，収集運搬業者，処分業者があらかじめ情報処理センターと契約する必要がある．一次マニフェスト，二次マニフェストの両方，もしくは，片方のみを電子マニフェストとし，紙のマニフェストと組み合わせて運用することもできる．

③ 有害廃棄物の越境移動

一般的に，先進国のほうが発展途上国よりも有害物質を含む廃棄物の処理に対する法規制が厳しく，処理費用も高額である．このため，先進国から発展途上国への有害廃棄物の輸出が行われるようになった．しかし，受け入れ国側でこれらの廃棄物の適正処理が行われず放置され，環境汚染が生じる問題が，1970年代以降たびたび発生するようになった．このような課題に対応するための国際的な枠組みとして，**バーゼル条約**（有害廃棄物の国境を越える移動及びその処分の規制に関するバーゼル条約）が採択され，国際的に越境有害汚染物質の対策がなされている．バーゼル条約では，規制対象の有害な特性を有する有害廃棄物の輸出入の際には，通過国・輸入国に対して輸出の概要について事前通告を行い，相手国からの輸出の同意を得る必要があり，同意のない越境移動を禁止している．

ここにつながる
・バーゼル条約　p.458

わが国ではバーゼル条約実施のために，**バーゼル法**（特定有害廃棄物等の輸出入等の規制に関する法律），廃棄物処理法が制定されている．バーゼル法では，特定有害廃棄物等（鉛蓄電池，石炭灰，廃蛍光灯など）の輸出入を規制している．2021年には，リサイクルに適さないプラスチック廃棄物が新たにバーゼル条約の規制対象物に追加されることになった．これを受けてわが国でも，バーゼル法の規制対象にプラスチック廃棄物を追加している．また，廃棄物処理法の改正により，廃棄物全般についての輸出入を規制し，国内処理の原則を規定している．

④ 海洋ごみ

海洋ごみ（漂流・漂着・海底ごみなど）は，生態系を含めた海洋環境の悪化，海岸機能の低下，景観の悪化，船舶航行の障害，漁業・観光への影響など，さまざまな問題を引き起こすため，国際的に問題になっている．海洋への廃棄物投棄による海洋汚染を防止するために，**ロンドン条約**（廃棄物その他の物の投棄による海洋汚染の防止に関する条約）が採択されている．国内では，海洋汚染防止法によって海洋投棄対策を行っている．

ここにつながる
・ロンドン条約 ☞p.458

回収・処理された海洋ごみには，プラスチックごみが多く含まれている．このような海洋プラスチックごみの約8割は，陸上で発生し海に流入したものといわれており，海洋投棄のみならず，内陸から沿岸，海洋まで一体となって発生抑制対策を実施することが不可欠である．プラスチックによる海洋汚染は国際的にも深刻な問題である．わが国ではプラスチック資源循環法などにより，プラスチック製品の削減，再利用，再資源化，再生可能資源に切り替える取り組みが進められている．海洋中のプラスチックごみやプラスチックごみに残留している化学物質，環境中からプラスチックごみに吸着される化学物質が生物や生態系に及ぼす影響については，科学的な知見がまだ十分に蓄積されていない．最近では，5 mm 未満の微細なプラスチックである**マイクロプラスチック**による海洋生態系への影響も懸念されている．

コラム

プラスチックごみ，マイクロプラスチック

海洋ごみに多く含まれるプラスチックごみは，分解されるまでに長い時間がかかるため，海洋での滞留期間が長い．海洋生物への影響も大きく，国際的な問題となっている．魚類，海鳥，海洋哺乳動物（アザラシやクジラなど），ウミガメなどが餌と間違えて食べ，死亡してしまう事例が多数報告されている．また，逸失・投棄・放棄された漁網・漁業用のロープなどのプラスチック製漁具は，魚類，海鳥，海洋哺乳類，ウミガメなどに絡まり，長時間捕獲し，生物を傷つけ，殺してしまう．このような持ち主のないプラスチック製漁具による生物の捕獲は，ゴーストフィッシングとよばれている．ゴーストフィッシングは，生態系への影響のみならず，従来の捕獲対象以外の生物を無差別に捕獲することにより漁業にも影響する．

また，最近では，マイクロプラスチックによる海洋生態系への影響が懸念されている．マイクロプラスチックは，プラスチックごみの紫外線による劣化，波などによる破砕によって発生する．加えて，洗顔料や歯磨き粉のスクラブ剤として使用されてきたマイクロビーズ，プラスチック製品の原料であるレジンペレット，フリースなどの服を洗濯したときに出てくる細かい化学繊維，合成ゴム製のタイヤの摩耗などによって発生したマイクロプラスチックも海洋へ流出している．海洋生態系に取り込まれたマイクロプラスチックが，ヒトを含む生物に対してどのような影響を及ぼすのかは，まだ未解明なことが多く，研究・調査が進められている．

ポイント

- 廃棄物の処理に関して，国内では最終処分場の確保，廃棄物の不法投棄が，国際的には有害廃棄物の越境移動，海洋ごみが問題になっている．
- 廃棄物の排出抑制のために，循環型社会形成推進基本法に基づき，廃棄物処理法，資源有効利用促進法，プラスチック資源循環法，個別リサイクル法，グリーン購入法などの法律が整備されている．
- マニフェスト制度は，排出事業者が産業廃棄物の適正処理を確保し，不法投棄や不適切処理を防止するための仕組みである．
- バーゼル条約は有害廃棄物の越境移動，ロンドン条約は海洋投棄についての国際的な条約である．

C 医療廃棄物

医療廃棄物とは，医療関係機関等で医療行為に伴って排出される廃棄物を通称である．医療関係機関等とは，病院，診療所（保健所，血液センターなどを含む），衛生検査所，介護老人保健施設，介護医療院，助産所，動物の診療施設，試験研究機関（医学，歯学，薬学，獣医学に係るものに限る）を指す．医療廃棄物には，産業廃棄物（血液，ディスポーザブル手袋，アンプルなど）と一般廃棄物（包帯，ガーゼ，脱脂綿など）がある（表21・3）．また，**感染性廃棄物**と**非感染性廃棄物**に分けられる．感染性廃棄物は，医療行為等によって廃棄物となった医療廃棄物のうち，人が感染，もしくは感染するおそれのある病原体が含まれ，もしくは付着している廃棄物，または，これらのおそれのある廃棄物である．感染性のある一般廃棄物（**感染性一般廃棄物**）は特別管理一般廃棄物であり，感染性のある産業廃棄物（**感染性産業廃棄物**）は特別管理産業廃棄物である（表21・2）．

表21・3 医療関係機関等から発生する主な廃棄物

	例
産業廃棄物	血液，アルコール，クロロホルム，ホルマリン，レントゲン定着液，血液検査廃液，合成樹脂製の器具，レントゲンフィルム，ビニルチューブ，ディスポーザルの手袋，注射針，アンプル，ギブス用石膏など
一般廃棄物	紙くず，繊維くず（包帯，ガーゼ，脱脂綿など），実験動物の死体

環境省によって発行されている**感染性廃棄物処理マニュアル**（廃棄物処理法に基づく感染性廃棄物処理マニュアル）[*3]は，感染性廃棄物の判断基準，適正に処理するために必要な保管，収集運搬および処分に関する手順を記述したものである．この感染性廃棄物マニュアルでは，廃棄物の形状，排出場所，感染症の種類から客観的に感染性・非感染性の区別を判断する判断フローが示されている（図21・12）．感染性廃棄物は，発生時点において他の廃棄物と分別して排出し，内容物が容器外に出な

＊3 **感染性廃棄物処理マニュアル** 廃棄物処理法に基づく感染性廃棄物処理マニュアル（令和5年）
https://www.env.go.jp/content/900534354.pdf

い容器に梱包する．梱包は，「鋭利なもの」，「液状または泥状のもの」，「固形状のもの」の3種類に区分して梱包する．また，感染性廃棄物であることが識別できるように容器にバイオハザードマークを表示し，内容物の種類によって，バイオハザードマークの色を図21・13のように色分けすることが推奨されている．注射針，メス，ガラス製品（破損したもの）などの鋭利なものは，感染性がないものであっても感染性廃棄物として取り扱われる．

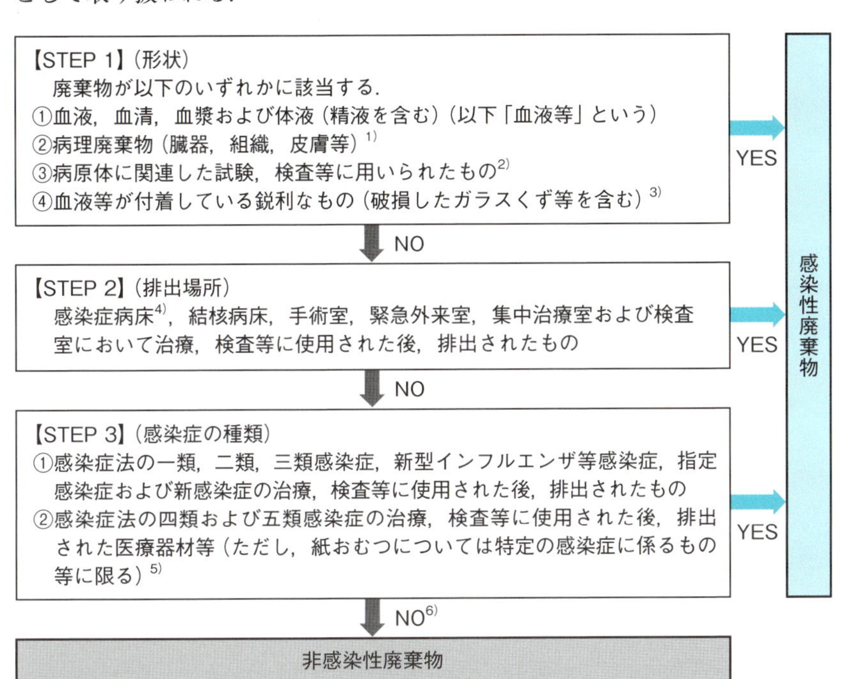

図21・12　感染性廃棄物の判断フロー

次の廃棄物も感染性廃棄物と同等の取り扱いとする．
・外見上血液と見分けがつかない輸血用血液製剤など
・血液等が付着していない鋭利なもの（破損したガラスくずなどを含む）

[1] ホルマリン固定臓器などを含む．
[2] 病原体に関連した試験，検査などに使用した培地，実験動物の死体，試験管，シャーレなど．
[3] 医療器材としての注射針，メス，破損したアンプル・バイアルなど．
[4] 感染症法により入院措置が講ぜられる一類，二類感染症，新型インフルエンザ等感染症，指定感染症および新感染症の病床．
[5] 医療器材（注射針，メス，ガラスくずなど），ディスポーザブルの医療器材（ピンセット，注射器，カテーテル類，透析等回路，輸液点滴セット，手袋，血液バッグ，リネン類など），衛生材料（ガーゼ，脱脂綿，マスクなど），紙おむつ，標本（検体標本）など．
　なお，インフルエンザ（鳥インフルエンザおよび新型インフルエンザ等感染症を除く．），伝染性紅斑，レジオネラ症等の患者の紙おむつは，血液等が付着していなければ感染性廃棄物ではない．
[6] 感染性・非感染性のいずれかであるかは，通常はこのフローで判断が可能であるが，このフローで判断できないものについては，医師等（医師，歯科医師および獣医師）により，感染のおそれがあると判断される場合は感染性廃棄物とする．

［環境省，環境再生・資源循環局：令和５年５月 廃棄物処理法に基づく感染性廃棄物処理マニュアル，p.5より引用］

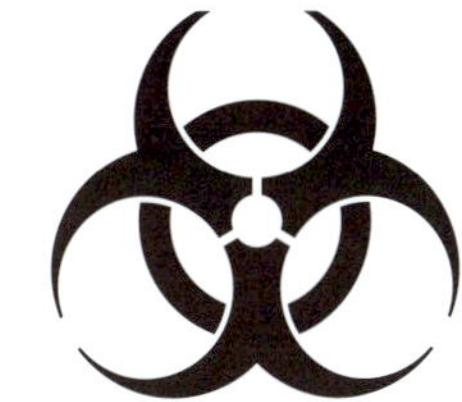

色	感染性廃棄物の種類
赤色	液状または泥状のもの（血液など）
橙色	固形状のもの（血液などが付着したガーゼなど）
黄色	鋭利なもの（注射器など）

図21・13　バイオハザードマーク

非感染性廃棄物	
医療機関等名	
特別管理産業廃棄物管理責任者	
排出年月日	

図 21・14　非感染性廃棄物ラベルの例

感染性廃棄物は，医療関係機関の施設内で，焼却，溶融，滅菌，消毒などにより感染性を失わせる処理を行う．医療関係機関の施設内で感染性を失わせる処理ができない場合は，特別管理産業廃棄物処分業者等に委託して処理しなければならない．感染性を失わせたものは，非感染性廃棄物として取り扱うことができる．非感染性廃棄物は，外見上，感染性廃棄物と区別がつかないことがあるため，非感染性廃棄物であることを明記したラベルを容器に表示することが推奨されている（図21・14）．ただし，鋭利なものについては感染性を失わせても感染性廃棄物として扱う．

コラム

在宅医療廃棄物

在宅医療廃棄物とは，在宅医療によって排出される医療廃棄物である．高齢化が進み，慢性疾患や自宅で医療を受けることを望む患者の増加に伴って，在宅で医療活動が行われるようになってきた．このため，これまでは，医療機関のみから排出されていた医療廃棄物が家庭からも排出されるようになった．在宅医療廃棄物には，医師や看護師等が行う訪問診療・看護によって発生するものに加えて，医師などの指導に基づいて患者自身によって行われる医療行為により発生するものがある．このような在宅医療廃棄物には，チューブ類，ガーゼ，紙おむつだけでなく，糖尿病治療薬の自己注射などによる使用済みの注射針などがある．

在宅医療廃棄物は一般廃棄物であり，処理責任は市町村にある．しかし，使用済みの注射針などを一般ごみとして出すとごみ収集職員の針刺し事故などを起こす危険性がある．環境省は「在宅医療廃棄物の処理に関する取組推進のための手引き」で，このような事故を防ぐために，注射針等の鋭利なものは医療関係者あるいは，患者・家族が医療機関へ持ち込み感染性廃棄物として処理することを推奨している．また，その他の非鋭利なものは，市町村が一般廃棄物として処理する方法が考えられるとしているが，市町村によって，在宅医療廃棄物を受け入れないなど取り扱いが異なる．地域の薬局や医療機関が医療廃棄物を回収し，廃棄する取り組みが行われている．

ポイント

- 医療廃棄物とは，医療関係機関等から医療行為に伴って排出される廃棄物である．
- 医療廃棄物には感染性廃棄物と非感染性廃棄物がある．
- 感染性廃棄物処理マニュアルは感染性廃棄物の判断基準，保管，収集運搬，処分について記載されている．
- 感染性廃棄物には，バイオハザードマークの表示が推奨されている．

Exercise

1 （　　）に適切な語句を記入せよ.

① 一般廃棄物の処理責任は,（　　）にある.

② 産業廃棄物の処理責任は,（　　）にある.

③ 爆発性, 毒性, 感染性, 人の健康または, 生活環境に係る被害が生じるおそれのある廃棄物を（　　）という.

④（　　）制度は, 排出事業者が産業廃棄物の収集運搬, 処理が適切に処理されていることを確認し, 不法投棄などを防止することを目的にしている.

⑤ 感染性廃棄物には,（　　）マークの表示が推奨されている.

2 以下の記述のうち, 正しいものには○, 誤っているものには×を（　　）に入れよ.

① 事業活動に伴って排出される廃棄物は全て, 産業廃棄物である.（　）

② ロンドン条約は, 有害廃棄物の越境移動に関する国際的な条約である.（　）

③ 循環社会形成推進基本法では, 廃棄物の処理の優先順位を発生抑制, 再使用, 再生利用, 熱回収, 適正処分の優先順位で行うことが示されている.（　）

④ 未使用の注射針は, 非感染性産業廃棄物として扱われる.（　）

巻末付録

表1　生活環境の保全に関する環境基準（生活環境項目）

公共水域	pH	COD	BOD	SS	DO	大腸菌数	*n*-ヘキサン抽出物質	全窒素	全リン	全亜鉛	ノニルフェノール	直鎖アルキルベンゼンスルホン酸及びその塩	底層溶存酸素量
河川	○	×	○	○	○	○	×	×	×	○	○	○	×
湖沼	○	○	×	○	○	○	×	○	○	○	○	○	○
海域	○	○	×	×	○	○	○	○	○	○	○	○	○

○：基準が設定されている．×：基準が設定されていない．

表2　生活環境の保全に関する環境基準

(1) 河川（湖沼を除く）

ア

類型＼項目	利用目的の適応性	基準値				
		pH	BOD	SS	DO	大腸菌数
AA	水道1級 自然環境保全 及びA以下の欄に掲げるもの	6.5以上 8.5以下	1 mg/L 以下	25 mg/L 以下	7.5 mg/L 以上	20 CFU/ 100 mL以下
A	水道2級 水産1級 水浴 及びB以下の欄に掲げるもの	6.5以上 8.5以下	2 mg/L 以下	25 mg/L 以下	7.5 mg/L 以上	300 CFU/ 100 mL以下
B	水道3級 水産2級 及びC以下の欄に掲げるもの	6.5以上 8.5以下	3 mg/L 以下	25 mg/L 以下	5 mg/L 以上	1,000 CFU/ 100 mL以下
C	水産3級 工業用水1級 及びD以下の欄に掲げるもの	6.5以上 8.5以下	5 mg/L 以下	50 mg/L 以下	5 mg/L 以上	−
D	工業用水2級 農業用水 及びEの欄に掲げるもの	6.0以上 8.5以下	8 mg/L 以下	100 mg/L 以下	2 mg/L 以上	−
E	工業用水3級 環境保全	6.0以上 8.5以下	10 mg/L 以下	ごみ等の浮遊が認められないこと	2 mg/L 以上	−

備考

1. 基準値は，日間平均値とする（湖沼，海域もこれに準ずる）．
2. 農業用利水点については，水素イオン濃度6.0以上7.5以下，溶存酸素量5 mg/L以上とする（湖沼もこれに準ずる）．

注）

1. 自然環境保全：自然探勝等の環境保全
2. 水道1級：ろ過等による簡易な浄水操作を行うもの
   水道2級：沈殿ろ過等による通常の浄水操作を行うもの
   水道3級：前処理等を伴う高度の浄水操作を行うもの
3. 水産1級：ヤマメ，イワナ等貧腐水性水域の水産生物用並びに水産2級及び水産3級の水産生物用
   水産2級：サケ科魚類及びアユ等貧腐水性水域の水産生物用及び水産3級の水産生物用
   水産3級：コイ，フナ等，β-中腐水性水域の水産生物用
4. 工業用水1級：沈殿等による通常の浄水操作を行うもの
   工業用水2級：薬品注入等による高度の浄水操作を行うもの
   工業用水3級：特殊の浄水操作を行うもの
5. 環境保全：国民の日常生活（沿岸の遊歩等を含む）において不快感を生じない限度
6. CFU：colony forming unit（コロニー形成単位）

イ

類型＼項目	水生生物の生息状況の適応性	基準値		
		全亜鉛	ノニルフェノール	直鎖アルキルベンゼンスルホン酸及びその塩
生物A	イワナ，サケマス等比較的低温域を好む水生生物及びこれらの餌生物が生息する水域	0.03 mg/L以下	0.001 mg/L以下	0.03 mg/L以下
生物特A	生物Aの水域のうち，生物Aの欄に掲げる水生生物の産卵場（繁殖場）又は幼稚仔の生育場として特に保全が必要な水域	0.03 mg/L以下	0.0006 mg/L以下	0.02 mg/L以下
生物B	コイ，フナ等比較的高温域を好む水生生物及びこれらの餌生物が生息する水域	0.03 mg/L以下	0.002 mg/L以下	0.05 mg/L以下
生物特B	生物A又は生物Bの水域のうち，生物Bの欄に掲げる水生生物の産卵場（繁殖場）又は幼稚仔の生育場として特に保全が必要な水域	0.03 mg/L以下	0.002 mg/L以下	0.04 mg/L以下

備考

1. 基準値は，年間平均値とする（湖沼，海域もこれに準ずる）．

(2) 湖沼（天然湖沼及び貯水量が1,000万立方メートル以上であり，かつ，水の滞留時間が4日間以上である人工湖）

ア

項目 類型	利用目的の適応性	基準値				
		pH	COD	SS	DO	大腸菌数
AA	水道1級 水産1級 自然環境保全 及びA以下の欄に掲げるもの	6.5以上 8.5以下	1 mg/L 以下	1 mg/L 以下	7.5 mg/L 以上	20 CFU/ 100 mL以下
A	水道2，3級 水産2級 水浴 及びB以下の欄に掲げるもの	6.5以上 8.5以下	3 mg/L 以下	5 mg/L 以下	7.5 mg/L 以上	300 CFU/ 100 mL以下
B	水産3級 工業用水1級 農業用水 及びCの欄に掲げるもの	6.5以上 8.5以下	5 mg/L 以下	15 mg/L 以下	5 mg/L 以上	−
C	工業用水2級 環境保全	6.0以上 8.5以下	8 mg/L 以下	ごみ等の浮遊が 認められないこと	2 mg/L 以上	−

備考

水産1級，水産2級及び水産3級については，当分の間，浮遊物質量の項目の基準値は適用しない．

注）

1. 自然環境保全：自然探勝等の環境の保全
2. 水道1級：ろ過等による簡易な浄水操作を行うもの
   水道2，3級：沈殿ろ過等による通常の浄水操作，又は，前処理等を伴う高度の浄水操作を行うもの
3. 水産1級：ヒメマス等貧栄養湖型の水域の水産生物用並びに水産2級及び水産3級の水産生物用
   水産2級：サケ科魚類及びアユ等貧栄養湖型の水域の水産生物用並びに水産3級の水産生物用
   水産3級：コイ，フナ等富栄養湖型の水域の水産生物用
4. 工業用水1級：沈殿等による通常の浄水操作を行うもの
   工業用水2級：薬品注入等による高度の浄水操作，又は，特殊な浄水操作を行うもの
5. 環境保全：国民の日常生活（沿岸の遊歩等を含む．）において不快感を生じない限度

イ

項目 類型	利用目的の適応性	基準値	
		全窒素	全リン
Ⅰ	自然環境保全及びⅡ以下の欄に掲げるもの	0.1 mg/L以下	0.005 mg/L以下
Ⅱ	水道1，2，3級（特殊なものを除く．） 水産1種 水浴及びⅢ以下の欄に掲げるもの	0.2 mg/L以下	0.01 mg/L以下
Ⅲ	水道3級（特殊なもの）及びⅣ以下の欄に掲げるもの	0.4 mg/L以下	0.03 mg/L以下
Ⅳ	水産2種及びⅤの欄に掲げるもの	0.6 mg/L以下	0.05 mg/L以下
Ⅴ	水産3種 工業用水 農業用水 環境保全	1 mg/L以下	0.1 mg/L以下

備考

1. 基準値は年間平均値とする．
2. 水域類型の指定は，湖沼植物プランクトンの著しい増殖を生ずるおそれがある湖沼について行うものとし，全窒素の項目の基準値は，全窒素が湖沼植物プランクトンの増殖の要因となる湖沼について適用する．
3. 農業用水については，全リンの項目の基準値は適用しない．

注）

1. 自然環境保全：自然探勝等の環境保全
2. 水道1級：ろ過等による簡易な浄水操作を行うもの
   水道2級：沈殿ろ過等による通常の浄水操作を行うもの
   水道3級：前処理等を伴う高度の浄水操作を行うもの（「特殊なもの」とは，臭気物質の除去が可能な特殊な浄水操作を行うものをいう．）
3. 水産1種：サケ科魚類及びアユ等の水産生物用並びに水産2種及び水産3種の水産生物用
   水産2種：ワカサギ等の水産生物用及び水産3種の水産生物用
   水産3種：コイ，フナ等の水産生物用
4. 環境保全：国民の日常生活（沿岸の遊歩等を含む．）において不快感を生じない限度

ウ

類型＼項目	水生生物の生息状況の適応性	基準値		
		全亜鉛	ノニルフェノール	直鎖アルキルベンゼンスルホン酸及びその塩
生物A	イワナ，サケマス等比較的低温域を好む水生生物及びこれらの餌生物が生息する水域	0.03 mg/L以下	0.001 mg/L以下	0.03 mg/L以下
生物特A	生物Aの水域のうち，生物Aの欄に掲げる水生生物の産卵場（繁殖場）又は幼稚仔の生育場として特に保全が必要な水域	0.03 mg/L以下	0.0006 mg/L以下	0.02 mg/L以下
生物B	コイ，フナ等比較的高温域を好む水生生物及びこれらの餌生物が生息する水域	0.03 mg/L以下	0.002 mg/L以下	0.05 mg/L以下
生物特B	生物A又は生物Bの水域のうち，生物Bの欄に掲げる水生生物の産卵場（繁殖場）又は幼稚仔の生育場として特に保全が必要な水域	0.03 mg/L以下	0.002 mg/L以下	0.04 mg/L以下

エ

類型＼項目	水生生物が生息・再生産する場の適応性	基準値	該当水域
		底層溶存酸素量	
生物1	生息段階において貧酸素耐性の低い水生生物が生息できる場を保全・再生する水域又は再生産段階において貧酸素耐性の低い水生生物が再生産できる場を保全・再生する水域	4.0 mg/L以上	第1の2の(2)により水域類型ごとに指定する水域
生物2	生息段階において貧酸素耐性の低い水生生物を除き，水生生物が生息できる場を保全・再生する水域又は再生産段階において貧酸素耐性の低い水生生物を除き，水生生物が再生産できる場を保全・再生する水域	3.0 mg/L以上	第1の2の(2)により水域類型ごとに指定する水域
生物3	生息段階において貧酸素耐性の高い水生生物が生息できる場を保全・再生する水域，再生産段階において貧酸素耐性の高い水生生物が再生産できる場を保全・再生する水域又は無生物域を解消する水域	2.0 mg/L以上	第1の2の(2)により水域類型ごとに指定する水域

備考
1. 基準値は，日間平均値とする.
2. 底面近傍で溶存酸素量の変化が大きいことが想定される場合の採水には，横型のバンドン採水器を用いる.

(3) 海域

ア

類型＼項目	利用目的の適応性	基準値				
		pH	COD	DO	大腸菌数	*n*-ヘキサン抽出物質（油分等）
A	水産1級 水浴 自然環境保全 及びB以下の欄に掲げるもの	7.8以上 8.3以下	2 mg/L 以下	7.5 mg/L 以上	300 CFU/ 100 mL以下	検出されないこと
B	水産2級 工業用水 及びCの欄に掲げるもの	7.8以上 8.3以下	3 mg/L 以下	5 mg/L 以上	–	検出されないこと
C	環境保全	7.0以上 8.3以下	8 mg/L 以下	2 mg/L 以上	–	–

備考
1. 自然環境保全を利用目的としている地点については，大腸菌数 20 CFU/100 mL以下とする.

注）
1. 自然環境保全：自然探勝等の環境保全
2. 水産1級：マダイ，ブリ，ワカメ等の水産生物用及び水産2級の水産生物用
   水産2級：ボラ，ノリ等の水産生物用
3. 環境保全：国民の日常生活（沿岸の遊歩等を含む.）において不快感を生じない限度

イ

類型＼項目	利用目的の適応性	基準値	
		全窒素	全リン
Ⅰ	自然環境保全及びⅡ以下の欄に掲げるもの （水産2種及び3種を除く）	0.2 mg/L以下	0.02 mg/L以下
Ⅱ	水産1種 水浴及びⅢ以下の欄に掲げるもの （水産2種及び3種を除く）	0.3 mg/L以下	0.03 mg/L以下
Ⅲ	水産2種及びⅣの欄に掲げるもの （水産3種を除く）	0.6 mg/L以下	0.05 mg/L以下
Ⅳ	水産3種 工業用水 生物生息環境保全	1 mg/L以下	0.09 mg/L以下

備考
1. 基準値は，年間平均値とする.
2. 水域類型の指定は，海域植物プランクトンの著しい増殖を生ずるおそれがある海域について行うものとする.

注）
1. 自然環境保全：自然探勝等の環境保全
2. 水産1種：底生魚介類を含め多様な水産生物がバランス良く，かつ，安定して漁獲される.
　水産2種：一部の底生魚介類を除き，魚類を中心とした水産生物が多獲される.
　水産3種：汚濁に強い特定の水産生物が主に漁獲される.
3. 生物生息環境保全：年間を通して底生生物が生息できる限度

ウ

類型＼項目	水生生物の生息状況の適応性	基準値		
		全亜鉛	ノニルフェノール	直鎖アルキルベンゼンスルホン酸及びその塩
生物A	水生生物の生息する水域	0.02 mg/L以下	0.001 mg/L以下	0.01 mg/L以下
生物特A	生物Aの水域のうち，水生生物の産卵場（繁殖場）又は幼稚仔の生育場として特に保全が必要な水域	0.01 mg/L以下	0.0007 mg/L以下	0.006 mg/L以下

エ

類型＼項目	水生生物が生息・再生産する場の適応性	基準値	該当水域
		底層溶存酸素量	
生物1	生息段階において貧酸素耐性の低い水生生物が生息できる場を保全・再生する水域又は再生産段階において貧酸素耐性の低い水生生物が再生産できる場を保全・再生する水域	4.0 mg/L以上	第1の2の(2)により水域類型ごとに指定する水域
生物2	生息段階において貧酸素耐性の低い水生生物を除き，水生生物が生息できる場を保全・再生する水域又は再生産段階において貧酸素耐性の低い水生生物を除き，水生生物が再生産できる場を保全・再生する水域	3.0 mg/ L以上	第1の2の(2)により水域類型ごとに指定する水域
生物3	生息段階において貧酸素耐性の高い水生生物が生息できる場を保全・再生する水域，再生産段階において貧酸素耐性の高い水生生物が再生産できる場を保全・再生する水域又は無生物域を解消する水域	2.0 mg/ L以上	第1の2の(2)により水域類型ごとに指定する水域

備考
1. 基準値は，日間平均値とする.
2. 底面付近で溶存酸素量の変化が大きいことが想定される場合の採水には，横型のバンドン採水器を用いる.

表3　土壌の汚染に係る環境基準

2019年4月施行

項　目	環境上の条件
カドミウム	検液1Lにつき0.003 mg以下であり，かつ，農用地においては，米1 kgにつき0.4 mg未満であること
全シアン	検液中に検出されないこと
有機リン	検液中に検出されないこと
鉛	検液1Lにつき0.01 mg以下であること
六価クロム	検液1Lにつき0.05 mg以下であること
ヒ素	検液1Lにつき0.01 mg以下であり，かつ，農用地(田に限る)においては，土壌1 kgにつき15 mg未満であること
総水銀	検液1Lにつき0.0005 mg以下であること
アルキル水銀	検液中に検出されないこと
PCB	検液中に検出されないこと
銅	農用地(田に限る)において，土壌1 kgにつき125 mg未満であること
ジクロロメタン	検液1Lにつき0.02 mg以下であること
四塩化炭素	検液1Lにつき0.002 mg以下であること
クロロエチレン	検液1Lにつき0.002 mg以下であること
1,2-ジクロロエタン	検液1Lにつき0.004 mg以下であること
1,1-ジクロロエチレン	検液1Lにつき0.1 mg以下であること
1,2-ジクロロエチレン	検液1Lにつき0.04 mg以下であること
1,1,1-トリクロロエタン	検液1Lにつき1 mg以下であること
1,1,2-トリクロロエタン	検液1Lにつき0.006 mg以下であること
トリクロロエチレン	検液1Lにつき0.01 mg以下であること
テトラクロロエチレン	検液1Lにつき0.01 mg以下であること
1,3-ジクロロプロペン	検液1Lにつき0.002 mg以下であること
チウラム	検液1Lにつき0.006 mg以下であること
シマジン	検液1Lにつき0.003 mg以下であること
チオベンカルブ	検液1Lにつき0.02 mg以下であること
ベンゼン	検液1Lにつき0.01 mg以下であること
セレン	検液1Lにつき0.01 mg以下であること
フッ素	検液1Lにつき0.8 mg以下であること
ホウ素	検液1Lにつき1 mg以下であること
1,4-ジオキサン	検液1Lにつき0.05 mg以下であること

備考
1. 環境上の条件のうち検液中濃度に係るものにあっては別途定める方法により検液を作成し，これを用いて測定を行うものとする.
2. カドミウム，鉛，六価クロム，ヒ素，総水銀，セレン，フッ素及びホウ素に係る環境上の条件のうち検液中濃度に係る値にあっては，汚染土壌が地下水面から離れており，かつ，原状において当該地下水中のこれらの物質の濃度がそれぞれ地下水1Lにつき0.01 mg，0.01 mg，0.05 mg，0.01 mg，0.0005 mg，0.01 mg，0.8 mg及び1.0 mgを超えていない場合には，それぞれ検液1Lにつき0.03 mg，0.03 mg，0.15 mg，0.03 mg，0.0015 mg，0.03 mg，2.4 mg及び3 mgとする.
3. 「検液中に検出されないこと」とは，別途定める方法により測定した場合において，その結果が当該方法の定量限界を下回ることをいう.
4. 有機リンとは，パラチオン，メチルパラチオン，メチルジメトン及びEPNをいう.
5. 1,2-ジクロロエチレンの濃度は，日本工業規格K0125の5.1，5.2又は5.3.2より測定されたシス体の濃度と日本工業規格K0125の5.1，5.2又は5.3.1により測定されたトランス体の濃度の和とする.

表4　騒音に係る環境基準

(1) 道路に面する地域以外の地域　　2005年5月改正

地域の類型	基準値	
	昼間	夜間
AA	50デシベル以下	40デシベル以下
A及びB	55デシベル以下	45デシベル以下
C	60デシベル以下	50デシベル以下

・地域の類型
AA：療養施設，社会福祉施設等が集合して設置される地域など特に静穏を要する地域
A：専ら住居の用に供される地域
B：主として住居の用に供される地域
C：相当数の住居と併せて商業，工業等の用に供される地域
・時間の区分
昼間：午前6時から午後10時まで
夜間：午後10時から翌日の午前6時まで

(2) 道路に面する地域　　2005年5月改正

地域の区分	基準値	
	昼間	夜間
A地域のうち2車線以上の車線を有する道路に面する地域	60デシベル以下	55デシベル以下
B地域のうち2車線以上の車線を有する道路に面する地域及びC地域のうち車線を有する道路に面する地域	65デシベル以下	60デシベル以下

この場合において，幹線交通を担う道路に近接する空間については，上記に関わらず，特例として次表の基準値の欄に掲げるとおりとする.

基準値	
昼間	夜間
70デシベル以下	65デシベル以下

備考
個別の住居等において騒音の影響を受けやすい面の窓を主として閉めた生活が営まれていると認められるときは，屋内へ透過する騒音に係る基準(昼間にあっては45デシベル以下，夜間にあっては40デシベル以下)によることができる.

(3) 航空機　　2007年12月改正

地域の類型	基準値
Ⅰ	57デシベル以下
Ⅱ	62デシベル以下

注)　Ⅰをあてはめる地域は専ら住居の用に供される地域とし，Ⅱをあてはめる地域はⅠ以外の地域であって通常の生活を保全する必要がある地域とする.

(4) 新幹線鉄道　　2000年12月改正

地域の類型	基準値
Ⅰ	70デシベル以下
Ⅱ	75デシベル以下

注)　Ⅰをあてはめる地域は主として住居の用に供される地域とし，Ⅱをあてはめる地域は商工業の用に供される地域などⅠ以外の地域であって通常の生活を保全する必要がある地域とする.

表5 ダイオキシン類による大気の汚染，水質の汚濁（水底の底質の汚染を含む.）及び土壌の汚染に係る環境基準

2002年7月改正

	大 気	水質（水底の底質を除く）	水底の底質	土 壌
基準値	0.6 pg-TEQ/m^3以下	1 pg-TEQ/L以下	150 pg-TEQ/g以下	1,000 pg-TEQ/g以下

備考

1. 基準値は，2,3,7,8-四塩化ジベンゾ-パラ-ジオキシンの毒性に換算した値とする.
2. 大気及び水質（水底の底質を除く.）の基準値は，年間平均値とする.
3. 土壌中に含まれるダイオキシン類をソックスレー抽出又は高圧流体抽出し，高分解能ガスクロマトグラフ質量分析計，ガスクロマトグラフ四重極形質量分析計又はガスクロマトグラフタンデム質量分析計により測定する方法（この表の土壌の欄に掲げる測定方法を除く．以下「簡易測定方法」という.）により測定した値（以下「簡易測定値」という.）に2を乗じた値を上限，簡易測定値に0.5を乗じた値を下限とし，その範囲内の値をこの表の土壌の欄に掲げる測定方法により測定した値とみなす.
4. 土壌にあっては，環境基準が達成されている場合であって，土壌中のダイオキシン類の量が250 pg-TEQ/g以上の場合 簡易測定方法により測定した場合にあっては，簡易測定値に2を乗じた値が250 pg-TEQ/g以上の場合）には，必要な調査を実施することとする.

Exercise 解答・解説

1章

1 ① 生活習慣病 ② 社会的 ③ 17

2章

1 ① ○ ② × ③ ○ ④ × ⑤ ○ ⑥ ○ ⑦ × ⑧ ○ ⑨ ×

2 ① つぼ ② 死産 ③ 合計特殊出生率[粗再生産率] ④ 22週，1週 ⑤ 患者調査 ⑥ 悪性新生物[腫瘍] ⑦ 倍加年数

3章

1 ① ○ ② × ③ × ④ ○ ⑤ ×

2 ① × ② ○ ③ ×（コホート研究ではオッズ比は求めない） ④ ○ ⑤ ×

3 ① × ② × ③ × ④ ○ ⑤ ○

4章

1 ① ○ ② × ③ ○

2 ① 二次 ② 一次 ③ 二次 ④ 一次 ⑤ 三次 ⑥ 一次 ⑦ 三次

5章

1 ① ○ ② × ③ × ④ × ⑤ × ⑥ × ⑦ ○ ⑧ ○ ⑨ × ⑩ × ⑪ × ⑫ × ⑬ ○ ⑭ × ⑮ × ⑯ × ⑰ × ⑱ × ⑲ × ⑳ ×

2 ① × ② ○ ③ × ④ × ⑤ ×

6章

1 ① ○ ② × ③ ○ ④ × ⑤ × ⑥ × ⑦ × ⑧ ○ ⑨ × ⑩ × ⑪ × ⑫ ○ ⑬ ○ ⑭ ○ ⑮ ○ ⑯ ○ ⑰ × ⑱ ○

7章

1 ① ×（災害性疾病である） ② ○ ③ ×（VDT作業従事者に多くみられる） ④ ×（慢性障害であり，曝露約30年後に発症） ⑤ ○

2 ① ○ ② ×（膀胱） ③ ○ ④ ×（肝臓） ⑤ ○

3 ① ×（労働安全衛生法） ② ○ ③ ×（作業環境管理） ④ ×（作業環境管理） ⑤ ○

8章

1 ① 麻しん ② 不顕性感染 ③ 全数 ④ 直接監視下短期化学療法（DOTS）

2 ① ○ ② ○ ③ ○ ④ ○ ⑤ ×（ワクチン非接種者グループと接種グループの比較で発症者数が10分の1に減れば，発症予防効果は90パーセントと計算される） ⑥ ○ ⑦ ○ ⑧ ○ ⑨ ×（個人防御はB類疾病のこと，A類疾病は集団防御対象の疾病） ⑩ ○ ⑪ ○ ⑫ ○ ⑬ ○ ⑭ ×（関係者の相互理解，双方向コミュニケーション，相互信頼の向上が大事） ⑮ ○

9章

1 ① 糖質，脂質，タンパク質 ② ビタミン，ミネラル ③ グルコース ④ グリコーゲン ⑤ 必須 ⑥ 必須

2 ① ○ ② × ③ ○ ④ ○ ⑤ ○ ⑥ ○ ⑦ ○

3 ① ○ ② × ③ × ④ ○ ⑤ ○

4 ① × ② × ③ ○ ④ × ⑤ ○

5 ① ○ ② × ③ ○ ④ ○ ⑤ ○

6 ① × ② × ③ ○

7 ① ○ ② × ③ ○

8 ① フレイル(Frailty) ② 夜盲症 角膜乾燥症 ③ 出血傾向 血液凝固障害 ④ 貧血 ⑤ くる病 骨軟化症

9 ① × ② ○ ③ ×

10 ① ○ ② × ③ ○ ④ ○

11 1，3

10章

1 1，4

2 4

3 5

4 ① × ② ○ ③ ×

5 4

6 ① × ② × ③ × ④ ○ ⑤ ×

7 ① × ② ○ ③ × ④ × ⑤ ○

11章

1 ① *Staphylococcus aureus* ② ノロウイルス ③ β-グルコシダーゼ ④トリコテセン

2 ① × ② ×

12章

1 ① 酸，塩基 ② エネルギー(ATP) ③ 肝臓 ④ P-gp(またはMRP)

2 ① ×：イオン型，分子型を問わず． ② ○ ③ ○ ④ ○：弱塩基性物質．

3 ① 酸化，還元，加水分解 ② CO，450 ③ 電子，分子状酸素 ④ フェノール，アセトアルデヒド ⑤ エポキシド

4 ① ○ ② ○ ③ ○ ④ ×：解毒 ⑤ ○

5 ① 尿中，胆汁中 ② 小胞体(またはミクロソーム) ③ ATP ④ グルタチオン ⑤ 馬尿酸

6 ① ×：グルタチオン抱合体 ② ○ ③ ×：加水分解 ④ ○ ⑤ ○

7 ① PM，EM ② 核内受容体 ③ CYP2E1 ④ 親和性，抑制 ⑤ 1塩基多型(SNP)

8 ① ○ ② ×：CYP1A1，CYP1A2 ③ ○ ④ ×：ラットの場合 ⑤ ○

9 ① × ② × ③ ○ ④ × ⑤ ○

10 ① ○ ② × ③ × ④ ○ ⑤ ○ ⑥ ×

11 ① × ② ○ ③ ○ ④ × ⑤ × ⑥ ×

12 ① ×：覚醒剤取締法違反検挙者数は近年減少傾向にある． ② ○ ③ ×：薬物適応ではなく薬物依存． ④ ○ ⑤ ○ ⑥ ×：医薬品でも薬物依存は生じる． ⑦ ×：カルバメート系に2-PAMは無効． ⑧ ×：パラコートに有効な解毒剤はない．ナロキソンはモルヒネの解毒に有効である． ⑨ ×：*N*-アセチルシステインは，アセトアミノフェンの解毒には有効であるが，抗てんかん薬には有効ではない． ⑩ ×：ホメピゾールはアルコール脱水素酵素の競合的阻害剤．メトヘモグロビンをヘモグロビンに変換するのはメチレンブルー． ⑪ ○

13 ① 精神，身体 ② メタンフェタミン，アンフェタミン ③ モルヒネ ④ LSD ⑤ Δ^9-THC，シトクロムP450 ⑥ BAL ⑦ シアン ⑧ フルマゼニル

14 ① ○ ② × ③ ○ ④ × ⑤ ×

13章

1 ① × ② ○ ③ × ④ ○ ⑤ ○ ⑥ ×

2 ① 無毒性量(NOAEL) ② mg/kg体重/日 ③ 実質安全量(VSD) ④ 第一種特定化学物質 ⑤ PRTR(化学物質排出移動量届出)，SDS(安全データシート)

3 ① × ② × ③ ○ ④ ○ ⑤ ×

4 ① アゴニスト ② 芳香族炭化水素受容体（AhR） ③ 予防的措置

14章

1 ① 化学物質，放射線，感染症 ② プロモーター ③ イニシエーター ④ 胃 ⑤ 膀胱

2 ① × ② × ③ ○ ④ ×

3 ① *N*-水酸化 ② エポキシド ③ β-グルコシダーゼ ④ 1. 窒素 2. メチルカチオン

4 ① ○ ② × ③ ○ ④ ○

5 ① 閾値 ② ネズミチフス菌 ③ トリプトファン ④ S9mix ⑤ 1. 塩基対置換型，2. フレームシフト型（順不同） ⑥ 構造

6 ① ○ ② × ③ ○ ④ ×

7 ① ○ ② ○ ③ × ④ ○ ⑤ × ⑥ ○ ⑦ ○

15章

1 ① ×（地球温暖化係数は二酸化炭素を1としたものであり，フロン類などの方が圧倒的に高い．一方で，地球温暖化に対する寄与度は，二酸化炭素が約60%と最も高い） ② ○（オゾン層は有害な紫外線であるUVBの一部とUVCを吸収して地表への到達を阻止している） ③ ×（酸性雨はpH 5.6以下の雨のことである） ④ ×（水圏では元素の存在度は水素，酸素の順に高いため，重量比は酸素が最も高くなる） ⑤ ×（生産者は独立栄養生物であり，消費者と分解者は従属栄養生物である） ⑥ ○（エネルギー同化率は，生産者では1%，消費者では10%程度である） ⑦ ×（根粒細菌による窒素ガスのアンモニアへの変換を窒素固定，脱窒菌による硝酸態窒素の窒素ガスへの変換を脱窒という）

2 ① 濃縮係数 ② 生物濃縮 ③ 間接濃縮 ④ 生物学的変換，代謝活性化 ⑤ バイオレメディエーション

3 ① 京都議定書 ② 温室効果ガス ③ モントリオール議定書 ④ 野生動植物 ⑤ ロンドン条約 ⑥ バーゼル条約

16章

1 ① × ② × ③ × ④ ○ ⑤ × ⑥ ○ ⑦ × ⑧ ○ ⑨ × ⑩ ○ ⑪ ○ ⑫ ○ ⑬ × ⑭ ○ ⑮ × ⑯ × ⑰ ○ ⑱ ○ ⑲ ○

17章

1 ① 騒音 ② 第二水俣病 ③ カドミウム ④ 中枢神経障害 ⑤ アルキル水銀化合物

2 ① × ② × ③ × ④ ○ ⑤ ×

18章

1 ① ○ ② × ③ × ④ ○ ⑤ × ⑥ ○ ⑦ × ⑧ ○ ⑨ × ⑩ ○ ⑪ × ⑫ ○ ⑬ ○ ⑭ × ⑮ ○ ⑯ × ⑰ × ⑱ ×

2 ① PCB，アルキル水銀，全シアン ② DO ③ 瞬時酸素要求量 ④ 減少 ⑤ メタン，硫化水素，アンモニア ⑥ 重量 ⑦ DO

3 ① × ② × ③ ○ ④ ○ ⑤ × ⑥ ×

4 ① ウインクラー ② 20 ③ 二クロム酸 ④ アルカリ性過マンガン酸 ⑤ 二クロム酸>酸性高温過マンガン酸>アルカリ性過マンガン酸 ⑥ 硫酸銀

5 ① × ② ○ ③ × ④ ○

6 ① 窒素，リン ② 閉鎖性 ③ 貧酸素水塊 ④ ジェオスミン，2-MIB ⑤ ミクロシスチン

7 ① ○ ② ○ ③ × ④ ○ ⑤ ○

19章

1 ① 窒素 ② 酸素 ③ アルゴン ④ 二酸化炭素

2 ① ○ ② ○ ③ × ④ ○ ⑤ × ⑥ × ⑦ ○

3 ① 二酸化窒素（窒素酸化物） ② 一酸化炭素 ③ 光化学オキシダント

4 ① ○ ② ○ ③ ○ ④ ○

5 ① ○ ② × ③ × ④ ×

6 ① ○ ② ○ ③ ○ ④ ×

7 ① × ② ○ ③ × ④ ×

8 ① ○ ② ○ ③ × ④ × ⑤ ×

9 ① × ② × ③ ○ ④ ○

20章

1 ① 気温，気湿，気動 ② 湿度，熱輻射，気温 ③ アレルギー性疾患 ④ 日和見感染 ⑤ 1,000，1,500 ⑥ 主流，副流 ⑦ たばこの規制に関する世界保健機関枠組条約（たばこ規制枠組条約） ⑧ ダニ，真菌 ⑨ 13，総揮発性有機化合物（TVOC）

2 ① × ② ○ ③ ○ ④ × ⑤ × ⑥ × ⑦ × ⑧ ○ ⑨ × ⑩ ○

21章

1 ① 市町村 ② 排出業者 ③ 特別管理廃棄物 ④ マニフェスト ⑤ バイオハザード

2 ① × ② × ③ ○ ④ ×

索 引

欧 文

和 文

あ

い

へ

ほ

コンパス衛生薬学（改訂第4版）［電子版付］―健康と環境

2011年 4月15日　第1版第1刷発行
2016年 3月25日　第2版第1刷発行
2020年 3月30日　第3版第1刷発行
2022年 4月30日　第3版第2刷発行
2025年 3月31日　改訂第4版発行

編集者 山本千夏，藤原泰之
発行者 小立健太
発行所 株式会社 南 江 堂
〒113-8410 東京都文京区本郷三丁目42番6号
☎（出版）03-3811-7236 （営業）03-3811-7239
ホームページ https://www.nankodo.co.jp/
印刷・製本 公和図書

Pharmaceutical Health Sciences

定価は表紙に表示してあります．
落丁・乱丁の場合はお取り替えいたします．
ご意見・お問い合わせはホームページまでお寄せください．

Printed and Bound in Japan
ISBN978-4-524-40449-0